K. Lehmann, H. Lippert, M. A. Reymond (Hrsg.)

Facharztprüfung Allgemein- und Viszeralchirurgie

Kuno Lehmann, Hans Lippert, Marc A. Reymond
(Hrsg.)

Facharztprüfung Allgemein- und Viszeralchirurgie

in Fällen, Fragen und Antworten

3. Auflage

Mit Beiträgen von: Michael Adolph, Rohit Arora, Thomas Bachleitner-Hofmann, Johannes Baur, Frank Beeres, Christian Beltzer, Frank Benedix, Morris Beshay, Jennifer Blarer, Elisabeth Böhm, Isabelle R. Bünter, Sascha Chopra, Pierre-Alain Clavien, Xavier Delgadillo, Ulrich Dietz, Raoul Droeser, Verena Ellerkamp, Aristomenis Exadactylos, Jörg Fuchs, Gabriel F. Hess, Kerstin Hübel, Olof Jannasch, Julia Jedamzik, Silvan Jungi, Reto Kaderli, Peter Kaiser, Christian Kammerlander, Samuel Käser, Tobias Kastenberger, Holger Klein, Ferdinand Köckerling, Stefan Kommoss, Alfred Königsrainer, Kuno Lehmann, Hans Lippert, Pavel Lyatoshinsky, René Mantke, Jürg Metzger, Frank Meyer, Catharina Müller, Valentin Neuhaus, Antonio Nocito, Christian Oberkofler, Martina Pabst, Frank Petzke, Jan Plock, Johann Pratschke, Matthias Pross, Markus Quante, Beate Rau, Claus Schildberg, Martin Schläpfer, Jürg Schmidli, Andreas Schmidt, Marcel André Schneider, Roland Seiler-Blarer, Utz Settmacher, Claudia Stieger, Christine Stroh, Jens Strohäker, Hans-Michael Tautenhahn, Christian Tschumi, Nicole M. van Veelen, Günter Weiß, Jens Werner, Dörte Wichmann, Thomas Wyss, Jasmin Zeindler, Stephan Ziegenhorn, Derek Zieker-Fischer, Petra Zimmermann

ELSEVIER

Elsevier GmbH, Bernhard-Wicki-Str. 5, 80636 München, Deutschland
Wir freuen uns über Ihr Feedback und Ihre Anregungen an kundendienst@elsevier.com

ISBN 978-3-437-23244-2
eISBN 978-3-437-06304-6

3. Auflage 2022

Wichtiger Hinweis für den Benutzer
Die medizinischen Wissenschaften unterliegen einem sehr schnellen Wissenszuwachs. Der stetige Wandel von Methoden, Wirkstoffen und Erkenntnissen ist allen an diesem Werk Beteiligten bewusst. Sowohl der Verlag als auch die Autorinnen und Autoren und alle, die an der Entstehung dieses Werkes beteiligt waren, haben große Sorgfalt darauf verwandt, dass die Angaben zu Methoden, Anweisungen, Produkten, Anwendungen oder Konzepten dem aktuellen Wissensstand zum Zeitpunkt der Fertigstellung des Werkes entsprechen.
Der Verlag kann jedoch keine Gewähr für Angaben zu Dosierung und Applikationsformen übernehmen. Es sollte stets eine unabhängige und sorgfältige Überprüfung von Diagnosen und Arzneimitteldosierungen sowie möglicher Kontraindikationen erfolgen. Jede Dosierung oder Applikation liegt in der Verantwortung der Anwenderin oder des Anwenders. Die Elsevier GmbH, die Autorinnen und Autoren und alle, die an der Entstehung des Werkes mitgewirkt haben, können keinerlei Haftung in Bezug auf jegliche Verletzung und/oder Schäden an Personen oder Eigentum, im Rahmen von Produkthaftung, Fahrlässigkeit oder anderweitig übernehmen.

Für die Vollständigkeit und Auswahl der aufgeführten Medikamente übernimmt der Verlag keine Gewähr.
Geschützte Warennamen (Warenzeichen) werden in der Regel besonders kenntlich gemacht (®). Aus dem Fehlen eines solchen Hinweises kann jedoch nicht automatisch geschlossen werden, dass es sich um einen freien Warennamen handelt.

Bibliografische Information der Deutschen Nationalbibliothek
Die Deutsche Nationalbibliothek verzeichnet diese Publikation in der Deutschen Nationalbibliografie; detaillierte bibliografische Daten sind im Internet über https://www.dnb.de abrufbar.

22 23 24 25 26 5 4 3 2 1

In ihren Veröffentlichungen verfolgt die Elsevier GmbH das Ziel, genderneutrale Formulierungen für Personengruppen zu verwenden. Um jedoch den Textfluss nicht zu stören sowie die gestalterische Freiheit nicht einzuschränken, wurden bisweilen Kompromisse eingegangen. Selbstverständlich sind **immer alle Geschlechter** gemeint.

Planung: Dr. Barbara Schweighofer, München
Projektmanagement: Anke Drescher, München
Redaktion: Doris Tiu, Bonn
Bildredaktion und Rechteklärung: Juliana Samoilowa, Berlin; Lisa Neulinger, München
Herstellung: Ute Landwehr-Heldt, Bremen
Satz: Thomson Digital, Noida/Indien
Druck und Bindung: Drukarnia Dimograf Sp. z o. o., Bielsko-Biała/Polen
Umschlaggestaltung: SpieszDesign, Neu-Ulm

Aktuelle Informationen finden Sie im Internet unter **www.elsevier.de**

Vorwort

Die beiden ersten Auflagen von „Facharztprüfung Chirurgie“ waren ein großer Erfolg und jeweils innerhalb kurzer Zeit vergriffen. Für die 3. Auflage – nun unter dem Titel „Facharztprüfung Allgemein- und Viszeralchirurgie“ – haben wir uns vorgenommen, die Gelegenheit zu nutzen und das Buch gründlich zu überarbeiten und neu zu gliedern.

Chirurgie verändert sich. Seit der letzten Auflage 2007 sind die Facharztcurricula in den deutschsprachigen Ländern dem zunehmenden Trend der Subspezialisierung in der Chirurgie gefolgt. Einzelne Fachgebiete sind aus diesem Grund separat in der Weiterbildungsordnung abgebildet. Die Verlockung war groß, auch das vorliegende Buch um einige spezialisierte Kapitel zu kürzen. Wir haben uns nach langen Diskussionen aber dagegen entschieden. Ein breit abgestütztes Fachwissen scheint uns auch heute noch essenziell, um vernetzt und interdisziplinär denken und entscheiden zu können. Gerade in Notfallsituationen, außerhalb von Bürozeiten oder abseits großer Ballungszentren, steht die hochspezialisierte Medizin nicht immer wie erwartet zur Verfügung. Hier ist breites Wissen gefragt, um richtig entscheiden und handeln zu können. Letztlich hilft ein breiter Wissenshorizont aber auch, die persönlichen Grenzen zu kennen und in interdisziplinären Systemen die richtigen Partner zu finden.

Die Patientin, der Patient steht im Zentrum. Mit der Facharztreife kommt ein wichtiger Schritt, nämlich für einen Patienten/eine Patientin die alleinige Verantwortung für die Behandlung zu übernehmen. Aus diesem Grund haben wir versucht, das gesamte Buch aus der Perspektive konkreter Fallsituationen zu gestalten. Neben Fragen zu grundlegenden Themen wie chirurgischer Diagnostik oder perioperativen Behandlungskonzepten und dem aktualisierten Fachwissen aus den jeweiligen Spezialgebieten hat daher insbesondere die Notfallsituation in allen Facetten mehr Platz erhalten. Einige Kapitel des Buches mögen für gewisse Facharztprüfungen nicht zwingend notwendig sein, aber etwas Mehrwissen kann bestimmt nicht schaden.

Chirurgie ist zunehmend evidenzbasiert. Ein großer Erfahrungsschatz ist in der Chirurgie unersetzlich und gewisse Fein- und Eigenheiten bleiben abhängig von der Imprimation durch Vorbilder. Wo immer möglich, haben wir aber versucht, auch in der vorliegenden Auflage auf Leitlinien oder kontrollierte Studien hinzuweisen, die den interessierten Lesern auch eine Vertiefung des Stoffes ermöglichen.

Chirurgie ist in Bewegung. Die Mobilität junger Chirurginnen und Chirurgen ist hoch und Ländergrenzen stellen heute kein Hindernis mehr für einen beruflichen Austausch dar. Es war uns ein großes Anliegen, diese Pluralität auch in diesem Buch abzubilden. Für die aktuelle Auflage konnten wir auf die Mitwirkung und Unterstützung zahlreicher Expertinnen und Experten aus dem gesamten deutschsprachigen Raum zählen. Wir freuen uns über die Beiträge aus Zentren in Deutschland, Österreich und der Schweiz.

Die Herausgeber bedanken sich. Wir möchten Frau Anke Drescher und Frau Dr. Barbara Schweighofer vom Elsevier Verlag für die angenehme und zielorientierte Arbeit und der Fachredakteurin Frau Doris Tiu für die sorgfältige und umsichtige redaktionelle Bearbeitung herzlich danken.

Zürich, Magdeburg, Tübingen im Mai 2022

Prof. Dr. med. Kuno Lehmann
Prof. Dr. med. Hans Lippert
Prof. Dr. med. Marc Reymond

Adressen

Herausgeber
Prof. Dr. med. Kuno Lehmann
Klinik für Viszeral- und Transplantationschirurgie
Universitätsspital Zürich
Rämistr. 100
CH-8091 Zürich

Prof. Dr. med. Dr. h.c. Hans Lippert
Universitätsklinik für Allgemein-, Viszeral-, Gefäß- und Transplantationschirurgie
Universitätsklinikum Magdeburg
Leipziger Str. 44
D-39120 Magdeburg

Prof. Dr. med. Prof. h.c. Marc Reymond
Universitätsklinik für Allgemeine, Viszeral- und Transplantationschirurgie
Universitätsklinikum Tübingen
Hoppe-Seyler-Str. 3
D-72076 Tübingen

Autorinnen und Autoren
PD Dr. med. Michael Adolph
Universitätsklinik für Anästhesiologie und Intensivmedizin
und Stabstelle Ernährungsmanagement
Universitätsklinikum Tübingen
Hoppe-Seyler-Str. 6
D-72076 Tübingen

Prof. Dr. med. Rohit Arora
Universitätsklinik für Unfallchirurgie, Orthopädie und Traumatologie Innsbruck
Tirol Kliniken
Anichstr. 35
A-6020 Innsbruck

Prof. Dr. med. Thomas Bachleitner-Hofmann
Universitätsklinik für Allgemeinchirurgie
Klinische Abteilung für Viszeralchirurgie
Medizinische Universität Wien
Währinger Gürtel 18–20
A-1090 Wien

Dr. med. Johannes Baur
Klinik für Viszeral-, Gefäß- und Thoraxchirurgie
Kantonsspital Olten
Baslerstr. 150
CH-4600 Olten

PD PhD Frank Beeres
Klinik für Orthopädie und Unfallchirurgie
Luzerner Kantonsspital, Haus 31
Spitalstr.
CH-6000 Luzern 16

Dr. med. Christian Beltzer
Klinik für Allgemein-, Viszeral- und Thoraxchirurgie
Bundeswehrkrankenhaus Ulm
Oberer Eselsberg 40
D-89081 Ulm

Prof. Dr. med. Frank Benedix
Universitätsklinik für Allgemein-, Viszeral-, Gefäß- und Transplantationschirurgie
Otto-von-Guericke-Universität, Medizinische Fakultät
Universitätsklinikum Magdeburg A.ö.R.
Leipziger Str. 44
D-39120 Magdeburg

Dr. med. Morris Beshay
Klinik für Thoraxchirurgie
Evangelisches Krankenhaus Bethel
Universitätsklinkum OWL
Campus Bielefeld-Bethel, Haus Gilead 1
Burgsteig 13
D-33617 Bielefeld

Dr. med. Jennifer Blarer
Klinik für Urologie
Spitalzentrum Biel
Vogelsang 84
CH-2501 Biel

Dr. med. Elisabeth Böhm
Muskuloskelettales Universitätszentrum München (MUM)
Klinikum der Ludwig-Maximilians-Universität München
Ziemensstr. 15
D-80366 München

Isabelle R. Bünter
Klinik für Orthopädie und Unfallchirurgie
Luzerner Kantonsspital, Haus 31
Spitalstr.
CH-6000 Luzern 16

PD Dr. med. Sascha Chopra
Chirurgische Klinik
Charité – Universitätsmedizin
Campus Charité Mitte/Campus Virchow-Klinikum CCM/CVK
Augustenburger Platz 1
D-13353 Berlin

Prof. Dr. med. Pierre-Alain Clavien
Klinik für Viszeral- und Transplantationschirurgie
Swiss HPB Center
Universitätsspital Zürich
Rämistr. 100
CH-8091 Zürich

Assist. Prof. Méd. Xavier Delgadillo
Unité Spécialisée de Chirurgie
Centre Médico Chirurgical Volta
Rue de la Paix 152
CH-2300 La Chaux-de-Fonds

Prof. Dr. med. Ulrich Dietz
Klinik für Viszeral-, Gefäß- und Thoraxchirurgie
Kantonsspital Olten
Baslerstr. 150
CH-4600 Olten

Prof. Dr. med. Raoul Droeser
Clarunis – Universitäres Bauchzentrum Basel
Universitätsspital Basel
Spitalstr. 21
CH-4031 Basel

PD Dr. med. Verena Ellerkamp
Universitätsklinik für Kinder- und Jugendmedizin
Universitätsklinikum Tübingen
Hoppe-Seyler-Str. 3
D-72076 Tübingen

Prof. Dr. med. Aristomenis Exadactylos
Universitäres Notfallzentrum
Universitätsspital Bern – Inselspital
Freiburgstr. 16C
CH-3010 Bern

Prof. Dr. med. Jörg Fuchs
Universitätsklinik für Kinder- und Jugendmedizin
Universitätsklinikum Tübingen
Hoppe-Seyler-Str. 3
D-72076 Tübingen

Dr. med. Gabriel F. Hess
Clarunis – Universitäres Bauchzentrum Basel
Universitätsspital Basel
Spitalstr. 21
CH-4031 Basel

Dr. med. Kerstin Hübel
Klinik für Nephrologie
Universitätsspital Zürich
Rämistr. 100
CH-8091 Zürich

PD Dr. med. Olof Jannasch
Allgemein- und Viszeralchirurgie
Helios St. Marienberg Klinik Helmstedt
Akademisches Lehrkrankenhaus der Otto-von-Guericke-Universität Magdeburg
Conringstr. 26
D-38350 Helmstedt

Dr. med. Julia Jedamzik
Klinische Abteilung für Viszeralchirurgie
Universitätsklinik für Allgemeinchirurgie
Medizinische Universität Wien
Währinger Gürtel 18–20
A-1090 Wien

Dr. med. Silvan Jungi
Universitätsklinik für Herz- und Gefäßchirurgie
Universitätsspital Bern – Inselspital
Freiburgstr. 18
CH-3010 Bern

PD Dr. med. Reto M. Kaderli
Universitätsklinik für Viszerale Chirurgie und Medizin
Bauchzentrum Bern – Inselspital
Freiburgstr. 18
CH-3010 Bern

PhD Dr. med. Peter Kaiser
Universitätsklinik für Orthopädie und Traumatologie Innsbruck
Tirol Kliniken
Anichstr. 35
A-6020 Innsbruck

Prof. Dr. med. Christian Kammerlander
Muskuloskelettales Universitätszentrum München (MUM)
Klinikum der Ludwig-Maximilians-Universität München
Ziemensstr. 15
D-80366 München
und
AUVA Unfallkrankenhaus Steiermark
Göstinger Str. 24
A-8020 Graz

PD Dr. med. Samuel Käser
Klinik für Allgemein-, Viszeral-, Gefäß- und Thoraxchirurgie
Bürgerspital Solothurn
Schöngrünstr. 42
CH-4500 Solothurn

Dr. med. Tobias Kastenberger
Universitätsklinik für Orthopädie und Traumatologie Innsbruck
Tirol Kliniken
Anichstr. 35
A-6020 Innsbruck

PD Dr. med. Holger Klein
Klinik für Plastische Chirurgie und Handchirurgie
Kantonsspital Aarau
Tellstr. 25, Haus 1
CH-5001 Aarau

Prof. Dr. med. Ferdinand Köckerling
Zentrum für Hernienchirurgie
Vivantes Humboldt-Klinikum
Akademisches Lehrkrankenhaus der Charité – Universitätsmedizin Berlin
Am Nordgraben 2
D-13509 Berlin

Prof. Dr. med. Stefan Kommoss
Department für Frauengesundheit
Universitätsklinikum Tübingen
Calwerstr. 7
D-72076 Tübingen

Prof. Dr. med. Alfred Königsrainer
Universitätsklinik für Allgemeine, Viszeral- und Transplantationschirurgie
Universitätsklinikum Tübingen
Hoppe-Seyler-Str. 3
D-72076 Tübingen

Dr. med. Pavel Lyatoshinsky
Klinik für Urologie
Spitalzentrum Biel
Vogelsang 84
CH-2501 Biel

Prof. Dr. med. René Mantke
Klinik für Allgemein- und Viszeralchirurgie
Universitätsklinikum Brandenburg
Medizinische Hochschule Brandenburg
Hochstr. 29
D-14770 Brandenburg an der Havel

Prof. Dr. med. Jürg Metzger
Klinik für Allgemein- und Viszeralchirurgie
Luzerner Kantonsspital
Spitalstr.
CH-6000 Luzern 16

Prof. Dr. med. Frank Meyer
Universitätsklinik für Allgemein-, Viszeral-, Gefäß- und Transplantationschirurgie
Universitätsklinikum Magdeburg
Leipziger Str. 44
D-39120 Magdeburg

Dr. med. Catharina Müller
Universitätsklinik für Allgemeinchirurgie
Klinische Abteilung für Viszeralchirurgie
Währinger Gürtel 18–20
A-1090 Wien

PD Dr. med. Valentin Neuhaus
Klinik für Traumatologie
Universitätsspital Zürich
Rämistr. 100
CH-8091 Zürich

Prof. Dr. med. Antonio Nocito
Departement Chirurgie
Kantonsspital Baden
Im Ergel 1
CH-5404 Baden

PD Dr. med. Christian Oberkofler
Swiss HPD Center
Klinik für Viszeral- und Transplantationschirurgie
Universitätsspital Zürich
Rämistr. 100
CH-8091 Zürich

Dr. med. Martina Pabst
Klinik für Viszeral-, Gefäß- und Thoraxchirurgie
Kantonsspital Olten
Baslerstr. 150
CH-4600 Olten

Prof. Dr. med. Frank Petzke
Schmerzmedizin – Klinik für Anästhesiologie
Universitätsmedizin Göttingen
Georg-August-Universität
Robert-Koch-Str. 40
D-37075 Göttingen

Prof. Dr. med. Jan Plock
Klinik für Plastische Chirurgie und Handchirurgie
Kantonsspital Aarau
Tellstr. 25, Haus 1
CH-5001 Aarau

Prof. Dr. Johann Pratschke
Chirurgische Klinik
Charité – Universitätsmedizin Berlin
Campus Charité Mitte/Campus Virchow Klinikum
Augustenburger Platz 1
D-13353 Berlin

Prof. Dr. med. Matthias Pross
Klinik für Allgemein-, Viszeral- und Minimalinvasive Chirurgie
DRK Kliniken Berlin Köpenick
Salvador-Allende-Str. 2–8
D-12559 Berlin

Dr. med. Markus Quante
Universitätsklinik für Allgemeine, Viszeral- und Transplantationschirurgie
Universitätsklinikum Tübingen
Hoppe-Seyler-Str. 3
D-72076 Tübingen

Prof. Dr. med. Beate Rau
Referenzzentrum für die Chirurgie der bösartigen Erkrankungen des Peritoneums
Charité – Universitätsmedizin Berlin
Augustenburger Platz 1
D-13353 Berlin

PD Dr. med. Claus Schildberg
Klinik für Allgemein- und Viszeralchirurgie
Universitätsklinikum Brandenburg
Medizinische Hochschule Brandenburg
Hochstr. 29
D-14770 Brandenburg an der Havel

PD Dr. med. Martin Schläpfer
Institut für Anästhesiologie
Universitätsspital Zürich
Rämistr. 100
CH-8091 Zürich

Prof. Dr. med. Jürg Schmidli
Universitätsklinik für Herz- und Gefäßchirurgie
Universitätsspital Bern – Inselspital
Freiburgstr. 18
CH-3010 Bern

Dr. med. Andreas Schmidt
Universitätsklinik für Kinder- und Jugendmedizin
Universitätsklinikum Tübingen
Hoppe-Seyler-Str. 3
D-72076 Tübingen

Dr. med. Marcel André Schneider
Klinik für Viszeral- und Transplantationschirurgie
Universitätsspital Zürich
Rämistr. 100
CH-8091 Zürich

Prof. Dr. med. Roland Seiler-Blarer
Departement für Urologie
Universitätsspital Bern – Inselspital
und
Klinik für Urologie
Spitalzentrum Biel
Vogelsang 84
CH-2501 Biel

Prof. Dr. med. Utz Settmacher
Klinik für Allgemein-, Viszeral- und Gefäßchirurgie
Universitätsklinikum Jena
Am Klinikum 1
D-07747 Jena

Dr. med. Claudia Stieger
Klinik für Allgemein- und Viszeralchirurgie
Luzerner Kantonsspital
Spitalstr.
CH-6000 Luzern 16

Prof. Dr. med. Christine Stroh
Adipositas- und metabolische Chirurgie
SRH Wald-Klinikum Gera GmbH
Straße des Friedens 122
D-07548 Gera

Dr. med. Jens Strohäker
Universitätsklinik für Allgemeine, Viszeral- und Transplantationschirurgie
Universitätsklinikum Tübingen
Hoppe-Seyler-Str. 3
D-72076 Tübingen

PD Dr. med. Hans-Michael Tautenhahn
Klinik für Allgemein-, Viszeral- und Gefäßchirurgie
Universitätsklinikum Jena
Am Klinikum 1
D-07747 Jena

Dr. med. Christian Tschumi
Klinik für Plastische Chirurgie und Handchirurgie
Kantonsspital Aarau
Tellstr. 25, Haus 1
CH-5001 Aarau

Dr. med. Nicole M. van Veelen
Klinik für Orthopädie und Unfallchirurgie
Luzerner Kantonsspital
Spitalstr.
CH-6000 Luzern 16

PD Dr. med. Günter Weiß
Harsdorfer Str.104
D-39110 Magdeburg

Prof. Dr. med. Jens Werner
Klinik für Allgemein-, Viszeral- und Transplantationschirurgie
LMU Klinikum
Marchioninistr. 15
D-81377 München

Dr. med. Dörte Wichmann
Universitätsklinik für Allgemeine, Viszeral- und Transplantationschirurgie
Universitätsklinikum Tübingen
Hoppe-Seyler-Str. 3
D-72076 Tübingen

PD Dr. med. Thomas Wyss
Klinik für interventionelle Radiologie und Gefäßchirurgie
Kantonsspital Winterthur
Brauerstr. 15
CH-8401 Winterthur

Dr. med. Jasmin Zeindler
Clarunis – Universitäres Bauchzentrum Basel
St. Claraspital
Kleinriehenstr. 30
CH-4058 Basel

Dr. med. Stephan Ziegenhorn
Universitäres Notfallzentrum
Universitätsspital Bern– Inselspital
Freiburgstr. 16C
CH-3010 Bern

Prof. Dr. med. Derek Zieker-Fischer
Chirurgisches Proktologisches Zentrum Reutlingen
Bismarckstr. 13a
D-72764 Reutlingen

Dr. med. Petra Zimmermann
Klinik für Allgemein-, Viszeral- und Transplantationschirurgie
LMU Klinikum
Marchioninistr. 15
D-81377 München

Nach der 2. Auflage ausgeschiedene Autoren:
Dr. med. Friedhelm Bach (Kap. 3, 4 und 6), Dr. med. Michael Dahne (Kap. 8), Dr. med. Stefan Eckert (Kap. 3 und 4), Dr. med. Frank Eder (Kap. 3, 4 und 5), Prof. Dr. med. Raimund Firsching (Kap. 3, 4 und 8), PD Dr. med. Klaus Günther (Kap. 1 und 5), Esther Haag (Kap. 3), Prof. Dr. med. Norbert Haas (Kap. 8), Dr. med. Ulrich B. Hankemeier (Kap. 3 und 8), Lothar Hörster (Kap. 3 und 8), PD Dr. med. Christian Jantos (Kap. 1, 2, 3 und 5), Dr. med. Klaus Leimkühler (Kap. 3), Dr. med. Tobias Lindner (Kap. 8), PD Dr. med. Frank Marusch (Kap. 1, 4, 5, 6, 7 und 9), Prof. Dr. med. Fritz Mertzlufft (Kap. 3 und 6), Dr. med. Jörg-Stephan Müller (Kap. 3), PD Dr. med. Natascha C. Nüssler (Kap. 3, 4 und 6), Prof. Dr. med. Hans-Ulrich Schulz (Kap. 3 und 5), Reiko Steinert (Kap. 1, 4, 5, 8 und 11), Dr. med. Max von Seebach (Kap. 8), Dr. med. Almut Tempka (Kap. 8), Dr. med. Dirk Tübergen (Kap. 2 und 5), Prof. Dr. med. Winfried Wagemann (Kap. 4 und 9)

Abkürzungen

F-FU	5-Flourouracil
γ-GT	Gamma-Glutamyltransferase
ABI	Ankle Brachial Index
ABS	Antibiotic Stewardship
ACE	Acetylcholinesterase
ACG	Akromioklavikulargelenk
ACS	(1) abdominales Kompartmentsyndrom; (2) akutes Koronarsyndrom
ACTH	adrenocorticotropes Hormon
ADPK	autosomal dominante polyzystische Nierenerkrankung
AED	automatischer externer Defibrillator
AEG-Tumor	Adenokarzinom des ösophagogastralen Übergangs
AFP	Alpha-Fetoprotein
ALAT/ALT	Alaninaminotransferase
ALPSA	Anterior Labroligamentous Periostal Sleeve Avulsion
AMI	Arteria mesenterica inferior
ANV	akutes Nierenversagen
AP	alkalische Phosphatase
APC	(1) Argon-Plasma-Koagulation, (2) aktiviertes Protein C, (3) adenomatöse Polyposis coli
APP	abdominaler Perfusionsdruck
aPTT	aktivierte partielle Thromboplastinzeit
ARB	Angiotensin-Rezeptor-Blocker
ARDS	Acute Respiratory Distress Syndrome
ASA	American Society of Anaesthesiologists
ASAT	Aspartataminotransferase
ASS	Acetylsalicylsäure
AT	Antithrombin
ATLS	Advanced Trauma Life Support
ATP	Adenosintriphosphat
AZ	Allgemeinzustand
BPD	biliopankreatische Division
BGA	Blutgasanalyse
BTS	Bridge to Surgery
BWK	Brustwirbelkörper
CAPD	kontinuierliche ambulante peritoneale Dialyse
CC	(Ligamentum) coracoclaviculare
CDD	Classification of Diverticular Disease
CEA	karzinoembryonales Antigen
Ch	Charrière
CI	Konfidenzintervall
CID	Chemotherapie-induzierte Diarrhö
CK	Kreatininkinase
CK-MB	Kreatininkinase „muscle brain“
CME	komplette mesokolische Exzision
COPD	chronisch obstruktive Lungenerkrankung
CRLM	kolorektale Lebermetastasen
CRP	C-reaktives Protein
CME	komplette mesokolische Exzision
CMV	Zytomegalievirus
CPR	kardiopulmonale Reanimation
CR	komplette Remission
CRP	C-reaktives Protein
CRPS	Complex Regional Pain Syndrome
CS	Karzinoidsyndrom
CU	Colitis ulcerosa
DART	Deutsche Antibiotika-Resistenzstrategie
DFS	(1) diabetisches Fußsyndrom, (2) Disease-free Survival
DHC	Ductus hepaticus communis
DHS	dynamische Hüftschraube
DIC	disseminierte intravasale Koagulopathie
DK	Dauerkatheter
DBM	Demineralized Bone Matrix
DHC	Ductus hepatis communis
dMMR	DNA-Mismatch-Reparaturprotein
DNA	Desoxyribonukleinsäure
DOAK	direkte orale Antikoagulanzien
DS	Duodenal Switch
DSA	digitale Subtraktionsangiografie
DSO	Deutsche Stiftung Organtransplantation
EBV	Epstein-Barr-Virus
ECOG	Eastern Cooperative Oncology Group
eFAST	Extended Focused Assessment with Sonography for Trauma
EFS	Event-free Survival
EGFR	Epidermal Growth Factor Receptor
EMR	endoskopische Mukosaresektion
EoE	eosinophile Ösophagitis
ER	endoskopische Resektion
ERC	endoskopische retrograde Cholangiografie
ERCP	endoskopische retrograde Cholangiopankreatikografie
ESD	endoskopische Submukosadissektion
ESIN	elastisch-stabile intramedulläre Nagelung
ESMS	elastisch-stabile Markraumnagelung
EUS	endoskopischer Ultraschall
EZ	Ernährungszustand
FAP	familiäre adenomatöse Polyposis
FFP	Fresh Frozen Plasma (gefrorenes Frischplasma)

FHH	familiäre hypokalziurische Hyperkalzämie
FLOT	5-Fluorouracil/Leukovorin/Oxaliplatin/Taxotere
FNH	fokale noduläre Hyperplasie
FNP	Feinnadelpunktion
FNS	Femoral Neck System
FTRD	Full Thickness Resection Device
fT3	Trijodthyronin
fT4	freies Thyroxin
FZ50	Funktionszeit (Halbwertzeit) von Nahtmaterial
GAD	Glutamat-Decarboxylase
GCS	Glasgow Coma Score
GEDV	globales enddiastolisches Volumen
GERD	gastroösophageale Refluxkrankheit
GFR	glomeruläre Filtrationsrate
GGT	Gammaglutamyltransferase
GIST	gastrointestinaler Stromatumor
GLAD	Glenoid Labral Articular Disruption
GOT	Glutamatoxalacetattransaminase
GPT	Glutamatpyruvattransaminase
Gpt	Gigapartikel
HAGL	Humeral Avulsion of the Glenohumeral Ligament
Hb	Hämoglobin
HBIg	Hepatitis-B-Immunglobulin
HBV	Hepatitis-B-Virus
HCA	Leberzelladenom
HCC	hepatozelluläres Karzinom
HCG	humanes Choriongonadotropin
HCV	Hepatitis-C-Virus
HF	Herzfrequenz
HIPEC	hypertherme intraperitoneale Chemotherapie
HIT	heparininduzierte Thrombozytopenie
HIV	humanes Immundefizienz-Virus
HKB	hinteres Kreuzband
HMWK	hochmolekulares Kininogen
HNPCC	hereditäres nicht-polypöses kolorektales Karzinom
HRM	High-Resolution-Manometrie
HVPG	hepatischer Venendruckgradient
HWS	Halswirbelsäule
HZV	Herzzeitvolumen
IA-A2	Tyrosin-Phosphatase-Antikörper
ICA	Inselzell-Antikörper
IAH	intraabdominale Hypertonie
IAP	intraabdominaler Druck
ICA	Inselzell-Antikörper
ICB	intrakraniale Blutung
ICG	Indocyaningrün
ICR	Interkostalraum
IE	Internationale Einheiten

IEN	intraepitheliale Neoplasie
IHT	Inhalationstrauma
IL	Interleukin
IMRT	intensitätsmodulierte Radiotherapie
INR	International Normalized Ratio
IOS	intraoperative Sonografie
IPAA	Ileopouch-anale Anastomose
IPMN	intraduktale papillär-muzinöse Neoplasie
ITBV	intrathorakales Blutvolumen
ivPCA	intravenöse patientenkontrollierte Analgesie
K	Kalium
kg KG	Kilogramm Körpergewicht
KHK	koronare Herzkrankheit
KOF	Körperoberfläche
kp	Kilopond
kU	Kilo-Unit
LAD	Lymphadenektomie
LARS	Low Anterior Resection Syndrome
LBP	Lipopolysacharid-bindendes Protein
LC	laparoskopische Cholezystektomie
LDH	Laktatdehydrogenase
Lig.	Ligamentum
LK	Lymphknoten
ln	Logarithmus naturalis
LTx	Lebertransplantation
MAP	(1) mittlerer arterieller Druck, (2) MUTYH-assoziierte Polyposis
MCN	muzinös zystische Neoplasie
MDRD	Modification of Diet in Renal Disease
MELD	Model for End-Stage Liver Disease
MEN	multiple endokrine Neoplasie
MET	(1) metabolisches Äquivalent, (2) Medical Expulsive Therapy
MICA	Myocardial Infarction and Cardiac Arrest
MIO	maligne gastrointestinale Obstruktion
MOV	Multiorganversagen
MPFL	mediales patellofemorales Ligament
MPBetreibV	Deutsche Medizinprodukte-Betreiberverordnung
MRCP	Magnetresonanz-Cholangiopankreatikografie
MRE	Multiresistente Erreger
MRGN	Multiresistente gramnegative Bakterien
MRSA	Methicillin-resistenter Staphylococcus aureus
MSI	Mikrosatelliteninstabilität
MTX	Methotrexat
mSV	Millisievert
MTC	medulläres Thyreoideakarzinom
Na	Natrium
NASH	nichtalkoholische Steatohepatitis
NAT	Nukleinsäureamplifikationstest

NEN	neuroendokrine Neoplasie
NET	neuroendokriner Tumor
NF	nekrotisierende Fasziitis
NHL	Non-Hodgkin-Lymphom
NIV	nichtinvasive Beatmung
NMH	niedermolekulares Heparin
NOM	nichtoperatives Management
NPV	Negative Prognostic Value
NRS	nummerische Rating-Skala
NSAR	nichtsteroidale Antirheumatika
NSE	neuronspezifische Enolase
NSBB	nichtselektive Betablocker
NSCLC	nicht-kleinzelliges Lungenkarzinom
NTx	Nierentransplantation
NYHA	New York Heart Association
ÖDG	Ösophagoduodenogastroskopie
OPSI	Overwhelming Post-Splenectomy Infection Syndrome
OR	Odds Ratio
OS	Overall Survival
OSG	Oberes Sprunggelenk
OTA	Operationstechnische Assistenz
OTSC	Over-the-Scope-Clip
PAIR	Punktion-Aspiration-Injektion-Reaspiration
pAVK	periphere arterielle Verschlusskrankheit
PCA	patientenkontrollierte Analgesie
PCC	Prothrombinkomplex-Konzentrat
PCEA	patientenkontrollierte epidurale Analgesie
PCI	Peritoneal Cancer Index
PCR	Polymerase-Kettenreaktion
PD	Progressive Disease
PDK	Periduralkatheter
pDMS	periphere Durchblutung, Motorik und Sensibilität
PEA	pulslose elektrische Aktivität
PEG	perkutane endoskopische Gastrostomie
PEP	Postexpositionsprophylaxe
PET	Positronenemissionstomografie
PFN	proximaler Femurnagel
PFS	Progression-free Survival
PHP	perihepatisches Packing
PiCCO	Pulse-indicated Continuous Cardiac Output
PLR	Passive Leg Raising
PME	partielle mesorektale Exzision
PMNL	polymorphkernige neutrophile Leukozyten
PNP	Polyneuropathie
PNTx	Pankreas-Nieren-Transplantation
POCUS	Point-of-Care-Ultraschall
POEM	perorale endoskopische Myotomie
PONV	postoperative nausea and vomiting
POWI	postoperative Wundinfektion
PPI	Protonenpumpeninhibitor
PPSB	Prothrombin-/Prokonvertin-/Stuart-Power-/antihämophiler Faktor B-Komplex
PPV	Positive Prognostic Value
PR	partielle Remission
pT	Primärtumor
PTA	perkutane transluminale Angioplastie
PTCD	perkutane transhepatische Cholangiodrainage
PTT	partielle Thromboplastinzeit
RCRI	Revised Cardiac Risk Index
RAS	G-Protein Ras (Proto-Onkogen)
RECIST	Response Evaluation Criteria in Solid Tumors
RFA	Radiofrequenzablation
RNA	Ribonukleinsäure
RSI	Rapid Sequence Induction
rt-PA	Recombinant Tissue Plasminogen Activator
RYGB	Roux-en-Y-Magenbypass
SAPS	Simplified Acute Physiology Score
SBP	spontane bakterielle Peritonitis
SCN	serös zystische Neoplasie
SD	Stable Disease
SG	Sleeve-Gastrektomie
SGLT	Sodium-Dependent Glucose-Linked Transporter
SHT	Schädel-Hirn-Trauma
SIRS	Systemic Inflammatory Response Syndrome
SLAP	Superior Labral Tear from Anterior to Posterior
SpO_2	pulsoxymetrisch gemessene Sauerstoffsättigung
SSC	Musculus subscapularis
STEMI	ST-Elevationsmyokardinfarkt
STIKO	Ständige Impfkommission
SUDD	symptomatische unkomplizierte Divertikelkrankheit
SV	Schlagvolumen
SVV	Schlagvolumenvarianz
TACE	transarterielle Chemoembolisation
TAP	Trypsinogen-Aktivierungspeptid
TAPP	transabdominale präperitoneale Plastik
TAR	(1) tiefe anteriore Rektumresektion, (2) Transversus-abdomini-Release
TEA	Thrombendarteriektomie
TEM	transanale endoskopische Mikrochirurgie
TEP	total extraperitoneale Plastik
TEVAR	Thoracic Endovascular Aortic Repair
TF	Tissue Factor
TFN	Trochanter-Fixationsnagel
TIPS	transjugulärer intrahepatischer portosystemischer Shunt
TME	totale mesorektale Exzision
TNF	Tumornekrosefaktor

TOS	Thoracic-Outlet-Syndrom
TRH	Thyreotropin-Releasing-Hormon
TSH	Thyreoidea-stimulierendes Hormon
TTP	Time to Progression
TTS	Through-the-Scope-Clip
TURB	transurethrale Resektion der Blase
TVT	tiefe Beinvenenthrombose
TZ	Thrombinzeit
U	Unit (Einheit)
UGIB	untere gastrointestinale Blutung
VAC	Vacuum-assisted Closure
VATS	videoassistierte Thorakoskopie
VK	virtuelle Kolografie
VKB	vorderes Kreuzband
VKOF	verbrannte Körperoberfläche
VRE	Vancomycin-resistente Enterokokken
VTE	venöse Thromboembolie
WE	Wernicke-Enzephalopathie
ZVD	zentraler Venendruck
Z-POEM	perorale endoskopische Myotomie des Zenkerdivertikels

Abbildungsnachweis

Der Verweis auf die jeweilige Abbildungsquelle befindet sich bei allen Abbildungen im Werk am Ende des Legendentextes in eckigen Klammern. Alle nicht besonders gekennzeichneten Grafiken und Abbildungen © Elsevier GmbH, München.

F210-010 Teasdale G./Jennett B.: ASSESSMENT OF COMA AND IMPAIRED CONSCIOUSNESS - A Practical Scale. In: The Lancet. Volume 304, Issue 7872, Pages 81-84. Elsevier, July 1974.

F201-040 Stranzinger. J et al.: Verletzungen mit Infektionsrisiko – was tun nach dem Stich? In: Deutsches Ärzteblatt. Volume 116, Issue 14, Pages 690–692. 2019

F247-002/ L143 Naveed M./et al.: American Society for Gastrointestinal Endoscopy guideline on the role of endoscopy in the management of acute colonic pseudoobstruction and colonic volvulus. In: Gastrointestinal Endoscopy. Volume 91, Issue 2, Pages 228–235. Elsevier, 2020/Heike Hübner, Berlin

F857-002 Tobiasen J./et al.: The abbreviated burn severity index. In: Annals of Emergeny Medicin. Volume 11, Issue 5, Pages 260–262. Elsevier, 1982

F942-002 Cuker A./et al.: Predictive value of the 4Ts scoring system for heparin-induced thrombocytopenia: a systematic review and meta-analysis. In: Blood. Volume 120, Issue 20, Pages 4160–4167. Ash Publications, 2012

F1099-001 Canet J./et al.: Development and validation of a score to predict postoperative respiratory failure in a multicentre European cohort. In: European Journal Anaesthesiology. Volume 32, Issue 7, Pages 458-70. Wolters Kluwer, 2015

G1129 Letoublon C./et al.: Management of blunt hepatic trauma. In: Journal of Visceral Surgery. Volume 153, Pages 33-43. Elsevier, 2016

H032-004 Reimer RP./et al.: Bildgebung bei akutem Abdomen – Teil 1. In: Der Radiologe. Volume 61, Pages 497–510. Springer 2021

H140-002 Kozar R./et al.: Organ injury scaling 2018 update: Spleen, liver, and kidney. In: The Journal of Trauma and Acute Care Surgery. Volume 85, Issue 6, Pages 1119–1122. Wolters Kluwer, 2018

H261-001 Friemert B./et al.: Specificities of terrorist attacks: organisation of the in-hospital patient-flow and treatment strategies. European Journal of Trauma and Emergency Surgery. Volume 46, Issue 4, Pages 673–682. Springer Nature, 2020

L157 Susanne Adler, Lübeck

L231 Stefan Dangl, München

O433 Peter Rogowsky, Aschaffenburg

O533 Prof. Dr. Michael J. Lentze

O933 Stefanie Böhler, Ruhpolding

O1033 K. Unath, Bonn

P1160 PD Dr. Olof Jannasch, Magdeburg

P1161 Dr. med. Christian Beltzer, Ulm

P1163 Dr. med. Kuno Lehmann, Zürich

P1164 Dr. med. Valentin Neuhaus, Zürich

P1165, P1166 Dr. med. Elisabeth Böhm, München, Dr. med. Christian Kammerlander, München

P1167 Dr. med. Andreas Schmidt, Tübingen

P1168 PD Dr. med. Verena Ellerkamp, Tübingen

P1169/L143 Dr. med. Ferdinand Köckerling, Berlin/Heike Hübner, Berlin

P1174 PD Dr. med. Sascha Chopra, Berlin

P1175 Dr. med. Markus Quante, Tübingen

P1176 Prof. Dr. med. Raoul Droeser, Basel

P1199 Dr. med. Nicole M. van Veelen, Luzern

P1200 Dr. med. Marc André Schneider, Zürich

R303 Rüter, Trentz, Wagner: Unfallchirurgie, 2. Aufl., Elsevier Urban & Fischer Verlag 2003

R461 M. A. Reymond, H. Lippert, N. P. Haas (Hrsg.): Facharztprüfung Chirurgie, 2. Auflage, Elsevier, 2007

R462 Nürnberger, H./Hasse, F.M./Pommer, A.: Klinikleitfaden Chirurgie. Elsevier. 4. Aufl., 2006

T1217 Universitätsklinikum Tübingen, Abteilung Radiologie

T1218 Dr. H. Krause, Universitätsklinikum Magdeburg A.ö.R., Universitätsklinik für Allgemein-, Viszeral-, Gefäß- und Transplantationschirurgie, Arbeitsbereich Kinderchirurgie.

T1219 Medizinische Universität Wien

T1222 Prof. Dr. Anz, Medizinische Klinik II, LMU-Klinikum München

T1223 Department für Viszeral- und Transplantationschirurgie, Universität Spital Zürich

T1225 Klinik für Gastroenterologie, Universität Magdeburg

Fehler gefunden?

An unsere Inhalte haben wir sehr hohe Ansprüche. Trotz aller Sorgfalt kann es jedoch passieren, dass sich ein Fehler einschleicht oder fachlich-inhaltliche Aktualisierungen notwendig geworden sind. Sobald ein relevanter Fehler entdeckt wird, stellen wir eine Korrektur zur Verfügung. Mit diesem QR-Code gelingt der schnelle Zugriff.

https://else4.de/978-3-437-23244-2

Wir sind dankbar für jeden Hinweis, der uns hilft, dieses Werk zu verbessern. Bitte richten Sie Ihre Anregungen, Lob und Kritik an folgende E-Mail-Adresse: kundendienst@elsevier.com

Inhaltsverzeichnis

KAPITEL

1 Chirurgische Grundlagen

1.1 Rechtliche Aspekte

Hans Lippert

Bei allen Entscheidungen, die rechtliche Aspekte betreffen, sind die Spezifika der einzelnen Länder (Deutschland, Österreich, Schweiz) zu beachten.

KASUISTIK

Heute Abend wurden Sie als Facharzt, bei reger Aktivität auf der Notfallstation, zur operativen Versorgung einer Schenkelhalsfraktur bei einer 82-jährigen Patientin in den Operationssaal gerufen. Das Röntgenbild zeigt eine instabile Schenkelhalsfraktur auf der rechten Seite. Die Patientin wurde vom Assistenzarzt gelagert, die rechte Hüfte ist schon abgedeckt. Nach der Haut- und Muskelinzision ist keine Fraktur zu finden. Sie werden unruhig und entdecken, dass das Röntgenbild falsch beschriftet worden ist, sodass Sie die gegenseitige Hüfte geöffnet haben.

Welche Aussage(n) zu diesem Zwischenfall und der/den mögliche(n) Folgen ist/sind nicht korrekt?

a) Zivilrechtliche Haftung bedeutet Anspruch auf Schadensersatz, Ausgleich von Einkommensverlusten, Übernahme von Heilbehandlungskosten und Schmerzensgeld.
b) Strafrechtliche Haftung bedeutet einen persönlichen Schuldvorwurf, die Verurteilung kann zu einer Geld- oder Freiheitsstrafe wegen Körperverletzung führen.
c) Ihre Mitteilungen an die eigene Haftpflichtversicherung und Krankenhausverwaltung sollten neben der Schilderung des Tatbestandes auch eine Wertung enthalten.
d) Vor dem Zugriff der Strafverfolgungsbehörden sollten Sie sich für sich persönlich über den genauen Ablauf Notizen machen. Fotokopien der Krankenblattunterlagen und Duplikate der Röntgenaufnahmen sollten Sie ebenfalls anfertigen.
e) Sie dürfen bei der informatorischen Befragung durch die Staatsanwaltschaft die Antwort auf Fragen verweigern, deren Beantwortung Sie selbst in Gefahr bringen würde, wegen einer Straftat verfolgt zu werden.
f) Die ärztlichen Schlichtungsstellen verfolgen in erster Linie das Ziel, gerichtliche Auseinandersetzungen zu vermeiden.

Die Aussage c ist nicht korrekt.

Auch wenn die sofortige Information Ihrer Haftpflichtversicherung bzw. der Krankenhausverwaltung (wenn Sie wie in diesem Beispiel angestellt sind) obligatorisch ist, sollten sich Ihre Mitteilungen ausschließlich auf die **Schilderung des Tatbestandes ohne alle Wertung** beschränken. Ihre Schilderung umfasst den tatsächlichen Geschehensablauf, die objektive Chronologie der Ereignisse ohne eigene Beurteilung oder Vermutungen, so wie sie sich aus den Krankenblattunterlagen (z. B. Operationsbericht, Anästhesieprotokoll, Intensivstationskurve usw.) ergeben. Die Akten sollten keinesfalls vernichtet oder verändert werden. Im Gespräch mit den Kollegen und mit dem Krankenhauspersonal sollten Sie äußerste Zurückhaltung üben.

Handelt es sich um einen **Zwischenfall mit tödlichem Ausgang,** so stellt sich die Frage nach nicht natürlichem Tod. Ist diese Todesart bei der Leichenschau nicht auszuschließen, sollten Sie im Zweifel die Todesursache als ungeklärt bezeichnen und eine (gerichtsmedizinische) Obduktion veranlassen. Sie oder die Krankenhausverwaltung sollten die Polizei oder Staatsanwaltschaft unverzüglich informieren, und die Todesbescheinigung sollte, soweit möglich, durch einen unabhängigen Arzt ausgefüllt werden.

Die **Einschaltung eines Rechtsanwalts** in der Anfangsphase (Schadensersatz- und Schmerzensgeldansprüche) ist Ermessenssache.

Oft werden solche Fälle von Krankenhäusern an die Schlichtungsstelle gemeldet. Die **ärztlichen Schlichtungsstellen** verfolgen in erster Linie das Ziel, Arzthaftungsstreitigkeiten abschließend und zur Überzeugung aller

Beteiligten so umfassend aufzuklären, dass gerichtliche Auseinandersetzungen vermieden werden. In etwa ¾ der Fälle werden die Ansprüche als unbegründet bewertet. Lediglich in weniger als 10 % der Fälle kommt es nachfolgend zu einem Gerichtsverfahren.

Wenn es bei fehlender Einigung zwischen dem Patienten und der Versicherung zu einem **Gerichtsverfahren,** in der Regel vor dem Landesgericht, kommt, so müssen Sie jetzt anwaltlich vertreten sein. Die Wahl des Anwaltes sollten Sie mit der Haftpflichtversicherung absprechen. Gerichtliche Auseinandersetzungen über mehrere Instanzen nehmen oftmals einige Jahre in Anspruch. Deswegen wird im Vergleich zum Gericht das schnelle und unbürokratische Verfahren der ärztlichen Schlichtungsstellen mittlerweile auch in der Anwaltschaft als primär zu bevorzugende Alternative zum Zivilprozess betrachtet.

Falls Sie in einen **Strafprozess** verwickelt werden, ist die Lage gründlich anders. Sie riskieren eine Geld- oder Freiheitsstrafe mit gefährlichen Folgen für Ihre berufliche Existenz.

Fehlende Gesprächsbereitschaft kann zu einer Strafanzeige führen. Das Gespräch mit dem Patienten oder seiner Familie sollte nach sofortigem Angebot in einem gewissen Abstand nach sorgfältiger Vorbereitung erfolgen, immer in Anwesenheit eines Zeugen. Sie sind nicht verpflichtet, sich selbst zu beschuldigen. In der deutschen Gesetzgebung handelt der Arzt und mögliche Schädigende nicht treuwidrig, wenn er, ohne die Tatsachen zu verdecken oder zu verschweigen, ein schuldhaftes Fehlverhalten leugnet. Dies gilt auch dann, wenn der Arzt zu dem Patienten in einem besonderen Verhältnis gestanden hat.

LITERATUR

Bauch J, Bruch HP, Heberer J, Jähne J. Behandlungsfehler und Haftpflicht in der Viszeralchirurgie. Heidelberg: Springer, 2011.

KASUISTIK

Ein 15-jähriges Mädchen stellt sich in der Notaufnahme der Ambulanz am späten Nachmittag vor. Die Patientin gibt an, seit drei Tagen an progredienten rechtsseitigen Unterbauchschmerzen zu leiden. Nur anfangs bestand Übelkeit und Erbrechen, niemals Durchfall. Jetzt habe sie erhöhte Temperatur und sehr starke Schmerzen. Aus Angst vor einer Blinddarmentzündung stelle sie sich nun vor. Sie habe eine solche Symptomatik noch nie gehabt und sei auch sonst vollkommen gesund. Die Menstruation sei zuletzt vor zwei Wochen gewesen. Eine Schwangerschaft schließt die Patientin aus.

Klinisch imponieren ein ausgeprägter Druckschmerz im gesamten rechten Unterbauch mit deutlicher Abwehrspannung, positiver ipsilateraler Loslass- und Psoasschmerz. Rektal lässt sich weicher Stuhl tasten. Es besteht geringer Douglasschmerz.

Sonografisch finden sich gering freie Flüssigkeit im kleinen Becken und eine Kokarde im rechten Unterbauch. Der Urin-Streifen-Test (Mittelstrahlurin) ist unauffällig. Es bestehen Fieber (rektal 38,5 °C; axillär 38,3 °C), eine Leukozytose von 17.000/ml und eine CRP-Erhöhung auf 112 mg/dl. Bei der gynäkologischen Untersuchung findet sich – bis auf wiederum sonografisch darstellbare freie Flüssigkeit – kein pathologischer Befund.

Die Eltern des Mädchens sind verreist und werden erst am Folgetag zurückerwartet.

Welche der folgenden Aussagen ist nicht korrekt?

a) Es liegt eine akute Appendizitis vor.

b) Es liegt eine absolute, dringliche Operationsindikation vor, und das Mädchen muss nach entsprechender Aufklärung noch am selben Abend operiert werden.

c) Es liegt eine absolute, dringliche Operationsindikation vor. Da das Mädchen jedoch noch nicht volljährig ist, kann es ohne Einverständnis der Eltern keinesfalls operiert werden. Es muss zumindest gewartet werden, bis die Eltern telefonisch aufgeklärt werden und ihr Einverständnis geben können.

d) Da das Mädchen über 14 Jahre alt ist, darf es nach entsprechender Aufklärung rechtswirksam seine Einwilligung zur dringlich indizierten Operation mit der notwendigen Appendektomie geben. Eine zeitverzögernde Rücksprache mit den Eltern ist nicht zuzulassen.

e) Würde sich das Mädchen als nicht willensfähig zeigen, müsste der Arzt nach dem mutmaßlichen Willen des Mädchens entscheiden und die Operation vornehmen.

Die Aussage c ist nicht korrekt.

Es liegt eine fortgeschrittene, akute Appendizitis mit absoluter, dringlicher Operationsindikation vor, und das Mädchen muss so bald wie möglich operiert werden.

Nach deutschem Recht sind Kinder und Jugendliche bis zum 14. Lebensjahr nicht einwilligungsfähig. Vom 14. bis 18. Lebensjahr können sie selbst einwilligen, wenn sie nach psychosozialer Reife in der Lage sind, ihre Erkrankung und die notwendige Behandlung mit Aufklärung zu verstehen. Zusätzlich ist auch die Einwilligung der Eltern erforderlich. Darüber hinaus muss der behandelnde Arzt im Einzelfall und unter **Berücksichtigung der Dringlichkeit des Eingriffs** entscheiden.

Die entsprechende Reife scheint bei der Patientin vorzuliegen, da sie dezidierte Angaben zur Anamnese macht und sich folgerichtig mit der eigenen Vermutung einer Appendizitis vorstellt. Nach Aufklärung kann somit das Mädchen operiert werden. Zeitverzögerungen durch Telefonate mit den Eltern oder gar das Warten bis zu deren Erscheinen am nächsten Morgen dürfen nicht in Kauf genommen werden.

Wäre das Mädchen nicht willensfähig (unter 14. Lebensjahr oder bei geistiger Unreife), so müsste der Arzt gemäß dem **mutmaßlichen Willen der Eltern** entscheiden und die dringliche Operation vornehmen.

Im österreichischen Recht ist gesetzlich geregelt, dass die Einwilligungsfähigkeit hinsichtlich einfacher ärztlicher Behandlungen bei mündigen Minderjährigen vermutet wird. Die Mündigkeit liegt ab einem Alter von 14 Jahren vor. Der Minderjährige darf dann allein entscheiden. Wenn der einwilligungsfähige Minderjährige in eine ärztliche Behandlung einwilligt, die gewöhnlich mit einer schweren oder nachhaltigen Beeinträchtigung der körperlichen Unversehrtheit oder der Persönlichkeit verbunden ist, müssen zusätzlich auch die Eltern der Behandlung zustimmen. (siehe dazu § 173 und § 21 Allgemeines bürgerliches Gesetzbuch).

In der Schweiz hingegen ist keine bestimmte Altersgrenze festgelegt. Gemäß einem Bundesgerichtsentscheid gilt ein 13-jähriges Mädchen als urteilsfähig (nicht gleichbedeutend mit handlungsfähig).

LITERATUR

Bernat E. Die medizinische Behandlung Minderjähriger im österreichischen Recht – Selbst- und Fremdbestimmung nach dem Inkrafttreten des Kindschaftsrechts-Änderungsgesetzes 2001. VersR. 2002; 53: 1467–1478.

Damm R. Patientenrechte – grenzüberschreitende Betrachtungen zum deutschen und schweizerischen Recht. Teil 1: MedR. 2018; 36: 847–859; Teil 2: MedR. 2018; 36: 939–947.

Eisner B. Die Aufklärungspflicht des Arztes. Bern: Huber, 1992.

Helmchen H. Ärztliche Aufklärung bei aufgehobener oder eingeschränkter Einwilligungsfähigkeit. Zeitschrift für ärztliche Fortbildung 1994; 88: 994–998.

Lippert L. Probleme der Einwilligungsfähigkeit Minderjähriger in ärztliche Behandlungen. Wiss. Beiträge aus dem Tectum-Verlag, Reihe Rechtswissenschaft, Bd. 85. Marburg: Tectum, 2016.

Nebendahl M, Selbstbestimmungsrecht und rechtfertigende Einwilligung des Minderjährigen bei medizinischen Eingriffen. MedR. 2009; 27: 197–205.

KASUISTIK

Eine 34-jährige Frau wird vom Notarzt in den Schockraum einer chirurgischen Klinik gebracht. Die Patientin war offensichtlich in suizidaler Absicht vom Balkon ihrer Mietwohnung aus dem vierten Stock gesprungen. Ein Abschiedsbrief gibt als Grund die Trennung vom langjährigen Freund an. Die Patientin ist bewusstlos, intubiert und beatmet, kreislaufinstabil (RR 80/60 mmHg; Puls 135/min) bei maximaler Volumensubstitution über mehrere dicklumige, periphere Zugänge und deutlich anämisch. Es bestehen ein Monokelhämatom, mehrere Platzwunden am Kopf, aber keine Hinweise für ein offenes Schädel-Hirn-Trauma. Der Thorax ist palpatorisch instabil, das Abdomen weich, das Becken stabil. Beide Beine sind mehrfach, z.T. zweitgradig, frakturiert, die Arme bei der ersten Prüfung nicht sicher verletzt. Peripher sind Pulse nur an den Karotisgefäßen und in beiden Leisten tastbar. In der Röntgenübersichtsaufnahme des Thorax findet sich eine ausgeprägte Mediastinalverbreiterung mit geringen, linksbetonten und basal zunehmenden Verschattungen bei bds. Rippenserienfrakturen. Der Tubus liegt korrekt. Sonografisch stellen sich allenfalls wenig freie Flüssigkeit um die Leber und Milz, jedoch keine eindeutige Organverletzung dar. Ein Perikarderguss kann nicht gesehen werden.

Nach den nur wenige Minuten in Anspruch nehmenden Untersuchungen gerät die Patientin ins Kammerflimmern, das weder medikamentös, noch mittels präkordialem Faustschlag oder Defibrillation behoben werden kann. Es muss kontinuierlich Herzdruckmassage erfolgen. Der Hb-Wert wird zur selben Zeit mit 7 g/dl angegeben.

Welche der folgenden Aussagen ist nicht korrekt?

a) Hauptursache der lebensbedrohlichen Situation scheint eine mediastinale Blutung, am ehesten aus der Aorta oder einer ihrer Abgänge zu sein.
b) Unabhängig von jeder Suizidabsicht muss maximal therapiert werden. Insbesondere bei Bewusstlosen ist anzunehmen, dass der momentane Wunsch des Patienten eher auf Überleben ausgerichtet ist.
c) Es besteht die absolute und vitale Indikation zur Thorakotomie, am besten über eine linksseitige, anterolaterale Thorakotomie.
d) Auch bei bewusstseinsklaren Patienten muss nach einem Suizidversuch unter Zugrundelegung einer psychotischen Wesensveränderung lebenserhaltend gegen den momentan geäußerten Patientenwillen notfallmäßig therapiert werden.

Alle Aussagen sind korrekt.
Hauptursache der lebensbedrohlichen Situation scheint eine mediastinale Blutung, am ehesten aus der Aorta oder einer ihrer Abgänge, zu sein. Deshalb besteht die absolute und vitale Indikation zur Thorakotomie, am besten über eine linksseitige, anterolaterale Thorakotomie, die bei Bedarf nach medial erweitert werden kann.

Bei Bewusstlosen muss im Notfall stets maximal therapiert werden, da angenommen werden muss, dass der momentane Wunsch des Patienten auf Überleben ausgerichtet ist. Das gilt auch bei Suizidversuchen und explizit unabhängig vom vorgegebenen Grund der Tat, meist in einem Abschiedsbrief formuliert. Die Überprüfung solcher Gründe auf ihre Rationalität im Hinblick auf Therapieentscheidungen ist nicht zulässig. Es ist stets davon auszugehen, dass der Verletzte mittlerweile seine Meinung geändert hat bzw. der Suizidversuch übereilt ausgeübt wurde. Ganz abgesehen davon können „Abschiedsbriefe“ in krimineller Absicht manipuliert sein.

Zwar können **bewusstseinsklare und offenbar psychisch gesunde Patienten** eine u. U. lebensnotwendige Therapie einer Erkrankung – aus welchen Gründen auch immer – nach entsprechender Aufklärung ablehnen, jedoch ist im Fall eines Suizidversuchs eine psychotische Wesensveränderung anzunehmen und trotz der Ablehnung des Patienten gegen seinen Willen zu handeln.

LITERATUR

Eisner B. Die Aufklärungspflicht des Arztes. Bern: Huber, 1992.
Helmchen H. Ärztliche Aufklärung bei aufgehobener oder eingeschränkter Einwilligungsfähigkeit. Zeitschrift für ärztliche Fortbildung 1994; 88: 994–998.
Spittler JF. Rettungspflicht beim Suizid – Geschichte und aktuelle Entwicklung der Rechtsprechung aus ärztlich-psychiatrischer Sicht. MedR. 2020; 38: 101–105.

KASUISTIK

Ein operierter Patient liegt auf der Intensivstation der Klinik. Er wird beatmet und sediert und ist somit nicht entscheidungsfähig. Es ist eine weitere Operation medizinisch erforderlich. Diese ist aber mit hohen Risiken für seine Gesundheit verbunden und kann zu dauerhaften Schäden führen. Über diese weitere Operation wurde der Patient nicht aufgeklärt. Der Patient hat keine Patientenverfügung. Er hatte aber vor seiner ersten Operation eine schriftliche Vollmacht vorgelegt, mit der er seine Ehefrau bevollmächtigt zu entscheiden, wenn er nicht einwilligungsfähig ist.

Welche der folgenden Aussagen ist nicht korrekt?

a) Da der Patient nicht einwilligungsfähig ist, wird seine Einwilligung in die Operation vermutet.
b) Die Ehefrau des Patienten darf aufgrund der Vollmacht allein entscheiden.
c) Nur das zuständige Betreuungsgericht darf die Einwilligung erteilen.
d) Es muss abgewartet werden, bis der Patient wieder ansprechbar ist, damit er aufgeklärt werden und seine Einwilligung geben kann.

1

Alle Aussagen sind falsch.
Die Einwilligung und Aufklärung in die Operation sind grundsätzlich für die rechtmäßige Behandlung erforderlich. Wenn der Patient nicht einwilligungsfähig ist, muss eine andere berechtigte Person die Einwilligung erteilen oder ablehnen. (siehe hierzu § 630d Abs. 1 BGB).

Zuerst muss der Arzt feststellen, ob die **Behandlung aufschiebbar oder dringlich** ist. In dringenden, unaufschiebbaren Fällen (z. B. Blutung, Darmperforation), in denen jedes weitere Zuwarten zu gesundheitlichen Schäden führen würde und eine Einwilligung nicht mehr rechtszeitig eingeholt werden könnte, wäre der ärztliche Eingriff sofort vorzunehmen.

In anderen Fällen, in denen die **Operation indiziert, aber aufschiebbar** ist, ist der Arzt verpflichtet, die berechtigte Person, d. h. den Bevollmächtigten bzw. den gerichtlich bestellten Betreuer über die Behandlung des Patienten aufzuklären (§ 630d Abs. 1, Abs. 2 BGB). Ist weder ein Bevollmächtigter vorhanden noch ein gerichtlich bestellter Betreuer, so ist beim Betreuungsgericht (Amtsgericht) umgehend die Betreuung des Patienten zu beantragen. Das Amtsgericht bestellt dann eine Person zum Betreuer des Patienten.

Im vorliegenden Fall hat der Patient seine Ehefrau bevollmächtigt. Der Arzt muss hier die Ehefrau über die indizierte Behandlung aufklären. Außerdem muss er sich über den **mutmaßlichen Willen des Patienten,** also darüber, ob der Patient seine Einwilligung erteilt hätte, wenn er entscheidungsfähig wäre, mit dem Bevollmächtigten beraten.

Wenn eine **Patientenverfügung** vorliegt, in der der Patient Festlegungen getroffen hat, ist zu prüfen, ob diese Festlegungen mit der aktuellen Behandlungssituation übereinstimmen. Ist das der Fall, ist so zu entscheiden, wie der Patient es gewollt hätte. (siehe § 1901a Abs. 1 BGB)

In der vorliegenden Situation gibt es keine Patientenverfügung. Der Patient hat lediglich seine Ehefrau bevollmächtigt, dass sie entscheiden darf. Der Arzt muss die **bevollmächtigte Ehefrau** befragen, ob die Behandlung in dieser Situation mit früheren mündlichen oder schriftlichen Äußerungen, ethischen oder religiösen Überzeugungen und sonstige persönlichen Wertvorstellungen des Patienten übereinstimmt. (vgl. hierzu § 1901a Abs. 2 BGB) Die Feststellungen hierüber sollte der Arzt zu Beweiszwecken in der Patientenakte dokumentieren.

Besteht die begründete Gefahr, dass der Patient aufgrund des ärztlichen Eingriffs stirbt oder einen schweren oder länger andauernden Schaden erleidet, bedarf die Einwilligung der bevollmächtigten Person zusätzlich der **Genehmigung des Betreuungsgerichts** (Amtsgericht) (siehe § 1904 Abs. 1 BGB)

Bei sehr **hohem Risiko des Versterbens oder bleibender Schäden** ist ebenfalls zusätzlich die Genehmigung des Betreuungsgerichts (Amtsgericht) einzuholen (§ 1904 Abs. 1 BGB). Ohne die Genehmigung des Gerichts darf der Eingriff nur durchgeführt werden, wenn die Gefahr besteht, dass erhebliche gesundheitliche Nachteile entstehen, wenn nicht umgehend gehandelt wird. (§ 1904 Abs. 1, S. 2 BGB)

LITERATUR

Bundesärztekammer. Hinweise und Empfehlungen zum Umgang mit Vorsorgevollmachten und Patientenverfügungen im ärztlichen Alltag, Dtsch Ärztbl. 2018; 51–52: A2434–A1441.

Kreße B. Aufklärung und Einwilligung beim Vertrag über die ärztliche Behandlung einwilligungsunfähiger Patienten. MedR. 2015; 33: 91–96.

Rolfes C, Richter G. Der nicht entscheidungsfähige chirurgische Patient. Z Herz-Thorax-Gefäßchir. 2019; 33: 262–268.

KASUISTIK

Ein 57-jähriger Patient leidet an einem 7 cm durchmessenden, solitären und histologisch gesicherten hepatozellulären Karzinom (HCC) der Segmente 5, 6 und 8. Die anstehende Hemihepatektomie scheint bei fehlender Zirrhose bezüglich der zu erwartenden Restleberfunktion möglich. Portalvenöse und zentrale Strukturen sowie die mittlere Lebervene imponieren frei. Hinweise für Fern- oder Lymphknotenmetastasen bestehen nicht. Die Transfusion von Blutbestandteilen lehnt der Patient aus religiösen Gründen ab.

Welche der folgenden Aussagen ist nicht korrekt?

a) Es handelt sich um eine absolute Operationsindikation mit aufgeschobener Dringlichkeit.
b) Der Chirurg darf angesichts der Ablehnung der Bluttransfusion die Operation verweigern. Diese Entscheidung liegt im Ermessen des Arztes und richtet sich nach dem individuell zu erwartenden Blutverlust und Notwendigkeit zur Transfusion.
c) Der Chirurg muss angesichts des einzig kurativen Ansatzes die Operation durchführen.
d) Im Fall einer intraoperativen Blutungskomplikation darf der Chirurg, um das Leben des Patienten zu retten, in der Annahme, dass der Patient angesichts der lebensbedrohenden Situation einer Transfusion nun doch zustimmen würde, Blutprodukte verabreichen.
e) Im Fall einer intraoperativen Blutungskomplikation darf der Chirurg trotz Inkaufnahme der Verblutung, gemäß dem Selbstbestimmungsrecht des Patienten, die Transfusion unterlassen.

Die Aussage c ist nicht korrekt.
Angesichts des unilokulären, auf einen Leberlappen begrenzten HCC ohne Befall zentraler Strukturen und ohne Hinweis auf Lymphknoten- oder Fernmetastasen bei sonst normaler Leberfunktion handelt es sich um eine absolute Operationsindikation mit aufgeschobener Dringlichkeit. Neben der rechtsseitigen Hemihepatektomie käme insbesondere bei technischer Irresektabilität wegen des Befalls zentraler Strukturen nur noch eine Lebertransplantation als kurativer Therapieansatz infrage.

Die **Indikationsstellung zu einer Operation** obliegt dem Chirurgen, der diesen Eingriff dann auch ausführt. Die Entscheidungsfindung wird primär von klinischen Faktoren bestimmt, also von Art, Stadium und Prognose der Erkrankung, der Lokalisation, der technischen Operabilität bzw. Resektabilität und dem Allgemeinzustand des Patienten bestimmt. Aber natürlich müssen auch die persönliche Fähigkeit und Erfahrung des Chirurgen selbst sowie mitunter besondere Wünsche und Einschränkungen des Patienten berücksichtigt werden. Summa summarum soll ein Chirurg nur dann eine Operation durchführen, wenn ein Nutzen für den Patienten mit höherer Wahrscheinlichkeit zu erwarten ist als ein Nachteil. Dies gilt genauso bei speziellen Wünschen des Patienten, z. B. im Fall des Transfusionsverbots bei Zeugen Jehovas. Je nach Erkrankung, Allgemeinzustand und Dringlichkeit können Patienten dabei speziell auf die Operation vorbereitet oder in erfahrenere Zentren verlegt werden. Einen Behandlungszwang gibt es bei Elektiveingriffen nicht.

Im vorliegenden Fall darf somit der Chirurg die **Operation ablehnen,** wenn er den individuell zu erwartenden Blutverlust als so hoch einschätzt, dass eine Transfusion nicht vermeidbar sein wird. Welches Risiko dabei in Kauf genommen werden kann, muss der Chirurg allein mit dem Patienten diskutieren und kann nicht durch externe Richtlinien reglementiert werden.

Auch gibt es keine allgemeingültige Regel, wie sich der Chirurg im Fall einer dann doch **zur Rettung des Lebens eingetretenen Transfusionsnotwendigkeit** zu verhalten hat. Der Chirurg kann sich einerseits zur Transfusion entschließen in der Annahme, dass der Patient angesichts der lebensbedrohenden Situation einer Transfusion nun doch zustimmen würde. Andererseits kann er gemäß dem **Selbstbestimmungsrecht des Patienten** die Transfusion unterlassen, auch wenn diese medizinisch indiziert ist.

Eine Alternative wäre eine Therapie mit Blutgerinnungsprodukten, für die eine Zustimmung des Patienten vorliegen muss.

LITERATUR

Eisner B. Die Aufklärungspflicht des Arztes. Bern: Huber, 1992.
Weißauer W. Die Selbstbestimmung und Einwilligungsfähigkeit des Patienten in den Heileingriff. Der Chirurg BDC. 1996; 35: 68–73.
Zeckey C, Vanin N, Neitzke G et al. Zeugen Jehovas und Schwerverletzung mit drohender Hämorrhagie. Chirurg. 2011; 82; 531–535.

KASUISTIK

Bei einer 67-jährigen Patientin fallen im Rahmen einer problemlos verlaufenden, rechtsseitigen Hemikolektomie wegen eines Karzinoms im Colon ascendens tastbare Steine in der sonst unveränderten Gallenblase auf.

Welche der folgenden Aussagen ist nicht korrekt?

a) Angesichts des im Vergleich zur Kolonresektion wesentlich geringeren Operationsrisikos darf in gleicher Sitzung auch ohne explizite Einwilligung der Patientin cholezystektomiert werden, wenn präoperativ dieser Befund nicht bekannt war.
b) Die Cholezystolithiasis hätte im Rahmen der präoperativen Abklärung auffallen und bezüglich der Therapie mit der Patientin diskutiert werden müssen.
c) Es besteht eine relative, elektive Operationsindikation zur Cholezystektomie, die jedoch nur mit Einwilligung der Patientin erfolgen darf.
d) Grundsätzlich muss der Arzt im Rahmen der Einwilligungsaufklärung alle Eventualitäten des geplanten Eingriffs erörtern und für zur Diskussion stehende Maßnahmen die Erlaubnis einholen. Pauschale Formulierungen, wie z. B. „Vorgehen nach Befund", stellen keinen Freibrief für alle denkbaren Verfahren dar.
e) Ohne explizite Einwilligungsaufklärung muss die Cholezystektomie unterbleiben und kann bei Wunsch der Patientin in einer zweiten Sitzung erfolgen.

Die Aussage a ist nicht korrekt.

Grundsätzlich muss der Arzt bei der Einwilligungsaufklärung **alle Eventualitäten des geplanten Eingriffs** erörtern und sich für zur Diskussion stehende Maßnahmen, zu erwartende Besonderheiten oder Änderungen und Erweiterungen der Operationsstrategie die Erlaubnis einholen. Pauschale Formulierungen, wie z. B. „Vorgehen nach Befund", stellen keinen Freibrief für alle denkbaren Verfahren dar. Die Grenzen der vorausschauenden Aufklärung beginnen da, wo erst der Operationsbefund Klarheit über die bestmögliche Behandlung geben kann bzw. wenn überraschende Nebenbefunde erkannt oder Komplikationen ausgelöst werden. Der Arzt muss dann entscheiden, ob **vitale, absolute oder relative Indikationen zur Behandlung** bestehen und ob ein Nachteil durch den Abbruch der Operation oder die Unterlassung einer prinzipiell notwendigen Maßnahme für den Patienten entsteht. Dabei fließt auch der präoperativ gewonnene Eindruck zum mutmaßlichen Patientenwillen mit ein.

Im vorliegenden Fall hätte im Rahmen der **präoperativen Abklärung** die Cholezystolithiasis auffallen und bezüglich der Therapie mit der Patientin diskutiert werden müssen. Angesichts des blanden Befundes und offenbar ohne Kenntnis einer Symptomatik ist die Cholezystektomie in der gleichen Sitzung auch bei niedrigerem Operationsrisiko im Vergleich zur Kolonresektion nicht erlaubt. Es besteht lediglich eine elektive, relative Operationsindikation zur Cholezystektomie, die, falls die Patientin es wünscht, in einer zweiten Sitzung erfolgen muss. Dabei können allerdings **Schadensersatzansprüche** seitens der Patientin wegen der versäumten präoperativen Cholezystolithiasisdiagnose und der damit verbundenen Zweitoperation geltend gemacht werden.

LITERATUR

Eisner B, Die Aufklärungspflicht des Arztes. Huber Verlag Bern 1992

Helmchen H, Ärztliche Aufklärung bei aufgehobener oder eingeschränkter Einwilligungsfähigkeit. Zeitschrift für ärztliche Fortbildung 1994;88: 994–998

Rehborn. M. Gescher C. Zur Problematik der Operationserweiterung. In: Ermann, Kommentar zum Bürgerlichen Gesetzbuch. 16. Aufl. 2020, § 630d (Einwilligung).

KASUISTIK

Bei einer 25-jährigen Prostituierten soll eine Mamma-Augmentationsplastik erfolgen. In der Praxis des plastischen Chirurgen ist es üblich, dass sich alle Patienten einem HIV-Test unterziehen.

Welche der folgenden Aussagen ist nicht korrekt?

a) Angesichts des Berufs der Patientin ist von einem möglicherweise erhöhten HIV-Risiko auszugehen. Die HIV-Testung kann somit ohne Aufklärung der Patientin zum Schutz des Personals erfolgen. Der Schutz unbeteiligter Dritter ist demnach gewichtiger als das Interesse der Patientin.
b) Ein Test ausschließlich zur Absicherung des Personals, auch bei Operationen mit hohem Verletzungspotenzial für Schwestern und Chirurgen, darf immer nur mit Einwilligung des Patienten erfolgen.
c) Es handelt sich bei der Patientin um einen Elektiveingriff mit relativer Indikation. Verweigert die Patientin den HIV-Test, darf er nicht gegen ihren Willen erfolgen, jedoch kann der Chirurg die Behandlung ablehnen, i. S. des Vertrauensbruchs.
d) Übergeht der Chirurg die Verweigerung zum HIV-Test, macht er sich der Körperverletzung schuldig und wird möglicherweise schadensersatzpflichtig.
e) Im Notfall sind Ärzte auch bei HIV-Patienten verpflichtet, diese zu behandeln. Inwieweit dies auch bei nicht vital indizierten Eingriffen mit hohem Infektionsrisiko gilt, ist strittig.

Die Aussage a ist nicht korrekt.
Prinzipiell darf jeder Arzt bei seinen Patienten im eigenen Interesse und dem des beteiligten ärztlichen und Pflegepersonals (Schutz unbeteiligter Dritter) einen HIV-Test durchführen. Dies ist umso mehr geraten, wenn HIV-Infektion einerseits und Verletzungs- bzw. Übertragungsrisiko andererseits erhöht erscheinen. Unabhängig davon darf der Test nur nach entsprechender **Einwilligungsaufklärung** erfolgen. Setzt sich der Arzt über die Ablehnung des HIV-Tests hinweg, macht er sich der Körperverletzung schuldig und wird ggf. schadensersatzpflichtig. Er darf jedoch die **Behandlung i. S. des Vertrauensbruchs ablehnen,** da angesichts des Berufs der Patientin eine HIV-Infektion gegenüber der Allgemeinbevölkerung wahrscheinlicher ist.

Stimmt die Patientin dem HIV-Test zu und fällt dieser mit entsprechenden Kontrollen positiv auf, ist es immer noch strittig, ob angesichts des **Elektiveingriffs** mit relativer Indikation der Chirurg die Operation ablehnen darf. Im vorgestellten Fall einer rein kosmetischen Operation wäre dies wohl statthaft. Demgegenüber ist ein Chirurg dazu verpflichtet, **im vitalen Notfall** auch HIV-Patienten nach den üblichen Regeln der ärztlichen Kunst mit entsprechenden Vorsichtsmaßnahmen (Spritzschutz, doppelte Indikatorhandschuhe, atraumatische Technik) zu operieren. Nur erfahrene Operateure sollten für solche Risiko-Eingriffe eingeteilt werden.

Die Rechtsprechung zu dieser Problematik ist aktuell uneinheitlich. Es wird auch vertreten, dass in der Einwilligung in die Blutentnahme zur allgemeinen Diagnostik bereits die Zustimmung auch in eine HIV-Diagnostik zu sehen ist. Eine separate Aufklärung und Einwilligung hierfür sei nicht erforderlich. Denn auch die Untersuchung auf andere schwere Infektionskrankheiten (z. B. Hepatitis C) bedürfe keiner ausdrücklichen, gesonderten Zustimmung. Wegen der uneinheitlichen Rechtsprechung empfiehlt es sich, eine gesonderte Zustimmung zum HIV-Test einzuholen.

LITERATUR

Eisner B, Die Aufklärungspflicht des Arztes. Huber Verlag Bern 1992
Rieger H-J, Probleme der ärztlichen Aufklärungspflicht bei HIV-Infektionen. Zeitschrift für ärztliche Fortbildung 1994; 88:1001–1008
Urteil des Landgerichts Magdeburg vom 19.11.2013, AZ: 2 S 140/13.

KASUISTIK

Eine 64-jährige Frau mit einem Pankreaskopfkarzinom muss sich in kurativer Intention einer OP nach Kausch/Whipple unterziehen. Sie hat einen Body-Mass-Index von 40. Sie wird mit einem rechts angelagerten und einem links ausgelagerten Arm auf dem OP-Tisch gelagert. Es wird ein Bügel-Haken-Haltesystem verwendet. Intraoperativ erweist sich der Tumor als fortgeschritten, sodass ein Gefäßersatz der Pfortader notwendig wird. Die Operation dauert 6 Stunden. Am ersten postoperativen Tag fällt bei der Patientin eine Fallhand rechts auf. Die Diagnostik ergibt eine Radialisschädigung. Diese bildet sich innerhalb der folgenden zwei Monate als Restitutio ad integrum zurück.

Wer ist verantwortlich für die Radialisparese?

a) Keiner: Diese Komplikation war nicht vorhersehbar, damit nicht aufklärungswürdig. Die Komplikation war nicht zu vermeiden.
b) Die Patientin: Mit einem BMI von 40 sind derartige Komplikationen nicht vorhersehbar und so gut wie nicht zu vermeiden.
c) Die für die Lagerung zuständige Pflegefachkraft: Sie hat die Lagerung auf dem OP-Tisch durchgeführt, die Polsterung der Extremitäten vorgenommen und die Patientin fixiert. Sie ist speziell dafür ausgebildet und besitzt die größte Erfahrung mit der Lagerung.
d) Der Anästhesist: Ihm obliegt die perioperative Betreuung des Patienten. Im Gegensatz zum Chirurgen hat er während der OP die Gelegenheit, ein Verrutschen des Patienten durch Kopftieflagerung etc. festzustellen und zu korrigieren.
e) Der Operateur und der Anästhesist: Sie sind verantwortlich für die Lagerung des Patienten zur Operation und für die Fixierung auf dem OP-Tisch.

Die richtige Antwort ist e.
Für die Lagerung auf dem OP-Tisch sind **Operateur und Anästhesist** verantwortlich. Sie können die Aufgabe der Lagerung des Patienten zwar delegieren, müssen aber die endgültige Lagerung und Fixierung überprüfen.

Das Ziel der Lagerung ist es, den Patienten in einen für die vorgesehene Operationsregion günstigen Zugang zu positionieren. Dabei ist eine unverrückbare Fixierung erforderlich. Lagerungsschäden durch Druck auf Gefäße, Nerven und Haut sind zu vermeiden. Exponierte Körperstellen wie Arme, Kniegelenke, die Fibulaköpfchen, die Fersen sind durch Polsterung zu schützen. Hilfsmittel dafür sind Lagerungskissen, Rollen, Schaumgummi und breite Manschetten. Der Arm für die Infusion wird auf einer gepolsterten Schiene gelagert. Bei einer Abduktion der Arme auf einen Winkel von über 90 Grad besteht die Gefahr der Plexuslähmung. Bei angelagertem Arm muss eine Kompression von eventuellen Haltesystemen auf den Oberarm unbedingt vermieden werden.

LITERATUR

BDC. Vereinbarung über die Zusammenarbeit bei der operativen Patientenversorgung des Berufsverband Deutscher Anästhesisten und des Berufsverbandes der Deutschen Chirurgen. Passion Chirurgie. 2016; 6(03): Art. 07_02.
Duru S, Gnant M, Markstaller K, Bodingbauer M. Standards der OP-Patientenlagerung. Heidelberg: Springer, 2018
Krettek C, Aschemann D. Lagerungstechniken im Operationsbereich. Heidelberg: Springer, 2005; S. 15.

KASUISTIK

Ein Patient verlangt nach einer Leistenbruchoperation und nachfolgenden wochenlangen Schmerzen in der Leistengegend die gesamte Patientenakte im Original einschließlich des OP-Berichtes von der Klinik.

Welche Aussage(n) ist/sind richtig?

a) Die Klinik kann die Herausgabe der Patientenakte verweigern.
b) Der Patient hat Anspruch auf die Kopie seiner gesamten Patientenakte. Das Original muss bei der Klinik verbleiben.
c) Der Operationsbericht ist eine persönliche Aufzeichnung des Operateurs und braucht in Kopie nicht herausgegeben zu werden.
d) Der Patient bekommt das Original und die Klinik muss sich eine Kopie anfertigen.

Antwort b ist richtig.
Seit dem Jahr 2013 gilt das **Patientenrechtegesetz.** Hiermit wurde im Bürgerlichen Gesetzbuch (BGB) der Behandlungsvertrag ausdrücklich normiert und die sich daraus ergebenden Rechte und Pflichten für das Arzt-

Patienten-Verhältnis geregelt. Im Bürgerlichen Gesetzbuch sind diese in den §§ 630a bis 630h BGB geregelt. Jeder Arzt sollte diese Vorschriften kennen.

Nach § 630 f. Abs. 2 BGB besteht für den Arzt die Pflicht, in die Patientenakte sämtliche aus fachlicher Sicht für die Behandlung wesentlichen Maßnahmen und deren Ergebnisse aufzuzeichnen. Hierzu gehören insbesondere Diagnosen, Untersuchungen, Eingriffe und ihre Wirkungen usw. Der **OP-Bericht** ist damit als **Bestandteil der Patientenakte** zu sehen. Die Patientenakte ist Eigentum der behandelnden Klinik. Die Klinik ist verpflichtet, die Patientenakte im Original mindestens 10 Jahre nach Abschluss der Behandlung, ggf. aufgrund spezieller Vorschriften auch länger, aufzubewahren. Die Originalakte darf nicht an den Patienten herausgegeben werden.

Die Regelung des § 630 g Abs. 1 und 2 BGB sieht vor, dass dem Patienten auf Verlangen unverzüglich **Einsicht in die vollständige, ihn betreffende Patientenakte** zu gewähren ist, soweit der Einsichtnahme nicht erhebliche therapeutische Gründe oder sonstige erhebliche Rechte Dritter entgegenstehen. Der Patient kann in die Akte hineinschauen oder eine Kopie verlangen. Er muss nicht begründen, warum er Einsicht haben möchte.

Sofern eine psychiatrische Erkrankung bei dem Patienten vorliegt, ist aus therapeutischen Gründen, d. h., um seine Behandlung nicht zu gefährden, sorgfältig abzuwägen, ob dem Patienten die Einsichtnahme gewährt werden sollte.

Einer Einsichtnahme können auch erhebliche **Rechte Dritter** entgegenstehen. Diese können zum Beispiel im Zusammenhang mit der Behandlung minderjähriger Patienten bestehen. Aufzeichnungen des Arztes, beispielsweise über das Eltern-Kind-Verhältnis, sind vom Einsichtsrecht ausgenommen, sofern eine Offenbarung das Persönlichkeitsrecht der Eltern verletzen würde. Der Arzt hat die entsprechenden Passagen unkenntlich zu machen.

Ärzte im Angestelltenverhältnis sollten sich, bevor sie dem Patient Kopien aus seiner Patientenakte geben, aus arbeitsrechtlichen Gründen mit der Klinik, ihrem Arbeitgeber, abstimmen.

LITERATUR

Bundesärztekammer, Kassenärztliche Bundesvereinigung. Hinweise und Empfehlungen zur ärztlichen Schweigepflicht, Datenschutz und Datenverarbeitung in der Arztpraxis. Dtsch Ärztebl. 09.03.2018. DOI: 10.3238/arztebl.2018.ds0.

Gruner A. Anmerkung zum Urteil des Landgerichts Dresden vom 29.05.2020, 6O 76/20, zum Anspruch auf Auskunft über die zum Patienten gespeicherten Daten. MedR. 2021; 59–61.

THEMA

Der Tod tritt im Zusammenhang mit einer medizinischen Behandlung ein. Reicht eine einfache ärztliche Leichenschau, oder ist eine Meldung an den Staatsanwalt erforderlich?

Welche Aussage(n) ist/sind nicht korrekt?

a) Der Tod im Zusammenhang mit oder wenige Tage nach einer Operation ist ein schicksalhaftes Risiko, Bestandteil der Aufklärung und ist als natürlicher Tod zu werten.

b) Eine Obduktion ist nicht erforderlich, wenn der Tod Folge des medizinischen Eingriffes ist, da die Todesursache vermutlich bekannt ist.

c) Tritt bei einem fortgeschrittenen, unheilbaren Leiden und hohem Alter des Patienten bei einer Operation durch Komplikationen der Tod ein, gilt dies immer als ein natürlicher Tod.

d) Die Meldung an die Staatsanwaltschaft über einen unnatürlichen Tod bei einer Operation entspricht einer Selbstanzeige.

Alle Aussagen sind falsch.

In jedem Sterbefall ist eine Todesbescheinigung nach amtlichem Muster (in Deutschland in jedem Bundesland anders!) nach dem Ergebnis der Leichenschau unverzüglich auszufüllen, also auch für den Fall, dass ein Patient im Rahmen einer Krankenhausbehandlung oder bei bzw. nach einer Operation stirbt (iatrogen bedingter Tod).

Es stellt sich nun die Frage, ob Todesfälle im klinischen Bereich grundsätzlich als natürlicher oder als unnatürlicher Tod zu bewerten sind.

Die Angaben zur Todesart sind zu trennen von den Angaben zur Todesursache. Während die **Todesursache** sich auf die medizinisch-naturwissenschaftliche Ursache des Todes bezieht, beschreibt die Angabe der **Todesart** die Umstände des Todeseintritts im Hinblick auf deren auch kriminalistische Bedeutung: natürlich, nichtnatürlich oder ungeklärt. Die Klassifikation der Todesart ist daher im Einzelfall für weitere behördliche Maßnahmen von entscheidender Bedeutung.

Die Klassifikation der Todesart ist in keiner Weise gekoppelt mit der Frage der Schuld. Der Tod im allergischen Schock z. B. erfolgt trotz ordnungsgemäßer ärztlicher Therapie, allerdings führt eine unerwünschte Arzneimittelwirkung (UAW) zu einer erheblichen Vorverlegung des Todeszeitpunktes. Hier gibt es im Einzelfall Grenzfälle, und nicht jede als Folge einer ärztlichen Maßnahme herbeigeführte Vorverlegung des Todeszeitpunktes muss zur Angabe eines nichtnatürlichen Todes in der Todesbescheinigung führen.

Dennoch ist die Situation besonders schwierig, wenn ein Patient unmittelbar während eines ärztlichen Eingriffs, insbesondere auf dem OP-Tisch, verstirbt, sog. **Exitus in tabula.**

Hier sehen die regional gültigen Bestattungs- oder Leichenschaugesetze ggf. unterschiedliche Regeln vor. Diesbezügliche Informationen können über die Rechtsabteilung der zuständigen Ärztekammer oder vom regional zuständigen Institut für Rechtsmedizin erlangt werden.

Eine **natürliche Todesart** kommt für Fälle in Betracht, in denen der Verstorbene an einer eindeutig zu bezeichnenden Krankheit gelitten hat, wegen dieser Krankheit von einem Arzt behandelt worden ist und an dieser Krankheit verstorben ist, was sich aus der Schwere des zugrunde liegenden Krankheitsbildes und den Umständen des Todeseintritts ergeben müsste. Anamnestisch muss also ein schweres Krankheitsbild klinisch diagnostiziert worden sein, die Prognose quoad vitam muss schlecht gewesen sein. Art und Umstände des Todes müssten mit Anamnese und Prognose kompatibel gewesen sein.

Für die Definition des **nichtnatürlichen Todes** gibt es z. T. in den Bestattungsgesetzen der Bundesländer unterschiedliche Regelungen.

So sieht das Sächsische Bestattungsgesetz vor: „Als nichtnatürlich ist ein Tod anzunehmen, wenn er durch Komplikationen medizinischer Behandlungen, durch Selbsttötung, durch einen Unfall oder durch eine äußere Einwirkung, bei der ein Verhalten eines Dritten ursächlich gewesen sein könnte (Tod durch fremde Hand), eingetreten ist." (§ 13 Abs. 3 Satz 3)

Beim Exitus in tabula empfiehlt sich eine **Qualifikation der Todesart als „ungeklärt" und die Meldung an die Ermittlungsbehörden.** Um jedem Verdacht der „Vertuschung" vorzubeugen, sollte die Todesbescheinigung bzw. der Leichenschauschein von einem unbeteiligten Arzt ausgestellt werden.

Aufgrund nicht immer eindeutiger Vorgaben kann nur empfohlen werden, im Zweifel eine nicht aufgeklärte oder nichtnatürliche Todesart zu attestieren.

Attestiert der Arzt eine nichtnatürliche oder nicht aufgeklärte Todesart, dann muss er die Polizei verständigen und die Leiche gilt gem. § 159 Abs. 1 StPO als beschlagnahmt. Die Angabe „unnatürlicher Tod" bzw. „ungeklärte Todesursache" in der Todesbescheinigung bedeutet nicht, dass schon von einem Behandlungsfehler auszugehen ist. Erst durch die Obduktion kann diese Frage geklärt werden.

Bestätigt der ausstellende Arzt, dass eine natürliche Todesursache vorliegt, finden keine weiteren behördlichen Untersuchungen statt und der Leichnam wird bestattet. Hier wäre eine **pathologisch-anatomische Obduktion zur Klärung der Todesursachen** vor der Bestattung zu empfehlen, die nach Einwilligung durch die nächsten Angehörigen durchgeführt werden könnte.

Die **Todesbescheinigung** darf nicht der behandelnde Arzt ausstellen, sondern ein anderer Arzt, der auch die Leichenschau durchzuführen hat. Der leichenschauende Arzt muss unabhängig vom Operateur oder anderen Personen seine Feststellungen treffen können. Über ggf. im Krankenhaus vorhandene organisatorische Regelungen, wer die Leichenschau durchführen und die Todesbescheinigung ausstellen darf, sollte sich jeder Arzt erkundigen.

Die Todesbescheinigung ist eine öffentliche Urkunde. Der ausstellende Arzt trägt allein die Verantwortung dafür, dass diese richtig ausgefüllt wird. Fehlerhafte Rückschlüsse zwischen Todesursachen und Todesart und damit unterbliebene Meldepflichten können ggf. als Ordnungswidrigkeit, in selteneren Fällen als Straftat geahndet werden.

LITERATUR

Dettmeyer RB, Schütz HF, Verhoff MA. Rechtsmedizin. 2. Aufl. Heidelberg: Springer, 2014.
Madea B. Rechtsmedizin. 3. Aufl. Heidelberg: Springer, 2015.
Schelling P, Weis E. Leichenschau: Forensische Risiken beim Ausfüllen des Todesbescheinigung. Anästh Intensivmed. 2020; 61: V41–44.

KASUISTIK

Zwei ausländische Patientinnen mit ähnlich klingenden Namen werden zur gleichen Zeit in den Operationssaal abgerufen. Eine Patientin wird durch den Transportdienst zur Cholezystektomie, die andere zur Appendektomie in den OP-Bereich gefahren. Die Zuordnung zum OP-Saal wird verwechselt. Erst bei der Lagerung im OP wird wegen der Sprachprobleme der Name auf dem Markierungsarmband mit der Krankenakte verglichen. Dabei wird noch rechtzeitig die Verwechslung bemerkt.

Welche Aussage(n) zur Prävention von Patientenverwechslungen ist/sind korrekt?

a) Es muss eine Dienstanweisung zur Vermeidung von Verwechslungen im Krankenhaus geben.
b) Der Operateur sollte vorher mit der Patientin gesprochen sowie den Befund kontrolliert haben und sich im OP-Saal davon überzeugen, dass keine Patienten- und Diagnoseverwechslung vorliegt.
c) Die Team-Time-out-Regel ist eine Maßnahme für die Patientensicherheit.
d) Patienten- und Seitenverwechslung sind schwerwiegende Behandlungsfehler.

Alle Antworten sind korrekt.

Zu den schwerwiegenden Fehlern in der Medizin („Never Event") gehören die falsche Indikationsstellung und die Seiten- und Patientenverwechslungen. Die Ursachen hierfür sind multifaktoriell und weisen auf gravierende **Probleme in der Prozess- und Strukturqualität** einer medizinischen Einrichtung hin. Eine ungenügende Koordination und Absprache, Kommunikationsstörungen im ärztlichen und pflegerischen Bereich, in der Diagnostik und in der Identifikation von Patienten begünstigen diese Fehler.

Spezielle Risiken für Verwechslungen sind eine unbekannte Anamnese, keine Einsicht in die Krankenakte vor der Operation, unzureichende Prüfung vor Operationsbeginn (Team-Time-out-Regel), der Operateur kennt den Patienten nicht, fehlende Sprachverständigung, Schwerhörigkeit des Patienten, mental eingeschränkter Patient, bereits narkotisierter Patient, Aufklärungs- und Dokumentationsmängel.

Verwechslungen können durch **Prävention** mit Patientenidentifikation, präoperativer Markierung, Team-Time-out-Regel, eine gute Kommunikation zwischen Pflege-Anästhesie und OP-Team vermieden werden.

LITERATUR

Bauch J, Bruch HP, Heberer J, Jähne J. Behandlungsfehler und Haftpflicht in der Viszeralchirurgie. Heidelberg: Springer, 2011.
Lippert H, Mantke R. Risiken und Komplikationen in der Allgemein- und Viszeralchirurgie. Stuttgart: Thieme, 2018.
Lippert H. Fehler in der Allgemein- und Viszeralchirurgie. Stuttgart: Thieme, 2017.

KASUISTIK

Im Nachdienst wird vom diensthabenden Assistenzarzt ein Patient mit einem akuten Abdomen um 19 Uhr stationär aufgenommen. Der 70-jährige polymorbide Patient war bereits zweimal wegen eines tumorbedingten Ileus in einer Nachbarklinik operiert worden. Er hat jetzt kolikartige Bauchschmerzen mit Erbrechen. Die vermehrte Darmperistaltik ist klingend. Die Klinik kann im Nachtdienst keine CT-Untersuchung durchführen, mit der Sonografie des Abdomens kann der Assistenzarzt wegen Luftüberlagerung keine Diagnose stellen.

1

Tab. 1.1 Patienten- und prozedurenbezogene Risikofaktoren einer postoperativen pulmonalen Insuffizienz [F1099-001]

Risikofaktor		Punkte
Patientenbezogene Risikofaktoren		
Präoperative SpO_2	≥ 96	–
	91–95	7
	≤ 90	10
Mindestens ein respiratorisches Symptom (Husten und/oder Sputum mind. 1× tgl. über 3 Monate/Jahr; Giemen zu irgendeinem Zeitpunkt; Dyspnoe bei Anstrengung)		10
Herzinsuffizienz	NYHA 1	3
	NYHA ≥ 2	8
Chronische Lebererkrankung		7
Prozedurenbezogene Risikofaktoren		
Notfalleingriff		12
Eingriffsdauer (Stunden)	< 2	–
	2–3	5
	> 3	10
Operation	peripher	–
	intrathorakal/oberes Abdomen (geschlossen)	3
	oberes Abdomen (offen)	7
	intrathorakal (offen)	10

LITERATUR

Canet J, Sabaté S, Mazo V et al. Development and validation of a score to predict postoperative respiratory failure in a multicentre European cohort. Eur J Anaesthesiol. 2015; 32: 458–470.

Zwissler B. Präoperative Evaluation erwachsener Patienten vor elektiven, nicht herz-thoraxchirurgischen Eingriffen. Gemeinsame Empfehlung der DGAI, DGCH und DGIM. Anästh Intensivmed. 2017; 58: 349–364.

KASUISTIK

Ein 46-jähriger Mann stellt sich mit dem Wunsch zur Versorgung seiner Nabelhernie vor. Sie bereite ihm keine Beschwerden, störe ihn jedoch visuell. Guter Allgemeinzustand, keine Medikamente. Auf eingehendere Befragung gibt der Patient zu, täglich 6–10 Flaschen Bier zu trinken.

Bei der Untersuchung des adipösen Abdomens ist eine prall-elastische Umbilikalhernie sichtbar. Kein Druckschmerz, keine Abwehrspannung. Die Bruchlücke durchmisst knapp 10 cm. Als Bruchinhalt ist frei reponibles Netz inmitten von Flüssigkeit tastbar. Inspektorisch fallen eine Bauchglatze und prominente subkutane Venen auf, an den Armen betont Spider naevi. Kein Ikterus.

Sonografisch reichlich freie Flüssigkeit in allen Quadranten, die Leber stellt sich hyperdens, vergrößert und plump dar. Die Milz ist vergrößert. Labor: Hämoglobin 13,6 g/dl, Kreatinin 1,52 mg/dl, INR 2,1, Albumin 2, 9 g/dl, Bilirubin 1,8 mg/dl, Gamma-Glutamyltransferase (γ-GT) 15 U/l, Aspartataminotransferase (ASAT) 150 U/l, Alaninaminotransferase (ALAT) 110 U/l, Cholinesterase 1,44 kU/l.

Welche der folgenden Aussagen ist richtig?

a) Wegen der Einklemmungsgefahr ist die operative Hernienversorgung absolut indiziert. Sie sollte elektiv sobald wie möglich erfolgen.

b) Aufgrund der ausreichend großen Bruchlücke besteht keine Inkarzerationsgefahr. Dem Wunsch des Patienten kann entsprochen werden.

c) Eine operative Behandlung des Patienten ist nicht notwendig, da Hernien bei Leberzirrhotikern bei suffizienter Aszitestherapie reversibel sind.
d) Eine operative Versorgung der Umbilikalhernie ist aufgrund der dekompensierten Leberzirrhose zurzeit kontraindiziert.
e) Die Komplikationsrate elektiver Eingriffe im Fall einer Child-C-Leberzirrhose liegt unwesentlich über der bei normaler Leberfunktion, vorausgesetzt, es wird präoperativ die Gerinnung durch entsprechende Substitution normalisiert.

Die richtige Antwort ist d.

Prinzipiell ist eine **operative Hernienversorgung** wegen der zu erwartenden Größenzunahme mit Symptomatik inkl. Einklemmungsgefahr absolut indiziert. Angesichts der Child-B/C-Leberzirrhose und der hohen erwarteten postoperativen Mortalität ist eine sofortige operative Versorgung jedoch obsolet.

Hanje et al. erachten Patienten mit Leberzirrhose und einem MELD-Score *(model for end-stage liver disease)* unter 10 als geeignet für eine elektive chirurgische Intervention. Bei einem MELD-Score zwischen 10 und 15 ist eine Operation mit erhöhtem Risiko möglich. Bei einem MELD-Score über 15 sollte von einer elektiven chirurgischen Intervention Abstand genommen werden.

Basierend auf dem MELD-Score, der ASA-Klassifikation und dem Patientenalter ist ein postoperativer Mortalitätsrisikorechner bei Patienten mit Leberzirrhose im Internet aufrufbar.

MERKE

MELD-Score:
3,8 × ln (Bilirubin in mg/dl) + 11,2 × ln (INR) + 9.6 × ln (Kreatinin in mg/dl)

Die Behandlung von **Umbilikalhernien bei Zirrhose** wirft spezielle Managementprobleme auf. Aufgrund des durch den Aszites ausgelösten hohen intraabdominalen Drucks haben diese Hernien die Tendenz, rasch größer zu werden und Komplikationen zu verursachen (Eviszeration, Wundinfekte, insb. nässende Wundfisteln, Peritonitis). Eine erfolgreiche chirurgische Versorgung ist also abhängig von der Reduzierung bzw. Eliminierung des Aszites. Liegt keine Notfallsituation vor, sollte die konservative Asziteskontrolle der Hernienreparatur vorausgehen. Dies kann z. B. durch eine präoperative intermittierende Parazentese oder die Anlage eines transjugulären intrahepatischen portosystemischen Shunts (TIPS) erreicht werden. Die Implantation eines CAPD-Katheters *(continuous ambulatory peritoneal dialysis)* zum Zeitpunkt der Hernienversorgung ist eine gangbare Alternative.

Bei **therapierefraktärem Aszites** richtet sich die Versorgungsstrategie nach der Indikation für eine Lebertransplantation: Bei Patienten, die sich innerhalb von 3–6 Monaten für eine Lebertransplantation qualifizieren, sollte die Herniorrhaphie zum Zeitpunkt der Transplantation durchgeführt werden.

Zur Hernienversorgung mit niedrigem Rezidivrisiko ist die Implantation eines Kunststoffnetzes unter Antibiotikaprophylaxe notwendig. Es besteht kein Konsens über die beste Netzlage: Onlay, Sublay oder Underlay. Mehrere Studien zeigten bei Leberzirrhotikern Vorteile der Laparoskopie gegenüber den offenen Verfahren.

LITERATUR

Coelho JC, Claus CM, Campos AC, Costa MA, Blum C. Umbilical hernia in patients with liver cirrhosis: A surgical challenge. World J Gastrointest Surg. 2016; 8: 476.

Mayo Clinic. Medical professionals transplant medicine. Post-operative mortality risk in patients with cirrhosis. www.mayoclinic.org/medical-professionals/transplant.medicine/calculators/post-operative-mortality-risk-in-patients-with-cirrhosis/itt-20434721 (letzter Zugriff: 39.09.2021)

Müller C. Surgical risk in chronic liver diseases. J Gastroenterol Hepatol Erkr. 2019; 17: 18–24.

THEMA

Vielfach existieren Robotersysteme bereits in den urologischen Kliniken, die in Deutschland nahezu flächendeckend bereits über ein solches System verfügen. Seit ca. 15 Jahren werden zunehmend auch gynäkologische und viszeralchirurgische Kliniken als Nutzer der kosten- und zeitintensiven Robotiksysteme gewonnen. Die Roboter-Chirurgie bietet in der minimal-invasiven Viszeralchirurgie zusätzliche Vorteile, wie die hochauflösende dreidimensionale, stabile Sicht, vollständige Bewegungsfreiheit im Situs, Filterung des natürlichen Tremors und bessere Ergonomie. Es zeigt sich jedoch eine Diskrepanz zwischen der exponenziell zunehmenden Verbreitung des Operationsroboters und der noch unzureichenden Datenlage. Es muss geprüft werden, ob sich die technischen Vorteile der robotischen Chirurgie in einer Verbesserung der kurzfristigen und langfristigen Ergebnisse niederschlagen, insbesondere in der minimal-invasiven onkologischen Viszeralchirurgie.

Welche der folgenden Aussagen sind in Bezug auf die Robotik korrekt?

a) Standardisierte Operationsschritte, wie z. B. die Naht, werden vom individuell programmierten Robotersystem intraoperativ übernommen.

b) Die robotischen Instrumente sind so konstruiert, dass sie im Patienten mehrere Bewegungsfreiheitsgrade haben, vergleichbar mit der menschlichen Hand inkl. Handgelenk.

c) Das Arbeiten im Immersionsblick (3D-Bild, ähnlich wie eine Virtual-Reality-Brille) fördert die Konzentrationsfähigkeit und die Aufmerksamkeit für Details und schirmt vor Ablenkungen im Operationssaal ab.

d) Bei der Robotik-Laparoskopie werden die gleichen Portpositionen verwendet wie bei der konventionellen Laparoskopie (z. B. Hemikolektomie rechts oder Cholezystektomie).

e) Mit der Indocyaningrün-Fluoreszenz-Bildgebung werden intraoperativ sowohl die Gallengänge (ICG-Cholangiografie) als auch die arterielle Perfusion des Gewebes (z. B. einer Anastomose) dargestellt.

Die Antworten b, c und e sind korrekt.

Die aktuell verfügbaren robotischen Operationssysteme können nicht zur Durchführung selbstständiger Operationsschritte programmiert werden. Es operiert immer ein Chirurg/eine Chirurgin mit Expertise, Flexibilität und Anpassungsfähigkeit im Denken. Der Operationsroboter ist lediglich ein Präzisionsinstrument in den Händen der Chirurgen.

Die Dauer robotischer Eingriffe unterliegt einer Lernkurve. Diese Dauer ist dann vergleichbar mit anderen minimalinvasiven Verfahren. So dauern zum Beispiel Leistenhernien-Operationen (robotische transabdominale präperitoneale Plastik, rTAPP), die Cholezystektomie oder die robotische Hemikolektomie rechts mit kompletter mesokolischer Exzision (CME) ähnlich lang wie ein konventionell laparoskopischer Eingriff.

Da die Roboterarme über dem Patienten schweben, gelingt im Vergleich zur konventionellen Laparoskopie bei gleichem intraabdominalem Druck ein **größerer Arbeitsraum,** da das Gewicht der Instrumente, der Kamera und der Arme des Operationsteams nicht die Bauchdecke belasten.

Die robotischen Präzisionsinstrumente haben an ihrer Spitze ein ausgeklügeltes **Gelenksystem,** welches zusätzlich zu den in der konventionellen Laparoskopie üblichen Bedienungsmöglichkeiten auch das Abknicken um 90° ermöglicht. Dadurch verstellt der Schaft des Instrumentes nicht den Blick des Operateurs auf das Gewebe. Gewebenähte werden intrakorporal in großer Selbstverständlichkeit ausgeführt. Auch laparoskopisch schwer zugängliche Bereiche werden mit den Präzisionsinstrumenten erreicht. Mit Roboter-Joysticks können sehr präzise Bewegungen ausgeführt werden. Der natürliche Tremor des Operateurs wird gefiltert. Der Chirurg/die Chirurgin „zeichnet" mit der Hand bzw. dem Joystick einen geometrisch größeren Bogen (die sogenannte Choreografie der Bewegung), der vom Robotersystem an der Instrumentenspitze in eine um das 10-Fache kleinere Bewegungskurve umgesetzt wird. In der Laparoskopie bleibt die Übertragung der Bewegung immer 1 : 1 bestehen.

Nicht zuletzt bietet die Robotik einen positiven Lichtblick in die Zukunftsgestaltung im Hinblick auf **Weiterbildung.** Das ausführliche Training am sogenannten Simulator findet unter den gleichen Bedingungen statt wie die späteren Operationen; mit den gleichen Instrumenten und Ressourcen. Die Übertragbarkeit der erworbenen Skills ist exzellent. Durch die Bedienung der doppelten Steuerkonsole entsteht erstmals in der Chirurgie das bekannte Szenario des Flugzeug-Cockpits: Pilot und Co-Pilot wechseln sich je nach Expertise bei einzelnen Operationsschritten ab ohne Qualitätsverlust für den Patienten. Die Einteilung der Operationen in kleinere Einzelschritte findet ihre Begründung im Konzept der *„Entrustable Professional Activities"*; ein Begriff aus der medizinischen Weiterbildungsforschung.

Weitere randomisierte Studien sind vor dem Hintergrund des großen technologischen Entwicklungspotenzials der robotischen Chirurgie dringend geboten.

LITERATUR

Kirchberg, J., Weitz, J. Evidenz der Roboter-Chirurgie in der onkologischen Viszeralchirurgie. Chirurg 2019; 90: 379–386

Staib L: BDC-Praxistest: Robotik in der Chirurgie – Zwischenfazit eines außeruniversitären Versorgers. Passion Chirurgie. 2020; 10: Artikel 05_01.

Tsuda S, Kudsi OY (eds) (2019) Robotic assisted minimally invasive surgery. A comprehensive textbook. 1. Aufl. New York: Springer, 2019. p. 346.

THEMA

Die **Elektrochirurgie** hat die Präparationstechnik in der Chirurgie revolutioniert, allerdings müssen Fortschritte zur schnellen und sicheren Blutstillung gegen die Gefahren der Gewebedestruktion abgewogen werden.

Welche der folgenden Aussagen in Bezug auf die Nutzung von elektrochirurgischen Geräten sind richtig?

a) Die durch einen Wechselstrom hervorgerufene Art der Gewebezerstörung ist von der Stromstärke und der spezifischen genutzten Wellenform abhängig.

b) Eine bipolare Stromapplikation limitiert die Gewebedestruktion auf das Gebiet zwischen den Elektroden/Polen.

c) Neuere elektrochirurgische Geräte (z. B. Vessel Sealer®, LigaSure®) vereinen bipolare Energieapplikation mit optimaler Druckverteilung. Gefäße mit einem Durchmesser von bis zu 7 mm können sicher versiegelt werden.

d) Ultraschalldissektionsgeräte übertragen ihre Energie mittels hochfrequenter Vibrationen auf das Gewebe. Die entstehende Temperatur und der thermale Schaden des Gewebes sind niedriger als bei der monopolaren Diathermie.

e) Ein Vorteil der Argon-Gas-gestützten Koagulation besteht in der ausbleibenden Adhäsion von koaguliertem Gewebe zum elektrochirurgischen Applikator.

Alle Antworten sind richtig.

Eine häufig gestellte Frage lautet, warum Patienten durch Einsatz der Elektrochirurgie keinen elektrischen Schlag bekommen. Die Antwort lautet: Aufgrund der hohen eingesetzten Frequenz. Bei Frequenzen jenseits von 100 kHz findet keine neuromuskuläre Stimulation statt. Elektrochirurgische Geräte entwickeln lokale Hitze durch elektrischen Widerstand bei einem Wechselstrom zwischen 200 kHz und 3,3 MHz.

Die **Gewebedestruktion** hängt von der Stromstärke und der spezifisch genutzten Wellenform ab. Eine kontinuierliche Sinuswelle produziert Temperaturen bis 1.000 °C. Dies führt zu einer augenblicklichen Verdampfung und schnellen Auflösung der Hitze. Die Hitze wird nur wenig fortgeleitet. Im Kontrast dazu produziert die gedämpfte sinusoidale Welle Hitze in kurzen Stößen, was zu einer langsamen Hitzeausbreitung führt und eine Koagulation des umgebenden Gewebes hervorruft.

Genügt der empfohlene Druck nicht, um einen ausreichenden Arbeitsraum zu schaffen, soll die **Muskelrelaxation** auf Vollständigkeit überprüft werden. Eine inkomplette Relaxation behindert die chirurgische Arbeit und erhöht die Komplikationsgefahr, z. B. das Perforationsrisiko benachbarter Hohlorgane.

LITERATUR

Soper NJ, Scott-Corner CEH (eds.) The SAGES Manual. Volume 1. Basic laparoscopy and endoscopy. 3rd ed. New York: Springer, 2012.

KASUISTIK

Sie haben als Oberarzt bei einer 24-jährigen Patientin die Indikation zur laparoskopischen Appendektomie gestellt. Sie haben dem jungen Facharzt erlaubt, den Eingriff selbst vorzunehmen, er soll Sie allerdings bei Schwierigkeiten hinzuziehen. Nach 25 Minuten werden Sie dringend in den Operationssaal gerufen: Bei der Platzierung des ersten Trokars ist es zu einer massiven intraabdominalen Blutung unklaren Ursprungs gekommen. Sie müssen sofort laparotomieren. Es finden sich 500 ml Blut in der Peritonealhöhle aus einer Lazeration der rechten V. iliaca communis.

Welche Aussage(n) ist/sind in diesem Zusammenhang nicht korrekt?

a) Die Anwendung eines Sicherheitstrokars hätte diese Komplikation sicher vermieden.
b) Eine ungünstige Platzierung der Trokare kann einen minimalinvasiven Eingriff (MIC) deutlich erschweren.
c) Zur Vermeidung von Komplikationen wird von vielen Chirurgen beim Einbringen des Erst- bzw. Optiktrokars der offene Zugang bevorzugt.
d) Eine Trokarfixation wird bei allen längerdauernden MIC-Eingriffen empfohlen.
e) Am Ende der Operation müssen alle Trokareinstichstellen ab 10 mm mit einer Fasziennaht verschlossen werden.

Die Aussage a ist nicht korrekt.

Bei sog. **Sicherheitstrokaren** schneidet der in der Hülse geführte Obturator nur bis zum Erreichen der Peritonealhöhle. Nach Aufhebung des Gewebewiderstandes schnellt die Schutzhülle über die Klingenspitze nach vorn. Jedoch bietet dieser Mechanismus keine absolute Sicherheit. Vor allem bei jungen, schlanken Patienten liegen die großen Abdominalgefäße nur 2–5 Zentimeter unterhalb des Nabels, sodass es immer wieder zu lebensbedrohlichen Komplikationen bei MIC-Eingriffen kommt.

Für eine erhöhte Sicherheit kann anstatt des blinden Einstechens des ersten Trokars der offene Zugang gewählt werden. Eine „leere" Trokarhülse wird über eine Minilaparotomie eingeführt. Arbeitstrokare mit scharfem Obturator werden erst nach Insufflation des Pneumoperitoneums und unter Kamerasicht angelegt.

In der **minimalinvasiven Chirurgie** erlauben die Trokare den Zugang zur Körperhöhle. Da die Bewegungsfreiheit der Instrumente eingeschränkt ist (nur Translation, Rotation und bedingter Achsenwechsel) kann eine ungünstige Platzierung der Trokare einen MIC-Eingriff deutlich erschweren. Grundsätzlich empfiehlt sich eine halbkreisförmige Anordnung der Trokare in Richtung des Operationsbefundes mit einem minimalen Abstand von 5 cm zwischen den Trokaren.

Eine **Fixation der Trokare** wird bei allen länger dauernden Eingriffen empfohlen (Naht, Schraubengewinde, rutschfester Einmaltrokar). Das Verrutschen der Trokare beim Instrumentenwechsel resultiert nicht nur in einem Zeitverlust, sondern auch in einer mechanischen Kontamination der Inzisionsstelle.

Am Ende der Operation müssen alle Trokareinstichstellen ab 10 mm mit einer **Fasziennaht** verschlossen werden, um postoperative Hernien zu vermeiden.

LITERATUR
Bittner R, Montgomery MA, Arregui E et al. Update of guidelines on laparoscopic (TAPP) and endoscopic (TEP) treatment of inguinal hernia (International Endohernia Society). Surg Endosc. 2015; 29: 289–321.
Vilos GA, Ternamian A, Dempster J et al. Laparoscopic entry: a review of techniques, technologies, and complications. J Obstet Gynaecol. Canada 2007; 29: 433–447.

THEMA

Wer schon einmal vor einem Nahtkabinett im OP gestanden und nach einem bestimmten **Nahtmaterial** gesucht hat, hat nur eine winzige Auswahl der verfügbaren Nahtmaterialien zu sehen bekommen. Die Anwendung von Nahtmaterialien in Kombination mit der Nadel ist so situationsspezifisch, dass gewisse Hersteller mehr als 3.500 Nadel-Faden-Kombinationen im Portfolio führen. Diese Vielfalt ist nur gerechtfertigt, weil die Indikationen in gleicher Proportion vielfältig sind. Im Folgenden beschränken wir uns nur auf minimale Nahtmaterial-Kriterien.

Bitte ordnen Sie folgende Fäden den jeweiligen Charakteristiken zu:

a) Vicryl®, Safil® oder Polysorb®
b) Vicryl® rapid oder Safil® Quick
c) PDS II® oder Maxon®
d) Prolene®, Surgipro® oder Premilene®
e) Mersilene®
f) Nylon®

1. Nicht resorbierbar, geflochten
2. Kurzfristig resorbierbar (FZ50 von 7–10 Tagen), geflochten
3. Nicht resorbierbar, monofil
4. Mittelfristig resorbierbar (FZ50 von ca. 21 Tagen), geflochten
5. Langfristig resorbierbar (FZ50 von 56 Tagen), monofil
6. Nicht resorbierbar, monofil oder geflochten

Die richtigen Antworten sind a-4, b-2, c-5, d-3, e-1, f-6.

Resorbierbare Fäden

Seit der BSE-Krise in den 2000er-Jahren sind Catgut-Fäden in Europa nicht mehr zugelassen, sodass aktuell die verfügbaren resorbierbaren Fäden sämtlich synthetischen Ursprungs sind. Resorbierbare Fäden werden immer dann verwendet, wenn die Naht oder Ligatur nach Ausheilung des Gewebes nicht mehr nötig ist. Sie haben somit eine Funktionszeit, welche mit FZ50 als Zeitpunkt, zu dem noch 50 % der Reißkraft vorhanden ist, definiert wird. Der Abbau des Fadenmaterials im Gewebe erfolgt durch Hydrolyse. Die Heilungsdauer des Gewebes kann unterschiedlich sein, daher stehen verschiedene resorbierbare Fäden zur Verfügung:

- **Kurzfristig resorbierbar:** FZ50 von 7 Tagen, für Haut, Schleimhäute oder Hämorrhoiden
- **Mittelfristig resorbierbar:** FZ50 von 21 Tagen, für Ligaturen, Subkutannähte oder Darmnähte
- **Langfristig resorbierbar:** FZ50 von 56 Tagen, Fasziennähte der Bauchdecke, Pankreas- und Gallengangsanastomosen

Resorbierbare Fäden können geflochten (sehr gute Knoteneigenschaften) oder monofil sein (atraumatisches Gleiten durch den Stichkanal im Gewebe).

Geflochtene resorbierbare Fäden sind unter anderem aus Polyglactin 910 (z. B. Vicryl®), Lactomer (z. B. Polysorb®) oder Polyglycolsäure (z. B. Safil®). Diese Fäden haben eine initial hohe Reißkraft und eine FZ50 von 21 Tagen. Polyglactin-910-Fäden sind auch mit Triclosan-Beschichtung (einer antibakteriellen Substanz, z. B. Vicryl®-Plus) erhältlich. Vicryl®-Rapid und Safil®-Quick haben eine FZ50 von nur 7 Tagen. Je nach Flechtart des Nahtmaterials variieren die Knüpfeigenschaften und somit die Knotensicherheit dieser Fäden. Es empfiehlt

LITERATUR
Debus ES, Dietz UA, Sailer M. Nahtmaterial, Nahthilfsmaterial, Stapler am Gastrointestinaltrakt (Teil I und II). Zentralbl Chir 2002;127: W62–W78.
Nockemann PF. Die chirurgische Naht. 4. Auflage. Georg Thieme: Stuttgart, 1992.

KASUISTIK

Am Morgen nach einem langen durchgearbeiteten Dienst wird der völlig übermüdete Assistenzarzt vom Chef zu seinem letzten Patienten befragt. Dieser wurde wegen einer drohenden Perforation bei Appendizitis laparoskopisch appendektomiert. Am Ende der erfolgreichen Operation wurde eine Drainage ins kleine Becken eingelegt, die den Patienten jetzt schmerzt. Der Chefarzt moniert die Drainage. Der Assistenzarzt ist sich jedoch sicher, alles richtig gemacht zu haben.

Welche Aussagen würden Sie nicht bejahen?

a) Bei chirurgisch einwandfreien lokalen Verhältnissen sollte auf eine Routinedrainage verzichtet werden.
b) Bei Anastomosen sollte immer ein Drain eingelegt werden.
c) Wenn die Drainage nicht mehr sezerniert, sollte sie möglichst rasch entfernt werden.
d) Drainagen sollten in die Nähe, aber nicht direkt an Darm- oder Gefäßanastomosen platziert werden.
e) Drainagen können selbst die Ursache von Peritonealexsudat sein, welches sie fördern.
f) Bei postoperativen intraabdominalen Abszessen sollte die perkutane Drainageeinlage unter CT- oder Sonografiekontrolle die Therapie erster Wahl sein.

Die Antwort b darf nicht bejaht werden.
Drainagen werden aus drei Gründen eingelegt:
1. Um residuelle intraoperative Kontaminationen zu drainieren, z. B. nach perforierter Appendizitis
2. Um eine frühe (Anastomosen-)Insuffizienz auszuheilen
3. Zur Therapie einer späten postoperativen Komplikation oder primären intraabdominalen Abszessbildung.

Mittlerweile gibt es gute Evidenz dafür, dass ein **Routineeinsatz von Drainagen** keinen Vorteil in der Reduktion postoperativer Komplikationen zeigt. Viele Chirurgen tendieren jedoch dazu, Drainagen einzulegen, wenn sie mit der operativen Technik nicht ganz zufrieden sind.

Drainagekomplikationen wie Blutungen aus dem Drainagekanal, ein Drainileus und aufsteigende Infektionen am Drainagekanal entlang sind nicht selten. Prinzipiell sollten Drainagen so sparsam wie nötig und auch so kurzfristig wie möglich eingelegt werden. Bei sicheren Wund- bzw. Anastomosenverhältnissen ist es deshalb vertretbar und empfohlen, auf eine Drainage zu verzichten. Sollte sich dennoch z. B. ein intraabdominaler Abszess entwickeln, kann dieser meist durch eine Sonografie- oder CT-gestützte Drainageeinlage entlastet werden.

Anastomosen an Ösophagus und Pankreas werden in der Regel primär drainiert, unsichere Anastomosen und auch ein Duodenalstumpf sollten ebenfalls mit Drainagen versorgt sein. Diese Lokalisationen sind anatomisch oft schwer bis unmöglich postoperativ mit transkutanen Drainagen zu erreichen. So bieten die bereits liegenden Drains im Falle einer Insuffizienz die Chance auf eine konservative Ausheilung.

Drains dürfen nicht direkt an einer Anastomose liegen, da sie hier die Wundheilung stören. Sie sollten möglichst gut fördern, nicht rigide sein und keine Fremdkörperreaktion auslösen. Easy-Flow-Drainagen z. B. erfüllen diese Qualitätskriterien.

LITERATUR
Messager M, Sabbagh C, Denost Q et al. Is there still a need for prophylactic intra-abdominal drainage in elective major gastro-intestinal surgery? J Visc Surg. 2015; 152: 305–313.
Zhang H-Y, Zhao C-L, Xie J et al. To drain or not to drain in colorectal anastomosis: a meta-analysis. Int J Colorectal Dis. 2016; 31: 951–960.

THEMA

Chirurgen werden in ihrem Alltag durch moderne, intensivierte Therapiekonzepte zunehmend mit immunsupprimierten Patienten konfrontiert. Allen voran stellt die **Steroiddauermedikation** über mehr als fünf Tage eine besondere Herausforderung an das perioperative Management.

Welche Aussagen sind richtig?

a) Wenige kasuistische Berichte postulieren einen Zusammenhang zwischen einem Kortisolmangel und einem intraoperativen Schockgeschehen. Eine perioperative Substitution kann deshalb wegen fehlender Relevanz vernachlässigt werden.
b) Patienten mit einer Steroiddauermedikation unterhalb der Cushing-Schwelle profitieren nie von einer zusätzlichen perioperativen Steroidgabe.
c) Die Gabe von 100 mg Hydrocortison wird bei mittleren Eingriffen (z. B. Abdominalchirurgie) perioperativ empfohlen.
d) Bei großen operativen Eingriffen mit Gefahr eines postoperativen SIRS *(Systemic Inflammatory Response Syndrome)* sind 100 mg Hydrocortison perioperativ ausreichend.

Nur Antwort c ist richtig.

Patienten **unter Steroiddauermedikation** (> 5 Tage) unterliegen unabhängig von der Dosis (über oder unter der Cushing-Schwelle) und unabhängig von der Applikationsart dem Risiko einer inadäquaten Kortisolproduktion.

Kasuistische Berichte postulieren einen – letztlich nicht sicher belegten – Zusammenhang zwischen einem **Kortisolmangel** und einer intraoperativen Hypotension bzw. einem Schockgeschehen. Daher sollten Patienten grundsätzlich die Steroiddauermedikation in der perioperativen Phase nicht unterbrechen, sondern am Morgen der Operation die übliche Steroidmedikation zu sich nehmen. Das Risiko einer **Wundheilungsstörung** sollte präoperativ in die Überlegungen zur operativen Strategie (z. B. Primäranastomose mit/ohne Stomaanlage vs. Diskontinuitätsresektion) einbezogen werden. Im Fall einer Hochdosistherapie ist eine präoperative Dosisreduktion eine effiziente Maßnahme zur Reduktion postoperativer Komplikationen. Unklar ist, ob Patienten mit einer Steroiddauermedikation unterhalb der Cushingschwelle von einer zusätzlichen Steroid-Gabe profitieren.

MERKE

Cushingschwelle: Physiologische Menge der Tagessekretion (Äquivalenzdosis Prednison/Prednisolon: 7,5 mg, Kortisol/Hydrokortison: 30 mg, Dexamethason/Betamethason: 1 mg). Wird diese Schwelle überschritten, kommt es naturgemäß zu einem Hyperkortisolismus (Cushing-Syndrom)

Wegen der individuell sehr unterschiedlichen Reaktion auf das operative Trauma und die unterschiedliche Suppression der endogenen Kortisolsynthese durch exogene Steroide kann auf der Basis von Expertenmeinung folgendes Vorgehen erwogen werden:

- Kleine operative Eingriffe (z. B. endoskopische Operationen, Herniotomie, Schilddrüsenresektionen) – Gabe von 25 mg Hydrocortison zu OP-Beginn
- Mittlere Eingriffe (z. B. Abdominalchirurgie) – Gabe von 100 mg Hydrocortison über 24 h, am nächsten Tag Weiterführung der üblichen Steroidmedikation
- Große operative Eingriffe mit Gefahr eines postoperativen SIRS – Gabe von 100 mg Hydrocortison über 24 h (z. B. 4 mg/h) am OP-Tag, am Folgetag 50 mg über 24 h und am 3. postoperativen Tag 25 mg Hydrocortison (auch peroral möglich)

LITERATUR

Zwissler B. Präoperative Evaluation erwachsener Patienten vor elektiven, nicht herzthoraxchirurgischen Eingriffen. Gemeinsame Empfehlung der DGAI, DGCH und DGIM. Anästh Intensivmed. 2017; 58: 349–364.

1.3 Wunde und Weichteile

Günter Weiß und Olof Jannasch

Welche der nachfolgenden Aussagen zur Wundheilung sind nicht korrekt?

a) Chirurgisch verschlossene Operationswunden heilen in der Regel primär.
b) Sekundär heilende Wunden laufen über die Phase der Granulation und bilden später Narbengewebe.
c) Eine epitheliale (narbenfreie) Wundheilung gibt es bei kleinen Kindern auch bei tiefen Wunden.
d) Die primäre Wundheilung läuft ohne die Bildung von Granulationsgewebe ab.
e) Die Remodellierungsphase nach primärer Wundheilung kann bis zu 6 Monate dauern.

Die Antworten c und d sind nicht korrekt.

Es werden drei Arten der Wundheilung unterschieden: epitheliale, primäre und sekundäre Wundheilung.

Eine **epitheliale Wundheilung** findet nur bei Wunden statt, bei denen die Basalmembran nicht verletzt wurde. In der Regel handelt es sich um oberflächliche Schürfwunden oder leichte Verbrennungen. Merkmal ist die narbenfreie Regeneration der Epidermis ohne Bildung von Granulationsgewebe. Es kommt zu einer vollständigen Wiederherstellung der Funktion und Form des geschädigten Gewebes. Die Wunde verheilt innerhalb weniger Tage.

Eine **primäre Wundheilung** kann bei glatten, geraden, eng aneinander liegenden und sauberen Wunden erreicht werden. Eine weitere Voraussetzung ist eine gute Durchblutung. Typische Beispiele sind chirurgisch verschlossene Operationswunden oder gerade und saubere Schnittwunden. Prinzipiell werden die klassischen Wundheilungsphasen (Entzündungsphase, Proliferations- oder Granulationsphase und Reepithelisierung) durchlaufen. Die Entzündungsphase ist nur schwach ausgeprägt, die Bildung von Granulationsgewebe minimal. Daher hinterlassen primär geheilte Wunden in der Regel schmale und glatte Narben. Bei der primären Wundheilung ist die Wunde in der Regel nach 6–10 Tagen sicher verschlossen.

Eine **sekundäre Wundheilung** findet bei tiefen, großflächigen, chronischen oder verschmutzten bzw. infizierten Wunden statt. Sie unterscheidet sich von der primären Wundheilung vor allem quantitativ, durch die Bildung von reichlich Granulations- und anschließend Narbengewebe sowie zeitlich durch meist deutlich längere Heilungsverläufe. Insbesondere bei chronischen Wunden finden sich teilweise Areale in unterschiedlichen Phasen der Wundheilung. Je nach Größe, Lokalisation und Ursache der Wunde kann die Heilungsdauer mehrere Wochen bis Jahre dauern. Typische Beispiele für sekundär heilende Wunden sind großflächige und tiefer reichende Verbrennungen, Bisswunden, Ulcera crura, Dekubiti und postoperative Wundinfektionen. Als Ergebnis der sekundären Wundheilung resultiert oft eine breite Narbe, die sowohl funktionell als auch kosmetisch unbefriedigend ist.

LITERATUR

Reinke JM, Sorg H. Wound repair and regeneration. Eur Surg Res. 2012; 49(1):35–43.
Sorg H, Tilkorn DJ, Hager S et al. Skin wound healing: an update on the current knowledge and concepts. Eur Surg Res. 2017; 58(1–2): 81–94.

KASUISTIK

Ein 54-jähriger, adipöser Patient wurde notfallmäßig mit einer perforierten Sigmadivertikulitis vor vier Tagen operiert. Der Patient musste postoperativ intubiert und beatmet sowie katecholaminpflichtig bei septischem Krankheitsbild auf die Intensivstation verlegt werden. Bei der Wundkontrolle zeigte sich eine Rötung und Schwellung im Bereich der Operationswunde, die umgebende Haut war überwärmt. Nach Entfernung mehrerer Wundklammern entleerte sich trübes, teils blutiges Sekret. Nach Entnahme eines Abstrichs erfolgte eine ausgiebige Spülung der Wunde und eine offene Wundbehandlung.

Welcher der aufgeführten Aspekte stellt keinen signifikanten Risikofaktor für die Entwicklung einer postoperativen Wundinfektion dar?

a) Eine Operation unter Notfallbedingungen
b) Eine Operationsdauer von über 2 Stunden
c) Der Einsatz von Katecholaminen
d) Eine Wundspülung vor dem Hautverschluss
e) Eine Darmperforation mit Peritonitis

Die korrekte Antwort ist d.

Die Rate an postoperativen Wundinfektionen hängt von einer Vielzahl von Einzelfaktoren ab. Diese können in Abhängigkeit vom Zeitpunkt der Operation in präoperative, intraoperative und postoperative Faktoren eingeteilt werden. Weiterhin gibt es patientenabhängige und patientenunabhängige Risikofaktoren.

In den Surveillance-Daten des OP-KISS 2017–2019 findet sich für elektive Eingriffe am Kolon eine mittlere Rate an postoperativen Wundinfektionen von 9,28 % für offene Eingriffe und von 5,24 % für laparoskopische Eingriffe. Hinsichtlich der Dringlichkeit der OP-Indikation liegt die Rate bei 7,02 % für elektive und bei 9,2 % für notfallmäßige Eingriffe. Im Allgemeinen beträgt das Risiko einer postoperativen Wundinfektion bei **Notfalleingriffen** etwa das Doppelte im Vergleich zu elektiven Eingriffen.

Die **Dauer der Operation** ist ebenfalls ein Faktor, der das Risiko einer postoperativen Wundinfektion beeinflusst. Allgemein geht eine Operationsdauer von mehr als zwei Stunden mit einem erhöhten Infektionsrisiko einher. Weiterhin steigt mit jeder zusätzlichen Stunde, die über der durchschnittlichen Dauer einer Operation liegt, das Risiko um den Faktor 1,5.

Der **Einsatz von Katecholaminen** bei und nach einer Operation spiegelt den Schweregrad der Erkrankung wider. Während der mittlere arterielle Blutdruck und die Durchblutung der zentralen Organe zunächst positiv beeinflusst werden, kommt es insbesondere bei höheren Dosen zu einer Minderdurchblutung der Peripherie durch eine zunehmende Vasokonstriktion. Dies begünstigt das Auftreten von Wundheilungsstörungen durch eine Sauerstoffmangelversorgung von Haut und subkutanem Gewebe, aber auch des Darms.

In einer Meta-Analyse, die 41 RCTs mit über 9.000 Patienten einschloss, konnte nachgewiesen werden, dass eine **intraoperative Wundspülung** das postoperative Wundinfektionsrisiko signifikant senken kann (Odds Ratio [OR] 0,54, 95 %-Konfidenzintervall [95 %-CI] 0,42; 0,69, $p < 0.0001$). Am stärksten war dieser Effekt nach kolorektalen Eingriffen ausgeprägt.

Der mikrobiologische Zustand einer Wunde hat ebenfalls einen erheblichen Einfluss auf das Risiko einer postoperativen Wundinfektion. Bei kontaminierten oder kolonisierten Wundrändern steigt das Risiko um das Drei- bis Sechsfache, bei schmutzig-infizierten Wundrändern um das ca. Neunfache. Bei Bauchoperation mit Vorliegen einer **Peritonitis** oder gar einer Stuhlverunreinigung steigt daher das Infektionsrisiko signifikant.

- **Präoperative Risikofaktoren:** Hohe ASA-Klassifikation, Alter > 70 J., Diabetes mellitus, Dialysepatient, Immunsuppression, Mangelernährung, Übergewicht, Drogenabusus, Durchblutungsstörungen, vorbestehende Infektionen, Notfalleingriff, fehlende Antibiotikaprophylaxe, wiederholter Eingriff, Rasur nicht unmittelbar vor der Operation, Fremdkörperimplantation, kontaminierte Wunden, langer vorausgegangener Krankenhausaufenthalt, Risikooperation
- **Intraoperative Risikofaktoren:** Unerfahrenes Operationsteam, Operationsdauer > 2 Std., kontaminierte Operation, Blutungen und Bluttransfusionen, intraoperative Komplikationen, mehrere Operationen, ausgedehnter Diathermiegebrauch, Unterkühlung, mangelnde Sauerstoffsättigung
- **Postoperative Risikofaktoren:** Lange Drainagedauer > 3 Tage, Unterkühlung, Blasenkatheter, zentralvenöse Katheter, verlängerte Beatmung, postoperative Komplikationen

LITERATUR

Mueller TC et al. Intra-operative wound irrigation to reduce surgical site infections after abdominal surgery: a systematic review and meta-analysis. Langenbecks Arch Surg. 2015; 400(2): 167–181.

Nationales Referenzzentrum für Surveillance von nosokomialen Infektionen. Modul OP-KISS (Surveillance System postoperative Wundinfektionen). www.nrz-hygiene.de/surveillance/kiss/op-kiss/ (letzter Zugriff: 28.5.2021).

THEMA

Postoperative Wundinfektionen (POWI) sind eine gefürchtete Komplikation. Je nach Art der Operation unterscheiden sich die Infektionsraten und die nachgewiesenen Infektionserreger. Dies hat u. a. einen Einfluss auf die perioperative Antibiotikaprophylaxe.

Welche Aussagen zu postoperativen Wundinfektionen sind richtig?

a) Die Wundkontaminationsklasse ist ein wichtiger Risikofaktor für die Entstehung einer POWI.
b) Eine verlängerte Operationsdauer gilt als Risikofaktor für eine postoperative Wundinfektion.
c) Eine Notfallindikation ist mit einem erhöhten Infektionsrisiko im Vergleich zu einer elektiven Operationsindikation verbunden.
d) *Escherichia coli* und Enterokokken sind die häufigsten Erreger von POWI nach Eingriffen am Abdomen, während Staphylokokken und Enterokokken die häufigsten Erreger nach traumatologischen Operationen sind.
e) Ein Diabetes mellitus gilt immer als Risikofaktor für eine postoperative Wundinfektion.

Die Aussagen a–d sind richtig.

Im OP-KISS des Nationalen Referenzzentrums für Surveillance von nosokomialen Infektionen werden für die einzelnen chirurgischen Disziplinen Referenzoperationen vorgegeben. Hintergrund ist die sehr unterschiedliche Rate an Infektionen in Abhängigkeit von der durchgeführten Prozedur. Bei der Verschlüsselung der Operationen wird als Risikofaktor auch die **Wundkontaminationsklasse** angegeben. Unterschieden werden:

1. Aseptisch
2. Bedingt aseptisch
3. Kontaminiert
4. Septisch-infiziert

Die Wundklasse 4 weist ein bis zu 10-fach erhöhtes Risiko für eine POWI im Vergleich zur Klasse 1 auf.

Die Art der Operation (z. B. Endoprothese, Hernien-OP, kolorektale Chirurgie), der chirurgische Zugang (minimalinvasiv versus offen) und die Dringlichkeit der OP-Indikation (elektiv versus Notfall) haben ebenfalls einen entscheidenden Einfluss auf die Infektionsrate. In der Auswertung des KISS-Moduls werden noch weitere signifikante Risikofaktoren zu den einzelnen Indikatoroperationen angegeben, wie z. B. Dauer der Operation und die ASA-Klassifikation. Die folgenden Beispiele zu postoperativen Infektionsraten entstammen den KISS-OP-Daten von 2017–2019.

- **Operationszugang:**
  - Laparoskopische Appendektomie 0,82 % versus offene Appendektomie 7,69 %
  - Laparoskopische Cholezystektomie 1 % versus offene Cholezystektomie 5,25 %
  - Laparoskopische Kolonchirurgie 5,24 % versus offene Kolonchirurgie 9,28 %
  - Laparoskopische Leistenhernien-OP 0,11 % versus offene Leistenhernien-OP 0,44 %
- **Operationsindikation:**
  - Elektive Kolonchirurgie 7,02 % versus Notfalleingriffe am Kolon 9,2 %
  - Primäre Kniegelenksendoprothese 0,4 %, Revision einer Kniegelenksendoprothese 1,36 %
- **Art der Operation:**
  - Offene Leistenhernien-OP 0,44 %
  - Offene Cholezystektomie 5,25 %
  - Offene Appendektomie 7,69 %
  - Offene Kolonchirurgie 9,28 %

Das **Erregerspektrum** hängt stark von der OP-Lokalisation ab. So finden sich nach abdominalchirurgischen Eingriffen häufig Keime des Gastrointestinaltrakts und nach traumatologischen Eingriffen Keime der Haut. Die folgenden Daten entstammen wieder dem OP-KISS 2017–2019:

- **Erregerspektrum nach abdominal-chirurgischen Eingriffen:** *Escherichia coli* 31,66 %, Enterokokken 30,47 %, Staphylokokken 6,91 %, *Klebsiella spp.* 6,84 %, *Pseudomonas spp.* 6,24 %
- **Erregerspektrum nach traumatologischen Eingriffen:** Staphylokokken 52,83 %, Enterokokken 9,51 %, *Escherichia coli* 5,02 %, Streptokokken 4,96 %, *Enterobacter spp.* 3,54 %
- **Erregerspektrum nach gefäßchirurgischen Eingriffen:** Staphylokokken 47,13 %, Enterokokken 17,04 %, *Escherichia coli* 14,68 %, *Proteus spp.* 8,21 %, *Klebsiella spp.* 6,37 %

Im Allgemeinen ist bei einem gut eingestellten **Diabetes mellitus** das Risiko einer Wundinfektion nicht erhöht. Bei einer Stoffwechselentgleisung und ausgeprägter Adipositas zeigen sich jedoch deutlich erhöhte Raten an Wundkomplikationen.

LITERATUR

Nationales Referenzzentrum für Surveillance von nosokomialen Infektionen. Modul OP-KISS, Referenzdaten Januar 2017–Dezember 2019. www.nrz-hygiene.de/fileadmin/nrz/module/op/201701_201912_OPRef.pdf (letzter Zugriff: 28.5.2021).

KASUISTIK

Bei einem Patienten erfolgt eine offene Leistenhernienoperation nach Lichtenstein auf der rechten Seite. Bei unproblematischen Wundverhältnissen wird der Patient am ersten postoperativen Tag aus der stationären Behandlung entlassen. Sechs Tage später stellt sich der Patienten mit einer Schwellung, Rötung und Überwärmung in der rechten Leistenregion wieder vor. Sonografisch findet sich subkutan und um das Netz herum ein Flüssigkeitsverhalt. Der Verhalt wird punktiert, wobei sich putrides Sekret abziehen lässt. Es erfolgt eine operative Revision. Die Infektion reicht bis auf das Netzimplantat.

Welche der genannten Vorgehensweisen erscheinen sinnvoll?

a) Belassen des Netzes, ausgiebige Spülung mit Octenidinhydrochlorid, Einlage einer Drainage und Nahtverschluss
b) Entfernen des Netzes, Wunddébridement und ausgiebige Wundspülung, Anlage einer Vakuumtherapie
c) Entfernen des Netzes, Wunddébridement und ausgiebige Wundspülung, Einlage einer Drainage und adaptierender Nahtverschluss
d) Belassen des Netzes, Wunddébridement und ausgiebige Wundspülung, Anlage einer Vakuumtherapie.
e) Entfernen des Netzes, Wunddébridement und ausgiebige Wundspülung, offene Wundbehandlung und ggf. sekundärer Wundverschluss.

Die Vorgehensweisen b, c und e erscheinen sinnvoll.

Das Vorgehen nach postoperativen Wundinfektionen ist sehr individuell und richtet sich nach der durchgeführten Operation, der Lokalisation, dem Lokalbefund, Risiken vonseiten des Patienten und natürlich nach den Erfahrungen des behandelnden Chirurgen. Postoperative Wundinfektionen sollten initial unter operativen Bedingungen revidiert werden.

Bei der Behandlung von Wunden nach Implantation von **Fremdmaterial** besteht der stärkste Konsens in der Entfernung des Fremdmaterials. Prothesen, Netze oder andere Implantate bieten an ihrer Oberfläche einen festen Halt für Bakterien, während gleichzeitig die körpereigene Immunabwehr kaum Angriffspunkte besitzt. Das Belassen des Netzes (Antwort a und d) ist daher nicht sinnvoll und sollte nur in ausgewählten Einzelfällen erwogen werden.

Zur Wundrevision gehören die weite Eröffnung der Wunde, ein **Débridement** (falls notwendig) und eine ausgiebige **Wundspülung.** Letztere kann zunächst mit einer isotonischen Spüllösung erfolgen. Bei Infektionen sollte mindestens eine einmalige antiseptische Spülung erfolgen. Zur Auswahl stehen Povidon-Jod, Octinidinhydrochlorid, Polyhexanid und hypochlorige Säure. Hierbei sind die Kontraindikationen, z. B. Jodallergie und die Einwirkzeiten, bei Polyhexanid z. B. 15–20 Minuten, zu beachten.

1

Eine **Vakuum- oder Unterdrucktherapie** kann Teil der Behandlung einer Wundinfektion sein. Die Ergebnisse der Elimination verschiedener Bakterien sind sehr inhomogen. Die klinischen Erfolge unterstützen jedoch den Einsatz dieser Methode. Auch der Einsatz von Drainagen in der Chirurgie wird mittlerweile kritischer gesehen. Wunden mit oder nach Infektion sezernieren jedoch Flüssigkeit, die aus der Wunde abgeleitet werden sollte. Dies kann mittels Drainagen, über eine Vakuumtherapie oder über das Offenlassen der Wunde erfolgen.

Der **Wundverschluss** infizierter Wunden ist sehr kritisch anzusehen. Adaptierende Wundnähte erlauben jedoch das Ablaufen von Wundsekret während gleichzeitig die Wundfläche verkleinert und die Wundheilung abgekürzt wird.

LITERATUR

Norman G et al. Antibiotics and antiseptics for surgical wounds healing by secondary intention. Cochrane Database Syst Rev. 2016; 3(3): CD011712.

Pérez-Köhler B, Bayon Y, Bellón JM. Mesh infection and hernia repair: a review. Surg Infect (Larchmt). 2016; 17(2): 124–137.

KASUISTIK

Ein 68-jähriger Patient stellt sich mit einem bekannten diabetischen Fußsyndrom vor. Klinisch findet sich eine ausgedehnte Wunde im Fußrückenbereich. Der Fuß und der Knöchelbereich sind gerötet und geschwollen, die Wunde ist mit grün-gelblichem Eiter belegt. Bisher sei der Verband zweimal täglich gewechselt worden. Es fällt die Entscheidung zu einem Wunddébridement und einer anschließenden Vakuumtherapie.

Welche Aussagen zur Vakuumtherapie sind richtig?

a) Bei der Vakuumtherapie sollte die Wundfläche immer mit einem Schwamm abgedeckt werden.
b) Für die klinische Anwendung der Vakuumtherapie ist es nicht von Bedeutung, ob der Sog über eine Vakuumflasche oder ein prozessorgesteuertes Sogsystem erfolgt.
c) Die Wirksamkeit der Vakuumtherapie beruht sowohl auf direkten zellulären als auch auf extrazellulären Effekten wie der Beschleunigung der Zellproliferation, der Reduktion des Wundödems und der Unterstützung der Wundkontraktion.
d) Einige Effekte der Vakuumtherapie sind mittlerweile durch qualitativ hochwertige Studien gesichert.
e) Für den Einsatz der Vakuumtherapie sind bisher keine Kontraindikationen bekannt.

Die richtigen Antworten sind c und d.

Die Vakuum- oder besser Unterdrucktherapie (➤ Abb. 1.2) ist eine semiokklusive Wundbehandlung mit großflächiger Ableitung über einen Schwamm oder eine Gaze. Die Effektivität von Schwamm und Gaze ist gleichwertig. Der Aufbau des Unterdrucks und die Sekretableitung erfolgen über ein Drainagesystem und eine angeschlossene Quelle

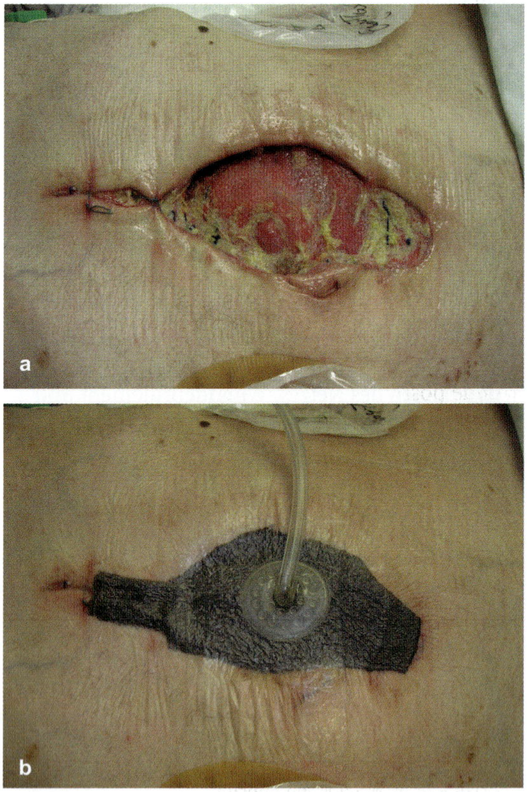

Abb. 1.2 Einsatz der Vakuumtherapie am Beispiel eines Platzbauchs
a) Platzbauch mit verbleibendem Fasziendefekt
b) Versorgung mit Vakuumtherapie [P116]

Tab. 1.2 Mögliche Effekte der Unterdrucktherapie auf die Wunde

Extrazelluläre Effekte	• Durchblutungsverbesserung • Wundödemreduktion • Wundreinigung • Verbesserung des lokalen Wundmilieus • Wundkontraktion
Zelluläre Effekte	• Beschleunigung der Zellproliferation • Beschleunigung der Granulationsgewebebildung
Komplexe Effekte	• Reduktion der Bakterienbesiedlung • Infektionskontrolle • Beschleunigung der immunologischen Antwort • Matrixfunktion durch Stabilisierung des Wundgrunds

Tab. 1.3 Indikationen und Kontraindikationen der Vakuumtherapie

Indikationen	Kontraindikationen
Akute oder traumatische Wunden	Karzinomwunden (als palliative Therapieoption bei inoperablen Befunden beschrieben)
Chronische Wunden	Unbehandelte Osteomyelitis
Dehiszente Wunden	Verschorftes nekrotisches Gewebe
Meshgrafts	Unexplorierte Fisteln zu Organen oder Körperhöhlen
Schwenklappen	Freiliegende Gefäße/Anastomosen (Anwendung mit Schutzfolien möglich)
Verbrennungen	Aktive Blutungen
Enterokutane/lymphokutane Fistel	Schwere Gerinnungsstörungen

zum Aufbau des Unterdrucks. In der Regel werden hierfür **prozessorgesteuerte Sogsysteme** verwendet. Der Vorteil besteht in der garantierten Therapie- und Sicherheitsfunktion (Sogmodus/-stärke, Alarmfunktion bei Sogverlust oder Kanisterüberfüllung). Dies erleichtert die Kontrolle erheblich.

Die Unterdrucktherapie vereint die feuchte Wundbehandlung mit den Wirkungen eines Unterdrucks auf die Wundfläche. Die klinische Verbreitung erfolgte Anfang der 1990er-Jahre in Deutschland und den USA. Für den Synergieeffekt zwischen Verband und Unterdruck werden hierbei vielfältige Auswirkungen auf die Wunde postuliert (➤ Tab. 1.2): Einige Effekte konnten in Studien mittlerweile gut belegt werden, während für andere der Nachweis aussteht. Im Vergleich mit konventionellen textilen Verbandstechniken zeichnet sich beispielsweise die Unterdrucktherapie durch nahezu **doppelt so schnelle Heilungsraten** aus. Im Vergleich mit modernen, feuchten Wundauflagen sind die Ergebnisse mindestens ebenbürtig.

Die wenigen Untersuchungen zur **Bakterienclearance** unter einer Unterdruckbehandlung zeigen hingegen uneinheitliche Ergebnisse. Obwohl die Vakuumtherapie seit mehr als 35 Jahren klinisch angewendet wird, ist die Zahl qualitativ hochwertiger Studien weiterhin begrenzt. Die **Indikationen und Kontraindikationen** für die Vakuumtherapie sind aus der klinischen Anwendung abgeleitet und wurden als Konsensus der einschlägigen Fachgesellschaften erarbeitet (➤ Tab. 1.3). Einige Kontraindikationen sind dabei als relativ zu betrachten, da durch Verbesserung der Technik und größere Erfahrung bei der Anwendung die Indikationen ständig erweitert wurden.

LITERATUR

Cirocchi R et al. What is the effectiveness of the negative pressure wound therapy (NPWT) in patients treated with open abdomen technique? A systematic review and meta-analysis. J Trauma Acute Care Surg. 2016; 81(3): 575–584

Liu S et al. Evaluation of negative-pressure wound therapy for patients with diabetic foot ulcers: systematic review and meta-analysis. Ther Clin Risk Manag. 2017; 13: 533–544.

KASUISTIK

Ein 45-jähriger Mann kommt mit einer ausgedehnten Quetsch-Risswunde, die er sich bei Bauarbeiten am Vortag zugezogen hat, in die Ambulanz. Die Wunde habe er mit Alkohol desinfiziert und von einem Kollegen verbinden lassen. Da die Wunde nun zunehmend schmerze, sei er doch zum Arzt gegangen. Bei der klinischen Untersuchung findet sich eine ca. 10 cm lange Risswunde am linken Unterarm. Die umgebende Haut ist unterblutet und gerötet. Es finden sich noch grobe Schmutzreste in der Wunde. Der Patient befand sich in den letzten Jahren nicht in regelmäßiger ärztlicher Behandlung. Einen Impfausweis hat er nicht dabei. Wann die letzte Tetanusimpfung erfolgte, kann er nicht sagen.

Welche Aussage(n) zum Tetanus und zur Tetanusprophylaxe sind nicht richtig?

a) Tetanus wird durch *Clostridium tetani* verursacht. Der Erreger kommt ubiquitär vor. Besonders gefährdet sind ältere (> 6 h), verschmutzte, tiefe und verzweigte Wunden sowie ausgedehnte Weichteilverletzungen.
b) Nach Empfehlung des Robert Koch-Instituts sollte bei ungeimpften Personen oder unbekanntem Impfstatus immer eine Tetanusprophylaxe erfolgen.
c) Bei verschmutzten Wunden sollte trotz vorliegendem vollständigem Impfschutz eine Auffrischung erfolgen, wenn die letzte Impfung mehr als fünf Jahre zurückliegt.
d) Bei geringfügigen Wunden sollte eine simultane Impfung mit Tetanusimmunglobulin 250 IE und mit Tetanus-Diphtherie-Impfstoff erfolgen, wenn die letzte Immunisierung mehr als zehn Jahre zurückliegt.
e) Bei einer symptomatischen Tetanuserkrankung sollte die lokale chirurgische Behandlung ein ausgedehntes Débridement, tägliche antiseptische Spülungen und eine offene Wundbehandlung umfassen.

Aussage d ist nicht richtig.

Tetanus wird durch *Clostridium tetani,* ein bewegliches, sporenbildendes, grampositives Stäbchen verursacht. Der Erreger kommt ubiquitär vor und dringt im Rahmen von Verletzungen jeder Art ins Gewebe ein. Besonders gefährdet sind ältere (> 6 h), verschmutzte, tiefe und verzweigte Wunden sowie ausgedehnte Weichteilverletzungen. Aufgrund des höheren Infektionsrisikos dieser Wunden gelten entsprechend strengere Vorgaben für die Impfung durch das Robert Koch-Institut (➤ Tab. 1.4). Bei stark verschmutzten Wunden sollte z. B. bereits nach fünf Jahren, trotz vollständiger Grundimmunisierung, erneut eine Tetanusprophylaxe erfolgen. Bei geringfügigen Wunden ist hingegen nur bei unbekanntem Impfstatus oder vollständig fehlender Immunisierung eine Simultanimpfung empfohlen.

Krankheitssymptome treten erst nach Freisetzung der durch *Clostridium tetani* gebildeten Exotoxine – Tetanolysin und Tetanospasmin – auf. Letzteres gelangt hämatogen und axonal bis zu den Ganglien der motorischen Vorderhörner im Rückenmark und führt zur vollständigen Blockade inhibitorischer Synapsen. Die durchschnittliche Inkubationszeit beträgt 3–21 Tage. Je nach Ausprägung der Symptome treten eine leichte, mittelschwere und schwere Form auf. Hinsichtlich der Lokalisation werden ein generalisierter, lokaler, cephaler und neonataler Tetanus unterschieden. Prodromalsymptome sind Kopf- und Rückenschmerzen, Lichtscheu, Schlaflosigkeit, Unruhe, Zittern und Schwitzen. Erste Muskelspasmen manifestieren sich als Kiefersperre (Trismus) sowie Steifheit der Gesichtsmuskulatur (Risus sardonicus). Die Muskelspasmen breiten sich deszendierend aus und befallen im weiteren Verlauf die gesamte Skelettmuskulatur. Im fortgeschrittenen Stadium kommt es zu generalisierten Krampfanfällen, einem Ophistotonus und Atemlähmung. Zusätzlich treten vegetative Symptome wie Herzrhythmusstörungen, Blutdruckschwankungen und Temperaturanstiege auf.

Die **Therapie des manifesten Tetanus** beinhaltet die sofortige intravenöse Gabe von humanem Tetanus-Immunglobulin (250 IE). Zusätzlich erfolgt die aktive Immunisierung mit Tetanustoxoid. Die Antibiotikatherapie sollte mit Metronidazol oder Breitbandantibiotika durchgeführt werden. Die chirurgische Therapie besteht in einem ausgedehnten Wunddébridement und einer offenen Wundbehandlung sowie mehrmaligen täglichen antiseptischen Spülungen. Eine symptomorientierte intensivmedizinische Therapie ist obligat. Eine tiefe Sedierung und ggf. Relaxierung mit kontrollierter Beatmung nach frühzeitiger Tracheotomie sowie eine hyperkalorische

Tab. 1.4 Tetanus-Immunprophylaxe im Verletzungsfall (STIKO-Empfehlungen 2018/2019)

	Dokumentierter Tetanus-Impfstatus	Zeit seit letzter Impfung	TDaP/Tdap[2]	Tetanusimmunglobulin (TIG)[3]
Saubere geringfügige Wunden	Ungeimpft oder unbekannt		Ja	Ja
	1 oder 2 Impfstoffdosen		Ja[4]	Nein
	≥ 3 Impfstoffdosen	≥ 10 J. < 10 J.	Ja Nein	Nein Nein
Alle anderen Wunden[1]	< 3 Impfstoffdosen oder unbekannt		Ja[4]	Ja
	≥ 3 Impfstoffdosen	≥ 5 J. < 5 J.	Ja Nein	Nein Nein

[1] Tiefe und/oder verschmutzte Wunden, Verletzungen mit Gewebszertrümmerung und reduzierter Sauerstoffversorgung oder Eindringen von Fremdkörpern, schwere Verbrennungen und Erfrierungen, Gewebsnekrosen, septische Aborte.
[2] Kinder < 6 J. erhalten einen Kombinationsimpfstoff mit TDaP, ältere Kinder und Jugendliche Tdap. Erwachsene erhalten ebenfalls Tdap, wenn sie noch keine Pertussis-Impfung im Erwachsenenalter (≥ 18 Jahre) erhalten haben oder sofern eine aktuelle Indikation für eine Pertussis-Impfung besteht
[3] TIG = Tetanus-Immunglobulin. Im Allgemeinen werden 250 IE TIG verabreicht. TIG wird simultan mit dem TDaP- bzw. Tdap-Impfstoff kontralateral appliziert. Die TIG-Dosis kann auf 500 IE erhöht werden bei: (a) infizierten Wunden, bei denen eine angemessene chirurgische Behandlung nicht innerhalb von 24 h gewährleistet ist; (b) tiefen oder kontaminierten Wunden mit Gewebszertrümmerung und reduzierter Sauerstoffversorgung; (c) Eindringen von Fremdkörpern; (d) schweren Verbrennungen und Erfrierungen, Gewebsnekrosen und septischen Aborten.
[4] Im Falle von Patienten, bei denen die Grundimmunisierung begonnen, aber noch nicht abgeschlossen ist, muss der Abstand zur letzten Dosis berücksichtigt werden. Eine postexpositionelle Impfung am Tag der Wundversorgung ist nur sinnvoll, wenn der Abstand zu der vorhergehenden Impfstoffdosis mindestens 28 Tage beträgt.

Ernährung werden empfohlen. Ein manifester Tetanus weist eine Letalität von ca. 30 % auf. Der Tetanus neonatorum ist, insbesondere in Entwicklungsländern, für eine hohe Säuglingssterblichkeit mitverantwortlich.

Das wichtigste Ziel mit Blick auf den Tetanus ist die **Tetanusprophylaxe mittels Immunisierung.** Diese besteht einmal in der Grundimmunisierung und regelmäßigen Auffrischungsimpfungen sowie in der Tetanusprophylaxe im Verletzungsfall.

LITERATUR

Robert Koch-Institut. Empfehlungen der Ständigen Impfkommission (STIKO) am Robert Koch-Institut 2018/2019. Epidemiologisches Bulletin 34/2018.

KASUISTIK

Ein 12-jähriges Mädchen kommt mit seiner Mutter in die Notaufnahme, nachdem es vom eigenen Hund in die Wange gebissen wurde. Bei der klinischen Untersuchung findet sich eine ca. 3 cm lange Wunde mit zackigen Rändern umgeben von einer bläulichen Schwellung. Der Biss ereignete sich vor ca. einer Stunde. Der Hund hat alle erforderlichen Impfungen erhalten. Auch bei dem Mädchen liegen alle aktuell empfohlenen Impfungen vor.

Welche der folgenden Aussage(n) ist/sind in diesem Zusammenhang nicht korrekt?

a) Grundsätzlich wird aufgrund des hohen Infektionsrisikos eine offene Wundbehandlung nach Bissverletzungen empfohlen.
b) Eine sparsame Wundrandexzision, Spülung und Desinfektion der Wunde sind indiziert.
c) Da die Verletzung das Gesicht betrifft, sollte unbedingt ein primärer Wundverschluss versucht werden.
d) Die Verschreibung von Antibiotika ist wahrscheinlich von Nutzen.
e) Hundebissverletzungen sind die häufigsten Bissverletzungen des Menschen.

1

Die Aussage c ist nicht korrekt.

Die **Erstversorgung von Bisswunden** stellt besonders hohe Anforderungen an die Nachsorge. Aufgrund des hohen Infektionsrisikos erfolgt bei Bisswunden in der Regel eine **offene Wundbehandlung.** Für Hundebissverletzungen liegt die Infektionsrate bei 8–20 %. Ausnahmen bestehen in kosmetisch (Gesicht) und funktionell (Hand) sehr anspruchsvollen Körperregionen.

Bei **Verletzungen im Gesicht** hat sich der primäre Wundverschluss in der klinischen Praxis weitgehend durchgesetzt. Er ist jedoch an eine strenge Nachsorge geknüpft und sollte immer eine Einzelfallentscheidung darstellen. Im Bereich der Hand zeigt sich ein erhöhtes Infektionsrisiko, weshalb hier die Entscheidung zum Wundverschluss strenger gestellt werden sollte. Es kann jedoch, selbst wenn der Biss mehr als 8–12 Stunden zurückliegt, in Einzelfällen ein primärer Verschluss erfolgen.

Alternativ zur vollständig offenen Behandlung kann die Wunde zunächst offengelassen, antiseptisch behandelt und nach kurzer Wundkonditionierung und bei Ausbleiben von Infektionszeichen verzögert primär oder sekundär verschlossen werden.

Im Bereich von Gelenken besteht immer die Möglichkeit einer Mitverletzung von Schleimbeuteln, da diese direkt unter der Haut liegen. Der Ausschluss einer solchen Verletzung ist nur durch eine differenzierte Diagnostik möglich. Diese ist in der Regel im Rahmen einer Erstversorgung außerhalb eines Krankenhauses oder einer Arztpraxis nicht möglich.

Im Gesicht ist ein ausgedehntes Débridement nur bei avitalem Gewebe und ausgedehnten Quetschungen notwendig. Ansonsten wird lediglich eine **sparsame Wundrandexzision** empfohlen. Ein hoher Stellenwert kommt der Wundspülung und der Desinfektion von Bisswunden zu.

Eine **Antibiotikaprophylaxe** sollte bei Risiko-Bisswunden erfolgen und auch bei mäßigem Risiko erwogen werden. Eine **systemische Antibiotikatherapie** sollte in jedem Fall bei einer infizierten Bisswunde erfolgen. Primär wird die Verwendung von Beta-Laktamase-stabilen Penicillinen empfohlen. Die Entnahme eines mikrobiologischen Abstrichs sollte nach Möglichkeit durchgeführt werden, um die Behandlung im Bedarfsfall an das ausgetestete Antibiogramm anpassen zu können.

In den USA kommt es jährlich zu ca. 4,5 Mio. Hundebissen, verglichen mit 250.000 Menschenbissen und 400.000 Katzenbissen. In über 70 % der Fälle werden Menschen vom eigenen oder von einem bekannten Hund gebissen.

LITERATUR

Bula-Rudas F, Olcott J. Human and animal bites. Pediatr Rev. 2018; 39(10): 490–500.

Ellis R, Ellis C. Dog and cat bites. Am Fam Physician. 2014; 90(4): 239–243.

Rothe K, Tsokos M, Handrick W. Animal and human bite wounds. Dtsch Arztebl Int. 2015; 112(25): 433–442; quiz 443.

KASUISTIK

Ein 57-jähriger Patient stellt sich mit einer nässenden Stelle am rechten Mittelfuß in Ihrer Sprechstunde vor. Anamnestisch besteht der Zustand nach einer Mittelfußfraktur nach einem Arbeitsunfall. Nach aufwendiger Rekonstruktion und Rehabilitation ist der Patient nun weitgehend mobil. Etwa sechs Monate nach der letzten Operation zeigt sich immer noch eine kleine Stelle, die nicht abgeheilt ist und aus der sich leicht trübes Sekret entleert. Stärkere Schmerzen bestehen nicht. Aufgrund der Vorbefunde, des Verlaufs und des klinischen Bilds wird der Verdacht auf eine Osteitis gestellt.

Welche Aussagen zur Osteitis/Osteomyelitis sind richtig?

a) Osteitis und Osteomyelitis sind Synonyme und bezeichnen dieselbe Erkrankung.
b) Eine exogene Osteitis ist die häufigste Form der Infektion des Knochens.
c) Die Diagnostik basiert auf vier Säulen: klinischer Befund, laborchemische Untersuchung, Bildgebung und Probeentnahme mit mikrobiologischer Testung.

d) Bei der akuten und chronischen Osteitis finden sich in der Regel eine lokale Rötung, Schwellung und Überwärmung.
e) Für den Erfolg der Therapie sind sowohl die chirurgische Fokussanierung als auch eine systemische antimikrobielle Therapie wichtig.

Die richtigen Antworten sind b, c und e.
Im angloamerikanischen Sprachraum wird der Begriff „Osteomyelitis" allgemein für Infektionen des Knochens genutzt. Im Deutschen bezeichnet der Begriff **Osteomyelitis** die Infektion des Knochenmarks, während **Osteitis** als Infektion des gesamten Knochens bezeichnet wird. Eine einheitlich geltende Klassifikation existiert jedoch nicht. Im klinischen Gebrauch ist die Unterscheidung in eine Früh- und Spätinfektion sowie eine hämatogene und exogene Infektion gebräuchlich. Besonders gefürchtet sind chronische Verlaufsformen. Der Verlauf wird sehr stark von der allgemeinen und lokalen Abwehrlage des Patienten und der lokalen Durchblutungssituation bestimmt.
Wichtige **allgemeine Risikofaktoren** für einen Knocheninfekt sind:
- Hohes Alter
- Malnutrition
- Diabetes mellitus
- Leber- und Niereninsuffizienz
- Maligne Grunderkrankung
- Immunsuppression
- Nikotinabusus

Zu den wichtigsten **lokalen Risikofaktoren** gehören:
- Chronisches Lymphödem
- Chronisch venöse Insuffizienz
- Arterielle Durchblutungsstörungen
- Neuropathie
- Narben
- Strahlenfibrose

Die häufigsten Infektionen im Bereich des Knochens treten nach offenen Verletzungen oder operativen Eingriffen auf, entsprechen also einer exogenen Osteitis. Von **Frühinfektionen** spricht man in der Regel, wenn die Infektion innerhalb weniger Tage bis zu drei Monaten nach der Verletzung oder Operation auftritt. Eine andere Klassifikation richtet sich nach der Ausbildung des Biofilms und unterscheidet daher Frühinfekte (< 6 Wochen), bei denen der Biofilm potenziell noch behandelbar ist, und Spätinfekte (> 6 Wochen) mit ausgereiftem, kaum noch behandelbarem Biofilm. 10–30 % aller akuten Knocheninfektionen entwickeln eine chronische Verlaufsform.

Die **Diagnostik** umfasst den klinischen Befund, laborchemische Parameter, eine Bildgebung und mikrobiologische Untersuchungen. Die akute Infektion stellt sich in der Regel mit den typischen Zeichen wie Rötung, Schwellung, Überwärmung im betroffenen Areal und einer Sekretion aus der Wunde dar. Auch systemische Infektionszeichen sind möglich. Die Symptome einer chronischen Osteitis sind hingegen meist unspezifisch, systemische Zeichen selten. Wegweisend ist die Ausbildung einer Fistel. Bei Verschluss derselben kann es zur Abszessbildung kommen.

Die **laborchemische Untersuchung** der Entzündungsparameter ist vor allem bei der akuten Verlaufsform von Bedeutung und spiegelt insbesondere eine systemische Beteiligung wider. Die **Bildgebung** hingegen spielt vor allem in der Diagnostik der chronischen Osteitis oder Osteomyelitis eine wichtige Rolle. Während in der Frühphase der Infektion sichtbare knöcherne Veränderungen meist fehlen, zeigen sich später im Röntgen oft Resorptions-, Verdichtungs- und Sklerosezonen, zystische Areale oder Knochensequester. Mittels CT, MRT, Szintigrafie und PET-CT können weitere Aspekte einer Osteitis oder Osteomyelitis dargestellt werden, wie Begleitabszesse, knöcherne Durchbauung, Knochenmarksveränderungen, Aktivität der Entzündung und Knochenmetabolismus. Zur Sicherung der Diagnose erfolgt eine **Probeentnahme** zur mikrobiologischen Untersuchung.

Die **Therapie** beinhaltet zwei Schwerpunkte: 1) die chirurgisch-operative Sanierung des Infektionsfokus und 2) eine systemische antibakterielle Therapie. Dies erklärt die Bedeutung der mikrobiologischen Untersuchung und die Kenntnis lokaler Störfaktoren. Der Einsatz der Antibiotika sollte sich dabei immer nach dem entsprechenden Antibiogramm richten. Das chirurgische Débridement dient hierbei primär der Entfernung avitaler Teile, des Biofilms und infektiösen Materials, dass sich sonst der systemischen antibakteriellen Therapie entzieht.

LITERATUR

Kleber C, Schaser KD, Trampuz A. Komplikationsmanagement bei infizierter Osteosynthese. Chirurg. 2015; 86(10): 925–934.

Lichte P. Osteitis/Osteomyelitis. In: Engelhardt M, Raschke M (Hrsg.). Orthopädie und Unfallchirurgie. Springer Reference Medizin. Berlin – Heidelberg: Springer 2019.

Walter G, Kemmerer M, Kappler C, Hoffmann R. Behandlungsalgorithmen der chronischen Osteomyelitis. Dtsch Arztebl Int. 2012; 109(14): 257–264

KASUISTIK

Eine 60-jährige Patientin wird mit schmerzhaften Ulzerationen beider Unterschenkel in Ihrer Sprechstunde vorgestellt. Anamnestisch hätten sich nach einem Sturz mehrere gerötete Stellen an den Unterschenkeln entwickelt, die später aufgebrochen seien. Vor drei Wochen sei ein Wunddébridement der Ulzerationen erfolgt. Seitdem habe sich der Zustand der Wunden verschlechtert. Die offenen Stellen seien deutlich schmerzhafter geworden und hätten an Größe zugenommen. Nebenbefundlich besteht eine rheumatoide Arthritis, eine arterielle Durchblutungsstörung der Beine sei ausgeschlossen worden. Klinisch finden sich mehrere Unterschenkelulzera an beiden Beinen. Der Wundgrund ist teilweise mit Nekrosen bedeckt, der Wundrand ist aufgeworfen, rötlich verfärbt und unterminiert. Die Palpation der Wunde ist für die Patientin extrem schmerzhaft. Es wird eine Biopsie vom Wundgrund und vom Wundrand entnommen. Im Wundgrund findet sich nekrotisches Gewebe, im Wundrand liegen Infiltrate von neutrophilen Granulozyten und Mikroabszesse vor.

Welche Diagnose würden Sie stellen?

a) Ulcus cruris venosum
b) Ulcus cruris arteriosum
c) Pyoderma gangraenosum
d) Postoperative Wundinfektion
e) Dekubitus

Die richtige Antwort ist c.

Bei dem oben beschriebenen Befund handelt es sich um ein **Pyoderma gangraenosum.** Bei der klassischen Form findet sich meist eine sehr schmerzhafte und schnell fortschreitende Hautläsion mit auffälligem rötlich-violett verfärbtem und unterminiertem Wundrand. Die häufigste Lokalisation sind die unteren Extremitäten. Das Auftreten dieser Wunden geht oft mit einem vorherigen Trauma einher. Dieser Mechanismus wird Pathergie genannt. Das Pyoderma gangraenosum ist eine reaktive, nicht infektiöse, inflammatorische Hauterkrankung, die zum Spektrum der neutrophilen Dermatosen gehört. Häufig ist diese Erkrankung mit einer systemischen Erkrankung wie chronisch entzündlichen Darmerkrankungen, rheumatoider Arthritis, Leukämien und anderen Tumorerkrankungen assoziiert.

Die **Diagnose** bedingt eine sorgfältige Anamnese und wird meist klinisch gestellt. Ergänzende Untersuchungen dienen vor allem dem Ausschluss anderer Ursachen. Ein Wunddébridement sollte vermieden werden, da es in der Regel zu einem rapiden Fortschreiten der Erkrankung im Sinne einer Pathergie führt. Basis der Therapie ist eine **optimale lokale Wundtherapie.** Vermeidung einer Superinfektion, Schmerztherapie und feuchte Wundbehandlung stehen im Vordergrund. Topische Kortikosteroide, Tacrolimussalbe oder Steroidinjektionen in den Wundrand kommen ebenfalls zur Anwendung. Bei schweren Verläufen stellt eine orale Kortikosteroidtherapie den wichtigsten Ansatz dar. Neben anderen Immunsuppressiva kommen seit Neuerem auch Biologika (z. B. Infliximab) zur Anwendung.

Das **Ulcus cruris venosum** ist die häufigste Ursache von Unterschenkelgeschwüren. Typischerweise liegt eine chronisch venöse Insuffizienz als Grundursache vor. Ausgedehnte Nekrosen und aufgeworfene Wundränder sind eher untypisch. Die Basistherapie besteht hier in der Kompressionsbehandlung.

Das **Ulcus cruris arteriosum** ist an eine periphere arterielle Gefäßerkrankung geknüpft, die in dem o. g. Fallbeispiel ausgeschlossen wurde. Mischformen mit dem Ulcus cruris venosum und diabetischen Ulzera treten auf. Wichtigste Therapiemaßnahme ist die Revaskularisierung.

Postoperative Wundinfektionen können nach jedem Wunddébridement auftreten. Anamnese und Verlauf des o. g. Fallbeispiels weisen jedoch auf ein anderes Hauptproblem hin.

Die histologisch nachgewiesenen **Mikroabszesse** sind in der Regel steril. Auch im Rahmen eines Pyoderma gangraenosum kann eine Superinfektion auftreten. Lokal antiseptische Verbände sind Therapie der ersten Wahl. Bei regionaler oder systemischer Ausbreitung der Infektion sollte eine orale oder intravenöse Antibiotikagabe erfolgen. Sinnvoll ist die Entnahme mikrobiologischer Abstriche, um eine ziel- und antibiogrammgerechte Therapie zu ermöglichen.

LITERATUR

Alavi A, French LE, Davis MD et al. Pyoderma gangrenosum: an update on pathophysiology, diagnosis and treatment. Am J Clin Dermatol. 2017; 18: 355–372.

George C, Deroide F, Rustin M. Pyoderma gangrenosum – a guide to diagnosis and management. Clin Med. (London) 2019; 19(3): 224–228.

Herberger K. Pyoderma gangraenosum. Hautarzt. 2016; 67(9): 753–763.

Patel F et al. Effective strategies for the management of pyoderma gangrenosum: a comprehensive review. Acta Derm Venereol. 2015; 95(5): 525–531.

KASUISTIK

Ein Patient stellt sich mit einem perianalen Abszess bei 12:00 Uhr in SSL vor. Nebenbefundlich sind ein insulinpflichtiger Diabetes mellitus sowie eine rheumatoide Arthritis, die mit Methotrexat behandelt wird, bekannt. Es erfolgt eine Abszessentlastung und Spülung der Wunde. Der Patient wird am Folgetag entlassen und soll die Wunde zu Hause regelmäßig ausduschen. Zwei Tage später wird der Patient mit einem septischen Krankheitsbild über die Notaufnahme wieder eingeliefert. Bei der Kontrolle der Wunde zeigt sich eine bläulich-livide Verfärbung des Perineums und der Skrotalwurzel. Die Region ist ödematös geschwollen und überwärmt, und der Patient gibt bei Druck starke Schmerzen an. Aufgrund des klinischen Bildes, der Dynamik des Geschehens und der Risikofaktoren wird der Verdacht auf eine nekrotisierende Weichteilinfektion gestellt.

Welche Aussagen zur nekrotisierenden Fasziitis sind richtig?

a) Ein ausgedehntes chirurgisches Débridement ist eine obligate chirurgische Maßnahme.
b) Eine lokal antiseptische Therapie ist einer systemischen Antibiotikatherapie überlegen.
c) Bei der nekrotisierenden Fasziitis werden zwei Typen unterschieden. Bei dem hier zu vermutenden Typ I handelt sich um eine aerobe/anaerobe Mischinfektion.
d) Die nekrotisierende Fasziitis betrifft überwiegend Patienten mit Prädispositionen wie Diabetes mellitus, malignen Erkrankungen oder einer bestehenden Immunsuppression.
e) Vor einer chirurgischen Therapie sollte die Diagnose histopathologisch gesichert werden.

Die richtigen Antworten sind a, c und d.

Die **nekrotisierende Fasziitis (NF)** ist eine seltene, akut bis perakut verlaufende Infektion, die meist das subkutane Fettgewebe und tiefe Faszien betrifft. Es werden 2 Formen unterschieden.

- Typ I entwickelt sich meist nach Verletzungen oder Operationen am Abdomen oder im Urogenitalbereich und weist ein aerobe/anaerobe Mischflora auf.
- Der häufigere Typ II entsteht spontan oder nach Bagatelltraumata hauptsächlich an den Extremitäten. Erreger sind meist A-Streptokokken.

Die NF entwickelt sich überwiegend bei prädisponierten Patienten (Diabetes mellitus, Immunsuppression, maligne Erkrankungen). Ein Diabetes mellitus kann bei fast 45 % der betroffenen Patienten nachgewiesen werden. Der Krankheitsverlauf korreliert mit der Anzahl der Risikofaktoren. Die Fournier-Gangrän ist eine Sonderform im Genitalbereich. Klinisch werden eine fulminante, akute und schleichende Form unterschieden.

Das **Erscheinungsbild** ist initial durch Juckreiz, überproportionale Schmerzen im Vergleich zu den Hautveränderungen, Abgeschlagenheit sowie Lethargie gekennzeichnet und täuscht oft über die Schwere der Erkrankung hinweg. Im Vollbild zeigt sich eine schnell fortschreitende ödematöse Schwellung der betroffenen Haut mit typischen lividen, landkartenförmigen Hautnekrosen, blau-schwärzlich unterbluteten Blasen und Nekrosen. Die drei häufigsten Symptome sind Schwellung (81 %), Schmerzen (79 %) und Rötung (71 %). Krepitationen und faulig riechende wässrige Sekretionen können sich bei Typ I finden. Allgemeinsymptome bis zu einer Sepsis sind häufig. Insbesondere bei einer NF Typ II kann durch A-Streptokokken ein toxisches Schocksyndrom auftreten, welches mit einer hohen Letalität (ca. 50 %) verbunden ist.

Die **Diagnose** muss primär klinisch gestellt werden. Daran sollte sich unmittelbar das chirurgische Vorgehen anschließen. Die Diagnosesicherung erfolgt durch eine Hautinzision und histologische Untersuchung. In der Bildgebung (Röntgen, Ultraschall) sind in den Weichteilschwellungen oft Gaseinschlüsse oder liquide Areale nachweisbar. Laborchemisch finden sich meist massiv erhöhte Entzündungsparameter sowie in schweren Fällen Erhöhungen von Kreatininkinase und Myoglobin.

Differenzialdiagnostisch muss die initial oft unspezifische Symptomatik von anderen Weichteilinfektionen (z. B. Gasbrand, Erysipel) abgegrenzt werden.

Ein **frühzeitiger, adäquater Therapiebeginn** ist prognostisch entscheidend. Nur die radikale Exzision aller nekrotischen Weichteile und Faszien spiegelt ein adäquates operatives Vorgehen wider. Das Ausmaß der Fasziennekrosen ist oft größer, als es die nekrotischen Hautareale vermuten lassen. Eine begleitende Intensiv- und Antibiotikatherapie (Clindamycin, Cefuroxim oder Imipenem/Cilastatin) sowie Second-Look-Operationen sind obligat. Der Nutzen einer hyperbaren Oxygenierung ist umstritten. Die Letalitätsrate liegt trotz adäquater Therapie bei 21,5 % (12,1–45,6 %).

LITERATUR

Goh T et al. Early diagnosis of necrotizing fasciitis. Br J Surg. 2014; 101(1): e119–e125.

Scheid C, Dudda M, Jäger M. Nekrotisierende Fasziitis – eine klinische Diagnose. Orthopäde 2016; 45(12): 1072–1079.

KASUISTIK

Bei einem 62-jährigen Patienten erfolgte eine Medianlaparotomie bei einem Bridenileus. Postoperativ zeigte sich eine anhaltende Darmparalyse. Am fünften postoperativen Tag fand sich im Verband vermehrt Flüssigkeit. Es wurden zwei Klammern entfernt, Zeichen einer Infektion wurden nicht gefunden. In den nächsten zwei Tagen musste der Verband drei- bis viermal täglich gewechselt werden, die Flüssigkeit war serös. Der Stuhlgang war mittlerweile wieder in Gang gekommen.

Welche Aussagen zum Befund und zum weiteren Vorgehen sind richtig?

a) Da die Wunde offensichtlich viel Flüssigkeit sezerniert, sollte die Versorgung mit einem Ablaufbeutel an Stelle eines textilen Verbands erfolgen.

b) Die Notfalloperation und die postoperative Darmparalyse sind Risikofaktoren für die Entstehung eines Platzbauchs.

c) Bei Verdacht auf einen Platzbauch sollte umgehend eine antibiotische Therapie begonnen werden.

d) Bei Nachweis eines Platzbauchs sollte, in einem möglichst kleinen chirurgischen Eingriff, die Faszie wieder geschlossen werden.

e) Bei Nachweis eines Platzbauchs sollte die Bauchhöhle exploriert werden, um mögliche intraabdominale Ursachen auszuschließen.

Die richtigen Antworten sind b und e.

Die Wunddehiszenz nach Laparotomie wird als Platzbauch bezeichnet und in drei Formen eingeteilt:

- Inkomplett – Haut eröffnet, stehende Fasziennaht
- Komplett – alle Schichten betroffen
- Inapparent – Hautnaht geschlossen, dehiszente Fasziennaht

Im Fallbeispiel lag initial vermutlich ein inapparenter Platzbauch vor (➤ Abb. 1.3).

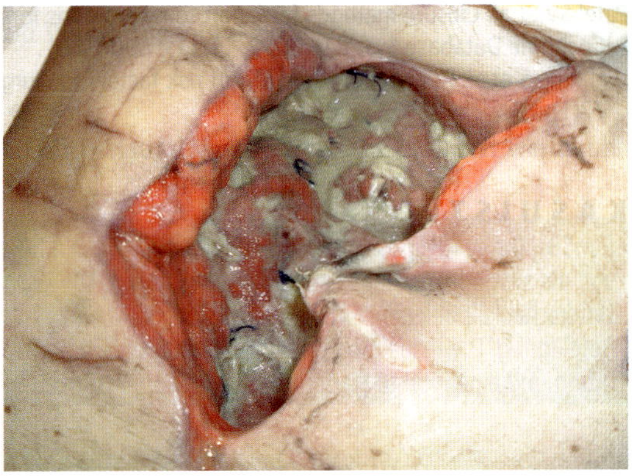

Abb. 1.3 Kompletter Platzbauch mit sichtbaren Fasziennähten und diffuser eitriger Peritonitis als Ursache [P116]

Postoperative Serome treten nach notfallmäßigen Laparotomien häufig auf und können sich teilweise spontan zwischen dem Naht- oder Klammermaterial entleeren. Eine anhaltende oder gar zunehmende Sekretion lässt jedoch eine tieferliegende Ursache vermuten. Bettseitig können hierfür Klammern oder Nähte entfernt und mit einer sterilen Pinzette die Festigkeit der Fasziennaht geprüft werden. Die alleinige bessere Ableitung des Wundsekrets entspricht keinem adäquaten chirurgischen Vorgehen.

Die Ursachen der Entstehung eines Platzbauchs sind vielfältig:

- Wundkomplikationen (z. B. Hämatom, Serom, Haut- oder Weichteilnekrosen, Infektion)
- Technische Fehler (z. B. zu dünnes Nahtmaterial, ungenügendes Fassen der Faszie bei der Naht, zu enge Nähte, Massennähte, Thermokoagulationsschäden)
- Patienteneigene Faktoren (z. B. Gerinnungsstörungen, Eiweißmangel, Mangelernährung, Bindegewebserkrankungen, Anämie, konsumierende Neoplasien, Aszites)
- Perioperative Faktoren (z. B. Notfalleingriff, fehlende Antibiotikaprophylaxe, Bluttransfusionen, lange Operationsdauer, chronischer Husten, pulmonale Infektionen, Darmparalyse)
- Medikamente (z. B. Antikoagulanzien, Immunsuppressiva, Antibiotika)

Während Wundrupturen bis zum fünften postoperativen Tag meist durch eine fehlerhafte Naht- oder Knüpftechnik bedingt sind, können ausgedehnte Infektionen zu jedem Zeitpunkt in den ersten 2–3 postoperativen Wochen zu einer Wundruptur führen. Zwischen dem 8. und 12. postoperativen Tag treten vorwiegend nichtinfektiöse Wundrupturen auf. Als herausragende Ursache gelten Leberschäden, Eiweißmangel, Antikoagulanzien, Kortikoidgaben, hohes Alter, reduzierter Allgemeinzustand sowie Vitaminmangel, in deren Folge es meist zu einem Fibrinmangel und zu einer verzögerten Kollagenfaserbildung kommt.

Bei **abdominalen Revisionen** aufgrund eines Platzbauchs sollte immer die gesamte Wunde eröffnet werden und anschließend eine sorgfältige Inspektion des Abdomens erfolgen, um mögliche intraabdominale Ursachen auszuschließen bzw. diese zu erkennen und zu behandeln. Folgender Algorithmus sollte eingehalten werden.

1. Eröffnung der kompletten Wundlänge
2. Durchmusterung des Darms bzw. des Operationsgebiets
3. Kontrolle aller Nahtverbindungen
4. Bei Infektion ausgiebige Lavage
5. Stabiler Bauchdeckenverschluss, bei Infektion individuelle Entscheidung zum Bauchdeckenverschluss

Eine **antibiotische Behandlung** ist nur bei Zeichen einer Infektion indiziert. Im Rahmen einer Revisionsoperation erfolgt zunächst ein „Single Shot“. Ein mikrobiologischer Abstrich von der Bauchdecke und aus der Bauchhöhle sollte intraoperativ entnommen werden.

LITERATUR

Muysoms FE et al.; European Hernia Society. European Hernia Society guidelines on the closure of abdominal wall incisions. Hernia. 2015; 19(1): 1–24.

Ein Dekubitus manifestiert sich zuerst durch Hyperämie gefolgt von Blasenbildung, Ulzeration und Nekrose, die sich bis in tiefere Gewebe, einschließlich der Muskeln und Knochen, ausbreiten kann. Er wird klinisch in vier Stadien eingeteilt:

- Stadium I: nicht wegdrückbares Erythem
- Stadium II: Teilverlust der Haut (Cave – eine livide Verfärbung kann bereits auf eine tiefe Gewebeschädigung hinweisen)
- Stadium III: vollständiger Verlust der Haut
- Stadium IV: vollständiger Gewebeverlust
- Keinem Stadium zuordenbar – Tiefe unbekannt (insbesondere bei starken Belägen)

Beim **Risikoassessment** sollten vor allem folgende Faktoren kritisch beurteilt werden: Durchblutung und Sauerstoffsättigung, schlechter Ernährungszustand, erhöhte Hautfeuchtigkeit, erhöhte Körpertemperatur, fortgeschrittenes Alter, Sinneswahrnehmung, allgemeiner Gesundheitszustand.

Spezialschaumstoff- oder Wechseldruckmatratzen, Sitzauflagen und druckmindernde Auflagen auf Operationstischen sowie eine frühzeitige Mobilisation und häufiger Lagewechsel des Patienten – möglichst aus eigener Kraft – sind effektive **Präventivmaßnahmen.** Auch eine adäquate Ernährung ist eine Grundvoraussetzung, um die Entstehung von Dekubiti zu verhindern. Sie erhält die allgemeine Leistungsfähigkeit und vermeidet eine katabole Stoffwechsellage. Bei Auftreten erster Rötungen hat sich die Verwendung von Schaumstoffverbänden etabliert, um den lokalen Druck zu reduzieren und die Haut vor mechanischen Scherkräften zu schützen.

Die **Therapie der Dekubitalulzera** unterscheidet das konservative vom operativen Vorgehen. Bei jedem Verbandwechsel sollte eine Wundspülung erfolgen. Hierfür werden Kochsalzlösung oder im häuslichen Bereich auch Trinkwasser empfohlen. Eine antiseptische Spülung sollte nur bei Infektionen erfolgen. Wundbeläge und Biofilme sollten regelmäßig abgetragen werden. Dies kann auf folgende Weise geschehen: chirurgisch, mechanisch scharf, autolytisch, enzymatisch, biochirurgisch mit Maden und mechanisch z. B. unter Einbeziehung von Ultraschall und Hydrochirurgie. Ein chirurgisches Débridement wird bei einer ausgedehnten Nekrose, einer fortschreitenden Zellgewebsentzündung, Krepitation und/oder Sepsis empfohlen. Ein therapeutischer Vorteil für ein Débridement bei trockenen, verschorften Belägen ohne Infektionszeichen ist nicht belegt. Eine regelmäßige Überprüfung der Resistenzlage der Hautkeime durch Abstriche ist kostenintensiv und überflüssig. Die Entstehung eines Dekubitus hängt nicht von der Kolonisation intakter Haut ab.

LITERATUR

Kirsten N, Herberger K, Augustin M et al. Moderne Wundbehandlung – von „best practice" zur Innovation. Chirurg 2018; 89: 931–942.

National Pressure Ulcer Advisory Panel, European Pressure Ulcer Advisory Panel and Pan Pacific Pressure Injury Alliance. Prävention und Behandlung von Dekubitus: Kurzfassung der Leitlinie 2019. www.epuap.org/wp-content/uploads/2020/06/qrg-2020-german.pdf (letzter Zugriff: 29.05.2021)

KASUISTIK

Ein Patient wird über die Notaufnahme mit einer erheblichen Rötung und Schwellung des Vorfußes aufgenommen. Er habe zu Hause Fieber bekommen und mit dem Fuß nicht mehr in den Schuh gepasst. Bei der klinischen Untersuchung finden sich die Zehen und der Vorfuß ödematös geschwollen und überwärmt. An der Außenseite des Köpfchens des Os metatarsale V findet sich eine offene Druckstelle, aus der sich Pus entleert. Auffällig ist, dass der Patient bei der Untersuchung kaum Schmerzen angibt. Der Patient nimmt keine regelmäßige Medikation ein.

Welche Aussagen zur Differenzialdiagnose und zum weiteren Vorgehen sind nicht korrekt?

a) Die laborchemische Untersuchung sollte eine Bestimmung des Blutzuckers und des HbA1c enthalten, um einen möglichen Diabetes mellitus abzuklären.

b) Ein Röntgenbild des Vorfußes ist obligat, um eine Beteiligung des Knochens im Rahmen der Infektion und eines möglichen diabetischen Fußsyndroms abzuklären.
c) Bei der neuropathischen Form des diabetischen Fußsyndroms sind Gefäßverschlüsse ausgeschlossen.
d) Bei Infektionen im Rahmen eines Diabetes mellitus sollte stets eine intravenöse Applikation von Antibiotika erfolgen.
e) Die verminderte Schmerzempfindlichkeit kann auf eine neuropathische Form des diabetischen Fußsyndroms hinweisen.

Die Aussagen c und d sind nicht korrekt.
Bei jeder Fußinfektion ist auf mögliche Eintrittspforten zu achten. Häufige Ursachen sind Durchblutungsstörungen (pAVK), diabetische Ulzera, Druckgeschwüre oder Traumata. Abhängig von der Ursache finden sich die Läsionen oft an typischen Stellen. Die Hautläsionen sind klassische Eintrittspforten für Superinfektionen, die wie im o. g. Fallbeispiel bis zu septischen Verläufen führen können (> Abb. 1.6).

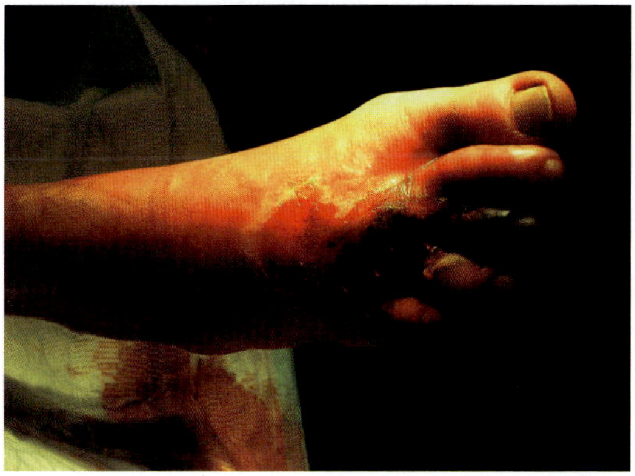

Abb. 1.6 Ausgedehnte phlegmonöse und teil nekrotisierende Vorfußinfektion bei Diabetes mellitus [P116]

Da es im Rahmen von Infektionen zu Entgleisungen des Blutzuckers kommen kann, sollte immer der HbA1c zur Sicherung eines möglichen Diabetes mellitus mitbestimmt werden.

Das **diabetische Fußsyndrom (DFS)** ist ein vielseitiges Krankheitsbild, das von einfachen, oberflächigen Ulzerationen bis zur Phlegmone des gesamten Vorfußes oder Unterschenkels reichen kann. Ursachen sind eine Polyneuropathie (PNP), die immer beidseitig auftritt, und die Angiopathie. In der Praxis finden sich häufig Mischformen. Auch eine Kombination mit einer paVK ist möglich.

Die diabetische Stoffwechsellage führt zu einer zunehmenden Glykosylierung der Struktureiweiße, insbesondere der Nervenzellen, die zudem eine Störung des Energiestoffwechsels aufweisen. Die Folge ist zum einen die **autonome Polyneuropathie (PNP),** die zu einer Weitstellung der arteriovenösen Shunts in der Peripherie führt und den Fuß warm, rosig und gut durchblutet erscheinen lässt. Dennoch kommt es zu trophischen Störungen der Haut mit Funktionsverlust der Schweißdrüsen, sodass die Haut austrocknet. Zum anderen entwickelt sich eine **sensomotorische PNP,** die zu einer Atrophie der Muskulatur der Zehenstrecker mit nachfolgender Deformität der Zehen führt. Hierdurch wird die plantare Druckbelastung unter den Metatarsalköpfchen deutlich erhöht, was die typische Lokalisation des Mal perforans erklärt. Die gleichzeitige Sensibilitätsstörung führt zu Taubheitsgefühl oder Missempfindungen, weshalb Verletzungen, z. B. durch zu enges Schuhwerk, häufig übersehen oder bagatellisiert werden.

Die Ursachen des **angiopathischen DFS** sind bezüglich der Genese der Gefäßerkrankung vielfältig. Der Diabetes kann hier kausal durch hohe und exzessiv schwankende Glukosespiegel die Auswirkungen der Angiopathie verstärken. Durch die periphere Minderperfusion und Malnutrition kann sich die diabetische Stoffwechsellage wiederum verschlechtern. Eine Osteomyelitis wird jedoch sehr selten beobachtet.

Typischerweise sind Ulzera beim neuropathischen DFS plantar, selten dorsal lokalisiert. Hingegen manifestieren sich bei der angiopathischen Form die Ulzerationen vorwiegend akral (Zehen und Ferse). Der neuropathische Fuß einschließlich der Mischform ist nicht nur durch seine typischen Hautveränderungen wie Schwielen, Ulzera oder Nekrosen sowie eine polymikrobielle Erregersituation charakterisiert, sondern auch durch den chronischen Verlauf, in dessen Folge sich nicht selten eine Osteomyelitis entwickelt oder die primär lokale Infektion zur Phlegmone bzw. Gangrän fortschreitet. Entzündlich bedingt kommt es zu Lymphangitiden mit einem konsekutiven Lymphödem.

Der **Heilungsverlauf** wird beim Diabetes mellitus durch eine Funktionsminderung der Monozyten, neutrophilen Granulozyten sowie der Lymphozyten beeinträchtigt. Eine rezidivierende Traumatisierung und damit Reinfektion der Ulzera trägt zusätzlich zu einer Heilungsverzögerung bei.

Hinsichtlich der **Behandlung einer Infektion** sollte das Vorgehen vom Befund abhängig gemacht werden. Dies umfasst eine lokale antiseptische Therapie, eine chirurgische Infektsanierung und/oder eine systemische antibiotische Behandlung.

LITERATUR

Lechleitner M et al. Diabetische Neuropathie und diabetischer Fuß (Update 2019). Wien Klin Wochenschr. 2019; 131: 141–150.
Morbach S et al., German Diabetes Association. Diabetic foot syndrome. Exp Clin Endocrinol Diabetes. 2014 Jul; 122(7): 416–424.

1.4 Chirurgische Infektiologie

Günter Weiß

KASUISTIK

Ein 40-jähriger Mann soll an der Schilddrüse operiert werden. Anamnestisch sind eine Hypertonie und eine vor einigen Tagen durchgemachte Tracheobronchitis bekannt. Präoperativ wird über eine perioperative Antibiotikaprophylaxe diskutiert.

Bei welchen Operationen besteht kein erhöhtes Infektionsrisiko und deswegen keine sichere Indikation zur perioperativen Antibiotikaprophylaxe?

a) Thyreoidektomie
b) Hemikolektomie
c) Cholezystektomie
d) Appendektomie
e) Mastektomie

Die richtigen Antworten sind a und e.

MERKE

Ziel einer perioperativen Antibiotikaprophylaxe, unabhängig von der Art des operativen Eingriffs, ist die Senkung der Rate postoperativer Wundinfektionen. Andere Infektionen werden nicht beeinflusst. Die Antibiotikaprophylaxe kann jedoch kein Ersatz für einwandfreie Basishygiene, aseptisches Arbeiten und gewebeschonende Operationstechnik sein.

Zahlenmäßig stehen die **Wundinfektionen** mit ca. 25 % aller nosokomialen Infektionen zwar nur an 2. Stelle, sind aber für fast 50 % der Kosten verantwortlich, die durch alle nosokomialen Infektionen hervorgerufen werden. Perioperative Antibiotikaprophylaxe ist die kurzfristige Antibiotikagabe vor einer möglichen Kontamination im Verlauf eines chirurgischen Eingriffs. Das Infektionsrisiko sollte höher sein als die Komplikationsrate des prophylaktischen Regimes. Man unterscheidet vier Operationsgruppen nach ihrer Infektionshäufigkeit (➤ Tab. 1.5). Die **Indikation zur Antibiotikaprophylaxe** ergibt sich unabhängig von Risikofaktoren bei Operationen der Gruppe II und III. Bei Operationen der Gruppe I richtet sich die Antibiotikaprophylaxe nach dem Vorhandensein von Risikofaktoren für postoperative Wundheilungsstörungen. Risikofaktoren sind z. B. Notfalleingriffe, Immunsuppression, Komorbidität, Mangelernährung. Bei Operationen der Gruppe IV wird eine Antibiotikatherapie durchgeführt. Als optimaler Applikationszeitpunkt gilt die intravenöse Applikation spätestens 30–60 Minuten vor dem Hautschnitt, z. B. mit Einleitung der Anästhesie. Wichtig ist, dass die Wirkung

Tab. 1.5 Einteilung der Operationen nach Infektionshäufigkeit

I	Sauber („clean")	Aseptische Operation ohne Eröffnung des GIT/RT
II	Sauber-kontaminiert („clean-contaminated")	Saubere Operation mit Eröffnung des GIT/RT ohne Austritt von Inhalt
III	Kontaminiert („contaminated")	Operation bei akuter Entzündung und/oder Entleerung von Hohlorganinhalt
IV	Infiziert („dirty/infected")	Operation bei Eiteransammlung, nach Perforation von Hohlorganen und allen Verletzungen

GIT = Gastrointestinaltrakt; RT = Respirationstrakt

Tab. 1.6 Wahl des Antibiotikums nach Operationsgebiet und Erregerspektrum

Operation	Häufige Erreger	Antibiotikum (Beispiel)
Gastroduodenale Eingriffe	Enterobakterien, Streptokokken, *S. aureus, Candida spp.*	Cephalosporin II. Generation + Metronidazol
Gallenwegseingriffe	*E. coli,* Klebsiellen, Streptokokken (aerob und anaerob), Clostridien	Aminobenzylpenicillin + Betalaktamasehemmer
Kolorektale Chirurgie	*E. coli,* Klebsiellen, *Proteus spp.,* Streptokokken, *Bacteroides spp.*	Cephalosporin II. Generation + Metronidazol
Appendektomie	Enterobakterien (aerob und anaerob)	Cephalosporin II. Generation + Metronidazol
Urologische Eingriffe	*E. coli,* Proteus, Enterokokken, Klebsiellen, *S. aureus*	Chinolone
Gefäßchirurgie	*S. aureus, S. epidermidis*	Cephalosporin II. Generation
Unfallchirurgie, Orthopädie	Staphylokokken, Streptokokken	s. Gefäßchirurgie
Gynäkologische Eingriffe	Enterobakterien, Anaerobier	Aminobenzylpenicillin + Betalaktamasehemmer

des Antibiotikums über den gesamten Operationszeitraum vorhanden ist. Eine intraoperative Wiederholung ist entsprechend der Halbwertszeit des Antibiotikums und der Dauer der Operation in den meisten Fällen nach 3–4 Stunden durchzuführen.

Die **Auswahl der antibiotischen Substanz** richtet sich nach den zu erwartenden mikrobiologischen Erregern im geplanten Operationsgebiet (➤ Tab. 1.6). In der Regel muss die Substanz für die Antibiotikaprophylaxe wirksam gegen die am häufigsten bei diesem Eingriff vorkommenden mikrobiologischen Erreger sein. Diese Erreger umfassen diejenigen, die die Körperoberflächen besiedeln, welche während des Eingriff durchtrennt werden.

LITERATUR

Maier S, Eckmann C, Kramer. Perioperative Antibiotikaprophylaxe: ein Update. Krankenhaushygiene up2date 2015; 10:105-112.

Senn L, Vuichard D, Widmer A, Zanetti G, Kuster S. Aktualisierte Empfehlungen zur perioperativen Antibiotikaprophylaxe in der Schweiz. Swissnoso. 2015; 20 (1):1–8.

KASUISTIK

Im Verlaufslabor einer 43-jährigen Patientin nach einer Leberteilresektion zeigt sich als pathologischer Wert am dritten postoperativen Tag ein Anstieg des CRP-Wertes von 8 mg/l (präop.) auf 160 mg/l. Es bestehen keine erhöhten Temperaturen, und die Leukozytenwerte befinden sich im Normbereich. Da der klinische Verlauf normal ist, wird dem erhöhten Wert keine weitere Bedeutung beigemessen. Das C-reaktive Protein (CRP) ist das klassische Akute-Phase-Protein. Nach jedem operativen Eingriff und bei Infektionen zeigt es Konzentrationsanstiege.

Häufige postoperative Parameter zur Suche nach Infektionen sind neben klinischen Daten die Messung der Körpertemperatur, der Leukozytenwerte und des Procalcitonin (PCT).

1

Welche Aussagen zum CRP sind richtig?

a) Über eine Freisetzung von Interleukinen (IL-6) kommt es bei einer Entzündungsreaktion in der Leber zur Erhöhung der Syntheserate des CRP.
b) Durch die Bestimmung des CRP können infektiöse (z. B. Pneumonie) von nichtinfektiösen (z. B. Gewebeschädigung bei Operationen) Entzündungsreaktionen unterschieden werden.
c) Der Gipfel des postoperativen CRP-Anstieges ist nach ca. 2–3 Tagen erreicht, bei späterem Wiederanstieg deuten sich Komplikationen an.
d) Das Interleukin 6 zeigt schneller als das CRP akute Entzündungsreaktionen an.
e) Bei chronischen Entzündungen ist der CRP-Anstieg niedriger als erwartet.

Die richtigen Antworten sind a, c, d und e.
Das CRP zählt heute neben den Leukozytenzahlen und der Körpertemperatur zu den wichtigsten Verlaufsparametern von Entzündungsreaktionen. Weitere klinisch genutzte Marker sind z. B. Interleukin-6 (IL6), Procalcitonin (PCT), Tumornekrosefaktor-alpha (TNF-α) und Lipopolysacharid-bindendes Protein (LBP). Anstiege des CRP (und der anderen Entzündungsmarker) finden sich bei akuten und chronischen Entzündungsreaktionen wie bakteriellen, mykotischen und viralen Infektionen sowie bei operativen und nichtoperativen Traumata.

Das **CRP** ist das klassische Akute-Phase-Protein. Ein Konzentrationsanstieg im Plasma weist auf ein entzündliches Geschehen hin. Die Sekretion des CRP beginnt 4–6 Stunden nach Stimulus und erreicht den Gipfel nach 36–50 Stunden. Nach Wegfall des Stimulus fallen die CRP-Spiegel mit einer Halbwertszeit von 19 Stunden. Bei chronischen Entzündungen ist der CRP-Anstieg niedriger als erwartet oder ist nur diskret ausgeprägt (z. B. Bindegewebserkrankungen).

Der wichtigste Stimulator der CRP-Synthese in der Leber ist das bei einer Gewebeschädigung aus dem Monozyten-Makrophagensystem freigesetzte **Interleukin-6 (IL-6).** Der Anstieg des IL-6 geht aus diesem Grund der Synthese von Akute-Phase-Proteinen voraus, was für die Frühdiagnostik in bestimmten Situationen bedeutsam sein kann (Früherkennung von Infektionen bei Neutropenikern und in der neonatalen Periode, Polytrauma).

Die Bestimmung des neueren Entzündungsmarkers **PCT** wird vor allem zur Differenzierung von infektiösen und nichtinfektiösen Entzündungsreaktionen und zur Verlaufskontrolle bei schweren Infektionen genutzt (z. B. Antibiotikaanwendungsdauer).

MERKE
Aufgrund der unzureichenden Sensitivität und Spezifität aller Entzündungsmarker für die Diagnostik von perioperativen Komplikationen ist die Kombination mit klinischen, radiologischen und mikrobiologischen Befunde zur Verlaufsbeurteilung unerlässlich!

LITERATUR
Thomas L. Entzündung. In: Thomas L (Hrsg.). Labor und Diagnose. Online-Ausgabe 2020. www.labor-und-diagnose-2020.de/k19.html (letzter Zugriff: 29.5.2021).
Weiß G. Therapie von schweren Infektionen. In: Weiß G, König B (Hrsg.). Infektionsmanagement auf Intensivstationen. München: Elsevier Urban & Fischer, 2011; S. 81–136.

KASUISTIK
Ein 57-jähriger russischer Asylbewerber stellt sich mit folgenden Beschwerden vor: zunehmende rezidivierende Bauchschmerzen, zeitweise blutiger Stuhl, Gewichtsverlust und Fieberschübe. Er berichtet über eine durchgemachte Lungentuberkulose vor 3 Jahren. Bei der klinischen Untersuchung weisen Sie neben einem aufgetriebenen Abdomen Aszites nach.

Welche Aussage(n) ist/sind nicht korrekt?

a) Der Patient zeigt typische Symptome und Anzeichen für eine mögliche abdominale Tuberkulose.
b) Tuberkulose tritt weltweit wieder vermehrt auf und stellt in Zusammenhang mit AIDS eine gefährliche Kombination dar.
c) Bei einer Abdominaltuberkulose stellt die Chirurgie die Primärtherapie dar.
d) Die Bestimmung der Adenosindesaminase-Aktivität in Aszitesflüssigkeit ist ein einfaches und nützliches Verfahren für die Diagnostik der Peritonealtuberkulose.
e) Die bei der Abdominaltuberkulose am häufigsten betroffenen Gebiete umfassen das Mesenterium, das Ileum, die Ileozökalgegend, das Peritoneum und selten auch das Jejunum.

Die Aussage c ist nicht korrekt.

Tuberkulose gehört zu den 15 häufigsten Todesursachen weltweit und tritt wieder vermehrt auf. Sie stellt insbesondere im Zusammenhang mit HIV eine gefährliche Kombination dar. Etwa 6 % der HIV-Kranken leiden auch an Tuberkulose. Etwa 30 % der Tuberkulosepatienten sind nicht in Deutschland geboren. Das Abdomen ist neben der Lunge eine der am häufigsten durch Tuberkulose befallenen Körperregionen. 10–30 % der Patienten mit pulmonaler Tuberkulose entwickeln eine abdominale Manifestation.

Kommt eine Tuberkulose differenzialdiagnostisch in Betracht, stehen der Erregernachweis in Sputum/Gewebeproben durch Kultur (Goldstandard) sowie Mikroskopie und Nukleinsäure-Amplifikationstests im Vordergrund. Bildgebende Verfahren werden ebenfalls zur Diagnose und Verlaufskontrolle genutzt. Die Abgrenzung der **Abdominaltuberkulose** ist sehr schwierig, besonders bei selten befallenen Körperregionen, da viele der Patienten keine Anzeichen für eine Lungentuberkulose zeigen oder keinen positiven Hauttest haben.

Patienten mit Abdominaltuberkulose haben eine Vielfalt an Symptomen und Blutungsanzeichen. Die Hauptdifferenzialdiagnosen reichen von Morbus Crohn bei jüngeren bis zu fortgeschrittener maligner Erkrankung bei älteren Patienten. Die Bestimmung der **Adenosindesaminase-Aktivität in Aszitesflüssigkeit** ist ein einfaches und nützliches diagnostisches Verfahren bei Peritonealtuberkulose, das die Anzahl an laparoskopischen Biopsien senken kann. Häufig wird die Diagnose zu spät gestellt, weshalb die Mortalität sehr hoch ist.

Gewöhnlich erfolgt eine **radiologische Diagnostik** unter Zuhilfenahme der Endoskopie. Chirurgisch sollte nur zur Behandlung von Komplikationen einer Abdominaltuberkulose vorgegangen werden.

Häufige akute **chirurgische Komplikationen** sind freie Perforationen, Abszesse, Fisteln, Blutungen und Obstruktionen. Als medikamentöse antituberkulöse Standardtherapie wird eine Vierfachkombination aus Isoniazid, Rifampicin, Ethambutol und Pyrazinamid eingesetzt, gefolgt von einer Zweifachkombination aus Isoniazid und Rifampicin.

LITERATUR

Suárez I et al. The diagnosis and treatment of tuberculosis. Dtsch Arztebl Int. 2019; 116: 729–735.
Weledji EP, Pokam BT. Abdominal tuberculosis: Is there a role for surgery? World J Gastrointest Surg. 2017; 9(8): 174–181.
Wolfensberger A, Huber M, Choschzick M, Mueller NJ. Abdominale Tuberkulose. Gastroenterologe 2014; 9: 372–377.

KASUISTIK

Eine 76-jährige Patientin muss aufgrund einer Anastomoseninsuffizienz nach einer Hemikolektomie auf der Intensivstation beatmet werden. Am vierten postoperativen Tag nach der Revisionsoperation zeigen sich Zeichen einer Pneumonie. Im Trachealsekret finden sich multiresistente Pseudomonaden (4MRGN). Nosokomiale Infektionen durch multiresistente Erreger (MRE) stellen ein zunehmendes Problem bei der Behandlung auch chirurgischer Patienten dar.

Welche Aussagen in Bezug auf multiresistente Erreger (MRE) sind richtig?

a) Häufige bei chirurgischen Infektionen auftretende MRE sind Methicillin-resistente *Staphylococcus aureus* (MRSA), Vancomyzin-resistente Enterokokken (VRE) und 3MRGN bzw. 4MRGN (multiresistente gramnegative Erreger).
b) Bei kolonisierten und infizierten Patienten mit MRE müssen erweiterte und spezielle hygienische Maßnahmen in Anwendung kommen.
c) Infektionen mit MRE führen oft zu einem komplikationsreicheren Verlauf mit erhöhter Letalität.
d) Patienten mit MRE dürfen nur in „septischen Operationssälen" behandelt werden.
e) MRE müssen nach dem Infektionsschutzgesetz (IfSG) aufgezeichnet und bewertet werden. Teilweise sind Infektionen mit MRE meldepflichtig.

Aussagen a, b, c und e sind richtig.
Multiresistente Erreger (MRE) zeigen weiterhin eine zunehmende Tendenz. Aufgrund ihrer Bedeutung und Problematik nehmen Maßnahmen zum Screening, zur Prävention und vor allem die antimikrobielle Behandlung eine immer größere Rolle im Klinikalltag ein. Die häufigsten Vertreter an MRE (s. o.) zeigen heute auf den Intensivstationen eine steigende Inzidenz zwischen 0,1 und 1,5. Aufgrund der klinischen und auch juristischen Bedeutung (nosokomiale Übertragung/Hygiene) existieren in den Kliniken Maßnahmenpläne zur Prävention und zum Umgang mit Patienten und einer MRE-Kolonisation bzw. -Infektion. In vielen Kliniken wird ein risikoadaptiertes Screening nach MRE durchgeführt, um häuslich kolonisierte oder infizierte Patienten bei der Aufnahme zu erkennen. Bis zu etwa 80 % der MRE werden aus dem häuslichen Milieu mit in die Klinik gebracht.

Häufige **Risikofaktoren** für eine Besiedlung mit MRE sind z. B. vorheriger Kontakt zu MRE-Umgebung/Personen, positive MRE-Anamnese, vorherige Antibiotikatherapie, vorheriger Krankenhausaufenthalt, Pflegeheim, chronische Wunden, invasive Katheter.

Neben dem Screening nimmt die **Prävention von nosokomialen Übertragungen** eine sehr große Rolle ein. Der Nachweis von MRE führt zu erweiterten und speziellen hygienischen Maßnahmen bis hin zur Einzelzimmerisolierung. Der wichtigste Präventionsmaßnahme ist die strikte Durchsetzung der Standardhygienemaßnahmen auf den Stationen und besonders im Operationssaal (z. B. Händewaschen, Haut- und Schleimhautdesinfektion, Instrumentenaufbereitung, Mund-Nasen-Schutz, Flächendesinfektion, etc.). Die größte Bedeutung, insbesondere bei der Verhinderung der Übertragung von MRE, hat die regelmäßige und gründliche Händedesinfektion. Bei Besiedlung oder Infektion mit MRE kommen erweiterte Hygienemaßnahmen zur Anwendung (z. B. Isolierung, mikrobiologische Überwachung, Dekolonisationsmaßnahmen).

Ein großer Teil der **Resistenzentwicklung** wird bedingt durch eine Therapie mit Antibiotika, insbesondere bei rezidivierenden Gaben bzw. langen Therapiezeiten. Die Bundesregierung hat zur Verhinderung von unnötiger Resistenzentwicklungen die **Deutsche Antibiotika-Resistenzstrategie (DART)** entwickelt, die neben der Prävention nosokomialer Infektionen auf die Bekämpfung von Antibiotikaresistenzen durch einen rationalen Einsatz von Antiinfektiva, die **Antibiotic Stewardship (ABS),** abzielt.

LITERATUR

Gesetz zur Verhütung und Bekämpfung von Infektionskrankheiten beim Menschen (Infektionsschutzgesetz – IfSG). Bundesgesetzblatt 2000; Nr. 33: 1045–1071.

Weiß G. Infektionssurveillance auf der Intensivstation. In: Weiß G, König B (Hrsg.). Infektionsmanagement auf Intensivstationen. München: Elsevier Urban & Fischer, 2012; S. 317–333.

THEMA

Die meisten Infektionen im Operationssaal werden durch Keime verursacht, die vom Personal oder vom Patienten stammen. Die Übertragung kann mit oder ohne Anwesenheit von Flüssigkeiten geschehen. Flüssigkeiten erleichtern die Erregerübertragung. Der **Schutzkleidung** kommt entscheidende Bedeutung bei der Infektionsprävention zu.

Welche Aussagen in Bezug auf die Berufsbekleidung sind richtig?

a) Die Einweg-Kopfbedeckung muss so gestaltet sein, dass Haupthaar und Stirn sowie ggf. Barthaar vollständig bedeckt sind.
b) Bei Gefahr des Verspritzens oder Versprühens von Körperflüssigkeiten (Gefäß-, Herzchirurgie usw.) ist das Tragen einer Schutzbrille bzw. eines Gesichtsschilds angezeigt.
c) Die OP-Bereichskleidung darf nicht außerhalb der Operationsabteilung getragen werden.
d) Das Tragen steriler Handschuhe ersetzt nicht die chirurgische Händedesinfektion.
e) Die Perforationshäufigkeit zweier übereinander getragener Handschuhe ist signifikant geringer als die einzeln getragener Handschuhe, sodass für alle großen und/oder lang dauernden Operationen, unfallchirurgisch-orthopädischen und septischen Eingriffen prinzipiell zu empfehlen ist, zwei Paar Handschuhe zu tragen.

Alle Aussagen sind richtig.
Darüber hinaus gibt es weitere wichtige Grundregeln für die OP-Kleidung und Patientenabdeckung:

Gemäß ihrer Zweckbestimmung sind **OP-Textilien (Abdeckmaterial und Schutzkleidung)** Medizinprodukte, die gemäß Medizinproduktegesetz hergestellt sind und gemäß MPBetreibV vertrieben werden müssen. Die OP-Kleidung sollte farbig und hierdurch als OP-Bereichskleidung identifizierbar sein. Sie sollte ausschließlich in dem definierten Bereich des OPs getragen werden.

OP-Kleidung sowie Abdeckmaterialien müssen eine **wirksame Erregerbarriere** darstellen (Barriereprüfung nach DIN EN13795). Diese soll den Infektionsweg sowohl vom Personal zur Wunde als auch vom Patienten zur Wunde, nicht zuletzt aber auch vom Patienten zum Personal unterbinden. Haupterregerreservoir für postoperative Wundinfektionen stellt die körpereigene Flora des Patienten dar. Innerhalb der intraoperativen exogenen Infektionsquellen kommt der Körperflora des OP-Personals im Vergleich zur unbelebten Umgebung (Flächen, Luft) die größere Bedeutung zu. Stauungen, Trans- oder Exsudate, Hämatome im Wundgebiet erleichtern die Erregerübertragung, sodass die Wahrscheinlichkeit einer Wundinfektion erhöht wird. OP-Bereichskleidung ist aufbereitbare Arbeitskleidung, die über der Unterwäsche nach Umkleiden in einer Personalschleuse ausschließlich innerhalb des OP-Bereiches zu tragen ist.

Sterile Schutzkleidung (OP-Kleidung): Man versteht darunter sterile OP-Mäntel und Handschuhe sowie andere sterile Kleidungsstücke, die die Aufgabe haben, einen direkten Kontakt zwischen der Körperoberfläche bzw. Haut, Bereichs- und Unterkleidung des Personals und der Wunde zu verhindern.

Neben der chirurgischen Händedesinfektion, die die transiente Flora reduzieren soll, ist das Tragen **steriler Einmalhandschuhe** zum Schutz des Patienten vor einer Erregerkontamination durch den Operateur sowie vice versa obligat. Neben der Barrierefunktion müssen OP-Handschuhe Anforderungen an Sterilität, Reißfestigkeit und Unterschreiten eines definierten Endotoxingehalts erfüllen. Sie sollten hautverträglich, ungepudert und allergenarm sein. Das Tragen steriler Handschuhe ersetzt nicht die chirurgische Händedesinfektion.

Da der Transport von Krankheitserregern durch Flüssigkeit begünstigt wird, muss bei Operationen mit starkem Flüssigkeitsanfall **flüssigkeitsdichte Kleidung** getragen werden. Wirksam ist auch die Verwendung einlaminierter Folie im Bereich der OP-Mantelvorderseite und der Ärmel.

Der **Mund-Nasen-Schutz (MNS)** soll die Verbreitung von Tröpfchen aus dem Nasen-Rachen-Raum verhindern und den Träger vor Verschmutzung der Gesichtshaut mit Körperflüssigkeit oder Aerosolen des Patienten schützen. Die Maske muss Mund und Nase vollständig bedecken und eng am Gesicht anliegen. Barthaare müssen vollständig abgedeckt sein. Vor jeder neuen Operation und bei Durchfeuchtung muss die Gesichtsmaske gewechselt werden. Vor jeder neuen Operation muss die sterile OP-Kleidung gewechselt werden.

LITERATUR

Arbeitskreis „Krankenhaus- & Praxishygiene" der AWMF. S1-Leitlinie OP-Kleidung und Patientenabdeckung (Stand: 08/2017). www.awmf.org/leitlinien/detail/ll/029-012.html (letzter Zugriff: 29.5.2021).

bakterieller Sekundärinfektionen mit Pneumokokken bei der Influenza wird auch die jährliche Influenzaimpfung für die Patienten empfohlen.

LITERATUR

Laws HJ et al. Impfen bei Immundefizienz. Anwendungshinweise zu den von der Ständigen Impfkommission empfohlenen Impfungen. (III) Impfen bei hämatologischen und onkologischen Erkrankungen (antineoplastische Therapie, Stammzelltransplantation), Organtransplantation und Asplenie. Bundesgesundheitsbl 2020; 63:588–644; Erratum: 1300–1302.

KASUISTIK

Bei einer Wundbehandlung in der Notfallambulanz kommt es zu einer Nadelstichverletzung des behandelnden Arztes. Der Arzt meldet sich im Anschluss an die Versorgung beim Durchgangsarzt. Stich- und Schnittverletzungen mit Kanülen, Lanzetten und Skalpellen sowie die Kontamination von Augen, Hautläsionen und Schleimhäuten – insbesondere auch im Operationssaal – mit infektiösem Blut können zur Übertragung von Erregern führen.

Welche Aussage(n) ist/sind richtig?

a) Die wichtigsten potenziell durch „Nadelstichverletzung" übertragenen Infektionen sind Hepatitis B und C (HBV, HCV) und Humanes Immundefizienzvirus (HIV).
b) Zurzeit steht keine Postexpositionsprophylaxe (PEP) für HCV zur Verfügung.
c) Nach beruflichem Kontakt mit einer potenziell infektiösen Flüssigkeit sollte in jedem Fall ein Durchgangsarzt-Verfahren eingeleitet werden.
d) Das Übertragungsrisiko für HBV ist mit 20–30 % am höchsten.
e) Bei V. a. HIV darf die Indexperson ohne deren Einverständnis getestet werden!
f) Die Wahrscheinlichkeit für einer Infektion ist abhängig von der Menge des aufgenommenen Blutes, der Injektions-Stichtiefe, der Expositionsdauer und der Infektiosität des Patienten.

Antworten a, b, c, d, f sind richtig.

Nadelstichverletzungen (NSV) kommen in medizinischen Versorgungseinrichtungen häufig vor. Die wichtigsten durch Blut übertragbaren Erreger sind dabei die Hepatitisviren B und C und das HI-Virus. Nach beruflichem Kontakt mit potenziell infektiöser Flüssigkeit sollte in jedem Fall ein Durchgangsarztverfahren eingeleitet werden. Akutversorgung und Nachsorge umfassen vor der Diagnostik und Postexpositionsprophylaxe eine Risikoanalyse der Nadelstichverletzung mit Untersuchung der verletzten und der Indexperson (➤ Tab. 1.7, ➤ Tab. 1.8).

Das Infektionsrisiko nach einer Exposition gegenüber infektiösem Blut beträgt Schätzungen zufolge bei Hepatitis B 20–30 %, bei Hepatitis C 0,4–3 % und bei HIV 0,1–1 % Übertragungswahrscheinlichkeit. Für HBV und HIV gibt es eine **Postexpositionsprophylaxe.** Vor Einleitung einer HIV-Postexpositionsprophylaxe sollte eine Risikoabschätzung, bzw. eine Abwägung des Nutzens und der Risiken durchgeführt werden. Bei unbekanntem HIV-Serostatus, bzw. wenn die klinische Diagnose einer HIV-Infektion nicht sehr wahrscheinlich ist, sollten die Empfehlungen zurückhaltend gehandhabt werden. Eine medikamentöse Postexpositionsprophylaxe sollte möglichst rasch eingenommen werden.

Für HBV gibt es einen sehr guten und sicheren **Impfstoff,** sodass eine Impfung der betroffenen Personen mit einem geringen Infektionsrisiko unbedingt gerechtfertigt ist. Nach Exposition sollte unbedingt der Immunschutz überprüft werden und entsprechend gehandelt werden. Bei einem Anti-HBs-Titer von unter 100 IE/L wird ein HB-Impfstoff notwendig, bei einem Titer unter 10 IE/L zusätzlich Hepatitis-B-Immunglobulin (HBIg).

Tab. 1.7 Verletzte Person – Laboruntersuchungen, ggf. HIV-PEP und HB-Impfung: nach individueller Risikoabschätzung, Aufklärung und informiertem Einverständnis der verletzten Person (Stranzinger et al. 2019) [F201-040]

Screening der verletzten Person	HBV	HCV	HIV
Sofort nach Übertragungsereignis	**Anti-HBc und Anti-HBs** nur erforderlich bei unsicherer Immunität (Anti-HBs-Titer nie oder zuletzt vor mehr als 10 Jahren ≥ 100 IE/L). **Bei unsicherer Immunität und potenziell infektiöser oder unbekannter Indexperson:** postexpositionelle Maßnahmen nach aktuellen STIKO-Empfehlungen (Impfstoff- und ggf. Immunglobulingabe)	**Anti-HCV**	**HIV-Screeningtest 4. Gen.** bei HIV-positiver Indexperson oder bei Risikofaktoren: zügig Indikation zur HIV-PEP prüfen
Nach 6 Wochen	**Anti-HBs nach Booster-Impfung** bei der ersten Untersuchung: Wenn Anti-HBs ≥ 100 IE/L ansteigen, entfallen weitere Tests. **Bei unsicherer Immunität: HBsAg und Anti-HBc** als frühe Parameter einer HBV-Infektion	**Anti-HCV** Bei erhöhtem Risiko, HCV-positiver oder unbekannter Indexperson: HCV-NAT	**HIV-Screeningtest 4. Gen.** bei HIV-PEP erst nach 10 Wochen
Nach 12 Wochen	**Nur** bei unsicherer Immunität: **Anti-HBc und Anti-HBs**	**Anti-HCV**	**HIV-Screeningtest 4. Gen.** bei HIV-PEP erst nach 16 Wochen
Nach 6 Monaten	**Nur** bei unsicherer Immunität: **Anti-HBc und Anti-HBs**	**Anti-HCV**	Entfällt nach 2 negativen HIV-Screeningtests der 4. Gen.in der 6. und 12. Woche (oder 10. und 16. Woche nach 4-wöchiger HIV-PEP)

NAT = Nukleinsäureamplifikationstest; PEP = Postexpositionsprophylaxe

Tab. 1.8 Ist der Infektionsstatus der Indexperson unbekannt, soll nach individueller Risikoabschätzung, Aufklärung und informiertem Einverständnis untersucht werden (Stranzinger et al. 2019) [F201-040]

Screening der Index-Person	HBV	HCV	HIV
Sofort nach Übertragungsereignis	**HBsAg und Anti-HBc (Anti-HBs)** HBV-Serologie bei der Indexperson **nur,** wenn verletzte Person ohne sicheren HBV-Immunschutz	**Anti-HCV** Falls positiv und keine ausreichende antivirale Behandlung, dann HCV-NAT. Ausnahme: bei immundefizienter Indexperson (z. B. AIDS) sofort HCV-NAT	**HIV-Screeningtest 4. Generation** Falls positiv, Viruslast mittels HIV-NAT bestimmen (wegen HIV-PEP)

NAT = Nukleinsäureamplifikationstest; PEP = Postexpositionsprophylaxe

LITERATUR

Deutsche Gesellschaft für Gastroenterologie, Verdauungs- und Stoffwechselkrankheiten e.V. (DGVS). S3-Leitlinie „Prophylaxe, Diagnostik und Therapie der Hepatitis-C-Virus (HCV)-Infektion" (Stand: 12/2017, Addendum 11/2020). AWMF-Register-Nr.: 021/012. www.awmf.org/leitlinien/detail/ll/021-012.html (letzter Zugriff: 29.5.2021).

Stranzinger J et al. Verletzungen mit Infektionsrisiko – was tun nach dem Stich? Dtsch Arztebl. 2019; 116(14): A-690–A692.

1

KASUISTIK

Ein 64-jähriger Patient wird mit dem Verdacht auf eine Pneumonie und drohender respiratorischer Globalinsuffizienz auf die Intensivstation aufgenommen. Vor fünf Tagen ist der Patient aufgrund eines Sigmakarzinoms operiert worden. Klinisch zeigen sich Temperaturen von 39,2 °C, eine CRP-Erhöhung auf 235 mmol/l und eine Leukozytose. Ein aktuelles Röntgenbild des Thorax zeigt Infiltrationen über beiden Lungenfeldern (➤ Abb. 1.7). Die Befunde führen zur Bestätigung der Verdachtsdiagnose.

Welche Aussage(n) trifft/treffen auf diese Infektion nicht zu?

a) Es wird ein Trachealabstrich abgenommen und nach Erhalt des mikrobiologischen Ergebnisses eine gezielte Antibiotikatherapie angeordnet.
b) Eine inadäquate initiale Antibiotikatherapie erhöht die Komplikationsrate und die Letalität.
c) Eine kalkulierte Antibiotikatherapie muss sofort eingeleitet werden.
d) Es handelt sich um eine nosokomiale Infektion.
e) Nosokomiale Infektionen haben oft ein anderes Erregerspektrum als häuslich erworbene Infektionen

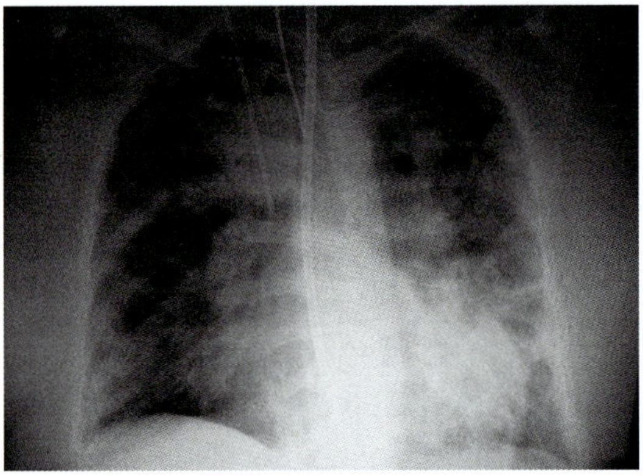

Abb. 1.7 Thorax-Röntgenbild: Infiltrationen über beide Lungenfeldern [R461]

Die Aussage a trifft nicht zu.

Es handelt sich hier um eine nosokomiale Pneumonie. **Nosokomiale Infektionen** sind alle Infektionen, die in einem kausalen Zusammenhang mit einem Krankenhausaufenthalt entstehen. Eine Infektion gilt als nosokomial, wenn sie 48 Stunden nach Krankenhausaufnahme aufgetreten ist oder eine bei Krankenhausaufnahme bestehende Infektion auf einen früheren Krankenhausaufenthalt zurückzuführen ist.

Ein Patient kann gleichzeitig oder nacheinander an mehreren nosokomialen Infektionen erkranken. Ein Erregerwechsel wird als neue Infektion definiert. Die häufigsten nosokomialen Infektionen im Krankenhaus betreffen die Luftwege, Harnwege, Wunden und intravasale Katheter. Diese Infektionen haben ein verändertes Erregerspektren mit oft hohem Resistenzverhalten und verlaufen oft schwerer mit einer höheren Letalität als häuslich erworbene Infektionen.

Eine frühestmögliche und adäquate **antimikrobielle Therapie** senkt signifikant die infektionsbedingte Komplikationsrate sowie die Letalität. Man rechnet mit dem Auftreten von 750.000 nosokomialen Infektionen/Jahr in Deutschland. Bei 22,7 % der Intensivpatienten sind diese Infektionen direkte Todesursache. Ökonomisch belasten die Infektionen das deutsche Gesundheitswesen mit 1,5 Mrd. Euro/Jahr. Die Häufigkeit nosokomialer Infektionen ist durch **strikte Einhaltung von Hygienemaßnahmen** deutlich zu beeinflussen.

LITERATUR

Kollef MH. Inadequate Antimicrobial Treatment: An Important Determinant of Outcome for Hospitalized Patients. Clin Infect Dis. 2000; 31: 131–138.

Iregui M, Ward S, Sherman G et al. Clinical importance of delays in the initiation of appropriate treatment for ventilator associated pneumonia. Chest. 2002; 122: 262–268.

Weiß G. Nosokomiale Infektionen. In: Weiß G, König B (Hrsg.). Infektionsmanagement auf Intensivstationen. München: Elsevier Urban & Fischer, 2012; S. 1–7.

Weiß G, König B. Nosokomiale Atemwegsinfektionen. In: Weiß G, König B (Hrsg.). Infektionsmanagement auf Intensivstationen. München: Elsevier Urban & Fischer, 2012; S. 168–200.

KASUISTIK

Nach einer offenen Unterschenkelfraktur erhält ein Patient wegen einer Wundheilungsstörung zusätzlich zur operativen Versorgung eine parenterale Antibiotikatherapie mit Clindamycin 4 × 600 mg/d für 10 Tage. Die Operationswunde verheilt problemlos. Zur Thromboseprophylaxe wird postoperativ Clexane 40 s. c. gegeben. Am 14. Tag bekommt der Patient Temperaturen mit 38,5 °C. Zusätzlich klagt er über kolikartige Bauchschmerzen und wässrig-schleimige Durchfälle. Der Lokalbefund ist unauffällig.

Welche Erkrankung liegt hier wahrscheinlich vor?

a) Mesenterialgefäßthrombose
b) Postoperative Cholezystitis
c) Antibiotika-induzierte Kolitis
d) Nebenwirkung von niedermolekularem Heparin
e) Akute Pankreatitis

Die richtige Antwort ist c.

Die Antibiotika-induzierte **pseudomembranöse Kolitis** ist eine typische und nicht seltene Nebenwirkung einer Antibiotikatherapie. Besonders häufig ist sie nach Gabe von Clindamycin, Lincomycin, Ureido-Penicillinen, Tetracyclinen und Cephalosporinen. Durch die vorausgegangene Antibiotikatherapie wird die Darmflora dezimiert und die Selektion von *Clostridioides difficile* (früher *Clostridium difficile*) als pathogener Erreger begünstigt. Die Symptome reichen von wässrigen, selbstlimitierenden Durchfallstühlen bis zu profusen, blutig-schleimigen Durchfällen mit hohem Fieber und abdominalen Beschwerden (Chemotherapie-induzierte Diarrhö, CID). Eine pseudomembranöse Kolitis kann aber auch klinisch mit einer Ileussymptomatik auftreten! Eine Weiterverbreitung durch fäkal-orale Übertragung ist möglich.

Die **Sicherung der Diagnose** erfolgt über den Nachweis von Antigen und Toxin in der Stuhlprobe. Endoskopisch zeigen sich Pseudomembranen im Kolon, und sonografisch können verdickte Darmschlingen nachweisbar sein (➤ Abb. 1.8). Das Auftreten von CID erfordert ein spezielles Hygienemanagement einschließlich der Einzelzimmerisolation des Patienten (Kohortenisolation möglich).

Die **Therapie** der Wahl ist neben der Beendigung der bisherigen Antibiotikatherapie und der Substitution der Wasser- und Elektrolytverluste die orale Applikation von Vancomycin (4 × 125–250 mg/d **oral**) oder Metronidazol (3 × 500 mg/d oral oder auch i. v.) für 10 Tage. Bei notwendiger parenteraler Gabe ist nur Metronidazol wirksam. Peristaltikhemmer sind kontrandiziert! Möglich ist, insbesondere bei Rezidiven, auch die Gabe von Fidaxomicin (Dificlir®) bzw. eine „Stuhltransplantation“. Die zusätzliche Gabe des monoklonalen Antikörpers Bezlotoxumab kann die Rezidivrate signifikant senken.

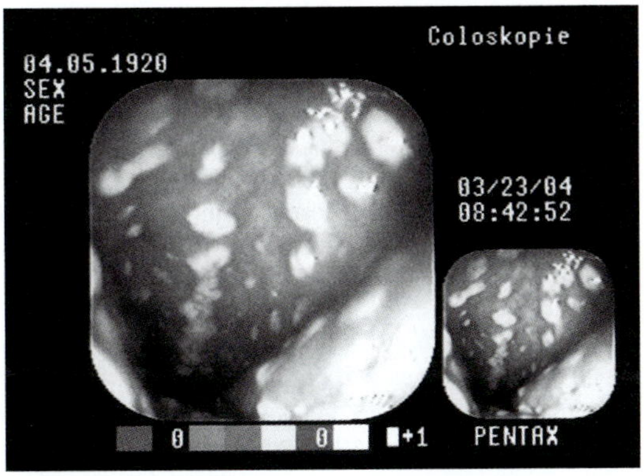

Abb. 1.8 In der Koloskopie sind Pseudomembranen im Kolon erkennbar. [R461]

LITERATUR

Robert Koch-Institut. RKI-Ratgeber Clostridioides (früher Clostridium) difficile (Stand: 11/2019). www.rki.de/DE/Content/Infekt/EpidBull/Merkblaetter/Ratgeber_Clostridium.html (letzter Zugriff: 29.5.2021).

Weiß G. Bauchrauminfektionen. In: Weiß G, König B (Hrsg.). Infektionsmanagement auf Intensivstationen. München: Elsevier Urban & Fischer, 2012; S. 156–165.

Welche Aussage(n) für die Differenzialdiagnose/Therapie einer spontanen bakteriellen Peritonitis (SBP) ist/sind falsch?

a) Eine Aszitespunktion ist zur Differenzialdiagnose unerlässlich.
b) Die Behandlung der spontanen bakteriellen Peritonitis (SBP) erfolgt konservativ.
c) Von einer spontanen bakteriellen Peritonitis wird gesprochen, wenn sich mehr als 250 polymorphkernige neutrophile Leukozyten (PMNL) pro mm^3 Aszites nachweisen lassen.
d) Die SBP ist die häufigste bakterielle spontane Infektion bei der Leberzirrhose.
e) Die SBP gehört zu den sekundären Peritonitisformen.

Die Aussage e ist falsch.

Die **spontane bakterielle Peritonitis** ist eine Form der primären Peritonitis. Sie entsteht überwiegend durch hämatogene oder lymphogene Streuung oder durch bakterielle Translokation aus dem Darm. Im Erwachsenenalter tritt die spontane bakterielle Peritonitis hauptsächlich bei Patienten mit Leberzirrhose auf. Aufgrund der häufig ausreichenden konservativen Therapie und der Gefahr der schweren Leberdekompensation nach nichtindizierter Probelaparotomie ist der Ausschluss dieser Peritonitisform sehr wichtig.

Klinisch zeigen sich lokale Schmerzen bis hin zur generalisierten Abwehrspannung, Fieber und dekompensierte Zirrhose. Laborchemisch zeigen sich ansteigende Entzündungsparameter (CRP-Synthese kann bei schwerer Lebersynthesestörung inadäquat ausfallen, besser hier zusätzlich die Procalcitoninbestimmung). Die Diagnosestellung erfolgt hauptsächlich über die Klinik und die **Aszitespunktion** mit Erreger- und Zellzahlbestimmung.

Im Aszites sind ein niedriger pH-Wert (< 7,35), eine Zahl von > **250/mm^3 polymorph-kerniger neutrophiler Leukozyten** und der Nachweis von Bakterien Wegweiser zur Diagnose einer spontanen bakteriellen Peritonitis. Der Nachweis von Bakterien im Aszites ist kein obligates, jedoch sehr spezifisches Symptom! Über 40 % der mikrobiologischen Aszitesbefunde bleiben negativ! Typisch für diese Peritonitis im Erwachsenenalter ist die Monoinfektion, in den meisten Fällen durch Enterobakterien wie *E. coli,* Klebsiellen, Enterokokken und Streptokokken.

Die antimikrobielle Therapie erfolgt unmittelbar bei Verdacht auf SBP empirisch. Meist wird ein Cephalosporin 3. Generation empfohlen.

LITERATUR

Deutsche Gesellschaft für Gastroenterologie, Verdauungs- und Stoffwechselkrankheiten e.V. (DGVS). S2k-Leitlinie Aszites, spontan bakterielle Peritonitis und hepatorenales Syndrom (Stand: 11/2018). AWMF-Register-Nr. 021-017. www.awmf.org/leitlinien/detail/ll/021-017.html (letzter Zugriff: 29.5.2021).

Weiß G, König B. Spezielle nosokomiale Infektionen auf der Intensivstation. In: Weiß G, (Hrsg.). Infektionsmanagement auf Intensivstationen. München: Elsevier Urban & Fischer, 2012; S. 141–168

KASUISTIK

Sechs Monate nach einer Lebertransplantation kommt ein Patient mit Symptomen einer Pneumonie zur Aufnahme in die Klinik. Im Röntgenbild des Thorax zeigen sich vom Hilus ausgehende bilaterale diffuse Infiltrate (➤ Abb. 1.9). Die Immunsuppression nach der Transplantation erfolgte mit Kortison, Tacrolimus und Basiliximab. Eine rechtzeitige Erkennung und Therapie von Infektionen unter Immunsuppression sind für die Patienten lebenswichtig.

An welche Erreger muss hier unbedingt gedacht werden?

a) *Staphylococcus capitis*
b) *Pneumocystis carinii* (neu: *P. jiroveci*)
c) *Enterococcus faecium*
d) Zytomegalieviren
e) Aspergillen

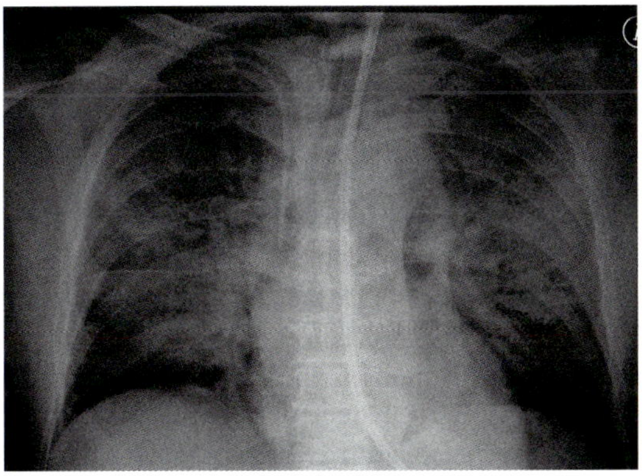

Abb. 1.9 Röntgen-Thorax: bilaterale Infiltrate, ausgehend vom Hilus [R461]

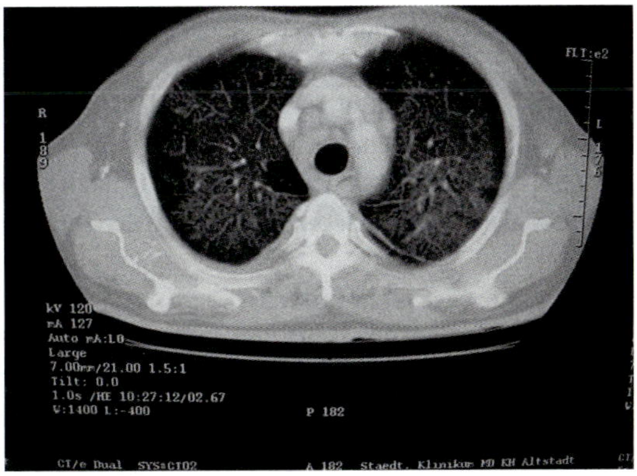

Abb. 1.10 Pulmonale Infektion im CT [R461]

Die richtigen Antworten sind b, d und e.
Typische **Komplikationen nach Transplantationen** sind Infektionen mit Viren, Pilzen und sonst selteneren Bakterien. Die Inzidenz bakterieller Infektionen liegt zwischen 35 und 68 %, die der viralen Infektionen zwischen 25 und 35 %.

Bei den Virusinfektionen handelt es sich in der Mehrzahl um Zytomegalie- oder Herpesviren. Häufige opportunistische bakterielle und mykotische Erreger sind *Pneumocystis carinii,* Candida, Aspergillen, Legionellen oder Kryptokokken. Bei manifester invasiver Erkrankung mit diesen Keimen liegt die Mortalität nahezu bei 100 %.

Der Früherkennung und der rechtzeitigen Therapie kommt bei immunsupprimierten Patienten eine vitale Bedeutung zu. Das **Absetzen bzw. die Reduktion der immunsuppressiven Medikation** ist in der Regel bei schwersten Infektionen unerlässlich. Bei den pulmonalen Infektionen lässt sich die Infektion im CT oft frühzeitiger radiologisch erkennen (➤ Abb. 1.10). Sehr häufig zeigt sich hier eine interstitielle Pneumonie, meist vor pathologischen Veränderungen im Röntgenbild. Dadurch entsteht oft ein nicht unerheblicher Zeitvorteil für die Therapie. Gefährdet hinsichtlich atypischer Erreger sind insbesondere Patienten mit einer Neutropenie bzw. Agranulozytose.

LITERATUR
Salzberger B, Hitzenbichler F, Hanses F. Treatment of infections in the critically ill under immunosuppression: What must be considered? Z Rheuatol. 2019; 78(10): 940–946.

1.5 Chirurgische Onkologie

Antonio Nocito

THEMA
Einige Grundregeln der **TNM-Klassifikation** lassen sich für alle Lokalisationen anwenden.

Welche der folgenden Aussagen ist nicht korrekt?

a) Alle Tumorfälle sollen mikroskopisch bestätigt sein.
b) Für jede Lokalisation werden zwei Klassifikationen beschrieben: Die klinische (cTNM) und die pathologische (pTNM) Klassifikation.

LITERATUR
Wittekind C. TNM Klassifikation maligner Tumoren. 8. Aufl. Weinheim: Wiley-VCH, 2017.

1

KASUISTIK

Bei einer 56-jährigen Patientin mit Husten, zervikalem Spannungsgefühl und Gewichtsverlust zeigten sich im CT multiple vergrößerte Lymphknoten zervikal, axillär, mediastinal und paraaortokaval. Eine sonografisch gesteuerte Punktion eines zervikalen Lymphknotens blieb unauffällig. Es erfolgte nun die axilläre Exzisionsbiopsie eines 2 × 3 cm großen Lymphknotens, welche die Diagnose eines klassischen Hodgkin-Lymphoms vom nodulär sklerosierenden Typs erbrachte. Zur geplanten Chemotherapie wird der Patientin in zweiter Sitzung ein Port-Katheter implantiert.

Welche Aussage(n) ist/sind korrekt?

a) Chirurgen werden meist im Rahmen der Behandlung von Hodgkin-Lymphomen konsultiert.
b) Die Lymphomdiagnose kann nur durch eine Exzision und Untersuchung eines vollständigen Lymphknotens (LK) gestellt werden.
c) Idealerweise sollte ein peripherer LK mit einer Mindestgröße von 2 cm exzidiert werden.
d) Die LK müssen immer als Frischgewebe, d. h. unfixiert, zur histopathologischen Untersuchung eingesendet werden.
e) Der Dünndarm ist die häufigste Lokalisation einer Perforation bei Non-Hodgkin-Lymphom (NHL) mit gastrointestinaler Beteiligung.

Die Antworten c und e sind korrekt.
Steht die Verdachtsdiagnose Lymphom im Raum, wird der Chirurg häufig im Rahmen der diagnostischen Aufarbeitung konsultiert. Daher sind einige Grundkenntnisse notwendig.

Die Neuerkrankungsrate der **Non-Hodgkin-Lymphome** liegt in Deutschland bei 16/100.000/Jahr gegenüber 3/100.000/Jahr neuauftretender Hodgkin-Lymphome. Während das Non-Hodgkin-Lymphom die sechsthäufigste Tumorerkrankung darstellt, liegt das Hodgkin-Lymphom lediglich auf Platz 21. Chirurgen werden daher meist bei der Behandlung von NHL hinzugezogen, um eine Lymphknotenexzision, eine Port-a-Cath-Einlage oder in seltenen Fällen eine Splenektomie durchzuführen.

Nur in 25–35 % der Fälle braucht es für die Diagnose und vollständige Klassifikation eines Lymphoms eine **Exzisionsbiopsie.** In den meisten Fällen reicht die Kombination einer Feinnadel- und einer Stanzbiopsie aus.

Aufgrund der geringeren Morbidität sollten, wenn immer möglich, **periphere Lymphknoten** exzidiert werden. Die höchste diagnostische Ausbeute wird durch eine Exzision von zervikalen oder supraklavikulären LK von mindestens 2 cm Größe erzielt. Obwohl historische Studien gezeigt haben, dass die diagnostische Aussagekraft von inguinalen LK-Biopsien – aufgrund der häufigen Verschleierung durch ein entzündliches Muster – eingeschränkt ist, konnte dies im Zeitalter des PET-CT-Stagings nicht bestätigt werden.

Idealerweise wird **LK-Gewebe** sowohl frisch als auch in Formalin fixiert eingesendet. Durch Fortschritte in der Antigendemaskierung kann heute die Immunphänotypisierung und damit die Klassifizierung der Lymphome in den allermeisten Fällen auch an formalinfixiertem und paraffineingebettetem Gewebe durchgeführt werden.

Der **Gastrointestinaltrakt** ist in 10–15 % der NHL mitbefallen. In 10 % der Fälle mit gastrointestinaler Beteiligung kommt es zu einer Perforation, hauptsächlich im Bereich des Dünndarms. 50–70 % der Perforationen treten im Rahmen der Erstmanifestation auf, die restlichen während der Chemotherapie.

LITERATUR
Chin CK et al. Frequency of bowel perforation and impact of bowel rest in aggressive non-Hodgkin lymphoma with gastrointestinal involvement. Br J Haematol. 2019 184(5): 826–828.
Feig BW, Ching CD. The MD Anderson Surgical Oncology Handbook. 6. Aufl. Philadelphia: Wolters Kluwer Health, 2018.

Zentrum für Krebsregisterdaten im Robert Koch-Institut. Datenbankabfrage mit Schätzung der Inzidenz, Prävalenz und des Überlebens von Krebs in Deutschland auf Basis der epidemiologischen Landeskrebsregisterdaten (DOI: 10.18444/5.03.01.0005.0014.0001). Mortalitätsdaten bereitgestellt vom Statistischen Bundesamt. www.krebsdaten.de/abfrage, (letzte Aktualisierung: 17.12.2019, letzter Zugriff: 14.11.2020

KASUISTIK

Ein 68-jähriger Patient wird mit Dysphagie und Gewichtsverlust zugewiesen. Er berichtet, nur noch klare Suppen essen zu können. Der Patient ist aktiver Raucher mit 60 Pack Years. Das Staging zeigt ein lokal fortgeschrittenes Plattenepithelkarzinom des Ösophagus ohne Anhalt für eine Fernmetastasierung. Der Patient ist qualifiziert für eine kurative Operation, sodass im Tumorboard eine neoadjuvante Radiochemotherapie aus Cisplatin/5-FU und einer fraktionierten Strahlendosis von 50,4 Gy mit anschließender Ösophagektomie und Rekonstruktion mit Magenhochzug empfohlen wird.

Welche der folgenden Aussagen ist nicht korrekt?

a) Als ionisierende Strahlen bezeichnet man alle Teilchen- oder elektromagnetischen Strahlen, die aus Atomen oder Molekülen Elektronen freisetzen können.
b) Am strahlenempfindlichsten ist die Zelle in der G1- und der S-Phase des Zellzyklus.
c) Für die perkutane Strahlentherapie bieten Linearbeschleuniger das breiteste Spektrum an.
d) Die Fraktionierung nutzt die Unterschiede zwischen Tumor- und normalen Zellen hinsichtlich ihrer Reparaturfähigkeit von DNA-Schäden aus.
e) Die intensitätsmodulierte Radiotherapie (IMRT) ist eine Weiterentwicklung der dreidimensionalen, konformalen Bestrahlung.

Die Aussage b ist nicht korrekt.
In der Behandlung gastrointestinaler Tumoren wird die **Strahlentherapie** für die Primärbehandlung, im Rahmen von multimodalen Konzepten und in palliativen Situationen eingesetzt.

Zu den **ionisierenden Strahlen** zählt man sämtliche Teilchen- (z. B. Elektronen) oder elektromagnetischen Strahlen (z. B. Photonen), die Elektronen aus Atomen und Molekülen herauslösen können. Dies führt wiederum zur Bildung intrazellulärer, hochreaktiver freier Radikale, die durch ihre Interaktion mit DNA, Enzymen und Membranbestandteilen zur Zellschädigung führen. Am strahlenempfindlichsten ist die Zelle in der G2-Phase und während der Mitose.

Linearbeschleuniger können sowohl Elektronen- als auch Photonenstrahlung erzeugen. Elektronenstrahlen haben eine geringere Eindringtiefe und werden zur Behandlung oberflächlicher Tumoren eingesetzt, während für tiefer gelegene Tumoren Photonenstrahlen angewendet werden.

Bei der **Fraktionierung** wird die Gesamtstrahlendosis auf mehrere, täglich verabreichte, gleich große Einzeldosen aufgeteilt (z. B. 1,8–2 Gy). Während den Bestrahlungspausen können sich normale Zellen im Gegensatz zu Tumorzellen erholen, da sie eine effizientere DNA-Reparaturfähigkeit aufweisen. Des Weiteren erlaubt die Fraktionierung, dass eine Tumorzelle, die sich während einer Einzeldosisgabe in einer strahlenresistenten Phase des Zellzyklus befindet, vor der nächsten Fraktion in eine strahlensensible Phase übertreten kann.

Die **intensitätsmodulierte Radiotherapie (IMRT)** ist eine Weiterentwicklung der dreidimensionalen, konformalen Bestrahlung. Bei der IMRT kann jeder einzelne Therapiestrahl in Form und Intensität verändert werden. Ziel ist die Beschränkung einer hohen Strahlendosis auf den Tumor bei gleichzeitiger Minimierung der auf das umliegende Normalgewebe wirkenden Strahlendosis. Grundlage der IMRT ist ein dreidimensionales Modell der Bestrahlungsregion.

LITERATUR

Deutsche Krebsgesellschaft e.V. (Hrsg.). Gastrointestinale Tumoren. München: Elsevier Urban & Fischer, 2017.
Feig BW, Ching CD, The MD Anderson Surgical Oncology Handbook. 6. Aufl. Philadelphia: Wolters Kluwer Health, 2018.
Honecker F et al. (Hrsg.). Taschenbuch Onkologie: Interdisziplinäre Empfehlungen zur Therapie 2020/2021. 20. Aufl. München: Zuckschwerdt, 2020.

1

THEMA

Die **Chemotherapie** hat zum Ziel, Tumorzellen abzutöten oder deren Wachstum zu hemmen. Die dafür eingesetzten Zytostatika wirken vorwiegend auf proliferierende Zellen und nicht spezifisch auf Tumorzellen. Im Gegensatz dazu modulieren zielgerichtete Therapien *(targeted therapies)* einzelne Stoffwechselschritte selektiv in Tumorzellen und führen so zu einer geringeren Schädigung normaler Körperzellen.

Welche Aussagen sind nicht korrekt?

a) Mit einer Kombinationschemotherapie wird die zytotoxische Wirkung auf Tumorzellen im Vergleich zu einer Monochemotherapie verstärkt.
b) Eine Chemotherapie mit Fluoropyrimidinen (z. B. 5-Fluorouracil, 5-FU) kann nur intravenös erfolgen.
c) Oxaliplatin wird zur Zytostatikaklasse der Alkylanzien gezählt.
d) Gegen den Epidermal Growth Factor Receptor (EGFR) gerichtete monoklonale Antikörper (z. B. Cetuximab) sind in RAS-mutierten Tumoren effektiv.
e) Die Immuntherapie mittels Immuncheckpoint-Inhibitoren findet in der Behandlung gastrointestinaler Karzinome keinen Einsatz.

Die Aussagen b, d und e sind nicht korrekt.

Durch eine **Kombination von Zytostatika** mit unterschiedlichen Wirkungsmechanismen wird die Schädigung der Tumorzellen verstärkt. Des Weiteren können aufgrund der unterschiedlichen Nebenwirkungsprofile auch unerwünschte Begleiterscheinungen verringert werden.

Die Verabreichung einer **systemischen Chemotherapie** erfolgt in der Regel intravenös. Die in der Behandlung von gastrointestinalen Tumoren sehr häufig eingesetzten Fluoropyrimidine gehören zur Zytostatikaklasse der Antimetaboliten. Sie wirken zytostatisch, indem sie die DNA- und RNA-Synthese hemmen. Während eine Behandlung mit 5-FU intravenös erfolgt, wird Capecitabin – eine Vorstufe von 5-FU – per os verabreicht. Erst im Körper wird es enzymatisch zum aktiven 5-FU umgewandelt.

Oxaliplatin ist ein Platin-Derivat und gehört zur Zytostatikaklasse der Alkylanzien. Alkylanzien wirken direkt auf die DNA. Sie führen zu Querverbindungen innerhalb oder zwischen DNA-Strängen und hemmen so die DNA-Synthese.

Zu den **zielgerichteten Therapien** gehören die Therapien mit Antikörpern und Small Molecules:
Die Aktivierung des EGF-Rezeptors löst eine Signalkaskade aus, die das Zellwachstum stimuliert und den apoptotischen Zelltod blockiert. **Anti-EGFR-Antikörper** wie Cetuximab sind nur in Tumoren mit RAS-Wildtyp effektiv. Da beispielsweise etwa 50 % der metastasierten kolorektalen Karzinome eine KRAS- oder NRAS-Mutation zeigen, soll die Bestimmung der RAS-Mutationen noch vor Beginn der Erstlinientherapie durchgeführt werden.

Small Molecules können aufgrund ihrer kleinen Größe in die Tumorzelle eindringen. Dort heften sie sich an Zellstrukturen, bzw. blockieren Proteine und verhindern so die Signalübermittlung. Dadurch kommt es zu einer Hemmung der Teilung von Tumorzellen und der Tumorangiogenese sowie zur Einleitung der Apoptose der Tumorzellen. Die Tyrosinkinase-Inhibitoren (z. B. Imatinib) machen die größte Gruppe der Small Molecules aus.

In Tumoren mit Mismatch-Reparaturprotein-Mangel – Tumoren mit hoher Mikrosatelliteninstabilität (MSI-high) – haben klinische Studien eine Wirksamkeit von **Immuncheckpoint-Inhibitoren** (z. B. Pembrolizumab) gezeigt. Pembrolizumab ist ein humanisierter monoklonaler Antikörper, der an den Programmed-Cell-Death-Protein-1(PD-1)-Rezeptor auf T-Zellen bindet. Dadurch werden die T-Zell-Proliferation, die Zytokinbildung und die Immunantwort gegen die Krebszellen stimuliert. Die US-Arzneimittelbehörde FDA hat Pembrolizumab als Therapie bei allen nicht resezierbaren oder metastasierten soliden Krebsarten zugelassen, deren Zellen eine ausgeprägte Mikrosatelliteninstabilität (MSI-H) oder einen Mangel an DNA-Mismatch-Reparaturproteinen (dMMR) aufweisen. Beim kolorektalen Karzinom entsteht ein Mismatch-Reparaturprotein-Mangel sowohl im Rahmen von Keimbahnmutationen (hereditäres nicht-polypöses kolorektales Karzinom [HNPCC] oder Lynch-Syndrom), als auch durch somatische Mutationen.

LITERATUR

André T, Shiu KK, Kim TW, Pembrolizumab in microsatellite-instability-high advanced colorectal cancer. N Engl J Med. 2020; 383(23): 2207–2218.

Deutsche Krebsgesellschaft e.V. (Hrsg.). Gastrointestinale Tumoren. München: Elsevier Urban & Fischer, 2017.

Honecker F et al. (Hrsg.). Taschenbuch Onkologie: Interdisziplinäre Empfehlungen zur Therapie 2020/2021. 20. Aufl. München: Zuckschwerdt, 2020.

Leitlinienprogramm Onkologie (Deutsche Krebsgesellschaft, Deutsche Krebshilfe, AWMF): S3-Leitlinie Kolorektales Karzinom (Langversion 2.1, Stand: 1/2019). AWMF-Register-Nr. 021/007OL. www.leitlinienprogramm-onkologie.de/leitlinien/kolorektales-karzinom/ (letzter Zugriff: 31.5.2021).

U.S. Food & Drug Administration (FDA). news release: FDA approves first cancer treatment for any solid tumor with a specific genetic feature. FDA News Release, 23 Mai 2017. www.fda.gov/news-events/press-announcements/fda-approves-first-cancer-treatment-any-solid-tumor-specific-genetic-feature (letzter Zugriff: 31.5.2021).

THEMA

Ziel der Krebstherapie ist es, den Patienten ein längeres und/oder besseres Leben zu ermöglichen. Um die Effektivität einer Krebstherapie messen zu können, sollten **Studienendpunkte** gewählt werden, die klinisch relevante Verbesserungen der Überlebenszeit oder der Lebensqualität erfassen.

Welche Aussagen sind nicht korrekt?

a) Das Gesamtüberleben („*overall survival*“, OS) ist die Zeit von Diagnosestellung oder Randomisierung bis zum tumorbedingten Tod.

b) Surrogatendpunkte sind Biomarker, die den eigentlichen klinischen Endpunkt ersetzen und so kürzere Nachbeobachtungszeiten in Studien erlauben.

c) Das progressionsfreie Überleben („*progression-free survival*“, PFS) wird selten als Surrogatendpunkt in Studien verwendet.

d) Im Rahmen adjuvanter Therapiestudien sind das ereignisfreie („*event-free survival*“, EFS) und das krankheitsfreie Überleben („*disease-free survival*“, DFS) etablierte Surrogatendpunkte.

e) Die Zeit bis zur Progression („*time to progression*“, TTP) ist die Zeit von der Diagnosestellung oder Randomisierung bis zur objektiven Tumorprogression.

Die Aussagen a und c sind nicht korrekt.

Das **Gesamtüberleben** (overall survival, OS) ist definiert als Zeit von der Diagnosestellung oder Randomisierung bis zum Tod, *egal welcher Ursache.*

Obwohl das OS einen klar definierten, präzise messbaren Endpunkt darstellt, ist es als Parameter zur Messung der Therapieeffektivität umstritten. Da sich einige Krebsarten mittlerweile wie chronische Erkrankungen verhalten, müssen Studien, um eine ausreichend große Zahl an Todesfällen zu erhalten, mehr Patienten einschließen und ihre Dauer verlängern. Daten können so erst sehr spät analysiert werden. Um diesen und andere Nachteile (z. B. hohe Studienkosten) zu umgehen, werden **Surrogatendpunkte** eingesetzt. Diese erlauben kürzere Nachbeobachtungszeiten und kleinere Studienpopulationen.

Das **progressionsfreie Überleben** („progression-free survival“, PFS) wird am häufigsten als Surrogatmarker für das OS eingesetzt.

Das **ereignisfreie Überleben** („event-free survival“, EFS) ist die Zeit zwischen Diagnosestellung oder Therapieansprechen und Auftreten einer neuen Tumorprogression. Das krankheitsfreie Überleben („disease-free survival“, DFS) ist definiert als Zeit zwischen Erreichen einer kompletten Remission und Auftreten eines Rezidivs. Beide sind etablierte Surrogatparameter im Rahmen adjuvanter Therapiestudien.

LITERATUR
Eucker J, Possinger K, Regierer AC. Klinikleitfaden Hämatologie Onkologie, München: Elsevier Urban & Fischer, 2018.
Wilson MK, Karakasis K, Oza AM. Lancet Oncol. 2015; 16(1): E32–E42.

KASUISTIK

Bei einem 50-jährigen Mann mit synchron hepatisch metastasiertem nicht-stenosierendem Sigmakarzinom (molekularpathologisch K-RAS mutiert, Mikrosatelliten stabil) wurde im Tumorboard eine perioperative Chemotherapie mit FOLFOX beschlossen. Die ausschließlich hepatische Metastasierung zeigt vier Läsionen in den Segmenten II, V und VII (Durchmesser 1,5; 2; 3 und 3,5 cm). Nach sechs 14-tägigen Chemotherapie-Zyklen erfolgt das Restaging mittels CT Thorax-Abdomen. Hier zeigt sich überraschend eine komplette Remission entsprechend der RECIST-Kriterien.

Welche Aussage(n) ist/sind nicht korrekt?

a) Die komplette Remission (CR) ist definiert als das Verschwinden aller bekannten Tumormanifestationen und die Reduktion des Kurzachsendurchmessers aller pathologisch vergrößerten Lymphknoten auf ≤ 10 mm.
b) Zur Bestimmung der RECIST-Kriterien darf nur die Computertomografie eingesetzt werden.
c) Als partielle Remission (PR) wird der Rückgang der Summe der längsten Durchmesser aller Zielläsionen um ≥ 30 % im Vergleich zur Basismessung bezeichnet.
d) Als Zielläsionen dürfen nur Tumorläsionen ausgemessen werden.
e) Eine Tumorprogression (PD = „Progressive Disease") wird definiert als ≥ 20 % Zunahme der längsten Durchmesser aller Zielläsionen verglichen mit dem niedrigsten erreichten Wert oder dem Auftreten von neuen Tumormanifestationen.

Die Aussagen b und d sind nicht korrekt.
FOLFOX (bestehend aus Oxaliplatin, Folinsäure und 5-Fluorouracil) ist ein Therapiestandard in der adjuvanten und palliativen Therapie des kolorektalen Karzinoms im UICC-Stadium III. Die **RECIST-Kriterien** *(Response Evaluation Criteria in Solid Tumors)* erlauben eine standardisierte, objektive Bewertung der Wirksamkeit einer Tumortherapie. Die aktuelle RECIST-Version 1.1 stammt aus 2009. Die in der Richtlinie festgelegten Regeln erlauben eine standardisierte Beurteilung, ob eine Krebstherapie anspricht. Die meisten klinischen Studien zu Krebstherapien (insbesondere Phase II) verwenden mittlerweile die RECIST-Kriterien. Als Zielläsionen **(„target lesions")** können sowohl Tumorläsionen (sofern im CT mind. 10 mm groß) als auch Lymphknoten (sofern Kurzachsendurchmesser im CT ≥ 15 mm) gelten. Für die Messungen dürfen CT, MRI und PET-CT eingesetzt werden. Kommt es weder zu einer Progression (PD) noch zu einer partiellen Remission (PR) oder kompletten Remission (CR) durch die Tumorbehandlung, spricht man von einer stabilen Erkrankung, auch *„stable disease"* (SD) genannt.

LITERATUR
Eisenhauer EA, Therasse P, Bogaerts J et al. New response evaluation criteria in solid tumours: revised RECIST guideline (version 1.1). Eur J Cancer. 2009;45(2): 228–247.
Schwartz LH, Litière S, de Vries E et al. RECIST 1.1-Update and clarification: from the RECIST committee. Eur J Cancer. 2016;62:132–137.

KASUISTIK

Eine 70-jährige Frau mit primär metastasiertem Pankreaskarzinom wird mit abdominalen Schmerzen sowie signifikanten Ödemen und Aszites notfallmäßig aufgenommen. Bei der initial sehr rüstigen Patientin war im Vorfeld eine palliative Chemotherapie mit FOLFIRINOX abgebrochen worden. Dem starken Wunsch der Patientin, wieder in das häusliche Umfeld entlassen zu werden, wird entsprochen, nachdem die symptomorientierte Therapie durch die Palliativmedizin optimiert wurde. Eine Palliativpflegefachkraft begleitet zudem die supportive Therapie zu Hause.

Welche Aussage ist nicht korrekt?

a) Die Palliativmedizin/Palliativversorgung verfolgt das Ziel, die Lebensqualität von Patienten mit einer lebensbedrohenden Erkrankung und deren Angehörigen zu verbessern oder zu erhalten.
b) Die Durchführung einer palliativen Tumortherapie ist kein Ausschlusskriterium für eine gleichzeitig indizierte Palliativversorgung eines Patienten.
c) Supportive Therapie und Palliativmedizin bzw. Palliativversorgung sind Synonyme.
d) Zu den häufigsten Symptomen von Patienten mit einer nicht-heilbaren Erkrankung gehören Schmerzen, Energielosigkeit, Müdigkeit, Atemnot, Obstipation, Übelkeit und Erbrechen.
e) Bei der Palliativversorgung werden die Bedürfnisse des Patienten in allen vier Dimensionen (physisch, psychisch, sozial, spirituell) berücksichtigt und auf sie eingegangen.

Die Aussage c ist nicht korrekt.
FOLFIRINOX ist ein Chemotherapieschema zur Behandlung des Pankreaskarzinoms. Es besteht aus einer Kombination von vier Wirkstoffen: Folinsäure (FOL), 5-Fluorouracil (F), Irinotecan (IRIN) und Oxaliplatin (OX). Die Palliativmedizin hat aufgrund der demografischen Entwicklung unserer Gesellschaft eine rasante Entwicklung erlebt. Die Begriffe **Palliativmedizin/Palliativversorgung** werden synonym verwendet und entsprechen dem englischen Palliative Care. Die Palliativmedizin hat zum Ziel, die Lebensqualität von Patienten mit einer lebensbedrohenden Erkrankung zu verbessern oder zu erhalten. Der Ansatz der Palliativversorgung ist ganzheitlich. Dabei ist das frühzeitige Erkennen und Behandeln von Problemen in allen vier Dimensionen des Menschen (physisch, psychisch, sozial und spirituell) von zentraler Bedeutung.

Palliative Tumortherapien sind gegen die Grunderkrankung gerichtete, medikamentöse und nicht-medikamentöse Maßnahmen mit dem primären Ziel der Lebensverlängerung und/oder Symptomkontrolle (z. B. Strahlentherapie, operative Verfahren, medikamentöse Tumortherapien). Sie beziehen sich auf die Tumorbiologie und sind somit tumorspezifisch. Daher ist die palliative Tumortherapie kein Synonym für Palliativmedizin oder Palliativversorgung. Die Durchführung palliativer Tumortherapien ist kein Ausschlusskriterium für eine gleichzeitig indizierte Palliativversorgung, sondern ergänzt diese.

Die **supportive Therapie** umfasst alle Maßnahmen zur Vermeidung oder Behandlung von Nebenwirkungen der Krebserkrankung oder -therapie. Zu den häufigsten Symptomen gehören Schmerzen, Energielosigkeit, Müdigkeit, Atemnot, Obstipation, Übelkeit und Erbrechen.

LITERATUR

Leitlinienprogramm Onkologie (Deutsche Krebsgesellschaft, Deutsche Krebshilfe, AWMF): S3-Leitlinie Palliativmedizin für Patienten mit einer nicht heilbaren Krebserkrankung (Langversion 2.2, Stand: 2/2020), AWMF-Register-Nr. 128/001OL. www.awmf.org/leitlinien/detail/ll/128-001OL.html (letzter Zugriff: 31.5.2021).
Leitlinienprogramm Onkologie (Deutsche Krebsgesellschaft, Deutsche Krebshilfe, AWMF): S3-Leitlinie Supportive Therapie bei onkologischen PatientInnen (Langversion 1.3, Stand: 7/2020). AWMF-Registernummer: 032/054OL. www.awmf.org/leitlinien/detail/ll/032-054OL.html (letzter Zugriff: 31.5.2021).

KASUISTIK

Ein 58-jähriger Patient mit bekannten ausgedehnten Peritonealmetastasen bei einem *„cancer of unknown primary"* stellt sich mit Bauchschmerzen, rezidivierendem Erbrechen und Übelkeit auf der Notfallstation vor. Eine palliative Chemotherapie wurde vom Patienten aufgrund der starken gastrointestinalen Nebenwirkungen vor drei Monaten abgebrochen. Klinisch stellte sich der Verdacht auf einen Dünndarmileus. Das durchgeführte CT-Abdomen bestätigte die Verdachtsdiagnose und zeigte eine progrediente Peritonealmetastasierung mit mehreren Kalibersprüngen des Dünndarms.

Welche Aussage zu den interventionellen palliativen Verfahren ist korrekt?

a) Die Vorteile der geringen Invasivität und Morbidität der endoskopischen Therapie und Stentimplantation gelten lediglich für Obstruktionen im unteren Gastrointestinaltrakt.

b) Im Vergleich zu einem chirurgischen Vorgehen bietet die endoskopische Therapie längerfristig ein besseres Therapieergebnis.
c) In der palliativen Situation ist eine Obstruktion im proximalen Kolon eine Kontraindikation für einen Stent.
d) Patienten mit einer malignen gastrointestinalen Obstruktion (MIO) in Magen oder Duodenum und unstillbarem Erbrechen können von einer Ablauf-PEG (perkutane endoskopische Gastrostomie) profitieren.
e) Nach Anlage der Ablauf-PEG dürfen die Patienten weder Flüssigkeit noch Nahrung zu sich nehmen.

Die Antwort d ist korrekt.
Die Vorteile einer therapeutischen Intervention gelten für eine Obstruktion sowohl am oberen als auch unteren Gastrointestinaltrakt. Der Vorteil der palliativen endoskopischen Therapie und Stentimplantation liegt in der geringen Invasivität und dem damit verbundenen geringeren Morbiditätsrisiko, verglichen mit einer Operation.

Eine **endoskopische Therapie** liefert kurzfristig bei geringer Belastung des Patienten das beste Therapieergebnis. Allerdings besteht das Risiko späterer Komplikationen wie Stentmigration und -perforation. Daher sollte diese Intervention bei Patienten mit einer geringen Lebenserwartung (< 6 Monaten) und schlechtem Allgemeinzustand (ECOG 3–4) favorisiert werden.

Obwohl die Studienlage eine geringere technische Erfolgsrate für die rechtsseitige **Kolon-Stenteinlage** zeigt, soll auch bei Passagehindernissen im proximalen Kolon eine Stenteinlage in Erwägung gezogen werden.

Besonders Patienten mit einer hohen malignen gastrointestinalen Obstruktion (MIO) im Magen oder Duodenum und unstillbarem Erbrechen können von einer **Ablauf-PEG** profitieren. Dabei führt die frühzeitige Anlage zu einer schnelleren Symptomlinderung. Nach Ablauf-PEG Anlage können Patienten Flüssigkeit und auch kleinere Mengen Nahrung zu sich nehmen, sofern darauf geachtet wird, dass die Sonde nicht verstopft.

LITERATUR

Leitlinienprogramm Onkologie (Deutsche Krebsgesellschaft, Deutsche Krebshilfe, AWMF): S3-Leitlinie Palliativmedizin für Patienten mit einer nicht heilbaren Krebserkrankung (Langversion 2.2, Stand: 2/2020), AWMF-Register-Nr. 128/001OL. www.awmf.org/leitlinien/detail/ll/128-001OL.html (letzter Zugriff: 31.5.2021).
van Hooft JE, Veld JV, Arnold D et al. Self-expandable metal stents for obstructing colonic and extracolonic cancer: European Society of Gastrointestinal Endoscopy (ESGE) Guideline – Update 2020. Endoscopy 2020; 52(5): 389–407.

KASUISTIK

Eine 71-jährige Patientin stellt sich auf der Notfallstation vor mit rezidivierendem Erbrechen und Stuhlverhalt seit drei Tagen. Sie berichtet über einen ungewollten Gewichtsverlust von 10 kg in zwei Monaten. In der durchgeführten Computertomografie sieht man einen großen Tumor im Colon ascendens mit V. a. Infiltration in die Mesenterialwurzel und einem ausgeprägten Dünndarmileus.

Welche Aussage ist nicht korrekt?

a) Die maligne gastrointestinale Obstruktion (MIO) bezeichnet das Vorliegen eines gastrointestinalen Verschlusses aufgrund eines inkurablen intraabdominalen Tumors oder intraperitonealer Metastasen.
b) Einer MIO liegt selten eine isolierte, lokalisierte Ursache zugrunde.
c) Operative Eingriffe können die Symptome einer MIO beheben, gehen aber bei Patienten mit einer nicht heilbaren Krebserkrankung mit einer hohen Morbidität und Mortalität einher.
d) Zu den Optionen der palliativen Chirurgie gehören die Resektion des obstruktiven Darmabschnitts mit Kontinuitätswiederherstellung, die Anlage eines Stomas, einer Umgehungsanastomose (Bypass) oder einer Zökumfistel.
e) Die Entscheidung für oder gegen die operative Therapie einer MIO muss durch den Viszeralchirurgen getroffen werden.

Die Aussage e ist nicht korrekt.

Durch einen **palliativen Eingriff** soll ein vorgängig interdisziplinär festgelegtes begrenztes Ziel – wie Vermeiden von Erbrechen oder die Wiederaufnahme der oralen Nahrungszufuhr – erhalten oder verbessert werden.

Das Auftreten einer **malignen gastrointestinalen Obstruktion** bei Patienten mit einer nicht-heilbaren Tumorerkrankung führt zu einer rapiden Verschlechterung der Lebensqualität. Verschiedene Primärtumoren können zu einer MIO führen, wobei zu den häufigsten die kolorektalen Tumoren (Prävalenz bei 10–28 %) und die Ovarialkarzinome (Prävalenz bei 20–50 %) gehören.

In den meisten Fällen führt eine **multilokuläre Infiltration** von Mesenterium und Darmwand durch ein Tumorrezidiv oder Metastasen – meist in Form einer Peritonealkarzinose – zu einer MIO. Bei ca. 60 % der Patienten kommt es zu einem primären Dünndarmbefall, bei 33 % zu einem Befall des Kolons, und bei über 20 % der Patienten sind beide Darmabschnitte betroffen.

Die Evidenzlage zur Rolle der **operativen Eingriffe** bei MIO ist beschränkt. Eine systematische Analyse zeigt einen Nutzen bei Patienten, die eine palliative Operation erhalten haben, gemessen u. a. an der Besserung bzw. dem Verschwinden obstruktiver Symptome (32–100 % der operierten Patienten), der Wiederaufnahme oraler Kost (45–75 %) und der Entlassung nach Hause (34–87 %). Diese potenziellen Vorteile sind immer gegenüber der hohen Morbidität (6–32 %) und 30-Tage-Mortalität (4–40 %) abzuwägen, um zusätzliches Leid zu verhindern. Zu den möglichen Komplikationen (6–32 %) zählen:

- Enterokutane Fisteln
- Anastomoseninsuffizienz
- Wunddehiszenz
- Myokardinfarkt
- Thrombose/Embolie
- Reobstruktion

Eine **Resektion des obstruktiven Darmanteils** kann mit oder ohne Kontinuitätswiederherstellung erfolgen (Anastomose oder Stoma). Ist eine Resektion nicht möglich, kann die Anlage einer Umgehungsanastomose (Bypass) in Erwägung gezogen werden. Eine Resektion mit Kontinuitätswiederherstellung oder eine Anlage einer Umgehungsanastomose sollte nur erfolgen, wenn weiter aboral keine weiteren Passagehindernisse vorliegen. Als risikoarme Option ohne Notwendigkeit einer Laparotomie kann bei Vorliegen einer Obstruktion aboral des Zökums auch eine Zökumfistel angelegt werden.

Die Empfehlung für oder gegen eine Operation soll multidisziplinär erfolgen, d. h. unter Einbeziehung eines erfahrenen Viszeralchirurgen, aber auch anderer Kollegen weiterer Fachgebiete, wie zum Beispiel Palliativmediziner.

LITERATUR

Leitlinienprogramm Onkologie (Deutsche Krebsgesellschaft, Deutsche Krebshilfe, AWMF): S3-Leitlinie Palliativmedizin für Patienten mit einer nicht heilbaren Krebserkrankung (Langversion 2.2, Stand: 2/2020), AWMF-Register-Nr. 128/001OL. www.awmf.org/leitlinien/detail/ll/128-001OL.html (letzter Zugriff: 31.5.2021).

Paul Olson, TJ et al. Palliative surgery for malignant bowel obstruction from carcinomatosis: A systematic review. JAMA Surg. 2014; 149(4): 383–392.

KAPITEL

2 Chirurgische Diagnostik

2.1 Bildgebung

Matthias Pross

KASUISTIK

Ein 35-jähriger Patient wird mit rechtsseitigen Unterbauchschmerzen vorstellig. Anamnestisch bestehen keine relevanten Vorerkrankungen. Die klinische Untersuchung ergibt eine Druckdolenz mit Abwehrspannung im rechten unteren Quadranten. Laborchemisch findet sich eine Leukozytose ohne Erhöhung des CRP.

Welche Bedeutung hat die Sonografie im Rahmen der Diagnostik der akuten Appendizitis?

a) Die normale Appendix vermiformis ist oft nicht darstellbar, da sie zu klein und zu wenig kontrastiert ist zur Umgebung.

b) Die Sonografie gehört als eine Basisuntersuchung zum diagnostischen Prozedere bei akuter Appendizitis und kann in den Händen eines versierten Diagnostikers wichtige Hinweise zur Indikationsstellung geben.

c) Die Sonografie hat bei der Appendizitisdiagnostik einen herausragenden Stellenwert und übertrifft in der Bedeutung die klinische Untersuchung.

d) Bei akuter Appendizitis kann man sonografisch eine darstellbare druckschmerzhafte (mit Schallkopf) aperistaltische Appendix mit einem Durchmesser > 6 mm, meist fingerförmig oder wurstartig, identifizieren.

e) Im Querschnitt erscheint die Appendix vermiformis als kleine Kokarde.

Die richtigen Antworten sind a, b, d und e.

Die **Diagnose der akuten Appendizitis** beruht in erster Linie auf der klinischen Symptomatik mit initial viszeralem Schmerz im Ober- oder Mittelbauch und Übergang in einen peritonitischen Schmerz meist im rechten Unterbauch. Zielstellung ist es, die Rate unnötiger Appendektomien unter 20 % und die der Perforationen unter 10 % zu halten. Hierzu kann die **Sonografie** einen wichtigen Beitrag leisten. Der Wert der Sonografie liegt auch in der Abgrenzung anderer abdominaler Erkrankungen (z. B. entzündlicher Darmerkrankungen, gynäkologischer Erkrankungen, Cholezystitis). Die Sensitivität der Sonografie bei der Diagnose der akuten Appendizitis kann bei erfahrenen Untersuchern bis 90 % erreichen (➤ Abb. 2.1). Das heißt aber, dass auch der erfahrenste Untersucher eine Appendizitis nicht mit Sicherheit ausschließen kann. Die Spezifität der Sonografie erreicht in einigen Studien sogar 95 %.

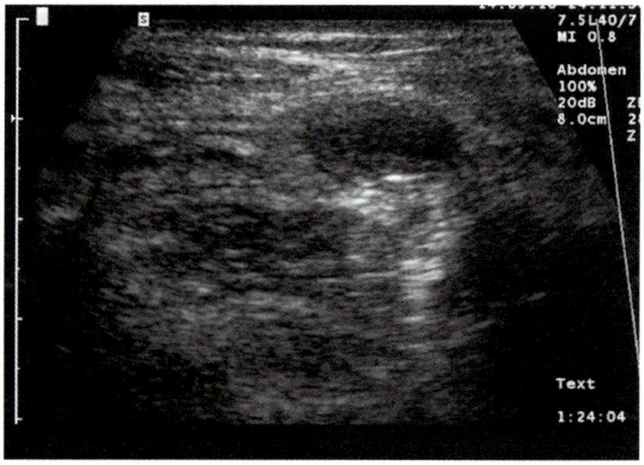

Abb. 2.1 Darstellung einer kolbig aufgetriebenen Appendix, längs, teilweise Wandschichtung noch erhalten. [T1225]

LITERATUR

Giljaca V, et al. Diagnostic accuracy of abdominal ultrasound for diagnosis of acute appendicitis: systematic review and meta-analysis. World J Surg. 2017; 41(3): 693–700.

Hoffmann M, Anthuber M. Rationale Diagnostik der akuten Appendizitis, Chirurg. 2019; 90(3): 173–177.

Sahm M, Pross M, Otto R et al. Clinical health service research on the surgical therapy of acute appendicitis: comparison of outcomes based on 3 German multicenter quality assurance studies over 21 years. Ann Surg. 2015; 262 (2): 338–346.

KASUISTIK

Ein Patient stellt sich mit folgenden Symptomen in Ihrer Ambulanz vor. Er klagt über rezidivierendes Fieber, Unwohlsein, Abgeschlagenheit und Schmerzen im rechten Oberbauch. Es bestehen ein Zustand nach Cholezystektomie (laparoskopisch vor zehn Jahren) und ein Zustand nach einer konservativ erfolgreich behandelten Sigmadivertikulitis vor sechs Wochen. Palpatorisch diagnostizieren Sie eine mäßige Hepatomegalie mit Druckschmerz unter dem rechten Rippenbogen. Das übrige Abdomen ist frei, keine Abwehrspannung und keine Resistenzen. Peristaltik ist vorhanden. Die rektale Temperatur beträgt zum Aufnahmezeitpunkt 39,2 °C. Labor: Auffällig sind eine Leukozytose (23 Gpt/l) und ein CRP von 192 mg/l. Die Transaminasen und die alkalische Phosphatase sind geringfügig erhöht.

Wie ist Ihre Verdachtsdiagnose und welche Rolle spielt die Sonografie im weiteren diagnostischen Vorgehen?

a) Da die Gallenblase bereits entfernt wurde, ist klinisch eine Cholezystitis ausgeschlossen. Eine Cholangitis ist differenzialdiagnostisch möglich. In der Sonografie kann man dann unter Umständen eine Gallengangsdilatation, eine Cholangiolithiasis oder eine Aerobilie nachweisen.
b) Der Patient hat ein entzündliches abdominales Geschehen. Sie empfehlen eine sofortige explorative Laparotomie; eine Sonografie führt nur zu einer unnötigen Zeitverzögerung.
c) Mit einer Sonografie des Abdomens soll ein intraabdominaler Herdbefund nachgewiesen/ausgeschlossen werden. Möglich ist die Entwicklung eines Leberabszesses nach Divertikulitis.
d) Ist mithilfe der Sonografie keine Diagnose eruierbar, die die Symptomatik erklärt, weil z. B. die Darstellbarkeit der abdominalen Organe aufgrund individueller Patientendisposition unvollständig ist, sollte ein weiteres Schnittbildverfahren angeschlossen werden (z. B. CT).
e) Abszesse stellen sich sonografisch mit deutlich inhomogenem Echomuster dar. Es können auch schwebende Binnenechos oder Lufteinschlüsse sonografisch nachgewiesen werden.

Die richtigen Antworten sind a, c, d und e.

Wahrscheinlich ist der Zusammenhang zwischen Sigmadivertikulitis und dem jetzigen Beschwerdebild des Patienten. Sicher ist dies jedoch nicht. Die Sonografie des Abdomens ist als preisgünstige und nebenwirkungsfreie Untersuchungsmethode ideal geeignet zur Abklärung der Verdachtsdiagnose Leberabszess. Ggf. kann auch gleich eine sonografisch gestützte Punktion und Drainage des Abszesses erfolgen. Eine weiterführende Diagnostik, wie z. B. die Computertomografie, sollte nur bei diagnostischen Unklarheiten erfolgen.

Die Ursachen für einen pyogenen Leberabszess liegen entweder in einer stattgehabten Cholangitis oder in einer Infektion im Drainagegebiet der Pfortader (z. B. Appendizitis, Divertikulitis, Pankreasabszess). Sonografisch stellt sich der Leberabszess als echoarme intrahepatische Läsion ggf. mit Sedimentationszeichen und Gaseinschlüssen dar (➤ Abb. 2.2). Bei weiter bestehenden Unklarheiten und nicht sicherer Diagnose ist die Indikation einer weiteren abdominalen Bildgebung zu überprüfen.

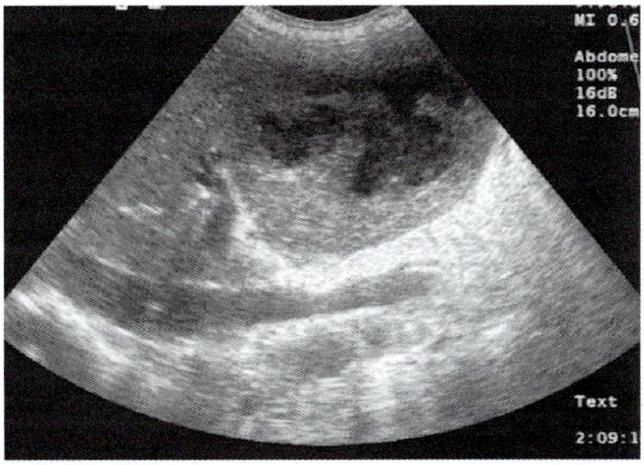

Abb. 2.2 In der Sonografie stellt sich der Leberabszess als echoarme intrahepatische Läsion dar. [T1225]

LITERATUR

Lardiere-Deguelte S, Ragot E, Amroun K et al. Hepatic abscess: diagnosis and management. J Visc Surg. 2015; 152(4): 231–243.

KASUISTIK

Sie sonografieren eine Patientin mit rechtsseitigen Oberbauchschmerzen. Die Patientin berichtet über rezidivierende, wellenartige Schmerzen mit einhergehender Übelkeit nach Genuss fetthaltiger Speisen. Heute handle es sich jedoch um einen Dauerschmerz. Laborchemisch sind die Cholestaseparameter normwertig, es besteht jedoch eine moderate Leukozytose.

Welche Bedeutung hat die Sonografie bei der Beurteilung von Erkrankungen der Gallenblase und welche Befunde lassen sich erheben?

a) Bei einer akuten Cholezystitis findet man im Sonogramm eine Verdickung der Gallenblasenwand auf > 3 mm. Neben der Wandverdickung kann eine Drei- oder Mehrschichtigkeit der Gallenblasenwand vorliegen.
b) Freie Flüssigkeit perizystisch und subhepatisch in Verbindung mit den typischen Veränderungen der Gallenblasenwand können Anzeichen einer fortgeschrittenen Entzündung sein.
c) Die Sonografie der Gallenblase gehört zur Standarddiagnostik bei Verdacht auf eine Cholezystolithiasis. Gallenblasensteine sind meist als halbkugelförmiger Reflex mit Schallschatten nachweisbar.
d) Gallenblasensteine sind immer lagevariabel.
e) Neben einer Cholezystolithiasis lassen sich auch Gallenblasenpolypen sonografisch diagnostizieren und im Verlauf beobachten und kontrollieren.

Die richtigen Antworten sind a, b, c und e.
Der Stellenwert der Sonografie als erstes und in der Regel auch alleiniges Diagnostikverfahren bei der akuten Cholezystitis oder Cholezystolithiasis ist hinreichend belegt. **Sonografische Befundkriterien für eine Entzündung** sind: Gallenblasenhydrops, Gallenblasenwandverdickung auf mehr als 3 mm, Mehrschichtigkeit der Gallenblasenwand (häufig drei Schichten), Sludge im Gallenblasenlumen und ggf. die Ausbildung einer perivesikulären Flüssigkeitsansammlung (➤ Abb. 2.3).

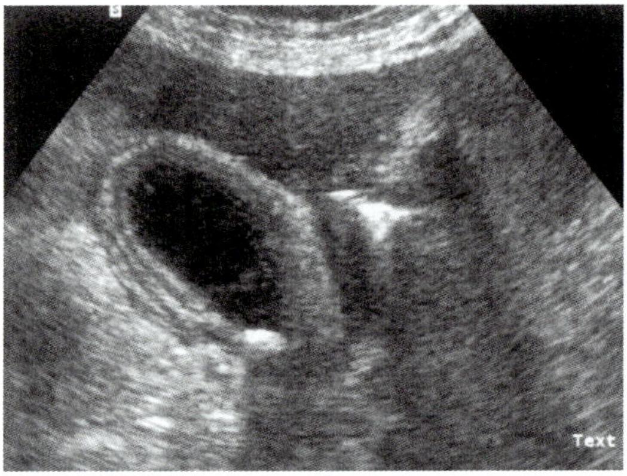

Abb. 2.3 Akute Cholezystitis bei Cholezystolithiasis [R461]

Gallenblasensteine sind durch die Reflex- und Schallschattenbildung gut zu identifizieren. In der Regel sind sie auch lagevariabel. Beim Gallenblasenhyrops kann jedoch ein Stein im Infundibulum eingeklemmt sein und verliert so seine Beweglichkeit.

LITERATUR

McCain RS et al. Current practices and future prospects for the management of gallbladder polyps: A topical review. World J Gastroenterol. 2018; 24(26): 2844–2852.

KASUISTIK

Ein 59-jähriger Patient wird mit starken, diffusen abdominalen Schmerzen unter dem Verdacht auf ein akutes Abdomen vom Rettungsdienst in Ihre Klinik eingeliefert. Der Patient ist kardiopulmonal stabil, aber kaltschweißig und krümmt sich vor Schmerzen. Initial ist nur eine orientierende Untersuchung möglich, welche einen diffusen Peritonismus ergibt.

Welche Aussage zum Einsatz bildgebender Verfahren trifft in diesem Fall nicht zu?

a) Auf eine Anamnese kann verzichtet werden, da unabhängig hiervon ein Computertomogramm in drei Phasen unter Kontrastmittelapplikation indiziert ist.
b) Bei entzündlicher Genese kann die Sonografie wichtige Hinweise und in manchen Fällen bereits die Diagnose liefern (z. B. bei akuter Cholezystitis mit galliger Peritonitis).
c) Bei klassischer Ulkusanamnese und freier Luft im Abdomen-Übersichtsröntgen kann unter Umständen auch ohne CT die Indikation zur explorativen Laparoskopie gestellt werden.
d) Anamnestisch ist der Patient Raucher und erwähnt eine pAVK. Die Blutgasanalyse ergibt ein Laktat von 5,6 mmol/l. Auf eine Kontrastmittelgabe und eine arterielle Phase der Computertomografie sollte in dieser Konstellation bestanden werden.

Aussage a trifft nicht zu.
Die **Anamnese** kann auch beim akuten Abdomen wichtige Hinweise liefern. So deuten beispielsweise ein plötzlicher Beschwerdebeginn auf ein Perforationsgeschehen oder Fieber auf eine entzündliche Genese hin. Auch Vorerkrankungen können bei der Diagnosefindung hilfreich sein. So können eine Ulkusanamnese auf eine Ulkusperforation, vorbekannte Divertikel auf eine Divertikulitis, Voroperationen auf einen mechanischen Ileus und Rhythmusstörungen auf eine Mesenterialischämie hindeuten.

Unter Umständen kann durch gute Anamnese-Erhebung eine **Kontrastmittelgabe** umgangen oder auf ein **Low-Dose-CT** zurückgegriffen werden. In der Notfallsituation sollte jedoch ein Computertomogramm nicht um jeden Preis vermieden werden – insbesondere nicht, wenn es hierdurch zur Therapieverzögerung kommt.

Während sich die **Sonografie im Schockraum** etabliert hat, ist die Bedeutung der Abdomen-Übersichtsaufnahme beim akuten Abdomen umstritten. Als Methode mit der höchsten Sensitivität und Spezifität hat sich die Computertomografie bewährt. Bei geringstem Verdacht auf eine Mesenterialischämie sollte diese mit Kontrastmittelgabe (auch bei Niereninsuffizienz!) und unter Einschluss einer arteriellen Phase durchgeführt werden.

LITERATUR

Bala M et al. Acute mesenteric ischemia: guidelines of the World Society of Emergency Surgery. World J Emerg Surg. 2017; 7(12):38.
Gans SL et al. Guideline for the diagnostic pathway in patients with acute abdominal pain. Dig Surg. 2015, 32(1): 23–31.
Latus J et al. Kontrastmittelinduzierte akute Nierenschädigung. Internist (Berl). 2021; 62(1): 111–120.

KASUISTIK

Ein 47-jähriger Patient stellt sich mit rezidivierenden Fieberschüben seit fünf Tagen sowie rechtsseitigen Oberbauchschmerzen in Ihrer Ambulanz vor. Anamnestisch war außer einer laparoskopischen Cholezystektomie vor 10 Jahren und einer intravenösen Antibiose bei Sigmadivertikulitis vor sechs Wochen noch keinerlei ärztliche Behandlung notwendig gewesen. Neben dem Druckschmerz im rechten oberen Quadranten finden sich subfebrile Temperaturen sowie deutlich erhöhte Infektparameter (Leukozytenzahl von 23 Gpt/l und ein CRP von 192 mg/l). Sonografisch muss der Verdacht eines Leberabszesses geäußert werden.

Welche der folgenden Aussagen bezüglich der sonografischen Diagnostik und der möglichen therapeutischen Punktion ist nicht richtig?

a) Therapeutische Punktionen ersparen den Patienten bei postoperativen Komplikationen, wie z. B. dem intraabdominalen Abszess oder dem Biliom, häufig eine Revisionsoperation.
b) Echinokokkuszysten dürfen in keinem Fall perkutan punktiert werden – auch nicht in therapeutischer Intention.

LITERATUR
Hackl C et al. Intraoperativer Ultraschall in der Viszeralchirurgie. Chirurg. 2020; 91(6): 474–480.
Langella S et al. Intraoperative ultrasound staging for colorectal liver metastases in the era of liver-specific magnetic resonance imaging: Is it still worthwhile? J Oncol. 2019; eCollection 2019: 1369274.

KASUISTIK

Ein 67-jähriger Patient mit vorbekannter Leberzirrhose CHILD A bei erfolgreich therapierter Hepatitis C wird in Ihrer Ambulanz vorstellig. Eine ambulante Sonografie hat eine Raumforderung der Leber ergeben.

Welche der nachfolgenden Aussagen treffen für die bildgebende Diagnostik nicht zu?

a) Die abdominale Ultraschalluntersuchung bleibt das Verfahren erster Wahl zur Beurteilung einer intrahepatischen Raumforderung und kann durch Kontrastmittelgabe in ihrer Aussagekraft gestärkt werden.
b) Eine Spiral-CT mit portalvenöser Phase ist absolut ausreichend, um die Raumforderung einer Entität zuzuordnen.
c) Mit der Magnetresonanztomografie (MRT) können fokale Läsionen in der Leber weiter charakterisiert werden.
d) Um ein hepatozelluläres Karzinom (HCC) zu diagnostizieren, ist in jedem Stadium der Leberzirrhose auch bei klassischem Kontrastmittelverhalten in CT und MRT eine Punktion zur histologischen Sicherung anzustreben.
e) Als Kontrastmittel finden bei der MRT spezielle Eisennanopartikel Verwendung, die von den Kupffer-Zellen phagozytiert werden, zum Signalverlust des normalen Lebergewebes führen und Fremdgewebe kontrastreich erscheinen lassen.

Die Aussagen b und d treffen nicht zu.
Die **abdominale Ultraschalluntersuchung** bleibt das Verfahren erster Wahl bei der Diagnostik intrahepatischer Raumforderungen. Während manche gutartigen Lebertumoren, wie Zysten, bereits hier eindeutig identifiziert werden können, treten diagnostische Schwierigkeiten bei Hepatopathie, großvolumigen oder inhomogen imponierenden Läsionen sowie bei vorbekannten malignen Erkrankungen auf. Weitere Aussagekraft gewinnt die Sonografie durch Applikation von Kontrastmittel.

Zur weiteren Abklärung ist meist eine **CT oder MRT** (➤ Abb. 2.4) indiziert. Dabei ist zu beachten, dass mindestens drei Phasen des Kontrastmittelverhaltens erfasst werden sollten. Beim MRT finden spezielle Eisennanopartikel als Kontrastmittel Verwendung, die von den Kupffer-Zellen phagozytiert werden, zum Signalverlust des normalen Lebergewebes führen und Fremdgewebe kontrastreich erscheinen lassen.

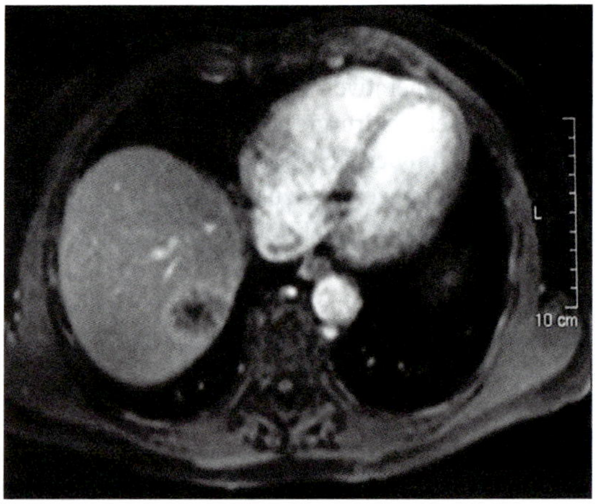

Abb. 2.4 Lebermetastase in Segment 7 [R461]

Laut der Leitlinie „Hepatozelluläres Karzinom, Diagnostik und Therapie" ist bei klassischem Kontrastmittelverhalten eine **Punktion** zur Diagnosesicherung nicht immer zwingend erforderlich. Dies gilt insbesondere in Anbetracht des erhöhten Blutungsrisikos bei Vorliegen einer Leberzirrhose.

LITERATUR

Attwa MH, El-Etreby SA. Guide for diagnosis and treatment of hepatocellular carcinoma. World J Hepatol. 2015; 7(12): 1632–1651.

Leitlinienprogramm Onkologie (Deutsche Krebsgesellschaft, Deutsche Krebshilfe, AWMF): Diagnostik und Therapie des hepatozellulären Karzinoms, Langversion 2.0 (Stand: 6/2021). AWMF Register-Nr. 032-053OL. www.awmf.org/leitlinien/detail/ll/032-053OL.html (letzter Zugriff: 31.5.2021).

Müller-Peltzer K et al. CEUS – Diagnostik benigner Leberläsionen. Radiologe. 2018, 58(6): 521–527.

2.2 Endoskopie

Dörte Wichmann

KASUISTIK

Eine 68-jährige Patientin wird wegen Hämatochezie (hellrotes Blut im Stuhl) endoskopiert. Es findet sich eine Raumforderung 6 cm ab ano. Die Biopsien zeigen ein mäßig differenziertes Adenokarzinom. Die Patientin soll sobald möglich im interdisziplinären Tumorboard vorgestellt werden. Als Facharzt sollen Sie über die präoperative(n) Staging-Untersuchungen entscheiden.

Welche der folgenden Aussagen zum präoperativen Staging eines Rektumkarzinoms ist nicht richtig?

a) Zum lokalen Staging eines Rektumkarzinoms sollte vorzugsweise eine MRT, im Falle eines mutmaßlichen T1-Karzinoms eine Endosonographie durchgeführt werden.
b) Das CT ist für die Festlegung von T1-Karzinomen nicht geeignet.
c) In der EUS lässt sich die mesorektale Faszie darstellen.
d) Die Genauigkeit der einzelnen diagnostischen Verfahren wird durch eine neoadjuvante Therapie eingeschränkt.
e) Bei höhergradigen Stenosen oder Tumoren im proximalen Rektum ist eine EUS häufig technisch nicht durchführbar.

Die Aussage c ist nicht korrekt.
In der EUS lässt sich die mesorektale Faszie nicht darstellen.

Im Anschluss an die digital-rektale Untersuchung ist eine Koloskopie mit Biopsien obligatorisch, um den klinischen Verdacht auf Rektumkarzinom zu bestätigen. Einmal diagnostiziert, muss das Karzinom richtig klassifiziert werden, ein kritischer Schritt zur Bestimmung der weiteren Therapieschritte.

Die Genauigkeit der einzelnen diagnostischen Verfahren zum präoperativen Staging eines Rektumkarzinoms hängt von den technischen Voraussetzungen der Geräte (z.B. Multidetector Spiral-CT vs. 1-Schicht CT) und der lokalen Expertise ab. Mit Ausnahme der Kurzzeitbestrahlung wird durch eine neoadjuvante Therapie die Genauigkeit der einzelnen diagnostischen Verfahren eingeschränkt.

Viele Experten ziehen aktuell das MRT für das lokale Staging des Rektumkarzinoms vor, mit Ausnahme von frühen Karzinomen. Das MRT zeigt die höchste Sensitivität für Fragestellungen auf, die eine Darstellung der mesorektalen Faszie und die Beziehung des Tumors zur Faszie erfordern. Das MRT zeigt auch die höhere Sensitivität für die Infiltration des Mesorektums (bei Tumoren > T2).

Die rektale EUS (Endsonografie) weist die höchste Genauigkeit bei T1-Karzinomen auf, im Vergleich zum MRT und zum CT, mit hoher Sensitivität und Spezifität. In der EUS lässt sich die mesorektale Faszie nicht darstellen. Bei höhergradigen Stenosen oder Tumoren im proximalen Rektum ist eine EUS häufig technisch nicht durchführbar.

Das CT kommt als Alternative zum MRT in Frage. Die Genauigkeit des CT im unteren Rektumdrittel ist deutlich geringer als in den oberen Dritteln. Das CT ist für die Festlegung von T1-Karzinomen nicht geeignet. Bei T4-Karzinomen gibt es keine wesentlichen Unterschiede zwischen den Untersuchungsmodalitäten. Die Wertigkeit aller bildgebenden Verfahren zur Beurteilung des Lymphknotenstatus ist mit erheblicher diagnostischer Unsicherheit behaftet. Bei der Beurteilung des Lymphknotenstatus sind Sensitivität (55-73%) und Spezifität (74-78%) aller Verfahren noch unbefriedigend. Dies ist u.a. dadurch bedingt, dass einerseits eine reaktive Lymphknotenvergrößerung auftritt, andererseits auch Lymphknoten von 5 mm und kleiner Metastasen enthalten können. Deswegen soll die Indikation zu einer neoadjuvanten Therapie sehr zurückhaltend gestellt werden, wenn sie lediglich auf suspekten Lymphknoten in der prätherapeutischen Bildgebung beruht.

LITERATUR

Leitlinienprogramm Onkologie (Deutsche Krebsgesellschaft, Deutsche Krebshilfe, AWMF): S3-Leitlinie Kolorektales Karzinom, Langversion 2.1, 2019, AWMF Registrierungsnummer: 021/007OL, http://www.leitlinienprogramm-onkologie.de/leitlinien/kolorektales-karzinom/ [abgerufen am: 11.05.2022]

Luglio G, Pagano G, Tropeano FP, et al. . Endorectal Ultrasonography and Pelvic Magnetic Resonance Imaging Show Similar Diagnostic Accuracy in Local Staging of Rectal Cancer: An Update Systematic Review and Meta-Analysis. Diagnostics (Basel). 2021 Dec 21;12:5.

Puli SR, Reddy JB, Bechtold ML, Choudhary A, Antillon MR, Brugge WR. Accuracy of endoscopic ultrasound to diagnose nodal invasion by rectal cancers: a meta-analysis and systematic review. Ann Surg Oncol. 2009;16:1255-65.

KASUISTIK

Es wird ein 56-jähriger Patient zur Ösophagogastroduodenoskopie bei bekanntem gastroösophagealen Reflux und neuaufgetretenen, nicht nahrungsabhängigen Oberbauchschmerzen vorgestellt. Duodenal und gastral gibt es außer einer Hiatushernie keine Auffälligkeiten. Ösophageal finden sich im unteren Drittel Schleimhautschäden mit zungenförmigen Ausläufern und floriden Ulzerationen bis 32 cm ab Zahnreihe reichend. Die Ora serrata wird bei 41 cm ab ZR vermutet.

Welche Aussagen sind richtig? Mehrfachnennungen möglich.

a) Die Barrett-Mukosa ist definiert als Metaplasie des unverhornten Plattenepithels der Speiseröhre zu einem einschichtigen Zylinderepithel mit enthaltenen Becherzellen.
b) Endoskopisches Korrelat der Barrett-Mukosa sind lachsfarbene Schleimhautausläufer oberhalb der Kardiafalten.
c) Das Entartungsrisiko ist unabhängig von der Ausdehnung der Metaplasie.
d) Eine endoskopische Abtragung von makroskopisch auffälligen Arealen bei bekannter intraepithelialer Neoplasie ist ausreichend.
e) Frauen erkranken häufiger an einem Barrett-Karzinom als Männer.

Richtig sind die Antworten a und b.

Bei dem Patienten wurde eine **Barrett-Mukosa** ohne intraepitheliale Neoplasie diagnostiziert (Prag-Klassifikation C3M9). Er erhielt eine dauerhafte Medikation mit PPI und eine Ernährungsberatung. Aktuelles Vorstellungsintervall alle zwei Jahre zur Chromoendoskopie mit Biopsiegewinnung.

Die Adenokarzinome des Ösophagus und des ösophagogastralen Übergangs **sind Reflux-assoziierte Malignome.** Durch den andauernden Reflux von gastroduodenalem Speisebrei entwickelt sich bei 10 % der Patienten eine Metaplasie des unverhornten Plattenepithels des Ösophagus zu einem einschichtigen Zylinderepithel. Das Vorhandensein von Becherzellen definiert das Vorliegen einer **Barrett-Mukosa.** Männer erkranken siebenmal häufiger an einem Adenokarzinom des Ösophagus als Frauen.

Therapeutisch wird eine **Reduktion des Refluxes** bei Nachweis von Barrett-Mukosa ohne intraepitheliale Neoplasie angewendet (Protonenpumpeninhibitoren [PPI], Fundoplikatio). Patienten mit nachgewiesener Barrett-Mukosa werden engmaschig endoskopisch und bioptisch kontrolliert. Die **Prag-Klassifikation** beschreibt die Längenausdehnung der veränderten Schleimhaut unterteilt in zungenförmige (M) und zirkuläre (C) Anteile.

Endoskopisches Korrelat der Barrett-Mukosa sind Schleimhautzungen und/oder schleimhauttragende zirkuläre Areale ösophageal oberhalb der kardialen Magenfalten. Mittels Chromoendoskopie durch Färbung (Lugol-Lösung, Essig) oder digitale Filter (iSCAN, NBI, FICE) wird die Detektionsrate pathologischer Areale erhöht, und auffällige ösophageale Läsionen werden gezielt biopsiert. Bei Nachweis von intraepithelialen Neoplasien, Carcinoma in situ oder invasiven Karzinomen schließt sich diagnostisch ein endoskopischer Ultraschall (EUS), Schnittbildgebung (Ganzkörper-CT) und Sonografie von Abdomen und Hals an.

Da die Wahrscheinlichkeit einer Lymphknotenmetastasierung beim mukosalen Ösophaguskarzinom (T1a) mit 1–2 % sehr gering ist, gilt eine **Mukosektomie mittels endoskopischer Resektion** (ER) als Therapiestandard, und zwar beim Adenofrühkarzinom für die Kategorie pT1m1–3 und beim Plattenepithelfrühkarzinom für die Kategorie pT1m1–2. Ziel ist die komplette Abtragung der metaplastisch veränderten Schleimhaut am besten als En-bloc-Resektat, sodass eine vollständige histologische Beurteilung der lateralen und basalen Ränder möglich ist. Diese Resektion wird durch eine endoskopische Mukosaresektion (EMR, Befunde bis maximal 20 mm) oder eine endoskopische Submukosadissektion (ESD) realisiert.

Die **EMR** wird durch primäres Lifting des Befunds durch submuköse Injektion eines Flüssigkeits- oder Gelpolsters erreicht, die eigentliche Läsion wird anschließend durch Schlingen, kappengeführt oder mithilfe von Ligaturen reseziert. Um Rezidive zu verhindern, sollte die gesamte Barrett-Mukosa abladiert werden, dies kann nach EMR durch ein zweistufiges Verfahren mittels Radiofrequenzablation (RFA) oder Argon-Plasma-Koagulation (APC) erfolgen.

Die **ESD** erlaubt die Resektion größerer Befunde. Mittels Koagulationsmarkierung wird der abzutragende Bereich festgelegt, außerhalb hiervon wird nun ebenfalls ein submuköses Polster injiziert. Es erfolgt die mukosale Umschneidung des abzutragenden Areals. Nun kann die Läsion durch weitere Injektion und schrittweises Durchtrennen der distalen Submukosa reseziert werden. Hierfür wird entsprechend der Laparoskopie ein elektrisches Häckchen oder ein Ultraschalldissektor verwendet. Je nach Befundgröße kann eine ESD entsprechend zeitintensiv sein.

Entscheidendes Kriterium für die endoskopische Resektion ist die submukosale Eindringtiefe des Karzinoms. Kriterien, die einer chirurgischen Sanierung bedürfen, sind:

- Tumorrest am basalen Resektionsrand (R1 basal)
- Multifokale oder nicht abtragbare Barrett-Läsionen

LITERATUR

Aadam AA, Abe S. Endoscopic submucosal dissection for superficial esophageal cancer. Dis Esophagus. 2018; 31(7). DOI: 10.1093/dote/doy021.

Pioche M, Bertrand G, Rivory J. Endoscopic perforation during EMR or ESD: who should take care of the patient? Endosc Int Open. 2018; 6(3): E313–E314.

KASUISTIK

Notfallmäßige Vorstellung einer 72-jährigen Patientin in gutem Ernährungs- und reduziertem Allgemeinzustand mit Sklerenikterus seit drei Tagen, progredienten Oberbauchschmerzen und Dunkelverfärbung des Urins. Die Vitalparameter sind wie folgt: Herzfrequenz (HF) 110/min, Sinusrhythmus, nichtinvasiver Blutdruck 165/93 mmHg, SpO_2 92 % unter Raumluft. Eine erste Laboranalyse erbringt folgende Konstellation: Leukozyten 16.350/µl, C-reaktives Protein (CRP) 9,51 mg/dl, Bilirubin direkt 4,2 mg/dl, alkalische Phosphatase (AP) 326 U/l, (Gamma-Glutamyltransferase (γ-GT) 486 U/l und Lipase 1.200 U/l. Die Patientin nimmt nach stattgehabten tiefen Beinvenenthrombosen (TVT) Marcumar ein, der Quick ist 22 %/ INR 3. Welches sind die nächsten diagnostischen/therapeutischen Maßnahmen?

Welche Antwort ist richtig?

a) Zur weiteren Abklärung ist ein CT-Abdomen indiziert.
b) Sonografisch ist eine Cholezysto- und Choledocholithiasis nicht adäquat zu beurteilen.

c) Eine endoskopische retrograde Cholangiopankreatikografie (ERCP) sollte nach Optimierung der Gerinnungssituation frühzeitig durchgeführt werden.
d) Im Rahmen der ERCP muss bei Pankreatitis eine Ableitung der Gallen- und Pankreaswege mittels Protheseneinlage erfolgen.
e) Die Cholezystektomie sollte innerhalb von drei Tagen nach ERC durchgeführt werden.

Antwort c ist korrekt.
Die Patientin wurde nach Oberbauchsonografie mit Nachweis einer **Cholezystolithiasis** und V. a. präpapilläres Konkrement mit konsekutiver Cholestase und Aufweitung des Ductus hepaticus communis (DHC) auf 1,3 cm sowie Optimierung der Gerinnungssituation nach Gabe von 1.000 IE Prothrombinkonzentrat (PPSB) zur Notfall-ERCP angemeldet. Bei Intubation der Papille entleerte sich putride Galle.

In dem Cholangiogramm fanden sich multiple Konkremente im DHC bei prall mit Steinen gefüllter Gallenblase. Es erfolgte eine Papillotomie und Bergung der Konkremente mittels Körbchen und Ballon. Abschließend wurde eine Gallengangsprothetik (10 Fr, 8 cm, gerade) implantiert (➤ Abb. 2.5). Die Cholezystektomie wurde vier Wochen nach Erstvorstellung durchgeführt. Die Stententfernung und nochmalige Konkremententfernung mittels endoskopischer retrograder Cholangiografie (ERC) erfolgte vier Tage nach Cholezystektomie.

Die **Sonografie** ist der Goldstandard für die Beurteilung der Gallenblase bzgl. Vorhandenseins einer akuten Entzündung sowie von Konkrementen, Gallenblasenhydrops und intra- und extrahepatischer Cholestase. Laut S3-Leitlinie der DGVS und DGAV zur Prävention, Diagnostik und Behandlung von Gallensteinen ist präoperativ vor Cholezystektomie ist die Abdomensonografie und Labordiagnostik (AP, γ-GT, Bilirubin, Alaninaminotransferase (ALT), Lipase, Gerinnung) immer durchzuführen.

Die ERC hat eine hohe Spezifität und Sensitivität für die Diagnostik einer Choledocholithiasis und wird laut oben genannter Leitlinie bei V. a. Choledocholithiasis empfohlen, sie geht allerdings mit einer Komplikationsrate von 5–10 %. Bei unklarer extraehpatischer Cholestase kann vor der ERC eine Endosonografie der Papille und Gallenwege erfolgen. Bei Steinnachweis kann sich sofort die ERC mit Papillotomie anschließen. Bei Abflusshindernissen anderer Ursache (Lymphome, Tumoren von Gallengang oder Pankreas) können einzeitig durch Feinnadelbiopsie Proben gewonnen werden.
Eine **Cholangitis** ist laut der oben genannten Leitlinie durch folgende Parameter definiert:
- Klinische Symptome einer systemischen Inflammation (Fieber, Schüttelfrost) und laborchemische Entzündungsparameter (Leukozyten, CRP)

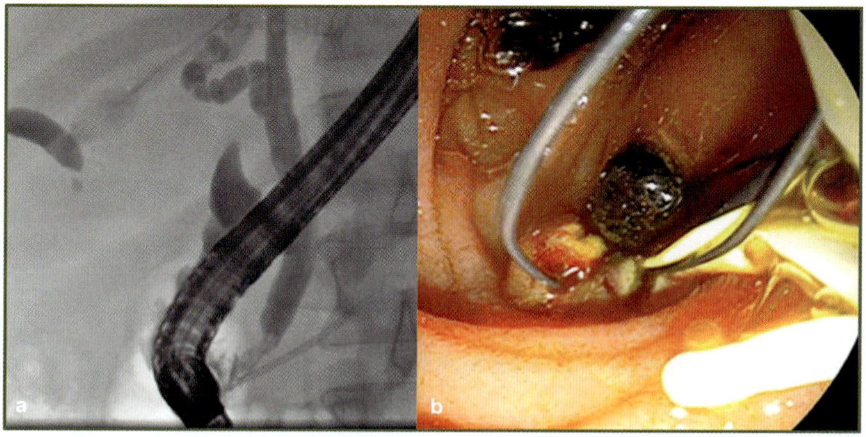

Abb. 2.5 Darstellung eines Cholangiogramms bei einliegender Ductus-pancreaticus-Prothese bei DHC-Verschlussstein, Luftbläschen im DHC. In dem endoskopischen Bild wird das dunkelbraune Konkrement mit einem Dormia-Körbchen geborgen, man sieht die Pankreasprothese bei 3–4 Uhr weiß im Bild [T1217]

- Positive Cholestase-Parameter (Bilirubin, AP, γ-GT und Transaminasen)
- Transabdominal-sonografische Detektion einer Aufweitung der Gallengänge (Gallengangweite > 7 mm oder Nachweis eines Konkrementes oder eines anderen Abflusshindernisses)

Der Schweregrad einer Cholangitis ergibt sich durch etwaige Organdysfunktionen (Kreislaufdepression, prärenales Nierenversagen, Lebersynthesestörung). Die Leitlinie empfiehlt, die ERC bei biliärer Pankreatitis und Cholangitis innerhalb von 24 h durchzuführen. Eine antibiotische Therapie ist unverzüglich zu beginnen (Piperacillin/Tazobactam oder Cephalosporine Gruppe 3 + 4 in Kombination mit Metronidazol).

Bei **biliärer Pankreatitis und Cholangitis** bei Choledocholithiasis ist die Versorgung des distalen Gallengangs mittels Prothetik indiziert. Nach der Cholezystektomie im entzündungsfreien Intervall kann im Rahmen einer Folge-ERC etwaiges mobilisiertes Konkrement aus dem DHC entfernt und die Prothetik ebenfalls geborgen werden. Eine Pankreasstent-Implantation ist bei biliärer Pankreatitis nicht indiziert, kann aber bei problematischer Intubation des DHCs notwendig werden.

Impaktierte Choledochus-Konkremente, die sich in der ERC nicht durch Ballon- und Körbchenmanöver mobilisieren lassen, können durch eine elektrohydraulische oder eine mechanische Lithotripsie zerkleinert werden. Sollte dies fehlschlagen, sollte eine operative Gallengangsrevision mit Konkrementbergung erfolgen.

LITERATUR

Gutt C, Jenssen C, Barreiros AP et al. Aktualisierte S3-Leitlinie der Deutschen Gesellschaft für Gastroenterologie, Verdauungs- und Stoffwechselkrankheiten(DGVS) und der Deutschen Gesellschaft für Allgemein- und Viszeralchirurgie (DGAV) zur Prävention, Diagnostik und Behandlung von Gallensteinen. Z Gastroenterol 2018; 56:912–966

KASUISTIK

Zuweisung eines 58jährigen Mannes, der aufgrund stattgehabter, rezidivierender Beinevenenthrombosen oral antikoaguliert ist (Dagibatran [Pradaxa®]). Bei dem Patienten besteht seit sechs Monaten eine chronische, normochrome, normozytäre Anämie mit Leistungseinschränkung, der Ferritinspiegel ist erniedrigt. Der Patient berichtet über rezidivierende Abdominalschmerzen mit nachfolgender Meläna. Ein positiver Hämoccult-Test wurde durch ambulante Ösophagogastroduodenoskopie und Ileokoloskopie abgeklärt, diese erbrachten keinen pathologischen Befund.

Welche Aussage ist richtig?

a) Eine Blutungsszintigrafie wird wegen der Überlegenheit der Angiografie nicht mehr durchgeführt.
b) Vorteil der Intestinoskopie mit Doppel- oder Single-Ballon-Enteroskop ist die Interventionsfähigkeit bei Detektion von Pathologien und Blutungsquellen.
c) Die Kapselendoskopie wird ohne weitere Darmvorbereitung durchgeführt.
d) Angiografisch können Blutungen ab 5 ml/min detektiert werden.
e) Eine radiologische Kontrolle bei Doppel-Ballon-Enteroskopie muss zwingend erfolgen.

Aussage b ist richtig

Der Patient wies **jejunale Angiektasien** mit intermittierenden Blutungen auf. Es erfolgte eine erfolgreiche endoskopische Verödung durch APC-Therapie.

Eine intermittierende, mittlere gastrointestinale Blutung ist trotz vorhandener technischer Innovationen, wie Kapselendoskopie, Single- und Doppelballon-Enteroskopie, CT-Angiografie und Blutungsszintigrafie eine diagnostische Herausforderung [1]. Alle genannten Techniken weisen Stärken und Schwachpunkte auf. Die häufigsten Ursachen einer mittleren gastrointestinalen Blutung sind Gefäßmalformationen (Angiektasien), Divertikel (Meckel- und andere Divertikel), Ulzerationen (chronisch-entzündliche Darmerkrankung [CED], Infektionen, Ischämie) oder Tumoren.

Bei der **Kapsel-Enteroskopie** wird eine 26 × 11 mm große Kapsel mit Lichtquelle und 1–2 Kameras oral aufgenommen. Sie generiert auf ihrem Peristaltik-geförderten Weg durch den gesamten Intestinaltrakt 50.000–

60.000 Einzelbilder, die direkt an den Recorder übertragen werden. Der Patient trägt den Recorder in einer Handtasche für die Dauer der Untersuchung bei sich. Eine Darmvorbereitung durch Lavage muss erfolgen, da der untere Anteil des Dünndarms sonst aufgrund der Verschmutzung nicht beurteilt werden kann. Bei Auffinden von Pathologien wird deren ungefähre Lokalisation anhand von sicheren Fixpunkten (Ileozökalklappe, Transitzeit) bestimmt. Es kann keine Intervention erfolgen.

Die Endoskopie des Dünndarms kann durch **Push-Endoskopie,** also Vorschub eines besonders langen Endoskops (Intestinoskop, Untersuchungsschlauchlänge 200 cm), erfolgen. Aufgrund der Beweglichkeit des Dünndarms und der fehlenden Fixierung schwankt die durch Push-Enteroskopie eingesehene Darmlänge erheblich.

Bei der **Single- oder Doppelballon-Enteroskopie** wird eine Fixierung des Endoskops im Darmlumen durch Insufflation von Ballons ermöglicht. Anschließend kann eine Begradigung (Pull) erfolgen und durch erneuten Vorschub (Push) das Gerät tiefer im Dünndarm platziert werden. Im Fall des Doppel-Ballonenteroskops **(Push-and-Pull-Enteroskopie)** gelingt ein tieferer Vorschub, da ein Ballon auf dem Distal-Ende des Intestinoskops und der andere auf einem Overtube befestigt sind. Durch wechselnde Ballonfixierungen und entsprechende Begradigung des Geräts kann der gesamte Dünndarm eingesehen werden. Häufig wird an zwei aufeinanderfolgenden Tagen eine Enteroskopie von oral und aboral durchgeführt. Die Untersuchung wird immer im stationären Rahmen durchgeführt, da die Einzeluntersuchung bis zu 120 Minuten dauern kann. Eine Vorbereitung durch Lavage hat im Vorfeld zu erfolgen. Das Intestinoskop weist einen Arbeitskanal auf, über den Probeentnahmen und Interventionen (Tuschemarkierung) bei Auffinden von Pathologien erfolgen können. Radiologische Kontrollen sind nicht zwingend nötig.

Die Sensitivität einer **Blutungsszintigrafie** (Blutpool-Szintigrafie) liegt bei 0,1 bis 0,35 ml/min und kann über 24 Stunden hinweg durchgeführt werden. Damit ist sie bei intermittierenden mittleren gastrointestinalen Blutungen der Angiografie überlegen.

Angiografisch können Blutungen ab 1 ml/min detektiert werden, wobei eine Kontrastmittel(KM)-Applikation 20–30 Sekunden umfasst. Angiografisch kann ggf. eine Embolisation durchgeführt werden.

Liegt zum Zeitpunkt der Untersuchung keine Blutung vor, sind beide letztgenannte Verfahren negativ.

LITERATUR

Gralnek IM, Neeman Z, Strate LL. Acute lower gastrointestinal bleeding. N Engl J Med. 2017; 376(11): 1054–1063.

Hosoe N, Takabayashi K, Ogata H et al. Capsule endoscopy for small-intestinal disorders: current status. Dig Endosc. 2019; 31(5): 498–507.

Yamamoto H, Aabakken L. Small-bowel endoscopy. Endoscopy 2019; 51(05): 399–400.

KASUISTIK

Ein 56-jähriger Patient wird mit einem 10 × 14 mm Rezidiv-Adenom im Colon transversum vorgestellt. Zwei Jahre zuvor erfolgte im Rahmen der Vorsorge-Koloskopie eine Schlingen-EMR (endoskopische Magnetresonanz) eines tubulovillösen Adenoms. Im Bereich der Narbe hat sich nun ein erneutes Adenom gebildet. Die bisherige Histologie ergibt ein Rezidiv des tubulovillösen Adenoms ohne intraepitheliale Neoplasie. Im Lifting-Versuch, also der submukösen Unterspritzung, konnte kein adäquates Lifting gesehen werden. Der Patient hat außer einem arteriellen Hypertonus keine Vorerkrankungen.

Welche Aussage ist falsch?

a) Eine endoskopische Resektion des Befundes sollte angestrebt werden.

b) Durch das *„full thickness resection device"* (FTRD) kann ein Vollwandresektat in einem Stück gewonnen werden.

c) In dem beschriebenem Fall muss die operativ-chirurgische Resektion aufgrund der narbigen Veränderungen des Gewebes erfolgen.

d) Adenome im Bereich des Appendixabgangs im Zökum können durch FTRD abgetragen werden.

e) Bei zökalen Abtragungen sollte auf die klinischen Zeichen einer Appendizitis geachtet werden, die häufig mittels Antibiose therapiert werden kann.

Aussage c ist falsch.

Der Patient wurde mittels erneuter Koloskopie und Kolon-FTRD erfolgreich therapiert. Histologisch fand sich ein 12 × 14 mm großes tubulovillöses Adenom mit fokaler intraepithelialer High-Grade-Neoplasie, Resektionsstatus R0.

Die **Abtragung von Kolonadenomen** kann als **EMR** oder **ESD** erfolgen. Werden Adenome aufgrund schwieriger Lokalisation oder Größe in Piecemeal-Technik abgetragen, steigt die Rezidivrate auf bis zu 27,5 %. Die Patienten müssen dann in engmaschigen Abständen nachuntersucht werden.

Das **FTRD** der Firma Ovesco (Tübingen) ermöglicht die Abtragung von Tumoren und Polypen als Vollwandresektat im Gastroduodealtrakt. Der Verschluss der Resektion wird durch einen Over-the-Scope-Clip erreicht. Das Gewebe wird aktiv in die Resektionskappe, die am Distal-Ende auf dem Endoskop aufsitzt, hineingezogen. Anschließend wird der Clip appliziert und als letzter Schritt die Resektion oberhalb des geschlossenen Clips durch eine integrierte elektrische Schlinge ausgeführt. Klinisch messen die Resektate ca. 12 × 36 mm.

Die multizentrische, prospektive Studie „Wall Resect" schloss 181 Patienten in neun Zentren ein, bei denen aufgrund von schwierig zu erreichenden Läsionen (Appendixabgang, Divertikelnähe), subepithelialer Adenome, fehlendem Lift-off oder Frühkarzinomen eine FTRD angewendet wurde. Gute Ergebnisse bzgl. R0-Status und Komplikationsrate ergaben sich bei Befunden < 20 mm.

MERKE

Das FTRD sollte bei bekannten malignen Prozessen nur bei Frühkarzinomen mit Low-Risk-Kriterien (G1–G2, L0, Submukosa-Infiltration < 1.000 μm) eingesetzt werden. Unabdingbar ist die R0-Resektion. Bei Nichteinhaltung dieser Kriterien ist eine operative Resektion nach onkologischen Kriterien erforderlich.

Das FTRD wurde für Anwendungen im oberen Gastrointestinaltrakt modifiziert und steht seit 2017 auch für gastroduodenale Läsionen zur Verfügung.

Für die Abklärung von neuronalen Pathologien wie der Hypo- oder Aganglionose (Morbus Hirschsprung) kann eine FTRD ebenfalls angewendet werden, hierfür wurde ein kleineres Kappen-Clip-System entwickelt.

LITERATUR

Albrecht H, Raithel M, Braun A et al. Endoscopic full-thickness resection (EFTR) in the lower gastrointestinal tract. Tech Coloproctol. 2019; 23(10): 957–963.
Richter-Schrag HJ, Walker C, Thimme R et al. Full thickness resection device (FTRD). Experience and outcome for benign neoplasms of the rectum and colon. Chirurg. 2016; 87(4): 316–325.
Schmidt, Beyna T, Schumacher B et al. Colonoscopic full-thickness resection using an over-the-scope device: a prospective multicentre study in various indications. Gut. 2018; 67(7): 1280–1289.

KASUISTIK

Ein 91-jähriger Patient mit multiplen kardialen und onkologischen Vorerkrankungen wird vom Nachtdienst bei massiver Obstipation, schmerzhaft-meteoristischem Abdomen und Stuhlverhalt seit vier Tagen aufgenommen. Die CT-Diagnostik von der Aufnahme zeigt ein stenosierendes Rektumkarzinom im oberen Rektumdrittel mit konsekutivem mechanischem Ileus und einer Dilatation im Bereich des Zökums bis 8 cm. Der Patient lehnt operative Maßnahmen ab. Die Betreuer für medizinische Fragen sind die Söhne des Patienten, die seinen Wunsch respektieren und eine Operation mit Resektion und insbesondere eine Stoma-Anlage ebenfalls ablehnen.

Welche Aussage ist falsch?

a) Es kann eine palliative Stentanlage versucht werden. Der Patient und seine Angehörigen müssen allerdings kritisch über das erhöhte Perforationsrisiko aufgeklärt werden.
b) Die endoskopische Stentanlage erfolgt unter radiologischer Kontrolle.

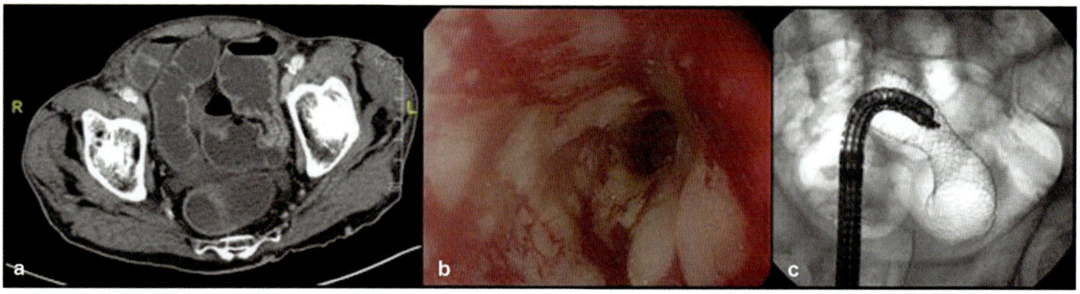

Abb. 2.6 CT-morphologische (A) und endoskopische (B) Darstellung einer hochgradigen, maligen Sigmastenose. Durchleuchtung nach endoskopischer Einlage eines Kolon-Stents über die Stenose (C) [T1217]

c) Unter Bridge-to-Surgery (BTS) versteht man die primäre, endoskopische Entlastung der vorgeschalteten, dilatierten Darmsegmente vor einer operativen Resektion der Obstruktion, um so eine primäre Anastomose zu ermöglichen und die Anlage einer Enterostomas zu verhindern.
d) Da der Patient und die betreuenden Söhne jegliche operative Maßnahme ablehnen, sollte eine *„best supportive care"* eingeleitet werden und der Patient zur Therapie mittels Morphin-Perfusor aufgenommen werden.
e) Nach erfolgreicher Kolon-Stentplatzierung kann es zu einer Re-Stenosierung kommen, die ebenfalls endoskopisch therapierbar ist.

Aussage d ist falsch.

Der Patient erhielt am Folgetag einen endoskopisch platzierten ungecoverten, selbstexpandierenden Metallstent über den stenotischen Abschnitt (➤ Abb. 2.6). Für die Stentanlage wurde der Patient intubiert, um einen adäquaten Schutz der Atemwege bei mechanischem Ileus zu gewährleisten. Die Tumorstenose konnte unter Durchleuchtung mit einem Draht passiert werden. Anschließend erfolgte die Stentplatzierung über den liegenden Draht unter radiologischer Kontrolle. Der Patient konnte problemlos extubiert werden und nach vier Tagen stationärer Kontrolle und abführenden Maßnahmen in die häusliche Pflege entlassen werden.

Die Platzierung von **selbstexpandierenden Metallstents** aufgrund obstruktiver Prozesse im linksseitigen Kolon kann aus zwei Gründen indiziert sein:

1. als Bridge-to-Surgery-Maßnahme (BTS); der Darm wird dekomprimiert und kann im elektiven Moment mittels primärer Anastomose operiert werden, oder
2. als Palliativmaßnahme bei inoperablen Patienten

In Metaanalysen und multizentrischen randomisierten Studien, die das Kolonstenting aufgrund palliativer Situationen analysierten, konnte gezeigt werden, dass Patienten ohne chirurgische Sanierung durch eine geringe Morbiditäts- und Mortalitätsrate sowie eine kurze stationäre Verweildauer von dem Stenting profitierten.

MERKE

Zu beachten ist der mögliche Verschluss der Stents aufgrund von Tumoreinbruch bei nicht-gecoverten Stents. Hier besteht im Weiteren die Option, durch Argon-Plasma-Koagulation (APC) das einwachsende Gewebe zu zerstören.

Das beschriebene Verfahren entspricht dem Standard bei der endoskopischen Platzierung von Kolonstents bei malignen Obstruktionen. Diese werden immer unter Durchleuchtung im sogenannten Over-the-Wire(OTW)-Verfahren platziert. Bei korrekt liegendem Stent wird anschließend eine Dekompressionssonde über den noch liegenden Draht in den vorgeschalteten Darmabschnitt geschoben. Über diese Sonde können in den folgenden Tagen Klysmata verabreicht werden.

Die **CT-Diagnostik** ist bei akutem Ileus immer durchzuführen. Bei einer Aufweitung des rechtsseitigen Hemikolons über 12 cm besteht ein erhöhtes Perforationsrisiko. Entscheidet man sich für eine palliative oder präoperative Kolon-Stentanlage, sollte die Untersuchung immer mit CO_2 als insufflierendes Gas durchgeführt werden. Präinterventionell sollte eine Magensonde zur Entlastung platziert werden; Intubationsnarkosen sind häufig zu empfehlen.

LITERATUR

Arezzo A, Balague C, Targarona E et al. Colonic stenting as a bridge to surgery versus emergency surgery for malignant colonic obstruction: results of a multicentre randomised controlled trial (ESCO trial). Surg Endosc. 2017; 8: 3297–3305.

Götz M, Braun G, Jakobs R et al. Positionspapier der DGVS zur endoskopischen Dekompression bei akutem Ileus. Z Gastroenterol 2017; 55: 1499–1508.

Ribeiro IB, Bernardo WM, Martins BDC et al. Colonic stent versus emergency surgery as treatment of malignant colonic obstruction in the palliative setting: a systematic review and meta-analysis. Endoscopy International Open. 2018; 06: E558–E567.

2.3 Intraoperative Bildgebung

René Mantke und Claus Schildberg

KASUISTIK

Es wird Ihnen ein Patient von den Kollegen der Gastroenterologie mit einer Cholezystitis sowie einer Cholestase vorgestellt. Eine ERCP ist präoperativ nicht möglich, sodass Sie bei klinisch bestehendem akutem Abdomen eine Operation planen. Im Rahmen der Cholezystektomie soll eine Cholangiografie erfolgen. Sie müssen sicherstellen, dass andere anwesende Mitarbeiter berechtigt sind, diese durchzuführen.

Welche Personen dürfen eine intraoperative Durchleuchtung durchführen?

a) Ausschließlich approbierte Ärzte, die für das Teilgebiet der Anwendung von Röntgenstrahlung, in dem sie tätig sind, die erforderliche Fachkunde im Strahlenschutz besitzen.
b) Personen, die als Ärzte approbiert sind oder denen die Ausübung des ärztlichen Berufes erlaubt ist und die nicht über die erforderliche Fachkunde im Strahlenschutz verfügen, wenn sie unter ständiger Aufsicht und Verantwortung einer Person, wie unter d) genannt, tätig sind und über die erforderlichen Kenntnisse im Strahlenschutz verfügen.
c) Personen, die als Ärzte approbiert sind oder denen die Ausübung des ärztlichen Berufes erlaubt ist, die für das Teilgebiet der Anwendung von Röntgenstrahlung, in dem sie tätig sind, die erforderliche Sachkunde besitzen.
d) Personen, die als Ärzte approbiert sind oder denen die Ausübung des ärztlichen Berufes erlaubt ist und die für das Teilgebiet der Anwendung von Röntgenstrahlung, in dem sie tätig sind, die erforderliche Fachkunde im Strahlenschutz besitzen.
e) Personen, die als Ärzte approbiert sind oder denen die Ausübung des ärztlichen Berufes erlaubt ist und die für das Teilgebiet der Anwendung von Röntgenstrahlung, in dem sie tätig sind, eine technische Einweisung erfahren haben.

Die richtigen Antworten sind b und d.

Grundsätzlich wird der Betrieb von Röntgenanlagen und deren Einsatz bei Menschen und Tieren durch die bundesweit gültige **Verordnung zum Schutz vor der schädlichen Wirkung ionisierender Strahlung (Strahlenschutzverordnung – StrlSchV)** geregelt. Danach müssen approbierte Ärzte, die eigenverantwort-

Tab. 2.1 Voraussetzungen für den Erwerb der Fachkunde (§ 47 Strahlenschutzverordnung – StrlSchV 2018)

Erwerb	Voraussetzung
Strahlenschutzkurs	Nachweise über die erfolgreiche Teilnahme an anerkannten Kursen, diese sind bei der zuständigen Landesärztekammer zu erfragen. Die Kursteilnahme darf insgesamt nicht länger als fünf Jahre zurückliegen.
Sachkunde	Nachweise über die praktische Erfahrung. Der Nachweis der praktischen Erfahrung erfolgt durch Vorlage einer schriftlichen Bestätigung derjenigen Person, in deren Verantwortungsbereich oder unter deren Aufsicht die praktische Erfahrung erworben wurde.
Fachkunde	Strahlenschutzkurs + Sachkunde + Nachweise über eine für das jeweilige Anwendungsgebiet geeignete Ausbildung

lich Röntgenstrahlen am lebenden Menschen anwenden oder die dafür rechtfertigende Indikation stellen, die erforderliche Fachkunde im Strahlenschutz besitzen. Ein allumfassender, pauschaler Fachkundenachweis Strahlenschutz kann nicht ausgestellt werden, er ist immer beschränkt auf ein oder auf mehrere Diagnosegebiete.

Gemäß der StrlSchV dürfen neben approbierten Ärzten auch Personen, denen die Ausübung des ärztlichen Berufes erlaubt ist, eigenverantwortlich Röntgenstrahlen anwenden, wenn sie die Fachkunde besitzen. Fehlt diese, dürfen Ärzte oder die Personen, denen die Ausübung des Berufes erlaubt ist, nur unter ständiger Aufsicht und Verantwortung einer Person, die die erforderliche Fachkunde besitzt, tätig sein und müssen über die erforderlichen Kenntnisse im Strahlenschutz verfügen.

Die **Fachkunde** setzt sich aus den Kursen für Strahlenschutz und der Sachkunde zusammen. Die drei notwendigen Kurse sind für alle Ärzte erforderlich, bevor sie in der praktischen Ausbildung (Sachkunde) mit Röntgenstrahlen (unter Verantwortung eines fachkundigen Arztes) arbeiten. Der Fachkundenachweis wird durch die Landesärztekammer auf Grundlage der Richtlinie „Fachkunde nach Strahlenschutzverordnung" für das betreffende Diagnose- oder Teilgebiet ausgestellt. Der Antrag zum Erwerb der erforderlichen Fachkunde im Strahlenschutz nach §§ 47 und 145 StrlSchV wird von der zuständigen Stelle geprüft. Sie kann im Einzelfall als Teil der Prüfung ein Fachgespräch durchführen, das die Inhalte der erforderlichen Fachkunde im Strahlenschutz zum Gegenstand hat.

Die **Sachkunde** beinhaltet theoretisches Wissen und praktische Erfahrungen bei der Anwendung von Röntgenstrahlen auf dem jeweiligen Anwendungsgebiet, d. h. in einem der zwölf radiologischen Diagnose- und Teilgebiete. Die Sachkunde in der medizinischen Röntgendiagnostik umfasst, jeweils bezogen auf das Anwendungsgebiet, die praktische Durchführung und Beurteilung von Röntgenuntersuchungen unter den speziellen Aspekten des Strahlenschutzes und wird durch theoretische Unterweisung ergänzt. Sie ist unter Aufsicht eines Arztes, der auf dem betreffenden Gebiet oder Teilgebiet die Fachkunde im Strahlenschutz besitzt, und in einer Einrichtung innerhalb Deutschlands zu erwerben (➤ Tab. 2.1). Die Mindestzeit für die Anerkennung der Sachkunde in der Notfalldiagnostik (bestehend aus den Teilgebieten: Extremitäten, Schädel, Wirbelsäule, Thorax und Abdomen) beträgt zwölf Monate. Sie ist grundsätzlich an Institutionen im Geltungsbereich der StrlSchV (= Bundesrepublik Deutschland) zu erwerben.

LITERATUR

Richtlinie Fachkunde und Kenntnisse im Strahlenschutz bei dem Betrieb von Röntgeneinrichtungen in der Medizin oder Zahnmedizin vom 22. Dezember 2005, Zuletzt geändert durch RdSchr. v. 27.6.2012. www.verwaltungsvorschriften-im-internet.de/bsvwvbund_22122005_RSII11603011.htm (letzter Zugriff: 1.6.2021).

Verordnung zum Schutz vor der schädlichen Wirkung ionisierender Strahlung (Strahlenschutzverordnung – StrlSchV) vom 29.11.2018, zuletzt geändert durch Artikel 1 der Verordnung vom 20.11.2020. www.gesetze-im-internet.de/strlschv_2018 (letzter Zugriff: 1.6.2021).

Welche Maßnahmen reduzieren die Strahlenbelastung der beteiligten Personen?

a) Kurze Durchleuchtungszeit
b) Röntgenaufnahmen, da bei ihnen die Strahlenbelastung geringer ist
c) Gepulste Durchleuchtung
d) Röhrennahe Positionierung vermindert die Strahlenbelastung
e) Digitale Durchleuchtung
f) Kleine Feldgröße

Die richtigen Antworten sind a, b, c, e und f.
Die Indikation zur **intraoperativen Cholangiografie** ist bei unklaren anatomischen Verhältnissen oder Verletzungen der Gallenwege indiziert. Zudem besteht zur Kontrolle der Steinfreiheit nach intraoperativer Sanierung einer Cholangiolithiasis die Notwendigkeit zur röntgenologischen Darstellung der Gallenwege. Bei der Kontrastmittelapplikation müssen Lufteinschlüsse unbedingt vermieden werden, damit die dadurch hervorgerufenen Kontrastmittelaussparungen keine Restkonkremente simulieren.

Durch moderne **Röntgenbildverstärker** kann heute die Strahlendosis, die noch vor einigen Jahren benötigt wurde, bei gleichzeitig wesentlich besserer Bildqualität um 90 % gesenkt werden. Die digitale Bildverarbeitung verringert ebenso wie die **gepulste Untersuchung** zusätzlich die Strahlenbelastung. Die Entwicklung von Geräten mit gepulster Durchleuchtung ermöglichte es, die Strahlenbelastung auf 10 % zu reduzieren. Die Durchleuchtung ist abhängig von der Untersuchungszeit und strahlenintensiver als eine Röntgenaufnahme, intraoperativ ist jedoch eine Röntgenaufnahme wenig praktikabel.

Die röhrenferne und bildverstärkernahe Position des Patienten bewirkt eine Verbesserung der Bildqualität, eine Reduktion der Unschärfe und zudem eine Verminderung der Strahlenbelastung für Untersucher und Patienten. Durch Einblendung kann die Strahlenbelastung wirkungsvoll gesenkt werden.

LITERATUR

Fachverband für Strahlenschutz e.V. Medizinische Strahlenexposition. FAQ. www.fs-ev.org/service/fragen-und-antworten-zum-strahlenschutz/medizinische-strahlenexposition (letzter Zugriff: 30.9.2021).

THEMA
Sie tragen bei der Durchleuchtung die Verantwortung für den **Schutz des Patienten und der anwesenden Mitarbeiter.**

Welche verbindlichen Vorgaben im Rahmen einer intraoperativen Durchleuchtung sind zutreffend?

a) Vor dem OP-Saal, in dem eine intraoperative Durchleuchtung erfolgen soll, muss ein beleuchtbares Schild mit der Aufschrift „Kein Zutritt – Röntgen“ angebracht und eingeschaltet sein.
b) Ringdosimeter müssen vor einer intraoperativen Durchleuchtung angelegt werden.
c) Alle Personen, die sich weniger als 2 m vom C-Bogen befinden, müssen eine Bleigummischürze tragen.
d) Eine Kontrastmittelallergie schließt eine intraoperative Cholangiografie nicht aus.
e) Um eine unnötige Strahlenbelastung des Patienten zu vermeiden, sind Körperregionen mit einer Patientenröntgendecke zu schützen.

Die richtige Antwort ist d.
Vor dem OP-Saal, in dem eine intraoperative Durchleuchtung erfolgen soll, ist ein beleuchtbares Schild mit der Aufschrift „Kein Zutritt – Röntgen“ nur dann erforderlich, wenn der Saal als **Kontrollbereich** eingestuft worden ist (§ 52 StrlSchV). Abhängig von der Strahlenbelastung wird zwischen Kontroll- und Überwachungsbereich unterschieden. Als Kontrollbereich gilt ein Bereich, in dem Personen im Kalenderjahr eine effektive Dosis von

mehr als 6 mSv oder höhere Organdosen als 15 mSv für die Augenlinse oder 150 mSv für die Haut, die Hände, die Unterarme, die Füße und Knöchel erhalten können.

Arbeitet das OP-Personal sehr häufig mit den Händen in der Nähe oder direkt im Strahlengang, empfiehlt der Gesetzgeber das **Tragen eines Ringdosimeters.** Der Dosisgrenzwert für Hände, Unterarme, Knöchel und Füße beträgt 500 mSv/a bei beruflich strahlenexponierten Arbeitskräften.

Alle Personen, die sich während des Betriebs eines C-Bogens im OP-Saal befinden, müssen eine **Bleigummischürze** tragen. Zusätzlich sollte die Zahl der Personen im Raum auf ein Minimum reduziert werden.

Eine **Kontrastmittelallergie** muss immer vor einer intraoperativen Cholangiografie ausgeschlossen werden und gilt als relative Kontraindikation. Obwohl das Kontrastmittel nur in die Gallenwege appliziert wird, ist eine minimale intravasale Gabe möglich, die eine allergische Reaktion zur Folge haben kann. Um diese zu vermeiden, sollte bei bekannter Allergie die Indikation zur Kontrastmittelapplikation sehr streng gestellt und zudem eine entsprechende Prämedikation durchgeführt werden.

Eine **Patientendecke,** die einen Bleigleichwert von 0,5 mm aufweist, vermindert im Allgemeinen die Strahlenbelastung des Patienten nicht. Bei ausgedehnten Durchleuchtungen kann sie den Streustrahlenanteil, der auf den Untersucher einwirkt, reduzieren.

LITERATUR

Verordnung zum Schutz vor der schädlichen Wirkung ionisierender Strahlung (Strahlenschutzverordnung – StrlSchV) vom 29.11.2018, zuletzt geändert durch Artikel 1 der Verordnung vom 20.11.2020. www.gesetze-im-internet.de/strlschv_2018 (letzter Zugriff: 01.6.2021).

THEMA

Die Anwendung von Röntgenstrahlen beim Menschen ist mit **Aufzeichnungspflichten** unter Beachtung von Datenschutzbestimmungen und Aufbewahrungsfristen verbunden.

Welche Angaben im Rahmen einer Durchleuchtung müssen gesetzlich vorgeschrieben aufgezeichnet werden?

a) Zeitpunkt und Art der Anwendung.
b) Angaben zur rechtfertigenden Indikation.
c) Ergebnis der Befragung der Frauen im gebärfähigen Alter bezüglich der Einnahme von Kontrazeptiva zum Ausschluss einer Schwangerschaft.
d) Angaben zur Strahlenexposition des Patienten.
e) Eintrag in den Röntgenpass.

Die richtigen Antworten sind a, b und d.

Gemäß der StrlSchV (§ 119, 120,121) muss über jede Anwendung von Röntgenstrahlen beim Menschen eine Aufzeichnung angefertigt werden. Die Aufzeichnungen sind gegen unbefugten Zugriff oder Änderung zu sichern.

- Röntgenbilder und Aufzeichnungen über Röntgenuntersuchungen sind zehn Jahre nach der letzten Untersuchung aufzubewahren.
- Bei Frauen im gebärfähigen Alter ist das Ergebnis der Befragung bezüglich einer bestehenden oder möglichen Schwangerschaft zu dokumentieren (§ 120).
- Bei fahrbaren Durchleuchtungsgeräten genügt die Dokumentation der Durchleuchtungszeit und des verwendeten Gerätes.
- Bei neueren Geräten, die nach dem 1. Juli 2002 in Betrieb genommen wurden, muss zusätzlich die Strahlenexposition angezeigt und dokumentiert werden.

Sorgfältig ist die **rechtfertigende Indikation** schriftlich zu begründen. Wird ein Röntgenpass ausgestellt oder legt die untersuchte Person einen **Röntgenpass** vor, so sind die Angaben zum Zeitpunkt, zur Art der Anwendung, die Bezeichnung der untersuchten Körperregion sowie die Angaben zum untersuchenden Arzt einzutragen. Das Führen eines Röntgenpasses ist wünschenswert, jedoch nicht gesetzlich vorgeschrieben. Ein Röntgenpass sollte jedoch dem Patienten angeboten werden.

LITERATUR

Verordnung zum Schutz vor der schädlichen Wirkung ionisierender Strahlung (Strahlenschutzverordnung – StrlSchV) vom 29.11.2018, zuletzt geändert durch Artikel 1 der Verordnung vom 20.11.2020. www.gesetze-im-internet.de/strlschv_2018 (letzter Zugriff: 1.6.2021).

KASUISTIK

Bei einer jungen Patientin kommt es nach Gabe eines jodhaltigen Kontrastmittels zu einer allergischen Reaktion.

Welche Medikamente werden in diesem Fall nicht appliziert?

a) ACC (Acetylcystein)
b) Prednisolon
c) H_1-/H_2-Antagonisten
d) β_2-Mimetika
e) Adrenalin

Die richtige Antwort ist a.

Nebenwirkungen auf ein Kontrastmittel können dosisabhängig und -unabhängig auftreten. Dosisabhängige Nebenwirkungen zeigen sich durch Wärme-/Kältegefühl, Hautrötung, Kopfschmerzen, Blutvolumenerhöhung, Verschlechterung der Nierenfunktion und konsekutive Hyperthyreose. Dosisunabhängig können Übelkeit, Erbrechen und allergische Reaktionen wie Juckreiz, Hautrötung, Hautblasenbildung, Kreislaufversagen bis hin zum allergischen Schock auftreten. Bei Verwendung nichtionischer Kontrastmittel zeigen sich seltener allergische Reaktionen als bei ionischen Kontrastmitteln.

Als **Risikofaktoren für das Auftreten einer Kontrastmittelreaktion** gelten Asthma, kardiovaskuläre Erkrankungen, positive Allergieanamnese, bekannte Kontrastmittelunverträglichkeit, weibliches Geschlecht und ein Alter zwischen 20 und 50 Jahren. Allergische Reaktionen auf Kontrastmittel treten in unterschiedlicher Ausprägung auf. Sie können in 4 Stadien auftreten (➤ Tab. 2.2).

Tab. 2.2 Stadien und Symptomatik bei allergischen Reaktionen

Stadium	Symptomatik
0	• Lokal begrenzte Hautreaktion
I Leichte Allgemeinreaktion	• Disseminierte kutane Reaktionen (z. B. Flush, generalisierte Urtikaria, Pruritus) • Schleimhautreaktionen (z. B. Nase, Konjunktiven) • Allgemeinreaktion (z. B. Unruhe, Kopfschmerz)
II Ausgeprägte Allgemeinreaktion	• Kreislaufdysregulation (Blutdruck-, Pulsveränderung) • Luftnot (leichte Dyspnoe, beginnender Bronchospasmus) • Stuhl- bzw. Urindrang
III Bedrohliche Allgemeinreaktion	• Schock • Bronchospasmus mit bedrohlicher Dyspnoe • Bewusstseinstrübung, Bewusstseinsverlust, ggf. mit Stuhl-/Urinabgang
IV Vitales Organversagen	• Atem-, Kreislaufstillstand

Eine **Entnahme aus Venenkathetern** ist, wenn möglich, zu vermeiden. Insbesondere das Monitoring einer Heparintherapie wird bei Katheterabnahmen aufgrund von Heparinkontaminationen gestört. Falls unvermeidbar: Zweimal mit je 5 ml Kochsalz (Kathetervolumen) spülen und die ersten 5–10 ml Blut verwerfen.

LITERATUR

Gurr E et al. Musterstandardarbeitsanweisung Präanalytik/Exemplary standard operation procedure pre-examination/ Arbeitsgruppe Richtwerte der Deutschen Vereinten Gesellschaft für Klinische Chemie und Laboratoriumsmedizin. J Lab Med. 2011; 35(1): 55–60.

Lippi G et al. Preanalytical quality improvement: in quality we trust. Clin Chem Lab Med. 2013; 51: 229–241

KASUISTIK

Eine 21-jährige Patientin wird vom Hausarzt bei V. a. Appendizitis zugewiesen. Seit drei Tagen bestehen Unterbauchschmerzen, die nicht auf Ibuprofen ansprechen. Die schlanke Patientin ist obstipiert, Klopfdolenz und Defense im rechten Unterbauch. Sonografisch wenig freie Flüssigkeit im Unterbauch, Appendix vermiformis nicht nachweisbar. Von gynäkologischer Seite zeigt sich keine Pathologie. Im Labor Leukozytose von 14,8 G/l mit Linksverschiebung, leichte Hyponatriäme 133 mmol/l, CRP 212,3 mg/l, diskrete Hyperbilirubinämie von 22 µmol/l. Urinstatus bland.

Welche der folgenden Aussagen ist nicht korrekt?

a) Es besteht die dringliche Indikation zur Appendektomie.
b) Zur weiteren Abklärung der Elektrolytstörung und der Hyperbilirubinämie soll am Folgetag ein hepatologisches und nephrologisches Konsil eingeholt werden und die Appendektomie vertagt werden.
c) Anstelle der umgehenden Operation ist die rasche Durchführung einer MRT-Abdomen zur Diagnosesicherung eine Option.
d) Wegen V. a. eine perforierende Appendizitis ist eine antibiotische Therapie kontraindiziert.
e) Die akute Appendizitis führt auch heute noch zu einer relevanten Morbidität und Mortalität.

Die Aussage b ist nicht korrekt.

Die **Labordiagnostik bei Appendizitis** ist nur als Ergänzung zur Anamnese, zur klinischen Untersuchung und zur apparativen Diagnostik einzusetzen. Bei der abdominalen Sepsis sind folgende Veränderungen im Labor als Folge von pathophysiologischen Vorgängen zu beobachten:

- Anstieg der Serumwerte (C-reaktives Protein, Procalcitonin, Interleukin 6)
- Anstieg oder Sturz der Blutreihen (Leukozyten, Thrombozyten, Erythrozyten)
- Anstieg der Cholestasewerte (Bilirubin, alkalische Phosphatase)
- Elektrolytverschiebungen (Hyponatriämie, Hypophosphatämie)

Es gilt sich durch diese Werte nicht in die Irre leiten zu lassen, sondern die Werte in das Gesamtbild einzufügen, die Diagnose zu stellen und die notwendige Therapie rasch durchzuführen.

LITERATUR

Haghi AR et al. The diagnostic values of procalcitonin and interleukin 6 in acute appendicitis. Turk J Surg. 2018; 35: 1–3.

Käser SA et al. C-reactive protein is superior to bilirubin for anticipation of perforation in acute appendicitis. Scand J Gastroenterol. 2010; 45: 885–892.

Käser SA et al. Hyponatremia is a specific marker of perforation in sigmoid diverticulitis or appendicitis in patients older than 50 years. Gastroenterol Res Pract. 2013: 462891.

KASUISTIK

Bei einer 23-jährigen Patientin fällt am dritten postoperativen Tag ein erhöhter D-Dimer-Wert von 0,99 mg/l auf (Referenzbereich: < 0,2 mg/l).

Welche der folgenden Aussagen ist nicht korrekt?

a) Der Befund spricht für das Vorliegen einer tiefen Beinvenenthrombose.
b) D-Dimere sind ein Laborparameter für den Nachweis einer Gerinnungsaktivierung.
c) D-Dimere entstehen bei der Proteolyse quervernetzten Fibrins.
d) Der D-Dimer-Nachweis wird im Rahmen der Ausschlussdiagnostik einer Beinvenenthrombose eingesetzt.
e) Erhöhte D-Dimer-Spiegel treten im Verlauf einer disseminierten intravasalen Gerinnung auf.

Die Aussage a trifft nicht zu.
D-Dimere entstehen als terminales Abbauprodukt bei der Spaltung von quervernetztem Fibrin durch Plasmin. Der Nachweis von D-Dimeren gilt als Zeichen einer Gerinnungsaktivierung. Haupteinsatzgebiete für den D-Dimer-Nachweis im klinischen Alltag sind die Diagnose einer tiefen Beinvenenthrombose (TVT) und/oder Lungenembolie sowie die Labordiagnostik der disseminierten intravasalen Gerinnung. Ein D-Dimer-Test soll nur nach vorheriger Einschätzung der klinischen Wahrscheinlichkeit durchgeführt werden. Bei niedriger/mittlerer klinischer Wahrscheinlichkeit und normalen D-Dimeren ist keine weitere Thrombose-Diagnostik erforderlich. Zu beachten ist allerdings, dass es eine Vielzahl von klinischen Zuständen gibt, die mit einer **sekundären Fibrinolyse** und somit mit einer D-Dimer-Erhöhung einhergehen. Insofern besitzt eine D-Dimer-Erhöhung nur eine geringe Spezifität. So sind beispielsweise in den ersten vier Wochen nach Operationen, nach Traumen oder während der Schwangerschaft die D-Dimere regelmäßig erhöht. Der Parameter eignet sich in diesen Situationen nicht für den Ausschluss einer TVT. Im oben beschriebenen Fall ist der D-Dimer-Nachweis als Normalbefund anzusehen. Postoperativ ansteigende oder extrem stark erhöhte D-Dimer-Spiegel können bei disseminierter intravasaler Gerinnung beobachtet werden.

Unter einer **gerinnungshemmenden Therapie** mit Heparin kommt es rasch zu einer Normalisierung der D-Dimer-Spiegel. Hohe D-Dimer-Werte unter Heparintherapie können Ausdruck einer Heparin-induzierten Thrombozytopenie vom Typ II sein.

LITERATUR

Di Nisio M, van Es N, Büller HR. Deep vein thrombosis and pulmonary embolism. Lancet. 2016 388:3060–3073
Geersing GJ et al.: Exclusion of deep vein thrombosis using the Wells rule in clinically important subgroups: individual patient data meta-analysis, BMJ. 2014; 348: g1340.
Wells PS, Anderson RS, Rodger M et al. Evaluation of D-dimer in the diagnosis of suspected deep-vein thrombosis. N Engl J Med. 2003; 349: 1227–1235.
Deutsche S2k-Leitlinie „Diagnostik und Therapie der Venenthrombose und der Lungenembolie" https://www.awmf.org/uploads/tx_szleitlinien/065-002l_S2k_VTE_2016-01.pdf (abgerufen am 23.5.2022)

KASUISTIK

Bei einem 63-jährigen Patienten wird eine elektive laparoskopische Rektosigmoidresektion mit Adhäsiolyse bei rezidivierender Sigmadivertikulitis durchgeführt. Am fünften Tag zeigt sich noch keine Stuhlpassage. Afebriler Patient mit weichem, leicht druckdolentem meteoristischem Abdomen. Unauffällige Drainageflüssigkeit. Gleichentags werden ein Leukozytenwert von 10,6 G/l, ein CRP Wert von 472,2 mg/l (Norm < 5 mg/l) und ein Procalcitonin von 3,76 ng/ml (Norm < 0,1 ng/ml) gemessen. Die veranlasste Computertomografie mit rektalem Kontrastmittel zeigt eine dichte Anastomose, etwas freie Flüssigkeit, jedoch kein Pneumoperitoneum und eine Atelektase rechts basal.

Welche der folgenden Aussagen ist nicht korrekt?

a) Es kann von einem normalem Verlauf nach Rektosigmoidresektion ausgegangen werden.
b) Eine Verlaufsbeobachtung mit regelmäßigen klinischen, labortechnischen und ggf. apparativen Kontrollen in kurzen Intervallen ist eine sichere Option.
c) Bei unklarem Infektfokus und doch wahrscheinlicher postoperativer Komplikation kommt eine sofortige Revisionsoperation in Frage.

d) Eine frühe empirische antibiotische Therapie ist indiziert.
e) Trotz Darmleckagen können sowohl der Drainageinhalt als auch die Computertomografie unauffällig sein.

Die Aussage a ist nicht korrekt.

Die frühzeitige und korrekte Erfassung der **Anastomoseninsuffizienz** nach kolorektaler Chirurgie bleibt eine Herausforderung. Die postoperative klinische Verlaufsbeobachtung und Labordiagnostik stellen ein Screening dar. So ist ein CRP-Wert von > 150 mg/l am fünften Tag nach kolorektaler Chirurgie stark hinweisend für eine Anastomoseninsuffizienz. Die Diagnose wird in der Regel mittels Computertomografie mit rektaler Kontrastmittelfüllung erhärtet. Trotz spezifischer Zeichen wie fäkulenter Drainage und Kontrastmittelaustritt in der Computertomografie bleiben doch einige Fälle unklar.

Da die Computertomografie falsch negativ sein kann, soll bei persistierendem Verdacht auf eine Anastomoseninsuffizienz entweder eine **Revisionsoperation** erfolgen oder der Patient gut überwacht werden. Letzteres Vorgehen ist nur gerechtfertigt, wenn der Zustand des Patienten und die Umstände dies erlauben.

LITERATUR

Gessler B, Eriksson O, Angenete E. Diagnosis, treatment, and consequences of anastomotic leakage in colorectal surgery. Int J Colorectal Dis. 2017; 32: 549–556.
Hayati F et al. Serum procalcitonin predicts anastomotic leaks in colorectal surgery. Asian Pac J Cancer Prev. 2017; 18: 1821–1825.
Singh PP et al. Systematic review and meta-analysis of use of serum C-reactive protein levels to predict anastomotic leak after colorectal surgery. Br J Surg. 2014; 101: 339–346.

KASUISTIK

Bei einem 33-jährigen Patienten fällt im Rahmen der präoperativen Diagnostik eine leicht verlängerte aktivierte partielle Thromboplastinzeit (aPTT) von 48 sec auf (Referenzbereich: 23–40 sec). Der Quick-Test (Thromboplastinzeit) und auch die Blutungsanamnese sind unauffällig.

Welche der folgenden Aussagen ist nicht korrekt?

a) Eine weitere Abklärung ist nicht notwendig.
b) Als mögliche Ursache kommt ein klinisch bedeutsamer Faktorenmangel in Betracht.
c) Die aPTT dient zur Überwachung einer Heparintherapie.
d) Mit der aPTT wird das intrinsische Aktivierungssystem der plasmatischen Gerinnung erfasst.
e) Durch eine verzögerte Blutentnahme kann es zu einer Gerinnungsaktivierung und damit zu einer Verkürzung der aPTT kommen.

Die Aussage a ist nicht korrekt.

Die **aktivierte partielle Thromboplastinzeit (aPTT)** gehört zu den Globaltests der Gerinnungsdiagnostik. Sie erfasst das intrinsische Aktivierungssystem der plasmatischen Gerinnung mit den Faktoren II, V, VIII, IX, X, XI, XII, Präkallikrein und hochmolekulares Kininogen (HMWK). Aktivitätsminderungen der Faktoren VIII (Hämophilie A), IX (Hämophilie B), XI und XII werden mit großer Empfindlichkeit erfasst. Nicht erfasst werden die Faktoren VII und XIII.

Im klinischen Alltag dient die Untersuchung als Suchtest bei Verdacht auf eine angeborene Gerinnungsstörung (z. B. Hämophilie A oder Hämophilie B), zur Überwachung der Therapie mit direkt wirksamen Antikoagulanzien (z. B. Heparin, Hirudin) und zum Nachweis von erworbenen Inhibitoren der Gerinnung (z. B. Lupus-Antikoagulanzien).

Eine **Verlängerung der aPTT** kann durch verschiedene Ursachen mit unterschiedlicher klinischer Relevanz bedingt sein. Der Messwert sollte deshalb immer im klinischen Kontext und unter Berücksichtigung des Quick-

Werts beurteilt werden. Auch bei einer isoliert leicht verlängerten aPTT ist eine milde Hämophilie oder ein von-Willebrand-Syndrom nicht völlig ausgeschlossen. Ein derartiger Befund sollte nach einer Bestätigung weiter abgeklärt werden, da sowohl eine milde Hämophilie, als auch ein von-Willebrand-Syndrom zu Blutungskomplikationen bei Operationen führen können. Eine häufige Ursache für eine aPTT-Verlängerung ohne Blutungsneigung sind erworbene Gerinnungsinhibitoren (z. B. Lupus-Antikoagulanzien).

Aufgrund der Heparinempfindlichkeit eignet sich die aPTT gut zur **Steuerung der Therapie mit unfraktioniertem Heparin.** Der therapeutische Zielwert liegt bei einer 1,5- bis 2,5-fachen Verlängerung der aPTT, wobei zur Berechnung der Mittelwert des Referenzbereiches herangezogen wird. Auch die Therapie mit dem Thrombininhibitor Hirudin kann mit der aPTT überwacht werden.

LITERATUR

Chee YL. Coagulation. J R Coll Physicians Edinb. 2014; 44(1):42–45.
Winter E, Flax SD, Harris NS. Coagulation testing in the core Laboratory. J Lab Med. 2017; 48(4): 295–313.

KAPITEL

3 Perioperative Medizin

3.1 Blut und Flüssigkeit

Martin Schläpfer

KASUISTIK

Bei einem Patienten, der wegen einer wenige Wochen zurückliegenden Lungenembolie ein Phenprocoumonpräparat (Marcumar®) einnimmt, wird klinisch eine Appendicitis acuta diagnostiziert. Es findet sich ein heftiger Druckschmerz im rechten Unterbauch, die Leukozytose beträgt 16 Gpt/l. Es wird eine typische Anamnese erhoben mit Schmerzbeginn im Oberbauch und Schmerzwanderung innerhalb von 12 Stunden in den rechten Unterbauch. Der Quickwert des Patienten beträgt 15 %, die aktivierte partielle Thromboplastinzeit (aPTT) liegt bei 45 s (laboreigener Normwert: bis 40 s).

Wie ist das weitere Prozedere?

a) Die Medikation mit Marcumar® wird abgesetzt und die Operation bis zur Normalisierung des Quickwerts verschoben.
b) Marcumar® wird abgesetzt, 10–20 mg Vitamin K werden per os verabreicht und anschließend die Operation durchgeführt.
c) Auf eine operative Behandlung wird aufgrund des niedrigen Quickwertes verzichtet und stattdessen ein Antibiotikum verabreicht.
d) Ohne Rücksicht auf die vorliegenden Gerinnungswerte wird aufgrund des akuten Abdomens operiert, weil bei einem Quickwert von 20 %, aber einer nur mäßig verlängerten aPTT eine für einen operativen Eingriff noch ausreichende Gerinnungsfähigkeit des Bluts besteht. Außerdem benötigt der Patient wegen seiner abgelaufenen Lungenembolie eine fortgesetzte Antikoagulation.
e) Das operative Blutungsrisiko muss gegen das Thromboserisiko abgewogen werden. Aufgrund des deutlich zu tiefen Quickwerts wird Marcumar® abgesetzt, ein Prothrombinkomplexpräparat (Prothrombin-/Prokonvertin-/Stuart-Power-/antihämophiler Faktor B-Komplex, PPSB) wird über 20 Minuten in einer Kurzinfusion verabreicht und die Operation nach laborchemischer Kontrolle des Quickwerts (Ziel: ca. 50 %) vorgenommen. Postoperativ wird baldmöglichst eine Antikoagulation mit einem Heparinpräparat begonnen.

Die richtige Antwort ist e.

Bei Vorliegen von Symptomen eines akuten Abdomens (z. B. einer akuten Appendizitis) ist die Indikation zur operativen Intervention gegeben. Eine unmittelbare Operation ist jedoch aufgrund der erheblichen Blutungsgefahr bei einem Quickwert von unter 30 % nicht sinnvoll, da eine unmittelbare vitale Bedrohung nicht vorliegt.

Die alleinige Betrachtung der aktivierten partiellen Thromboplastinzeit (aPTT) führt bei Patienten unter Phenprocoumon- oder Warfarintherapie in die Irre, da die vorliegende Gerinnungshemmung eher mit dem Quickwert erfasst wird.

Für die Korrektur der Blutgerinnung unter oraler Antikoagulationstherapie mit Vitamin-K-Antagonisten gibt es verschiedene Optionen, die vom Schweregrad der klinischen Situation bzw. von der OP-Lokalisation abhängig sind:

Die Gabe eines **Vitamin-K-Präparates** ist zur schnellen Anhebung des Quickwertes nicht geeignet, da die Wirkung des Vitamin K bei intravenöser Gabe frühestens nach 12, bei oraler Applikation erst nach 24–48 Stunden einsetzt.

Zur schnellen Korrektur einer oralen Antikoagulation durch Vitamin-K-Antagonisten werden **Prothrombinkomplexpräparate** (PPSB) eingesetzt. Das mehreren Virusabreicherungsverfahren unterzogene Konzentrat enthält die Vitamin-K-abhängigen Gerinnungsfaktoren II, VII, IX und X, wobei Faktor IX in einer standardisierten Menge, die Faktoren II, VII und X in herstellerbedingt variablen Konzentrationen vorliegen. Daneben enthalten PPBS in unterschiedlichen Mengen die antikoagulatorisch wirksamen Proteine C und S sowie Spuren von Protein Z. Wegen der kurzen Halbwertszeit von Faktor VII (1,5–6 h) empfiehlt sich die gleichzeitige und wiederholte Gabe von Vitamin K als Kurzinfusion.

MERKE

Für die Dosierung von PPBS kann folgende Faustformel verwendet werden:
(Quickwert *Soll* – Quickwert *Ist*) × kg KG/2

In jedem Fall muss der Erfolg der Substitution mittels Quick- und aPTT-Wert kontrolliert werden. In Abhängigkeit von dem individuellen thromboembolischen Risiko des Patienten (vorliegend: hoch!) und dem operativ bedingten Blutungsrisiko muss baldmöglichst postoperativ eine Thromboseprophylaxe mit Heparin begonnen werden.

Thromboembolische Ereignisse unmittelbar unter der Anwendung von Prothrombinkomplex-Konzentraten (PCC) sind – eine vorsichtige Injektion vorausgesetzt – selten, da die Präparate Heparin und, herstellerabhängig, auch Antithrombin enthalten. Vorsicht ist geboten bei komplexen Gerinnungsstörungen wie der disseminierten intravasalen Koagulopathie (DIC) oder Leberversagen, da es hier zur einseitigen Anhebung der prokoagulatorischen Faktoren kommen kann.

Kontraindiziert sind Prothrombinkomplexpräparate wegen ihres Heparingehalts bei Patienten mit einer heparininduzierten Thrombozytopenie Typ II (HIT II). Hier muss alternativ eine adäquate Gabe von gefrorenem Frischplasma (FFP) erfolgen (15–20 ml/kg KG).

LITERATUR

Bundesärztekammer. Querschnitts-Leitlinien zur Therapie mit Blutkomponenten und Plasmaderivaten. Gesamtnovelle 2020 in der vom Vorstand der Bundesärztekammer auf Empfehlung des Wissenschaftlichen Beirats am 21.8.2020 beschlossenen Fassung. www.bundesaerztekammer.de/aerzte/medizin-ethik/wissenschaftlicher-beirat/veroeffentlichungen/haemotherapietransfusionsmedizin/ (letzter Zugriff: 11.6.2021).

Guyatt GH, Akl EA, Crowther M et al: Antithrombotic therapy and prevention of thrombosis, 9th ed: American College of Chest Physicians. Evidence-Based Clinical Practice Guidelines. Chest. 2012; 141(2 Suppl): 7S–47S.

Tran HA, Chunilal SD, Harper PL et al: An update of consensus guidelines for warfarin reversal. Med J Aust. 2013; 198(4): 198–199.

KASUISTIK

Ein Patient mit akuter nekrotisierender Pankreatitis beginnt ca. 4 Stunden nach ausgedehnter Nekrosektomie aus der Operationswunde zu bluten. Intraoperativ hat er bereits 6 Erythrozytenkonzentrate erhalten. Der Patient benötigt zur Kreislaufstabilisierung Katecholamine und ist Low-dose-heparinisiert.
Die Laboranalytik zeigt folgende Werte: GOT/GPT leicht erhöht, GLDH leicht erhöht, Bilirubin normal, Laktat 27 mg/dl (3,0 mmol/l), Glukose 216 mg/dl (12 mmol/l), Hämoglobin 7,25 g/dl (4,5 mmol/l), Quick 30 %, aPTT > 120 s, TZ 180 s, AT III 15 %, Fibrinogen 60 mg/dl (0,6 g/l), D-Dimere erhöht, Thrombozytenzahl 30 Gpt/l.

Welche Diagnose stellen Sie?

a) „Chirurgische" Blutung mit Notwendigkeit zur umgehenden operativen Revision
b) Verdünnungskoagulopathie
c) Heparinüberdosierung
d) Verbrauchskoagulopathie
e) Heparininduzierte Thrombozytopenie Typ II (HIT II)

Die richtige Antwort ist d.

Eine **revisionsbedürftige Blutung** wäre höchstwahrscheinlich spätestens unmittelbar postoperativ aufgefallen. Außerdem zeigen die Laborwerte eine ausgeprägte Entgleisung der Gerinnungsparameter, die im Fall einer beobachteten akuten Blutung aus einem Gefäß so nicht zu erwarten wäre. Dennoch muss bei jeder postoperativen Gerinnungsstörung eine chirurgisch zu stillende Blutung zumindest ins Kalkül gezogen werden.

Eine **Verdünnungskoagulopathie** kann mit einem Abfall von Quick-, AT-III- und Fibrinogenwert sowie Thrombozytenzahl einhergehen, zumeist aber nicht in dem oben beschriebenen Ausmaß. Ebenso sind bei einer Plasmaverdünnung keine Verlängerung der TZ und allenfalls eine moderate aPTT-Erhöhung zu erwarten. Zudem fehlt in der Fallbeschreibung der Hinweis auf eine relevante Infusion von kristalloiden und/oder kolloidalen Lösungen.

Eine **Heparinüberdosierung** kann zwar zu nicht mehr messbaren Werten für aPTT und TZ führen, zumindest Thrombozytenzahl und AT III wären aber im Normbereich zu erwarten.

Eine HIT II führt – zumindest bei Thrombozytenzahlen über 10 Gpt/l – weder zu Blutungskomplikationen noch zur Entgleisung der globalen Gerinnungsparameter. Kennzeichnend wäre der isolierte Thrombozytensturz auf 50 % des Ausgangswerts innerhalb eines Tages.

Vorliegend finden sich alle Zeichen einer **Verbrauchskoagulopathie** (disseminierte intravasale Gerinnung, DIC). Eine DIC tritt immer als Folge oder Begleitung einer Grundkrankheit auf. Dementsprechend muss die Therapie der zugrunde liegenden Erkrankung Priorität haben; die Behandlung der Gerinnungsstörung dient dem Zeitgewinn und kann nur vorübergehend den Patienten stabilisieren helfen.

Auslöser einer DIC kann eine Vielzahl systemischer Erkrankungen sein, so z. B. Schock, Infektionen, geburtshilfliche Komplikationen, hämolytische Transfusionsreaktionen, Malignome, Operationen mit großen Wundflächen. Grundsätzlicher Beginn ist die massive intravasale Freisetzung von Gewebefaktor (Tissue Factor, TF), der über eine Aktivierung des Faktors X und die konsekutive Thrombinbildung eine ausgeprägte Gerinnungsaktivierung in Gang setzt. Über einen zeitgleichen Verbrauch an Gerinnungsfaktoren und eine Mikrothrombosierung kommt es zur weiteren Freisetzung prokoagulatorischer Enzyme sowie zur Aktivierung des fibrinolytischen Systems. Verbrauch und Fibrinolyse führen schließlich zur ubiquitären Blutungsneigung aus OP-Wunden, Drainageaustritts- sowie Kathetereintrittsstellen usw.
Die **DIC** wird in drei Stadien eingeteilt:

- **Stadium 1:** Kompensierte Aktivierung der intravasalen Gerinnung (normale Gerinnungsparameter und Thrombozytenzahl).
- **Stadium 2:** Dekompensation des Gerinnungssystems, ggf. auch schon beginnende Fibrinolyse (Thrombozytenzahl ↓, AT III ↓, Quick →↓, aPTT →↑, TZ →).
- **Stadium 3:** Nebeneinander von Mikrothrombose-bedingtem Organversagen und Blutungsneigung infolge einer Hyperfibrinolyse (Thrombozytenzahl ↓↓, AT III ↓↓, Quick ↓↓, aPTT ↑↑, TZ ↑↑, D-Dimere ↑↑).

LITERATUR

Barthels M. Das Gerinnungskompendium. 2. Aufl. Stuttgart: Thieme, 2012.
Lang, T. Aktuelle Gerinnungsdiagnostik in der Intensivmedizin. Med Klin. 2011; 106, 171–176.
Pötzsch B, Madlener K. Hämostaseologie. Grundlagen, Diagnostik und Therapie. 2. Aufl. Heidelberg: Springer 2010.

Welche Aussage zur labordiagnostischen Beurteilung der Nierenfunktion trifft nicht zu?

a) Die glomeruläre Filtrationsrate ist der beste Parameter zur Beurteilung der Nierenfunktion.
b) Für die Schätzung der glomerulären Filtrationsrate stehen verschiedene Formeln zur Verfügung (z. B. MDRD-Formel).
c) Der Serumkreatininwert hängt unter anderem von der Muskelmasse des Patienten ab.
d) Der Serumkreatininwert unterliegt tageszeitlichen Schwankungen.
e) Einen Kreatininanstieg beobachtet man erst bei einem Absinken der GFR auf unter 50 %.

Die Aussage d trifft nicht zu.

Die Kenntnis der Nierenfunktion ist in vielen klinischen Situationen von großer Bedeutung. Als bester Indikator der Nierenfunktion wird die **glomeruläre Filtrationsrate (GFR)** angesehen, die allerdings nicht direkt messbar ist. Für die Beurteilung der GFR wird seit Jahrzehnten das Serumkreatinin eingesetzt, welches glomerulär filtriert und nur in geringem Maße tubulär sezerniert wird.

Der **Serumkreatininwert** hängt nicht nur von der GFR, sondern von vielen anderen Variablen wie Alter, Geschlecht, Muskelmasse, Ernährung, ethnischer Herkunft und tubulärer Sekretion ab. Diese Interferenzen beeinträchtigen die Aussagekraft dieses Parameters. Muskelstarke Patienten haben beispielsweise höhere Kreatininwerte als muskelschwache Patienten, da Kreatinin aus dem Kreatin des Muskels gebildet wird. Umgekehrt beobachtet man bei Intensivpatienten mit geringer Muskelmasse häufig tiefe Kreatininwerte. Im Alter nehmen GFR und Muskelmasse ab mit der Folge, dass die Abnahme der GFR nicht von einem Kreatininanstieg begleitet wird.

Ein Anstieg des Serumkreatininwertes erfolgt erst, wenn die GFR auf unter 50 % abgesunken ist.

Um die beschriebenen Nachteile der Kreatinindiagnostik zu kompensieren, werden verschiedene Formeln zur Abschätzung der GFR empfohlen. Die zurzeit für Erwachsene favorisierte Formel ist die **„Modification of Diet in Renal Disease (MDRD)"-Formel,** in die neben dem Kreatinin auch das Alter und das Geschlecht des Patienten eingehen. Die mithilfe dieser Formel geschätzte GFR erlaubt eine wesentlich bessere Beurteilung der Nierenfunktion als der Kreatininwert. Eine Aussage über die GFR kann nur im Steady-State gemacht werden. Bei einem akuten Nierenversagen ist die berechnete GFR initial noch normal.

LITERATUR

KDIGO 2012 clinical practice guideline for the evaluation and management of chronic kidney disease. Kidney International Supplements 2013; 3(1). https://kdigo.org/guidelines/ckd-evaluation-and-management/ letzter Zugriff: 16.6.2021)

Krämer BK, Krüger B: Akutes Nierenversagen (ANV), extrakorporale Eliminationsverfahren und Plasmaseparation. In: Marx G, Muhl E, Zacharowski K und Zeuzem S: Die Intensivmedizin. 12. Aufl. Berlin: Springer 2015; S. 921–935.

Welche Aussage zur Hypokaliämie trifft nicht zu?

a) Abweichungen der Kaliumkonzentration sind die häufigsten Störungen im Elektrolythaushalt.
b) Eine Hypokaliämie liegt ab einem Serum-/Plasmawert von unter 3,5 mmol/l vor.
c) Eine Hypokaliämie verzögert die Repolarisation am Herzen und kann zu atrialen und ventrikulären Arrhythmien führen.
d) Die häufigste Ursache einer Hypokaliämie ist eine diuretische Therapie.
e) Die meisten Patienten mit einer Hypokaliämie sind symptomatisch.

Die Aussage e trifft nicht zu.

Die **Hypokaliämie** gehört zu den häufigsten Veränderungen im Elektrolythaushalt. In den meisten Fällen beruht die Störung auf einem renalen Kaliumverlust, der wiederum in vielen Fällen als **Folge einer Diuretikatherapie** auftritt. Weitere mögliche Ursachen einer Hypokaliämie sind gastrointestinale Verluste (Erbrechen, Fisteln, Diarrhö, Zustand nach Darmoperationen), eine unzureichende Kaliumzufuhr, Hyperaldosteronismus und eine Verschiebung von Kalium von extra- nach intrazellulär.

Da die meisten Patienten mit einer Hypokaliämie **asymptomatisch** sind, wird die Hypokaliämie im Rahmen der Routinelabordiagnostik entdeckt. Klinisch manifestiert sich eine Hypokaliämie vorwiegend in Form von EKG-Veränderungen, **Arrhythmien** und muskulärer Schwäche bis hin zur Paralyse. Es besteht eine Korrelation zwischen dem Grad der Erniedrigung des Kaliumwertes und der Schwere der klinischen Symptome. Vor einer Therapie sollte die Ursache der Hypokaliämie abgeklärt werden. Neben der Medikamentenanamnese umfasst die diagnostische Abklärung die Bestimmung der Kaliumausscheidung im Urin, eine Blutgasanalyse und die **Natrium-, Kalzium- und Magnesiumbestimmung im Serum bzw. Plasma.** Eine extra-intrazelluläre Kaliumverschiebung ist direkt abhängig von Insulin, Kortisol, Katecholaminen und von pH-Verschiebungen. Diese Werte können rasche Änderungen im plasmatischen Kaliumspiegel verursachen.

LITERATUR

Unwin RJ, Luft FC, Shirley DG. Pathophysiology and management of hypokalemia: a clinical perspective. Nat Rev Nephrol. 2011; 7(2): 75–84.

Wrede CE, Froh S. Labordiagnostik in der Intensivmedizin. In: Burchardi H, Larsen R, Marx G. et al. Die Intensivmedizin. 11. Aufl. Berlin–Heidelberg: Springer, 2011.

KASUISTIK

Sie haben einem 80-jährigen Mann, 80 kg schwer, wegen einer Schenkelhalsfraktur einen Gamma-Nagel implantiert. Aufgrund eines Myokardinfarkts und einer Stentimplantation vor vier Monaten sowie einer mittelschweren pulmonalen Hypertonie haben Sie ihn postoperativ auf die Intensivstation verlegt. Der Patient ist extubiert, und es ist ein heißer Julitag. Intraoperativ war der Blutverlust nur mäßig, auch postoperativ finden sich keine Hinweise auf einen relevanten Blutverlust. Sie finden den Patienten im Bett liegend, mit blassem Hautkolorit und trockenen Lippen. Er klagt über Schwindel und Übelkeit, sobald er sich aufsetze, deshalb könne er auch kaum etwas zu sich nehmen. Schmerzen habe er nicht, ebenso keine Ruhedyspnoe. Den Blutdruck messen Sie bei 95/60 mmHg, Pulsfrequenz 120/min. Die aktuellen Laborwerte zeigen einen Hb von 10,9 g/dl (6,7 mmol/l); Hämatokrit 0,33 l/l; Elektrolyte ausgeglichen, Kreatinin mit 1,4 mg/dl (107 µmol/l) gegenüber präoperativ (0,8 mg/dl bzw. 61 µmol/l) erhöht, ausgeschieden hat er in den letzten vier Stunden praktisch nichts mehr.

Wie gehen Sie vor?

a) Sie diagnostizieren eine klinische Anämie und lassen zwei Erythrozytenkonzentrate (EK) kreuzen, um sie nachfolgend zu transfundieren.
b) Sie diagnostizieren einen Volumenmangel und therapieren diesen mit 500 ml Hydroxyethylstärke.
c) Sie legen eine Venenverweilkanüle, messen den Blutzucker, infundieren zügig 1 Liter balancierte Ringerlösung ggf. mit Glukosezusatz und beobachten das klinische Bild weiter.
d) Das Labor legt eine beginnende Niereninsuffizienz nahe. Sie verabreichen dem Patienten nur noch NaCl 0,9 % als Grundinfusion und erwägen ein Nierenersatzverfahren.
e) Sie nehmen weitere Blutproben ab, um eine differenzierte Laboranalytik zu bekommen, insbesondere D-Dimere, GOT, GPT, CK, CK-MB und Troponin T.

Die richtige Antwort ist c.
Hier liegt mit großer Wahrscheinlichkeit eine **Dehydrierung** mit oder ohne Hypoglykämie vor.

Das klinische Bild (orthostatische Beschwerden, Hypotonie, Tachykardie, Inappetenz bei hoher Perspiratio durch hohe Außentemperatur, Oligoanurie) deutet darauf hin, dass der Patient keine adäquate Flüssigkeitszufuhr hatte, was sich auch in den gestiegenen Nierenretentionsparametern widerspiegelt.

Gegen eine **Anämie** als primäre Ursache des Beschwerdebilds spricht der gemessene Hb-Wert von 10,9 g/dl (6,7 mmol/l), auch wenn nach Rehydrierung der „korrigierte" Wert um 10 g/dl (6 mmol/l) oder auch darunter liegen dürfte. Sollte nach Ausgleich des Flüssigkeitsdefizits (Erhaltungsbedarf: mindestens 3–3,5 l/Tag!) die orthostatische Symptomatik anhalten, kann nochmals über eine Transfusion von EK nachgedacht werden, primär steht die Normovolämie im Vordergrund.

Für die Notwendigkeit einer **Transfusion von EK** gibt es keine gesicherten Hämoglobingrenzwerte. Bei gesunden Probanden konnte bis zu einer Hämoglobinkonzentration von 5 g/dl (3,1 mmol/l) keine Sauerstoffunterversorgung nachgewiesen werden. Bei Intensivpatienten ist belegt, dass Hämoglobinwerte über 7,0 g/dl (4,3 mmol/l) für die Sauerstoffversorgung ausreichend sind, im Übrigen auch bei kardialen Risikopatienten.

Gegen eine manifeste Lungenembolie oder einen manifesten Myokardinfarkt sprechen fehlende Schmerzen bzw. fehlende Atemnot.

Für die **Volumentherapie beim Intensivpatienten** sind primär balancierte Kristalloidlösungen empfohlen. Diese erlauben weiterhin eine Diagnostik im Hinblick auf metabolische Endpunkte (z. B. Basendefizit, pH, Laktat, Chloridkonzentration). Kochsalzlösungen sollen als Volumenersatzmittel beim Intensivpatienten nicht angewandt werden. Kolloide werden aktuell in der Intensivmedizin weitgehend vermieden, da inbesondere Hydroyäthylstärke im Verdacht steht, die Nierenfunktion zu kompromittieren. Des Weiteren deutet eine aktuelle Metaanalyse darauf hin, dass die Mortalität bei Intensivpatienten geringer, wenn Kristalloide anstelle von Kolloiden verabreicht werden.

LITERATUR

Bundesärztekammer. Querschnitts-Leitlinien zur Therapie mit Blutkomponenten und Plasmaderivaten. Gesamtnovelle 2020 in der vom Vorstand der Bundesärztekammer auf Empfehlung des Wissenschaftlichen Beirats am 21.8.2020 beschlossenen Fassung. www.bundesaerztekammer.de/aerzte/medizin-ethik/wissenschaftlicher-beirat/veroeffentlichungen/haemotherapietransfusionsmedizin/ (letzter Zugriff: 11.06.2021).

Deutsche Gesellschaft für Anästhesiologie und Intensivmedizin (DGAI). S3-Leitlinie Intravasale Volumentherapie beim Erwachsenen (Stand: 7/2020). AWMF-Register-Nr. 001-020. www.awmf.org/leitlinien/detail/ll/001-020.html (letzter Zugriff: 11.6.2021.

Martin GS, Basset P. Crystalloids vs. colloids for fluid resuscitation in the intensive care unit: A systematic review and meta-analysis. J Crit Care. 2019; 50: 144–154.

KASUISTIK

Bei einem Ihrer Patienten kommt es zu einer akuten schweren Blutung. Das Ausgangsblutbild zeigte Normalwerte.

Wann würden Sie Thrombozytenkonzentrate einsetzen?

a) Sofort, bei sichtbarer schwerer Blutung
b) Ab einem Blutverlust von ca. 30 %
c) Bei anhaltender Blutung und Thrombozytenwerten von < 100 Gpt/l
d) Streng nach Laborwertkontrollen und Thrombozytenwerten von < 150 Gpt/l
e) Nach dem umfassenden klinischen Bild ohne Berücksichtigung fester Algorithmen

Die richtigen Antworten sind c und e.

Bei akuten und massiven Blutverlusten sollen stufenweise unter Berücksichtigung physiologischer Grenzschwellen substituiert werden. Festgelegten Algorithmen fehlt jedoch jegliche wissenschaftliche Basis, sodass **Dosisempfehlungen für Blutprodukte** allein auf der Grundlage klinischer Erfahrungen ausgesprochen werden. Aktuell gilt bei Massentransfusionen initial ab sechs Erythrozytenkonzentraten ein Thrombozytenkonzentrat, anschließend pro vier Erythrozytenkonzentraten ein Thrombozytenkonzentrat als empfohlenes Transfusionsverhältnis. Bei transfusionsbedürftigen Blutungen ohne Massentransfusion sollen bei < 50.000 Thrombozyten/µl, bei anhaltender Blutung oder beim Schädel-Hirn-Trauma bei < 100.000 Thrombozyten/µl Thrombozytenkonzentrate transfundiert werden.

Da bei Gesunden etwa 30 % der vorhandenen Thrombozyten in der Milz vorliegen, ist eine Substitution in der Regel erst ab Verlusten des 1- bis 1,5-fachen Blutvolumens erforderlich. Ein Apherese-Konzentrat (maschinell von einem Spender hergestellt) oder ein Pool-Präparat (aus 4–6 Einzelspenden) erhöht die Thrombozytenzahl im Blutbild eines Erwachsenen um etwa 30 Gpt/l. Die Gabe mehrerer Präparate dieser Art ist somit nur in Ausnahmen und bei schwersten Blutungen indiziert.

Ein Blutverlust von bis zu 30 % kann in der Regel ausschließlich durch die Gabe von Kristalloiden und Kolloiden ausgeglichen werden. Bei höheren Verlusten wird meist die Gabe von Sauerstoffträgern (Erythrozytenkonzentrate, EK) erforderlich. Ein tiefer Hämoglobinwert allein ist kein ausreichender Grund für eine EK-Transfusion.

Eine laborchemische Anämie soll beim Auftreten physiologischer Transfusionstrigger zur Transfusion führen. Physiologische Transfusionstrigger werden unterteilt in:

- Kardiopulmonale Trigger (Tachykardie, Hypotension, Dyspnoe, Blutdruckabfall unklarer Genese)
- Ischämietypische EKG-Veränderungen (neue ST-Strecken-Senkungen oder -Hebungen, neu auftretende Herzrhythmusstörungen)
- Neu auftretende myokardiale Kontraktionsstörung im Echokardiogram
- Globale Indizien eines Sauerstoffmangels (Abfall der gemischtvenösen Sättigung auf < 50 %, Abfall der zentralvenösen Sättigung auf < 65–70 %, Laktatazidose mit Laktat > 2 mmol/l und gleichzeitiger Azidose)

Ab Verlusten von mehr als 60 % des Gesamtblutvolumens droht eine **Verdünnungskoagulopathie.** Plasma soll bei schwerem akutem Blutverlust in einem Verhältnis 1 : 1 oder 1 : 2 zusammen mit Erythrozytenkonzentraten transfundiert werden. Es gilt jedoch zu beachten, dass eine klinisch relevante Gerinnungsstörung mit Plasma nicht suffizient behandelt werden kann. In diesem Fall kommen bei der akuten und massiven Blutung, idealerweise Point-of-Care-Labor-gesteuerte Fibrinogenprodukte und Prothrombinkomplex-Präparate (PPSB) zur Anwendung. Eine prophylaktische Gabe dieser Produkte ist nicht indiziert.

LITERATUR

Bundesärztekammer. Querschnitts-Leitlinien zur Therapie mit Blutkomponenten und Plasmaderivaten. Gesamtnovelle 2020 in der vom Vorstand der Bundesärztekammer auf Empfehlung des Wissenschaftlichen Beirats am 21.8.2020 beschlossenen Fassung. www.bundesaerztekammer.de/aerzte/medizin-ethik/wissenschaftlicher-beirat/veroeffentlichungen/haemotherapietransfusionsmedizin/ (letzter Zugriff: 11.6.2021).

Fries D. Perioperatives Gerinnungsmanagement. In: Fries D, Streif W. Gerinnungsmanagement in der Intensivmedizin. 1. Aufl. Berlin: Springer, 2014; S. 139–156.

KASUISTIK

Sie entschließen sich bei einem Patienten Ihrer Station zu einer Erythrozytentransfusion. Der Patient hat die Blutgruppe B Rh-positiv (D-positiv), Sie halten die Transfusion für dringlich. Die MTA Ihres Blutdepots ruft Sie an, um Ihnen mitzuteilen, dass sie keine blutgruppengleichen Präparate mehr vorrätig hat.

Wie gehen Sie in dieser Situation vor?

a) Sie weisen die MTA an, schnellstmöglich Erythrozytenkonzentrate (EK) der Blutgruppe B Rh-positiv (D-positiv) zu besorgen, da Ihr Patient sonst einen schweren gesundheitlichen Schaden nehmen kann.
b) Sie weichen auf eine Therapie mit FFP aus, wenn dieses blutgruppengleich zur Verfügung steht.
c) Sie bitten die MTA, EK der Blutgruppe 0 Rh-positiv (D-positiv) für den Patienten zu kreuzen.
d) Sie verzichten auf den Bedside-Test, da die Transfusion vordringlich ist.
e) Sie bestellen ungekreuzte EK der Blutgruppe 0 Rh-negativ (D-negativ), da es sich dabei um Universalblut handelt

Die richtige Antwort ist c.

Laut Transfusionsrichtlinien soll eine Blutübertragung zwar primär AB0-blutgruppengleich erfolgen, dies darf bei selteneren Blutgruppen aber nicht dazu führen, infolge Konservenknappheit dem Patienten die notwendige Transfusion vorzuenthalten. Hier darf (und muss!), wann immer möglich, auf eine **blutgruppenkompatible Versorgung** ausgewichen werden. Als blutgruppenkompatibel gilt im AB0-System jede Erythrozytenübertragung, bei der sich die Isoagglutinine des Patienten nicht gegen die AB0-Eigenschaft(en) der transfundierten Erythrozyten richten. Eine Übersicht der AB0-Kompatibilitäten und -Isoagglutinine zeigt > Tab. 3.1.

Die **Therapie mit FFP** dient nicht der Verbesserung der Sauerstoffversorgung und ist somit kein Ersatz für eine Eryhtrozytentransfusion.

Tab. 3.1 AB0-Kompatibilitäten und -Isoagglutinine	
Patientenblutgruppe (Isoagglutinine)	**Kompatible Erythrozytenkonzentrate**
A (Anti-B)	A oder 0
B (Anti-A)	B oder 0
AB (keine)	AB, A, B oder 0
0 (Anti-A und -B)	0

Der **Bedside-Test** muss vor jeder Erythrozytentransfusion, also auch im Notfall durchgeführt werden. Er dient – entgegen häufig geäußerter Meinungen – nicht der Prüfung der Übereinstimmung zwischen Patienten- und Konservenblutgruppe, sondern einzig der Identitätskontrolle von Patientenblut und Blutgruppenbefund zum Ausschluss etwaiger Probenverwechslungen. Diese können gerade im Notfall deletäre Folgen haben.

Bei Transfusionen aus vitaler Indikation kann auf eine vorherige Verträglichkeitsprüfung im Labor (Kreuzprobe) verzichtet werden. Nur wenn darüber hinaus die Blutgruppe des Patienten nicht bekannt ist und die Bestimmung auch nicht abgewartet werden kann, darf auf die Transfusion ungekreuzter EK der Blutgruppe 0 – zumeist dann auch Rh-negativ (D-negativ) – zurückgegriffen werden. Zur Schonung der Ressourcen (0-Rh-negative Spender bilden nur 6 % des durchschnittlichen Spenderstamms) muss baldmöglichst auf blutgruppengleiche oder -kompatible EK übergegangen werden.

LITERATUR

Bundesärztekammer. Querschnitts-Leitlinien zur Therapie mit Blutkomponenten und Plasmaderivaten. Gesamtnovelle 2020 in der vom Vorstand der Bundesärztekammer auf Empfehlung des Wissenschaftlichen Beirats am 21.8.2020 beschlossenen Fassung. www.bundesaerztekammer.de/aerzte/medizin-ethik/wissenschaftlicher-beirat/veroeffentlichungen/haemotherapietransfusionsmedizin/ (letzter Zugriff: 11.6.2021).

Bundesärztekammer. Richtlinien zur Gewinnung von Blut und Blutbestandteilen und zur Anwendung von Blutprodukten (Hämotherapie) gemäß §§ 12 und 18 des Transfusionsgesetzes (TFG). Gesamtnovelle 2017 in der vom Vorstand der Bundesärztekammer auf Empfehlung seines Wissenschaftlichen Beirats am 17.2.2017 verabschiedeten Fassung und vom Vorstand der Bundesärztekammer auf Empfehlung seines Wissenschaftlichen Beirats am 16.9.2021 verabschiedeten umschriebenen Fortschreibung 2021. www.bundesaerztekammer.de/fileadmin/user_upload/downloads/pdf-Ordner/RL/Richtlinie_Haemotherapie_AEV.pdf (letzter Zugriff: 30.9.2021).

Singbartl WW: Transfusionspraxis. 2 Aufl. Berlin: Springer, 2014.

Welche Aussagen zur Therapie mit Frischplasma sind richtig?

a) Gefrorenes Frischplasma der Blutgruppe B kann Patienten der Blutgruppe AB transfundiert werden.
b) Gefrorenes Frischplasma ist wegen seiner Virussicherheit nach Quarantänelagerung generell Therapeutikum der ersten Wahl beim Ersatz einzelner Gerinnungsfaktoren.
c) Gefrorenes Frischplasma der Blutgruppe B kann Patienten der Blutgruppe 0 transfundiert werden.
d) 2 Einheiten gefrorenes Frischplasma (insgesamt ca. 400–500 ml) erhöhen den Quick-Wert eines Erwachsenen (75 kg) um etwa 40–45 %.
e) Prothrombin-Komplex Präparate (PPSB) können die Anwendung von gefrorenem Frischplasma unter Umständen nicht ersetzen.

Die richtigen Antworten sind c und e.

Laut Transfusionsrichtlinien soll eine Übertragung von **gefrorenem Frischplasma (GFP, FFP)** zwar primär AB0-blutgruppengleich erfolgen, dies darf bei selteneren Blutgruppen aber nicht dazu führen, infolge Konservenknappheit dem Patienten die notwendige Transfusion vorzuenthalten. Hier darf (und muss!), wann immer möglich, auf eine blutgruppenkompatible Versorgung ausgewichen werden. Als blutgruppenkompatibel gilt

Tab. 3.2 AB0-Kompatibilitäten für gefrorenes Frischplasma

Patientenblutgruppe	Kompatibles Plasma
A	A oder AB
B	B oder AB
AB	AB
0	A, B, AB oder 0

3

im AB0-System jede Plasmaübertragung, bei der sich die Isoagglutinine im Plasma nicht gegen die AB0-Eigenschaft(en) der Patientenerythrozyten richten (➤ Tab. 3.1). Eine Übersicht der AB0-Kompatibilitäten zeigt ➤ Tab. 3.2.

FFP liegt in zwei gängigen Präparationen vor:

- **Quarantäneplasma:** Die Freigabe der Einzelspenderplasmen erfolgt frühestens vier Monate nach erfolgter Spende, wenn bei der erneuten Spende oder Blutprobe die transfusionsrelevanten Infektionsmarker wiederum nicht nachweisbar sind.
- **SD-Plasma (VIP = virusinaktiviertes Plasma):** Poolplasma wird nach Sperrlagerung vor der Abfüllung in 200-ml-Portionen einer Virusabreicherung (Solvent-Detergent-Verfahren) unterzogen. SD-Plasma ist hochgradig sicher bezüglich lipidumhüllter Viren. Zum Ausschluss einer Kontamination des Pools mit anderen Viren (Hepatitis A, Parvovirus B19) setzen die Hersteller zu deren Nachweis molekulargenetische Untersuchungsverfahren ein.

Zwar enthalten FFP alle Gerinnungsfaktoren und -inhibitoren, allerdings sind diese gegenüber dem Blutplasma in ca. 10–20 % geringerer Konzentration vorhanden. Aufgrund der Volumenexpansion können komplexe Gerinnungsstörungen durch den Einsatz von gefrorenem Frischplasma oft nicht suffizient therapiert werden. Dafür werden Faktoren wie **Fibrinogen, Faktor XIII** und **Prothrombinkomplex-Präparate** (PPSB) eingesetzt.

Gefrorenes Frischplasma ist indiziert bei einer Massivblutung, bei der Plasmavolumen ersetzt werden muss. Es ist nicht indiziert als Volumenersatzmittel, parenterale Ernährung, Substitution von Immunglobulinen oder zum Ausgleich niedriger Gerinnungsparameter ohne manifeste Blutung. Es kann hingegen indiziert sein zur Substitution der Faktoren V oder XI, da es diesbezüglich keine Faktorenkonzentrate gibt.

1 ml FFP enthält etwa eine Einheit aller Gerinnungsfaktoren und -inhibitoren, und die Gabe von 1 ml/kg KG hebt die Konzentration der entsprechenden Faktoren im Empfänger um 1–2 % an. Daher werden zur Initialtherapie einer manifesten Gerinnungsstörung 15–20 ml/kg KG benötigt. das heißt: Bei einem Erwachsenen von 75 kg werden also mindestens 1.200 ml oder 4–6 Einheiten Plasma benötigt, je nach Abfüllung! Eine geringere Menge führt zu keiner nennenswerten Änderung der Gerinnungssituation und setzt den Patienten einzig dem (Rest-)Infektionsrisiko aus!

LITERATUR

Bundesärztekammer. Querschnitts-Leitlinien zur Therapie mit Blutkomponenten und Plasmaderivaten. Gesamtnovelle 2020 in der vom Vorstand der Bundesärztekammer auf Empfehlung des Wissenschaftlichen Beirats am 21.8.2020 beschlossenen Fassung. www.bundesaerztekammer.de/aerzte/medizin-ethik/wissenschaftlicher-beirat/veroeffentlichungen/haemotherapietransfusionsmedizin/ (letzter Zugriff: 11.6.2021).

Fries D: Perioperatives Gerinnungsmanagement. In: Fries D, Streif W: Gerinnungsmanagement in der Intensivmedizin. 1. Aufl. Berlin: Springer, 2014.

KASUISTIK

Ein 64-jähriger Patient wird zur operativen Behandlung eines Rektumkarzinoms stationär aufgenommen. Er ist übergewichtig (BMI = 32) und leidet unter einer chronisch-venösen Insuffizienz.

Welche Aussagen sind in diesem Zusammenhang richtig?

a) Dieser Patient hat ein hohes Risiko, postoperativ eine tiefe Beinvenenthrombose zu entwickeln.
b) 20–30 % der allgemeinchirurgischen Patienten und bis über 50 % der orthopädischen und unfallchirurgischen Patienten entwickeln eine tiefe Venenthrombose bei Operationen und Verletzungen, wenn keine prophylaktische Behandlung erfolgt.
c) Etwa 1 % dieser Patienten erleidet eine Lungenembolie mit klinischer Symptomatik.
d) Die peri- und postoperative Gabe von niedermolekularen Heparinen (NMH) bewirkt einen signifikanten Rückgang der Inzidenz tiefer Beinvenenthrombosen und symptomatischer Lungenembolien.
e) Bei der Gabe von niedermolekularen Heparinen besteht ein geringeres HIT-II-Risiko als bei unfraktionierten Heparinen (UFH).

Alle Aussagen sind richtig.
Etwa 25 % der allgemeinchirurgischen Patienten und bis zu 50 % der orthopädischen bzw. unfallchirurgischen Patienten entwickeln tiefe Venenthrombosen bei Operationen und Verletzungen, wenn keine effiziente Thromboembolieprophylaxe erfolgt. Etwa 1 % dieser Patienten erleidet eine Lungenembolie mit klinischer Symptomatik. Bei den Risikofaktoren werden **dispositionelle Risikofaktoren** (Thrombose oder Lungenembolie in der Anamnese bzw. bei Verwandten ersten Grades, Alter > 50 Jahre, Malignome, Infektion und Sepsis, Herzinsuffizienz, Thrombozytose, Volumenmangel) sowie **expositionelle Risikofaktoren** (Größe und Dauer des operativen Eingriffs, Ausmaß der Verletzung und des Weichteilschadens, Verletzung des Körperstamms und der unteren Extremität, Polytrauma, größere Eingriffe in der Bauch- und Beckenregion, an Wirbelsäule, Becken, Hüfte und Kniegelenk) unterschieden. Bei dem beschriebenen Patienten besteht ein erhöhtes Thromboserisiko aufgrund des Alters. Das expositionelle Risiko ist hier als hoch zu bewerten, da eine größere Operation in der Bauch- und Beckenregion bei Karzinom geplant ist.

Bei der **Thromboseprophylaxe** entscheidet das individuelle Risiko über Dosis und Dauer. Patienten, die der Hochrisikogruppe angehören, haben eine Wahrscheinlichkeit von über 40 %, eine Beinvenenthrombose, und von 1–5 %, eine Lungenembolie zu entwickeln. Ein mittleres Thromboembolierisiko liegt bei einer Wahrscheinlichkeit von 10–40 % für eine Thrombose und von 0,1–1 % für eine tödliche Lungenembolie. Ein niedriges Thromboembolierisiko besteht, wenn die Wahrscheinlichkeit der Beinvenenthrombose unter 10 % liegt sowie die Wahrscheinlichkeit einer tödlichen Lungenembolie unter 0,1 %.

Bei Patienten mit mittlerem und insbesondere auch hohem Thromboserisiko sollte neben der Ausschöpfung der physikalischen und frühmobilisierenden Maßnahmen auch die Indikation für eine medikamentöse Thromboseprophylaxe gestellt werden. Eine perioperative Anwendung der intermittierenden Wadenkompression wird bei kontinuierlicher Anwendung ebenfalls als wirksam zur Verhütung von thromboembolischen Komplikationen beschrieben. Bei Patienten mit niedrigem Thromboserisiko ist eine medikamentöse Prophylaxe nicht generell zu empfehlen; im Einzelfall ist die Indikation hierzu nach Abwägung des individuellen Nutzen-Risikos zu stellen.

LITERATUR

Encke A, Haas S, Kopp I et al: S3-Leitlinie Prophylaxe der venösen Thromboembolie (VTE). 2. Aufl. (Stand: 15.10.2015). AWMF-Register-Nr. 003-001. www.awmf.org/leitlinien/detail/ll/003-001.html (letzter Zugriff: 30.9.2021).

KASUISTIK

Bei einem 70-jährigen Patienten wurde vor 10 Tagen eine Totalendoprothese der linken Hüfte implantiert. Der Patient ist leicht übergewichtig, nimmt noch eine erweiterte Antibiotikaprophylaxe ein. Eigenanamnestisch hat er bisher keine Thrombose erlitten, jedoch besteht eine familiäre Thrombosebelastung. Die Laboranalytik liefert folgende Daten: verlängerte aPTT, Fibrinogen und Faktor VIII erhöht, Nachweis eines Lupus-Antikoagulans, sonst kein Hinweis auf eine Thrombophilie.

Welche Aussage(n) ist/sind in diesem Zusammenhang nicht richtig?

a) Dieser Patient hat ein hohes Risiko, nach der Entlassung eine tiefe Beinvenenthrombose zu entwickeln.
b) Bis zur Vollmobilisierung (4–5 Wochen postoperativ) sollte der Patient weiterhin ein niedermolekulares Heparin in der entsprechenden Dosierung erhalten.
c) Der weiterbehandelnde Arzt ist über die Notwendigkeit dieser Therapie zu informieren.
d) Der Patient braucht eine Langzeit-Marcumartherapie.
e) Ohne medikamentöse Prophylaxe beträgt die Thrombosehäufigkeit beim elektiven Hüftgelenkersatz 51 %.

Die Aussage d ist nicht korrekt.
Hierbei handelt es sich um eine passagere Primärprophylaxe, denn bislang hatte der Patient keine Thrombose erlitten. Jedoch besteht nach der Operation mit Teilimmobilisierung eine Hochrisikosituation, da die Thrombosehäufigkeit ohne medikamentöse Prophylaxe beim elektiven Hüftgelenkersatz 51 % beträgt. Es muss hier die stationär begonnene Prophylaxe ambulant weitergeführt werden – meistens bis zur Vollmobilisierung. Klinische Studien haben für Patienten nach Hüft-TEP, Hüftfraktur oder nach großen Malignomoperationen der Viszeralchirurgie den Nutzen einer 4- bis 5-wöchigen Prophylaxe belegt. Der Patient und der weiterbehandelnde Arzt sind über deren Notwendigkeit zu informieren.

LITERATUR

Encke A, Haas S, Kopp I et al: S3-Leitlinie Prophylaxe der venösen Thromboembolie (VTE). 2. Aufl. (Stand: 15.10.2015). AWMF-Register-Nr. 003-001. www.awmf.org/leitlinien/detail/ll/003-001.html (letzter Zugriff: 30.9.2021).

KASUISTIK

Ein 55-jähriger Patient wurde zur elektiven Sigmaresektion nach dem zweiten Schub einer Divertikulitis in Ihre Abteilung aufgenommen. Der Patient stand unter Dauerantikoagulation bei S/N-Mitralklappenersatz. Die Marcumar-Therapie haben Sie gestoppt und eine PTT-gesteuerte, thromboembolische Prophylaxe mit Heparin eingeleitet. Nach fünf Tagen war der INR wieder im Normbereich, sodass der Patient operiert werden konnte. Wir haben heute den fünften postoperativen Tag, und der Patient klagt über eine Schwellung der rechten Wade mit Schmerzen bei der Mobilisation. Das Labor ist außer einer Thrombopenie unauffällig.

Welche der folgenden Aussagen ist nicht korrekt?

a) Der Patient könnte eine heparininduzierte Thrombozytopenie Typ II entwickelt haben.
b) Bei Verdacht auf eine HIT II sollte umgehend auf eine alternative parenterale Antikoagulation (Hirudin) gewechselt werden.
c) Als Vorteil des niedermolekularen Heparins ist das geringere Risiko einer heparininduzierten Thrombozytopenie Typ II anzusehen.
d) Eine HIT II soll durch laborchemische Tests bestätigt werden.
e) Eine HIT II ist unwahrscheinlich, weil diese Komplikation unmittelbar nach Einleitung der Heparintherapie auftritt.

Die Aussage e ist nicht korrekt.
Bei einer HIT II wird ein Thrombozytenabfall typischerweise zwischen dem 5. und 21. Tag der Heparingabe beobachtet. Der 4-T-Score soll erhoben werden, um das Risiko für eine HIT II zu quantifizieren. Er umfasst die Thrombozytopenie, das Timing, die Thrombose, sowie andere Gründe für eine Thrombozytopenie. Die Berechnung des Scores erfolgt gemäß ➤ Tab. 3.3. Ab einer Punktzahl von ≥ 4 ist eine HIT wahrscheinlich und soll gemäß aktuellen Guidelines durch einen Antikörpernachweis bestätigt werden.

Tab. 3.3 4T-Score zur Risikostratifizierung einer HIT (modifiziert nach Cucker A. et al. 2012) [F942-002]

	2 Punkte	1 Punkt	0 Punkte
Thrombozytopenie	Abfall der Thrombozytenzahlen um > 50 % auf einen Nadir ≥ 20.000/µl	Abfall der Thrombozytenzahlen um 30–50 % auf einen Nadir 10.000–19.000/µl	Abfall der Thrombozytenzahlen um < 30 % auf einen Nadir ≤ 10.000/µl
Timing	Beginn 5–10 Tage nach erstem Heparin oder ≤ 1 Tag bei Heparinexposition in den vorhergehenden 30 Tagen	Beginn > 10 oder ≤ 1 Tag(e) bei 30–100 Tagen vorangehender Heparinexposition	Beginn ≤ 4 Tage nach Heparingabe ohne vorhergehende Exposition
Thrombose	Bestätigte Thrombose, neue Hautnekrose, akute systemische Hautreaktion nach Heparininjektion	Progressive oder wiederkehrende Thrombosen, nichtnekrotisierende Hautläsionen, vermutete Thrombose	keine
Weitere Gründe für Thrombozytopenie	nicht ersichtlich	möglich	vorhanden

Bei 4 und mehr Punkten im 4T-Score soll Heparin pausiert und umgehend auf eine alternative parenterale Antikoagulation (Hirudin) gewechselt werden. Da ein passagerer Protein-C-Mangel induziert wird und damit die Gefahr neuer thromboembolischer Komplikationen besteht, sollte eine orale Antikoagulation deshalb nur überlappend begonnen werden. HIT-II-Reaktionen treten etwa 10 × seltener unter niedermolekularen Heparinen (0,3 %) als unter unfraktionierten Heparinen (2–3 %) auf.

LITERATUR

Cuker A et al. American Society of Hematology 2018 guidelines for management of venous thromboembolism: heparin-induced thrombocytopenia. Blood Adv. 2018; 2(22): 3360–3392.

Cuker A et al. Predictive value of the 4Ts scoring system for heparin-induced thrombocytopenia: a systematic review and meta-analysis. Blood. 2012; 120(20): 4160–4167.

KASUISTIK

Ein 72-jähriger Patient hatte vor drei Monaten eine tiefe Beinvenenthrombose und eine Lungenembolie erlitten. Im Rahmen der Behandlung wurde bei dem Patienten eine Langzeittherapie mit Rivaroxaban 20 mg pro Tag initiiert. Heute Morgen ist der Patient gestürzt und wird wegen einer Schenkelhalsfraktur in Ihre Klinik zugewiesen. Im Status imponiert ein deutliches Hämatom im Bereich der Fraktur, der Blutdruck ist 90/50 mmHg, der Puls liegt bei 105/min, der Patient ist allseits orientiert. Eine erste Blutgasanalyse zeigt ein Hämoglobingehalt von 6 g/l, ansonsten sind die Werte unauffällig. Sie erfragen die letzte Rivaroxaban-Einnahme, diese liegt vier Stunden zurück.

Welche der folgenden Aussagen sind korrekt?

a) Da die Vitalparameter noch in Ordnung sind, sind aktuell keine Maßnahmen notwendig.
b) Sie veranlassen die Bestimmung eines kleinen Blutbilds sowie die Messung von aPTT, INR und Anti-Faktor-Xa-Aktivität.
c) Sie besprechen mit den Kollegen der Anästhesie die Verabreichung von 1 g Tranexamsäure, Desmopressin 0,3 µg/kg, sowie das notfallmäßige Kreuzen von zwei Erythrozytenkonzentraten.
d) Sie veranlassen zügig die Operation, damit die Blutung gestillt werden kann.
e) Da die Halbwertszeit von Rivaroxaban nur 5–9 Stunden beträgt, versuchen Sie die Operation um 24 h hinauszuzögern, da somit das intraoperative Blutungsrisiko kleiner ist.

3

Die Aussagen b, c und d sind korrekt.

Die **direkten oralen Antikoagulanzien** (DOAC)) werden zunehmend angewandt. Für die Routine-Diagnostik und die Bedside-Tests ist zu beachten, dass diese Substanzen nicht sicher nachgewiesen werden können. Einzig die Anti-Xa-Aktivität ist sensitiv genug, um diese Substanzen nachweisen zu können.

Bei elektiven Operationen sollen die Substanzen, falls medizinisch vertretbar, ab zwei Tagen präoperativ nicht mehr eingenommen werden. Es gilt zu beachten, dass bei niereninsuffizienten Patienten und bei der Einnahme gewisser Medikamente (z. B. Amiodaron) die Plasmaspiegel höher als erwartet ausfallen, auch wenn die Medikamente lang genug pausiert wurden.

Das Abwarten bei einer moderaten bis schweren aktiven Blutung ist keine Option. In diesen Fällen werden Patienten unter Antikoagulation standardmäßig mittels **Antifibrinolytika** (Tranexamsäure), **Desmopressin, Fibrinogen** und gegebenenfalls **Prothrombinkomplex-Präparaten (PPSB)** behandelt. Für Apixaban und Rivarobaxan steht bei lebensbedrohlicher Blutung Andexanet alfa (Ondexxya®) als spezifischer Antagonist zur Verfügung. Die klinische Erfahrung mit dem Medikament ist aber derzeit (2021) noch gering.

Je nach Hämoglobingehalt und dem Auftreten physiologischer Transfusionstrigger sollen Erythrozytenkonzentrate verabreicht werden. Zentral ist allerdings, eine chirurgisch behebbare Blutungsursache schnellstmöglich zu beheben.

LITERATUR

Bundesärztekammer. Querschnitts-Leitlinien zur Therapie mit Blutkomponenten und Plasmaderivaten. Gesamtnovelle 2020 in der vom Vorstand der Bundesärztekammer auf Empfehlung des Wissenschaftlichen Beirats am 21.8.2020 beschlossenen Fassung. www.bundesaerztekammer.de/aerzte/medizin-ethik/wissenschaftlicher-beirat/veroeffentlichungen/haemotherapietransfusionsmedizin/ (letzter Zugriff: 11.6.2021).

Kaserer A. et al. Risk factors for higher-than-expected residual Rivaroxaban plasma concentrations in real-life patients. Thromb Haemost. 2018; 118(5): 808–817.

Kaserer A. et al. Standard coagulation assays alone are not sufficient to exclude surgically relevant rivaroxaban plasma concentrations. Perioper Med (Lond). 2019; 8: 15

Maegele M. et al. Direct oral anticoagulants in emergency trauma admissions – perioperative management, and handling hemorrhage. Dtsch Arztebl Int. 2016; 113(35–36): 575–582.

Schweizerische Gesellschaft für Anästhesiologie und Reanimation (SGAR). Anwendung von Rivaroxaban – Guidelines der Expertengruppe. Version Mai 2019. www.sgar-ssar.ch (letzter Zugriff: 11.6.2021).

3.2 Ernährung

Michael Adolph

KASUISTIK

Ein 72-jähriger männlicher Patient wird zur operativen Sanierung eines Adenokarzinoms des ösophagogastralen Übergangs der Kategorie cT3 stationär aufgenommen. Er hat eine neoadjuvante Radiochemotherapie (drei Zyklen FOLFOX, Strahlendosis bei 40–50,4 Gy) erhalten. In den letzten sechs Monaten hat er 8 kg abgenommen. Sein BMI beträgt aktuell 19,1 kg/m^2.

Welche der folgenden Aussagen ist nicht zutreffend?

a) Im Rahmen der präoperativen Risikostratifizierung soll ein Screening auf Mangelernährung erfolgen.
b) Der Patient leidet unter einer leichten Mangelernährung.
c) Der Patient leider unter einer schweren Mangelernährung.
d) Das Ausmaß der Dysphagie korreliert mit dem Ernährungsdefizit.
e) Der Einfluss des Ernährungsstatus auf die postoperative Komplikationsrate nach großen Eingriffen ist vielfach gezeigt worden.

Tab. 3.4 Kriterien der Mangelernährung

Phänotypische Kriterien	Ätiologische Kriterien
Niedriger BMI: < 20 kg/m² bei < 70 Jahren, < 22 kg/m² bei ≥ 70 Jahren	Verminderte Nahrungsaufnahme oder Resorptionsstörungen: > 1 Woche ≤ 50 % des Energiebedarfs oder > 2 Wochen vermindert, ungeachtet des Umfangs der Reduktion oder negativ beeinflusst durch eine chronische gastrointestinale Krankheit
ODER	
Ungewollter Gewichtsverlust: > 5 % innerhalb der letzten 6 Monate oder > 10 % in > 6 Monaten	Entzündung: akute Krankheit oder Trauma mit schwerer Entzündungsantwort oder chronische Krankheit mit chronischer oder rezidivierender leichter bis mittelschwerer Entzündungsaktivität
ODER	
Deutlich reduzierte Muskelmasse auf der Basis von Messungen mit einer validierten Methode	Unterstützende Messungen: C-reaktives Protein (CRP > 5 mg/l), Albumin, Transthyretin (Präalbumin)

Tab. 3.5

Phänotypische Kriterien	Ätiologische Kriterien
Niedriger BMI: < 18,5 kg/m² bei < 70 Jahren, < 20 kg/m² bei ≥ 70 Jahren	Verminderte Nahrungsaufnahme oder Resorptionsstörungen: > 1 Woche ≤ 50 % des Energiebedarfs oder > 2 Wochen vermindert, ungeachtet des Umfangs der Reduktion oder negativ beeinflusst durch eine chronische gastrointestinale Krankheit
ODER	
Ungewollter Gewichtsverlust: > 10 % innerhalb der letzten 6 Monate oder > 20 % in > 6 Monaten	Entzündung: akute Krankheit oder Trauma mit schwerer Entzündungsantwort oder chronische Krankheit mit chronischer oder rezidivierender leichter bis mittelschwerer Entzündungsaktivität
ODER	
Stark reduzierte Muskelmasse auf der Basis von Messungen mit einer validierten Methode	Unterstützende Messungen: C-reaktives Protein (CRP > 5 mg/l), Albumin, Transthyretin (Präalbumin)

Die Aussage b ist nicht korrekt.

Der Patient leidet unter einer schweren Mangelernährung. Zum Zeitpunkt der stationären Aufnahme weist ein Viertel der Patienten mit dem beschriebenen Krankheitsbild Zeichen einer manifesten Mangelernährung auf. Ein **präoperatives Screening einer Mangelernährung** ist unerlässlich, da diese Diagnose den postoperativen Verlauf deutlich verschlechtert. Eine **Mangelernährung** liegt vor, wenn ein phänotypisches und ein ätiologisches Kriterium (GLIM-Kriterien) aus ➤ Tab. 3.4 vorliegen.

Eine **schwere Mangelernährung** liegt vor, wenn ein phänotypisches und ein ätiologisches Kriterium gemäß ➤ Tab. 3.5 vorliegen.

LITERATUR

Cederholm T, Jensen GL, Correia MITD et al. GLIM criteria for the diagnosis of malnutrition – A consensus report from the global clinical nutrition community. Clin Nutr. 2019; 38: 1–9.
Weimann A, Braga M, Carli F et al. ESPEN practical guideline: Clinical nutrition in surgery. Clin Nutr. 2021; 40: 4745–4761.

KASUISTIK

Bei Frau Steiner, einer 67-jährigen, pensionierten Verkäuferin aus Emden, ist eine kephale Duodenopankreatektomie wegen eines Pankreaskopfkarzinoms geplant. Die Diagnostik, die obere gastrointestinale Endoskopie samt Stenteinlage und das radiologische Staging haben Wochen gedauert. Ihr physischer und psychischer Zustand hat sich in der präoperativen Zeit durch verstärkte Inaktivität verschlechtert.

Welche der folgenden Aussagen ist nicht zutreffend?

a) Die körperliche Leistungs- und Funktionsfähigkeit ist ein wesentlicher prognostischer Faktor für die Komplikationsrate bei großen viszeralchirurgischen Eingriffen.
b) Bei hohem metabolischem Risiko/schwerer Mangelernährung sollte eine Operation verschoben werden und eine Ernährungstherapie möglichst enteral für 10 bis 14 Tage erfolgen.
c) Eine „Prähabilitation" kann die funktionellen postoperativen Ergebnisse verbessern.
d) Die Prähabilitation beinhaltet körperliche Bewegung, Ernährungsmaßnahmen, Rauchentwöhnung, Compliancesteigerung, Angstreduktion und gezieltes Atemtraining.
e) „Prähabilitation" ist ein Synonym für „Enhanced Recovery After Surgery (ERAS)".

Die Aussage e ist nicht oder nur bedingt richtig.
„Enhanced Recovery After Surgery (ERAS)" entwickelt die bereits vor 20 Jahren eingeführten **Fast-Track-Konzepte** weiter. ERAS empfiehlt präoperative, intraoperative und postoperative Maßnahmen zur Verbesserung des chirurgischen Outcomes. Die Prähabilitation fokussiert auf präoperative Maßnahmen.

Aktuelle Konditionierungskonzepte der **„Prähabilitation"** umfassen einen über die früher übliche stationäre Zeitspanne von 10 bis 14 Tagen hinausgehenden Zeitraum von prästationären 4 bis 6 Wochen. Das primäre Ziel ist es, den Patienten „fit für ERAS" zu machen und ernährungsmedizinisch zumindest eine weitere Gewichtsabnahme zu vermeiden. Im Rahmen einer Prähabilitation ist die **Einnahme einer proteinreichen Trinknahrung** nach einer körperlichen Belastung metabolisch günstig. Da die Compliance bei der Einnahme von Trinknahrungen häufig eingeschränkt ist, bedarf es wiederholter Motivation oder entsprechend modifizierter Konzepte.

Bei hohem metabolischem Risiko/schwerer Mangelernährung sollte eine Operation verschoben werden und eine Ernährungstherapie möglichst enteral für 10 bis 14 Tage erfolgen. Der Nutzen der perioperativen Einnahme einer Trinknahrung senkt die Komplikationen mit resultierender ökonomischer Ersparnis.

LITERATUR

Schwenk W. Beschleunigte Genesung nach Operationen – Hält das „ERAS"-Konzept, was es verspricht? Chirurg. 2021; 92: 405–420.
Weimann A. Perioperative Nahrungssupplementation – Was ist wirklich evidenzbasiert? Chirurg. 2021; 92:397–404.

KASUISTIK

Sie haben kürzlich Ihre Tätigkeit als Facharzt für Viszeralchirurgie in einem Krankenhaus der erweiterten Grundversorgung aufgenommen. Nach Gastrektomie wird in Ihrer neuen Klinik die Ernährung für eine Woche pausiert, und alle gastrektomierten Patienten werden parenteral ernährt. In Ihrer früheren Stelle war das anders.

In welcher der folgenden Situationen entscheiden Sie, keine künstliche Ernährung (enteral/parenteral) einzuleiten?

a) Eine ausreichende Kalorienzufuhr durch orale Nahrungsaufnahme von > 3–5 Tagen ist nicht möglich.
b) Der Patient befindet sich unmittelbar nach einer Operation.
c) Der Patient ist in einem schlechten Ernährungszustand.
d) Der Patient hat einen ausgeprägten Hyperkatabolismus.
e) Der Patient hat einen erhöhten Substratbedarf, z. B. eine entzündliche Darmerkrankung, eine maligne Erkrankung, eine schwere Infektion.

Die korrekte Antwort ist b.
Es gibt keine Regelindikation zur postoperativen künstlichen Ernährung nach abdominalchirurgischen Eingriffen. Vielmehr soll ein früher oraler Kostaufbau angestrebt werden. Sonst kann eine Unterbrechung der

enteralen Ernährung zu einer Zottenatrophie, Verlust der Diversität des Mikrobioms sowie Störungen der gastrointestinalen Barriere führen.

Mit dem ERAS-Konzept ist **generell keine postoperative Unterbrechung der Nahrungszufuhr** erforderlich. Der orale Kostaufbau orientiert sich an der individuellen Toleranz des Patienten.

Der frühe orale Kostaufbau bietet als entscheidenden Vorteil eine raschere Rekonvaleszenz – ohne erhöhtes Risiko einer Anastomoseninsuffizienz. Ein früher oraler Kostaufbau ist auch nach Ösophagusresektion und Gastrektomie möglich. Eine **zusätzliche enterale Zufuhr** über eine distal der Anastomose liegende Sonde ist bei solchen Anastomosen am oberen Gastrointestinaltrakt zu empfehlen.

Bei einem normalen Ernährungsstatus ergibt sich eine **Indikation zur künstlichen Ernährung** nur, wenn der Patient voraussichtlich über eine Dauer von 5 Tagen nicht in der Lage zu einer oralen Nahrungsaufnahme sein wird. Gleiches gilt, wenn der Patient für mehr als 7 Tage nicht mehr als 50 % seines Kalorienbedarfs oral decken kann. In all diesen Fällen sollte ohne zeitliche Verzögerung mit einer Ernährungstherapie – bevorzugt auf dem enteralen Wege – begonnen werden. Bei Patienten mit bereits vorbestehender Mangelernährung oder einem nachweisbaren metabolischen Risiko besteht eine Indikation zur künstlichen Ernährungstherapie.

3

LITERATUR

Weimann A, Braga M, Carli F et al. ESPEN guideline: Clinical nutrition in surgery, Clin Nutr. 2017; 36: 623–650.

KASUISTIK

Sie wurden kürzlich von einer Firma zu einer Abendveranstaltung eingeladen, in deren Rahmen die Vorteile der parenteralen „Immunonutrition" vorgestellt wurden. Sie sprechen mit Ihrem Chef darüber, er ist aber wegen der zusätzlichen Kosten nicht überzeugt, dass diese Produkte in seine Klinik eingeführt werden sollen.

Welche der folgende Aussagen ist nicht korrekt?

a) In der Immunonutrition werden vor allem Arginin und Omega-3-Fettsäuren (ω-3-Fettsäuren) eingesetzt, allein oder in Kombination.
b) Die ω-3-Fettsäuren Eikosapentaen- und Docosahexaensäure haben eine anti-inflammatorische Aktivität.
c) Eine parenterale Ernährung mit ω-3-Fettsäuren-Supplementierung kann die Krankenhausverweildauer verkürzen.
d) Eine parenterale Ernährung erhöht die Gefahr septischer Komplikationen.
e) Bei Patienten mit gastrointestinalem Karzinom führt eine präoperative Immunonutrition für 5–7 Tage zu einer Senkung der infektiösen Komplikationen.

Die Aussage d ist nicht korrekt.

Große randomisierte Studien sowie eine Metaanalyse konnten nicht belegen, dass eine rein parenterale, leitliniengerechte Ernährung die Rate an septischen Komplikationen erhöht.

Die Stimulation des Immunsystems durch Anreicherung der Ernährung mit geeigneten Substraten ist als sog. „Immunonutrition" ein kontrovers diskutiertes Konzept. In der Immunonutrition werden vor allem **Arginin** und **ω-3-Fettsäuren** eingesetzt, allein oder in Kombination. Arginin stimuliert die antitumorale T-Zell-Aktivität in vitro. ω-3-Fettsäuren haben eine entzündungshemmende Wirkung. Die Kombination von Arginin, ω-3-Fettsäuren und Ribonukleotiden (oral sowie enteral) senkt die Inzidenz infektiöser Komplikationen, die Krankenhausverweildauer und auch die Krankenhauskosten. Dies gilt auch im Rahmen eines ERAS-Programms. Eine aktuelle Metaanalyse mit Fokus auf chirurgische Patienten mit gastrointestinalem Karzinom zeigte, dass eine ausschließlich präoperativ für 5–7 Tage durchgeführte orale Supplementierung mit ω-3-Fettsäuren effektiv ist und zudem eine Immunnutrition im Vergleich mit einer Standardtrinknahrung bezogen auf das Risiko für infektiöse Komplikationen überlegen ist.

Die ESPEN-Leitlinie empfiehlt die Aufnahme von oralen Trinknahrungen vor großen Operationen für 5–7 Tage, wobei immunmodulierende Supplemente bevorzugt werden sollten.

LITERATUR

Adiamah A, Skorepa P, Weimann A, Lobo DN. The impact of preoperative immune modulating nutrition on outcomes in patients undergoing surgery for gastrointestinal cancer: a systematic review and metaanalysis. Ann Surg. 2019; 270: 247–256.
Weimann A. Perioperative Nahrungssupplementation – Was ist wirklich evidenzbasiert? Chirurg. 2021;92: 397–404.
Weimann A, Braga M, Carli F et al. ESPEN Guideline: Clinical nutrition in surgery, Clin Nutr. 2017; 36: 623–650.

KASUISTIK

Ein 51-jähriger Mann, 75 kg, ASA I, klagt über Beschwerden im Oberbauch, dann mit Erbrechen. Die obere gastrointestinale Endoskopie zeigt ein Adenokarzinom des ösophagogastralen Übergangs (AEG 3). Nach neoadjuvanter Chemotherapie wird eine abdominale transhiatale erweiterte Gastrektomie mit distaler Ösophagusresektion und Ösophagojejunostomie nach Roux-Y durchgeführt. Intraoperativ wird eine Feinnadelkatheterjejunostomie (FKJ) durchgeführt und angelegt.

Welche Aussage(n) zum Kostaufbau nach FKJ-Anlage ist nicht richtig?

a) Die FKJ wird intraoperativ distal der Anastomose angelegt.
b) Vor Beginn des Kostaufbaus muss die Lage der Feinnadelkatheterjejunostomie (FKJ) radiologisch geprüft werden.
c) Bei jejunaler Sondenlage muss die Sondenernährung kontinuierlich verabreicht werden (pumpengesteuert).
d) Bei kontinuierlicher Applikation beginnen Sie mit 5–10 ml/h und steigern die Menge alle 12–24 h um 10–20 ml, bis die Zielmenge erreicht ist. Die Steigerung der Zufuhrmenge muss situationsadaptiert und streng nach Toleranz erfolgen.
e) Es besteht eine absolute Indikation für die Auswahl einer chemisch definierten Diät/Peptiddiät.

Die Aussage e ist nicht richtig.

Chemisch definierte Diäten/Peptiddiäten bestehen aus niedermolekularen Nährstoffen und bedürfen keiner Digestionsfunktion und nur minimaler Resorptionsleistung. Bei weniger als 5 % aller Patienten liegt diesbezüglich eine Indikation vor (z. B. Kurzdarmsyndrom). **Nährstoffdefinierte Diäten,** die so genannten Standardnahrungen, sind hochmolekular und entsprechen am ehesten einer Normalkost. Sie werden in der Regel nach langsamem, kontinuierlichem Aufbau jejunal gut toleriert.

Es gibt verschiedene Modalitäten der **Anlage von Ernährungssonden:**

- Nasale Sonden
- Perkutan endoskopisch platzierte Ernährungssonden (PEG/PEJ)
- Laparoskopisch platzierte Ernährungssonden (PLG/PLJ)
- Perkutan sonografisch platzierte Sonden (PSG/PSJ)
- Perkutan radiologisch platzierte Sonden (PRG/PRJ)
- Sog. „Button-Systeme“

Eine **Feinnadelkatheterjejunostomie (FKJ)** wird intraoperativ gelegt, typischerweise bei großen Eingriffen am oberen gastrointestinalen Trakt. Die Sonde wird distal der Anastomose(n) platziert. Noch am Operationstag kann mit der Zufuhr über eine FKJ, für die eine **Ernährungspumpe** unabdingbar ist, begonnen werden. Es soll mit einer kleinen Menge von 5–10 ml/h einer isoosmolaren Lösung (1 ml/kcal) begonnen werden. Die Zuflussrate kann z. B. um 10–20 ml/h pro Tag gesteigert werden. Neben der Zuflussrate kann auch die Osmolalität der Lösung gesteigert werden, um die Kalorienzufuhr zu erhöhen. Bei Zufuhrgeschwindigkeiten über 120–150 ml/h treten gastrointestinale Symptome auf, z. B. Diarrhö, abdominale Krämpfe, Meteorismus.

Typische **Komplikationen der FKJ** sind lokale Infekte, Undichtigkeiten und, selten, Darmvolvulus mit Nekrose.

LITERATUR

D'Cruz JR, Cascella M. Feeding Jejunostomy Tube. In: StatPearls [Internet]. Treasure Island (FL): StatPearls Publishing. Last updated: July 2021.

De Heer G et al. Enterale Ernährung. In: Weimann A, Biesalski HK, Bischoff SC, Sablotzki A (Hrsg.) Klinische Ernährung und Infusionstherapie. Stuttgart: Thieme, 2021; S. 119–145.

Löser C et al. (Hrsg.) Praxis der enteralen Ernährung. Techniken der Sondenanlage: Operative Anlage von enteralen Ernährungssonden. Stuttgart: Thieme, 2001.

KASUISTIK

Sie sind Assistenzarzt auf der chirurgischen Station, und es gibt leider kein Ernährungsteam in Ihrem Krankenhaus. Sie müssen entscheiden, wann Sie eine enterale vs. parenterale Ernährung bei Ihren Patienten anordnen.

Welche Aussage(n) zur parenteralen Ernährung ist/sind nicht richtig?

a) Eine parenterale Ernährung wird notwendig, wenn eine enterale Ernährung nicht oder nicht ausreichend möglich ist.
b) Parenterale und enterale Ernährung sind konkurrierende Ernährungstechniken.
c) Zur kurzfristigen parenteralen Ernährung eignet sich ein periphervenöser Zugang.
d) Komplette Nährlösungen in Form von Mehrkomponentensystemen in unterschiedlichen Standardkonzentrationen eignen sich für chirurgische Patienten mit der Indikation zur kurzfristigen parenteralen Ernährung.
e) Flüssigkeits-, Energie- und Nährstoffbedarf sollten nach dem Körpergewicht berechnet werden.

Die Aussage b ist nicht richtig.

Die parenterale Ernährung kann bei unzureichender enteraler Ernährung eine zusätzliche, also ergänzende und nicht konkurrierende Maßnahme sein. Sie kann auch die Aufgabe haben, den Flüssigkeits-, Energie- und Nährstoffbedarf vollständig zu liefern.

Zu den verwendeten Substraten gehören **Aminosäuren, Kohlenhydrate, Fette, Elektrolyte, Vitamine und Spurenelemente.** Für eine kurzfristige (< 5 Tage) oder ergänzende venöse Ernährung eignet sich ein periphervenöser Zugang. Die Osmolarität der Infusionslösung kann bei 800–900 mosmol/l liegen. Um längerfristig und bedarfsdeckend intravenös zu ernähren, bedarf es eines zentralvenösen Zugangs.

Die Präparate der parenteralen Ernährung unterscheiden sich in Lösungen von einzelnen Substraten, fettfreien Infusionslösungen und kompletten Infusionslösungen.

Die Gesamtzufuhr der Infusionslösung sollte sich immer an dem Substratbedarf des Patienten orientieren.

LITERATUR

Elke G et al. S2k-Leitlinie der Deutschen Gesellschaft für Ernährungsmedizin: Klinische Ernährung in der Intensivmedizin. Aktuel Ernährungsmed. 2018; 43: 341–408.

Lochs H, Lübke H, Weimann A (Hrsg.) Leitlinie enterale Ernährung. Stuttgart: Thieme, 2003.

Weimann A, Braga M, Carli F et al, ESPEN guideline: Clinical nutrition in surgery. Clinical Nutrition. 2017; 36: 623–650.

KASUISTIK

Ein 70-jähriger Patient wurde gestern Abend bei chronischem Alkoholkonsum notfallmäßig aufgenommen. Bei der klinischen Untersuchung zeigte sich ein pralles Abdomen mit fehlenden Darmgeräuschen, im Labor eine Leukozytose und eine Serum-Lipase bei 1.700 IE/ml. Der Patient hat sich über die Nacht respiratorisch verschlechtert und wurde auf der Intensivstation aufgenommen. Bei der schweren akuten Pankreatitis ergibt sich ein einhergehender hypermetaboler Zustand. Eine Zusatzernährung ist deswegen wesentlicher integraler Bestandteil der Therapie.

Welche der folgenden Aussagen ist in diesem Zusammenhang nicht korrekt?

a) Ist eine bedarfsdeckende enterale Ernährung nicht innerhalb von 5–7 Tagen möglich, sollte eine supplementierende parenterale Ernährung erfolgen.
b) Ein Subileus (manifest durch abgeschwächte, aber präsente Darmgeräusche) sollte als Kontraindikation für eine enterale Ernährung betrachtet werden.
c) Ein Sekretionsreiz des Pankreas kann durch das Platzieren einer enteralen Ernährungssonde distal des Treitz-Ligaments vermieden werden.
d) Mit der enteralen Ernährung sollte so bald wie möglich begonnen werden, entweder über eine chirurgische Katheterjejunostomie oder durch eine endoskopisch platzierte Jejunalsonde, beim weniger schwer Erkrankten auch über eine Magensonde.
e) Vorteile der enteralen Ernährung sind die Schonung der Mukosabarriere und die verminderte Verbreitung von Bakterien.

Die Aussage b ist nicht korrekt.
Ein Subileus sollte nicht als Kontraindikation für eine enterale Ernährung betrachtet werden. Bei dieser Konstellation wird eine kontinuierliche Infusion über eine Jejunal- oder Magensonde (geringe Volumina) meist gut toleriert.

Patienten mit einer milden akuten Pankreatitis können gewöhnlich schon wenige Tage nach Schmerzbeginn wieder oral Nahrung aufnehmen. Bei schwerer Erkrankung mit verminderter oraler Nahrungsaufnahme und einem katabolen Zustand stellt die Mangelernährung ein übliches und ernst zu nehmendes Problem dar. Bei Patienten mit schwerer Katabolie hat die **enterale Ernährung über eine nasogastrale, nasojejunale Sonde oder perkutane Jejunostomie** die totale parenterale Ernährung weitestgehend abgelöst.

Eine Pankreasstimulation sollte allerdings vermieden werden. Die enterale Ernährung hat sich als sicher und genauso wirksam wie eine totale parenterale Ernährung erwiesen und wird bei schwerer akuter Pankreatitis sehr gut toleriert.

Ein Sekretionsreiz des Pankreas wird durch die Platzierung einer enteralen Ernährungssonde distal zum Treitz-Ligament vermieden. Eine Jejunalsonde kann kombiniert endoskopisch-radiologisch oder laparoskopisch platziert werden, wenn eine Tolerierung der enteralen Ernährung für 5–7 Tage erwiesen ist. Eine enterale Ernährung mit geringen Volumina über eine Magensonde verschlimmert den Verlauf der akuten Pankreatitis nicht.

Eine enterale Ernährung kann mit **hochmolekularer Sondenkost** begonnen werden, niedermolekulare Sondenkost findet lediglich noch Verwendung bei Unverträglichkeit gegenüber der Standardsondenkost.

LITERATUR

McClave SA, Chang WK, Dhaliwal R, Heyland DK. Nutrition support in acute pancreatitis: a systematic review of the literature. J Parent Enteral Nutr. 2006; 30: 143–156.

Ockenga J. Ernährungstherapie bei akuter und chronischer Pankreatitis – Update 2021, Aktuell Ernährungsmed. 2021; 46: 186–199.

KASUISTIK

Nach einer Gastrektomie geht nicht nur der Magen selbst verloren, sondern auch sämtliche mit diesem Organ verbundene Funktionen. Dazu gehören die Speicherkapazität, die thermische Regulierung, die Desinfektion und die Portionierung der Nahrungsmittel. Es wird dem Patienten empfohlen, fraktionierte Mahlzeiten mehrmals täglich zu sich zu nehmen. Trotzdem kommt es in der Regel zu einem weiteren Gewichtsverlust in den ersten 6–12 Monaten nach einer Magenresektion.

Welche Maßnahmen sind nach Entlassung aus dem Krankenhaus notwendig?

a) Diätetische Beratung
b) Monitoring des Body-Mass-Index (BMI)
c) Dokumentation der Menge an Nahrungszufuhr
d) Zusätzliche Trinknahrung

Alle Antworten sind korrekt.
Insbesondere nach Resektionen am oberen Gastrointestinaltrakt (Ösophagusresektion, Gastrektomie) muss mit einem **anhaltenden Gewichtsverlust** als „bariatrischem Effekt" gerechnet werden. Nach Ösophagektomie beträgt der postoperative Gewichtsverlust 5–12 % nach 6 Monaten. Mehr als die Hälfte der Patienten verliert >10 % des Körpergewichts nach 12 Monaten.

Eine diätetische Beratung, Verlaufskontrollen des Ernährungsstatus und die Dokumentation der Menge an oraler Nahrungszufuhr sind deswegen unabdingbar nach solchen Operationen.

Die Einnahme einer **Trinknahrung** nach totaler Gastrektomie resultiert in einem signifikant geringeren Gewichtsverlust. Allerdings haben Gastrektomie-Patienten eine eingeschränkte Compliance bei der Einnahme von Trinknahrung, die ihre Ursache in Appetitverlust, Geschmack, Völlegefühl, Aufstoßen und Diarrhö haben kann. Für Risikopatienten (vor allem bei Ösophagusresektion) wird die Implantation einer Feinnadelkatheter-jejunostomie (FKJ) empfohlen.

LITERATUR

Baker M, Halliday V, Williams RN, Bowrey DJ. A systematic review of the nutritional consequences of esophagectomy. 2016; Clin Nutr. 35: 987–994.
Weimann A. Perioperative Nahrungssupplementation – Was ist wirklich evidenzbasiert? Chirurg. 2021; 92: 397–404.

3.3 Polymorbider Patient

Kerstin Hübel

KASUISTIK

Sie werden postoperativ in den Aufwachraum zu Ihrem Patienten gerufen, da dieser tachykard und hypoton ist. Im durchgeführten EKG erkennen Sie ein neu aufgetretenes Vorhofflimmern.

Welche Aussagen zum postoperativen Vorhofflimmern treffen nicht zu?

a) Postoperatives Vorhofflimmern ist mit einem erhöhten Schlaganfallrisiko verbunden.
b) Hämodynamisch instabile Patienten werden nur elektrisch konvertiert.
c) Orale Betablocker werden perioperativ zur Prävention von postoperativem Vorhofflimmern empfohlen.
d) Ein CHA2DS2-Score ≥ 2 bei einem männlichen Patienten ist eine Indikation für eine orale Antikoagulation.
e) Die Antikoagulation sollte nur mit Vitamin-K-Antagonisten erfolgen.

Die Aussagen b und e treffen nicht zu.
Ein postoperatives Vorhofflimmern (VHF) ist mit einem erhöhten Schlaganfallrisiko verbunden. Eine perioperative Betablockergabe, vorzugsweise Bisoprolol oder Carvedilol, ist empfohlen.

Hämodynamisch instabile Patienten können gemäß der ESC (European Society of Cardiology) Guidelines **sowohl elektrisch als auch medikamentös** (vorzugsweise mittels Amiodaron) konvertiert werden.

Der **CHA2DS2-Score** kalkuliert das individuelle Risiko des Patienten mit VHF für einen Schlaganfall und dient somit als Empfehlung, welche Patienten eine orale Antikoagulation erhalten sollten:

- **C**ongestive Heart Failure
- **H**ypertension
- **A**ge
- **D**iabetes
- **S**troke

Bei männlichen Patienten wird bei einem Score ≥ 2 und bei Frauen bei einem Score ≥ 3 eine orale Antikoagulation empfohlen. Die orale Antikoagulation kann neben den Vitamin-K-Antagonisten auch mit einem **direkten oralen Antikoagulans (DOAC)** erfolgen

3

LITERATUR

Hindricks G et al. 2020 ESC Guidelines VHF for the diagnosis and management of atrial fibrillation developed in collaboration with the European Association of Cardio-Thoracic Surgery (EACTS). Eur Heart J 2020; 00: 1–125.

Ojima T, Nakamori M, Nakamura M et al. Randomized clinical trial of landiolol hydrochloride for the prevention of atrial fibrillation and postoperative complications after oesophagectomy. Br J Surg. 2017; 104 (8): 1003–1009.

KASUISTIK

Ein 70-jähriger Patient zeigt nach einer Cholezystektomie das Bild eines hyperaktiven Delirs.

Welche Aussagen zum Delir sind richtig ?

a) Ketamin ist eine etablierte Medikation zur Prophylaxe eines Delirs.
b) Eine Supplementation von Riboflavin sollte bei jedem Patienten mit einem Delir erwogen werden.
c) Delir ist ein Zustand, der durch eine Bewusstseinsalteration u. a. durch eine verminderte Fähigkeit der Aufrechterhaltung der Aufmerksamkeit charakterisiert ist.
d) Nicht-pharmakologische Maßnahmen zur Prophylaxe beinhalten u. a. Frühmobilisation, Seh- und Hörhilfen, Orientierungsprotokolle.
e) Bei der medikamentösen Therapie sind Benzodiazepine erste Wahl.

Die richtigen Antworten sind c und d.

Das Delir ist charakterisiert als ein Zustand, bei dem es zu einer Bewusstseinsveränderung mit einer verminderten Fähigkeit zur Fokussierung, Aufrechterhaltung oder auch Verlagerung der Aufmerksamkeit kommt. **Nicht-pharmakologischen Maßnahmen** zur Prophylaxe kommt ein hoher Stellenwert zu, so u. a. der Vermeidung von Faktoren, die typischerweise ein Delir verursachen oder verschlechtern können. Aber auch Anpassung der Umweltfaktoren (Tag-Nacht-Rhythmus, Lärmreduktion etc.), Orientierungsprotokolle, Frühmobilisation sowie Seh- und Hörhilfen werden empfohlen.

Thiamin (Vitamin B_1) und **nicht Riboflavin** (Vitamin B_2) wird bei allen Patienten mit Delir empfohlen.

Bisher konnte für kein Medikament (und somit auch nicht für **Ketamin**) in randomisierten Studien gezeigt werden, dass ein Delir verhindert werden konnte.

Benzodiazepine können Verwirrung und Sedation verstärken. Sie sind primär nur indiziert bei Alkoholentzug oder wenn Antipsychotika kontraindiziert sind. In Fällen, bei denen eine medikamentöse Therapie notwendig ist, wird primär niedrig dosiertes **Haloperidol** eingesetzt. **Cave:** Haloperidol nicht einsetzen bei Patienten mit Morbus Parkinson!

LITERATUR

Flinn DR et al. Prevention, diagnosis and management of postoperative delirium in older adults. J Am Coll Surg. 2009; 209: 261.

Pandharipande P et al. Lorazepam is an independent risk factor for transitioning to delirium in intensive care unit patients. Anesthesiology 2006; 104: 21.

KASUISTIK

Zwei Tage nach einer Whipple-Operation ist Ihr 70-jähriger Patient anurisch und klagt über Dyspnoe .

Welche der folgenden Aussagen betreffend eines Nierenversagens sind zutreffend?

a) Hypervolämie mit Lungenödem, nicht rasch auf Diuretika ansprechend, stellt eine Indikation für ein Notfall-Nierenersatzverfahren dar.
b) Wenn ein Nierenersatzverfahren eingeleitet wird, können NSAR bedenkenlos weiter verabreicht werden.
c) Patienten mit einem akuten Nierenversagen sollten in der Regel folgende diätische Maßnahmen befolgen: kaliumarme Kost, phosphatreiche Kost, Flüssigkeitsrestriktion (1–1,5 l).
d) Patienten, die klinisch Zeichen der Hypovolämie zeigen und in der Anamnese Hinweise für Flüssigkeitsverlust (High Output Stoma/Erbrechen etc.) haben, sollten eine intravenöse Flüssigkeitstherapie erhalten.
e) Die Gabe von Insulin/Glukose bei einer Hyperkaliämie therapiert nicht deren Ursache.

Die richtigen Antworten sind a, d und e.
Einige Patienten mit einem Lungenödem im Rahmen eines akuten Nierenversagen sprechen gut und rasch auf eine intravenöse Therapie mit Schleifendiuretika an. Die Patienten, die nicht rasch ansprechen und u. a. eine schwere Hypoxämie aufgrund des Lungenödems aufweisen, benötigen eine **Nierenersatztherapie.**

Bei Auftreten eines akuten Nierenversagens werden nicht nur nephrotoxische Substanzen wie Aminoglykoside oder nephrotoxische Chemotherapeutika, sondern auch Substanzen, die den renalen Blutfluss beeinflussen, wie ACE-Hemmer/Angiotensin-Rezeptor-Blocker (ARB) oder **nichtsteroidale Antirheumatika (NSAR),** pausiert. NSAR sind Prostaglandinhemmer. Prostaglandine sind jedoch potente renale Vasodilatatoren und tragen so zu einem konstanten Blutfluss in der Niere bei, die Hemmung kann zu einem erhöhten Risiko einer akuten tubulären Schädigung führen. Auch wenn ein Patient ein Nierenersatzverfahren im akuten Setting benötigt, besteht ein Erholungspotenzial. Hierzu ist neben vielen anderen Aspekten darauf zu achten, dass der renale Blutfluss aufrechterhalten wird. Somit sollte auch eine Prostatglandinhemmung vermieden werden.

Diätisches Maßnahmen beim Nierenversagen umfassen kalium- und **phosphatarme** Kost wie auch eine Flüssigkeitsrestriktion, das Ausmaß der Restriktion hängt von der Menge der Restdiurese ab.

Die Gabe von **Insulin/Glukose** führt zu einem Shift des Kaliums nach intrazellulär. Wird jedoch die Ursache der Hyperkaliämie nicht behoben, steigt der Kaliumwert nach 4–6 Stunden wieder an.

LITERATUR

KDIGO AKI Work Group. KDIGO clinical practice guideline for acute kidney injury. Kidney Int Suppl 2012, 2: 1–138.
Mehta RL, Pascual MT, Soroko S, Chertow GM. Diuretics, mortality and nonrecovery of renal function in acute renal failure, JAMA 2002; 288 (20): 2547.
Sood MM, Sood AR, Richardson R. Emergency management and commonly encountered outpatient scenarios in patients with hyperkalemia. Mayo Clin Proc. 2007; 82(12): 1553–1561.

KASUISTIK

Eine 67-jährige Patientin klagt zwei Tage nach einer Sigmaresektion über epigastrisches Druckgefühl mit Ausstrahlung in den linken Arm sowie Dyspnoe. Kardiovaskuläre Risikofaktoren: arterielle Hypertonie, Dyslipidämie, Nikotinkonsum 45 Pack-Years.

Welche Aussagen sind in diesem Zusammenhang nicht richtig?

a) Für die Diagnose eines akuten Koronarsyndroms ist als Biomarker nur noch die Bestimmung des High-Sensitive-Troponins empfohlen.
b) Die Diagnose eines akuten Koronarsyndroms kann aufgrund der kardiovaskulären Risikofaktoren und der Symptome gestellt werden.
c) Eine Rhythmusüberwachung am Monitor ist für Patienten mit einer niedrigen Wahrscheinlichkeit einer kardialen Arrhythmie nicht empfohlen.
d) Aspirin wird für alle Patienten mit einem akuten Koronarsyndrom vorbehaltlich fehlender Kontraindikationen therapeutisch empfohlen.

3

Die Aussagen b und c sind nicht richtig.
Betreffend der kardialen Marker wird zur Diagnosestellung zusätzlich zum High-Sensitive-Troponin nicht mehr routinemäßig die Bestimmung von Kreatininkinase (CK) und CK-MB empfohlen.

Die **Diagnose** eines akuten Koronarsyndroms basiert gemäß ESC-Guidelines auf einer Kombination von: Anamnese, Symptomen, Vitalparametern, weiteren klinischen Befunden, EKG und der Bestimmung des High-Sensitive-Troponins (Empfehlungsgrad 1B).

Gemäß den ESC-Guidelines von 2020 wird eine **Rhythmusüberwachung am Monitor** auch für Patienten mit einer niedrigen Wahrscheinlichkeit einer kardialen Arrhythmie für mindestens 24 h oder bis zur PCI empfohlen (Empfehlungsgrad 1A).

Aspirin wird für alle Patienten empfohlen (vorbehaltlich vorliegender Kontraindikationen), Ladedosis 150–300 mg oral oder 75–250 mg intravenös, Erhaltungsdosis 75–100 mg oral als Dauertherapie (IA Empfehlung).

LITERATUR

Collet JP et al. 2020 ESC Guidelines for the management of acute coronary syndromes in patients presenting without persistent ST-segment elevation; Eur Heart J. 2021; 7(42): 1289–1367.

KASUISTIK

Ein 71-jähriger Patient hatte in der Vorwoche eine Hemikolektomie aufgrund eines Kolonkarzinoms. Während der Visite beobachten Sie, dass der Patient eine Sprechdyspnoe aufweist. Bei der klinischen Untersuchung stellen Sie zusätzlich eine Tachypnoe und Sinustachykardie fest. Sie stellen die Verdachtsdiagnose einer Lungenembolie.

Welche der folgenden Aussagen zur Lungenembolie ist/sind richtig?

a) Mögliche EKG-Veränderung: S1-Q3-Typ.
b) Die Spezifität von D-Dimeren ist > 90 %.
c) Die meisten Lungenembolien haben ihren Ursprung in den Becken-/Beinvenen.
d) Diagnostisch kann die Embolie mittels Angio-CT oder Perfusions-Ventilations-Szintigrafie nachgewiesen werden.
e) Bei einer nachgewiesenen Lungenembolie erfolgt die therapeutische Plättchenaggregation, vorzugsweise mit Acetylsalicylsäure.

Die richtigen Antworten sind a, c und d.
EKG Veränderungen im Rahmen einer Lungenembolie sind häufig, aber nicht spezifisch. Veränderungen, die beobachtet werden, umfassen: Vorhofarrhythmien, Tachykardien, Bradykardien, Q-Welle in den inferioren Ableitungen (II, III und aVF), ST-Strecken-Veränderungen und T-Wellen-Inversionen in den anterioren Ableitung. Ein neu aufgetretener Rechtsschenkelblock wie auch ein S1-Q3-Typ ist möglich, insgesamt aber selten und auch

sehr variabel. Zudem weisen sie eine niedrige Sensitivität auf, sodass die Diagnose einer Lungenembolie nicht aufgrund dieser Beobachtungen im EKG gestellt werden darf.

Die **Sensitivität** eines **ELISA D-Dimer-Assays** ist > 90 %, ein negativer Befund wird deswegen als diagnostisch erachtet, um eine Lungenembolie auszuschließen. Bei sehr hoher Vortestwahrscheinlichkeit (hoher Wells-Score) wird dennoch zusätzlich eine Bildgebung empfohlen.

Das Risiko für eine Lungenembolie ist signifikant erhöht bei Patienten, die eine **tiefe Beinvenenthrombose (TVT)** der proximalen Venen aufweisen, im Vergleich zu Patienten mit einer distalen TVT.

Eine Computertomografie mit Kontrastmittel **(Angio CT)** ist bei den meisten Patienten die Bildgebung der Wahl zur Diagnose einer Lungenembolie, da sie eine hohe Sensitivität und Spezifität aufweist. Alternativ, vor allem bei Kontraindikationen für eine Kontrastmittelgabe, kann eine **Perfusions-Ventilations-Szintigrafie** durchgeführt werden.

Therapeutisch erhalten die Patienten eine systemische **Antikoagulation,** je nach Komorbiditäten mit einem direkten oralen Antikoagulans (DOAC) oder einem Vitamin-K-Antagonisten.

LITERATUR

Ortel TL, Neumann I, Ageno W et al. American Society of Hematology 2020 guidelines for management of venous thromboembolism: treatment of deep vein thrombosis and pulmonary embolism. Blood Adv. 2020; 4(19): 4693.

Remy-Jardin M, Pistolesi M, Goodman LR et al. Managemnt of suspected acute pulmonary embolism in the era of CT angiography a statement from the Fleischner Society, Radiology 2007; 245 (2): 315.

Stein PD, Hull RD, Patel KC et al. D-dimer for the exclusion of acute venous thrombosis and pulmonary embolism: a systematic review, Ann Intern Med 2004: 140 (8): 589.

KASUISTIK

Ein 55-jähriger Diabetiker wird zur operativen Sanierung einer Leistenhernie am Folgetag stationär aufgenommen. Seine antidiabetische Therapie besteht aus Metformin sowie Insulin.

Welche der folgenden Aussagen zum perioperativen Diabetesmanagement ist/sind korrekt?

a) Orale Antidiabetika sollten am Operationstag pausiert werden.
b) Für kurze nicht komplexe Operation wird Insulin s. c. in der Regel weitergeführt.
c) Es empfiehlt sich, die vorabendliche Dosis des Basisinsulins um ca. 25 % zu reduzieren.
d) Wenn der Patient postoperativ ein akutes Nierenversagen zeigt, darf Metformin nicht wieder gestartet werden.

Alle Aussagen sind richtig.

Orale Antidiabetika wie Sulfonylharnstoffe, Metformin, SGLT-2-Inhibitoren u. a. sollten am Operationstag pausiert werden. Sulfonylharnstoffe können das Risiko einer Hypoglykämie erhöhen, SGLT-2-Inhibitoren erhöhen das Risiko einer Hypovolämie. Metformin ist kontraindiziert bei der Gefahr einer renalen Minderperfusion und/oder Lakatazidose.

In der Regel können Patienten, bei welchen eine nicht komplexe und kurze Operation durchgeführt wird, ihr **Insulin s. c.** fortführen. Die Dosis sollte ggf. angepasst werden, da der Patient für einige Stunden nüchtern ist. So hat eine retrospektive Studie gezeigt, dass die beste perioperative Glukosekontrolle erreicht wurde, wenn die **vorabendliche Dosis des Basisinsulins** um ca. 25 % reduziert wurde.

Metformin ist kontraindiziert bei einer eGFR < 30 ml/min/1,73 m^2. Dies gilt für eine chronische Einschränkung der Nierenfunktion wie auch für eine akute Nierenfunktionsstörung.

LITERATUR

Demma LJ, Carlson KT, Duggan EW et al. Effect of basal insulin dosage on blood glucose concentration in ambulatory surgery patients with type 2 diabetes. J Clin Anesth. 2017; 36: 184–188.

Duggan EW, Carlson K, Umpierrez GE. Perioperative hyperglycemia management: an update. Anesthesiology. 2017; 126: 547–560.

Sudhakaran S, Surani SR. Guidelines for perioperative management of the diabetic patient. Surg Res Pract. 2015; 2015: 284063.

U. S. Food and Drug Administration (FDA). FDA revises warnings regarding use of the diabetes medicine metformin in certain patients with reduced kidney function. Drug Safety Informations 2016. www.fda.gov/media/96771/download (letzter Zugriff: 1.10.2021).

3

3.4 Perioperative Schmerztherapie

Frank Petzke

KASUISTIK

Bei einem 53 Jahre alte Patienten besteht der Verdacht auf ein Pankreaskopfkarzinom, eine explorative Laparotomie mit dem Ziel der Resektion ist geplant. Eine Metastasierung konnte in der präoperativen Diagnostik nicht nachgewiesen werden. Im präoperativen Aufklärungsgespräch berichtet der Patient, er habe sich gut informiert und hoffe, dass eine Schmerzfreiheit nach der Operation für ihn sichergestellt werden kann. Er fragt dann gezielt nach dem Vorgehen im Haus.

Welche Aussage zur rechtlichen Situation im Kontext einer perioperativen Schmerztherapie ist nicht richtig?

a) Es besteht ein Anspruch auf eine Behandlung entsprechend Facharztstandard.
b) Die Behandlung soll dem aktuellen Stand der Medizin entsprechen.
c) Die Prävention von Schmerzen ist Bestandteil der Behandlung.
d) Rechtsansprüche ergeben sich aus Berufs-, Zivil- und Strafrecht.
e) Ziel einer angemessenen Schmerztherapie ist eine Schmerzfreiheit.

Die Aussage e ist nicht richtig.

Schmerzfreiheit, z. B. im Rahmen einer operativen Behandlung, ist natürlich ein „ideales“ Ziel, das aber auch bei optimierten Abläufen und Maßnahmen klinisch nicht realistisch und auch rechtlich nicht gefordert ist. Ein rechtlicher Anspruch besteht dagegen auf eine **Behandlung, die dem Facharztstandard und dem aktuellen Stand der Medizin entspricht.** Rechtsansprüche auf eine entsprechend angemessene Schmerztherapie ergeben sich aus folgenden Rechtsbereichen:

- Grundgesetz (Artikel 1 – Unantastbarkeit der Menschenwürde, Artikel 2 – Recht auf Leben und körperliche Unversehrtheit)
- Berufsrecht (Ärztliche Berufsordnung § 1 Abs. 2: „Aufgabe des Arztes, Leiden zu lindern“)
- Zivilrecht (Vertragsrecht – Schmerztherapie als Nebenpflicht aus dem Arzt-/Behandlungsvertrag)
- Strafrecht (§ 323c StGB – Unterlassene Hilfeleistung, § 223 und § 230 StGB – vorsätzliche oder fahrlässige Körperverletzung durch Unterlassung)

Der behandelnde Arzt hat sich dabei nicht nur auf die aktive Behandlung von Schmerzen zu fokussieren, sondern auch auf deren **Prävention.** Aus dieser Garantenstellung ergeben sich besondere Anforderungen. Er hat dabei auch die Aufgabe, Tätigkeiten des ärztlichen Kernbereichs, wie die Anordnung und Überwachung einer medikamentösen Schmerztherapie, selbst durchzuführen, entsprechend einer Eigenverantwortung im Rahmen seiner Tätigkeit. Das verdeutlicht auch die Notwendigkeit von schriftlichen Vereinbarungen zur Organisation der Schmerztherapie zwischen Ärzten unterschiedlicher Fachabteilungen (typischerweise der Anästhesiologie), wenn spezielle Verfahren eingesetzt werden, die eine Klärung von Rechten und Pflichten (auch im Sinne von Qualifikationen) notwendig machen. Dies ist im Grunde ein für alle Kliniken zu empfehlendes Vorgehen.

MERKE

Im strafrechtlichen Sinne kann „eine ungenügende Schmerztherapie oder auch schon die Vernachlässigung der Prävention von Schmerzen" Folgen haben.

Der Tatbestand der **Körperverletzung** ist bereits erfüllt, „wenn Schmerzen verschlimmert, aufrechterhalten, nicht gelindert oder beendet werden". Das macht deutlich, wie wichtig auch eine realistische Aufklärung über die für den jeweiligen Eingriff geplante Schmerztherapie (oft in Kooperation mit der Anästhesiologie) wie auch über die möglichen Folgen eines Eingriffs bzw. einer Maßnahme in Bezug auf die Verursachung anhaltender und chronischer Schmerzen ist. Die **Aufklärung** hat dabei gleichzeitig auch eine edukative Funktion für den zu erwartenden perioperativen Verlauf der Schmerztherapie und kann dem Patienten deutlich machen, welche Einflussmöglichkeiten er selbst auf die Qualität im Behandlungsverlauf hat (z. B., Anforderung von Bedarfsmedikationen, Rückmeldung während der Visite, Planung der Entlassung). Gerade der Aspekt des **Entlassmanagements** und der Schmerztherapie nach Entlassung spielt bei Patienten mit „problematischen" Schmerzverläufen eine zentrale Rolle, wie z. B. bei der Sicherstellung der Weiterverordnung von Opioiden und einer ambulanten (schmerztherapeutischen) Nachbetreuung bei anhaltenden Schmerzen und Opioidbedarf.

LITERATUR

Freys SM et al. Vereinbarung zur Organisation der Schmerztherapie chirurgischer Patienten des Berufsverbandes Deutscher Anästhesisten und des Berufsverbandes der Deutschen Chirurgen (Neufassung 2019). Anaesthesist. 2019; 68(8): 516–519.

Ulsenheimer K. Rechtliche Probleme der Schmerztherapie. In: Pogatzki-Zahn E, Van Aken H, Zahn PK (Hrsg.). Postoperative Schmerztherapie. Stuttgart, New York: Thieme; 2008. S. 333–342.

KASUISTIK

(Fortsetzung) Der Patient hatte in den Wochen vor der Operation außer gelegentlichen Oberbauchschmerzen und einem Völlegefühl keine Beschwerden. An weiteren Vorerkrankungen besteht lediglich ein arterieller Hypertonus, der mit einem Beta-Blocker behandelt wird. Der Patient ist in gutem Allgemein- und Ernährungszustand. Bei der körperlichen Untersuchung finden Sie keine wesentlichen Auffälligkeiten. Die Blutungsanamnese ist unauffällig.

Welches der folgenden Verfahren ist für die postoperative Schmerztherapie in den ersten Tagen nach der Operation am besten geeignet?

a) Intravenöse patientenkontrollierte Analgesie (ivPCA) mit Boli von Piritramid oder Oxycodon über eine Pumpe

b) Dauerinfusion mit Opioid über Perfusor mit ärztlicher Anpassung der applizierten Dosis nach Bedarf

c) Thorakale Epiduralanalgesie mit Lokalanästhetikum (LA) und Opioid und Kombination von Basalrate und zusätzlichen patientenkontrollierten Boli (PCEA).

d) Tief lumbale Epiduralanalgesie mit kontinuierlicher Gabe von Lokalanästhetikum

e) Regelmäßige Gabe eines Nichtopioids intravenös und Gabe von Kurzinfusionen eines Opioids bei Bedarf zusätzlich

Die richtige Antwort ist c.

Epidurale Analgesieverfahren verwenden perkutane Katheter und spezielle Schmerzpumpen, um niedrig dosierte LA (meist in Kombination mit Opioiden) in der Nähe der spinalen Segmente zu applizieren, die das Operationsgebiet sensibel innervieren. Für einen Oberbaucheingriff sind dies die Segmente Th8–9, für Thoraxeingriffe Th5–8, für ausgedehnte Laparotomien Th9–11 und eine tiefe anteriore Rektumresektionen Th11–L1.

Die **Kombination langwirksamer Lokalanästhetika** (Ropivacain, Bupivacain) **mit Opioiden** (meist Sufentanil oder Fentanyl) ermöglicht eine Reduktion der Konzentration mit Verringerung motorischer und anderer Nebenwirkungen bei Erhalt der analgetischen Wirkung. Diese lipophilen Opioide wirken dabei überwiegend segmental und werden auch ins Blut aufgenommen, eine Atemdepression ist dabei extrem selten. Eine Gabe auch der Kombination ist mittlerweile auch auf Normalstationen etabliert (z. B. Ropivacain 0,1–0,175 %, Bupivacain 0,15–0,2 % und 0,5–1 µg/ml Sufentanil, 2–4 µg Fentanyl), erfordert aber eine regelmäßige Überwachung und Betreuung durch einen Schmerzdienst. Die typischen Zeichen einer Überdosierung mit Opioiden (Sedierung, Abnahme der Atemfrequenz, Miosis) entsprechen denen bei der oralen oder intravenösen Gabe und sind durch Gabe von Naloxon antagonisierbar (1 Amp. mit NaCl 0,9 % auf 10 ml aufziehen und fraktioniert [1–2 ml] geben).

3

MERKE

Ziel der Schmerztherapie ist die Minimierung schmerzbedingter Beeinträchtigungen (bei Mobilisation, Respiration, Ernährung und Schlaf) und Vermeidung von Nebenwirkungen wie motorischer Blockade, Hypotension, oder Blasenentleerungsstörung.

Die Verwendung einer **reduzierten basalen Rate in Kombination mit vom Patienten angeforderten Bolusgaben (PCEA)** erreicht diese Ziele häufiger. Die Dauer der Therapie hängt vom Eingriff ab. Sie sollte aber so kurz wie möglich (meist 2–3 Tage) sein und 7 Tage nur in besonderen Fällen überschreiten, da das Risiko einer Infektion mit der Liegedauer zunimmt. Die Vorteile der epiduralen Analgesie (bessere Analgesiequalität, weniger Nebenwirkungen, Morbidität und vermutlich auch Mortalität) sind durch zahlreiche Studien gesichert.

Dabei wurde als Vergleich überwiegend die **ivPCA** genutzt, die als Verfahren sicherlich grundsätzlich geeignet ist, aber bei entsprechenden Eingriffen nur dann zum Einsatz kommt, wenn die epidurale Analgesie kontraindiziert (z. B. Patientenwunsch, Gerinnungsstörung, beginnende Sepsis, anatomische/neurologische Aspekte) bzw. nicht ausreichend wirksam ist oder nicht angemessen platziert werden konnte.

Eine **ärztlich oder pflegerisch gesteuerte intravenöse Applikation von Opioiden in Kombination mit Nichtopioiden** ist in ihrer Wirksamkeit der ivPCA und der epiduralen Analgesie deutlich unterlegen. Eine kontinuierliche Gabe von Opioiden über Perfusor ist außerhalb von Überwachungsbereichen aufgrund des erhöhten Komplikationsrisikos sehr kritisch zu sehen. Sie sollte speziellen Indikationen wie starken tumorbedingten Schmerzen und/oder bereits vorbestehender hochdosierter Opioidtherapie (z. B. > 200 mg Morphinäquivalent/Tag) vorbehalten sein und palliativ- oder schmerzmedizinisch begleitet werden.

LITERATUR

Australian and New Zealand College of Anesthetists and Faculty of Pain Medicine. Acute pain management: scientific evidence, 5th ed. 2020. www.anzca.edu.au/news/top-news/apsme5 (letzter Zugriff: 20.8.2021).

Deutsche Gesellschaft für Anästhesiologie und Intensivmedizin e.V. (DGAI) et al. S3-Leitlinie Behandlung akuter perioperativer und posttraumatischer Schmerzen (Stand: 09/2021). AWMF-Register-Nr. 001-025 www.awmf.org

Freys SM, Pogatzki-Zahn E (Hrsg). Akutschmerztherapie in der operativen Medizin. 1. Aufl. Berlin: De Gruyter, 2020.

KASUISTIK

Ein 24 Jahre alter Mann hatte eine Serie von rechtsseitigen spontanen Pneumothoraces, die mehrfach die Anlage einer Thoraxdrainage erforderten. In der CT des Thorax fanden sich bullöse Veränderungen an der rechten Lungenspitze. Am heutigen Tag wurde eine videoassistierte Thorakoskopie (VATS) mit atypischer Resektion der betroffenen apikalen Lungenanteile durchgeführt und eine Thoraxdrainage platziert, die Anlage eines epiduralen Katheters erfolgte nicht. Der Patient wurde in den Aufwachraum verbracht, wo er zur Schmerztherapie über drei Stunden fraktioniert 37,5 mg Piritramid erhielt, sowie eine Infusion mit Metamizol 1 g. Bei der Verlegung auf die Station gibt er einen Schmerz von 3 auf einer nummerischen Rating-Skala (NRS) von 0–10 an (0=kein Schmerz, 10= stärkster vorstellbarer Schmerz). Nach zwei Stunden klagt der Patient über stärkste Schmerzen (NRS 8–9) und Schwierigkeiten beim Atmen, er atmet flach und schnell (AF 20/min). Mit der klinischen Untersuchung können Sie akute pulmonale Ursachen weitestgehend ausschließen (z. B. Spannungspneumothorax, Hämatothorax, etc.).

Welche schmerzmedizinische Maßnahme ist in dieser Situation geeignet?

a) Keine, da erst die Röntgendiagnostik abgewartet werden muss
b) Wiederholung der Gabe von Metamizol als Kurzinfusion
c) Keine, da durch weitere Opioide der Atemantrieb gehemmt werden könnte
d) Anmelden eines Schmerzkonsils zur medikamentösen Optimierung
e) Fraktionierte Gabe von Piritramid in 3,75 mg Boli bis zu einer Schmerzreduktion

Die richtige Antwort ist e.
Das zentrale Ziel im vorliegenden Fall ist die Sicherstellung einer ausreichenden Analgesie. Eine **Röntgendiagnostik** ist bei Fortbestehen der Symptomatik trotz Analgetikagabe natürlich sinnvoll, rechtfertigt aber nicht ein verzögertes Vorgehen. Der Patient ist sichtlich in Distress, er ist nicht sediert, die Atmung ist flach und die Atemfrequenz erhöht. Es findet sich klinisch kein Hinweis auf eine Opioidüberdosierung. Im Gegenteil, der Patient war bei Verlegung nach Gabe von Piritramid gut schmerzgelindert, wach und ansprechbar. Die Zeitspanne bis zum Auftreten der Schmerzen entspricht der Wirkdauer von intravenösem Piritramid von etwa 2–3 h Dauer nach Bolusgabe. Eine weitere Verzögerung der Analgesie könnte zu einer weiteren respiratorischen Erschöpfung führen. Dies wäre auch der Fall, wenn erst ein **Schmerzkonsil** eingeholt werden würde, was im weiteren Verlauf und ggfs. Beratung bzgl. der Fortführung der Schmerzmedikation sinnvoll sein kann.

Die erneute intravenöse Gabe von **Metamizol** ist klinisch sicherlich sinnvoll und hinsichtlich der Wirkdauer (4–6 h) auch indiziert, würde aber aufgrund des hohen und zusätzlichen Opioidbedarfs im Aufwachraum keine ausreichende Wirkung erzielen.

Die gewählte Dosis von **3,75 mg Piritramid** entspricht etwa 2,5 mg Morphin (mg Piritramid/mg Morphin etwa 1,5/1) und 1/10 der im Aufwachraum verabreichten Dosis, die der Patient gut vertragen hatte. Eine **titrierende Gabe alle 3–5 Minuten** bis zum Eintreten einer Analgesie ist ein sicheres und angemessenes Vorgehen, alternativ wäre auch eine **Kurzinfusion** mit 7,5–15 mg über 5–10 Minuten eine Möglichkeit, mit zeitnaher Wiederholung bei unzureichender Wirkung.

LITERATUR

Australian and New Zealand College of Anesthetists and Faculty of Pain Medicine. Acute pain management: scientific evidence, 5th ed. 2020. www.anzca.edu.au/news/top-news/apsme5 (letzter Zugriff: 20.8.2021).
Deutsche Gesellschaft für Anästhesiologie und Intensivmedizin e.V. (DGAI) et al. S3-Leitlinie Behandlung akuter perioperativer und posttraumatischer Schmerzen (derzeit in Überarbeitung, Veröffentlichung Ende 2021 geplant). AWMF-Register-Nr. 001-025. www.awmf.org

KASUISTIK

(Fortsetzung) Die Situation des Patienten konnte durch eine angemessene Schmerztherapie deutlich gebessert werden. Sie stellen fest, dass in der Patientenkurve bisher keine Analgetika außer Metamizol 1 g bei Bedarf verordnet wurden. Der Patient kann auch bereits wieder orale Medikamente zu sich nehmen.

Welche Anordnung zur Analgesie ist im Falle dieses Patienten nicht angemessen?

a) Oxycodon retard 3 × 10 mg, Ibuprofen 3 × 600 mg, Oxycodon akut 5 mg bei Bedarf (bis zu 6 ×/Tag)
b) Metamizol 4 × 1 g (jeweils 2 Tbl. á 500 mg), Paracetamol i. v. bis 4 × 1 g bei Bedarf
c) Hydromorphon 2 × 4 mg ret., Etoricoxib 90 mg 1 x/Tag, Piritramid 7,5 mg bei Bedarf i. v. als Kurzinfusion (bis zu 4 ×/Tag)
d) Metamizol 4 × 1 g (40 Tr.), Morphin ret. 2 × 30 mg, Morphin 10 mg bei Bedarf (bis zu 6 ×/Tag)
e) Ibuprofen 600 mg 3 × 1 Tbl., Tilidin/Naloxon 2 × 200/16 mg ret., Oxycodon akut 5 mg bei Bedarf (bis zu 6 ×/Tag)

Nicht angemessen ist die in Aussage b genannte Anordnung.

Bei diesem Patienten ist die Umsetzung einer **systemischen Analgesie** indiziert. Nach oraler oder intravenöser Gabe werden die Analgetika in die systemische Zirkulation resorbiert. So gelangen sie an ihren jeweiligen Wirkort (z. B. ZNS, Rückenmark, Gewebe). Seltener werden die Analgetika auch transdermal, subkutan, intranasal oder transmukosal verabreicht. Im vorliegenden Fall ist eine orale Medikation indiziert, da die Nahrungsaufnahme wieder möglich ist.

Ziel einer systemischen Analgesie akuter und meist nozizeptiver Schmerzen ist es, eine angemessene Schmerzkontrolle sicherzustellen. Dieses Ziel kann am besten durch die **Kombination** von Substanzen mit unterschiedlichen Wirkprinzipien (Nichtopioide, Opioide und ggfs. Koanalgetika) erreicht werden. Dazu braucht es klare ärztliche Anordnungen und Regeln, um die Applikation im Stationsalltag sicherzustellen.

Auf chirurgischen Stationen hat sich eine Kombination einer Basisanalgesie mit einer Bedarfsanalgesie bewährt:

3

- Für die **Basisanalgesie** werden Substanzen nach festem Zeitschema entsprechend ihrer Wirkdauer appliziert.
- Für die **Bedarfsanalgesie** werden Substanzen bei Schmerzspitzen/Exazerbation ergänzend zur Basisanalgesie appliziert.

Die Basisanalgesie nach größeren chirurgischen Eingriffen erfolgt über eine Kombination eines Nichtopioiden mit einem retardierten Opioid mit gleichmäßiger Wirkung. Applikationszeitpunkte und Dosis sollten entsprechend der Wirkdauer des Medikaments und seines Effektes beim individuellen Patienten festgelegt werden (meist 2- bis 3-mal /Tag).

Die **Bedarfsmedikation** mit einem Opioid sollte dann einen schnellen Wirkeintritt haben (meist unretardierte stark wirksame Opioide). Die Dosis der Bedarfsmedikation sollte dabei etwa 1/6 bis 1/10 der Tagesdosis des retardierten Basisopioids betragen. Die Bedarfsmedikation sollte wenn möglich oral appliziert werden, sonst über einen anderen Weg (intravenös, subkutan). Prinzipiell sind alle Opioide für die postoperative Schmerztherapie geeignet, für Tramal und Tilidin besteht jedoch eine Höchstdosis von 400–600 mg/Tag. Eine Kombination verschiedener Opioide sollte vermieden werden, weil sie zu Unübersichtlichkeit der Therapie und möglichen Umrechnungsfehlern bei den Wirkstärken (sog. Äquipotenz) beiträgt. Pharmakologische Bedenken bei der Kombination von Opioden (z. B. Agonismus, partieller Agonismus an μ-Rezeptor) spielen in den üblichen Dosen keine wichtige Rolle.

Im vorliegenden Fall mit relevantem Opioidbedarf würde die alleinige Gabe von Nichtopioiden nicht ausreichen. Die Kombination von zwei Nichtopioiden mit unterschiedlichen Wirkmechanismen ist grundsätzlich möglich. Allerdings gibt es keine Daten, die eine zusätzliche Wirkung durch die Kombination von Paracetamol und Metamizol belegen.

Die Kombination von Nichtopioiden und Opioid reduziert den Opioidbedarf. Die Gabe einer Bedarfsmedikation mit einem Opioid mit schnellem Wirkeintritt zusätzlich zur Basismedikation mit Nichtopioden würde jedoch eine erneute Exazerbation der Schmerzen nicht sicher verhindern. Es wäre eine hochfrequente Gabe nach Bedarf notwendig, die den Patienten und den Stationsalltag belasten würde.

Bei der Kombination einer Basisanalgesie mit einer Bedarfsanalgesie kann die Dosis angepasst werden. Zum Beispiel kann die Basismedikation bei Ausschöpfen der Bedarfsmedikation erhöht werden. Die **patientenkontrollierte Analgesie (sog. PCA)** bei regionalen Katheterverfahren ist ein Beispiel einer wirksamen, hochpotenten Opioidenkombination, mit kontinuierlicher Laufrate als Basisanalgesie und Bolusfunktion als Bedarfsanalgesie.

Ist auch nach Dosisanpassung keine gute Schmerzkontrolle zu erzielen, können in Abhängigkeit vom Schmerzmechanismus ggfs. **Koanalgetika** ergänzt werden. Koanalgetika haben direkte und indirekte analgetische Effekte:

- Antikonvulsiva wie Pregabalin/Gabapentin wirken bei neuropathischem Schmerz: Reduktion spontaner Schmerzattacken, gesteigerte Schmerzempfindlichkeit (sog. Allodynie), Hyperalgesie und Dauerschmerz,
- Trizyklische Antidepressiva reduzieren den Stress und induzieren den Schlaf.
- Bei vorbestehenden Schmerzen mit chronischer hochdosierter Opioidtherapie kann Ketamin (Racemat®) für die Dauer der Operation bis zur Verlegung auf die Normalstation gegeben werden (initialer Bolus 0,5 mg/kg Körpergewicht, Infusion 0,1 mg/kg/h).

- Magnesium und Dexamethason können im Rahmen definierter Konzepte verabreicht werden, herkömmliche Analgetika aber nicht ersetzen.
- Eine routinemäßige Gabe von Gabapentinoiden perioperativ hat keinen sicheren Einfluss auf akute Schmerzen nach Operationen, aber relevante Nebenwirkungen.

Die perioperativen Schmerzen sind in der Regel zeitlich limitiert. Typischerweise kann in der ersten, spätestens zweiten Woche nach der Operation die analgetische Medikation reduziert und ggfs. abgesetzt werden. Ausnahme sind tumorbedingte und vorbestehende chronische Schmerzen. Wenn ein anhaltender Opioidbedarf besteht, muss im Entlassungsbericht auf die Notwendigkeit der Reduktion im Verlauf hingewiesen werden oder ggfs. eine schmerzmedizinische Mitbehandlung geprüft werden.

LITERATUR

Deutsche Schmerzgesellschaft e.V. S3-Leitlinie Langzeitanwendung von Opioiden bei chronischen nicht-tumorbedingten Schmerzen (LONTS), 2. Aktualisierung (Stand: 4/2020). www.awmf.org/leitlinien/detail/ll/145-003.html (letzter Zugriff: 31.8.2021).

Meißner W (Hrsg). Akutschmerz Taschenbuch. Konzepte, Methoden, Praxis. 2. Aufl. Berlin: MWV, 2015.

Schlereth T. S2k-Leitlinie Diagnose und nicht interventionelle Therapie neuropathischer Schmerzen (Stand: 5/2019). www.awmf.org/leitlinien/detail/ll/030-114.html (letzter Zugriff: 31.8.202).

Verret M et al. Perioperative use of gabapentinoids for the management of postoperative acute pain: a systematic review and meta-analysis. Anesthesiology. 2020; 133(2): 265–279.

KASUISTIK

Eine 75 Jahre alte Frau wird wegen multipler kleiner Gallensteine elektiv operiert. Aufgrund Z. n. rezidivierender Cholezystitiden wird ein offenes Vorgehen geplant. Die Patientin hatte vor drei Jahren einen Myokardinfarkt und eine Intervention mit Stentimplantation. Vor einem Jahr hatte sie eine akute gastrointestinale Blutung und ein akutes Nierenversagen in der Folge, mit unvollständiger Erholung der Nierenfunktion. Ihr AZ ist deutlich vermindert. Aufgrund einer schweren Gonarthrose rechts nimmt sie bereits Oxycodon 2 × 20 mg ret./Tag ein.

Welche Substanz ist in der vorgeschlagenen Dosis bei dieser Patientin für die postoperative Schmerztherapie indiziert?

a) Diclofenac resinat 75 mg 2 ×/Tag
b) Tramadol 50 mg ret. 3 ×/Tag
c) Metamizol 4 × 1 g/Tag
d) Celecoxib 2 × 200 mg
e) Fentanyl Matrixpflaster 50 µg/h

Die richtige Antwort ist c.

Die Antwortmöglichkeiten enthalten Nichtopioide und Opioide. Die Patientin nimmt bereits Oxycodon ret. 2 × 20 mg für eine Indikation (Gonarthrose), die durch die Operation nicht verändert wird. Nach ➤ Tab. 3.6 entspricht diese Dosis ca. 60 mg Morphin/Tag.

Lösung b mit **150 mg Tramal ret.** Tag entspricht nur 15 mg Morphin/Tag, wäre damit deutlich unterdosiert und würde weder den bereits bestehenden Bedarf decken, noch wäre damit ein möglicherweise gesteigerter Opioidbedarf berücksichtigt.

Lösung e ist mit **Fentanyl Matrixpflaster** von der Dosierung her zwar gesteigert (entspricht 120 mg Morphin/Tag), hat aber für die perioperative Phase eine sehr ungünstige Pharmakokinetik, da erst nach 12–18 h relevante Blutspiegel zu verzeichnen sind und ein Steady State erst nach mehreren Pflasterapplikationen zu erzielen ist. Gerade postoperativ muss aber die Dosis unter Umständen flexibel und zeitnah angepasst werden, was mit dem Pflaster nicht möglich ist. Auch ist unklar, ob die gewählte Dosierung nicht sogar über dem eigentlichen Bedarf liegt, was die polymorbide Patientin dem Risiko einer zeitlich verzögerten Überdosierung aussetzt.

Folgendes perioperatives Vorgehen bzgl. der **Opioidmedikation** wäre möglich:

- Fortsetzen der bestehenden Opioidmedikation, einschließlich Einnahme am Morgen der OP
- Am OP-Tag abends Wiederaufnahme der oralen Vormedikation mit einer Bedarfsmedikation mit **5–10 mg Oxycodon nicht retardiert bis zu 6 ×/Tag**
- Bei postoperativer Nahrungskarenz Etablierung einer i. v. PCA mit Oxycodon-Boli.

Eine **Opioidrotation** kann z. B. wegen Nebenwirkungen, klinisch sinnvollerer Galenik oder Wirkverlust notwendig werden. Mithilfe von ➤ Tab. 3.6 und ➤ Tab. 3.7 oder der in der jeweiligen Klinik verwendeten Tabellen (die sich in einzelnen Punkten unterscheiden können) wird die aktuelle Opioiddosis in die **Äquivalenzdosis** des neuen Opioids umgerechnet. Von dieser berechneten Dosis werden aber nur 50 % auf die entsprechenden Einnahmezeitpunkte verteilt (Pflasterwechsel z. B. alle drei Tage, orale Medikation 2–3 Einzelgaben/Tag) und ⅙–⅒ dieser Dosis als Bedarfsmedikation verordnet (bis zu 6 ×/Tag). Im Verlauf kann die Basismedikation bei anhaltend hohem Bedarf ggfs. angepasst werden (um die Summe der Bedarfsmedikation/Tag).

Bezüglich der **Nichtopioide** sind sowohl **Diclofenac** als eher nicht-selektiver COX-Hemmer und **Celecoxib** als selektiver COX-2-Hemmer bei der Patientin kontraindiziert. Dies betrifft sowohl ein erhöhtes Risiko einer kardialen Schädigung als auch eine Verschlechterung der Nierenfunktion. **Metamizol** wird diesbezüglich als besser geeignet eingeschätzt und ist Mittel der Wahl.

Tab. 3.6 Umrechnungstabelle für Opioide (orale/transdermale Gabe)

Substanzen	Dosis in mg						Opioid : Morphin
Orale Gabe							
Tramadol (oral)*	300	600					10 : 1
Tilidin/Naloxon (oral)	300	600					10 : 1
Morphin (oral)	**30**	**60**	**90**	**120**	**150**	**180**	**1**
Tapentadol (oral)	75	150	225	300	375	450	2,5 : 1
Oxycodon (oral)	15	30	45	60	75	90	1 : 2
Hydromorphon (oral)	4	8	12	16	20	24	1 : (5–)7,5
L-Polamidon	Individuell						Variabel
Buprenorphin (sublingual)	0,3	0,6	0,9	1,2	1,5	1,8	1 : 100
Transdermale Gabe	Dosis in μ/h						
Buprenorphin	35		52,6	70	87,5	105	1 : 75
Fentanyl	12,5	25	37,5	50	62,5	75	1 : 100

*Zulassung Tramal bis 400 mg/Tag

Tab. 3.7 Umrechnungstabelle für Opioide (intravenöse/s. c. Gabe). Morphin oral zu Morphin intravenös/s. c. 3 : 1

Substanzen	Dosis in mg (intravenös/s. c.)						Opioid : Morphin
Tramadol (s. c./i. v.)	100	200	300	400			10 : 1
Morphin (s. c./i. v.)	**10**	**20**	**30**	**40**	**50**	**60**	**1**
Fentanyl (i. v.)	0,1	0,2	0,3	0,4	0,5	0,6	1 : 100
Hydromorphon (s. c./i. v.)	2	4	6	8	10	12	1 : 5
Oxycodon (s. c./i. v.)	7,5	15	22,5	30			1 : 1,3
Piritramid (s. c./i. v.)	15	30	45	60			1,5 : 1
Pethidin (i. v.)	100	200	300	400			10 : 1

z. B.: Umrechnung Hydromorphon i. v nach Hydromorphon oral:
2 mg Hydromorphon i. v. = 10 mg Morphin i. v. = 30 mg Morphin oral = 4 mg Hydromorphon oral

MERKE

Alle Patienten, die perioperativ Metamizol erhalten, sollten wegen des Risikos der Agranulozytose eine Sicherungsaufklärung erhalten (Arztkontakt bei Auftreten der Trias Fieber, Halsschmerzen, enorale Schleimhautläsion), und die perioperative Gabe sollte im Entlassungsbericht vermerkt werden.

LITERATUR

Deutsche Schmerzgesellschaft e.V. S3-Leitlinie Langzeitanwendung von Opioiden bei chronischen nicht-tumorbedingten Schmerzen (LONTS), 2. Aktualisierung (Stand: 4/2020). www.awmf.org/leitlinien/detail/ll/145-003.html (letzter Zugriff: 31.8.2021).
Stamer U et al. Perioperative Schmerztherapie mit Nichtopioidanalgetika. Chirurg 2021; 92: 647–663.

KASUISTIK

Eine junge Frau (23 Jahre) stellt sich mit Unterbauchschmerzen in der Ambulanz vor, sie hat eine leicht erhöhte Temperatur (38 °C). Die klinische Untersuchung, Laborwerte und Ultraschall legen den Verdacht auf eine Appendizitis nahe. Relevante Vorerkrankungen bestehen nicht. Der Eingriff wird noch am späten Abend laparoskopisch durchgeführt.

Welche Aussage zur perioperativen Schmerztherapie ist richtig?

a) Bei der Laparoskopie (im Vergleich zum offenen Vorgehen) hat das konkrete chirurgische Vorgehen kaum Einfluss auf die Schmerzen.
b) Beim laparoskopischen Vorgehen entstehen fast keine postoperativen Schmerzen.
c) Die postoperative Gabe eines Opioids als Bedarfsmedikation ist nicht gerechtfertigt.
d) Nichtopioide sollten postoperativ regelmäßig verordnet werden.
e) Eine Infiltration mit Lokalanästhetika an der Trokarinsertion erhöht das Risiko von Infektionen.

Die richtige Antwort ist d.

Trotz des vermeintlich „kleinen" Eingriffs geben Patienten und Patientinnen nach Appendektomie häufig **mittlere bis starke Schmerzen** an. Damit gehört die Appendektomie durchaus zu den schmerzhafteren Eingriffen. Dies gilt für laparoskopisches und offenes Vorgehen. Entsprechend ist auch für die Appendektomie mindestens eine **Basisanalgesie mit einem Nichtopioid** fest anzuordnen, wobei alle Nichtopioide unter Berücksichtigung des Nebenwirkungsprofils geeignet sind. International wird vielfach die Kombination von nichtsteroidalen Antirheumatika (NSAR) und Paracetamol empfohlen, für Deutschland steht mit Metamizol eine zusätzliche Substanz zur Verfügung. Die Kombination von Metamizol mit NSAR ist pharmakologisch sinnvoll und klinisch weit verbreitet, die Kombination von Metamizol mit Paracetamol weniger sinnvoll und nicht untersucht. Auf jeden Fall ist zusätzlich mindestens die Gabe eines kurzwirksamen **Opioids** notwendig. Ein zusätzliches retardiertes Opioid zur Basisanalgesie ist bei einem hohem initialem Opioidbedarf indiziert.

An chirurgischen Maßnahmen ist die **Wundinfiltration** (idealerweise vor dem Schnitt) mit einem langwirksamen **Lokalanästhetikum** (Ropivacain, Bupivacain) sowohl bei offenem als auch laparoskopischem Vorgehen mit einer verminderten Schmerzintensität postoperativ assoziiert. In multiplen Studien konnte bisher keine Inzidenz für Wundinfektionen oder Wundheilungsstörungen nach Infiltrationen mit LA gezeigt werden. In Bezug auf die Laparoskopie werden eine langsame Insufflation (max. 8 l/min), ein Niederdruckkapnoperitoneum mit Drücken < 15 mmHg und eine sorgfältige Desufflation empfohlen.

LITERATUR

Australian and New Zealand College of Anesthetists and Faculty of Pain Medicine. Acute pain management: scientific evidence. 5th ed. 2020. Download: www.anzca.edu.au/news/top-news/apsme5. (letzter Zugriff: 31.8.2021).

Gerbershagen HJ et al. Pain intensity on the first day after surgery: a prospective cohort study comparing 179 surgical procedures. Anesthesiology. 2013; 118(4): 934–944.
Stamer U et al. Perioperative Schmerztherapie mit Nichtopioidanalgetika. Chirurg 2021; 92: 647–663.

KASUISTIK

Bei einem 68-jährigen Patienten wurde aufgrund eines Ösophaguskarzinoms nach einer neoadjuvanten Therapie eine thorakoabdominale Ösophagusresektion mit Magenhochzug durchgeführt. Die Schmerztherapie erfolgte über einen thorakalen Periduralkatheter mit patientenkontrollierter Epiduralanalgesie (PCEA). Bei suffizienten Anastomosen wird der Patient jetzt oralisiert. Aufgrund einer koronaren Herzerkrankung erhält der Patient als erstes wieder ASS 100 mg, die Thromboseprophylaxe erfolgt mit einem niedermolekularen Heparin (NMH) in prophylaktischer Dosierung abends, eine Niereninsuffizienz besteht nicht.

3

Welche Aussage zur Antikoagulation und Anwendung von Periduralkathetern (PDK) ist richtig?

a) Durch die kombinierte Gabe von ASS 100 mg und NMH erhöht sich das Blutungsrisiko nicht.
b) Die Einnahme von ASS 100 mg ist eine Kontraindikation für die Anlage eines PDK.
c) Bei der Entfernung eines PDK besteht kein Risiko einer Blutung mit neurologischen Komplikationen.
d) Eine Niereninsuffizienz muss bei der Dosierung der NMH und Planung der Entfernung nicht berücksichtigt werden.
e) Unabhängig von therapeutischer oder prophylaktischer Indikation können NMH vier Stunden nach Entfernung des PDK wieder gegeben werden

Die richtige Antwort ist e.

Die Anwendung peripher wirkender regionaler Analgesie und insbesondere **epiduraler Analgesie** mittels Katheterverfahren bedarf einer sorgfältigen Abstimmung zwischen Chirurg und Anästhesist. Einer der wichtigen Gründe dafür ist die **perioperative Thromboseprophylaxe** bzw. Berücksichtigung der therapeutischen Antikoagulation entsprechend erkrankter Patienten. Von Seiten der Deutschen Gesellschaft für Anästhesiologie (DGAI) liegen hierzu Empfehlungen vor. Die Regelungen gelten sowohl für die Anlage als auch für die Entfernung des Katheters. Eine **epidurale Blutung** kann durch eine neuronale Kompression innerhalb weniger Stunden bleibende Läsionen verursachen. Eine operative Entlastung muss deshalb innerhalb von 6–(8) h erfolgen.

MERKE

Verdächtig hinsichtlich einer **neuronalen Kompression** sind alle neu bzw. plötzlich auftretenden sensorischen oder motorischen Defizite unabhängig von ihrer Lokalisation, starke Nacken-, Rücken- oder radikuläre Schmerzen, Blasen- und Mastdarmstörungen. Bei Verdacht sollte die LA-Zufuhr pausiert und der Schmerzdienst informiert werden. Bei persistierenden Beschwerden sind ein neurochirurgisches Konsil und ein MRT zum Hämatomausschluss indiziert.

Die **prophylaktische Gabe von 100 mg ASS** ist grundsätzlich keine Kontraindikation für die Anlage, muss aber bei der Entfernung des Katheters (wenn < 5 Tage nach letzter ASS Einnahme) berücksichtigt werden, da sich in der **Kombination mit NMH** das Blutungsrisiko erhöht. Empfohlen wird dann nicht das übliche 12-h-Intervall, das nach NMH-Gabe abgewartet werden sollte, sondern eine einmalige Pausierung der Gabe des NMH. Nach 36 h kann der Katheter dann sicher entfernt werden. In der Praxis hat sich in vielen Kliniken ein Auslassversuch mit Pausierung der abendlichen NMH-Gabe und Ausschalten der Pumpe am frühen Morgen etabliert. Die NMH-Gabe kann vier Stunden nach Entfernung des Katheters wieder aufgenommen werden. Eine Kontrolle der neurologischen Funktion durch den Schmerzdienst sollte etwa zum selben Zeitpunkt erfolgen. Vor Wiederaufnahme einer Antikoagulation muss der Zeitpunkt der Entfernung eines Epiduralkatheters berücksichtigt werden.

Eine **Niereninsuffizienz** verlängert die Halbwertzeit der Ausscheidung der NMH und damit das notwendige Pausenintervall.

LITERATUR

Deutsche Gesellschaft für Anästhesiologie und Schmerzmedizin. S1-Leitlinie Rückenmarknahe Regionalanästhesien und Thromboembolieprophylaxe/antithrombotische Medikation (Stand: 05/2021). www.awmf.org/leitlinien/detail/ll/001-005.html

Meißner W (Hrsg). Akutschmerz Taschenbuch. Konzepte, Methoden, Praxis. 2. Aufl. Berlin: MWV, 2015.

KASUISTIK

Sie arbeiten als Stationsarzt/-ärztin in einer großen allgemeinchirurgischen Klinik mit einem breiten operativen Spektrum. Sie bekommen die Aufgabe, die Abläufe und Maßnahmen im Rahmen der postoperativen Schmerztherapie zu optimieren. Ziel ist dabei auch, angepasste Standards für verschiedene Eingriffe zu entwickeln. Von Seiten der Anästhesiologie gibt es im Haus einen Schmerzdienst, der die Betreuung postoperativer Katheterverfahren sicherstellt.

Welche Aussage zum möglichen Vorgehen ist falsch?

a) Eine interdisziplinäre Abstimmung mit der Anästhesiologie und Pflege ist sinnvoll und notwendig.
b) Die Standards können in Bezug auf die Größe der Eingriffe und der zu erwartenden Schmerzen definiert werden.
c) Die Standards sollten Angaben zur Basis- und Bedarfsanalgesie enthalten.
d) Die Standards können einen Handlungsrahmen für die Pflege definieren.
e) Das Vorliegen des Standards ersetzt die Notwendigkeit individueller Anordnungen.

Aussage e ist falsch.
Grundsätzlich konnte durch vielfältige Studien gezeigt werden, dass für die perioperative Schmerztherapie effektive medikamentöse Optionen und Applikationswege zur Verfügung stehen. Die letztlich größere Herausforderung ist die Umsetzung der notwendigen Prozesse (unter Berücksichtigung der diversen Schnittstellen) und der vorhandenen Strukturen (unter Berücksichtigung der personellen Möglichkeiten) im klinischen Alltag. Gleichzeitig gilt es neben der Betreuung spezieller Verfahren und/oder besonderer Patienten, für alle Patienten einen breiten **allgemeinen Standard in der Schmerztherapie** zu sichern.

Vor diesem Hintergrund ist eine enge Zusammenarbeit der Chirurgen, Anästhesisten und Pflegenden notwendig. Idealerweise könnte dies im Rahmen eines **innerklinischen Schmerzmanagements** mit Verantwortungsübernahme des Krankenhausbetreibers erreicht werden, angelehnt an das Beispiel des Transfusions- und Hygienewesens. Für den Schmerzdienst gibt es entsprechende Kriterien der Berufsverbände der Anästhesisten und Chirurgen, für die Pflege den Expertenstandard Schmerz. Der Bundesgesundheitsausschuss hat 2021 verpflichtende Akutschmerzmanagementkonzepte für eine angemessene Schmerztherapie eingeführt.

Seit einigen Jahren bereits können Kliniken ihr Schmerzmanagement zertifizieren lassen. Anbieter in Deutschland sind derzeit Certkom aus der Deutschen Schmerzgesellschaft (www.certkom.com) oder der TÜV Rheinland (www.tuv.com). Beide **Zertifikate** setzen die Etablierung definierter Strukturen und Prozesse voraus, das Zertifikat von Certkom prüft zudem explizit die Ergebnisqualität in einer Patientenbefragung. Mit der regelmäßigen Erfassung und Darstellung von **Patient-reported Outcomes** (PROs) zur Qualität der Schmerztherapie können die Maßnahmen des Schmerzmanagements überprüft werden, als Instrument steht in Deutschland QUIPS (Qualitätsverbesserung in der postoperativen Schmerztherapie, www.quips-projekt.de) zur Verfügung, auch als Benchmarking zum anonymen Vergleich mit anderen Einrichtungen.

Für Abteilungen sollten konkrete **Behandlungsstandards** für die Therapie von Schmerzen vorhanden sein, um einerseits die Basisversorgung zu definieren und andererseits die Handlungsfähigkeit der Pflegenden bei Schmerzexazerbationen oder -spitzen sicherzustellen. Folgende Aspekte wurden von einer Expertengruppe bei der Entwicklung eines Standards empfohlen:

- Unmittelbare Verfügbarkeit eines unretardierten hochpotenten Opioids als Bedarfsmedikation (ohne vorhergehende Rücksprache mit einem Arzt)
- Zeitlich definierte Effektivitätskontrolle nach applizierter Bedarfsmedikation
- Zeitnah (max. 1 Stunde) mögliche und definierte Wiederholung der Bedarfsmedikation bei persistierenden Schmerzen
- Basismedikation mit festgelegtem Nichtopioid und ggf. retardiertem Opioid (bei Eingriffen mit mittleren bis stärkeren Schmerzen)
- Dabei Nichtopioide differenziert mit kontraindikationsbezogene Alternativen; Vorgabe zum „Wann“ und „Wie“ einer Dosisanpassung der Opioidtherapie
- Handlungsanweisung bei anhaltend unzureichendem Therapieerfolg (z. B. Hinzuziehung Arzt/Akutschmerzdienst)

Behandlungsstandards enthalten somit zwar Details zum Ablauf einer Behandlung und zur Applikation von Medikamenten, eine Anwendung im Stationsalltag durch die Pflege (im Sinne einer Delegation) ist immer erst nach **individueller ärztlicher Anordnung** nach entsprechender Indikationsstellung möglich.

LITERATUR

Bundesministerium für Gesundheit. Bekanntmachung eines Beschlusses des Gemeinsamen Bundesausschusses über eine Änderung der Qualitätsmanagement-Richtlinie: Aufnahme einer Regelung zur verpflichtenden Einführung und Umsetzung von Akutschmerzmanagementkonzepten für eine angemessene postoperative Schmerztherapie vom: 17.9.2020. BAnz AT 8.12.2020 B2

Deutsches Netzwerk für Qualitätsentwicklung in der Pflege (DNQP) (Hrsg.): Expertenstandard Schmerzmanagement in der Pflege – Aktualisierung 2020. Osnabrück: DNQP, 2020.

Erlenwein J et al. Personelle und organisatorische Voraussetzungen für Schmerzdienste in Krankenhäusern: Empfehlung der Deutschen Gesellschaft für Anästhesiologie und Intensivmedizin e.V. Anästh Intensivmed. 2019; 60(5): 265–272.

Erlenwein J et al. Behandlungsstandards in der postoperativen Akutschmerztherapie: Analyse von Inhalten standardisierter medikamentöser Konzepte. Anaesthesist. 2015; 64(3): 218–226.

Meißner W et al. Qualitätsverbesserung der postoperativen Schmerztherapie – Ergebnisse des QUIPS-Projekts. Dtsch Arztebl Int. 2008; 105(50): 865–870.

KASUISTIK

Ein Patient (55 Jahre) wird zur elektiven, erweiterten linksseitigen Hemikolektomie bei positivem bioptischem Befund im Bereich der linken Flexur nach Koloskopie aufgenommen. Ein offenes Vorgehen ist geplant. Der Patient hat chronische Schmerzen aufgrund multipler orthopädischer Eingriffe an der Lendenwirbelsäule (z. N. Bandscheiben-OP L4/5 und L5/S1 mit konsekutiver Versteifung L3 bis S1) und nimmt Hydromorphon 3 × 8 mg pro Tag sowie Pregabalin 2 × 250 mg ein. Unter dieser Medikation ist er gut mobil und im Alltag kompensiert.

Das chronische Schmerzsyndrom und die Medikation können den perioperativen Verlauf beeinflussen. Welche Aussage ist falsch?

a) Im postoperativen Verlauf kann es zu einer verzögerten Mobilisation und Erholung kommen.
b) Eine thorakale Epiduralanalgesie mit PDK-Anlage ist Verfahren der Wahl.
c) Die rechtzeitige präoperative Umstellung auf ein Buprenorphin-Pflaster ist sinnvoll.
d) Ein Opioidentzug sollte durch ausreichende Opioidzufuhr vermieden werden.
e) Mit einem erhöhten Schmerzmittelbedarf postoperativ ist zu rechnen.

Aussage c ist falsch.
Patienten mit vorbestehenden chronischen Schmerzen und insbesondere einer Vortherapie mit höher dosierten Opioiden (etwa ≥ 90–120 mg Morphinäquivalent/Tag) haben ein **erhöhtes Risiko für akute postoperative Schmerzen und einen verzögerten Heilungsverlauf.** Der Einsatz multimodaler medikamentöser Konzepte einschließlich regionaler Techniken und nichtmedikamentöser Ansätze ist bei mittleren und größeren Eingriffen bei diesen Patienten sinnvoll, im konkreten Fall ist die **thorakale Epiduralanalgesie** Verfahren der Wahl. Allerdings muss auch bei effektiver regionaler Analgesie an eine ausreichende **Opioidgabe** gedacht werden. Hier sind in der Regel mindestens 50 % der präoperativen Opioiddosis als Basisgabe (je nach Art des Eingriffs oral oder intravenös) notwendig, um einen Entzug zu vermeiden. Eine **transdermale Gabe** ist auch bei dieser Patientengruppe nicht geeignet, den perioperativen Bedarf angemessen und flexibel zu steuern. Auch ist bei perioperativen Schwankungen der Hauttemperatur und Hautdurchblutung keine stabile Abgabe über das Pflaster gewährleistet.

Bei kleineren Eingriffen dagegen kann die vorbestehende Opioidtherapie meist fortgeführt werden und im postoperativen Verlauf ggfs. angepasst und reduziert werden. Die Überlegung, ob durch den Eingriff die chronische Schmerzsymptomatik überhaupt beeinflusst wird, spielt für die Einordnung und Anpassung der Opioiddosis dabei eine zentrale Rolle. In diesem Fall wird der Rückenschmerz durch die OP nicht beeinflusst, durch die Immobilisation ist auch eine Verschlechterung denkbar. Dies verdeutlicht, dass auch eine offene Kommunikation und Führung des Patienten das Outcome entscheidend mitbestimmt. Eine perioperative Mitbetreuung dieser Patienten im Schmerzdienst ist deshalb sinnvoll, ggfs. sollte nach Entlassung eine schmerzmedizinische Mitbehandlung erfolgen.

LITERATUR

Freys SM, Pogatzki-Zahn E (Hrsg). Akutschmerztherapie in der operativen Medizin. 1. Aufl. Berlin: De Gruyter, 2020.

KASUISTIK

Ein 53 Jahre alter Patient stellt sich mit der Verdachtsdiagnose einer rechtsseitigen Leistenhernie vor. Die klinische Untersuchung bestätigt den Verdacht, und eine operative Behandlung in offener Technik mit Netzimplantation (Lichtenstein-OP) in Vollnarkose wird vorgeschlagen. Ihre Aufgabe ist es, das chirurgische Aufklärungsgespräch zu führen und speziell auf schmerztherapeutisch relevante Aspekte einzugehen.

Welche Aussage ist richtig?

a) Starke akute und chronische Schmerzen nach Leistenhernie sind sehr selten (< 1 %).
b) Durch die prophylaktische Durchtrennung inguinaler Nerven werden Schmerzen verhindert.
c) Die regelmäßige perioperative Gabe von Nichtopioiden ist Standard.
d) Retardierte Opioide sollten routinemäßig zusätzlich eingesetzt werden.
e) Die Infiltration mit Lokalanästhetika oder Nervenblockade (N. ilioinguinalis/iliohypogastricus) vor OP hat keinen Effekt auf die postoperativen Schmerzen.

Die richtige Antwort ist c.
Das Zusammenspiel chirurgischer und schmerztherapeutischer Aspekte wird gerade an Eingriffen wie der Leistenhernie deutlich, die zu den Eingriffen mit einem relevanten Auftreten **von chronischen Schmerzen** nach der Operation gehören. Beeinträchtigend und mindestens moderate Schmerzen haben 10–12 % aller operierten Patienten, mit Beeinträchtigung von Alltagsfunktion und Arbeit 0,5–6 %. Eine entsprechende präoperative Aufklärung ist entsprechend zu fordern, wobei die Ursachen chronischer Schmerzen komplex sind.

Die Empfehlungen der internationalen PROSPECT-Gruppe *(procedure specific postoperative pain management)* versuchen systematisch chirurgische und anästhesiologische Aspekte, die Schmerz als perioperatives Outcome beeinflussen, evidenzbasiert zu bewerten (https://esraeurope.org/prospect/) und so übergeordnete klinische Entscheidungsprozesse zu ermöglichen. **Empfehlungen für die Leistenhernie** liegen in überarbeiteter Form aus 2019 vor, weitere Empfehlungen umfassen abdominale und thorakale Eingriffe, aber auch andere typischerweise schmerzhafte Eingriffe (klein/groß), wie den Kaiserschnitt, Kniegelenksersatz und die Tonsillektomie. Sie ergänzen die beschriebenen allgemeinen Konzepte um prozedurenspezifische Aspekte und Besonderheiten.

Eine **Infiltration mit LA** (durch den Chirurgen) oder eine **Nervenblockade** (durch den Anästhesisten) vor Inzision ist mit geringeren postoperativen Schmerzen verbunden, aber nicht mit einer geringeren Inzidenz chronischer Schmerzen. Die Gabe von **Nichtopioiden** (auch NSAR und Paracetamol in Kombination) ist in den meisten Fällen ausreichend, eine **Opioidgabe** sollte als Bedarfsmedikation aber vorgesehen sein. Studien zum Einsatz retardierter Opioide gibt es nicht, die Gabe wird routinemäßig nicht empfohlen.

MERKE

Die Nervenverläufe im Leistenbereich unterliegen einer großen Variabilität, Nervenverletzungen perioperativ sind deshalb nicht selten. Eine routinemäßige und prophylaktische Durchtrennung elektiv oder pragmatisch freigelegter Nerven verbessert jedoch weder die akuten Schmerzen postoperativ noch die Inzidenz chronischer Schmerzen.

Bei stärksten Schmerzen unmittelbar postoperativ ist an eine akute Nervenverletzung zu denken und eine operative Revision zu prüfen. In Bezug auf postoperative Schmerzen sind Techniken mit Netz denen ohne überlegen. Von chirurgischer Seite spielt auch die Erfahrung des jeweiligen Chirurgen (Zahl der Eingriffe/Jahr) eine wichtige Rolle für ein positives Outcome.

LITERATUR

The European Society of Regional Anaesthesia & Pain Therapy. Inguinal hernia repair (PROSPECT-Empfehlung/Leistenhernie) https://esraeurope.org/prospect/procedures/inguinal-hernia-repair-2019/summary-recommendations-17/ (letzter Zugriff: 31.8.2021).

The HerniaSurge Group. International guidelines for groin hernia management. Hernia. 2018; 22: 1–165.

KASUISTIK

(Fortsetzung) Der Patient stellte sich nach 4 Monaten wieder in der Ambulanz vor. Er hatte in den ersten postoperativen Tagen massive Schmerzen mit zum Teil spontan einschießendem Charakter, die sich im Verlauf etwas gebessert haben. Er bleibt jedoch im Alltag erheblich beeinträchtigt. Bei der Untersuchung finden sich im Verlauf des Leistenbands Areale mit Hypästhesie, aber auch Bereiche mit einer Allodynie. Die tiefe Palpation zeigt eine erhöhte Druckschmerzempfindlichkeit im gesamten Leistenbereich ohne Hinweis auf ein Hernienrezidiv. Dies kann auch durch Bildgebung bestätigt werden, die Netzlage ist regelrecht. Der Patient hat einen hohen Leidensdruck, ist latent vorwurfsvoll und drängt auf eine Revision. Sie vermuten ein chronisches postoperatives Schmerzsyndrom.

Welche Aussagen zu chronisch postoperativen Schmerzen nach Leistenhernie ist falsch?

a) Die frühzeitige Tripel-Neurektomie mit MESH-Resektion ist Verfahren der Wahl.
b) Eine Behandlung/Diagnostik in einem multidisziplinären Team (z. B. Chirurg, Schmerztherapeut, Physiotherapeut, Psychologe) ist sinnvoll.
c) Gesicherte Risikofaktoren sind jüngeres Lebensalter, weibliches Geschlecht, offenes Vorgehen und starke postoperative Schmerzen.
d) Es gibt keine gesicherte perioperative medikamentöse Prophylaxe.
e) Eine medikamentöse Therapie (z. B. topische Therapie und Gabapentinoide) kann bei neuropathischen Schmerzen eingesetzt werden.

Aussage a ist falsch.

Chronische Schmerzen infolge von Verletzungen oder Operationen (chronische posttraumatische bzw. postoperative Schmerzen) sind vermutlich im Alltag durchaus häufig, aber von sehr unterschiedlicher klinischer Relevanz. Kehlet et al. beschrieben, dass nach Routineeingriffen an Brust, Thorax, Abdomen, Leisten oder Extremitäten 50–80 % der Patienten über chronische Schmerzen nach der Operation berichten, davon 10 % mit schmerzbedingten Funktionsstörungen und 2–3 % mit massiver Beeinträchtigung der Lebensqualität.

Diese Schmerzen haben je nach Art des Eingriffs unterschiedlich häufig neuropathische Anteile durch Verletzung von Strukturen des peripheren Nervensystems. Die Relevanz der überwiegend für muskuloskeletale Schmerzen beschriebenen psychosozialen **Risikofaktoren** einer Chronifizierung von Schmerzen konnten weitestgehend auch für chronisch postoperative Schmerzen belegt werden (z. B. Angst, Katastrophisieren, Depression, Stressbelastung). Weitere spezifische Faktoren sind hohe postoperative Schmerzintensität, präoperative und chronische Schmerzen, präoperative Opioidtherapie, jüngeres Lebensalter sowie speziell für die Leistenhernie operative Faktoren wie offene Technik oder Rezidiveingriff, auch sind Frauen häufiger betroffen.

MERKE

Der gültige ICD 11 berücksichtigt diese Einschätzung mit einer eigenen diagnostischen Zuordnung in der neuen übergeordneten Kategorie Schmerz (ICD Code MG30.2), differenziert in *„chronic posttraumatic pain"* (ICD Code MG30.20) und *„chronic post-surgical pain"* (ICD Code MG 30.21).

Das diagnostische und therapeutische Vorgehen profitiert von **einem interdisziplinären Vorgehen,** analog zu frühen Interventionen bei anhaltenden Schmerzen anderer Ursache, mit dem Ziel, einer Chronifizierung vorzubeugen. Dies beinhaltet edukative, medikamentöse, physio- und psychotherapeutische Therapieansätze, die aufeinander abgestimmt mit einem individuellen und für den Patienten transparentem Behandlungskonzept auf Grundlage des biopsychosozialen Modells von Schmerz durchgeführt werden.

Für den Fall der Leistenhernie ist die Datenlage dabei sehr limitiert. In Bezug auf medikamentöse Ansätze macht eine **antineuropathische Medikation** bei auffälligem sensiblem Befund im vorliegenden Fall klinisch sicher Sinn, spezifische Evidenz liegt jedoch nicht vor. Bisher fehlen auch Belege für die perioperative, prophylaktische Gabe entsprechender Medikamente.

Erst bei Versagen der interdisziplinären Therapieansätze kann im weiteren Verlauf auch über Nervenblockaden, invasive Stimulationsverfahren der Neuromodulation und letztlich auch über pragmatische chirurgische Verfahren der **Nervendurchtrennung** bis zur Triple-Neurektomie (N. ilioinguinalis, N. iliohypogastricus, genitaler Ast des N. genitofemoralis) nachgedacht werden, wobei sich die Evidenz in erster Linie auf Fallserien stützt.

LITERATUR

Kehlet H, Jensen TS, Woolf CJ. Persistent postsurgical pain: risk factors and prevention. Lancet. 2006; 367(9522): 1618–1625.

Schlereth T et al. S2k-Leitlinie: Diagnose und nicht interventionelle Therapie neuropathischer Schmerzen (Stand: 5/2019). AWMF-Register-Nr. 030-114. www.awmf.org/leitlinien/detail/ll/030-114.html (letzter Zugriff: 31.8.2021).

Schug SA et al. The IASP classification of chronic pain for ICD-11: chronic postsurgical or posttraumatic pain. Pain. 2019; 160(1): 45–52.

The HerniaSurge Group. International guidelines for groin hernia management. Hernia (2018) 22: 1–165.

KASUISTIK

Ein 73 Jahre alte Patientin wird mit Schmerzen im linken Unterbauch in die Notaufnahme gebracht. Die Diagnostik ergibt den dringenden Verdacht auf einen linksseitig betonten Tumor im kleinen Becken, die Diagnostik zeigt darüber hinaus eine diffuse ossäre Metastasierung im Becken, am Kreuzbein und der Wirbelsäule. Der Allgemeinzustand ist deutlich vermindert. Unter Therapie mit Fentanyl-Pflaster 25 µg/h und Metamizol 5 × 1 g (40 Tr.) über den Tag verteilt sind die Schmerzen zunächst deutlich gebessert. Nach einigen Tagen berichtet die Patientin über zunehmende Übelkeit und Obstipation sowie einschießende Schmerzen im Bereich des linken Beins, die sowohl spontan als auch bei Belastung auftreten (bis NRS 8–9 auf einer Skala von 0–10). Das linke Bein kann schmerzbedingt und funktionell nicht mehr belastet werden.

Welche Aussage zur symptomatischen Behandlung ist richtig?

a) Fentanyl sollte wegen der Nebenwirkungen und des Wirkverlustes auf Hydromorphon 2×4 mg umgestellt werden
b) Wegen der Obstipation sollte die Patientin als erstes einen Einlauf erhalten.
c) Zur Behandlung der Übelkeit wäre ein Protonenpumpenhemmer sinnvoll.
d) Eine sofortige Verlegung in eine palliative Einrichtung ist notwendig.
e) Bei Verdacht auf eine neuropathische Schmerzkomponente sollte ein Koanalgetikum eingesetzt werden.

Die richtige Antwort ist e.
Bei der Patientin finden sich zwei wesentliche Probleme. Einerseits besteht eine Obstipation mit Übelkeit und andererseits eine nicht mehr ausreichende Schmerzkontrolle unter Therapie mit einem Opioid und einem Nichtopioid. Übelkeit und Obstipation hängen vermutlich zusammen. Eine neu aufgetretene und zunehmende Übelkeit unter stabiler Opioidtherapie ist eher selten, da eine opioidbedingte Übelkeit nach 1–2 Wochen meist deutlich nachlässt. Aus dieser Einschätzung lässt sich **keine Indikation für eine Opioidrotation** (weg von Fentanyl) ableiten, sondern vielmehr eine Behandlung mit Laxanzien und Antiemetika.

Typischerweise wird Macrogol an erster Stelle zur **Behandlung der opioidbedingten Obstipation** eingesetzt. Als Alternativen stehen Lactulose und bei nicht ausreichendem Effekt Substanzen wie Natriumpicosulfat und Bisacodyl mit stimulierender Wirkung zusätzlich zur Verfügung. Peripher wirkende Opioid-Rezeptor-Antagonisten (PAMORA) wie Naloxegol oder Methylnaltrexon sind eine weitere Option bei Versagen anderer Laxanzien, selten auch eine Opioidrotation. Im geschilderten Fall ist aber auch an eine **mechanische Obstruktion** zu denken, ein Einlauf wäre hier nur mit größter Vorsicht durchzuführen.

Zur **Behandlung der Übelkeit** können Antiemetika eingesetzt werden. Mit prokinetischer Wirkung ist Metoclopramid gut geeignet, ein weiterer eher opioidspezifischer Ansatz wären Neuroleptika, wie niedrigdosiertes Haloperidol oder Levomepromazin. Weitere Möglichkeiten sind Antihistaminika (z. B. Dimenhydrinat) und 5-HT3-Rezeptorantagonisten wie Ondansetron. Protonenpumpenhemmer wie Omeprazol/Pantoprazol haben keinen speziell antiemetischen Effekt.

Die geklagte **Schmerzsymptomatik** hat eine neuropathische Charakteristik, Lokalisation und Ausmaß des Tumors sind mit einer Affektion nervaler Strukturen im kleinen Becken gut vereinbar. Eine einfache klinische Untersuchung der entsprechenden Versorgungsgebiete (z. B. Nervenwurzel oder peripherer Nerv) auf positive (Allodynie/Hyperalgesie) oder negative sensible Zeichen (Taubheit, Analgesie) könnte die Diagnose erhärten. Entsprechend ist insbesondere die Gabe eines Antikonvulsivums (Gabapentin, Pregabalin) oder eines Antidepressivums (Amitriptylin, Duloxetin) indiziert. Bei Hinweisen auf eine Nervenkompression ist auch eine Therapie mit Dexamethason sinnvoll.

Zur unmittelbaren Verbesserung der Analgesie kann die Dosis des Fentanylpflasters auf 50 µg/h erhöht werden und muss auf jeden Fall um eine **Bedarfsmedikation** mit 20 mg Morphin oder 10 mg Oxycodon, beide nicht retardiert, ergänzt werden ($\frac{1}{6}$ von 120 mg Morphinäquivalent). Bei nicht ausreichender Wirkung wären auch schnellwirksame Fentanyle (transmukosal nasal oder oral) möglich, die für tumorbedingten Durchbruchschmerz zugelassen sind und individuell titriert werden müssen.

LITERATUR

Leitlinienprogramm Onkologie. S3-Leitlinie Palliativmedizin für Patienten mit einer nicht heilbaren Krebserkrankung (Stand: 8/2019). AWMF-Register-Nr. 128-001OL. www.awmf.org/leitlinien/detail/ll/128-001OL.html (letzter Zugriff: 31.8.2021).

3.5 Intensivmedizin

Günter Weiß

KASUISTIK

In der Notfallambulanz befindet sich ein 72-jähriger Patient mit einem akuten Abdomen. Der Patient, anamnestisch trotz höherem Alter ohne wesentliche Vorerkrankungen, erscheint deutlich verwirrt. Neben dem akuten Abdomen fallen eine Hypotonie mit einem Blutdruck von systolisch 90 mmHg und eine Tachypnoe auf. Der behandelnde Arzt hat den Verdacht auf ein septisches Krankheitsbild und vermutet eine abdominale Perforation.

Welche der folgenden Aussagen treffen auf die Diagnose einer Sepsis zu?

a) Eine nachgewiesene oder vermutete Infektion liegt bei dem Patienten vor.
b) Der SOFA-Score dient der Darstellung der Organdysfunktion.
c) Der Quick-SOFA-Score dient der schnellen Identifizierung.
d) Es besteht die Gefahr lebensbedrohlicher Organdysfunktionen aufgrund einer inadäquaten Wirtsantwort auf die Infektionen.
e) Eine Sepsis wird nur im Krankenhaus erworben.

Die richtigen Antworten sind a, b, c, d.

Das **„Systemic Inflammatory Response Syndrom" (SIRS)** ist eine allgemein entzündliche Abwehrreaktion auf unterschiedliche Aggressionen (infektiöse und nichtinfektiöse) und manifestiert sich durch das Auftreten von zwei oder mehr der folgenden Reaktionen:

- Temperaturen über 38 °C oder unter 36 °C
- Herzfrequenz über 90 Schläge/min
- Atemfrequenz von über 20/min oder einem $paCO_2$ unter 32 mmHg
- Leukozytenzahl über 12.000/mm^3 oder unter 4.000/mm^3 oder mehr als 10 % Neutrophile

Nach der alten Definition (2001) wurde das Auftreten eines SIRS bei einer bestehenden Infektion des Patienten als Sepsis (Sepsis-2) bezeichnet. Sie ist der qualitative Begriff für eine schwere Allgemeininfektion. Kennzeichen der Sepsis ist eine zunehmende Organdysfunktion bis hin zum Multiorganversagen. Die Schwere der Erkrankung wird durch das Auftreten von Multiorganfunktionsstörungen definiert. Der **septische Schock** ist die bedrohlichste Form und bezeichnet einen Schockzustand mit Hypotonie trotz adäquater Volumensubstitution, Katecholaminpflichtigkeit sowie Laktatazidose mit > 2 mmol/l. Die Mortalität beträgt 6–7 % beim SIRS und steigt auf über 50 % beim septischen Schock.

Mit der neuen Definition 2014/2016 (Sepsis-3) wurden zur Schnellidentifikation und Risikostratifizierung der Sepsispatienten außerhalb von Intensivstationen ein **Quick-SOFA-Score (qSOFA)** eingeführt. Ein Glasgow Coma Score von ≤ 14, eine Atemfrequenz von ≥ 22/min und eine Hypotension von $RR_{sys} \leq 100$ mmHg sind Identifikationsfaktoren. Bei zwei und drei positiven Faktoren in Kombination mit einer Infektion gelten diese Patienten als Risikopatienten für eine Sepsis und haben ein bis zu 14-fach höheres Sterberisiko im Krankenhaus. Für die Intensivstation ist der Sequential Organ Failure Assessment Score **(SOFA-Score)** ein Instrument zur Charakterisierung einer Organdysfunktion (Verschlechterung um mindestens zwei Punkte). Die vier Therapiesäulen bei septischen Erkrankungen sind die Herdsanierung, die Antibiotikatherapie, die supportive bzw. allgemeine Intensivtherapie und die adjuvanten Therapiemaßnahmen.

LITERATUR

Deutsche Sepsis-Gesellschaft et al. S3-Leitlinie Sepsis – Prävention, Diagnose, Therapie und Nachsorge (Langversion 3.1/2018, Stand: 3/2020). AWMF-Register-Nr. 079-001. www.awmf.org/leitlinien/detail/II/079-001.html (letzter Zugriff: 11.6.2021).
Levy MM, Fink MP, Marshall JC et al. 2001 SCCM/ESICM/ATS/SIS International Sepsis Definitions Conference. Intensive Care Med. 2001;29: 530–538.

3

Weis S, Dickmann P, Pletz MW et al. Sepsis 2017: Eine neue Definition führt zu neuen Konzepten. Dtsch Arztebl. 2017; 114(29–30): 1424–1428.
Weiß G, König B. Therapie von schweren Infektionen. In: Infektionsmanagement auf Intensivstationen. München: Elsevier Urban & Fischer, 2012; 81–136.

KASUISTIK

Ein 36-jähriger Motorradfahrer liegt nach einem Polytrauma am 5. p. o. Tag auf der Normalstation. Neben traumatologischer Versorgung musste allgemeinchirurgisch die Milz entfernt werden. Der Patient wurde vor 48 Stunden extubiert, und die Magensonde wurde bei der Morgenvisite entfernt. Sie werden von der Pflegefachkraft gerufen, weil der Patient bewusstseinsgetrübt und zyanotisch ist. Offensichtlich hat er erbrochen. Es werden verschiedene Interventionen vorgeschlagen.

Welche Maßnahme würden Sie nicht ergreifen?

a) Säuberung von Mund und Pharynx, ggf. Intubation
b) Gabe von Sauerstoff und Blutgasanalyse
c) Thoraxaufnahme
d) Bronchoskopie und tracheobronchiale Lavage
e) Applikation von Kortikoiden

Die in Antwort e genannte Maßnahme ist nicht richtig.
Entgegen umfangreichen Berichten über ihre vielseitige Verwendung ist die Applikation von Kortikosteroiden bei Aspirationspneumonie nicht zu empfehlen.

Unter **Aspiration** versteht man das Eindringen von Fremdkörpern oder Flüssigkeit in das tracheobronchiale System. Eine Erhöhung des intraabdominalen Drucks, ein flüssigkeitsgefüllter Magen sowie gedämpfte oder erloschene Schutzreflexe (Bewusstseinstrübung, alkoholisierte Patienten) und Schluckstörungen sind häufige Risikofaktoren für eine Aspiration. Auch Patienten mit einem akuten Abdomen (Peritonitis, Ileus, Bauchtrauma), Polytrauma, Z. n. abdominalen Operationen und Gesichtszertrümmerungen sind aspirationsgefährdet. Ferner besteht bei Patienten mit Achalasie, Ösophagusdivertikeln, distalen Ösophagusstenosen und ösophagotrachealen Fisteln ein erhöhtes Aspirationsrisiko.

Auch bei der **Narkoseeinleitung** besteht ein höheres bis hohes Aspirationsrisiko, welches für einen wesentlichen Anteil der Narkosetodesfälle verantwortlich ist. Zur Narkoseeinleitung bei Notfalloperationen wird aufgrund der sehr hohen Aspirationsgefahr (Verlust Schutzreflexe, unklare Flüssigkeits- [< 2 Std.] und Nahrungseinnahme [< 6 Std.], Erschlaffung des Ösophagussphinkters) eine **Rapid Sequence Induction (RSI)** durchgeführt. Überholte Maßnahmen sind hier das Anlegen der Magensonde und der Krikoiddruck.

Eine Aspiration kann symptomlos bleiben, zu einer Pneumonitis oder einer Pneumonie führen. Die Pneumonitis und die Pneumonie können im Verlauf zu Pleuraergüssen, einem Pleuraempyem, einem Lungenabszess oder auch zu einem akuten Lungenversagen („*acute respiratory distress syndrome*", ARDS) führen.

Erstmaßnahmen sind die Säuberung des Nasen-Rachenraums, die Gabe von Sauerstoff und der Schutz vor weiterer Aspiration (Oberkörperhochlage 45°/oder Seitenlage/Anlage Magensonde). Bei einer Hypoxämie trotz Sauerstoff und bei Bewusstseinseinschränkungen ist die Intubation und Beatmung des Patienten indiziert. Eine Bronchoskopie, evtl. mit einer bronchoalveolären Lavage, erfolgt bei Fremdkörperaspiration oder Aspiration von größeren Mengen Flüssigkeit.

Eine **empirische Antibiotikagabe** ist bei der Entwicklung einer Pneumonie indiziert. Initial lässt sich eine beginnende Entwicklung einer Pneumonitis schwer von einer Entwicklung einer Pneumonie unterscheiden. Die Aspiration von primär nichtinfiziertem Sekret (Blut, saurer Magensaft) löst oft nur eine Pneumonitis aus. Bei offensichtlich infiziertem Aspirat (z. B. stuhliges Sekret bei Ileus) ist eine präemptive Antibiotikagabe erforderlich. Das Erregerspektrum bei einer Aspirationspneumonie ist eine Mischinfektion von hauptsächlich gramnegativen Enterobakterien sowie Anaerobiern und grampositiven Erregern. Für die Indikation und die Dauer der antimikrobiellen Therapie ist der klinische Verlauf entscheidend (ca. 7 Tage).

Zur **Aspirationsprophylaxe** stationärer Patienten mit hohem Reflux bzw. Zeichen eines Ileus/Subileus sollte eine Magenentlastung durch eine Magensonde erfolgen.

LITERATUR

Deutsche Gesellschaft für Pneumologie und Beatmungsmedizin e.V. (DGP). S3-Leitlinie Behandlung von erwachsenen Patienten mit ambulant erworbener Pneumonie (Stand: 4/2021). AWMF-Register-Nr. 020-020. www.awmf.org/leitlinien/detail/ll/020-020.html (letzter Zugriff: 1.10.2021).

Weiß G, König B. Nosokomiale Atemwegsinfektionen. In: Dies. Infektionsmanagement auf Intensivstationen. München: Elsevier Urban & Fischer 2012; S. 168–206.

KASUISTIK

Der Zustand eines Patienten verschlechtert sich vier Tage nach einer Hemikolektomie links. Bei der Untersuchung zeigt sich ein verwirrter Patient mit einem akuten Abdomen. Der mittlere arterielle Blutdruck (MAP) wird bei 59 mmHg gemessen, die Herzfrequenz beträgt 108 Schläge pro Minute. Die Atemfrequenz beträgt über 26 Atemzüge pro Minute, und es besteht Fieber mit 39,2 °C. Der behandelnde Arzt hat den Verdacht auf eine Anastomoseninsuffizienz mit Kreislaufdepression.

Um welche Schockart handelt es sich?

a) Allergischer Schock
b) Septischer Schock
c) Kardiogener Schock
d) Hypovolämischer Schock
e) Neurogener Schock

Antwort b ist richtig.

Aufgrund verschiedener Ursachen und Therapiemaßnahmen ist die Einordnung der Schockart von großer Bedeutung. Als Schock wird eine lebensbedrohliche Kreislaufstörung beschrieben, die zu Mikrozirkulationsstörungen und einer Sauerstoffunterversorgung von Gewebe (Gewebshypoxie) führt. Der septische Schock ist neben der Hypovolämie die häufigste Schockart in der Chirurgie und auf den chirurgischen Intensivstationen. Ursache ist eine schwere Infektion. Hauptkennzeichen dieses Schockzustands ist der erniedrigte mittlere arterielle Blutdruck (< 65 mmHg) trotz ausreichender Volumensubstitution und die Notwendigkeit der Gabe von Katecholaminen. Ausdruck der Gewebeminderdurchblutung sind steigende Laktatwerte (> 2 mmol/l). Neben den allgemeinen Therapiemaßnahmen für eine Sepsis (insbesondere **Herdsanierung** und Antibiotikatherapie) gibt es folgende wichtige Empfehlungen zur **Volumenbehandlung** des Schockzustandes:

- Zur Flüssigkeitstherapie werden initial balancierte Kristalloide verwendet. 0,9%-ige Kochsalzlösung sollte nicht verwendet werden. Häufig sind mehrere Liter/Tag notwendig (Substitution nach Monitoring).
- Bei unzureichender Wirkung von Kristalloiden wird zusätzlich Albumin oder Gelatine empfohlen.
- Bei Notwendigkeit von Katecholaminen (unzureichender Blutdruck unter Flüssigkeitstherapie) wird Noradrenalin als erste Wahl empfohlen.
- Wenn mit Noradrenalin allein kein ausreichender Blutdruck erzielt werden kann, wird Adrenalin als Ergänzung vorgeschlagen.

LITERATUR

Deutsche Sepsis-Gesellschaft et al. S3-Leitlinie Sepsis – Prävention, Diagnose, Therapie und Nachsorge (Langversion 3.1/2018, Stand: 3/2020). AWMF-Register-Nr. 079-001. www.awmf.org/leitlinien/detail/ll/079-001.html (letzter Zugriff: 11.6.2021).

KASUISTIK

Eine adipöse 67-jährige Patientin wird postoperativ nach einer Hemihepatektomie auf der Intensivstation behandelt. Innerhalb weniger Tage fiel die Stundendiurese auf unter 30 ml/Stunde ab und der Kreatininwert stieg auf das Zweifache der Norm. Der Arzt diagnostiziert ein akutes Nierenversagen.

Welche Aussagen und Symptome treffen auf ein akutes Nierenversagen (ANV) zu?

a) Es besteht oft eine Hyperkaliämie.
b) Die Urinausscheidung beträgt < 0,5 ml/kg KG/h für 6–12 h.
c) Es findet sich meist blutiger Urin.
d) Das Kreatinin im Serum steigt auf das 1,5- bis 1,9-Fache (innerhalb von 7 Tagen).
e) Alle Patienten mit akutem Nierenversagen müssen dialysiert werden.
f) Die Gabe von Furosemid verhindert zuverlässig ein akutes Nierenversagen.

Die Antworten a, b und d sind richtig.

Das **akute Nierenversagen (ANV)** gehört zu den häufigsten perioperativen Komplikationen von chirurgischen Patienten. Es tritt besonders häufig im Rahmen einer schweren Sepsis auf. Die Letalität von Patienten mit akutem Nierenversagen ist signifikant höher als bei Patienten ohne diese Komplikation. Das ANV bezeichnet eine akut einsetzende, potenziell reversible Abnahme der Nierenfunktion.

Die **Diagnosekriterien** des akuten Nierenversagens werden heute häufig nach KDIGO (Kidney Disease: Improving Global Outcomes) gestellt. Es liegt ein akutes Nierenversagen vor, wenn mindestens eines der folgenden Kriterien erfüllt ist:

- Anstieg des Serumkreatinins um ≥ 0,3 mg/dl (26,5 μmol/l) innerhalb von 48 Stunden *oder*
- Anstieg des Serumkreatinins auf das ≥ 1,5-Fache *oder*
- Neu aufgetretene Reduktion der Urinmenge auf < 0,5 ml/kg KG/h über 6 Stunden

Bei den **Ursachen** unterscheidet man:

- **Prärenal** (> 60 %): Minderperfusion der Nieren (z. B. Volumenmangel, Sepsis, Schock, Leberzirrhose etc.)
- **Renal** (ca. 30 %): Schädigung der Nephrone (z. B. ischämisch, Medikamente, Crashsyndrom)
- **Postrenal** (5–10 %): Abflussbehinderungen des Harns (Tumoren, Steine, Blasenkatheter!)

Die **Auswirkungen des ANV** sind vielfältig. Die Therapie besteht aus allgemeinen und ursachenspezifischen Maßnahmen (z. B. der Beseitigung möglicher Ursachen, Volumenausgleich, ggf. Diuretika). Für Dialyseverfahren existieren dringliche und relative Indikationen. Hier unterscheidet man noch diskontinuierliche von kontinuierlichen Verfahren.

LITERATUR

Deutsche Sepsis-Gesellschaft et al. S3-Leitlinie Sepsis – Prävention, Diagnose, Therapie und Nachsorge (Langversion 3.1/2018, Stand: 3/2020). AWMF-Register-Nr. 079-001. www.awmf.org/leitlinien/detail/II/079-001.html (letzter Zugriff: 11.6.2021).

KASUISTIK

Ein 56-jähriger Patient wird aufgrund einer Sigmadivertikulitis mit Perforationsverdacht auf der chirurgischen Station behandelt. Seit Jahren besteht bei dem Patienten ein chronisches Nierenversagen. Im aktuellen Labor zeigen sich ein Kreatininwert von 6,5 mg/dl, ein Kaliumwert von 5,1 und ein Blut-pH-Wert von 7,36. Der Chirurg konsultiert einen Anästhesisten und Nephrologen zur Einschätzung einer eventuellen akuten Dialysenotwendigkeit des Patienten.

Was sind absolute Indikationen für eine dringliche Dialyse?

a) Oligo- oder Anurie mit drohendem/manifestem Lungenödem
b) Die lebensbedrohliche Hyperkaliämie > 6,4 mmol/l, EKG-Veränderungen

c) Eine schwere metabolische Azidose pH < 7,1
d) Urinausscheidung von < 0,5 ml/kg KG/h
e) Ödeme in beiden Beinen
f) Bevorstehende Kontrastmittelgabe bei eingeschränkter Nierenfunktion

Die Antworten a, b, c sind richtig
Bei der Nierenersatztherapie werden dringliche und nichtdringliche (relative) Indikationen unterschieden.

Die **dringliche Indikation** für ein Dialyseverfahren sind lebensbedrohliche, nicht anders zu therapierende Störungen des Elektrolyt-, Säure-Basen- und Flüssigkeitshaushalts. Dringliche Indikationen sind vor allem die **schwere akute Hyperkaliämie** (ca. 6,5 mmol/l, EKG mit breitem QRS-Komplex, hohem und breitem T, Rhythmusstörung) und die **therapierefraktäre schwere metabolische Azidose** (etwa ab pH < 7,1). Dazu gehören auch eine ausgeprägte symptomatische Hypervolämie (z. B. Lungenödem) und klinische Zeichen einer schweren Urämie (z. B. Bewusstseinsstörungen, Perikarditis).

Nicht dringliche bzw. relative Indikationen sollen die Entstehung einer dringlichen Indikation vermeiden und helfen bei der Abmilderung der Folgen durch eine Niereninsuffizienz. Für den Beginn einer relativ indizierten Nierenersatztherapie gibt es derzeit keine allgemein akzeptierten Kriterien. Persistierende Oligo- und Anurie, Harnstoffanstieg im Serum > 30 mmol/l, Neigung zur Hyperkaliämie, Notwendigkeit einer Flüssigkeitsbilanzierung und Ödemneigung sind einige der allgemein angewandten klinischen Kriterien für deren Einsatz.

LITERATUR
Deutsche Sepsis-Gesellschaft et al. S3-Leitlinie Sepsis – Prävention, Diagnose, Therapie und Nachsorge (Langversion 3.1/2018, Stand: 3/2020). AWMF-Register-Nr. 079-001. www.awmf.org/leitlinien/detail/ll/079-001.html (letzter Zugriff: 11.6.2021).

KASUISTIK
Auf der Normalstation entwickelt sich innerhalb von wenigen Tagen bei einer 86-jährigen Patienten ein Ileus. Die Pflegefachkraft findet die Patientin nach Erbrechen zyanotisch mit einer Dyspnoe und bewusstlos im Bett auf. Der sofort alarmierte Arzt entscheidet sich zur schnellen Intubation der Patientin.

Welche Aussagen für die endotracheale Intubation treffen zu?

a) Bewusstlose Patienten sollten zum Aspirationsschutz intubiert werden.
b) Die Intubation ist bei Schnappatmung und Apnoe indiziert.
c) Vor Intubation sollte eine Optimierung der Lagerung und wenn möglich eine Präoxygenierung erfolgen.
d) Die Öffnung des Mundes des Patienten gelingt besonders gut mittels des Handgriffs nach Esmarch.
e) Vor Intubation müssen Atemwege manuell oder mit anderen Methoden offengehalten werden und eine Beatmung und Oxygenierung durchgeführt werden.
f) Nach Intubation muss eine Kontrolle der Tubuslage erfolgen.

Alle Antworten sind richtig.
Die Intubation ist in der Notfall- und Intensivtherapie eine sichere Methode zum Freihalten der oberen Luftwege und einer Beatmungstherapie.

Die endotracheale Intubation ist eine der häufigsten Interventionen auf der Intensivstation bei der Narkosedurchführung und in der Notfalltherapie. In über 25 % der Fälle treten dabei auch Komplikationen wie Hypoxie, Hypotension, Fehlintubation und Aspiration auf.

Die wichtigsten **Indikationen zur Intubation** sind die Sicherung der Atemwege bei respiratorischer Insuffizienz (z. B. Reanimation, Bewusstlosigkeit, Hypoxämie trotz Sauerstoffapplikation, Hyperkapnie), diagnostische Maßnahmen (z. B. Bronchoskopie) und am häufigsten die Durchführung einer Narkose oder einer invasiven

Beatmung. Bei stationären Patienten mit respiratorischer Insuffizienz und einer Sauerstofftherapie zeigen klinisch andauernde Atemfrequenzen über 30/Minute, die notwendige Gabe von über 15 l Sauerstoff/Minute (z. B. Insufflation über Maske) und eine weiter fallende Sauerstoffsättigung unter 90 % die Indikation zur Intubation und Beatmung an.

Vor der Intubation müssen **Maßnahmen zur Sicherstellung offener Atemwege, Ventilation und Oxygenierung** erfolgen. Die Intubation wird am häufigsten über eine direkte Laryngoskopie, seltener über eine Bronchoskopie durchgeführt. In der Regel erfolgt die Intubation orotracheal. Nach erfolgreicher Intubation muss die Tubuslage verifiziert werden, und es erfolgt die Tubusfixierung. Die Tubuslage kann durch Maßnahmen wie Intubation unter Sicht, Auskultation des Thorax, Bronchoskopie, Kapnometrie und eine Röntgenthoraxaufnahme verifiziert werden.

LITERATUR

Deutsche Gesellschaft für Anästhesiologie und Intensivmedizin e.V. (DGAI). S3-Leitlinie Invasive Beatmung und Einsatz extrakorporaler Verfahren bei akuter respiratorischer Insuffizienz (Stand: 11/2017). AWMF-Register-Nr. 001-021. www.awmf.org/leitlinien/detail/ll/001-021.html (letzter Zugriff: 1.10.2021).

THEMA

Die **Beatmung** auf der Intensivstation ist das häufigste Organersatzverfahren in der intensivmedizinischen Versorgung. Es wird zwischen der nichtinvasiven (NIV) und invasiven Beatmungstherapie unterschieden. Die wichtigste Indikation für eine Beatmungstherapie ist die progrediente respiratorische Globalinsuffizienz.

Welche Aussagen treffen für eine Beatmungstherapie zu?

a) Eine ARDS-protektive Ventilation ist die Beatmungsform erster Wahl in der Intensivtherapie.
b) Die Beatmungstherapie sollte bei Sauerstoffmangel so früh wie möglich eingesetzt werden.
c) Eine Beatmungstherapie erhöht das Risiko für eine nosokomiale Pneumonie.
d) Unter Beatmung kommt es zur negativen Beeinflussung der Splanchnikusperfusion.
e) Die nichtinvasive Beatmung kann bestimmte Risiken der invasiven Beatmung vermeiden helfen.

Die Antworten a, c, d, e sind richtig.
Die Beatmung sichert bei Patienten unter Narkose bzw. bei Patienten mit einer beatmungspflichtigen respiratorischen Insuffizienz die Sauerstoffversorgung des Organismus.

Indikationen für eine Beatmungstherapie sind meist eine durch Störung des Atemantrieb oder der Atemmechanik bedingte Hypoventilation oder Gasaustauschstörungen. Bei der Beatmungstherapie werden nichtinvasive und invasive Beatmung unterschieden. Bei der nichtinvasiven Beatmung erfolgt eine Atemunterstützung unter Verzicht der Intubation, meist über eine Maske oder Helm. Hier besitzt der Patient meist noch eine Spontanatmung und ist wach ohne eine tiefere Analgosedierung. Die NIV hat weniger Nebenwirkungen als die invasive Beatmungstherapie.

Nebenwirkungen der Beatmungstherapie führen zu einer heute strengen Indikationsstellung. Die wichtigsten Nebenwirkungen sind:
- Schädigung der Lunge durch den hohen unphysiologischen Beatmungsdruck
- Negative Beeinflussung des Herz-Kreislauf-Systems
- Neigung zu nosokomialen Atemwegsinfektionen („Beatmungspneumonie")
- Zunehmende Inaktivierung der Atemmuskulatur bis hin zur Zwerchfellatrophie
- Nebenwirkungen der notwendigen Analgosedierung (z. B. Atonie des Magen-Darm-Trakts)
- Flüssigkeitsretention und Abfall der Diurese

Die **Komplikationen** nehmen mit zunehmender Beatmungsdauer zu. Aufgrund der Nebenwirkungen der Beatmungstherapie wird heute unter Ausschöpfung aller Maßnahmen zur Verbesserung des Gasaustauschs eine strenge Indikation dafür gestellt. Es wird auch versucht, die Beatmungstherapie so kurz, wie nur möglich zu halten.

Bei der **Beatmungstechnik** unterscheidet man viele verschiedene Beatmungsformen. Am häufigsten wird die sogenannte „ ARDS-protektive Beatmungstechnik" eingesetzt. Bei dieser Beatmung kommt es zur Limitierung von Lungenschäden. Nur diese Beatmungsform hat in wissenschaftlichen Untersuchungen einen günstigen und signifikanten Einfluss auf das Patientenoutcome gezeigt. Die Beatmung besteht aus druckkontrollierter Beatmung mit einem geringen Hubvolumen von 4–6 ml/kg .

LITERATUR

Deutsche Gesellschaft für Anästhesiologie und Intensivmedizin e.V. (DGAI). S3-Leitlinie Invasive Beatmung und Einsatz extrakorporaler Verfahren bei akuter respiratorischer Insuffizienz (Stand: 11/2017). AWMF-Register-Nr. 001-021. www.awmf.org/leitlinien/detail/ll/001-021.html (letzter Zugriff: 1.10.2021).

KASUISTIK

Auf der Intensivstation wird ein Patient seit acht Tagen aufgrund einer schweren Sepsis nach einer Anastomoseninsuffizienz (Z.n. tiefer anteriorer Resektion) invasiv beatmet. Es sind weitere Relaparotomien geplant, und die Beatmung kann aufgrund der schlechten Lungenfunktion in den nächsten Tagen nicht beendet werden. Es wird eine Tracheotomie durch den Intensivmediziner vorgeschlagen.

Welche gesicherten Vorteile hat eine Tracheotomie in der Intensivtherapie gegenüber dem Trachealtubus?

a) Vermindert Langzeitschäden an Stimmbändern und Kehlkopf.
b) Verhindert die Entstehung einer Pneumonie.
c) Bietet einen Notfallzugang bei nicht möglicher Intubation.
d) Erleichtert das Entwöhnen vom Beatmungsgerät.
e) Führt zur Reduktion notwendiger Dosen an Medikamenten zur Analgosedierung
f) Führt zur Totraumreduktion.

Die Antworten a, c, d, e und f sind richtig.

Die **Tracheotomie** ist ein häufig in der Intensivmedizin eingesetztes Verfahren. Eine Tracheotomie wird bei vielen Patienten bei der Langzeitbeatmung notwendig. Sie bietet gegenüber dem translaryngealen Trachealtubus einige wesentliche Vorteile. Neben dem Schutz von Stimmbändern und Kehlkopf kann z. B durch eine Tracheotomie der Totraum verkleinert werden. Weitere Vorteile sind eine bessere Mundpflege, die Reduktion an Atemarbeit, niedrigere Dosen an Analgosedierung, ein schnelleres Weaning und ein problemärmerer Kanülenwechsel.

In der Regel wird nach etwa 10 Tagen Beatmung über einen **Trachealtubus** an eine Tracheotomie gedacht. Vorteile für eine frühe Tracheotomie (etwa ab dem 4. Tag), insbesondere zur Vermeidung nosokomialer Pneumonien, fanden sich bisher nicht. Bei absehbarer Langzeitbeatmung wird, bei möglich zu erwartenden Vorteilen, eine frühere Tracheotomie sinnvoll.

Neben der **chirurgisch-plastischen Tracheotomie** mit Epithelisierung des Tracheostomas werden vielfach die bettseitigen bzw. **dilatativen Verfahren** (meist Ciaglia-Blue-Rhino) in der Intensivtherapie angewandt. Ein Vorteil der dilatativen Verfahren ist die Möglichkeit, die Tracheotomie bettseitig auf der Station durchzuführen.

Generelle Kontraindikationen für chirurgische und dilatative Tracheotomieverfahren sind schwere Weichteilinfektionen im OP-Gebiet, anatomische Gegebenheiten, die eine Tracheotomie unmöglich machen, und schwerste, nicht korrigierbare Gerinnungsstörungen. **Absolute Kontraindikationen für ein dilatatives Verfahren** sind unklare anatomische Verhältnisse, nicht identifizierbarer Tracheaverlauf (z. B. Struma Grad III), extrem kurzer Hals, erschwerte Intubationsverhältnisse, instabile HWS und der respiratorische Notfall.

Für Patienten, die das Tracheostoma über den Krankenhausaufenthalt hinaus benötigen (persistierendes Koma, Rehabilitation, Pflegeeinrichtung), wird heute ein epithelisiertes Tracheostoma befürwortet. Bei Patienten mit absehbarer Entwöhnung vom Tubus/von der Kanüle während des Krankenhausaufenthalts empfiehlt sich, sofern keine Kontraindikationen vorliegen, eher eine dilatative Tracheotomie.

LITERATUR

Deutsche Gesellschaft für Anästhesiologie und Intensivmedizin e.V. (DGAI). S3-Leitlinie Invasive Beatmung und Einsatz extrakorporaler Verfahren bei akuter respiratorischer Insuffizienz (Stand: 11/2017). AWMF-Register-Nr. 001-021. www.awmf.org/leitlinien/detail/ll/001-021.html (letzter Zugriff: 1.10.2021).

KASUISTIK

Ein 80-jähriger Patient mit einem Ileus postoperativ nach einer Dünndarmresektion aufgrund einer Darmischämie entwickelt auf der Intensivstation ein akutes Nierenversagen. Neben der ausgeprägten Atonie und einem zunehmend sehr gespannten Abdomen finden sich auch deutliche Verschlechterungen der Lungenfunktion. Es wird für weitere Entscheidungen der intraabdominale Druck gemessen. Der intraabdominale Druck beträgt 40 mmHg.

Welche Aussagen treffen für den intraabdominalen Druck zu ?

a) Der intraabdominale Druck (IAP) liegt unterhalb 5 mmHg und schwankt atemabhängig.
b) Die Messung des IAP wird bei allen postoperativen Patienten nach allgemeinchirurgischen Operationen empfohlen.
c) Eine massive Erhöhung des IAP führt zu schweren Organschäden.
d) Die Messung des IAP kann über den Blasenkatheter erfolgen.
e) Eine operative Dekompression kann eine lebensrettende Maßnahme darstellen

Antworten a, c, d, e sind richtig.

Der **intraabdominale Druck** (IAP) hat pathophysiologisch eine große Bedeutung für das Auftreten von intraabdominalen Komplikationen. Die ursächlichen und entstehenden Komplikationen erhöhen die Letalität der Patienten beträchtlich. Meist zeigen sich Symptome erst anhand gestörter Organfunktionen.

Im Normalfall liegt der intraabdominal gemessene Druck bei < 5 mmHg und schwankt atemabhängig. Eine **intraabdominale Hypertonie** (IAH) wird als eine anhaltende intraabdominale Druckerhöhung von ≥ 12 mmHg in verschiedenen Schweregraden definiert. Wichtig für die intraabdominale Organperfusion ist der **abdominale Perfusionsdruck** (APP).

MERKE

Der APP ergibt sich aus Subtraktion des IAP vom mittleren arteriellen Blutdruck:
(APP = MAP – IAP).

Der Normalwert des APP liegt bei 80 mmHg und sollte bei Intensivpatienten 50 mmHg nicht unterschreiten. Ein **abdominales Kompartmentsyndrom** (ACS) kann bei kritisch niedrigem Perfusionsdruck entstehen. Bei einem APP unterhalb der Organperfusion resultieren Organdysfunktionen oder Organversagen. Ein ACS wird als IAP > 20 mmHg mit Auftreten eines neuen Organversagens definiert. Ein progredienter Anstieg des IAP führt zu einem Circulus vitiosus und am Ende in ein Multiorganversagen (MOV). Am häufigsten kommt es zu Nierenfunktionsstörungen, Kompression des Lungenparenchyms mit Verschlechterung der Atemfunktion und einer Gewebehypoxie in abdominalen Organen mit entsprechenden Folgen. Die Letalität des manifesten ACS liegt zwischen 30 und 60 %. Der konservativen Behandlung und einer eventuellen operativen Dekompression kommt eine große Bedeutung zu. Bei postoperativen Risikofaktoren und Risikopatienten für eine IAH sollte eine Überwachung des IAP erfolgen.

LITERATUR

Druml W. Intestinaler Crosstalk: Der Darm als Motor des Multiorganversagens. Med Klin Intensivmed Notfallmed. 2018; 113: 470–477.

KASUISTIK

In der Notfallambulanz wird ein Patient mit einer sekundären Peritonitis (V. a. Dickdarmperforation) aufgenommen. Die Notfalloperation wird vorbereitet. Der diensthabende Chirurg ordnet sofort die Gabe eines Antibiotikums entsprechend der klinikeigenen SOP für dieses Krankheitsbild an.

Welche Prinzipien gelten für eine antimikrobielle Therapie nach den Prinzipien des Antibiotic-Stewardship (ABS)?

a) Nach Erregersicherung soll eine empirische auf eine gezielte Antibiotikatherapie umgestellt werden.
b) Im Krankenhaus soll ein multidisziplinäres ABS-Team etabliert werden.
c) Antimikrobielle Substanzen müssen für eine gute Wirksamkeit möglichst lange appliziert werden.
d) Antimikrobielle Substanzen sollen immer eine sehr breite Wirksamkeit haben.
e) Der Einsatz antimikrobieller Substanzen muss durch eine entsprechende Diagnose begründet sein.
f) Die perioperative Prophylaxe ist eine präoperative **Einmalgabe,** die über den OP-Zeitpunkt ihre Wirkung entfaltet (evtl. Wiederholung nach der Halbwertzeit des Medikaments).

Antworten a, b, e und f sind richtig.

Unter **Antibiotic-Stewardship,** kurz ABS, versteht man ein Programm zur Gewährleistung einer optimalen antiinfektiven Pharmakotherapie. Das Programm soll einen weiteren Anstieg von Selektionen und Resistenzen bei antimikrobiellen Substanzen (insbesondere Antibiotika) vermeiden helfen. Hauptbestandteil des Programms ist die Etablierung von ABS-Kommissionen an den Krankenhäusern für die Sicherung einer rationalen Antibiotikaanwendung. Wichtige Empfehlungen des Programms sind:

- Daten zu wichtigen Infektionserregern und Resistenzen sollen mindestens 1 × jährlich für das gesamte Krankenhaus und für Normal- und Intensivstationen erhoben werden.
- Daten zum Antibiotikaverbrauch sollen als Anwendungsdichte (Tagesdosen pro 100 Pflegetage) mindestens jährlich, besser quartalsweise erhoben werden.
- Die lokalen Therapieleitlinien sollen unter Berücksichtigung von nationalen und internationalen Leitlinien sowie der lokalen/regionalen Erreger- und Resistenzlage erstellt und aktualisiert werden.
- ABS-Visiten sollen stattfinden und Indikation, Substanzwahl und Dosierung von antibiotischen Therapien evaluieren.

Wichtige **Prinzipien bei der antimikrobiellen Therapie** (Tarragonastrategie) :

- Sehr früher und adäquater Einsatz rettet Leben *(„hit hard und early").*
- Berücksichtigung von patienteneigenen Risikofaktoren und lokaler Epidemiologie *(„listen to your patients/ hospital").*
- Beachten der Pharmakologie *(„get to the point")* und Reevaluierung *(„focus, focus, focus").*

LITERATUR

Deutsche Gesellschaft für Infektiologie e. V. (DGI). S3-Leitlinie Strategien zur Sicherung rationaler Antibiotika-Anwendung im Krankenhaus (Stand: 2/2019). AWMF-Register-Nr. 092/001. www.awmf.org/leitlinien/detail/ll/092-001.html (letzter Zugriff: 12.6.2021).

Deutsche Gesellschaft für Pädiatrische Infektiologie e. V. (DGPI). S2k-Leitlinie Antibiotic Stewardship – Konzeption und Umsetzung in der stationären Kinder- und Jugendmedizin (Stand: 6/2019). AWMF-Register-Nr. 048-015. www.awmf.org/leitlinien/detail/ll/048-015.html (letzter Zugriff: 12.6.2021).

KASUISTIK

Postoperativ entwickelt ein Patient nach einer Leberteilresektion eine Hypotonie mit einem systolischen Blutdruck von 80 mmHg. Die Herzfrequenz stieg in den letzten Stunden kontinuierlich von 76 auf 108 Schläge/Minute an. Im aktuellen Labor finden sich keine Erhöhungen der Entzündungsparameter, klinisch zeigen sich keine wesentlichen Veränderungen zu den Vortagen. Der behandelnde Arzt bringt die Hypotonie mit einem Volumenmangel in Verbindung.

Welche klinischen Methoden/Werte werden für die Abschätzung des aktuellen Volumenstatus eines Patienten auf der Intensivstation empfohlen?

a) Der zentrale Venendruck (ZVD)
b) Volumetrische Vorlastparameter (ITBV/GEDV) des erweiterten hämodynamischen Monitorings
c) Die Messung der täglichen Kreatininwerte
d) Die Blutdruck- und Pulsmessung
e) Das Anheben der Beine (*„passive leg raising“*, PLR)
f) Die Messung der Schlagvolumenvarianz (SVV)
g) Die sonographische Messung der Vena cava inferior
h) Der Verlauf der Stundendiurese

Antworten b, d, e, f,g und h sind richtig.
Eine inadäquate Flüssigkeitstherapie ist für chirurgische Patienten perioperativ mit Komplikationen verbunden. Hypovolämie und Hypervolämie gefährden beide die Hömöostase des Patienten und sind mit weitreichenden Komplikationen bis hin zur Gefährdung des operativen Ergebnisses verbunden. Die **perioperative Volumentherapie** nimmt insbesondere in der Intensivtherapie einen sehr großen Stellenwert ein. Im septischen Schock werden teilweise Volumina von zusätzlich 3–8 Liter Flüssigkeit innerhalb von 24 Stunden notwendig. Eine genaue Messung des Volumenbedarfs ist klinisch nicht möglich. Neben der Messung des Blutdrucks und der Beachtung von klinischen Zeichen von Hypo- und Hypervolämie gibt es einige Messmethoden, die eine Abschätzung des Volumenbedarfs ermöglichen.

Der ZVD galt lange Zeit als Basisparameter, wird aber aufgrund seiner schlechten Korrelation mit dem intravasalen Volumenstatus nicht mehr empfohlen. Empfohlen werden zurzeit:

- Dynamische Vorlast- und Volumenparameter: erweitertes hämodynamisches Monitoring, z. B. PiCCO *(pulse indicated continuous cardiac output)* mit intrathorakalem Blutvolumen (ITBV) oder global enddiastolisches Volumen (GEDV)
- Echokardiografie mit der Bestimmung von Herzzeitvolumen (HZV) bzw. Schlagvolumen (SV)
- Sonografie mit der Messung des Durchmessers der Vena cava (< 10 mm: Hypovolämie, > 22 mm: Hypervolämie)
- Bettseitiges PLR-Manöver („passive leg raising“)
- Pulskonturanalyse – Schlagvolumenvarianz (SVV)

Bei der Echokardiografie können zusätzlich mögliche kardiale Probleme mit Einfluss auf einen Schockzustand erkannt werden.

LITERATUR

Deutsche Gesellschaft für Anästhesiologie und Intensivmedizin e.V. (DGAI). S3-Leitlinie Intravasale Volumentherapie beim Erwachsenen (Stand: 07/2020). AWMF-Register-Nr. 001-020. www.awmf.org/leitlinien/detail/ll/001-020.html (letzter Zugriff: 13.6.2021).

KAPITEL

4 Im Schockraum

4.1 Reanimation

Aristomenis Exadaktylos und Stephan Ziegenhorn

KASUISTIK

Sie haben im Nachtdienst die OP beendet, auf dem Notfall wartet auch kein Patient auf Sie, sodass Sie entscheiden, sich im Dienstzimmer ein wenig hinzulegen. Auf dem Weg dorthin hören Sie aus einem Einzelzimmer einmalig ein lautes Schnarchgeräusch, worauf Sie erschrecken. Sie öffnen die Tür, treten in den Raum ein und sehen einen ca. 70-jährigen männlichen Patienten. Nach ca. 15 Sekunden kommt der nächste schnarchende Atemzug.

Welche der folgenden Aussage(n) ist/sind korrekt?

a) Tiefe niederfrequente Atemzüge sind als normale Atmung beim Bewusstlosen zu werten.
b) Bei der Reanimation des Erwachsenen kann unter Umständen auf eine Beatmung verzichtet werden.
c) Ein Defibrillator sollte schnellstmöglich genutzt werden, um eine Rhythmusdiagnostik zu ermöglichen. Dabei ist ein automatischer Externer Defibrillator (AED) ausreichend.
d) Ein fraglich palpabler Puls an der A. carotis wird bei einer Reanimation wie ein nicht vorhandener Puls gewertet, somit müssen Thoraxkompressionen aufgenommen oder weitergeführt werden.
e) Ein i. o.-Zugang ist dem i. v.-Zugang in der Reanimationssituation gleichwertig.

Die Aussagen b, c und d sind korrekt.

Der Herz-Kreislauf-Stillstand wird über die Bewusstlosigkeit und die nicht normale Atmung diagnostiziert. In diesem Fall sind die Reanimationsmaßnahmen mit Thoraxkompressionen zu starten. Die Genauigkeit von Pulspalpationen ist gering. Bei Patienten im Herz-Kreislauf-Stillstand kann es zu einer agonalen Atmung („Schnappatmung") kommen, welche als nicht normal zu werten ist.

Thoraxkompressionen werden in der unteren Hälfte des Sternums mit einer Frequenz von 100–120/min und einer Tiefe von 5–6 cm durchgeführt (klinischer Tipp: versuchen, die Tiefe zu visualisieren, nicht die Rigidität eines Reanimationsphantoms merken! – Die kurze Seite einer Kreditkarte entspricht 54 mm). Alle zwei Minuten sollte der komprimierende Helfer abgelöst werden, da bei diesem eine Ermüdung sicher einsetzt. Die gleichbleibend hohe Qualität der Thoraxkompressionen ist die Basis des Erfolgs.

Beatmungen des Patienten können im Einzelfall, z. B. bei Infektiosität und fehlender Ausstattung, weggelassen werden.

Ein **Defibrillator** (in seiner einfachsten Form ein automatischer externer Defibrillator, AED) dient zur Identifizierung des Rhythmus und kann bei einem Kammerflimmern und einer pulslosen ventrikulären Tachykardie auch zur Therapie genutzt werden. Ein AED übernimmt die Analyse und führt den Anwender durch die Reanimationsschritte. Bei einer Asystolie und einer pulslosen elektrischen Aktivität (PEA) wird keine Schockabgabe empfohlen.

Nebst Sauerstoff für die Beatmung werden Adrenalin, Amiodaron oder Lidocain sowie Volumenersatzlösungen verwendet. Dabei ist die i. v.-Gabe vorzuziehen. Sollte die Anlage eines i. v.-Zugangs nicht gelingen, so ist die i. o.-Bohrung an einer für das Device zugelassenen Stelle durchzuführen.

LITERATUR

Nolan JP, Deakin CD, Ji C et al. Intraosseous versus intravenous administration of adrenaline in patients with out-of-hospital cardiac arrest: a secondary analysis of the PARAMEDIC2 placebo-controlled trial. Intensive Care Med. 2020; 46(5): 954–962.

Olasveengen TM, Semeraro F, Ristagno G et al. European Resuscitation Council Guidelines 2021: Basic Life Support. Resuscitation. 2021; 161: 98–114.

Soar J, Böttiger BW, Carli P et al. European Resuscitation Council Guidelines 2021: Adult advanced life support. Resuscitation. 2021; 161: 115–151.

Tan BKK, Chin YX, Koh ZX et al. Clinical evaluation of intravenous alone versus intravenous or intraosseous access for treatment of out-of-hospital cardiac arrest. Resuscitation. 2021; 159: 129–136.

KASUISTIK

Sie haben den Herz-Kreislaufstillstand korrekt erkannt und mit der Pflege von der Station die Reanimation inkl. AED begonnen. Der Rea-Alarm-Knopf wurde ebenfalls gedrückt, kurze Zeit später trifft das Rea-Team des Krankenhauses ein, und gemeinsam werden die Maßnahmen fortgeführt. Nach einigen Minuten sagt der Anästhesie-Oberarzt: „Sie kennen doch den Patienten. Gehen Sie doch bitte mal die reversiblen Ursachen des Herz-Kreislauf-Stillstands laut durch."

Welche Aussage(n) zu den reversiblen Ursachen des Herz-Kreislauf-Stillstands ist/ sind falsch?

a) Eine Hypoxie lässt sich mit einem Pulsoxymeter sicher ausschließen.
b) Der Spannungspneumothorax des Erwachsenen wird mittels einer Entlastungspunktion im 4. oder 5. Interkostalraum (ICR) in der mittleren Axillarlinie entlastet.
c) Wird an eine Lungenembolie gedacht und unter Reanimation lysiert, so sind diese Reanimationsmaßnahmen für mindestens 60–90 Minuten fortzuführen.
d) Opiatintoxikationen können mit Naloxon antagonisiert werden.
e) Relevante Blutverluste in innere Kompartimente sind in Brusthöhle, Bauch, Becken und Beine möglich.

Die Aussage a ist falsch.

Die reversiblen Ursachen sollten bei jeder laufenden Reanimation möglichst im Team evaluiert werden. Diese werden gemäß dem ERC unter den vier Hs und HITS zusammengefasst:

Eine **Hypoxie** lässt sich nicht sicher mit dem Pulsoxymeter ausschließen, da die Pulsoxymetrie bei einer Reanimation unsicher ist: Der Sensor wird meistens peripher an einem Finger installiert. Für eine aussagekräftige Messung wird eine ausreichende Perfusion benötigt, welche unter Reanimationsmaßnahmen in der Regel an den Fingern nicht vorhanden ist. Zudem kann das Gerät falsch hohe Werte bei einer Kohlenmonoxydintoxikation anzeigen. Wichtiger als die Nutzung des Pulsoxymeters ist die Fähigkeit des Helfers, dem Patienten mittels Beatmung Sauerstoff zuzuführen.

Jeder Arzt wird den Spruch „No one is dead until warm and dead" schon einmal gehört haben: Die **Hypothermie** muss sicher ausgeschlossen werden.

Gerade in der Chirurgie kann die **Hypovolämie** eine wichtige Rolle spielen und muss definitiv ausgeschlossen respektive behandelt werden. **Hyper- und Hypokaliämie** sowie andere Elektrolytstörungen können ebenfalls zu einem Herz-Kreislauf-Stillstand führen.

Eine **Herzbeuteltamponade** verhindert einen effektiven Auswurf trotz Vitalität des Myokardgewebes. Eine Punktion hilft nur bei absaugbarem Inhalt, ansonsten kommen invasive Maßnahmen wie eine Clamshell-Thorakotomie in Betracht.

Intoxikationen können durch Medikamente oder andere Stoffe hervorgerufen werden. Bei Antagonisierungen sind stets die Halbwertszeiten des Antidots gegenüber dem Wirkstoff zu beachten. Im Zweifelsfalle helfen die Toxikologie-Beratungsstellen weiter.

Eine **Thrombose** der Lungenarterien kann im Rahmen der Reanimation durch eine Lyse behandelt werden. Das gleiche gilt für den Myokardinfarkt. Im Falle einer Lysetherapie müssen die Reanimationsbemühungen für mindestens 60–90 Minuten fortgeführt werden.

Der **Spannungspneumothorax** wird beim Erwachsenen primär wegen der geringeren Distanz zur Pleurahöhle gemäß aktuellen ATLS-Guidelines in der Bülau-Position entlastet, die Monaldi-Position ist zweite Wahl (2. ICR Medioklavikularlinie). Nachfolgend sollte eine Thorakostomie oder Draineinlage durchgeführt werden.

LITERATUR

American College of Surgeons (ACS) Committee on Trauma. Advanced Trauma Life Support. ATLS Student Course Manual. 10. A. Chicago: ACS, 2018.

Lott C, Truhlář A, Alfonzo A, et al. European Resuscitation Council Guidelines 2021: Cardiac arrest in special circumstances. Resuscitation. 2021; 161: 152–219
Soar J, Böttiger BW, Carli P et al. European Resuscitation Council Guidelines 2021: Adult advanced life support. Resuscitation. 2021; 161: 115–151.

KASUISTIK

Sie besprechen in Ihrer Sprechstunde mit einem 68-jährigen Patienten die anstehende elektive Leistenhernien-Operation. Der Patient ist sehr ängstlich, er fasst sich regelmäßig an die linke Brusthälfte. Ihnen ist bereits bei dem Betreten des Sprechzimmers die Anstrengungsdyspnoe aufgefallen, zudem hat der Patient Schweißperlen auf der Stirn. Sie fragen ihn nach Thoraxschmerzen, welche der Patient bejaht.

Welche Aussage(n) zur Diagnostik und Therapie des Thoraxschmerzes ist/sind korrekt?

a) Neben der ST-Hebung sind auch ein neuer Rechtsschenkelblock oder Linksschenkelblock im EKG hinweisend auf eine myokardiale Ischämie.
b) Bei dem Verdacht auf ein akutes Koronarsyndrom (ACS) muss innerhalb von 30 Minuten ein 12-Kanal-EKG abgeleitet und befundet werden.
c) Das einmalige Ableiten eines 12-Kanal-EKGs ist ebenso ausreichend wie die einmalige Abnahme eines High-Sensitive-Troponins.
d) Herzrhythmusstörungen treten häufig bei einem Myokardinfarkt auf.
e) MONA ist das Akronym für die obligat einzusetzenden Medikamente in der Therapie des ACS.

Die Antworten a und d sind korrekt.

Ein **12-Kanal-EKG** sollte innerhalb von 10 Minuten geschrieben und befundet werden. Neben dem klassischen ST-Elevationsmyokardinfarkt (STEMI) müssen auch weitere EKG-Veränderungen den Arzt an eine akute myokardiale Infarzierung denken lassen. Diese sind vor allem der neue Linksschenkelblock und der neue Rechtsschenkelblock. Serielle 12-Kanal-EKGs geben gute Hinweise auf sogenannte dynamische EKG-Veränderungen und lassen eine Einschätzung der Prognose des Patienten zu.

Obwohl die Bezeichnung „high sensitive" eine Genauigkeit erahnen lässt, sind **Troponinwerte** bis auf wenige Ausnahmen stets auf serieller Basis zu bewerten.

Ein EKG-Monitoring (und bis zu dessen Möglichkeit eine direkte Patientenbeobachtung durch eine erfahrene Person) ist obligat, da bei 10–30 % der Patienten Herzrhythmusstörungen respektive Herz-Kreislaufstillstände auftreten können.

Das **akute Koronarsyndrom (ACS)** selber ist der Sammelbegriff für die Beschwerden, welche auf eine O_2-Minderversorgung des Myokards zurückzuführen sind: NSTEMI, STEMI und die instabile Angina pectoris.

MONA war das Akronym der Wahl bei der Behandlung des ACS: Morphin, O_2, Nitroglycerin, Acetylsalicylsäure. Neuere Studien haben die Therapie differenziert und erweitert:

Eine Analgesie dient dem Komfort des Patienten, ein gutes Mittel der Wahl ist **Morphin.** Es hat eine analgetische und sedative Komponente, welche in dieser für den Patienten anstrengen Situation erwünscht sind.

Entgegen früherer Meinung wird **Sauerstoff** nicht mehr bei jedem ACS-Patienten gegeben. Nach aktuellen Guidelines sollte lediglich eine Sauerstoffsättigung von 90 % oder mehr angestrebt werden. Ein dyspnoeischer Patient kann jedoch auch bei höheren Sättigungswerten von der Sauerstoffgabe profitieren.

Nitrate wurden ebenfalls relativ großzügig gegeben. Frühere und auch noch heute gültige Kontraindikationen sind die Hypotonie und der Rechtsherzinfarkt. Dieser ist allerdings verhältnismäßig selten. Seit der Einführung der Phosphodiesterase-5-Hemmer sollten Patienten – auch Frauen mit einer pulmonalarteriellen Hypertonie – vor der Gabe von Nitropräparaten nach einer Einnahme dieser Medikamente gefragt werden. Ansonsten können schwerwiegende Kreislaufdysregulationen auftreten.

MERKE

Der sichere Zeitabstand der Gabe von Nitropräparaten zur erfolgten Einnahme des Phosphodiesterase-5-Hemmers variiert je nach dessen Wirkstoff und beträgt bis zu 48 Stunden.

Acetylsalicylsäure wird für alle Patienten ohne Kontraindikationen in einer Ladedosis von 150–300 mg oral oder 75–250 mg i. v. empfohlen. Bei einem STEMI sollte zudem Heparin gegeben werden, nach Rücksprache mit einer kardiologischen Fachabteilung auch weitere Medikamente, wie z. B. ADP-Rezeptor-Blocker.

LITERATUR

Collet JP, Thiele H, Barbato E et al. 2020 ESC Guidelines for the management of acute coronary syndromes in patients presenting without persistent ST-segment elevation: The Task Force for the management of acute coronary syndromes in patients presenting without persistent ST-segment elevation of the European Society of Cardiology (ESC). Eur Heart J. 2021; 42(14): 1289–1367.

Ibanez B, James S, Agewall S et al. 2017 ESC Guidelines for the management of acute myocardial infarction in patients presenting with ST-segment elevation: The Task Force for the management of acute myocardial infarction in patients presenting with ST-segment elevation of the European Society of Cardiology (ESC). Eur Heart J. 2018; 39: 119–177.

Soar J, Böttiger BW, Carli P et al. European Resuscitation Council Guidelines 2021: Adult advanced life support. Resuscitation. 2021; 161: 115–151.

KASUISTIK

Auf Ihre Notfallstation wird Ihnen vom Rettungsdienst ein 82-jähriger Patient nach einem Sturzereignis aus Körperhöhe gebracht. Der Patient sei beobachtet im Gehen gestürzt, von Passanten betreut worden und habe für ca. zwei Minuten auf Ansprache nicht reagiert. Zum Zeitpunkt der Vorstellung bei Ihnen, rund 20 Minuten nach dem Ereignis, hat der Patient eine O_2-Sättigung in der Pulsoxymetrie von 99 % und ist normopnoeisch, einen Blutdruck von 158/67 mmHg und eine Herzfrequenz von 45/Minute, der Glasgow Coma Score (GCS) ist 14 (3/5/6). Der Patient klagt über Übelkeit, hat bislang aber nicht erbrochen. Okzipital finden Sie eine große Kopfplatzwunde, welche nicht mehr aktiv blutet.

Welche der folgenden Aussage(n) ist/sind korrekt?

a) Im Falle der Einnahme eines DOAK ist die Canadian CT Head Rule anwendbar.
b) Eine der wichtigsten Differenzialdiagnosen ist der Schlaganfall, daher muss ein CT nativ und mit Kontrastmittel durchgeführt werden.
c) Ein 12-Kanal-EKG ist bei dem Patienten notwendig.
d) Zerebrale Pathologien können EKG-Veränderungen bewirken.
e) Sie stellen eine Pacing-Bereitschaft sicher.

Die Aussagen c, d und e sind richtig.

In diesem nahezu alltäglichen Fall auf einer Notfallstation konkurrieren der mögliche kardiovaskuläre Befund (C-Problem) und das resultierende zerebrale Trauma (D-Problem) um das zu lösende Problem des Patienten oder addieren sich. Die **Canadian CT Head Rule** ist eine Entscheidungshilfe zur Abschätzung der Notwendigkeit eines CT bei Patienten mit einem leichten Schädel-Hirn-Trauma. Hierfür gibt es Ein- und Ausschlusskriterien.

Einschlusskriterien sind:

- GCS 13–15 und mindestens einer der folgenden Punkte
  - Bewusstseinsverlust
  - Amnesie zu dem Ereignis
  - Beobachtete Desorientierung

Ausschlusskriterien sind:

- Alter < 16 Jahre
- Einnahme von Blutverdünnern
- Krampfanfall nach der Verletzung

Aus diesem Grund kann die Canadian CT Head Rule bei diesem Patienten nicht angewendet werden.

Gerade bei offensichtlichen Verletzungen ist es wichtig, das Geschehen vor, während und nach dem Ereignis gut nachvollziehen zu können.

Der **Schlaganfall** wird unterschieden in den ischämischen und den hämorrhagischen Schlaganfall. Bei dieser Fallbeschreibung mit der kurzzeitigen Bewusstlosigkeit zählt der Schlaganfall nicht zu den Haupt-Differenzialdiagnosen, sondern hier muss eine **Blutung** als Folge des Sturzes ausgeschlossen werden. Das gelingt einfach und schnell ohne Kontrastmittelgabe.

Auffällig ist jedoch die bradykarde Herzfrequenz, welche gut vorstellbar zu einer passageren globalen Hypoperfusion und Synkope geführt haben kann. Bei schweren Schädel-Hirn-Traumen mit erhöhtem Hirndruck kann die Bradykardie begleitend zu einer Hypertonie als Cushing-Reflex auftreten. Zur weiteren Abklärung der Bradykardie braucht es ein **12-Kanal-EKG.**

Die Übelkeit kann als atypisches Symptom eines ACS auftreten oder durch das SHT bedingt sein. Letztlich entscheidet das EKG mit darüber, welche weitere Behandlung angestrebt wird: **Atropin** kann als Vagolytikum bei einer nicht instabilen Bradykardie probatorisch angewandt werden (CAVE: Nicht nach Herztransplantation – Gefahr des Sinus-Arrestes).

Sollte die Atropingabe nicht zu einer Frequenzsteigerung führen und ist der Patient instabil, so ist die Indikation für ein **Pacing** gegeben. Die Elektrodenposition ist identisch mit der bei der kardiopulmonalen Reanimation (CPR), die Herzfrequenz wird beim Erwachsenen auf ca. 60/Minute eingestellt und die Stromstärke so lange hochgeregelt, bis inguinal oder radial ein Puls sicher palpabel ist. Wegen möglicher Platysma-Kontraktionsartefakte verbietet sich die Pulspalpation an der A. carotis. Eine Analgosedation sollte das notwendige Pacing nicht verzögern. Zudem können EKG-Veränderungen auch bei intrakraniellen Prozessen auftreten.

LITERATUR

Kreuzer P, Hackl G, Eisner F et al. EKG-Veränderungen bei intrakranieller Blutung. Med Klin Intensivmed Notallfmed. 2020; 115: 488–490.

Soar J, Böttiger BW, Carli P et al. European Resuscitation Council Guidelines 2021: Adult advanced life support. Resuscitation. 2021; 161:115–151.

Von Rennenberg R, Scheitz JF, Endres M, Nolte C. Kardiale Biomarker und EKG-Veränderungen beim Schlaganfall. Klinikarzt. 2018; 47(04): 134–139.

KASUISTIK

Vor zwei Tagen haben Sie eine normgewichtige 18-jährige Patientin in Ihrer Notfallstation mit typischen dysurischen Beschwerden gesehen, der Urinstatus war auffällig im Sinne eines Harnwegsinfekts (Leukozyten +++, Nitrit positiv). Die Nierenlogen waren klopfindolent. Sie haben entsprechend den Leitlinien Ihres Krankenhauses Fosfomycin 3 g als Einmaldosis verschrieben. Heute kehrt die Patientin zurück mit starken linksseitigen Flankenschmerzen. Sie präsentiert sich tachypnoeisch (25/Minute), tachykard (122/Minute) und hypoton (75/40 mmHg) sowie verlangsamt in der Reaktion.

Was sind Ihre nächsten Schritte?

a) Synchronisierte Kardioversion der symptomatischen Schmalkomplextachykardie
b) Point-of-Care-Ultrasound (POCUS) der Nieren mit der Frage nach Dilatation des Nierenbeckenkelchsystems, ggf. auch weitergehende radiologische Diagnostik z. B. mit Low-Dose-Nativ-CT zur Steinsuche
c) Kreislaufstabilisierung mit Volumen- und allenfalls Vasopressorengabe
d) Beizug eines Urologen im Fall einer obstruktiven Genese
e) Zügige Eskalation der antiinfektiven Therapie

Die Antworten b, c, d und e sind richtig.

Die Zweitvorstellung der Patientin erfolgt unter einem septischen Krankheitsbild und ist damit als lebensbedrohlich zu werten. Hierbei ist die Tachykardie der Patientin einer der Kompensationsmechanismus des Körpers, um die notwendige Perfusion aufrechtzuerhalten.

Eine **synchronisierte Kardioversion** ist nur dann angezeigt, wenn die Tachykardie das Problem *ist* und nicht das Problem *kompensiert.* Ganz im Gegenteil würde der Kardioversionsversuch die Patientin vital gefährden.

Ein **POCUS** der Nieren ist sicherlich sinnvoll. Findet sich hier eine Dilatation des Nierenbeckenkelchsystems, sollte mit einem Urologen das weitere Vorgehen besprochen werden. Auch im Falle einer normalen Darstellung des Nierenbeckenkelchsystems ist aber eine Obstruktion nicht ausgeschlossen, sodass eine weitere radiologische Diagnostik bei dieser Patientin notwendig sein kann.

Gemäß des One-Hour-Bundles der Surviving Sepsis Campaign sollten folgende Maßnahmen in der ersten Stunde durchgeführt werden:

- Messung des Laktats
- Abnahme von Blutkulturen vor der Gabe von Antiinfektiva
- Gabe eines Breitbandantibiotikums
- Bei Hypotonie oder initialem Laktat > 4 mmol/l Gabe von 30 ml/kg kristalloider Infusionslösung über drei Stunden.
- Gabe von Vasopressoren, wenn der Patient während oder nach der Gabe von Kristalloiden hypoton ist. Das Ziel ist ein mittlerer arterieller Druck (MAP) von 65 mmHg.

Obwohl die Patientin bereits mit Fosfomycin (Einmalgabe, Wirksamkeit über einen Zeitraum von 36 Stunden) behandelt wurde, hat sich der Zustand stark verschlechtert. Somit ist eine Reevaluation und **Eskalation der antiinfektiven Therapie** indiziert. Lokale Guidelines sind entsprechend der jeweiligen Resistenzlage zu beachten.

LITERATUR

Deutsche Gesellschaft für Urologie. Interdisziplinäre S3 Leitlinie Epidemiologie, Diagnostik, Therapie, Prävention und Management unkomplizierter, bakterieller, ambulant erworbener Harnwegsinfektionen bei erwachsenen Patienten (Aktualisierung 4/2017). AWMF-Register-Nr. 043-044. www.awmf.org/leitlinien/detail/ll/043-044.html (letzter Zugriff: 13.6.2021).

Lott C, Truhlář A, Alfonzo A et al. European Resuscitation Council Guidelines 2021: Cardiac arrest in special circumstances. Resuscitation. 2021;161: 152–219.

Rhodes A, Evans LE, Alhazzani W et al. Surviving Sepsis Campaign: International guidelines for management of sepsis and septic shock. Intensive Care Med. 2016; 43: 304–377.

Soar J, Böttiger BW, Carli P et al. European Resuscitation Council Guidelines 2021: Adult advanced life support. Resuscitation. 2021; 161: 115–151.

KASUISTIK

Ein 82-jähriger Patient befindet sich am vierten postoperativen Tag nach einer rechtsseitigen Hemikolektomie auf Ihrer Station. Er meldet sich bei der Pflegefachperson wegen plötzlich aufgetretener Atemnot. Sie visitieren den Patienten unverzüglich und finden einen freien Atemweg vor, es gibt keinen Hinweis auf ein Trauma. Die Atemgeräusche sind beidseitig auskultierbar, die Atemfrequenz ist bei ca. 20/Minute. Die periphere Sättigung liegt bei ausreichender Signalqualität bei 89 %. Der Puls an der A. radialis lässt sich tachykard palpieren, der gemessene Blutdruck ist 100/50 mmHg. Der Patient ist wach und kommuniziert mit Ihnen, klagt spontan über Thoraxschmerzen. Bei der körperlichen Untersuchung finden Sie ein geschwollenes rechtes Bein.

Welche Aussagen sind in diesem Zusammenhang korrekt?

a) Eine Lungenembolie kann die Ursache eines Vorhofflimmerns sein.

b) Normale D-Dimere sind immer ein sicherer Ausschluss einer Lungenarterienembolie durch einen dislozierten venösen Thrombus.

c) In den aktuellen ESC-Guidelines zur Lungenembolie wird die Altersadaptation der D-Dimere bei Patienten älter als 50 Jahre als Klasse-IIa-Empfehlung eingestuft (sofern Normwert bis 500 µg/l).
d) Eine normale Herzfrequenz lässt eine Lungenembolie als unwahrscheinlich erscheinen.
e) Im Fall einer Reanimationssituation ist am ehesten ein nicht schockbarer Rhythmus zu erwarten.

Die Aussagen a, c und e sind korrekt.
Die Anamnese in Kombination mit der Untersuchung des Patienten ist suggestiv für eine **venöse Thromboembolie (VTE)** der Lungenstrombahn, trotzdem muss ein 12-Kanal-EKG abgeleitet werden. Hier können im Fall einer Lungenembolie Rechtsherzbelastungszeichen (T-Wellen-Inversionen V1-V4, ein QR-Muster in V1, ein S1Q3T3-Muster oder ein inkompletter oder kompletter Rechtsschenkelblock) vorliegen. Bei 40 % der Patienten liegt eine Tachykardie vor, letztlich kann die eigentlich vom Körper geforderte tachykarde Reaktion durch eine medikamentöse Frequenzregulation verhindert werden. Auf Vorhofebene können sich Arrhythmien zeigen, in den meisten Fällen wird das ein **Vorhofflimmern** sein.

Die **D-Dimere** entstehen nach Aktivierung des Gerinnungssystems mit Produktion sowie Abbau von Fibrin. Wichtig ist die Ermittlung der Vortestwahrscheinlichkeit einer Lungenembolie mittels etablierter Scores, wie z. B. den Wells' Criteria for Pulmonary Embolism oder dem Geneva Score (Revised) for Pulmonary Embolism. Ergeben diese Scores eine hohe Vortestwahrscheinlichkeit, so wird die Bestimmung der D-Dimere nicht empfohlen. Hier ist der negative prädiktive Wert der D-Dimer-Bestimmung nicht ausreichend hoch, sodass falsch-negative Messungen resultieren können. Eine Bildgebung ist damit indiziert.

Bei Patienten mit einem Alter von über 50 Jahren kann anstelle des fixen Cut-offs von 500 µg/l das Alter des Patienten in Jahren mit dem Faktor 10 multipliziert werden. Das Produkt der beiden Zahlen ergibt den alterskorrigierten Cut-off für die Diagnostik der Lungenembolie. Studien schlagen den gleichen Rechenschritt für ein altersadjustiertes D-Dimer bei der Diagnostik von tiefen Venenthrombosen vor.

LITERATUR

Konstantinides SV, Meyer G, Beccatini C et al. 2019 ESC Guidelines for the diagnosis and management of acute pulmonary embolism developed in collaboration with the European Respiratory Society (ERS): The Task Force for the diagnosis and management of acute pulmonary embolism of the European Society of Cardiology (ESC). Eur Heart J. 2020; 41: 543–603.
Kupp S, Pöss J. Bedeutung von Biomarkern bei der Lungenarterienembolie. Internist. 2019; 60: 571–577.
Soar J, Böttiger BW, Carli P et al. European Resuscitation Council Guidelines 2021: Adult advanced life support. Resuscitation. 2021;161: 115–151.

4.2 Polytrauma und Verbrennung

Christian Beltzer

KASUISTIK

Bei einem schweren Verkehrsunfall wurden zwei Personen lebensgefährlich verletzt. Während eines Überholmanövers kam der PKW von der Straße ab und prallte frontal gegen einen Baum (➤ Abb. 4.1).
Als Sie als Notarzt am Unfallort ankommen, ist die Feuerwehr bereits dabei, den eingeklemmten Fahrer zu befreien. Der Beifahrer wurde aus dem Fahrzeug geschleudert und ist schwer verletzt.

Wie können Sie den Schweregrad der Verletzungen des Fahrers und des Beifahrers einschätzen?

a) Mit einer klinischen Untersuchung.
b) Mit der Abbreviated Injury Scale (AIS).

c) Mit dem Injury Severity Score (ISS).
d) Mit der Glasgow Coma Scale (GCS).
e) Mit der Unfallanamnese.

Alle Antworten sind korrekt.
Die Definition eines Polytraumas ist: *„...eine Verletzung mehrerer Körperregionen oder Organsysteme, wobei wenigstens eine Verletzung oder aber die Kombination mehrerer Verletzungen vital bedrohlich ist"* (nach Tscherne 1987).

Patienten mit einem Injury Severity Score (ISS) > 16 Punkte werden als schwerverletzt bezeichnet

Das **Polytrauma** unterscheidet sich von der Mehrfachverletzung ohne vitale Bedrohung oder der schweren, lebensbedrohlichen Einzelverletzung (sog. Barytrauma).

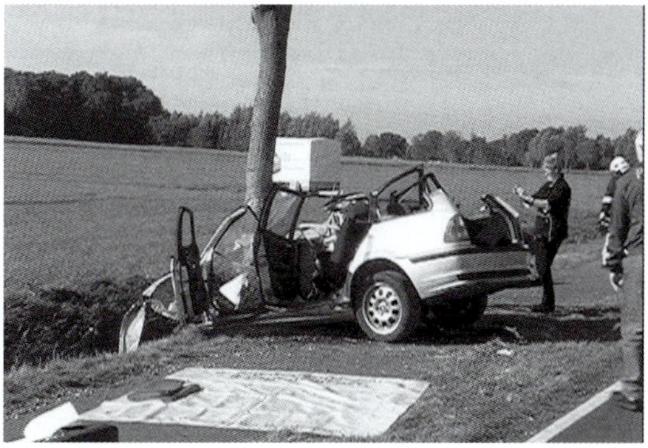

Abb. 4.1 Pkw nach Unfall und technischer Rettung [R461]

Anhand der Unfallanamnese, in diesem Fall des Hochrasanztraumas, müssen Sie mit schweren bis schwersten Verletzungen der Unfallopfer rechnen. In der S3-Leitlinie „Polytrauma/Schwerverletztenbehandlung" sind **Unfallmechanismen** definiert, die eine Schockraumalarmierung indizieren sollten:

- Sturz aus > 3 m Höhe
- Verkehrsunfall (VU) mit:
  - Frontalaufprall mit Intrusion des Fahrzeugs von > 50 cm
  - Geschwindigkeitsveränderung von Delta v > 30 km/h
  - Fußgänger-/Zweiradkollision
  - Tod eines Insassen
  - Ejektion eines Insassen
- Verschüttung

Neben den genannten Unfallmechanismen sollte eine **Schockraumalarmierung** erfolgen bei Vorliegen (oder präklinischem Verdacht) folgender Verletzungen bzw. Symptome:

- Syst. Blutdruck < 90 mmHg nach Trauma
- Penetrierende Verletzung an Rumpf oder Hals
- Schussverletzung an Rumpf oder Hals
- GCS < 9 Punkte nach Trauma
- Atemstörung/Intubation nach Trauma
- Frakturen von > 2 proximalen Knochen
- Instabiler Thorax
- Beckenfraktur
- Amputationsverletzung (proximal der Hände/Füße)
- Querschnittsverletzung
- Offene Schädelverletzung
- Verbrennung > 20 % und Grad ≥ 2b

Die **Glasgow Coma Scale (GCS)** ermöglicht eine standardisierte Erfassung einer Bewusstseinsstörung bei Schädel-Hirn-Trauma (SHT). Dabei wird für die Augenöffnung sowie die beste verbale und motorische Reaktion ein Punktwert vergeben (Summenscore: 3–15 Punkte, ➤ Tab. 4.1).

Der maximale Punktwert von 15 entspricht dem voll orientierten Patienten, der niedrigste Wert von 3 dem tief bewusstlosen Patienten. Bei GCS ≤ 8 liegt ein schweres Schädel-Hirn-Trauma vor. Wichtig ist die regelmäßige Überprüfung und Dokumentation des GCS, um Änderungen der Hirnfunktion (z. B. bei zunehmender intrakranialer Blutung) frühzeitig zu detektieren.

Tab. 4.1 Glasgow Coma Scale (GCS)

Prüfung	Reaktion	Punktzahl
Augenöffnung	Spontan	4
	Auf Ansprache	3
	Auf Schmerzreiz	2
	Keine Augenöffnung	1
Verbale Reaktion	Orientiert	5
	Desorientiert	4
	Unzusammenhängende Worte	3
	Unverständliche Laute	2
	Keine verbale Reaktion	2
Motorische Reaktion	Befolgt Aufforderungen	6
	Gezielte Schmerzabwehr	5
	Ungezielte Schmerzabwehr	4
	Beugesynergismen auf Schmerzreiz	3
	Strecksynergismen auf Schmerzreiz	2
	Keine Reaktion auf Schmerzreiz	1

Die **Abbreviated Injury Scale (AIS)** bewertet jede Einzelverletzung mit einer Punktzahl von 1–6 Punkten (leicht bis nicht überlebbar). Anhand der AIS-Werte wird der **Injury Severity Score (ISS)** bestimmt. Hierzu wird der Grad der Verletzungsschwere für sechs Körperregionen (Schädel und Hals, Gesicht, Thorax, Abdomen, Extremitäten mit Beckengürtel, Weichteile) auf einer Skala von 1–6 bestimmt. Die Punkte der drei am schwersten betroffenen Regionen werden quadriert und zum ISS addiert. Ein AIS von sechs Punkten in irgendeiner Region bedeutet automatisch einen ISS von 75 Punkten (= Maximalwert).

Dieser Score eignet sich am Unfallort jedoch nicht zur raschen Einschätzung der Verletzungsschwere. Diese können Sie mittels **einer strukturierten klinischen Untersuchung** (gemäß ABCDE-Schema nach den ATLS-Kriterien) an der Einsatzstelle beurteilen.

LITERATUR

Deutsche Gesellschaft für Unfallchirurgie e.V. (DGU). S3-Leitlinie Polytrauma/Schwerverletzten-Behandlung (Stand: 7/2016). AWMF-Register-Nr. 012/019. www.awmf.org/leitlinien/detail/ll/012-019.html (letzter Zugriff: 13.6.2021).

KASUISTIK

Sie sind gerade als Notarzt mit einem Mehrfachverletzten im Krankenhaus der Maximalversorgung eingetroffen. Das Schockraumteam erwartet den Patienten.

Welche Aufgaben müssen Sie noch erledigen?

a) Kurze Darstellung von Unfallzeitpunkt und -hergang
b) Den Zustand des Patienten bei Ihrem Eintreffen am Unfallort beschreiben
c) Die ärztlichen Maßnahmen am Unfallort und während des Transports auflisten
d) Das ausgefüllte Notarztprotokoll (DIVI-Standard) übergeben
e) Den Erhebungsbogen des TraumaRegisters DGU® (Teil A, Präklinik) ausfüllen

Alle Antworten sind richtig.

Als Notarzt haben Sie die Aufgabe einer **strukturierten und prägnanten Patientenübergabe** („Handover") an das Schockraumteam (Antworten a – c). Die Antworten d) und e) beschreiben die notwendige Befund- und Behandlungsdokumentation. Zum **Basis-Schockraumteam** eines lokalen Traumazentrums gehören laut aktueller S3-Leitlinie Polytrauma/Schwerverletztenversorgung folgende Mitglieder:

- 1 Facharzt für Orthopädie und Unfallchirurgie oder 1 Facharzt für Allgemein-/Viszeralchirurgie, 1 Facharzt für Anästhesie, 1 Chirurg in Weiterbildung
- 1 Pflegekraft der Notaufnahme/Chirurgie, 1 Pflegefachkraft der Anästhesie
- 1 Medizinisch-technische Radiologiefachkraft (MTRA)

Je nach Versorgungsstufe (lokales, regionales oder überregionales Traumazentrum) sind im *„Weißbuch Schwerverletztenversorgung"* weitere personelle Anforderungen an das Basisteam oder das erweiterte Schockraumteam hinterlegt. Das sogenannte erweiterte Schockraumteam (Neurochirurg, Radiologe, Herz-Thorax-Chirurg u. a. Fachdisziplinen) muss innerhalb von 30 min. nach Alarmierung anwesend sein. Das ärztliche Personal muss zusätzlich durch verpflichtende Teilnahme an speziellen Kursen (*„Advanced Trauma Life Support, ATLS®"* oder *„Definitive Surgical Trauma Care, DSTC™"*) qualifiziert sein.

Patienten sollen je nach Verletzungsmuster, Unfallort, Entfernung und Wetterlage und auch bei mehreren Unfallopfern **immer zum nächsten Krankenhaus mit geeigneter Kompetenz,** Logistik und Kapazität transportiert werden. Spezielle Verletzungsmuster (SHT, großflächige Verbrennungen) sollten bei der Auswahl der Zielklinik berücksichtigt werden. Aufgrund der verkürzten Transportzeit und in Studien nachgewiesener aggressiverer präklinischer Therapie (Intubation, Thoraxdrainage u. a.) sollte beim Schwerverletzten primär die Luftrettung zur Verbringung ins Traumazentrum eingesetzt werden. Bei mehreren Verletzten sollten die Patienten je nach der Aufnahmekapazität der einzelnen Krankenhäuser (über-)regional verteilt werden (Traumanetzwerk DGU).

Grundsätzlich sollte kein Zielkrankenhaus im Rahmen seiner Möglichkeiten die Notfallaufnahme und Erstversorgung ablehnen. Krankenhäuser der Maximalversorgung dürfen sich nicht für die Notfallversorgung abmelden. Die Notfallversorgung ist unabhängig von der Kapazität an freien Intensivbetten zu gewährleisten.

LITERATUR

Deutsche Gesellschaft für Unfallchirurgie e.V. (DGU). S3-Leitlinie Polytrauma/Schwerverletzten-Behandlung (Stand: 7/2016). AWMF-Register-Nr. 012/019. www.awmf.org/leitlinien/detail/ll/012-019.html (letzter Zugriff: 13.6.2021).

Deutsche Gesellschaft für Unfallchirurgie e.V. (DGU). Weißbuch Schwerverletztenversorgung. 3. Aufl. Berlin: DGU, 2019.

Schweigkofler U, Reimertz C, Lefering R, Hoffmann R. [Importance of air ambulances for the care of the severely injured]. Unfallchirurg. 2015; 118(3): 240–244.

KASUISTIK

Es ist Sonntagmittag und Sie haben Facharzt-Präsenzdienst. Bei einem schweren Unfall auf einer Landstraße ist ein Motorradfahrer schwer verletzt worden. Der Fahrer eines Pkw hatte ein langsam fahrendes, mit Heu beladenes Traktorgespann langsam überholt, als sich der Motorradfahrer von hinten mit hoher Geschwindigkeit näherte. Der Biker konnte nicht mehr bremsen und prallte in das Heck des überholenden Pkw. Durch die Wucht des Aufpralls wurde der Mann auf die Straße geschleudert und schwer verletzt. Der Motorradfahrer wurde vor Ort primär vom Notarzt erstversorgt. Er wird jetzt kreislaufinstabil in Notarztbegleitung zu Ihnen gefahren.

Welche der folgenden Aussagen zum „Primary Survey" des Polytraumapatienten sind richtig?

a) Klinische Untersuchung und Therapie im Schockraum erfolgen strukturiert nach sog. (c)ABCDE-Algorithmus
b) Der (c)ABCDE-Algorithmus kann jederzeit zugunsten einer lebensrettenden Sofortmaßnahme unterbrochen werden

c) Zum „Primary Survey" gehört, sofern erforderlich, die Anlage einer Thoraxdrainage.
d) Zum „Primary Survey" gehört zur Erkennung eins B- oder C-Problems die sog. eFAST-Untersuchung.
e) Die Erhebung der „Glasgow Coma Scale, GCS" wird zur Erkennung eines D-Problems eingesetzt.
f) Arteriell spritzende Extremitätenblutungen werden als sog. E-Problem grundsätzlich zuletzt versorgt.

Die Aussagen a–e sind korrekt.

Der sogenannte **Primary Survey** (Primärerhebung oder Erstuntersuchung) eines Polytraumapatienten erfolgt nach **(c)ABCDE-Algorithmus** (➤ Tab. 4.2).

Dieser Standard wurde weltweit durch ATLS® (Advanced Trauma Life Support) implementiert und ist seit Jahren in der Traumaversorgung etabliert. Dabei werden Diagnostik und Therapie im o. g. (c)ABCDE-Schema priorisiert, damit die vital bedrohlichsten Symptome und Zustände des Patienten ohne Zeitverzug erkannt und therapiert werden *(„Treat first what kills first")*. Es ist ausdrücklich vorgesehen, den Algorithmus zu unterbrechen, um eine notwendige lebensrettende Prozedur durchzuführen. So würde man beispielsweise bei „B" und V. a. Spannungspneumothorax diesen primär mittels Entlastungspunktion oder Thoraxdrainage behandeln, bevor man zu „C" übergeht. Weiterhin soll die systematische Ganzkörperuntersuchung gemäß ATLS® gewährleisten, dass keine vital bedrohlichen Verletzungen übersehen werden.

Das **Extended Focused Assessment with Sonography for Trauma (eFAST)** ist eine schnelle und zuverlässige Untersuchung zum Ausschluss freier abdominaler Flüssigkeit, eines Hämato- bzw. Pneumothorax und eines Perikardergusses bzw. einer Perikardtamponade („B" und „C" im Algorithmus). Freie abdominale Flüssigkeit kann mittels eFAST bereits ab ca. 200 ml dargestellt werden. Auch hier gilt, dass bei Nachweis großer Mengen freier abdominaler Flüssigkeit und hämodynamischer Instabilität primär laparotomiert werden sollte, bevor der Untersuchungsalgorithmus mit „D" und „E" fortgesetzt wird.

Die **Glasgow Coma Scale (GCS)** wird im Algorithmus bei „D" erfasst, sofern der Patient nicht narkotisiert ist. Im realen Leben können verschiedene Untersuchungen auch parallel ablaufen (z. B. Erhebung des GCS während eines laufenden eFAST). Eine offensichtliche arteriell spritzende Extremitätenblutung wird als erste Maßnahme unmittelbar mittels Tourniquet versorgt (c = „critical bleeding"), noch bevor mit dem eigentlichen ABCDE-Algorithmus begonnen wird.

Tab. 4.2 (c)ABCDE-Algorithmus gemäß ATLS®

Priorität	Mögliche Ursachen, Symptome und Diagnostik (Auswahl)	Mögliche Maßnahmen im Schockraum (Auswahl)
c (critical bleeding)	Spritzend arterielle Extremitätenblutung	Tourniquet-Anlage
A (airway and c-spine-protection)	Verlegter Atemweg (Zunge, Fremdkörper, Erbrochenes)	Atemwege freimachen, Intubation, HWS-Immobilisation
B (breathing)	(Spannungs-)Pneumothorax: abgeschwächtes Atemgeräusch, Halsvenenstauung, Hautemphysem, instabiler Thorax bei Rippenserienfraktur; Auskultation, eFAST	Entlastungspunktion, Thoraxdrainage, Sauerstoffgabe
C (circulation)	Abdominale/thorakale Blutung, instabiles Becken, Perikardtamponade; eFAST	Notfall-Laparotomie, Notfall-Thorakotomie, Anlage Beckenschlinge, Dekompression Perikard
D (disability, disorientation, neurological status)	SHT mit ICB oder Hirnödem, Wirbelsäulenverletzung	Kopfhochlagerung, MAP auf > 90 mmHg halten
E (environment, exposure)	Hypothermie	vollständige Entkleidung, Wärmeerhalt/Erwärmung

eFAST = extended focused assessment with sonography for trauma; MAP = mittlerer arterieller Druck; SHT = Schädel-Hirn-Trauma; ICB = intrakraniale Blutung

Bei der Behandlung nach ATLS® ist eine gute und klare Kommunikation des Schockraumteams untereinander essenziell. Der sog. Schockraum- oder Teamleader muss den Ablauf koordinieren und dabei stets den Überblick über die erhobenen Befunde und durchgeführten Therapien behalten. An den beschriebenen Primary Survey schließt sich nach erfolgter Stabilisierung eine umfassendere körperliche Untersuchung, der sog. Secondary Survey, an.

LITERATUR

American College of Surgeons Committee on Trauma (Hrsg.). Advanced Trauma Life Support. ATLS Student Course Manual. 10th Edition. Chicago: American College of Surgeons, 2018.

KASUISTIK

(Fortsetzung) Nach vollständiger Entkleidung des verunfallten Motorradfahrers führen Sie im Schockraum eine Untersuchung gemäß (c)ABCDE-Algorithmus durch. Ein A- oder B-Problem liegt nicht vor. In der eFAST-Untersuchung detektieren Sie keine freie intraabdominale Flüssigkeit, keinen Pneumo- oder Hämatothorax, keinen Perikarderguss und keine Perikardtamponade. Jedoch tastet sich das Becken hochgradig instabil. Es besteht ein großes Hämatom im Bereich des Perineums und des Penis, aus dem Meatus urethrae tritt Blut aus. Der systolische Blutdruck ist 100/60 mmHg, die Herzfrequenz beträgt 116/min. Sie legen sofort einen Beckengurt an, da dies durch den Notarzt noch nicht erfolgt ist.

Welche Aussage zum hier bestehenden Beckentrauma trifft nicht zu?

a) Es werden nach AO-Klassifikation Typ A-, B- und C-Beckenfrakturen in Abhängigkeit von der Beteiligung des vorderen und hinteren Beckenrings unterschieden.
b) Bei Kombination einer Beckenfraktur mit einer peripelvinen Weichteilverletzung (Urethra, Harnblase, neurovaskuläre Strukturen) spricht man von einer „komplexen Beckenfraktur".
c) Blut am Meatus urethrae ist am ehesten Ausdruck einer anterioren Harnröhrenverletzung.
d) Nach Durchführung einer Ganzkörper-CT mit Kontrastmittel und Nachweis einer Typ-C-Beckenfraktur verbringen Sie den Patienten in den OP zur externen Stabilisierung (Fixateur externe oder Beckenzwinge)
e) Häufigste Blutungsquelle bei Beckenfrakturen sind die im Becken lokalisierten Arterien (A. iliaca interna, A. obturatoria, Glutealarterien), sodass primär eine Angiografie mit Embolisation erfolgen sollte.

Die Aussage e trifft nicht zu.
Beckenfrakturen werden gemäß Arbeitsgemeinschaft für Osteosynthesefragen (AO) in A-, B- und C-Frakturen unterteilt (➤ Abb. 4.2).

- Bei der **Typ-A-Fraktur** des Beckens sind vorderer und hinterer Beckenring nicht beteiligt, sodass eine stabile Situation besteht und eine konservative Behandlung möglich ist.
- Bei den **Typ-B-Frakturen** des Beckens ist der vordere Beckenring betroffen, sodass eine horizontale Rotationsinstabilität besteht. Ein klassischer Vertreter ist die „Open-Book-Fraktur" mit Symphysensprengung. Der hintere Beckenring ist bei Typ-B-Frakturen nur partiell beteiligt, sodass keine vertikale Instabilität resultiert. Die Therapie ist überwiegend operativ.
- **Typ-C-Beckenfrakturen** sind durch eine vollständige Fraktur bzw. ligamentäre Sprengung auch des hinteren Beckenrings gekennzeichnet *(„vertical shear")*, sodass eine komplette, auch vertikale Instabilität des Beckens besteht.

Bei Typ-C-Beckenfrakturen kommt es häufig zu **relevanten Blutungen** aus dem venösen sakralen Venenplexus (85 %–90 %), weniger häufig sind Blutungen arteriellen Ursprungs (10 %–15 %).

Bei **instabilem Becken** sollte als erste Maßnahme eine Reposition mit externer Stabilisierung erfolgen. Hierzu sind, je nach Frakturtyp, ein Fixateur externe oder eine Beckenzwinge geeignet. Bei weiter bestehender Blutung und hämodynamischer Instabilität kann nach (!) externer Stabilisierung ein präperitoneales

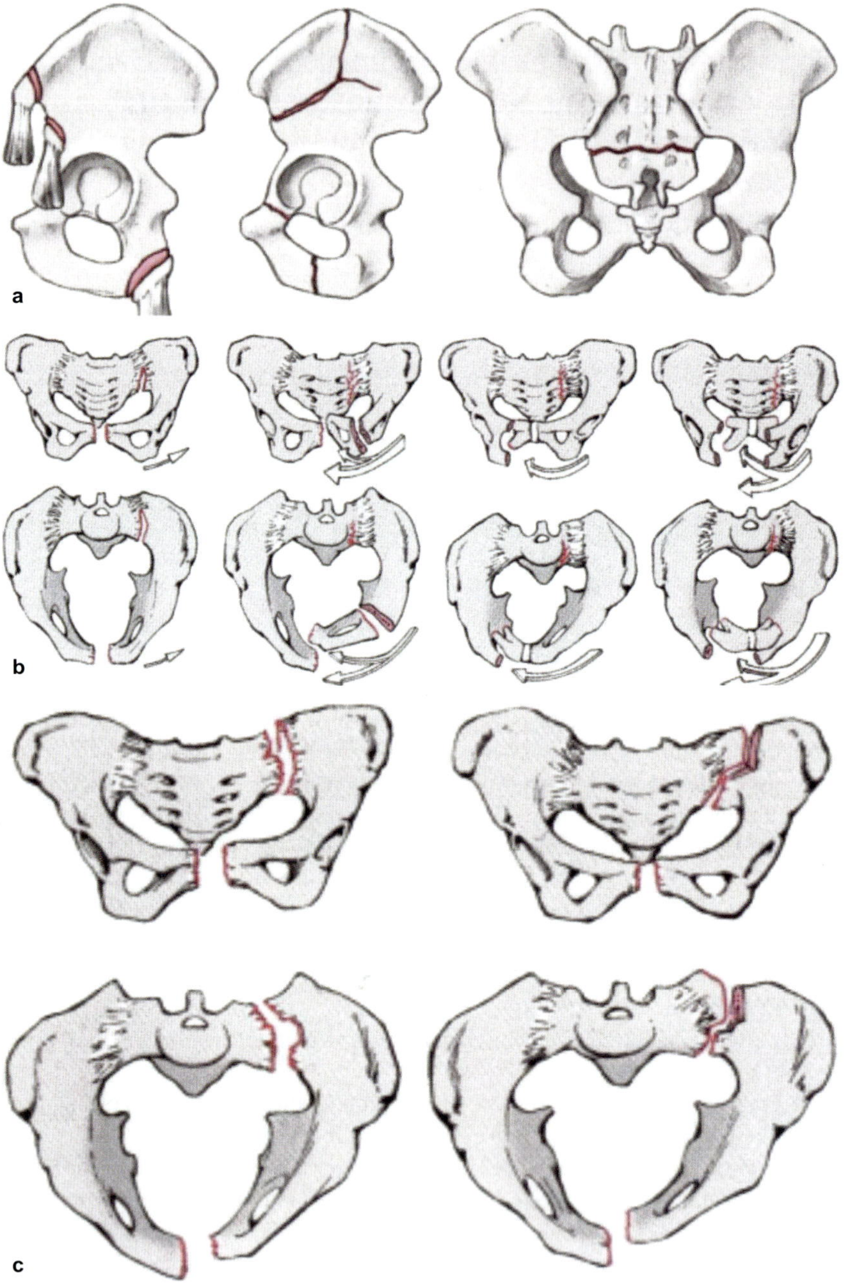

Abb. 4.2 AO-Klassifikation der Beckenfrakturen

a) Typ-A-Beckenfrakturen ohne Beteiligung des vorderen und hinteren Beckenrings und damit ohne Instabilität.

b) Typ-B-Beckenfrakturen mit Fraktur oder Sprengung des vorderen Beckenrings, der hintere Beckenring ist nicht oder nur partiell betroffen. Es besteht (horizontale) Rotationsinstabilität. Die vertikale Stabilität (Kraftübertragung Wirbelsäule → Becken → Femur) ist erhalten.

c) Typ-C-Beckenfrakturen mit Fraktur oder Sprengung des vorderen und kompletter Fraktur oder Sprengung des hinteren Beckenrings. Es besteht neben der horizontalen auch vertikale Instabilität. Die Kraftübertragung Wirbelsäule → Becken → Femur ist nicht mehr gegeben. [L231]

Packing mit trockenen Bauchtüchern durchgeführt werden. Die Bauchtücher werden dabei beidseits vor die Sakroiliakalgelenke eingebracht, um durch den Druck der Tamponade die venöse Blutung zu kontrollieren (Zugang längs oder quer suprapubisch). Bei weiter bestehender hämodynamischer Instabilität oder Kontrastmittel-Austritt in der arteriellen Phase der CT-Untersuchung sollte, sofern verfügbar, eine interventionelle Angioembolisation erfolgen.

Bei gleichzeitig vorliegender **peripelviner Weichteilverletzung** (Harnröhre, -blase, Perineum, Anus, neurovaskulär) spricht man von einer „komplexen Beckenfraktur". Blut am Meatus urethrae ist ein klassisches Zeichen einer anterioren Urethraverletzung. Die Anlage eines transurethralen Dauerkatheters (DK) sollte vorerst unterbleiben, da durch die DK-Anlage das Ausmaß einer inkompletten Urethraruptur vergrößert wird und zudem bei Urethraruptur leicht eine Via falsa durch den DK entstehen kann. Deshalb sollte zunächst eine urologische Diagnostik mittels retrograder Urethrografie erfolgen. Bei gefüllter Harnblase wäre die Anlage eines suprapubischen Blasenkatheters alternativ möglich.

LITERATUR

Deutsche Gesellschaft für Unfallchirurgie e.V. (DGU). S3-Leitlinie Polytrauma/Schwerverletzten-Behandlung (Stand: 7/2016). AWMF-Register-Nr. 012/019. www.awmf.org/leitlinien/detail/ll/012-019.html (letzter Zugriff: 13.6.2021).
Frink M, Lechler P, Debus F, Ruchholtz S. Polytrauma und Schockraummanagement. Dtsch. Ärztebl Int. 2017; 114: 497–503.
Schweigkofler U, Wohlrath B, Paffrath T et al. [Recommendations for releasing the pelvic binder after a non-invasive pelvic stabilisation procedure under emergency room conditions]. Zeitschrift für Orthopädie und Unfallchirurgie. 2016, 154: 470–476.

Welche der folgenden Aussagen ist falsch?

a) Freie Flüssigkeit nach einem Trauma ist immer im tiefsten Punkt des Abdomens lokalisiert und stellt sich als echoreicher Randsaum dar.
b) Ist ein stumpfes Abdominaltrauma vorausgegangen, handelt es sich bei freier Flüssigkeit intraabdominal in über 90 % um Blut aufgrund von Verletzungen parenchymatöser Organe.
c) Freie Flüssigkeit stellt sich sonografisch als ein echofreier Reflex außerhalb der Organe dar.
d) Hohlorganverletzungen können sonografisch nicht zuverlässig dargestellt werden.
e) Die Milz ist das am häufigsten verletzte abdominale Organ. Kleinere Milzläsionen entgehen häufig der sonografischen Primärdiagnostik.

Die Aussage a ist falsch.

Freie intraabdominale Flüssigkeit findet sich in der Regel an den Prädilektionsstellen:

- Recessus hepatorenalis/Morison-Pouch
- Recessus splenorenalis/Koller-Pouch (➤ Abb. 4.3)
- Excavatio rectouterina/Douglas-Pouch
- Excavatio rectovesicalis/Proust-Pouch

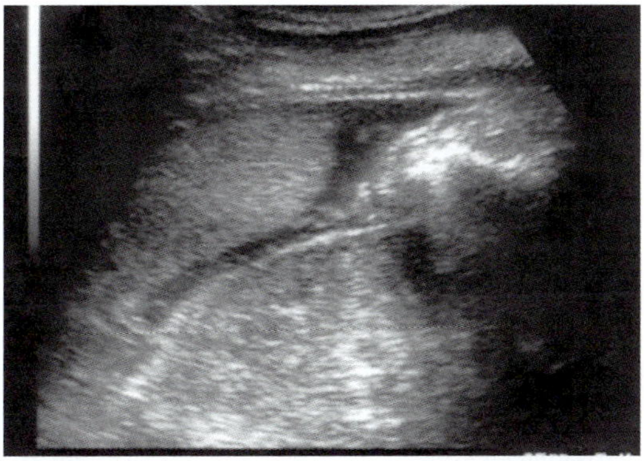

Abb. 4.3 Freie abdominale Flüssigkeit im Ultraschall [R461]

Sonografisch (eFAST) stellt sich Blut echofrei dar. Bei vorliegender Organverletzung befindet sich das Blut primär um das verletzte Organ herum (z. B. perisplenisch, perihepatisch), kann sich jedoch je nach Patientenposition, aufgrund von Umlagerungen und in Abhängigkeit von der Menge auch an anderer Lokalisation ansammeln. Daher kann man von der Lokalisation der freien Flüssigkeit nicht sicher auf die

Organverletzung schließen. Bei hämodynamischer Instabilität und freier intraabdominaler Flüssigkeit ist ohne weitere Zeitverzögerung zu laparotomieren.

LITERATUR

Achatz G, Schwabe K, Brill S et al. Diagnostic options for blunt abdominal trauma. Eur J Trauma Emerg Surg. 2020; DOI 10.1007/s00068-020-01405-1.

KASUISTIK

Eine 30-jährige Patientin wurde vor zwei Tagen nach einem Verkehrsunfall in der Unfallchirurgie aufgenommen. Obwohl eine Gurtmarke *(„seatbelt-sign")* im Unterbauch zu sehen war, blieb der initiale Ultraschall des Abdomens (eFAST) unauffällig. Die Patientin blieb kreislaufstabil und das Blutbild zeigte keine pathologische Veränderung. Eine Femurfraktur rechts wurde noch am Unfalltag mittels Nagelosteosynthese versorgt. Seit gestern klagt die Patientin über schlecht lokalisierbare abdominale Schmerzen mit Peritonismus. Der Ultraschall zeigt diesmal wenig freie Flüssigkeit interenterisch und im Douglas-Raum, weshalb eine Computertomografie (CT) veranlasst wurde (➤ Abb. 4.4).

4

Welche Aussage zum stumpfen Abdominaltrauma ist nicht korrekt?

a) Die Computertomografie mit Kontrastmittel ist das wichtigste bildgebende Verfahren beim stumpfen Abdominaltrauma.
b) Eine bestehende Gurtmarke („seatbelt-sign") ist häufig mit einer intraabdominalen Verletzung assoziiert.
c) Traumatische Dünndarmverletzungen sind häufiger als Dickdarmverletzungen.
d) Bei Patienten mit isolierten Darm- und Mesenterialverletzungen kann mittels Sonografie (eFAST) oftmals kein pathologischer Befund erhoben werden.
e) Die Laparoskopie spielt keine Rolle beim stumpfen Abdominaltrauma.

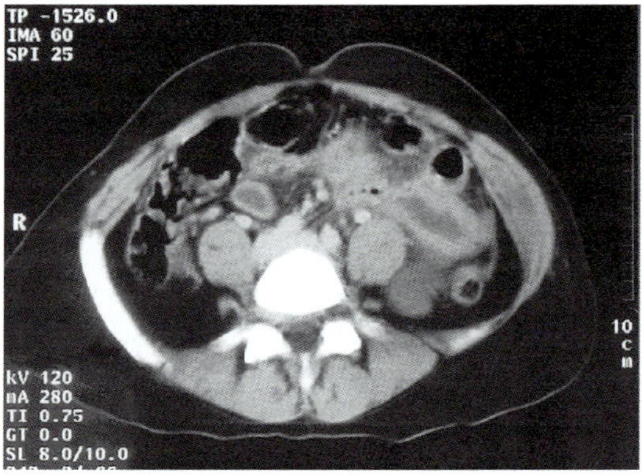

Abb. 4.4 CT Abdomen [O433]

Die Aussage e ist nicht korrekt.

Schon das klinische Bild einer Peritonitis und der Verdacht auf eine Darmverletzung sollten Anlass zu einer operativen Exploration sein (➤ Abb. 4.5). Oft machen sich Darmverletzungen erst nach einem stummen Intervall bemerkbar (Entwicklung der Peritonitis).

Häufiger sind **Dünndarmverletzungen** aufgrund der exponierten Lokalisation. Scherkräfte führen beim stumpfen Bauchtrauma zu Verletzungen des Mesenteriums mit konsekutiver Minderdurchblutung des nachgeschalteten Darmsegments. Quetschungen führen zur Berstung des Darms. Initial vorliegende Serosadefekte des Darms können sich im Verlauf zu Vollwanddefekten entwickeln und zur Peritonitis führen.

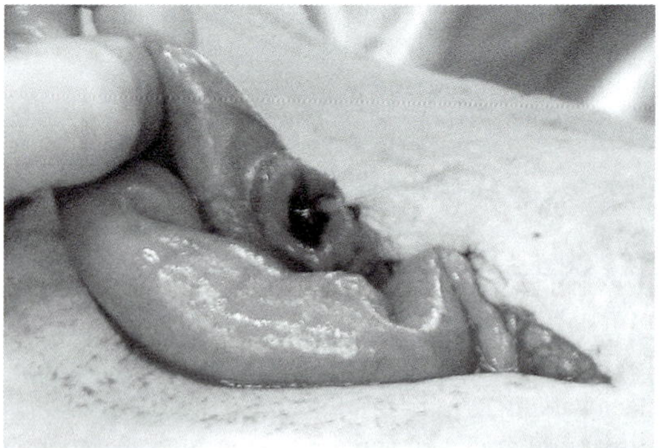

Abb. 4.5 Laparotomie mit Nachweis einer Dünndarmperforation [O433]

Freie Flüssigkeit im Abdomen wird bei der Mehrzahl der Patienten mit isolierten Darm- und Mesenterialverletzungen in der eFAST nicht dargestellt. Auch Organverletzungen von Leber und/oder Milz ohne größere Mengen freier Flüssigkeit können sonografisch leicht übersehen werden. Je nach Unfallmechanismus sollte daher die Indikation zur CT mit Kontrastmittel großzügig gestellt werden, um keine relevante intraabdominale Verletzung zu übersehen.

Zur Detektion von **Hohlorganverletzungen** ist die Sensitivität der CT mit 53 % jedoch nicht verlässlich genug, sodass eine klinische Beurteilung und entsprechende Verlaufskontrollen unabdingbar sind. Freie intraabdominale Flüssigkeit, ohne Nachweis einer Verletzung von Leber oder Milz, kann Zeichen einer Mesenterial- oder Darmverletzung sein.

Bei entsprechendem Verdacht und kreislaufstabilem Patienten kann zunächst eine diagnostische **Laparoskopie erfolgen.** Die Laparoskopie dient primär dazu, die Indikation zur Laparotomie zu überprüfen und dadurch unnötige Negativlaparotomien zu vermeiden. Sofern das Abdomen laparoskopisch systematisch exploriert wird, sind übersehene Verletzungen äußerst selten. In vielen Fällen ist eine laparoskopische oder laparoskopisch assistierte Therapie möglich. Bei „seatbelt-sign" (Gurtmarke) ist die Wahrscheinlichkeit des Vorliegens einer intraabdominalen Verletzung deutlich erhöht.

LITERATUR

Beltzer C, Bachmann R, Strohäker J et al. Wertigkeit der Laparoskopie beim penetrierenden und stumpfen Abdominaltrauma – ein systematisches Review. Chirurg. 2020; 91: 567–575.

Bhagvan S, Turai M, Holden A, Ng A, Civil I. Predicting hollow viscus injury in blunt abdominal trauma with computed tomography. World J Surg. 2013; 37: 123–126.

Chandler CF, Lane JS, Waxman KS. Seatbelt sign following blunt trauma is associated with increased incidence of abdominal injury. Am Surg. 1997; 63.10 (1997): 885–888.

Jiang O, Asha SE, Keady J, Curtis K. Position of the abdominal seat belt sign and its predictive utility for abdominal trauma. Emerg Med Australas. 2019; 31(1): 112–116.

KASUISTIK

Ein 38-jähriger Mann kommt in Begleitung seiner Ehefrau in die Notaufnahme, nachdem er heute beim Skifahren gestürzt und mit der linken Körperhälfte auf einer Eisplatte aufgeschlagen sei. Er beklagt zunehmende Schmerzen unter dem linken Rippenbogen mit Ausstrahlung in die linke Schulter. In der körperlichen Untersuchung zeigt sich ein Hämatom im Bereich der 8.–12. Rippe links, die Sonografie zeigt wenig freie Flüssigkeit um die Milz. Der Blutdruck beträgt 100/70 mmHg, die Herzfrequenz ist 95/min. Sie entschließen sich bei V. a. Milzruptur und V. a. Rippenserienfraktur links zur CT des Thorax und des Abdomens mit Kontrastmittel (➤ Abb. 4.6). Noch während der CT-Untersuchung wird der Patient somnolent. Der Blutdruck beträgt jetzt 85/55 mmHg, die Herzfrequenz beträgt 122/min.

Welche Aussagen sind im Zusammenhang mit der Behandlung einer Milzverletzung richtig?

a) Hämodynamisch stabile Patienten ohne Kontrastmittelfahne in der CT und mit geringgradiger Milzverletzung können einem nicht-operativen Management (NOM) zugeführt werden.
b) Hämodynamisch stabile Patienten mit Kontrastmittelfahne in der CT oder höhergradiger Milzverletzung sollten, sofern verfügbar, mittels Notfallangiografie und Coiling therapiert werden.
c) Bei hämodynamisch instabilem Patienten und Milzverletzung sollte es das primäre Ziel des Chirurgen sein, die Milz zu erhalten.
d) Milzverletzungen werden nach der „American Association for the Surgery of Trauma" (AAST) in Grad I–V eingeteilt.
e) Die Splenorraphie ist eine milzerhaltende Operationstechnik, bei der die Milz zur Blutstillung in einem resorbierbarem Netz (Vicryl®) komprimiert wird.

Die richtigen Antworten sind a, b, d und e.
Die Graduierung der Milzverletzungen erfolgt nach „American Association for the Surgery of Trauma" (AAST) in Grad I–V (➤ Tab. 4.3). Eine traumatische Milzruptur AAST IV ist in ➤ Abb. 4.6 dargestellt.

Ein **nichtoperatives Management (NOM) von Milzverletzungen** ist bei vielen Patienten möglich. Ein OP-Saal muss für den Fall einer progredienten Blutung unter NOM schnell verfügbar sein. Weitere Voraussetzungen sind:

- Hämodynamische Stabilität nach stumpfem Bauchtrauma (Blutdruck > 90 mmHg ohne medikamentöse Unterstützung/Katecholamine, keine Bewusstseinsstörung, keine Dyspnoe)
- Fehlende schwere Begleitverletzungen
- Keine Peritonitis
- Transfusionsbedarf von max. 4–6 Erythrozytenkonzentraten/24 Stunden; im Kindesalter darf der Blutverlust nicht mehr als 45 % des errechneten Blutvolumens betragen
- Regelmäßige Befundkontrollen durch Labor und Ultraschall

Das Risiko einer zweizeitigen Ruptur muss einkalkuliert und der Patient darüber aufgeklärt werden. Es beträgt in großen Studien weniger als 1 %.

In den letzten Jahren hat die interventionelle Therapie in Form einer **Angioembolisation (Coiling)** bei Milzverletzungen einen festen Platz im Therapiealgorithmus erlangt. Diese sollte bei hämodynamischer Stabilität unabhängig von der Verletzungsschwere der Milz primär durchgeführt werden. Auch bei höhergradigen Milzverletzungen besteht eine hohe Erfolgsrate von 73–100 %. Jedoch ist nicht in jeder Behandlungseinrichtung eine 24/7-Bereitschaft der interventionellen Radiologie vorhanden.

Bei hämodynamischer Instabilität oder Versagen des NOM/Angioembolisation ist weiterhin die **Laparotomie** indiziert. Ihr primäres Ziel ist in diesem Fall nicht der Milzerhalt, sondern das Retten des Lebens durch Blutungskontrolle. Sie würden daher eine zügige **Splenektomie** durchführen (Antwort c).

Tab. 4.3 Einteilung der Milzverletzungen gemäß vorliegendem CT-Befund nach AAST (American Association for the Surgery of Trauma) (nach Kozar et al. 2018) [H140-002]

Grad	Verletzungsart	Ausmaß der Verletzung
I	Hämatom	Subkapsuläres Hämatom < 10 % der Oberfläche
	Lazeration	< 1 cm Tiefe
II	Hämatom	Subkapsuläres Hämatom 10–50 % der Oberfläche Intrasplenisches Hämatom < 2 cm
	Lazeration	1–3 cm Tiefe
III	Hämatom	• Subkapsuläres Hämatom > 50 % der Oberfläche, rupturiertes subkapsuläres Hämatom mit Blutung • Intrasplenisches Hämatom > 2 cm
	Lazeration	> 3 cm
IV	Hämatom	Aktiv blutendes intrasplenisches Hämatom
	Lazeration	Milzeinrisse mit Segmentgefäßbeteiligung und Devaskularisation von > 25 % der Milz
	Vaskulär	Nachweis einer vaskulären Verletzung der Milzgefäße
V	Lazeration	Milzberstung
	Vaskulär	Nachweis einer vaskulären Verletzung der Milzgefäße mit aktiver intraperitonealer Blutung

Zu den **operativen Möglichkeiten des Milzerhalts** zählen je nach Schädigungsmuster:

- Parenchym-/Kapselnaht
- Applikation von Kollagenvlies, Fibrinkleber, TachoSil®, Veriset™ u. a.
- Laser- und Argonkoagulation oder Infrarotkoagulation
- Resektion betroffener Milzsegmente
- Kompression mittels resorbierbarem Netz (Splenorraphie)

Voraussetzung für eine ausreichende immunologische Funktion ist ein Erhalt von mindestens 25 % der Milz. Patienten mit Asplenie haben ein hohes Risiko für einen schweren Krankheitsverlauf bei einer Infektion mit bekapselten Bakterien. Sobald der Patientenzustand es postoperativ zulässt, sollten Patienten nach Splenektomie folgende Impfungen erhalten: Menigokokken, Pneumokokken, Haemophilus influenzae Typ B und eine jährliche Influenza-Impfung.

LITERATUR

Coccolini F, Montori G, Ansaloni L et al. Splenic trauma: WSES classification and guidelines for adult and pediatric patients. World J Emerg Surg. 2017; 12: 40.

Kozar R, Crandall M, Shanmuganathan K et al. Organ injury scaling 2018 update: Spleen, liver, and kidney. J Trauma Acute Care Surg. 2018; 85(6): 1119–1122.

Robert Koch-Institut (Hrsg.). Empfehlungen der Ständigen Impfkommission beim Robert Koch-Institut – 2020/2021. Epidemiologisches Bulletin Nr. 34/2020.

Roy P, Mukherjee R, Parik M Splenic trauma in the twenty-first century: changing trends in management. Ann R Coll Surg Engl. 2018; 100(8): 1–7.

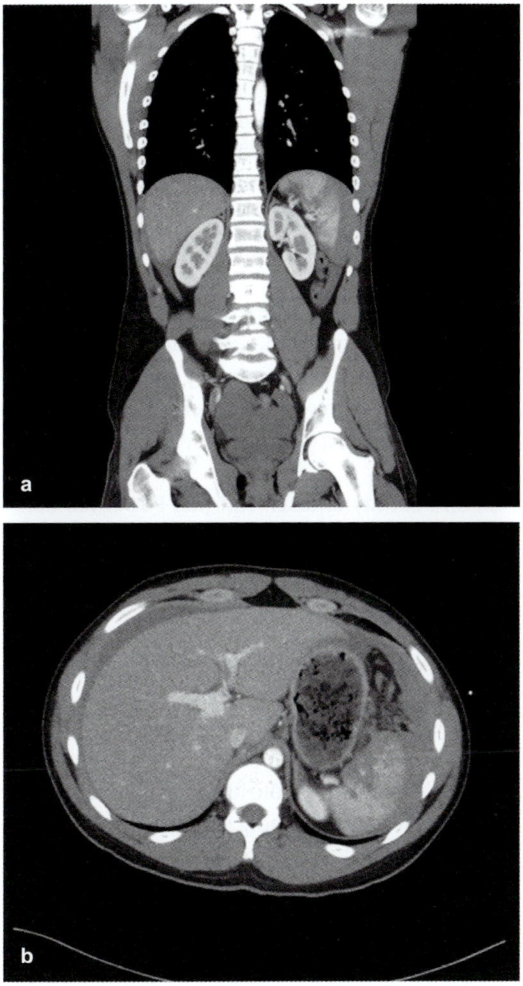

Abb. 4.6 Milzruptur Grad IV nach AAST mit freier Flüssigkeit perisplenisch sowie perihepatisch im CT Abdomen koronar (a) und axial (b) [P1161]

KASUISTIK

Ein 25-jähriger Patient wird nach einem Motorradunfall in den Schockraum eingeliefert. Er ist kreislaufstabil, hat Prellungsmarken auf der gesamten rechten Körperseite. Sie veranlassen eine Ganzkörper-CT (GK-CT) mit Kontrastmittel. Hierbei zeigt sich ein großes intrakapsuläres Leberhämatom (➤ Abb. 4.7).

Welche der folgenden Aussagen ist nicht korrekt?

a) Es handelt sich um eine Leberverletzung III. Grades nach AAST
b) Bis zu 90 % der Leberverletzungen können konservativ behandelt werden.
c) Es besteht Konsens darüber, dass eine Leberverletzung nicht operativ versorgt werden muss, solange der Patient hämodynamisch stabil bleibt.
d) Tiefe Leberverletzungen mit Gefäßbeteiligung in der CT sind ein Risikofaktor.
e) In der Regel ist bei einer Notfall-Laparotomie eine Leberresektion notwendig.

Die Aussage e ist nicht korrekt.
In der Regel ist eine notfallmäßige Leberresektion nicht notwendig.

Auf kaum einem Gebiet der operativen Medizin hat sich das therapeutische Vorgehen so gewandelt wie beim Lebertrauma. So werden heute bis zu 90 % der stumpfen Lebertraumata nichtoperativ therapiert. Gründe dafür sind die natürliche Entwicklung der Verletzung (viele Leberverletzungen bluten zum Zeitpunkt der Laparotomie nicht mehr), die Fortschritte der radiologischen Schnittbildverfahren und die Verfügbarkeit von angiografisch-interventionellen Behandlungsmethoden. Die Einteilung der Leberverletzungen erfolgte nach AAST-Klassifikation (➤ Tab. 4.4).

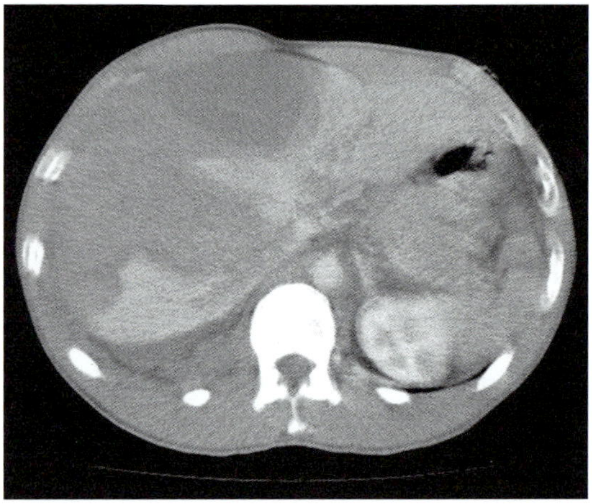

Abb. 4.7 CT Abdomen axial mit großem intrakapsulären Leberhämatom, AAST Grad III [R461]

Beim **hämodynamisch stabilen Patienten** können Lebertraumata der Grade I–V initial erfolgreich mittels nichtoperativem Management (NOM) behandelt werden, was auch die interventionelle Angioembolisation beinhaltet.

Beim **hämodynamisch instabilen Patienten** (Blutdruck < 90 mmHg, Transfusionsbedarf > 4 Erythrozytenkonzentrate/8 Stunden, Dyspnoe, Bewusstseinsstörung) oder bei Vorliegen therapiebedürftiger abdominaler Begleitverletzungen besteht OP-Indikation.

OP-Prinzip beim Lebertrauma ist die beidhändige **manuelle Kompression offensichtlicher Rupturen/Lazerationen** mit anschließendem **perihepatischem Packing (PHP)** mittels gefalteter trockener Bauchtücher, um die Kompression auf die Ruptur aufrechtzuerhalten (➤ Abb. 4.8). Hierfür können bei großen Lazerationen > 15 Bauchtücher notwendig sein. Die Blutungsquellen beim Lebertrauma, die überwiegend (portal)venösen oder parenchymatösen Ursprungs sind, können so kontrolliert werden.

Die **Mobilisation der Leber** muss nur so weit erfolgen, wie es der vorliegende Befund erfordert: Eine komplette Mobilisation des rechten Leberlappens (Lig. triangulare dextrum) ist z. B. dann notwendig, wenn eine

Tab. 4.4 Einteilung der Leberverletzungen gemäß CT-Befund nach AAST (American Association for the Surgery of Trauma) [H032-004]

Grad	Verletzungsart	Ausmaß der Verletzung
I	Hämatom	Subkapsuläres Hämatom < 10 % der Oberfläche
	Lazeration	< 1 cm Tiefe
II	Hämatom	• Subkapsuläres Hämatom 10–50 % • Intrahepatisches Hämatom < 10 cm
	Lazeration	1–3 cm Tiefe und < 10 cm Länge
III	Hämatom	• Expandierendes Hämatom • Subkapsuläres Hämatom > 50 % • Rupturiertes subkapsuläres Hämatom • Intrahepatisches Hämatom > 10 cm oder expandierend
	Lazeration	> 3 cm Tiefe
IV	Lazeration	25–75 % Parenchymzerstörung (unilobulär)
V	Lazeration	> 75 % Parenchymzerstörung oder > 3 Couinaud-Segmente (unilobulär)
	Vaskulär	Gefäßverletzung mit aktiver Blutung intraperitoneal

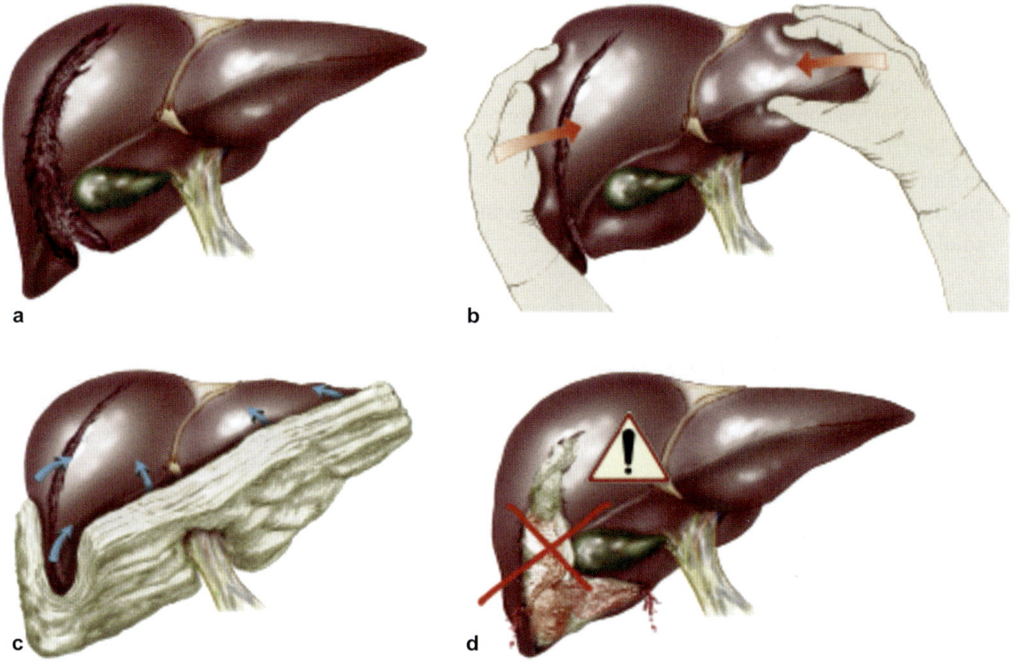

Abb. 4.8 Prinzip der manuellen Leberkompression und des perihepatischen Packings (PHP)
a) Leberruptur Grad III nach AAST, b) Bimanuelle Kompression, c) Perihepatisches Packing, d) Vermeidung einer direkten Tamponade der Leberruptur [G1129]

Blutung aus der retrohepatischen Vena cava oder den kurzen Lebervenen besteht, die ohne Lebermobilisation nicht zugänglich wären, oder wenn ein effektives Packing sonst nicht suffizient möglich ist.

Zur Blutungskontrolle kann auch das **Pringle-Manöver** durchgeführt werden, bei welchem das Lig. hepatoduodenale (A. hepatica propria, V. portae, Ductus hepatocholedochus) umfahren und mittels Rummel-Tourniquet (oder Gefäßklemme) temporär unterbunden wird (max. 45 min.). Eine gelingende Blutungskontrolle nach Pringle-Manöver deutet auf eine arterielle Blutungskontrolle hin, sodass intra- oder postoperativ eine Angioembolisation erwogen werden sollte. Tiefgreifende Lebernähte sowie das direkte Austamponieren der Ruptur sollten unterbleiben. Leberresektionen sind beim Lebertrauma als initiale Therapie selten erforderlich und mit einem schlechten Outcome assoziiert.

LITERATUR

Brillantino A, Iacobellis F, Noschese G. Non-operative management of blunt liver trauma: safety, efficacy and complications of a standardized treatment protocol. Bull Emerg Trauma. 2019; 7(1): 49–54.
Coccolini F, Coimbra R, Ordonez C et al. Liver trauma: WSES 2020 guidelines. World J Emerg Surg. 2020; 15(1): 24.
Kozar R, Crandall M, Shanmuganathan K et al. Organ injury scaling 2018 update: Spleen, liver, and kidney. J Trauma Acute Care Surg. 2018; 85(6): 1119–1122.
Letoublon C, Amariutei A, Taton N et al. Management of blunt hepatic trauma. J Visc Surg. 2016; 153(4): 33–43.

KASUISTIK

Ein 37-jähriger LKW-Fahrer ist in einen Auffahrunfall auf der Autobahn verwickelt. Der Patient ist bei Bewusstsein, aber desorientiert. Während des Transports zum Krankenhaus ist er sehr unruhig. Kurz nach der Aufnahme fällt der Blutdruck abrupt ab, und der Patient muss intubiert werden. Die Thoraxaufnahme zeigt eine Erweiterung des Mediastinums, und die Ultraschalluntersuchung des Abdomens ergibt freie Flüssigkeit in der Abdominalhöhle.

Was veranlassen Sie?

a) Eine Thoraxdrainage links
b) Eine CT-Untersuchung des Thorax und des Abdomens
c) Eine Notfall-Laparotomie
d) Eine unverzügliche Sternotomie
e) Eine Stabilisierung des Patienten auf der Intensivstation, CT-Untersuchung und Operation nur nach radiologischer Diagnostik

Die richtige Antwort ist c.
Laut ATLS®-Empfehlungen sollte bei hämodynamisch instabilem Patienten mit freier intraabdominaler Flüssigkeit zuerst die Laparotomie durchgeführt werden.

4

Die **traumatische Aortenruptur** ist eine stumpfe Gefäßverletzung, hervorgerufen durch akute Dezeleration (z. B. Auffahrunfall, aber auch Absturz). Die Dezeleration führt zum Einreißen der Aorta, meistens (in ⅔ der Fälle) an „loco typico" im Bereich des Ligamentum arteriosum Botalli (am Übergang des Aortenbogens in die deszendierende thorakale Aorta), seltener in anderen Bereichen der thorakalen Aorta.

Stumpfe thorakale Aortenverletzungen („*blunt thoracic aortic injury*", BTAI) werden in vier Grade eingeteilt:

- Grad I = Intimaläsion
- Grad II = intramurales Hämatom
- Grad III = Pseudoaneurysma
- Grad IV = Ruptur

Bei Aortenverletzungen > Grad II sollte eine Versorgung innerhalb 24 h erfolgen, bei > Grad III eine unmittelbare Notfallversorgung.

In der Regel wird nur eine **gedeckte Aortenruptur** überlebt. Die Hämorrhagie nach offener Aortenruptur ist eine der häufigsten Todesursachen am Unfallort. Partielle Einrisse werden oft erst nach mehreren Wochen als gedeckte, tamponierte Rupturen oder auch erst nach Jahren durch Zufall entdeckt (traumatisches Aneurysma).

Bei einer Mediastinalverbreiterung in der Thoraxaufnahme besteht der Verdacht auf eine thorakale Aortenverletzung bzw. gedeckte Aortenruptur, vor allem wenn links ein Hämatothorax vorliegt.

Wenn der Zustand des Patienten es erlaubt, sind folgende **diagnostische Maßnahmen** indiziert:

- Ganzkörper-CT (GK-CT) mit Kontrastmittel
- Arterielle Angiografie
- Und/oder transösophageale Echokardiografie.

Ein (endovaskulär erfahrener) Gefäßchirurg sollte hinzugezogen werden, um nach erfolgter abdominaler Blutungskontrolle die Aortenverletzung einzuschätzen und zu behandeln. Dies kann je nach Typ der Aortenverletzung endosvaskulär oder offen erfolgen.

Der Standardzugang für die **offene Operation einer Aortenruptur** ist die linksseitige Thorakotomie. Eine Dircktnaht der Aorta gelingt nur selten bei akuten Aortenrupturen, meistens muss eine Rohrprothese End-zu-End interponiert werden.

In zunehmendem Maße werden bei traumatischen Aneurysmen **endovaskuläre Techniken** eingesetzt („*thoracic endovascular aortic repair*", TEVAR). Eine typische postoperative Komplikation dieser Verletzung ist die Paraplegie.

LITERATUR

Bottet B, Bouchard F, Peillon C, Baste JM. When and how should we manage thoracic aortic injuries in the modern era? Interact Cardiovasc Thorac Surg. 2016; 23(6): 970–975.

Sheeran DP, Zelickson AM, Wilkins LR et al. Thoracic aortic emergencies: presenting pathologies and treatment strategies. Semin in Intervent Radiol. 2020; 37(1): 85–96.

Upchurch GR, Escobar GA, Azizzadeh A. Society for Vascular Surgery clinical practice guidelines of thoracic endovascular aortic repair for descending thoracic aortic aneurysms. J Vasc Surg. 2021; 73(1S): 55S–83S.

KASUISTIK

Ein 21-jähriger Mann wird mit einem Hämatopneumothorax nach Sturz vom Baugerüst in die Rettungsstelle eingeliefert. Er ist kreislaufstabil und weist keine anderen Verletzungen auf. Es wird eine Thoraxdrainage angelegt.

Welche Aussagen sind richtig?

a) Die Thoraxdrainage kann im 2. ICR Medioklavikularlinie eingebracht werden (Monaldi-Position).
b) Die Anlage der Thoraxdrainage kann im 4. bis 5. ICR mittlere Axillarlinie erfolgen (Bülau-Position).
c) Es sollte eine großlumige Drainage angelegt werden (mindestens 28 Ch).
d) Die Anlage einer dünnlumigen Drainage (20 Ch) ist ausreichend.
e) Die Drainage von bereits 500 ml Blut in zwei Stunden rechtfertigt generell eine Thorakotomie.

Die richtigen Antworten sind a, b und c.
Thoraxdrainagen dienen der Entlastung eines Pneumothorax (Luft), Serothorax (Pleuraerguss), Hämatothorax (Blut) oder der Kombinationen der genannten Ansammlungen/Sekrete. Der Durchmesser der Drainage richtet sich nach der Indikation. Die Entlastung eines Pneumothorax kann mit einer dünnlumigen Drainage (21 Ch) erfolgen, bei einem Hämatothorax sollte ein größerer Durchmesser (28 Ch) gewählt werden. Dünnlumige Drainagen neigen dazu, durch geronnenes Blut schnell zu verstopfen.

MERKE

1 Ch (Charrière, synomym: French) = ⅓ mm.

In Notfallsituationen ohne vorherige sonografische Kontrolle dient beim Mann die Mamille und bei der Frau die Brustfalte als anatomische Referenz. Unterhalb sollte eine Drainageanlage nicht erfolgen, um eine Fehlanlage (Abdomen) sicher zu vermeiden. Nach Hautschnitt (ca. 3 cm) wird mittels Schere spreizend bis auf die Rippe präpariert und folgend mit der geschlossenen Schere an der Rippenoberkante die Pleura durchstoßen. Die Pleura wird mit der Schere gespreizt. Es empfiehlt sich, mit dem Finger in die Pleurahöhle einzugehen, um den Zugang etwas zu erweitern und die Lunge auf Verklebungen an der Pleura hin zu untersuchen. Die Drainage wird mittels Kornzange eingeführt und nach dorsokranial vorgeschoben. Bei korrekter Lage wird sich Blut entleeren (bei Hämatothorax) bzw. die Drainage atemsynchron beschlagen. Die Drainage wird angenäht und an ein Wasserschloss angeschlossen. Die Lage der Drainage sowie auch die Entfaltung der Lunge (bei Pneumothorax) muss anschließend mittels Röntgen-Thorax kontrolliert werden.

Etwa 80–90 % aller stumpfen und auch penetrierenden Thoraxtraumata können mittels Thoraxdrainage ausbehandelt werden. **Indikationen zur Thorakotomie** sind die initiale Förderung von ≥ 1.500 ml Blut oder ≥ 200 ml pro Stunde über die eingebrachte Thoraxdrainage in den ersten vier Stunden. Operativer Zugang ist die anterolaterale (4. oder 5. ICR) Thorakotomie auf der betreffenden Seite.

LITERATUR

American College of Surgeons Committee on Trauma (Hrsg.). Advanced Trauma Life Support (ATLS) Student Course Manual. 10th Edition. Chicago: American College of Surgeons, 2018.
Onat S, Ulku R, Avci A et al. Urgent thoracotomy for penetrating chest trauma: analysis of 158 patients of a single center. Injury. 2011; 42(9): 900–904
Schreyer C, Schwab R. Management beim Thoraxtrauma und intrathorakalen Verletzungen. Chirurg. 2020; 91: 517–530.

KASUISTIK

Eine 28-jährige Frau wurde in einem Park von einem jugendlichen Radfahrer mit einem Küchenmesser niedergestochen. Sie kommen als Notarzt an die Einsatzstelle und finden die Frau kaum noch ansprechbar mit blassem, grau-zyanotischem Hautkolorit an eine Parkbank gelehnt vor. Sie ringt um Luft. Ihr Puls ist kaum tastbar, die Halsvenen sind gestaut. Ihr Mantel zeigt unterhalb der rechten Klavikula einen blutverschmierten Schnitt.

4

Welche Maßnahmen sind unverzüglich zu ergreifen?

a) Großlumige periphere venöse Zugänge
b) Volumentherapie
c) Thoraxentlastungspunktion/Nadeldekompression rechts
d) Entfernen des Messers
e) Intubation und Beatmung

Die Antworten a, b, c und e sind richtig.
Bei diesem Fallbeispiel handelt es sich um einen **Spannungspneumothorax** nach Thoraxstichverletzung. Durch den erhöhten intrathorakalen Druck sind der venöse Rückfluss und die Auswurfleistung des Herzens gestört, was innerhalb von Minuten zum Tode führt.

4

Die inzwischen bewusstlose Patientin wurde sofort in den Rettungswagen verbracht, ihre Kleidung geöffnet und der Pneumothorax mithilfe einer großlumigen Venenverweilkanüle in Monaldi-Position (2. ICR) in der Medioklavikularlinie sofort entlastet (➤ Abb. 4.9). Parallel dazu wurden ein großlumiger peripher venöser Zugang gelegt und die bewusstlose Patientin intubiert und kontrolliert beatmet. Danach wurde eine Thoraxdrainage in Bülau-Position (4.–5. ICR mittlere Axillarlinie) gelegt.

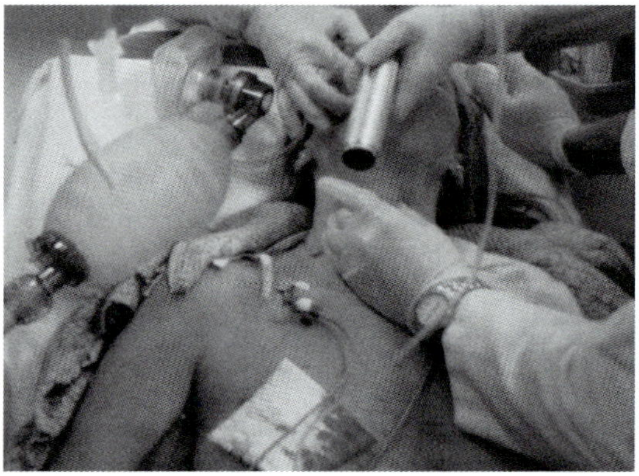

Abb. 4.9 Intubation nach Thoraxstichverletzung, erfolgte Nadeldekompression in Monaldi-Position rechts [O933]

Die initiale Entlastung des Spannungspneumothorax mittels **Thoraxentlastungspunktion/Nadeldekompression** stellte in dieser vital gefährdenden Situation die lebensrettende Sofortmaßnahme dar. Mittlerweile wird die Nadeldekompression auch in Bülau-Position empfohlen, da diese höhere Erfolgsraten und weniger Komplikationen aufweist. Wenn in Monaldi-Position punktiert wird, sollte die Länge der Nadel 8 cm betragen, da sonst gerade bei starkem Muskel- bzw. Weichteilmantel die Pleura nicht immer erreicht wird.

In diesem Fall drohte unmittelbar ein Kreislaufstillstand. Nach Kreislaufstabilisierung konnten alle weiteren Maßnahmen (Legen einer großlumigen Venenverweilkanüle, Intubation und Beatmung, Anlegen einer Thoraxdrainage in Bülau-Position) erfolgen.

Penetrierende Fremdkörper sollen im Körper belassen werden. Sie müssen umpolstert und fixiert werden. Eine manuelle Exploration von Wunden ist am Unfallort nicht indiziert.

Eine **Intubation** ist bei Bewusstlosigkeit, Atemstillstand, schwerer respiratorischer Insuffizienz, drohender Aspiration, Verlegung der Atemwege wie auch bei drohendem und manifestem schwerem Schock indiziert. **Die adäquate Volumentherapie** sollte in jedem Fall durch mindestens zwei großlumige periphere venöse Zugänge eingeleitet werden.

LITERATUR

Hockertz DK, Braun KF, Trentzsch H. Nadeldekompression des Spannungspneumothorax. Welcher Zugang und welche Nadellänge? Notfall+ Rettungsmedizin. 2015; 18: 49–52.
Laan DV, Vu TDN, Thiels CA et al. Chest wall thickness and decompression failure: a systematic review and meta-analysis comparing anatomic locations in needle thoracostomy. Injury. 2016; 47(4): 797–804.

KASUISTIK

Nach einem schweren Frontalzusammenstoß auf einer Bundesstraße wird der Fahrer eines Pkw nach schwieriger technischer Rettung in den Schockraum gebracht. Der Patient wurde bereits durch den Notarzt intubiert, linksseitig wurde bei V. a. Rippenserienfraktur mit Pneumothorax eine Thoraxdrainage eingebracht. Das Becken erschien instabil, sodass eine Beckenschlinge angelegt wurde. Während der gesamten präklinischen Phase war der Patient trotz Volumengabe und Noradrenalin-Therapie kreislaufinstabil mit syst. RR < 90 mmHg. Nach Übergabe führen Sie eine Untersuchung nach ATLS®-Algorithmus durch. Die Thoraxdrainage hat 300 ml blutig gefördert. In der eFAST befinden sich größere Mengen freier Flüssigkeit im Abdomen. Das Ergebnis der Blutgasanalyse (BGA) ergibt u. a. folgende Werte: pH 7,0, Hb 5,5 g/dl, PTT 76 Sekunden, Base Excess –5 mmol/l. Die Körpertemperatur beträgt 35,2 °C. Sie verzichten auf eine Ganzkörper-CT-Untersuchung und verbringen den Patienten mit angelegter Beckenschlinge zur Notfall-Laparotomie in den OP, wo schon alle Vorbereitungen getroffen wurden. Intraoperativ befinden sich > 3 Liter Blut im Abdomen. Es zeigen sich eine blutende Milzruptur, eine blutende Ruptur des rechten Leberlappens und ein Vollwanddefekt des Jejunums.

Sie gehen nach den Prinzipien der „Damage Control Surgery/DCS" vor. Was gehört nicht dazu?

a) Blutungskontrolle mittels Splenektomie und perihepatischem Packing (PHP) mit trockenen gefalteten Bauchtüchern
b) Kontaminationskontrolle durch Segmentresektion des Jejunumsegments mit Blindverschluss
c) Kontaminationskontrolle durch Segmentresektion des Jejunums mit primärer Seit-zu-Seit-Handanastomose
d) Faszienverschluss in „Small-Stitch-Technik", um eine Narbenhernie im Verlauf zu vermeiden
e) Ausversorgung der Beckenfraktur mittels ventraler Symphysenplatte und dorsaler transiliosakraler Zugschraube in gleicher Sitzung

Die in den Antworten c, d und e beschriebenen Maßnahmen gehören nicht dazu.
Die **„Damage Control Surgery"** beschreibt ein Konzept, bei welchem der operative Ersteingriff auf die absolut notwendigen Maßnahmen beschränkt wird, um den kritischen Traumapatienten im hämorrhagischen Schock durch den *„second hit"* der Operation so wenig wie möglich zu belasten. Der Patient wird nach dem Ersteingriff intensivmedizinisch stabilisiert, bevor die operative Ausversorgung zeitversetzt durchgeführt wird.

Nachdem ein derartiges Vorgehen bereits zuvor von Stone et al. (1983) publiziert worden war, wurde der Begriff der Damage Control durch Rotondo und Kollegen (1993) geprägt Sie fanden, dass Patienten mit Kombinationsverletzungen bestehend aus *„major vascular injury"* und *„two or more visceral injuries"* ein signifikant geringere Letalität aufwiesen, wenn nach „Damage Control"-Prinzip vorgegangen wurde (Überlebensraten: bei definitiver Laparotomie 11 % vs. 77 % bei Damage Control). Die einzelnen Phasen des Damage-Control-Verfahrens sind:

1. Ersteingriff: Blutungskontrolle, Kontaminationskontrolle, temporärer Bauchdeckenverschluss
2. Intensivstation: Wiederherstellung der Patientenphysiologie
3. Zweit-/Dritteingriff: definitive operative Ausversorgung

Die schnelle Erlangung der **Blutungskontrolle** hat oberste Priorität. Im Rahmen einer Damage-Control-Laparotomie erfolgen weder eine Anastomosen- noch eine Stomaanlage. Das Abdomen wird nicht primär verschlossen, sondern ein temporärer Baucheckenverschluss angelegt, um einem abdominalen Kompartmentsyndrom (ACS) vorzubeugen, welches häufig im Rahmen einer aggressiven Volumentherapie auftritt.

Auch **Begleitverletzungen** wie das hier bestehende Beckentrauma werden primär nicht aufwändig ausversorgt, sondern aus genannten Gründen zunächst mittels Fixateur externe oder Beckenzwinge adressiert. Die gesamte Operationszeit sollte 90 Minuten nicht überschreiten. **Indikationen** zu einem Vorgehen nach Damage-Control-Prinzipien sind:

- Hämodynamisch instabiler Traumpatient (hämorrhagischer Schock)
- Schwere/lebensgefährliche Verletzungen (mehrere abdominale Organe mit Blutung)

- Hypothermie < 35 °C
- pH < 7,1
- Koagulopathie (PTT > 60 sec.)
- Massentransfusion (> 10 Erythrozytenkonzentrate)

Die physiologischen Faktoren **Hypothermie, Azidose und Koagulopathie** bedingen sich dabei gegenseitig *(„trauma triad of death")*. Beim Vorgehen nach Damage-Control-Prinzipien wird das Überleben des Patienten mit einer erhöhten Morbidität und Komplikationsrate erkauft, weshalb eine zu liberale Anwendung nicht erfolgen sollte (Martin 2012).

LITERATUR

Güsgen CA, Willms A, Schwab R. Damage control surgery. Trauma und Berufskrankheit. 2017; 19(1): 80–87.
Hirshberg A, Mattox KL. Top knife: the art & craft of trauma surgery. TFM Publishing Limited, 2004.
Martin MJ, Hatch Q, Cotton B, Holcomb J. The use of temporary abdominal closure in low-risk trauma patients: helpful or harmful? J Trauma Acute Care Surg. 2012; 72(3): 601–608.
Rotondo MF, Schwab CW, McGonigal MD et al. 'Damage control': an approach for improved survival in exsanguinating penetrating abdominal injury. J Trauma. 1993; 35(3): 375–e82.
Stone H, Strom PR, Mullins RJ. Management of the major coagulopathy with onset during laparotomy. Ann Surg. 1983; 197(5): 532.

KASUISTIK

Auf einer Bergstraße auf der Schwäbischen Alb ist ein Bus mit Touristen aus ungeklärter Ursache mit einem entgegenkommenden Pkw kollidiert und anschließend einen Abhang heruntergestürzt. Dabei hat sich der Bus mehrfach überschlagen. In dem Bus sollen sich etwa 35 Personen befunden haben. Laut erster Information seien einige Insassen tot, weitere seien offensichtlich schwerverletzt.

Welche Aussagen zum beschriebenen Busunfall sind richtig?

a) Es handelt sich um einen Massenanfall von Verletzten (MANV)
b) Initial liegt ein Missverhältnis zwischen verfügbaren und benötigten Ressourcen zur Notfallbehandlung vor.
c) Die Verletzten sollten aufgrund des Zeitdrucks nacheinander in das nächstgelegene Kreiskrankenhaus gebracht werden.
d) In so einer Lage wird der Notarzt einen schwerverletzten Patienten identifizieren, der sofort behandelt wird.
e) Der ersteintreffende Notarzt übernimmt automatisch die Funktion des Leitenden Notarztes (LNA), bis dieser vor Ort ist.

Die richtigen Antworten sind a, b und e.
Ein Busunfall beschriebener Dimension ist ein **sogenannter MANV (Massenanfall von Verletzten).** Dieser ist dadurch gekennzeichnet, dass zumindest temporär ein Ressourcenmangel, personell oder materiell, zur Bewältigung der Lage vorliegt. Daher müssen die sonst üblichen Konzepte der Individualmedizin so lange verlassen werden, bis wieder genügend Ressourcen vorhanden sind.

Für den ersteintreffenden Notarzt bedeutet das, sich zunächst ein Lagebild zu verschaffen, und über die Leitstelle weitere Rettungskräfte nachzufordern (Stichwort „MANV"). Er übernimmt solange die Funktion des LNA, bis dieser vor Ort eintrifft (Antwort e). Eine medizinische Behandlung findet zu diesem Zeitpunkt noch nicht statt (Antwort d). Ebenso muss ein unkoordinierter Abtransport von Patienten unbedingt vermieden werden, um einzelne Krankenhäuser in ihrer Kapazität nicht zu überlasten (Antwort c).

Die Patienten werden zunächst gesichtet, wobei es sich bewährt hat, gehfähige (vermeintlich leicht verletzt) von nicht gehfähigen Patienten (vermeintlich schwer verletzt) räumlich zu trennen. Die schwerverletzten Patienten werden jetzt nochmals gesichtet bzw. eine **„Triage“** durchgeführt, später auch die leichtverletzten Patienten. Erst danach wird mit medizinischer Behandlung nach Dringlichkeit begonnen.

Bei Eintreffen des LNA erfolgt die Einweisung desselben in die Lage und den Raum, bevor dieser die Funktion des LNA übernimmt. Nach vollständiger Sichtung bzw. „Triage“ mit Festlegung der Behandlungspriorität und erfolgter notwendiger medizinischer Vorversorgung am Schadensort kann ein kontrollierter Abtransport der Patienten beginnen, wobei diese je nach Verletzungsmuster auf mehrere Kliniken verteilt werden. Zur optimierten Koordination und Versorgung von (Schwer-)Verletzten, unter anderem im Falle eines MANV, wurden durch die Deutsche Gesellschaft für Unfallchirurgie (DGU) einzelne TraumaZentren regional zu **TraumaNetzwerken** zusammengefasst. Kriterien zur Aufnahme und Weiterverlegung sowie Versorgungsstandards sind darin definiert. Ebenso ist die Versorgung spezieller Verletzungsmuster (Wirbelsäule, Becken, SHT, Verbrennung u. a.) im jeweiligen TraumaNetzwerk geregelt.

LITERATUR

Deutsche Gesellschaft für Unfallchirurgie (DGU). Weißbuch Schwerverletztenversorgung, 3., erweiterte Aufl. Berlin: DGU, 2019.Werner S, Springborn C, Münzberg M, Gather A. Präklinisches Vorgehen bei Massenanfall von Verletzten und Erkrankten (MANV) und Terror-MANV. Trauma und Berufskrankheit 2018; 20(3): 159–170.

KASUISTIK

Sie haben als chirurgischer Facharzt Bereitschaftsdienst in einer deutschen Großstadt. Sie werden über die Leitstelle informiert, dass in einem Ausgehviertel, dass nur 10 min. Fußweg von Ihrer Klinik entfernt ist, ein vermeintlicher Attentäter mit einem Sturmgewehr wahllos das Feuer auf Restaurants und die davor sitzenden Gäste eröffnet habe. Mehrere Menschen seien zu Boden gegangen, der Attentäter konnte entkommen. Die Polizei habe dazu aufgerufen, die Innenstadt zu meiden und nicht nach draußen zu gehen. Wenig später erreicht Sie eine Eilmeldung, dass wenig entfernt vom ersten Attentat erneut Schüsse gefallen seien.

Es handelt sich um einen Terror-MANV. Welche Aussagen treffen zu?

a) Sie haben an der letzten MANV-Übung teilgenommen und fühlen sich daher gut vorbereitet. Im Prinzip wird alles in ähnlicher Weise ablaufen.
b) Zum Glück sorgt die Leitstelle dafür, dass nicht zu viele Patienten an Ihre Klinik kommen.
c) Viele Patienten werden ohne vorherige Ankündigung und ohne medizinische Vorbehandlung in Ihrer Klinik eintreffen.
d) Die Verletzungsmuster unterscheiden sich erheblich von denen, mit welchen Sie gewöhnlich im Schockraum konfrontiert sind.
e) Sofern bei den eintreffenden Patienten keine physiologischen Trigger für ein Damage-Control-Vorgehen vorliegen, sollte eine Versorgung gemäß „Early-Total-Care“ erfolgen, um unnötige Zweitoperationen zu vermeiden.

Die richtigen Antworten sind c und d.

Das beschriebene Szenario entspricht einem sogenannten **Terror-MANV.** Die Angaben entsprechen den Ereignissen des Terroranschlags von Wien vom 2.11.2020, bei welchem vier Menschen getötet und 23 Menschen zum Teil schwer verletzt wurden.

Ein Terror-MANV unterscheidet sich in vielen Punkten erheblich von einem sonstigen MANV (Zug- oder Busunglück, Gebäudeeinsturz u. a.), auch wenn beiden gemeinsam ist, dass sie mit einer hohen Anzahl an Patienten einhergehen (Antwort a). Wesentliche Unterschiede sind in ➤ Tab. 4.5 dargestellt.

Tab. 4.5 Wesentliche Unterschiede zwischen MANV und Terror-MANV (nach Friemert et al. 2020) [H261-001]

	MANV	Terror-MANV
Dauer	Kurzes Ereignis, Sekunden bis wenige Minuten	Länger andauernd, Stunden bis Tage, Ende unklar
Ort	Ein Ort	Einer oder mehrere Orte
Dynamik des Ereignis	Keine oder geringe Dynamik	Oftmals hohe Dynamik
Medizinische Versorgung am Ereignisort	Ja	Nein (nur absolute Basismaßnahmen, z. B. Tourniquet)
Art der Verletzungen	Bekannte Verletzungsmuster, überwiegend stumpfe Mechanismen	Überwiegend Schuss-, Stich- und Explosionsverletzungen
Sicherheit des medizinischen Personals vor Ort	Hoch, kalkulierbar	Gering, (lange) unkalkulierbar
Sicherheitspersonal erforderlich (Polizei, Sicherheitsdienst)	Nein	Ja

Die Aufarbeitung von Terroranschlägen hat gezeigt, dass viele leichtverletzte Patienten unkoordiniert und ohne medizinische Vorversorgung schon 10–15 Minuten nach Beginn eines Terroranschlags in den nächsten erreichbaren Kliniken eintreffen (Antworten b und c). Schwerverletzte Patienten kommen später hinzu.

Häufige Verletzungsmuster sind Schuss-, Stich- oder Explosionsverletzungen und unterscheiden sich daher erheblich von den üblichen Verletzungen nach stumpfem Trauma (Antwort d). Penetrierende Verletzungen gehen häufig mit einer schweren und letalen Hämorrhagie einher, vor allem wenn sie Körperstamm (Thorax, Abdomen) oder den Übergangsbereich zu den Extremitäten (Leistenregion, Achseln) betreffen.

Sichtung bzw. **„Triage"** findet beim Terror-MANV präklinisch im Gegensatz zum MANV nicht statt. Daher muss ein abgetrennter Bereich außerhalb oder im Krankenhaus bereitstehen, wo die Patienten primär gesichtet und kategorisiert werden können *(„keep the chaos out of your hospital")*. Diesen Sichtungsbereich leitet der **„LARS" (leitender Arzt der Sichtung),** üblicherweise ein erfahrener Notarzt oder Anästhesist. Es werden hier nur lebensrettende Sofortmaßnahmen durchgeführt (Tourniquet bei Extremitätenblutung, Nadeldekompression bei Spannungspneumothorax).

Die „rot" kategorisierten Patienten sollten folgend im „Bereich rot" von einem erfahrenen Chirurgen, der selbst nicht in die medizinische Behandlung involviert ist, priorisiert und disponiert werden **(ZONK, zentraler operativer Notfallkoordinator).** Die operative Therapie wird durch definierte chirurgische Teams realisiert, die „höhlenkompetent" sein sollten (Beherrschung von Blutungen der Körperhöhlen Thorax und Abdomen).

Die **Dynamik des Geschehens** spielt für die Auswahl von Diagnostik und Therapie eine herausragende Bedeutung. Selbst wenn Sie in einer frühen Phase nur wenige Patienten zu versorgen haben, ist der weitere Patientenzustrom im Gegensatz zum MANV (Unfall mit definierter Anzahl an Verletzten, die sich nicht mehr ändert) ungewiss. Das heißt, dass Sie sich bei laufender Lage (Dynamik) auf weitere eintreffende schwerverletzte Patienten einstellen müssen. Ein Vorgehen nach „Early Total Care" wäre in einer solchen Lage nicht empfehlenswert, da hierdurch diagnostische (Röntgen, CT) und therapeutische Ressourcen (OP-Saal) zu lange beansprucht würden (Antwort e). Das chirurgische Vorgehen muss also der taktischen Einsatzlage angepasst bzw. abgekürzt werden. Man spricht hierbei von **„Tactical Abbreviated Surgical Care/TASC".** Im Gegensatz zu den Triggern der Damage Control Surgery, bei der die Physiologie des Patienten das Vorgehen bestimmt, wird das Vorgehen bei TASC durch die taktische Lage bestimmt. Das Überleben Vieler steht im Vordergrund, wobei leider Funktionsverluste für den einzelnen Patienten in Kauf genommen werden müssen. Ziel ist selbstverständlich immer die Rückkehr zur Individualmedizin, sobald die taktische Lage und die vorhandenen Ressourcen dies zulassen.

Koordination und Abläufe bei Terror-MANV werden im Ernstfall nur funktionieren, wenn ein entsprechender **Krankenhaus-, Alarm- und Einsatzplan (KAEP)** existiert und dieser auch in Form praktischer Übungen erprobt wurde.

LITERATUR

Eastridge BJ, Mabry RL, Seguin P et al. Death on the battlefield (2001–2011): implications for the future of combat casualty care. J Trauma Acute Care Surg. 2012; 73(6): S431-S437.

Franke A, Bieler D, Friemert B et al. Prä- und innerklinisches Management bei MANV und Terroranschlag. Chirurg. 2017; 88(10): 830–840.

Friemert B, Achatz G, Hoth P et al. Specificities of terrorist attacks: organisation of the in-hospital patient-flow and treatment strategies. Eur J Trauma Emerg Surg. 2020; 46(4): 673–682.

KASUISTIK

Ein 19-jähriger Patient kommt mit dem Rettungshubschrauber in die Klinik. Der Notarzt berichtet, dass der Patient an einem Badesee kopfüber ins Wasser gesprungen und wegen der geringen Tiefe mit dem Kopf auf dem Grund aufgeschlagen ist. Sofort danach bestanden eine Paraplegie der Beine und Kribbelparästhesien in beiden Händen, die trotz Stabilisierung mittels Philadelphiakrawatte und sofortiger intravenöser Gabe von Methyprednisolon während des Transportes noch zugenommen haben. Bei der klinischen Untersuchung ist der Patient wach und ansprechbar. Äußere Verletzungen bestehen nicht. Es zeigen sich eine inkomplette Tetraplegie und Druckschmerz im Bereich der mittleren HWS.

Welche der folgenden Aussagen sind richtig?

a) Es handelt sich um eine HWK-5-Luxationsfraktur.
b) Die begonnene Methylprednisolon-Therapie muss gewichtsadaptiert fortgesetzt werden.
c) Der Patient ist in der Philadelphiakrawatte ausreichend stabilisiert. Solange die neurologische Symptomatik fluktuiert, ist von einer operativen Versorgung abzusehen.
d) Die Reposition der Fraktur und Stabilisierung mittels Halofixateur ist dringend angezeigt.
e) Eine schnelle ventrale osteosynthetische Stabilisierung sollte angestrebt werden.

Die richtigen Antworten sind a, d und e.

Der Patient hat eine **HWK-5-Luxationsfraktur** mit typischen neurologischen Ausfällen im Sinne einer hohen Querschnittssymptomatik erlitten (➤ Abb. 4.10).

Die **hochdosierte Gabe von Glukokortikoiden** (Methylprednisolon nach „NASCIS"-Schema: Bolus 30 mg/kg gefolgt von 5,4 mg/kg KG/h) bei Rückenmarksverletzungen wird nicht mehr allgemein empfohlen. Die Methylprednisolon-Therapie erwies sich für Patienten mit spinalem Trauma in einer Metaanalyse von Liu et al. (2019) als nicht vorteilhaft für die Rekonvaleszenz (*„motor score improvement"*, American Spinal Injury Association Impairment Scale). In einem systematischen Review wird eine Therapie mit Methylprednisolon als *„treatment option"* angeführt, jedoch nur sofern diese innerhalb von acht Stunden nach Ereignis begonnen wird. Kontraindikationen wie ein simultan vorliegendes Schädel-Hirn-Trauma (SHT), bei dem die Glukokortikoid-Therapie zu einer signifikant erhöhten 14-Tages-Letalität geführt hat, sind zu beachten.

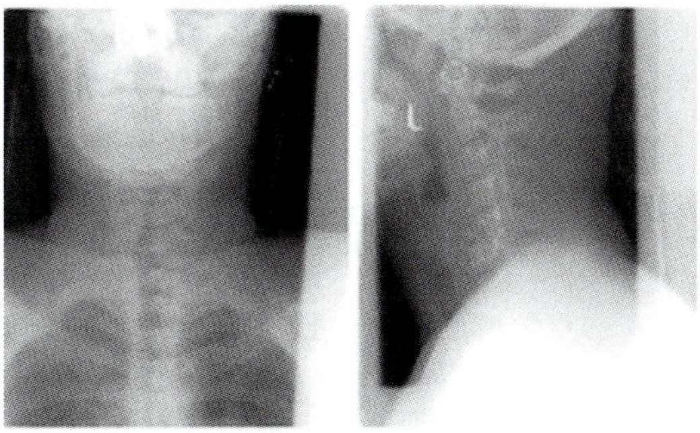

Abb. 4.10 Röntgen HWS a. p. und seitlich, die Luxationsfraktur HWK 5 ist nur im seitlichen Strahlengang gut zu erkennen. [O1033]

Zeigt die radiologische Diagnostik eine bestehende Luxation des verletzten Halswirbels, so ist die HWS umgehend unter Bildwandlerkontrolle durch

Distraktion zu reponieren und das Repositionsergebnis durch **Anlage eines Halofixateurs** zu halten.

Sollte die sofortige Möglichkeit der **operativen Therapie** bestehen, so kann man auf die aufwändige Halo-Anlage verzichten, um eine unverzügliche definitive Reposition und Stabilisierung durchzuführen. Dabei wird nach gleichfalls geschlossener Reposition unter Bildwandler auf dem OP-Tisch der Kopf in einem Ringsystem fixiert. Anschließend erfolgt über einen ventralen Zugang nach Befund die partielle oder komplette Vertebrektomie und Diskektomie der benachbarten Bandscheibenfächer. Die Stabilisierung kann mittels trikortikalem Beckenkammspan und ventraler Spondylodese von HWK 4 auf HWK 6 erfolgen (> Abb. 4.11).

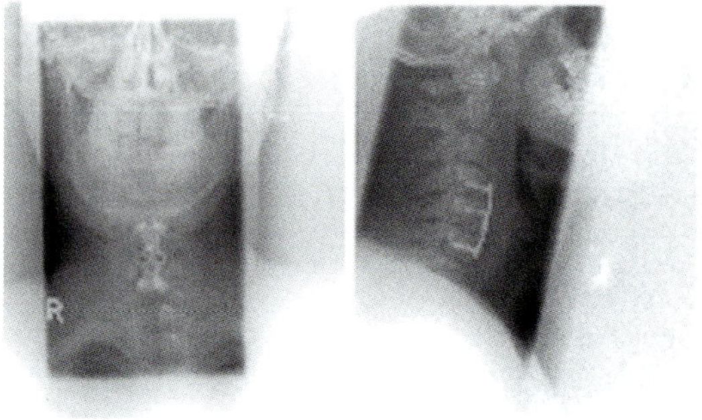

Abb. 4.11 Röntgen HWS a.p. und seitlich nach ventraler Spondylodese HWK 4 auf HWK 6 mittels ventraler Plattenosteosynthese [O1033]

LITERATUR

Fehlings MG, Wilson RJ, Tetreault LA et al. A clinical practice guideline for the management of patients with acute spinal cord injury: recommendations on the use of methylprednisolone sodium succinate. Global Spine J. 2017; 7 (3 suppl): 203S–211S.

Firsching R et al. Leitlinie Schädel-Hirn-Trauma im Erwachsenenalter (Stand: 2/2015). AWMF-Register-Nr. 008-001. www.awmf.org/leitlinien/detail/ll/008-001.html (letzter Zugriff: 14.6.2021).

Liu Z, Yang Y, He L, Pang M et al. High-dose methylprednisolone for acute traumatic spinal cord injury: A meta-analysis. Neurology. 2019; 93(9): e841-e850.

Matschke S, Krämer P, Wendl K, Grützner PA. Verletzungen der subaxialen Halswirbelsäule. Trauma und Berufskrankheit. 2015; 17(2): 307–314.

KASUISTIK

Bei einem Busunfall erlitten mehrere Reisende Brandverletzungen. Die leicht lösbaren und nach dem Ablöschen nassen Kleidungsstücke wurden im Rettungsfahrzeug korrekterweise entfernt. Sie haben Facharzt-Präsenzdienst im nächstgelegenen Krankenhaus der Grund- und Regelversorgung und müssen die Triage und die Erstbehandlung der Patienten übernehmen.

Welche Aussage ist in diesem Zusammenhang nicht richtig?

a) Die Indikation zur Intubation besteht bei schweren Begleitverletzungen, Gesichtsverbrennung, GCS ≤ 8 oder V. a. ein Inhalationstrauma (IHT).
b) Die Erniedrigung der Körpertemperatur korreliert direkt mit der Verschlechterung der Prognose.
c) Bei Verbrennungen 3. Grades > 10 % der Körperoberfläche (KOF), Verbrennungen 2. Grades > 20 % der KOF oder Inhalationstrauma soll ein brandverletzter Patient in ein spezialisiertes Behandlungszentrum eingewiesen werden.
d) Eine tangentiale Nekrosenexzision sollte sofort erfolgen.
e) Die Escharotomie zählt, je nach Befund, zu den chirurgischen innerklinischen Sofortmaßnahmen.

Die Aussage d ist nicht richtig.

Ab ≥ 20 % verbrannter KOF spricht man von einem **Schwerbrandverletzten.** Die Erstbehandlung sollte zur Stabilisierung der Vitalfunktionen im nächsten Traumazentrum erfolgen, von wo aus bei den unter (c) beschriebenen Indikationen eine Weiterverlegung in ein Brandverletztenzentrum erfolgt. Ebenso sollten Brandverletzte mit Inhalationstrauma (IHT), Verbrennungen 3. Grades des Gesichts, des Genitales, der Hände oder Füße in ein spezialisiertes Zentrum verlegt werden.

Tab. 4.6 Verbrennungsgrade

Grad 1	Epidermal: Rötung, starker Schmerz, Heilung ohne Narbenbildung
Grad 2a	Oberflächlich dermal: Rötung, Blasenbildung, starker Schmerz, feuchter und hyperämischer Wundgrund (Glasspatelprobe positiv: Rötung wegdrückbar), Spontanheilung innerhalb von 14 Tagen, Narbenbildung gering
Grad 2b	Tief dermal: Blasenbildung, fetzenförmige Epidermolyse, weniger Schmerz, rot-weiß gesprenkelter Wundgrund (Glasspatelprobe schwach positiv), Spontanheilung langsam, hohe Infektionsgefahr, erhebliche Narbenbildung, oftmals OP-Indikation
Grad 3	Komplett dermal: lederartig, keine Schmerzen (Nadelstichprobe), weiß-bräunliche Wunde (Glasspatelprobe negativ), harter Verbrennungsschorf, Spontanheilung unter schwersten Narben/Kontrakturen, immer OP-Indikation
Grad 4	Subdermal: Verkohlung, Beteiligung von Knochen, Sehnen, Muskeln, plastische Deckung mittels Lappen sofern möglich

Unmittelbar nach Aufnahme sollte die **Abtragung oberflächlicher Hautfetzen und -blasen** sowie die **Reinigung der Brandwunden** unter sterilen Bedingungen erfolgen. Die frühe **tangentiale Nekrosenexzision und Hautdeckung** findet hingegen in der Regel nicht vor dem dritten posttraumatischen Tag statt (Antwort d). Die Durchführung der Nekrosenexzision erfolgt z. B. mittels Dermatom, bis Blutungen als Zeichen vitalen Gewebes erkennbar sind.

Ein **Wärmeerhalt** muss bereits präklinisch begonnen und innerklinisch fortgesetzt werden (Wärmedecken, warme Infusionen, Raumtemperatur), da die Erniedrigung der Körpertemperatur direkt mit der Verschlechterung der Prognose korreliert (Antwort c; Singer 2010). Die **kurzzeitige lokale Kühlung** mit Leitungswasser ist nur als Maßnahme der Selbst- und Laienhilfe am Unfallort zu verstehen. Bei schweren Verbrennungen ist diese Maßnahme kontraindiziert. Die Auftragung von Salben oder Gel auf Brandwunden sind präklinisch ebenfalls nicht notwendig, da ihr Nutzen nicht belegt ist und sie die klinische Beurteilung der Verbrennungen erschweren können.

Die **Indikation zur Intubation** ist bei schweren Begleitverletzungen, Gesichtsverbrennungen, Schock, GCS ≤ 8 und V. a. auf ein vorliegendes IHT gegeben. Insbesondere ein IHT kann rasch zu einer Atemwegsobstruktion führen. Die Intubation sollte also bei gegebener Indikation bzw. begründetem Verdacht auf ein IHT vorausschauend, aber nicht generell prophylaktisch erfolgen.

Eine **Escharotomie** (Spaltung der Haut bis zur Faszie) zählt zu den chirurgischen Erstmaßnahmen (Antwort e). Klassische Indikationen sind Verbrennungen 3. Grades des Körperstamms mit Einschränkungen der Atemmechanik, des Abdomens (Gefahr des abdominalen Kompartmentsyndroms) oder Perfusionsstörungen der Extremitäten. Eine **Fasziotomie** ist per definitionem nicht Bestandteil der Escharotomie, kann aber je nach Befund zusätzlich erforderlich sein.

Die Läsionen können klinisch nach ihrer Verbrennungstiefe in vier Grade eingestuft werden (➤ Tab. 4.6).

LITERATUR

Deutsche Gesellschaft für Verbrennungsmedizin e.V. (DGV). S2k-Leitlinie Behandlung thermischer Verletzungen des Erwachsenen (Stand: 2/2021). AWMF-Register-Nr. 044-001. www.awmf.org/leitlinien/detail/ll/044-001.html (letzter Zugriff: 1.10.2021).

Greenhalgh DG. Management of burns. NEJM. 2019; 380(24): 2349–2359.

Singer AJ, Taira BR, Thode HC et al. The association between hypothermia, prehospital cooling, and mortality in burn victims. Acad Emerg Med. 2010; 17(4): 456–459.

Vogt PM, Jokuszies A, Niederbichler A et al. Primäre chirurgische Therapie bei Verbrennungen. Unfallchirurg. 2006; 109(4): 270–277.

Ziegler B, Kenngott T, Fischer S et al. Early hypothermia as risk factor in severely burned patients: A retrospective outcome study. Burns. 2019; 45(8): 1895–1900.

KASUISTIK

in 27-jähriger Feuerwehrmann wird in der Notaufnahme eingeliefert. Bei einem Brandeinsatz in einer Lagerhalle ist es in unmittelbarer Nähe zu einer Explosion gekommen, das Gesicht ist leicht verbrannt (Grad 2a). Der junge Mann hustet, hat eine heisere Stimme, die Vibrissae und Wimpern sind angesengt.

Welche der folgenden Aussagen ist nicht korrekt?

a) Es besteht der Verdacht auf ein Inhalationstrauma (IHT).
b) Die Spannbreite der klinischen Manifestationen reicht von leichter Dyspnoe bis zur akut beatmungspflichtigen respiratorischen Insuffizienz und toxischem pulmonalem Ödem.
c) Die notfallmedizinische Therapie besteht in der Sicherung der Atemwege und der Gabe von Sauerstoff.
d) Eine aufgetretene Bronchospastik kann mit lokalen oder systemischen Bronchodilatatoren therapiert werden.
e) Die sofortige Gabe von Kortikoiden wird empfohlen.

4

Die Aussage e ist nicht korrekt.
Von einem **Inhalationstrauma (IHT)** ist aufgrund des Hustens, der heiseren Stimme und den Verbrennungen im Gesichtsbereich inklusive der Augenbrauen und Wimpern auszugehen (Antwort a). Diagnostische Kriterien eines IHT sind die Rauchexposition und der bronchoskopische Nachweis von Ruß oder Atemwegsverletzungen unterhalb der Stimmbänder. Das IHT kann eine hohe Dynamik mit **Schwellung der Atemwege bis hin zum Lungenödem** annehmen (Antwort b). Bei präklinisch begründetem Verdacht sollte dies antizipiert und die Indikation zur Intubation im Zweifel eher großzügig gestellt werden.

Von der Kortikoidgabe ist abzusehen. Die notfallmedizinische Therapie besteht in der Sicherung der Atemwege und der Sauerstoffgabe. Eine aufgetretene Bronchospastik kann mit lokalen oder systemischen Bronchodilatatoren (β2-Sympathikomimetika) therapiert werden.

In der Regel sind nicht nur die Hitze, sondern auch toxische Substanzen an der Entstehung des IHT ursächlich beteiligt. Eine isolierte Hitzeschädigung ist aufgrund der hohen Thermoregulationsfähigkeit des Oropharynx selten.

Kohlenmonoxid (CO) wird bei unvollständiger Verbrennung von kohlenstoffhaltigen Substanzen produziert. Bei einer CO-Inhalation kommt es zu einer **reduzierten Gewebeoxygenierung** aufgrund der hohen CO-Affinität zum Hämoglobin (etwa das 200-fache der O_2-Affinität). Eine CO-Vergiftung kann durch eine Pulsoxymetrie nicht diagnostiziert werden. Die Patienten sind typischerweise „rosig" und zeigen Kopfschmerzen, Schwindel, Unruhe und Orientierungsverlust. Bei hohem CO-Gehalt kann es zu Sehstörungen, Übelkeit, Tachykardie und Tachypnoe sowie Konvulsionen bis hin zum Koma kommen.

Die Therapie besteht in der **Sauerstoffgabe** und der **Korrektur der metabolischen Azidose.** Die Halbwertszeit der Dissoziation des CO von Hämoglobin nimmt bei Gabe von 100 % Sauerstoff von drei oder vier Stunden auf weniger als eine Stunde ab.

LITERATUR

Deutsche Gesellschaft für Verbrennungsmedizin e.V. (DGV). S2k-Leitlinie Behandlung thermischer Verletzungen des Erwachsenen (Stand: 02/2021). AWMF-Register-Nr. 044-001. www.awmf.org/leitlinien/detail/ll/044-001.html (letzter Zugriff: 1.10.2021).
Greenhalgh DG. Management of burns. NEJM. 2019; 380(24): 2349–2359.

KASUISTIK

Nach einem Wohnungsbrand wird ein Schwerbrandverletzter (80 kg KG, etwa 40 % verbrannte Körperoberfläche) intubiert und beatmet in die Notaufnahme gebracht. Nach Erstuntersuchung möchten Sie mit einer kalkulierten Volumentherapie beginnen.

Welche der folgenden Aussagen ist in diesem Zusammenhang nicht korrekt?

a) Die Flüssigkeitstherapie Schwerverbrannter erfolgt bevorzugt mit balancierten kristalloiden Lösungen.
b) Hydroxyethylstärke (HES) sollte während der ersten 24 Stunden nach Verbrennung unbedingt infundiert werden.
c) Ein guter Parameter für eine adäquate Volumentherapie ist die Diurese, die 0,5–1 ml/kg KG/h betragen sollte.
d) Der mittlere arterielle Druck sollte > 65 mmHg gehalten werden.
e) Nach der sog. Parkland-Formel sollten 4 ml/kg KG Kristalloidlösung für jedes Prozent verbrannter Körperoberfläche (VKOF) in 24 Stunden appliziert werden.

Die Aussage b ist nicht korrekt.
Für die Berechnung des benötigten Volumenbedarfs nach Verbrennung ist die **Parkland-Formel** weit verbreitet (Antwort d). Für den Fall im Beispiel wären das 4 ml × 80 kg KG × 40 % VKOF/24 h = 12.800 ml/24 h. Für die präklinische Phase sind 1.000 ml Kristalloidlösung empfohlen. Die Parkland-Formel ist als Richtwert einer kalkulierten Therapie anzusehen. Ein valider Parameter der Volumentherapie ist die Diurese, welche 0,5–1 ml/kg KG/h (bei Kindern unter 30 kg KG: 0,5–1,0 ml/kg/h) betragen sollte (Antwort c). Der mittlere arterielle Druck sollte bei > 65 mmHg gehalten werden (Antwort d).

Die Gabe von **Hydroxyethylstärke (HES)** ist nicht indiziert (Antwort b). In 2018 erschien ein „Rote-Hand-Brief" zu HES aufgrund von Nierenfunktionsstörungen und tödlichen Verläufen bei kritisch kranken Patienten. **Balancierte kristalloide Infusionslösungen** wie Ringer-Acetat (nicht Ringer-Laktat) sind weiterhin als Standard zur Volumentherapie nach Verbrennung anzusehen. Gleichwohl liegen für Infusionsprotokolle mit natürlichen Kolloiden (Albumin) Daten vor, die ihren sinnvollen Einsatz bei Verbrennungen belegen. Ziel der Kolloidgabe ist es, Nebenwirkungen einer Volumenüberladung *(„fluid creep")* wie ein Lungenödem oder abdominales Kompartmentsyndrom zu vermeiden bzw. abzuschwächen. Wenn Kolloide eingesetzt werden, dann nicht innerhalb der ersten acht Stunden. Es fehlen randomisierte kontrollierte Studien, um die Frage nach der idealen Volumentherapie und Infusionslösung bei Verbrennung abschließend zu klären.

Dem initialen **hypovolämischen Verbrennungsschock** liegt aufgrund der erhöhten Permeabilität der Kapillaren eine massive Verschiebung von Flüssigkeit aus dem intravasalen in den interstitiellen Raum zugrunde. Ab einer verbrannten Körperoberfläche (VKOF) von 10 % resultiert ein **generalisiertes Kapillarleck** mit entsprechendem Volumenmangel.

LITERATUR

Deutsche Gesellschaft für Verbrennungsmedizin e.V. (DGV). S2k-Leitlinie Behandlung thermischer Verletzungen des Erwachsenen (Stand: 2/2021). AWMF-Register-Nr. 044-001. www.awmf.org/leitlinien/detail/ll/044-001.html (letzter Zugriff: 1.10.2021).
Greenhalgh DG. Management of burns. NEJM. 2019; 380(24): 2349–2359.
Lang TC, Zhao R, Kim A et al. A critical update of the assessment and acute management of patients with severe burns. Adv Wound Care. 2019; 8(12: 607–633.

KASUISTIK

Ein Patient mit Verbrennungen wird in Notarztbegleitung eingeliefert. Das gesamte Abdomen, die Brust und der gesamte linke Arm zeigen Verbrennungen Grad 2b–3.

Welche der folgenden Aussagen ist/sind richtig?

a) Es handelt sich um einen Schwerbrandverletzten.
b) Eine Prognoseeinschätzung kann anhand des sogenannten ABSI-Scores erfolgen.

4

Tab. 4.7 Überlebenswahrscheinlichkeit nach Punkten gemäß ABSI-Score (nach Tobiasen et al.1982) [F857-002]

Punkte	Prognose	Überlebensrate (%)
2–3	gut	99
4–5	mäßig	90–99
6–7	mäßig-ernst	80–90
8–9	ernst	50–70
10–11	schlecht	20–40
12–13	sehr schlecht	< 10
> 13	infaust	< 1

4

c) Der Anteil der verbrannten Körperoberfläche (VKOF) kann anhand der Neuner-Regel nach Wallace eingeschätzt werden.
d) Eine operative Versorgung ist notwendig.
e) Falls nicht die eigene Klinik dafür ausgewiesen ist, sollte die zügige Verlegung in ein Zentrum für Schwerbrandverletzte erfolgen.

Alle Antworten sind richtig.
Die VKOF kann anhand der **Neuner-Regel nach Wallace** eingeschätzt werden (Antwort c): Der gesamte Kopf zählt 9 %, ein kompletter Arm 9 %, Rumpf ventral und dorsal je 18 %, ein komplettes Bein 18 % und das Genitale 1 %.

Im beschriebenen Fall handelt es sich also um 27 % VKOF (Arm 9 % + vorderer Rumpf 18 %), und damit um einen **Schwerbrandverletzten** (> 20 % VKOF; Antwort a), der nach initialer Verlegung in ein Verbrennungszentrum verlegt werden sollte (Antwort e). Bei der Verbrennungstiefe Grad 2b und 3 wird eine operative Therapie durchgeführt (Antwort d).

Zur prognostischen Einschätzung eignet sich der **ABSI-Score** (Abbreviated Burn Severity Index) aus 1982, der bis heute Anwendung findet (➤ Tab. 4.7). In diesen gehen folgende Parameter ein:

- VKOF (1 Punkt je 10 % VKOF)
- Geschlecht (weibliches Geschlecht 1 Punkt)
- Vorliegendes Inhalationstrauma (IHT; ja/nein; ja 1 Punkt),
- Vorliegende Verbrennungen 3. Grades (ja/nein; ja 1 Punkt)
- Alter (0–20 Jahre 1 Punkt; 21–40 Jahre 2 Punkte; 41–60 Jahre 3 Punkte; 61–80 Jahre 4 Punkte; > 80 Jahre 5 Punkte)

LITERATUR

Deutsche Gesellschaft für Verbrennungsmedizin e.V. (DGV). S2k-Leitlinie Behandlung thermischer Verletzungen des Erwachsenen (Stand: 2/2021). AWMF-Register-Nr. 044-001. www.awmf.org/leitlinien/detail/ll/044-001.html (letzter Zugriff: 1.09.2021).
Greenhalgh DG. Management of burns. NEJM. 2019; 380(24): 2349–2359.
Tobiasen J, Hiebert JM, Edlich R. The abbreviated burn severity index. Ann Emerg Med. 1982; 11(5): 260–262.

KASUISTIK

Nach einem Fahrradunfall bei einem jungen Mann kommt es zu einem Schädel-Hirn-Trauma mit einseitiger Drucksteigerung supratentoriell durch eine intrakraniale Blutung mit Hirnödem. Die Drucksteigerung ist so groß, dass es zu einer beginnenden transtentoriellen Einklemmung kommt.

Welche Aussagen sind richtig?

Die klinischen Zeichen einer transtentoriellen Einklemmung sind:
1. Kompression des N. oculomotorius.
2. Kontralaterale lichtstarre Pupille.
3. Bilaterale lichtstarre Pupille.
4. Homolaterale lichtstarre Pupille.
5. Bewusstlosigkeit.
   a) 5 ist richtig.
   b) 1, 4, 5 sind richtig.
   c) nur 3 und 4 sind richtig.
   d) nur 1 und 4 sind richtig.
   e) nur 1 und 2 sind richtig.

Die richtige Antwort ist b.
Eine **transtentorielle Einklemmung** führt zu Bewusstlosigkeit. Gleichzeitig kommt es zum Druck auf das Mesenzephalon und wahrscheinlich auch auf den freien Verlauf des N. oculomotorius, sodass eine gleichseitig lichtstarre weite Pupille gefunden wird („Das Auge zeigt die Läsion."). Oft haben diese Patienten auch eine kontralaterale Parese, die sich trotz **Bewusstlosigkeit durch Setzen eines Schmerzreizes darstellen lässt.**

Die kraniale CT (cCT) ist der diagnostische Goldstandard bei Schädel-Hirn-Trauma. Absolute Indikation zur cCT sind: Koma, Bewusstseinstrübung, Amnesie, andere neurologische Störungen, mehrfaches Erbrechen in zeitlichem Zusammenhang zum Trauma, Krampfanfall, Zeichen einer Schädelfraktur, Verdacht auf Liquorfistel und auch das SHT bei Einnahme von Antikoagulanzien. Fakultativ sollte eine cCT bei starken Kopfschmerzen, unklarem Unfallmechanismus, Hochrasanztrauma oder Narkose/Intoxikation ohne klinische Beurteilbarkeit erfolgen.

MERKE
Es entsteht nur ein marginaler theoretischer Schaden durch die Strahlenexposition einer cCT, jedoch ein erheblicher Schaden bei nicht erkannter intrakranialer Pathologie.

Bei Verdacht auf ein **epidurales Hämatom** kann in der Notsituation, wenn kein cCT verfügbar ist, ein Probebohrloch auf der Seite der lichtstarren Pupille angelegt werden.

Eine aggressive Behandlung von Patienten mit schweren Schädelverletzungen erhöht die Überlebenschancen und fördert ein gutes Funktionsergebnis. Bei der Vermeidung irreversibler zerebraler Läsionen spielen die Behandlung von intrakranialer Hypertension, verursacht durch intrakraniale Hämatome, Hirnödeme und die beeinträchtigte Liquorzirkulation eine Schlüsselrolle.

Therapeutische Standards sind die chirurgische Behandlung des traumatischen Hämatoms, Osmotherapie, Oberkörperhochlagerung (30°) und leichte Hyperventilation (20/min) bei Hirnödem. Osmodiuretika wie Mannitol können den intrakraniellen Druck (ICP) kurzzeitig senken. Die Gabe von Glukokortikoiden sollte beim SHT aufgrund einer erhöhten 14-Tages-Letalität unterbleiben.

Es sollte eine **kontinuierliche intrakraniale Druckmessung** (ICP-Messung) mittels Ventrikeldrainage erfolgen, um frühzeitig auf einen steigenden ICP reagieren zu können. Der zerebrale Perfusionsdruck (CPP) sollte > 50 und < 70 mmHg betragen, der systolische Blutdruck sollte > 90 mmHg liegen. Der CPP errechnet sich aus der Differenz des mittleren arteriellen Blutdrucks (MAP) und des ICP. Bei stark erhöhtem ICP muss eine große Dekompressionstrepanation oder -kraniektomie zur Druckentlastung in Betracht gezogen werden.

LITERATUR

Firsching R et al. Leitlinie Schädel-Hirn-Trauma im Erwachsenenalter (Stand: 2/2015). AWMF-Register-Nr. 008-001. www.awmf.org/leitlinien/detail/ll/008-001.html (letzter Zugriff: 14.6.2021).

KASUISTIK

Eine 51-jährige Patientin ist gestürzt und zog sich eine Fraktur über der hinteren Schädelgrube zu. Die Patientin ist bewusstseinsgetrübt und klagt über Kopfschmerzen. Lähmungen sind nicht festzustellen. Ca. zwei Stunden nach dem Unfall wird eine cCT durchgeführt, die eine Blutung in der hinteren Schädelgrube zeigt (➤ Abb. 4.12).

Welche Aussagen treffen zu?

a) Es sollte eine medikamentöse antiödematöse Behandlung eingeleitet und vorerst abgewartet werden, da keine unmittelbare Gefahr vorliegt.
b) In einem solchen Fall ist die Ventrikeldrainage die Therapie der Wahl.
c) Es handelt sich am ehesten um ein epidurales Hämatom in der hinteren Schädelgrube, welches sofort ausgeräumt werden sollte, da eine Größenzunahme befürchtet werden muss.
d) Es handelt sich um ein bikonvexes subdurales Hämatom, das sich infolge einer Kontusion bei Sturz auf das Hinterhaupt angesammelt hat. Da es kaum raumfordernd und der 4. Ventrikel noch erkennbar ist, ist eine Entfernung bei der leicht bewusstseinsgetrübten Patientin nicht erforderlich.
e) Es handelt sich um ein intrazerebelläres Hämatom. Da die Ventrikel zum jetzigen Zeitpunkt eng sind, sind eine Liquorableitung und eine Entfernung des Hämatoms nicht angezeigt.

Die richtige Antwort ist c.

Die Definition des Schädel-Hirn-Traumas ist: „*Ein Schädel-Hirn-Trauma ist Folge einer Gewalteinwirkung, die zu einer Funktionsstörung und/oder Verletzung des Gehirns geführt hat und mit einer Prellung oder Verletzung der Kopfschwarte, des knöchernen Schädels, der Gefäße und/oder der Dura verbunden sein kann. Eine Verletzung des Kopfes ohne Hirnfunktionsstörung oder Verletzung des Gehirns bezeichnet man als Schädelprellung.*" (Leitlinie Schädel-Hirn-Trauma, Update 2015).

Die cCT zeigt ein typisch **bikonvexes epidurales Hämatom** bei bekannter Fraktur in der hinteren Schädelgrube mit Verlagerung des 4. Ventrikels (➤ Abb. 4.12). Der Hirndruckanstieg bei Blutung ist nicht linear, sondern exponentiell mit entsprechender Dynamik (Antwort c). Bei allen epiduralen Hämatomen > 30 cm^3 unabhängig vom GCS oder bei GCS ≤ 9 Punkte mit abnormalen Pupillen besteht **Notfallindikation zur operativen Hämatomausräumung.**

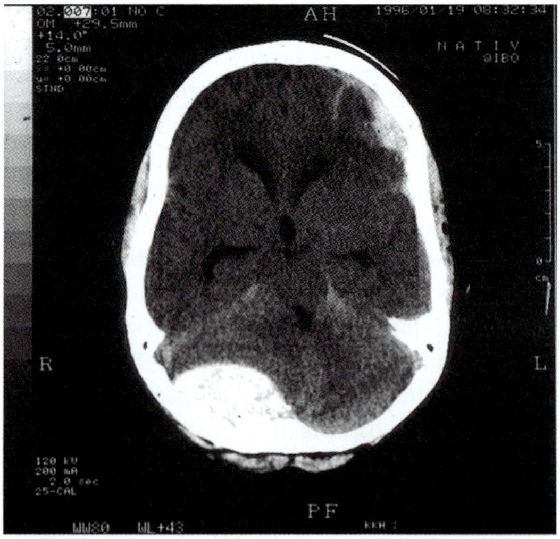

Abb. 4.12 cCT axial, epidurales Hämatom mit raumforderndem Charakter [O1033]

Eine **Ventrikeldrainge** zur invasiven Messung des ICP ist in diesem Fall nicht zielführend, da bereits ein raumfordernder Charakter der Blutung mit neurologischer Symptomatik besteht (Antwort b). Eine **medikamentöse Behandlung** und abwartende Haltung muss hier als viel zu risikoreich angesehen werden (Antwort a).

Jede Klinik, die schwere Schädel-Hirn-Verletzungen behandelt, sollte bei drohender Einklemmung und bei nicht mehr verlegungsfähigem Patienten nach erfolgter cCT in der Lage sein, eine **Trepanation** durchzuführen. Ein Bohrloch wird am besten mit einem selbstauskuppelnden pneumatischen Bohrer oder mit einer Handfräse angelegt. Nach Ablösen der Dura kann der gewünschte Knochendeckel von verschiedenen Bohrlöchern mit z. B. einer Draht-Handsäge entfernt werden und die Dekompression erfolgen. Die **Blutstillung** kann mit bipolarem Strom, lokalen Hämostyptika und Knochenwachs erfolgen.

LITERATUR

Firsching R et al. Leitlinie Schädel-Hirn-Trauma im Erwachsenenalter (Stand: 2/2015). AWMF-Register-Nr. 008-001. www.awmf.org/leitlinien/detail/ll/008-001.html (letzter Zugriff: 14.6.2021).
Adams H, Kolias AG, Hutchinson PJ. The role of surgical intervention in traumatic brain injury. Neurosurgery Clinics. 2016; 27(4): 519–528.

KASUISTIK

Einem jungen Mann auf einem Motorroller wurde von einem Lkw die Vorfahrt genommen, sodass er mit diesem kollidierte. Er trug einen Halbschalenhelm ohne Gesichtsschutz, welcher am Unfallort bereits vom Notarzt abgenommen wurde. Er wird mit erheblichen Weichteilverletzungen des Gesichts in die Notaufnahme gebracht. In der klinischen Untersuchung sind die Frontzähne des Oberkiefers gelockert, auch die Maxilla weist eine abnorme Beweglichkeit auf. Aus der Nase läuft wässriges, blutig-tingiertes Sekret. Der Patient ist wach und spontanatmend, die Motorik koordiniert, eine verbale Reaktion jedoch aufgrund des Lokalbefundes nicht möglich.

Welche Aussagen treffen zu?

a) Eine CT-Diagnostik ist erforderlich, , um intrakraniale Verletzungen auszuschließen und das knöcherne Mittelgesicht sowie die HWS zu beurteilen.
b) Die beschriebene Sekretion aus der Nase weist auf eine Fraktur der Schädelbasis mit Durabeteiligung hin.
c) Bei bestätigter Rhinoliquorrhoe besteht immer absolute OP-Indikation.
d) Bei der sogenannten LeFort-I-Fraktur ist eine Beteiligung der Schädelbasis häufig.
e) Es sollte die zeitnahe orale endotracheale Intubation erfolgen.

Die richtigen Antworten sind a, b und c.
Bei beweglicher Maxilla ist von einer **maxillofazialen Fraktur** auszugehen, die nach LeFort klassifiziert werden kann (➤ Abb. 4.13). Bei LeFort-II und -III-Frakturen, nicht aber bei der LeFort-I-Fraktur (Antwort d) kommt es in etwa 20–30 % zu einer Beteiligung der Schädelbasis und Rhinoliquorrhoe über die dünne Lamina cribrosa. Bei nachgewiesener Rhinoliquorrhoe kann zunächst konservativ behandelt werden (Oberkörperhochlagerung,

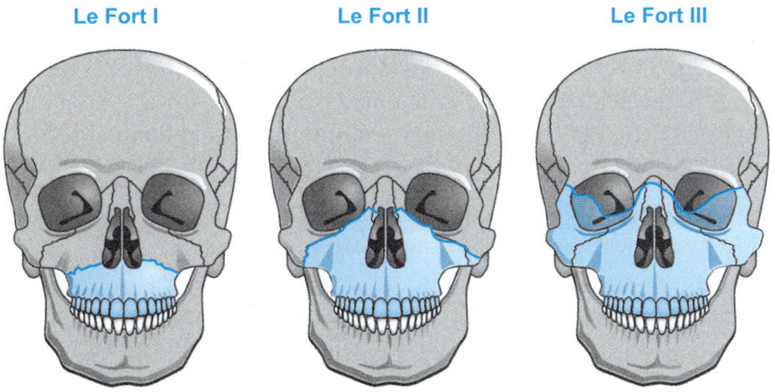

Abb. 4.13 Frakturverlauf bei LeFort-Frakturen I–III [L157]

Schneuzverbot), was in bis zu 85 % erfolgreich ist. Das Risiko einer aszendierenden Meningitis ist in der ersten Woche nach Trauma eher gering (11 %), und steigt danach auf 55–88 % an (Phang 2016). Bei persistierendem Duraleck nach dieser Zeit sollte ein operativer Verschluss erfolgen, anfangs besteht jedoch nur eine relative OP-Indikation (Antwort c).

Mittelgesichtsfrakturen sind in bis zu 20 % mit relevanten **HWS-Verletzungen** kombiniert, weshalb diese immer mittels CT mitbeurteilt werden sollte. Röntgen-Aufnahmen sind durch die CT-Diagnostik, die hier der Goldstandard ist, weitgehend verdrängt worden (Antwort a). Bei LeFort Frakturen erfolgt als eine frühe operative Maßnahme die **Einstellung der Okklusion** eingestellt, z. B. durch intermaxilläre Verschnürung, gefolgt von einer osteosynthetischen Versorgung (Mini-Platten) der eigentlichen Gesichtsfraktur. Hierzu sollte der Atemweg über eine nasale Intubation gesichert werden (Antwort e).

Mittelgesichtsfrakturen können mit vital bedrohlichen Blutungen einhergehen. Zur **Blutungskontrolle** können je nach Blutungsursprung Tamponaden (Bellocq-Tamponade, Ballon-Tamponade) oder bei Sistieren der Blutung auch die Angioembolisationen zum Einsatz kommen, z. B. bei Blutungen aus der A. maxillaris.

4

LITERATUR

Matsumoto S, Akashi T, Hayashida K et al. Transcatheter arterial embolization in the treatment of maxillofacial fractures with life-threatening hemorrhage. Ann Plastic Surg. 2018; 80(6: 664–668.

Phang SY, Whitehouse K, Lee L et al. Management of CSF leak in base of skull fractures in adults. Br Journal Neurosurg. 2016; 30(6): 596–604.

4.3 Endoskopische Notfälle

Dörte Wichmann

KASUISTIK

Sie haben Dienst in der Notaufnahme. Ihnen wird ein 53-jähriger Patient mit bekannter C2-Leberzirrhose bei akutem Bluterbrechen von hellem Blut und Koageln notärztlich zugewiesen. Bei Übernahme ist der Patient in einem reduzierten Allgemeinzustand, kaltschweißig, tachykard, hypoton. Das Abdomen ist distendiert. Die Atemfrequenz ist mit 22/min erhöht, SpO_2 bei 87 %.

Welche Aussage ist nicht korrekt:

a) Bei V. a. eine variköse Blutung sollte eine medikamentöse Therapie mit Vasokonstriktoren (z. B. Terlipressin, Octreotid, Somatostatin) frühzeitig eingeleitet werden.
b) Bei V. a. eine variköse Blutung sollte frühzeitig eine antibiotische Therapie (z. B. Ceftriaxon oder Chinolon) begonnen werden.
c) Bei V. a. variköse Blutung eine Ösophagogastroduodenoskopie bei Schockgeschehen frühestmöglich, im Übrigen zeitnah in < 12 h erfolgen.
d) Sollte der Patient aktuell keine Zeichen einer akuten Blutung bieten, kann eine ambulante Versorgung angestrebt werden.
e) Auch wenn ein Banding von Ösophagusvarizen weniger als eine Woche zurückliegt, kann eine Ösophagogastroduodenoskopie bei V. a. Varizenblutung erfolgen.

Die Aussage d ist nicht korrekt.

Der Patient hat eine akute Varizenblutung bei dekompensierter Leberzirrhose erlitten. Nach endotrachealer Schutzintubation konnte eine primäre Hämostase durch Ligaturen erreicht werden. Nach 48 Stunden kam es zu einer Re-Blutung aus den Ösophagusvarizen. Es wurde ein Ella-Stent eingebracht, worunter die Blutung sistierte. Am Folgetag wurde ein transjugulärer intrahepatischer portosystemischer Shunt (TIPS) angelegt und der Stent nach insgesamt vier Tagen Liegezeit entfernt.

Ösophagusvarizen resultieren aus einer klinisch signifikanten portalen Hypertonie (hepatischer Venendruckgradient [HVPG] > 10 mmHg). Sie liegen bei etwa 35 % bei kompensierten Patienten und etwa 48 % bei dekompensierten Patienten vor. Die Varizenblutung ist die Komplikation mit der höchsten Mortalität bei Leberzirrhotikern und liegt bei 15–32 % innerhalb der ersten 6 Wochen nach Varizenblutung. Jeder Patient mit neu-diagnostizierter Leberzirrhose soll eine Ösophagogastroduodenoskopie (ÖGD) erhalten, um das Vorhandensein von ösophagogastralen Varizen und einer protal-hypertensiven Gastropathie zu untersuchen.

Bei Verdacht auf eine akute Varizenblutung steht laut der S2k-Leitlinie Gastrointestinale Blutungen der DGVS neben der Kreislaufstabilisierung die zügige Einleitung einer medikamentösen Therapie mit einem **Vasopressinanalogon** und einem **Antibiotikum** im Vordergrund. Es soll eine Kombination aus medikamentöser und endoskopischer Therapie erfolgen.

Die **endoskopische Untersuchung** soll so zeitnah wie möglich durchgeführt werden, spätestens jedoch nach 12 Stunden. Patienten mit manifester Varizenblutung oder V. a. stattgehabte Varizenblutung sind immer stationär zu überwachen. Die Indikation einer endotrachealen Intubation für die Notfall-Gastroskopie ist bei V. a. eine akute Varizenblutung aufgrund des erhöhten Aspirationsrisikos großzügig zu stellen.

Zur **endoskopischen Primärtherapie** wird die Ligatur empfohlen, alternativ kann eine primäre Sklerosierung mit Injektion von n-Butyl-2-Cyano-Acrylat erfolgen.

Das **primäre Therapieversagen** wird als fortgesetzte Blutung (Erbrechen von frischem Blut), fehlende hämodynamische Stabilisierung, erneuter Abfall des Hämoglobinwertes um 3 g/dl oder Re-Blutung in den ersten fünf Tagen nach Primärtherapie definiert. Bei refraktärer Ösophagusvarizenblutung sollte ein beschichteter, selbstexpandierender Metallstent eingelegt werden (SX-ELLA Stent Danis). Alternativ oder bei Fundusvarizenblutung sollten Sonden (Sengstaken-Sonde, Linton-Nachlas-Sonde) als Überbrückungstherapie eingelegt werden.

Das **sekundäre Therapieversagen** ist definiert als Re-Blutung nach mindestens fünf Tagen nach primärer Therapie. Patienten mit Therapieversagen bei Varizenblutungen sind an ein Zentrum mit angiografischer und chirurgischer Shunt-Expertise zu verlegen.

Die Möglichkeit der Anlage eines **transjugulären, intrahepatischen, portosystemischen Shunts (TIPS)** ist bei fehlenden Kontraindikationen bei allen Patienten mit rezidivierender Varizenblutung zu prüfen. Hierbei wird angiografisch ein beschichteter Stent zwischen Pfortader und Lebervene platziert. Es werden folgende TIPS-Anlageszenarien unterschieden:

- Elective TIPS
- Rescue TIPS
- Early TIPS

Kontraindikationen sind pulmonale Hypertonie, Rechtsherz- und Trikuspidalinsuffizienz, systemische Infektionen/Sepsis, Thrombopenien und Erkrankungen der Leber bzw. der Gallengänge etc. Chirurgische Shuntverfahren sind bei vorliegenden Kontraindikationen für eine TIPS-Anlage zu prüfen.

Eine weitere Therapieoption ist die **Lebertransplantation,** die jedoch hinsichtlich der Listungskriterien evaluiert werden muss.

Bei erfolgreicher Therapie einer akuten Varizenblutung wird als **Sekundärprophylaxe** eine doppelte Therapie mit nichtselektiven β-Blockern (NSBB) zur Senkung des HVPG empfohlen (Propanolol, Nadolol).

LITERATUR

D'Amico G, Pasta L, Morabito A et al. Competing risks and prognostic stages of cirrhosis: a 25-year inception cohort study of 494 patients. Aliment Pharmacol Ther. 2014; 39: 1180–1119.

Götz M, Anders M, Biekers A et al. S2k-Leitlinie Gastrointestinale Blutungen – Leitlinie der Deutschen Gesellschaft für Gastroenterologie DGS. Z Gastroenterol. 2017; 55(9): 883–936.

Jairath V, Rehal S, Logan R et al. Acute variceal haemorrhage in the United Kingdom: patient characteristics, management and outcomes in a nationwide audit. Dig Liver Dis. 2014; 46(5): 419–426.

KASUISTIK

Mit dem Notarzt wird ein 43-jähriger Patient eingewiesen, der Frischblut und Hämatin erbrochen hatte. Der Patient ist hypoton, tachykard, nicht dyspnoeisch. Der Patient berichtet über einen seit zwei Tagen bestehenden Magen-Darm-Infekt, wobei er mehrfach erbrechen musste. Laut Eigenanamnese bestehen keine Vorerkrankungen, regelmäßige Medikamenten- oder Alkoholeinnahme wird verneint.

Welche der folgenden Aussagen sind korrekt?

a) Da der Patient erbrochen hat, ist klar, dass er an einem Boerhaave-Syndrom leidet.
b) Vor der Notfall-Endoskopie sollte zwingend eine Schnittbildgebung gewonnen werden.
c) Longitudinale SH-Einrisse im Bereich der Kardia werden als „Mallory-Weiss-Syndrom" bezeichnet. Dieses kann mit einer starken, submukösen Blutung einhergehen.
d) Bei der Notfall-Endoskopie muss auf eine Sicherung der Atemwege geachtet werden.
e) Vor der Notfall-Endoskopie sollten die Gabe von PPI und Erythromycin erfolgen.

4

Die Aussagen c, d und e sind korrekt.

Der Patient hat ein Mallory-Weiss-Syndrom mit starker submukosaler Blutung erlitten. Durch Injektion und Clip-Applikation konnte eine erfolgreiche Hämostase erreicht werden. Für die Index-Endoskopie war der Patient endotracheal intubiert worden.

Das **Mallory-Weiss-Syndrom** ist für ca. 7–12 % der oberen gastrointestinalen Blutungen verantwortlich. Es resultiert häufig aus starkem Erbrechen, bekannte Risikofaktoren sind Bulimie, Alkoholexzesse, Hyperemsis gravidarum u. Ä.

Patienten stellen sich je nach Stärke des Blutverlustes mit den Zeichen eines hypovolämen Schocks und Hämatemesis bzw. dem Erbrechen von Frischblut vor. Die Diagnostik und zeitgleiche Therapie erfolgt durch die **ÖGD.** Relevant ist die Befundung der Kardia antegrad und in Inversionsstellung (➤ Abb. 4.14). Bei Längseinrissen der Mukosa mit Blutungsaktivität erfolgt die **endoskopische Blutstillung** durch Injektionstherapie und/oder Clip-Applikation. Die Patienten werden anschließend antiemetisch und mit Protonenpumpeninhibitoren (PPI) für 14 Tage therapiert. Bei V. a. eine obere gastrointestinale Blutung ist nach Stabilisierung der hämodynamischen Situation stets die Gabe von **PPI und Erythromycin** indiziert (sofern keine Allergien vorliegen), wobei Erythromycin für eine gesteigerte Motilität und Entleerung des Magens sorgt und die Untersuchungsbedingungen im Rahmen der Notfall-Endoskopie erheblich verbessern kann.

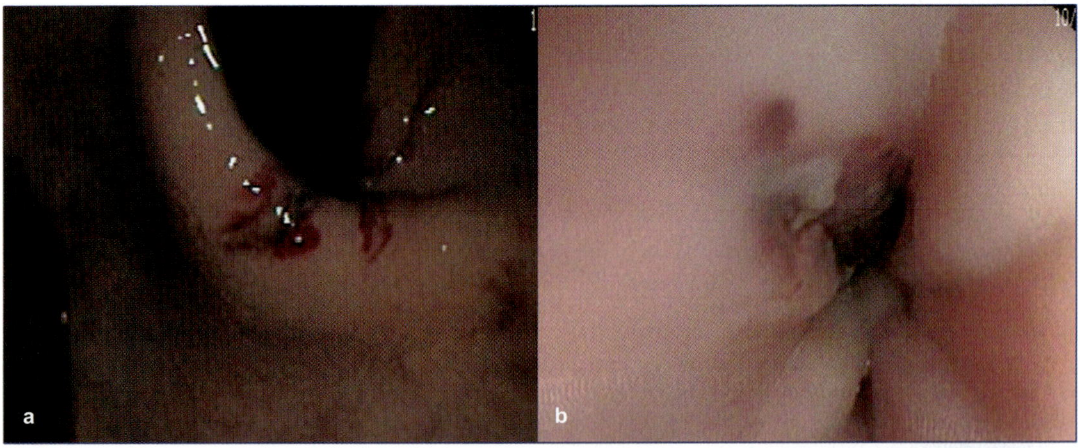

Abb. 4.14 Endoskopisches Bild einer Mallory-Weis-Läsion a) Befund in Inversion, Blick auf die Kardia b) Blick antegrad im distalen Ösophagus auf den Riss [T1217]

Medikationsvorschlage bei Patienten mit Mallory-Weiss-Syndrom:

- Pantoprazol 40 mg 1–0–1
- Erythromycin 250 mg i. v. initial
- Metoclopramid (MCP) 10 mg 1–(1)–1
- Ggf. Ondansetron 4 mg 1–(1)–1

LITERATUR

Götz M, Anders M, Biekers A et al. S2k-Leitlinie Gastrointestinale Blutungen – Leitlinie der Deutschen Gesellschaft für Gastroenterologie DGS. Z Gastroenterol. 2017; 55(9): 883–936.

Samuel R, Bilal M, Tayyem O, Guturu P. Evaluation and management of non-variceal upper gastrointestinal bleeding. Dis Mon. 2018; 64(7): 333–343.

KASUISTIK

Ein 27-jähriger Patient wird mit dem Notarzt mit Schockraum-Anmeldung zu Ihnen gebracht, nachdem er in suizidaler Absicht Rohrreiniger getrunken hat. Der Patient ist spontan atmend, kaltschweißig, die Vitalparameter sind normwertig. Er hat nach der Ingestion des Rohrreinigers nicht erbrochen.

Welche Aussage ist korrekt?

a) Koagulationsnekrosen entstehen durch Säure-Ingestion.
b) Kolliquationsnekrosen entstehen durch Säure-Ingestion.
c) Nach Aufnahme von ätzenden Substanzen sollte eine Magenentleerung durch induziertes Erbrechen eingeleitet werden.
d) Die Endoskopie spielt in der Diagnostik von Verätzungen im oberen Gastrointestinaltrakt eine untergeordnete Rolle.
e) Solange kein Verdacht auf eine Hohlorganperforation vorliegt, ist keine antibiotische Therapie nötig.

Aussage a ist korrekt.

Die akzidentielle oder gezielte Ingestion von Säure, z. B. als suizidale Handlung, führt zur Ausbildung von **Koagulationsnekrosen.** Diese Nekrosen sind meistens auf die ösophagelae Mukosa beschränkt. Bei relevanter Aufnahme von Säuren in den Magen kann eine Magenperforation resultieren. **Kolliquationsnekrosen** entstehen durch die orale Aufnahme von Laugen, das abgestorbene Gewebe verflüssigt sich. Weil durch die Verflüssigung des Gewebes das Vordringen des schädigenden Agens in die Wand der Speiseröhre begünstigt wird, ist eine Verätzung mit Lauge gefährlicher als eine Verletzung durch Säure.

Die **Endoskopie** spielt eine große Rolle in der Befundung der Ausdehnung von traumatischen Veränderungen des oberen Gastrointestinaltraktes durch das schädigende Agens (➤ Tab. 4.8). Der Patient sollte für

Tab. 4.8 Gradeinteilung, endoskopischer Befund und Prognose bei Ingestionstraumen nach Hoffmann et al. 2020 [nach Robert S. Hoffman/et al.: Ingestion of Caustic Substances. In: N Engl J Med 2020. Volume 382, Pages 1739-1748. DOI: 10.1056/NEJMra1810769]

Gradeinteilung	Endoskopischer Befund	Prognose
0	Normal	Komplette Erholung
1	Ödem und Erythem	Komplette Erholung
2A	Kontaktvulnerables Gewebe mit oberflächlichen Ulzerationen	Eventuell Strikturen
2B	Tiefe Ulzerationen die gesamte Zirkumferenz betreffend oder longitudinal	Strikturen wahrscheinlich
3A	Kleine, vereinzelte nekrotische Areale	Strikturen wahrscheinlich, Perforationsrisiko
3B	Extensive Nekrose	Hohes Risiko für Strikturen und Perforation
4	Perforation	Schlecht

die Index-Endoskopie intubiert werden. Die Index-Endoskopie sollte 24–48 Stunden nach dem Ingestionstrauma erfolgen.

LITERATUR

Hoffman RS, Burns MM, Gosselin S. Ingestion of caustic substances. N Engl J Med. 2020; 382: 1739–1748.
Hollenbach M, Tünnemann J, Struck MF et al. Endoscopic findings and outcome in caustic ingestion of acidic and alkaline agents in adults: A retrospective analysis. Medicine (Baltimore). 2019; 98(35): e16729.

KASUISTIK

Sie werden informiert, weil ein Patient in der geschlossenen Abteilung der Psychiatrie Rasierklingen geschluckt hat. Das Schlucken der Fremdkörper wurde vor genau zwei Stunden beobachtet.

Welche der folgenden Fremdkörper sollten endoskopisch entfernt werden?

a) Ein 20-Cent-Stück, welches sich beim Röntgen in die Mitte des Ösophagus projiziert
b) Eine Münze im Magen
c) Eine Batterie (Knopfzelle) im Magen
d) Ein 10 mm langer Nagel, der sich im Röntgen in Projektion auf den Dünndarm zeigt
e) Ein 30 mm langer Nagel im Bulbus duodeni

Die Aussagen a, c und e sind korrekt.
Fremdkörper im Gastrointestinaltrakt sollten endoskopisch entfernt werden, falls sie spitz, scharf oder giftig und endoskopisch erreichbar sind. Bleiben Fremdkörper in der Speiseröhre stecken, sollten sie immer extrahiert werden, da sie ansonsten zu einer Drucknekrose mit nachfolgender Penetration der Ösophaguswand führen. Da sich spitze Gegenstände mit dem stumpfen Ende analwärts peristaltisch vorwärtsbewegen, ist die Chance für ein spontanes Ausscheiden des Fremdkörpers hoch. Die Gabe von Sauerkraut soll zum einen die Peristaltik anregen, zum anderen den scharfen oder spitzen Fremdkörper umhüllen.

LITERATUR

Eisen GM, Baron TH, Dominitz JA et al. Guideline for the management of ingested foreign bodies. Gastrointest Endosc. 2002; 55: 802–806.
Kramer RE, Lerner DG, Lin T et al. Management of ingested foreign bodies in children: a clinical report of the NASPGHAN Endoscopy Committee; North American Society for Pediatric Gastroenterology, Hepatology, and Nutrition Endoscopy Committee. J Pediatr Gastroenterol Nutr. 2015; 60(4): 562–574.

KASUISTIK

Am späten Abend stellt sich ein 67-jähriger Patient mit Globusgefühl und Aphagie seit dem Essen vor vier Stunden vor. Er hat mit Freunden gegrillt. Beim Speisen ist ihm ein Stück Fleisch „hängengeblieben", welches sich nicht spontan mobilisieren ließ. Die Medikamenten- und Genussmittelanamnese ist unauffällig.

Welche Aussage ist richtig?

a) Man kann bis zum Folgetag warten, vielleicht mobilisiert sich der Bolus ja noch selbst.
b) Die Notfallendoskopie ist indiziert, da ein impaktierter Bolus zu Ulzerationen der Speiseröhre führen kann.
c) Die eosinophile Ösophagitis führt nicht zu Bolusgeschehen.
d) Wahrscheinlich ist das Bolusgeschehen aufgrund einer malignen Erkrankung aufgetreten.
e) Für die Notfallendoskopie müssen keine relevanten Vorkehrungen getroffen werden.

Die Aussage b ist korrekt.
Der Patient wurde auf der Intensivstation in Sedierung ohne Intubation endoskopisch untersucht. Bei 24 cm ab Zahnreihe fand sich ein impaktierter Fleischbolus, der mit dem Endoskop nach gastral mobilisiert werden konnte. Die restliche Speiseröhre war endoluminal unauffällig. Im Bereich des Bolus fand sich eine oberflächliche Ulzeration. Im niedergelassenen Bereich erfolgte sechs Wochen später eine elektive Abklärung auf das Vorliegen einer eosinophilen Ösophagitis, welche sich nicht nachweisen ließ.

Bolusereignisse stellen häufige Indikationen für **Notfallendoskopien** dar, wobei zwischen komplett okkludierenden und teilokkludierenden Boli unterschieden werden sollte. Die Notfallindikation besteht für komplett okkludierende Boli. Teilokkludierte Boli können in einer Latenz von 12–24 Stunden untersucht werden.

Häufig handelt es sich um nicht oder schlecht zerkaute Fleischstücke, die ösophageal impaktieren. Der Bolus kann zu einem lokalen Druckulkus bis hin zur Perforation der Speiseröhre führen. Hohe Boli im Pharynx können durch die Kollegen der HNO geborgen werden.

Die **eosinophile Ösophagitis (EoE)** ist eine chronische allergische Speiseröhren-Entzündung, die mit Schluckunfähigkeit und Bolusgeschehen einhergehen kann. Die Diagnostik erfolgt durch typische endoluminale Speiseröhrenveränderungen (➤ Abb. 4.15) und erhöhte Eosinophilen-Anzahl im histologischen Befund. Therapeutisch werden Eliminationsdiäten und topische Kortikoide eingesetzt.

Für die Notfallendoskopie bei Patienten mit Bolusgeschehen muss beachten werden, dass diese häufig nicht nüchtern sind. Somit besteht ein erhöhtes **Aspirationsrisiko.** Das Setting, in dem diese Patienten untersucht werden, muss der Endoskopiker festlegen. Es sollten neben dem Endoskopiker und der Endoskopie-Pflegekraft auf alle Fälle mind. ein weiterer Arzt und eine Pflegekraft mit Intensiverfahrungen bei der Untersuchung anwesend sein, die die Sedierung überwachen und bei Aspiration absaugen.

Das **therapeutische Vorgehen** bei Bolusgeschehen richtet sich nach Art und Lokalisation des Bolus. Häufig werden Nahrungsboli nach gastral geschoben. Ist die Mobilisation nur mit erhöhtem Druck möglich, sollte der Bolus nach oral geborgen werden, weil die Ursache distal des Bolus primär nicht eingesehen werden kann.

Eine **Tumormanifestation** mit Bolusgeschehen, welches zur Erstdiagnose führt, ist denkbar. Die meisten Tumorpatienten bemerken allerdings eine langsam progrediente Verschlechterung der Schluckfähigkeit und passen sich automatisch mit der Nahrungsaufnahme an.

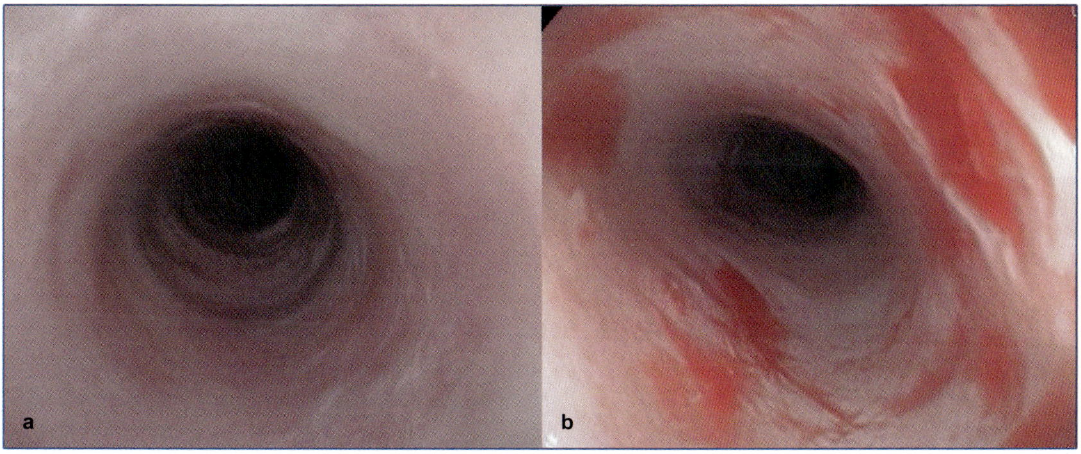

Abb. 4.15 Endoskopischer Befund einer eosinophilen Ösophagitis
a) Typische Trachealisierung der öspohagealen Schleimhaut
b) Großflächiger, oberflächlicher Schleimhauteinriss nach Gerätepassage [T1217]

LITERATUR

Lucendo AJ, Molina-Infante J, Arias A et al. Guidelines on eosinophilic esophagitis: evidence-based statements and recommendations for diagnosis and management in children and adults. United European Gastroenterol J. 2017; 5(3):335–358.

KASUISTIK

Ein 68-jähriger Patient nach onkologischer Hemikolektomie rechts entwickelt am zweiten postoperativen Tag eine Hb- und kreislaufrelevante untere gastrointestinale Blutung.

Welche Aussage ist nicht korrekt?

a) Eine Endoskopie verbietet sich aufgrund der frischen Anastomose.
b) Anastomosenblutungen machen 2–9 % aller Indikationen zur Notfallendoskopie aus, wobei die Häufigkeit eingriffsspezifisch ist.
c) Der Patient muss zunächst abgeführt werden, bevor die Endoskopie durchführbar ist.
d) Bei einer solchen Blutung muss die Re-Operation geplant werden.
e) Aufgrund des Alters ist eine Divertikelblutung wahrscheinlich.

Aussage b ist korrekt

Der Patient wurde notfällig endoskopiert. Im Anastomosenbereich fanden sich Ulzerationen mit einer Forrest Ib-Situation. Die Blutung konnte durch Unterspritzung und Clip-Applikation gestillt werden. Eine Rezidivblutung trat nicht auf.

Bei Patienten mit akuten unteren gastrointestinalen Blutungen (UGIB) ist die **sofortige Endoskopie** indiziert bei Kreislauf- und Hb-Relevanz. Blut führt sehr gut ab, sodass häufig eine gute Übersicht gewonnen werden kann (➤ Abb. 4.16a). Das Alter der Anastomose stellt keine Kontraindikation für eine Endoskopie bei UGIB dar. Allerdings sollte der Endoskopiker darüber informiert sein. Divertikel können zu einer UGIB führen. Es wäre allerdings eine bemerkenswerte Koinzidenz, wenn eine Divertikel-Blutung zwei Tage nach Hemikolektomie auftreten würde.

Zur **endoskopischen Blutstillung** stehen auch bei Anastomosenblutungen zahlreiche Möglichkeiten zur Verfügung. Die häufigsten Blutstillungsmaßnahmen sind die submukosale Druckerhöhung durch Injektion und Clippen (➤ Abb. 4.16b). Das Auftragen von topischen Hämatostyptika hat sich bei diffusen Blutungen etabliert.

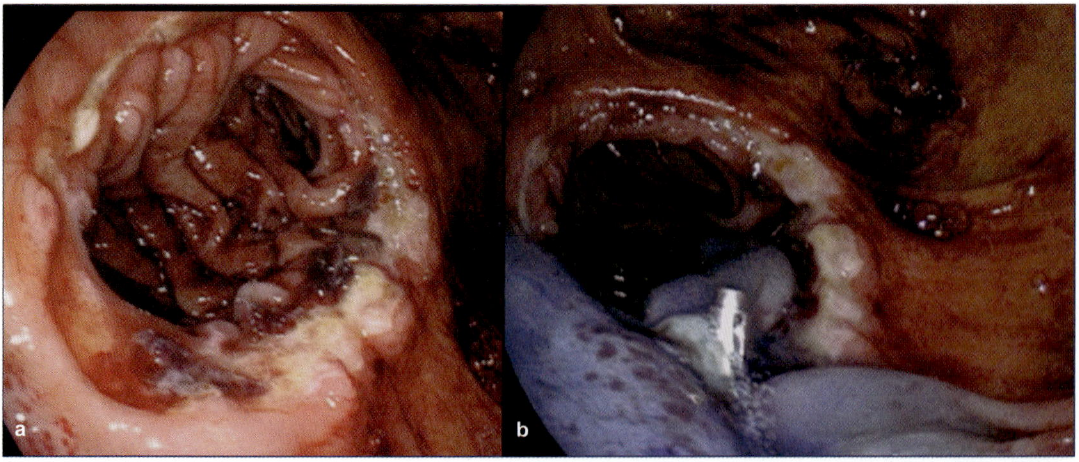

Abb. 4.16 Stattgehabte Anastomosenblutung einer Ileo-Transversostomie a) Blick auf die Seit-zu-Seit-Anastomose mit Ulzerationen 3–12 Uhr, Gefäßstumpf bei 7 Uhr (Forrest IIa) b) Posttherapeutisches Bild mit platziertem HaemoClip und Fibrinunterspritzung [T1217]

LITERATUR
Götz M, Anders M, Biekers A et al. S2k-Leitlinie Gastrointestinale Blutungen – Leitlinie der Deutschen Gesellschaft für Gastroenterologie DGS. Z Gastroenterol. 2017; 55(9): 883–936.
Stier C, May J. Procedure-specific postoperative gastrointestinal hemorrhage. Chirurg. 2019; 90(8):631–639.

4.4 Viszeralchirurgische Notfälle

Marcel André Schneider, Kuno Lehmann

KASUISTIK

Sie sind auf dem Weg zu einer 37-jährigen Patientin, die mit seit dem Morgen bestehenden, akuten starken Bauchschmerzen auf die Notfallstation gebracht wurde.

An welche potenziellen Differenzialdiagnosen denken Sie, solange Sie noch keine weiteren Angaben zur Patientin haben?

a) Perforierte Appendizitis
b) Inferiorer Myokardinfarkt
c) Rupturierte extrauterine Schwangerschaft
d) Nephro-/Uretherolithiasis
e) Akute Cholezystitis

Sämtliche Antworten sind korrekt.

Das **akute Abdomen** beschreibt keine eindeutige medizinische Diagnose, sondern ein **klinisches Zustandsbild,** welches typischerweise durch (per-)akut auftretende Abdominalschmerzen charakterisiert ist und je nach zugrundeliegender Pathologie einen typischen klinischen Untersuchungsbefund aufweist. Es erfordert eine **zeitnahe Diagnostik** zur Erkennung von potenziell lebensbedrohlichen Ursachen und je nachdem eine **zeitnahe bis notfallmäßige chirurgische Intervention.**

Die **Differenzialdiagnose** des akuten Abdomens ist breit und umfasst diverse intraperitoneale, aber auch retroperitoneale Pathologien. Neben den klassischen **viszeralchirurgischen Krankheitsbildern,** welche dem Facharztanwärter ausreichend bekannt sein dürften, sind mögliche weitere Ursachen **gefäßchirurgische Problematiken** wie rupturierte Bauchaorten- oder Viszeralarterienaneurysmen oder arterielle und venöse Mesenterialgefäßverschlüsse. Zu möglichen Ursachen gehören auch **gynäkologische Krankheitsbilder** wie die Ovarialzystentorsion und die extrauterine Schwangerschaft oder **urologische Problematiken** wie eine Nephrourolithiasis. Die weitere Differenzialdiagnose umfasst ebenso allgemeinmedizinische Ursachen wie eine Gastroenteritis oder eine Obstipation.

Aus chirurgischer Sicht darf nicht vergessen werden, dass sich auch primär **extraabdominale internistische Krankheitsbilder** atypisch als abdominale Schmerzen präsentieren können. Beispiele sind ein inferiorer Myokardinfarkt oder eine Pneumonie mit pleuritischer Reaktion und/oder begleitendem Pleuraerguss. Die atypische Präsentation trifft gehäuft bei Kindern sowie älteren und dementen Patienten auf. Weitere schwerwiegende internistische Krankheitsbilder umfassen **metabolische Erkrankungen** (e. g. akuter Schub einer Porphyrie, Addison Krise oder diabetische Ketoazidose) und **Intoxikationen.**

LITERATUR
Becker P, Böttcher KA, Schilling D. Das akute Abdomen. Dtsch Med Wochenschr. 2017; 142(6): 432–441.
Fischer L, Apitz M, Billeter A et al. Das akute Abdomen auf der Intensivstation. Allgemein- und Viszeralchirurgie up2date. 2017; 11(02): 197–208.
Hauser H, Buhr HJ, Mischinger HJ (Hrsg.). Akutes Abdomen: Diagnose – Differenzialdiagnose – Erstversorgung – Therapie. Heidelberg: Springer, 2016.

4

THEMA

Eine gezielte Schmerzanamnese ist bei Patienten mit akutem Abdomen eminent wichtig. Hier spielen Zeitpunkt des Schmerzbeginns, Schmerzverlauf, Art des Schmerzes, Schmerzlokalisation und Schmerzausstrahlung eine wichtige Rolle zur Auffindung der Arbeitsdiagnose. Bei Kenntnis der Unterschiede zwischen viszeralem und somatisch-parietalem Schmerz kann man zusätzliche wichtige Informationen erhalten.

Welche der folgenden Behauptungen ist falsch?

a) Viszerale Schmerzen entstehen durch Reizung des parietalen Peritoneums.
b) Viszerale Schmerzen werden von viszerosensiblen sympathischen Nervenfasern übertragen.
c) Die Head-Hautzonen entsprechen jeweils einem Dermatom, welches durch Konvergenz viszerosensibler Nervenfasern mit somatosensiblen kutanen afferenten Nervenfasern auf einem Hinterhorn-Neuron des Tractus spinothalamicus lateralis zustande kommt (viszerokutaner Reflex).
d) Viszeraler Schmerz ist diffus und bohrend, somatischer Schmerz lokalisiert und scharf.
e) Der viszerale Schmerz besteht zum Anfang der Erkrankung, der somatische Schmerz folgt normalerweise später.

Die Aussage a ist falsch.

Die unpaare sympathische Innervation der Abdominalorgane wird über den Plexus coeliacus, den Plexus mesentericus superior und den Plexus mesentericus inferior sichergestellt. Hier entsteht der **viszerale Schmerz,** welcher durch Reizung des *viszeralen* Peritoneums infolge von Entzündung oder Spasmen der Hohlorgane zustande kommt. Der Schmerz ist diffus, dumpf und bei Koliken wellenartig, er ist der zuerst empfundene Schmerz. Durch Konvergenz von viszeralen und kutanen sensiblen Nervenverbindungen im Hinterhorn des Rückenmarks wird der Schmerz auf bestimmte Hautareale projiziert, die bei Kenntnis den jeweils betroffenen Organen zugeordnet werden können (Head-Zonen). Ein Beispiel ist der Schmerz in der rechten Schulter nach laparoskopischer Cholezystektomie. Der viszerale Schmerz selbst ist oft im Epigastrium (bei Erkrankungen von Magen, Duodenum und Gallenwegen), periumbilikal (Erkrankungen von Dünndarm und Appendix) oder in der Unterbauchmitte/suprasymphysär (Erkrankungen des distalen Kolons und Rektums) lokalisiert.

Somatische Schmerzen werden durch bilateral angelegte, segmentale Spinalnerven übertragen, sie entstehen durch Reizung des *parietalen* Peritoneums. Die Krankheit ist bei Erreichen des parietalen Peritoneums schon weiter fortgeschritten. Der Schmerz kann exakt lokalisiert werden und ist meist mit einer Abwehrspannung bei der Untersuchung (Peritonismus) verbunden. Bei Bewegung und z. B. auch beim Husten verstärkt sich der Schmerz. Durch die bilaterale Innervation kann hier eine exakte Seitenangabe gemacht werden.

LITERATUR

Hauser H, Buhr HJ, Mischinger HJ (Hrsg.). Akutes Abdomen: Diagnose – Differenzialdiagnose – Erstversorgung – Therapie. Heidelberg: Springer, 2016.

Struller F, Weinreich FJ, Horvath P et al. Peritoneal innervation: embryology and functional anatomy. Pleura Peritoneum. 2017; 2(4): 153–161.

KASUISTIK

Ein 64-jähriger Patient wird mit akuten linksseitigen Unterbauchschmerzen auf der chirurgischen Notfallstation vorstellig. Klinisch zeigt sich ein peritonitisches Abdomen mit ausgeprägter Druckdolenz im linken Unterbauch. Computertomografisch diagnostizieren Sie eine frei perforierte Sigmadivertikulitis und nehmen den Patienten notfallmäßig in den Operationssaal. Nach medianer Laparotomie zeigt sich das Bild einer Peritonitis (➤ Abb. 4.17).

Um welche Form der Peritonitis handelt es sich?

a) Primäre Peritonitis.
b) Sekundäre Peritonitis.
c) Tertiäre Peritonitis.

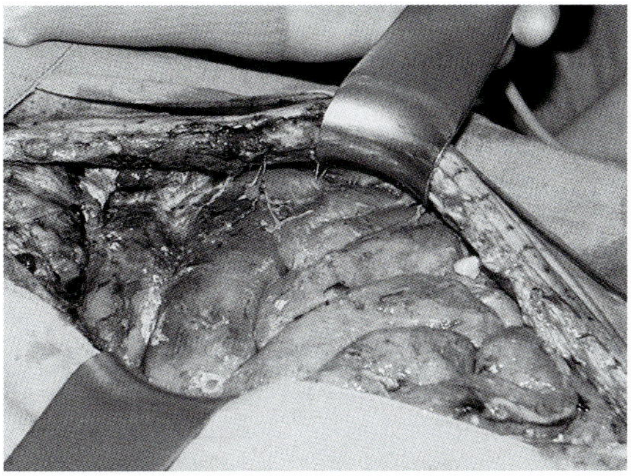

Abb. 4.17 Peritonitis [R461]

Die korrekte Antwort ist b.
Von der Systematik her lässt sich die Peritonitis ursächlich einteilen in:

- **Primäre Peritonitis:** Die primäre Peritonitis lässt sich in hämatogene Peritonitis (v. a. im Kindesalter auftretend) und spontane bakterielle Peritonitis (beim Erwachsenen, insbesondere bei Patienten mit Leberzirrhose auftretend) unterteilen. Sie wird primär konservativ mittels Antibiotika behandelt.
- **Sekundäre Peritonitis:** Die sekundäre Peritonitis ist die häufigste Form intraabdominaler Infektionen und entsteht durch die Ausbreitung von Mikroorganismen nach Hohlorganperforation oder abdominalen chirurgischen Eingriffen.
- **Tertiäre Peritonitis:** Von einer tertiären Peritonitis wird bei einer Infektion mit nosokomialen Erregern (z. B. Candida) bei einer persistierenden sekundären diffusen Peritonitis gesprochen.

Weiterhin unterteilt man die Peritonitis nach dem Verlauf in akut/chronisch, nach Ausbreitung in lokal (1–3 Quadranten)/diffus (4 Quadranten) und nach dem Exsudat in serös/fibrinös/eitrig/gallig/kotig.

Die häufigsten **Ursachen für eine diffuse sekundäre Peritonitis** sind eine Appendizitis (33–37 %), Cholezystitis (13–14,6 %), postoperative Komplikationen (16 %), Divertikulitis (5,6–8 %) und andere Kolonperforationen (7–9,9 %), gastroduodenale Perforationen (7–13,3 %) sowie Dünndarmperforationen (5–7,7 %).

Die **Letalität der Peritonitis** und der davon resultierenden Sepsis ist von der zugrundeliegenden Pathologie, ihrer Ausdehnung, der Möglichkeit der Sanierung sowie Alter und Komorbiditäten des Patienten abhängig, beträgt jedoch auch heute noch bis zu 30 % bei intestinaler Perforation.

Eine Prognoseabschätzung kann mit dem Mannheimer Peritonitis-Index (MPI, ➤ Tab. 4.9) vorgenommen werden, welcher in mehreren Studien validiert wurde. Liegt der MPI ≤ 20, ist die erwartete Letalität der Patienten nahezu 0 %. Bei einem MPI > 29 ist eine Mortalität von mehr als 50 % zu erwarten.

Tab. 4.9 Mannheimer Peritonitis-Index

Risikofaktor		Punkte
Alter > 50 Jahre		5
Weibliches Geschlecht		5
Organversagen		7
Malignom		4
Peritonitisdauer > 24 h		4
Ausgangspunkt nicht Kolon		4
Diffuse Ausbreitung		6
Exsudat	klar	0
	trüb-eitrig	6
	kotig-jauchig	12

LITERATUR

Linder MM, Wacha H, Feldmann U, Wesch U et al. The Mannheim peritonitis index. An instrument for the intraoperative prognosis of peritonitis. Chirurg. 1987; 58: 84–92.

Neri A, Fusario D, Marano L et al. Clinical evaluation of the Mannheim Prognostic Index in post-operative peritonitis: a prospective cohort study. Updates Surg. 2020; 72(4): 1159–1166.

Rau B. Peritonitis. Allgemein- und Viszeralchirurgie up2date. 2015; 9(06): 447–461.

Sartelli M, Catena F, Ansaloni L et al. Complicated intra-abdominal infections worldwide: the definitive data of the CIAOW Study. World J Emerg Surg. 2014; 9: 37.

KASUISTIK

Sie stehen nun im Operationssaal mit einem Patienten, welcher eine perforierte Sigmadivertikulitis mit eitriger Vier-Quadranten-Peritonitis aufweist (CDD 2c1, Hinchey 3°).

4

Welche Therapieoptionen stehen Ihnen zur Verfügung?

a) Eine reine laparoskopische Lavage ohne Resektion ist eine mögliche Option.
b) Eine interventionelle Drainageeinlage und antibiotische Therapie ist die Methode der Wahl.
c) Eine primäre Anastomosierung mit protektivem Ileostoma bietet Vorteile gegenüber der klassischen Hartmann-Operation.
d) Bei instabilen Patienten soll ein terminales Descendostoma angelegt werden.
e) Diese Notfalloperation hätte verhindert werden können, wenn der Patient leitliniengerecht nach dem ersten unkomplizierten Schub sigmareseziert worden wäre.

Die richtigen Antworten sind a, c und d.
Die Divertikulose des Dickdarms ist eine der häufigsten benignen Erkrankungen des Gastrointestinaltraktes und ca. 20 % der Patienten mit Divertikulose entwickeln eine Divertikulitis. Die Divertikulitis wird heute gemäß **Classification of Diverticular Disease** (CDD ➤ Tab. 4.10) eingeteilt, die intraoperative Hinchey-Klassifikation wird nur noch selten gebraucht.

Tab. 4.10 Classification of Diverticular Disease (CDD)

Typ	Befund
0	Asymptomatische Divertikulose
1	Akute unkomplizierte Divertikulitis
1a	Divertikulitis ohne Umgebungsreaktion
1b	Divertikulitis mit phlegmonöser Umgebungsreaktion
2	Akute komplizierte Divertikulitis
2a	Mikroabszess (< 1 cm)
2b	Makroabszess (> 1 cm)
2c	Freie Perforation
2c1	Eitrige Peritonitis
2c1	Fäkale Peritonitis
3	Chronische Divertikulitis
3a	Symptomatische Divertikelkrankheit
3b	Rezidivierende Divertikulitis ohne Komplikationen
3c	Rezidivierende Divertikulitis mit Komplikationen
4	Divertikelblutung

Eine **akut unkomplizierte Divertikulitis (CDD Typ 1)** wird konservativ antibiotisch und mittels Schonkost und Laxanzien. Mehrere Studien zeigen, dass eine antibiotische Therapie bei der unkomplizierten Divertikulitis wahrscheinlich nicht notwendig wäre, im deutschsprachigen Raum wird diese aber weiterhin routinemäßig verabreicht.

Akut komplizierte Divertikulitiden mit gedeckter Perforation oder Abszessen (CDD Typ 2a–b) werden ebenfalls antibiotisch behandelt, größere Abszesspunktionen werden falls möglich radiologisch gesteuert punktiert. Bei Makroabszessen empfiehlt sich die elektive Sigmaresektion im Verlauf.

Eine **frei perforierte Sigmadivertikulitis (CDD Typ 2c)** stellt immer eine Operationsindikation dar. Während früher klassischerweise die Operation nach Hartmann (tubuläre Sigmaresektion mit Blindverschluss Rektumstumpf und endständiges Descendostoma) durchgeführt wurde, zeigen Studien gleiche Mortalitätsraten mit jedoch deutlich verringerter persisterender Stomarate nach **primärer Anastomosierung mit Anlage eines protektiven Ileostomas.** Die klassische Hartmann-Operation soll daher nur noch beim instabilen Patienten oder bei der stark fäkalen Peritonitis zur Anwendung kommen.

Eine neuere Therapiemodalität stellt die ausschließliche **laparoskopische Lavage** dar. Während die drei größten RCTs zu unterschiedlichen Schlüssen kommen, ist gemäß Meta-Analysen die Lavage bei putrider freier Perforation mit mehr Re-Operationen, weniger persistierenden Stomata und niedrigeren Kosten bei gleichwertiger Morbidität und Mortalität verbunden. Die Lavage hat sich im deutschsprachigen Raum (noch) nicht durchgesetzt. Man wird erst in Zukunft sehen, welchen Stellenwert diese Behandlung einnehmen wird.

Von der früheren Empfehlung der **elektiven Sigmaresektion nach dem zweiten unkomplizierten Schub** ist man gemäß S2-Guidelines abgekommen. Dies hat v. a. mit der Beobachtung zu tun, dass die Perforationsgefahr und Morbidität bei rezidivierenden Schüben abnimmt und nicht zunimmt. Neuere Studien (z. B. DIRECT Trial) zeigen jedoch eine bessere Lebensqualität nach **elektiver Sigmaresektion bei ≥ 3 Schüben oder andauernden Beschwerden (CDD Typ 3).**

LITERATUR

Angenete E, Bock D, Rosenberg J, Haglind E. Laparoscopic lavage is superior to colon resection for perforated purulent diverticulitis-a meta-analysis. Int J Colorectal Dis. 2017; 32(2): 163–169.

Bolkenstein HE, Consten ECJ, van der Palen J et al. Long-term outcome of surgery versus conservative management for recurrent and ongoing complaints after an episode of diverticulitis: 5-year follow-up results of a multicenter randomized controlled trial (DIRECT-Trial). Ann Surg. 2019; 269(4): 612–620.

Bridoux V, Regimbeau JM, Ouaissi M et al. Hartmann's procedure or primary anastomosis for generalized peritonitis due to perforated diverticulitis: a prospective multicenter randomized trial (DIVERTI). J Am Coll Surg. 2017; 225(6): 798–805.

Klarenbeek BR, de Korte N, van der Peet DL, Cuesta MA. Review of current classifications for diverticular disease and a translation into clinical practice. Int J Colorectal Dis. 2012; 27(2): 207–214.

Leifeld L, Germer C, Böhm S et al. S2k-Leitlinie Divertikelkrankheit/Divertikulitis. Z Gastroenterol. 2014; 52(7): 663–710.

Oberkofler CE, Rickenbacher A, Raptis DA et al. A multicenter randomized clinical trial of primary anastomosis or Hartmann's procedure for perforated left colonic diverticulitis with purulent or fecal peritonitis. Ann Surg. 2012; 256(5): 819–826.

KASUISTIK

Sie haben einen 68-jährigen Patienten aufgrund perforierter Sigmadivertikulitis laparotomiert und finden eine kotige Vier-Quadranten-Peritonitis vor. Sie haben einen Abstrich entnommen, das Sigma tubulär reseziert, ein Deszendostoma ausgeleitet und das Abdomen mit 15 l physiologischer Flüssigkeit lavagiert. Der Patient verbleibt am Ende der Operation Noradrenalin-pflichtig, ein Faszienverschluss scheint aufgrund der schweren Peritonitis und des Ödems nur schwer möglich.

Wie sieht die bestmögliche weitere Behandlung bei diesem Patienten aus?

a) Primärer Abdominalverschluss nach Einlage einer Blake-Drainage und Überwachung im Aufwachraum
b) Open Abdomen Treatment mit Einlage einer Abdominal-VAC

Häufig sind anschließend mehrfache Relaparotomien mit schrittweiser Faszienapproximierung, z. B. über ein Bridging-Netz, bis zum Abdominalverschluss notwendig. Der temporäre Bauchdeckenverschluss soll heute üblicherweise mittels abdominalem VAC erfolgen.

Erhöhte Bilirubinspiegel, steigende Retentionswerte und/oder eine respiratorische Azidose in der Blutgasanalyse können hierbei wegweisend sein, stellen jedoch keine Frühsymptome eines AKS dar und sind für die Diagnose nicht hilfreich, da diverse andere Ursachen für diese Veränderungen verantwortlich sein können.

LITERATUR

Björck M, Kirkpatrick AW, Cheatham M et al. Amended classification of the open abdomen. Scand J Surg. 2016; 105(1): 5–10.

De Laet IE, Malbrain MLNG, De Waele JJ. A clinician's guide to management of intra-abdominal hypertension and abdominal compartment syndrome in critically ill patients. Critical Care. 2020; 24(1): 97.

Kirkpatrick AW, Roberts DJ, De Waele J et al. Intra-abdominal hypertension and the abdominal compartment syndrome: updated consensus definitions and clinical practice guidelines from the World Society of the Abdominal Compartment Syndrome. Intens Care Med. 2013; 39(7): 1190–1206.

KASUISTIK

Sie messen bei dem Patienten auf der Intensivstation, bei welchem Sie heute das Abdomen knapp verschließen konnten, mehrmals einen intraabdominalen Blasendruck zwischen 25 und 28 mmHg.

Welche Organfunktionsveränderungen sprechen für eine abdominales Kompartmentsyndrom und daher für die Notwendigkeit einer operativen Entlastung?

a) Erhöhter notwendiger Beatmungsspitzendruck und PEEP
b) Abfall des Herzzeitvolumens (PiCCo-Messung)
c) Polyurie
d) Erhöhte Transaminasen und Abfall des Quick/INR
e) Erhöhte zerebrale Perfusion

Antworten a, b und d sind richtig.

Das abdominale Kompartmentsyndrom (AKS) führt durch eine progrediente unphysiologische Erhöhung des intraabdominalen Drucks zu Dysfunktionen von lebenswichtigen Organen. Hieraus entwickelt sich ein lebensgefährliches Krankheitsbild mit der Gefahr der Ausbildung eines Multiorganversagens.

Man unterscheidet ein **primäres AKS** (z. B. direkte intraabdominale Druckzunahme infolge akuter abdominaler Erkrankungen sowie schwere Abdominal- und Beckentraumata) sowie ein **sekundäres AKS** (z. B. Anschwellung Dünndarm als Folge eines Ischämie-Reperfusionssyndroms nach hämorrhagischem Schock, häufig im Rahmen von Akutinterventionen, wie z. B. postoperativ nach Eingriffen an der Aorta, ausgedehnten Reanimationsmaßnahmen oder bei schwer polytraumatisierten Patienten mit hämorrhagischem Schock bei intra- und/oder retroperitonealer Blutung).

Aufgrund der unterschiedlichen Ursachen stellt das AKS kein homogenes intensivmedizinisches Krankheitsbild dar; dennoch zeigen primäres und sekundäres AKS eine ähnliche Symptomatik und erfordern ein entschlossenes therapeutisches Vorgehen.

Die **klinischen Zeichen** sind eine Zunahme des Bauchumfangs und das gespannte Abdomen. Der intraabdominale Druck, welcher sich über den Harnblasendruck messen lässt, zeigt einen graduellen Anstieg.

In der **Frühphase** des AKS kommt es zur Erhöhung des Beatmungsdrucks bis zur respiratorischen Beatmungsunfähigkeit und Oligurie infolge verminderter renaler Perfusion, in der **Spätphase** zu Anurie, intestinaler und hepatischer Minderperfusion und vermindertem venösem Rückstrom mit folglich vermindertem Herzzeitvolumen (bei erhöhter Nachlast). Unbehandelt ist das Risiko eines Multiorganversagens entsprechend hoch.

Polyurie ist kein passendes Symptom, ebenso führt das verminderte Herzzeitvolumen zu einem verminderten, aber nicht erhöhten, zerebralen Blutfluss.

LITERATUR

Björck M, Kirkpatrick AW, Cheatham M et al. Amended classification of the open abdomen. Scand J Surg. 2016; 105(1): 5–10.

Coccolini F, Montori G, Ceresoli M et al. The role of open abdomen in non-trauma patient: WSES Consensus Paper. World J Emerg Surg. 2017; 12: 39.

Kirkpatrick AW, Roberts DJ, De Waele J et al. Intra-abdominal hypertension and the abdominal compartment syndrome: updated consensus definitions and clinical practice guidelines from the World Society of the Abdominal Compartment Syndrome. Intens Care Med. 2013; 39(7): 1190–1206.

KASUISTIK

Sie sehen auf der Notfallstation eine 48-jährige Patientin, welche seit dem Vorabend kolikartige abdominale Schmerzen klagt. Sie hat mehrmals erbrochen und klagt über Aufstoßen, der letzte Stuhlgang war vor zwei Tagen. Bei der Untersuchung fallen ein geblähtes Abdomen, hochgestellte Darmgeräusche und eine blande Narbe nach medianer Laparotomie auf (anamnestisch Z. n. Sigmaresektion aufgrund Divertikulitis, mehrmalige Reoperation bei Anastomoseninsuffizienz). Ein nachfolgend durchgeführtes CT Abdomen zeigt den in (➤ Abb. 4.18) dargestellten Befund.

Welche der folgenden Aussagen ist falsch?

a) Der Ileus ist nach der akuten Appendizitis und der akuten Cholezystitis eine der häufigsten Ursachen des akuten Abdomens.
b) Beim Dünndarmileus sind Briden und Adhäsionen zu 65–75 % verantwortlich, in der Häufigkeit folgen inkarzerierte Hernien mit 10–15 %.
c) Die typische Klinik des Ileus besteht in Meteorismus, Stuhlverhalt und/oder Erbrechen.
d) Leukozytose, Tachykardie, Erhöhung der Laktatdehydrogenase und metabolische Azidose sind sichere Zeichen einer transmuralen Ischämie.
e) Beim Briden- und Adhäsionsileus ist eine orale Passage mit wasserlöslichem Kontrastmittel sowohl diagnostisch als auch therapeutisch hilfreich.

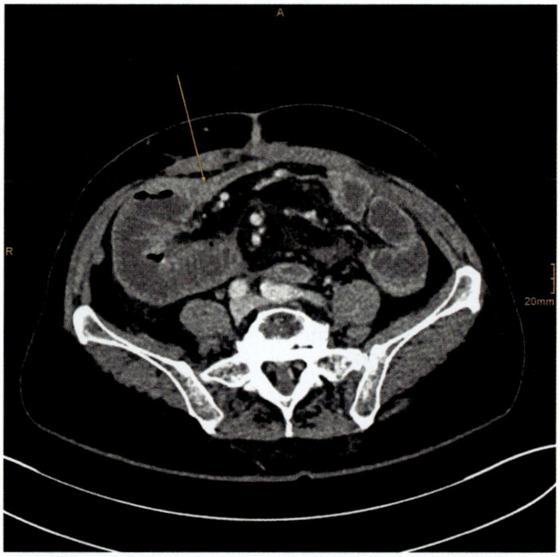

Abb. 4.18 CT Abdomen Dünndarmileus [P1200]

Die Aussage d ist falsch.

Für eine bereits bestehende **Ischämie des Darms** gibt es keine sicheren Hinweise. Leukozytose, Fieber, Tachykardie und Schmerz bzw. Druckdolenz sind unzuverlässige Hinweise und können fehlen. Auch verschiedene Laborwerte, inklusive Laktat und LDH, haben nur eine mittelgradige Sensitivität und Spezifität zur Ischämiediagnostik. Während das CT eine Sensitivität von 97 % und Spezifität von 100 % zur Diagnostik eines mechanischen Ileus hat, ist die Vorhersage einer Ischämie schwieriger. Den besten Vorhersagewert hat eine **reduzierte KM-Aufnahme der Darmwand im CT,** während das klassische Zeichen der „Pneumatosis intestinalis" oft (auch von erfahrenen Radiologien) fehlinterpretiert wird.

Beim **mechanischen Adhäsionsileus,** insbesondere bei stark voroperierten Patienten, kann bei fehlendem Peritonismus und gutem AZ ein **konservativer Therapieversuch** unternommen werden, welcher gemäß Literatur in bis zu 90 % erfolgreich ist. Eckpfeiler dieser Therapie sind die **Einlage einer Magensonde** samt

Nihil-per-os- sowie i. v-Hydrierung. Die Verwendung von **Gastrografin** beim adhäsiven Dünndarmileus ist sicher und hat eine diagnostische wie auch therapeutische Rolle, da es durch seine osmotische Wirksamkeit einen positiven laxativen Effekt hat. Bei Nachweis im Kolon nach 8 h zeigt es eine hohe Sensitivität und Spezifität in der Voraussage der spontanen Resolution und verringert damit die Notwendigkeit eines chirurgischen Eingriffs um knapp die Hälfte.

Gemäß Guidelines kann der konservative Therapieversuch bis zu 72 h durchgeführt werden. Bei ausbleibender Besserung, z. B. Drainage von > 500 ml/24 h, Verschlechterung des AZ oder starkem Anstieg der Entzündungsparameter soll dann aber **zeitnah die chirurgische Adhäsiolyse** erfolgen. Beim vermuteten Vorliegen von nur einer Bride oder wenigen Adhäsionen kann ein laparoskopischer Versuch der Lösung mit gleichwertigem Outcome vorgenommen werden.

Der mechanische Ileus ist nach der akuten Appendizitis und der akuten Cholezystitis die dritthäufigste Ursache des akuten Abdomens. Betroffen ist zu 80 % der Dünndarm und zu 20 % der Dickdarm. Beim Dünndarmileus sind Briden und Adhäsionen zu 65 % verantwortlich, in der Häufigkeit folgen inkarzerierte Hernien zu 10–15 %, Karzinome einschließlich der Peritonealkarzinomatose zu 11,7 % und Volvulus/M. Crohn zu 6 %.

4

LITERATUR

Ceresoli M, Coccolini F, Catena F et al. Water-soluble contrast agent in adhesive small bowel obstruction: a systematic review and meta-analysis of diagnostic and therapeutic value. Am J Surg. 2016; 211(6 : 1114–25.

Millet I, Taourel P, Ruyer A, Molinari N. Value of CT findings to predict surgical ischemia in small bowel obstruction: A systematic review and meta-analysis. Eur Radiol. 2015; 25(6): 1823–1835.

Sallinen V, Di Saverio S, Haukijärvi E et al. Laparoscopic versus open adhesiolysis for adhesive small bowel obstruction (LASSO): an international, multicentre, randomised, open-label trial. Lancet Gastroenterol Hepatol. 2019; 4(4): 278–286.

Ten Broek RPG, Krielen P, Di Saverio S, Coccolini F et al. Bologna guidelines for diagnosis and management of adhesive small bowel obstruction (ASBO): 2017 update of the evidence-based guidelines from the World Society of Emergency Surgery ASBO Working Group. World J Emerg Surg. 2018; 13: 24.

KASUISTIK

Sie werden zu einer 67-jährigen Patientin gerufen, welche Sie in einem deutlich reduzierten AZ mit diffusen ubiquitären Bauchschmerzen sowie geblähtem Abdomen auffinden. Sie beschreibt einen Gewichtsverlust von 6 kg in den letzten drei Monaten, verminderten Appetit und das Absetzen von bleistiftdünnen Stühlen. Seit fünf Tagen konnte sie gar keinen Stuhlgang mehr absetzen. Laborchemisch zeigt sich eine Anämie.

Welche der folgenden Aussagen zum Dickdarmileus ist falsch?

a) Die kontinuierliche Infusion von 0,4–0,8 mg/h Neostigmin fördert die Stuhlentleerung beim paralytischen Ileus ohne gravierende Nebenwirkungen.
b) Bei der linksseitigen malignen Kolonobstruktion kann endoskopisch ein Stent mit gleichwertigem kurz- und Langzeit-Outcome eingelegt werden.
c) Bei der rechtsseitigen malignen Kolonobstruktion kann bei stabilem Patienten eine Resektion mit direkter Anastomose erfolgen.
d) Die häufigste Ursache für einen Dickdarmileus ist die Post-Divertikulitis-Stenose.
e) Beim Dickdarmileus ist die Distension und Spannung im Zökum am größten, ergo liegt auch dort oft die Perforationsstelle.

Die Aussage d ist falsch.

Die häufigste Ursache für einen **Dickdarmileus** ist das Vorliegen eines **kolorektalen Karzinoms,** v. a. linksseitig, (40 %), gefolgt von anderen Tumoren (20 %). Der **Volvulus** ist die häufigste benigne Ursache, gefolgt von der **Divertikulitis.**

Prinzipiell ist bei der Therapie zu unterscheiden, ob eine dringliche Operationsindikation vorliegt (z. B. massive Distension, Peritonismus oder freie Luft/Perforation). Bei **stabilem Patienten und Fehlen von dringlicher Operationsindikation** soll v. a. beim Vorliegen eines Karzinoms zuerst ein regelrechtes Staging, gefolgt von zeitnaher Resektion mit primärer Anastomose, durchgeführt werden.

Beim **instabilen oder kritischen Patienten mit rechtsseitiger Pathologie,** bei welchem ein Staging nicht möglich ist, soll eine rechtsseitige Hemikolektomie mit Ausleitung eines terminalen Ileostomas und Schleimfistel oder Blindverschluss des Kolonstumpfs erfolgen.

Beim **linksseitigen Verschluss** stehen mehrere Möglichkeiten offen. Hier kann zur Entlastung entweder (laparoskopisch) ein Transverso- oder Descendostoma angelegt werden, welches anschließend eine weitere Aufarbeitung und Stabilisierung des Patienten ermöglicht. Bei **Perforation** empfiehlt sich heutzutage, falls möglich, die Resektion mit primärer Anastomosierung unter Schutz einer doppelläufigen protektiven Ileostomie. Die Anlage einer Hartmann-Situation ist eine Alternative, ist aber wie bei der Sigmadivertikulitis mit deutlich erhöhten Raten an nicht-zurückverlegten Stomata assoziiert.

Eine weitere Möglichkeit bei linksseitigen malignen Stenosen besteht in der Implantation von „Self-Expanding Metall Stents" (SEMS) als „Bridge to Surgery". Dies funktioniert in den meisten Fällen und vermindert die Notwendigkeit eines Stomas. Während initial Bedenken bzgl. Perforation und onkologischem Outcome bestanden, zeigen neure RCTs und Meta-Analysen gleichwertige Langzeitüberleben bei besseren Kurzzeitoutcomes.

Nicht zu vergessen sind das **Ogilvie-Syndrom** (Kolon-Pseudoobstruktion), welches gehäuft bei schwerkranken Patienten auf der Intensivstation auftritt (➤ Kap. 5.10). Die Behandlung gliedert sich in medikamentöse Maßnahmen, Dekompression (Magensonde und Darmrohr) und ggf. endoskopische Entlastung (Gefahr der Perforation) Die größte Spannungszunahme erfolgt im Zökum, hier gilt eine Dilatation von 9–12 cm als Cut-off für den Dekompressionsversuch. Bei Perforation, V. a. Ischämie, Auftreten eines abdominalen Kompartmentsyndroms oder Peritonismus muss chirurgisch revidiert werden.

Neostigmin in der oben genannten Dosierung stellt die Erstlinientherapie für den paralytischen Dickdarm- wie Dünndarmileus und damit auch für das das Ogilvie Syndrom dar. Es wirkt als indirektes Parasympathikomimetikum durch Hemmung der Cholinesterase. Erhöhte Acetylcholinkonzentrationen führen zu einer Zunahme der Peristaltik im Dünn- und Dickdarm.

LITERATUR

Jain A, Vargas HD. Advances and challenges in the management of acute colonic pseudo-obstruction (ogilvie syndrome). Clin Colon Rectal Surg. 2012; 25(1): 37–45.

Pisano M, Zorcolo L, Merli C et al. 2017 WSES guidelines on colon and rectal cancer emergencies: obstruction and perforation. World J Emerg Surg. 2018; 13: 36.

van Hooft JE, , Veld JV, Arnold D et al. Self-expandable metal stents for obstructing colonic and extracolonic cancer: European Society of Gastrointestinal Endoscopy (ESGE) Guideline – Update 2020. Endoscopy. 2020; 52(5): 389–407.

Veld JV, Amelung FJ, Borstlap WAA et al. Comparison of decompressing stoma vs stent as a bridge to surgery for left-sided obstructive colon cancer. JAMA Surg. 2020; 155(3): 206–215.

KASUISTIK

Sie sehen einen 17-jähriger Fußballspieler mit dem klinischen Bild eines Ileus, die Röntgenübersicht des Abdomens im Stehen bestätigt Dünndarmspiegel. Der Patient ist nicht voroperiert, hat keine relevanten Vorerkrankungen und es ist keine Hernie festzustellen. Im CT-Abdomen zeigt sich der in ➤ Abb. 4.19. dargestellte Befund.

Was ist die Ursache für die Passagestörung?

a) Gallensteinileus
b) Invagination
c) Volvulus

d) Obstruktion durch ein Dünndarmkarzinom
e) Askaridenileus

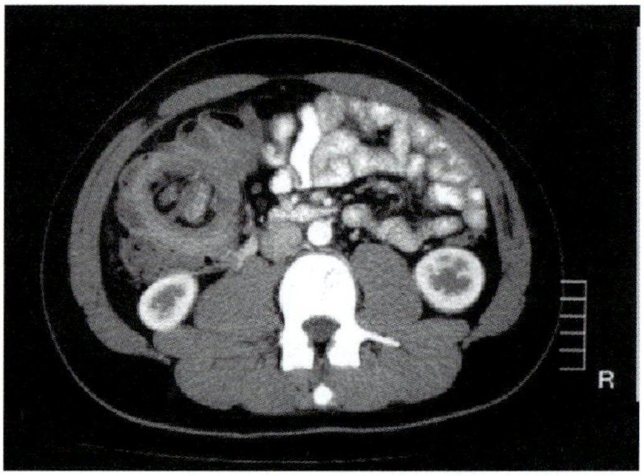

Abb. 4.19 CT Abdomen bei Invagination [R461]

Die richtige Antwort ist b.
Darminvaginationen treten hauptsächlich bei Kindern unter 1 Jahr auf und sind eine seltene Entität bei Erwachsenen. Während bei Kindern oft die idiopathische oder infektassoziierte Form vorliegt, besteht beim Erwachsenen immer der hochgradige Verdacht auf eine zugrunde liegende **intraluminale Pathologie,** wie z. B. ein Polyp oder Tumor. Die häufigste Lokalisation der Invagination befindet sich im ileozökalen Bereich an der Bauhin-Klappe.

Die Patienten stellen sich mit verschiedenen unspezifischen und chronischen Symptomen wie abdominalen Schmerzen, Übelkeit und Erbrechen vor, die mit denen eines Dünndarmverschlusses übereinstimmen.

In der Untersuchung kann bei Kindern oder schlanken Erwachsenen ggf. ein walzenförmiger Tumor palpiert werden. In der radiologischen Diagnostik mittels Sonografie oder Computertomografie zeigt sich typischerweise eine **Kokarde** (Schießscheiben-/Target-Zeichen).

Die **Behandlung bei Kindern** umfasst eine hydrostatische Desinvagination (NaCl Einlauf unter sonographischer Kontrolle), welcher in 80–90 % erfolgreich ist. Bei Rezidiv (ca. 20 %), bestehender Symptomatik oder Peritonitis soll chirurgisch reponiert und bei Vorliegen von irreversibel-geschädigtem Darm eine entsprechende Segmentresektion erfolgen. **Bei Erwachsenen** ist eine anschließende Ursachensuche (Koloskopie, Bildgebung) obligat.

Ein **Gallensteinileus** ist eine seltene Ursache einer Passagestörung (< 0,1 %) und kommt typischerweise bei älteren, multimorbiden Patienten vor. Meist ist das Konkrement vor der Ileozökalklappe impaktiert. Die **Rigler-Trias** aus Aerobilie der Gallenwege, ektopem Gallenstein und Dünndarmileus ist auf die Diagnose hinweisend.

Askariden sind Spulwürmer, welche den Menschen, Affen und Bären befallen können. Sie können durch Verlegung des Darms Koliken bis zum Ileus hervorrufen.

LITERATUR

Erkan N, Haciyanli M, Yildirim M et al. Intussusception in adults: an unusual and challenging condition for surgeons. Int J Colorectal Dis. 2005; 20(5): 452–456.
Halabi WJ, Kang CY, Ketana N et al. Surgery for gallstone ileus: a nationwide comparison of trends and outcomes. Ann Surg. 2014; 259(2): 329–335.
Sadigh G, Zou KH, Razavi SA et al. Meta-analysis of air versus liquid enema for intussusception reduction in children. Am J Roentgenol. 2015; 205(5): W542–W549.

KASUISTIK

Ein 72-jähriger Patient wird aufgrund abdominaler Schmerzen und reduziertem AZ von einer psychiatrischen Klinik überwiesen. Der letzte Stuhlgang wurde vor fünf Tagen notiert und das Abdomen ist massiv gebläht. Eine Röntgenübersicht des Abdomens im Stehen zeigt eine stark dilatierte Dickdarmschlinge, die bis unter das linke Zwerchfell reicht (➤ Abb. 4.20).

Welche der folgenden Aussage/n ist/sind richtig?

a) Bei Kindern betrifft der Volvulus am häufigsten das Zökum, bei Erwachsenen öfters das Sigma.
b) Beim Zökumvolvulus finden sich radiologisch neben dem „Coffee Bean Sign" auch oft dilatierte Dünndarmschlingen.

c) Eine konservative Therapie des Sigmavolvulus ist nicht möglich.
d) Ein Volvulus tritt bei Patienten mit psychiatrischen Grundleiden häufiger auf als bei der Normalbevölkerung.
e) Ein Einlauf mit wasserlöslichem Kontrastmittel zeigt bei beiden Arten des Volvulus einen spitzen Kontrastmittelabbruch an der Basis des rotierten Darms, der als „Vogelschnabelzeichen" oder „Bird Beak Sign" beschrieben wird.

Die richtigen Antworten sind a, b und d.
Es handelt sich hier um das typische Bild eines **Sigmavolvulus,** welches die häufigste benigne Ursache für einen Dickdarmverschluss darstellt. Für Westeuropa liegt die Inzidenz des Kolonvolvulus bei 1–3 % aller Dickdarmobstruktionen, den Hauptanteil bildet der Sigmavolvulus mit ca. ⅔, gefolgt vom Zökumvolvulus mit etwa ⅓ der Fälle. Selten kommt es zum Volvulus des Colon transversum. Bei Kindern tritt der **Zökumvolvulus** prozentual häufiger auf.

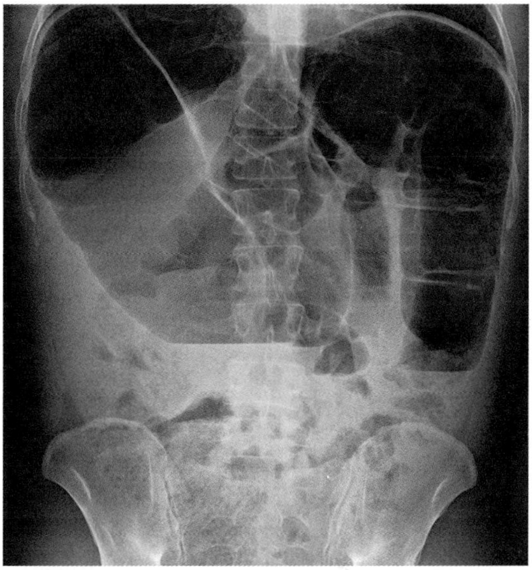

Abb. 4.20 Volvulus: Coffee Bean Sign [P1200]

Patienten mit psychiatrischen Krankheitsbildern sind häufiger vom Volvulus – insbesondere des Sigmas – betroffen, die Ursache hierfür ist unklar. Möglicherweise spielen die Ernährung, mangelnde Bewegung und medikamentöse Nebenwirkungen eine Rolle. Weitere Risikofaktoren sind Diabetes und Unterbringung in einem Pflegeheim.

Die wichtigste Voraussetzung für den Volvulus ist die **kongenitale Hypermobilität** des betreffenden Darmabschnittes (Coecum mobile, Sigma elongatum).

Klinisch entwickelt sich ein akutes Abdomen mit teils kolikartigem Bauchschmerz und intraabdominaler Distension innerhalb von Stunden bis Tagen. Die Röntgenübersicht des Abdomens zeigt das klassische „Coffee Bean Sign" der dilatierten und verdrehten Darmschlinge. Das „Bird Beak Sign" (➢ Abb. 4.21) zeigt sich hingegen nur nach rektalem Kontrastmitteleinlauf beim Sigmavolvulus.

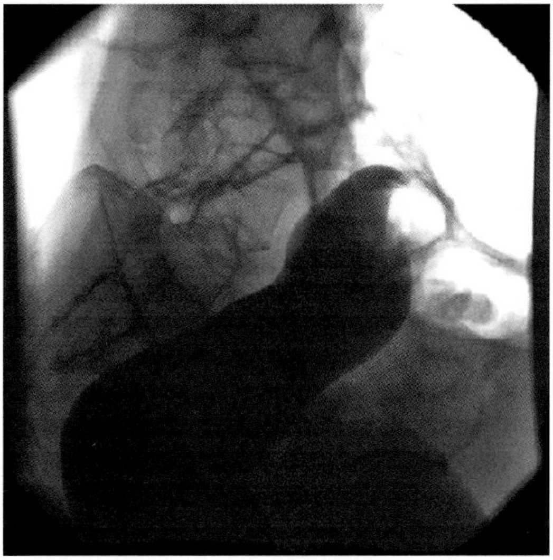

Abb. 4.21 Volvulus: Bird Beak Sign [R461]

Beim **Sigmavolvulus** wird bei stabilem Patienten primär ein nichtchirurgisches Therapiekonzept mittels endoskopischer Dekompression und Derotation angestrebt, dies führt in 55–90 % der Fälle zum Erfolg. In 50 % der Patienten kommt es jedoch innerhalb Wochen bis Monate zu einem Rezidiv, weswegen nach Abklingen des Ileus die definitive chirurgische Versorgung erfolgen soll, welche entweder die Pexie oder die Resektion des betreffenden Darmabschnitts beinhaltet. Die Pexie hat deutlich erhöhte Rezidivraten, weswegen heute normalerweise eine Resektion (Sigmaresektion, Ileozökalresektion) durchgeführt wird.

Beim **Zökumvolvulus** hat die endoskopische Derotation keine realen Erfolgsaussichten, weshalb dort direkt operiert werden soll.

LITERATUR

Halabi WJ, Jafari MD, Kang CY et al. Colonic volvulus in the United States: trends, outcomes, and predictors of mortality. Ann Surg. 2014; 259(2): 293–301.
Naveed M, Jamil LH, Fujii-Lau LL et al. American Society for Gastrointestinal Endoscopy guideline on the role of endoscopy in the management of acute colonic pseudo-obstruction and colonic volvulus. Gastrointest Endosc. 2020; 91(2): 228–235.
Swenson BR, Kwaan MR, Burkart NE et al. Colonic volvulus: presentation and management in metropolitan Minnesota, United States. Dis Colon Rectum. 2012; 55(4): 444–449.

KASUISTIK

Ein 21-jähriger Patient kommt mit Bauchschmerzen auf den Notfall. Er klagt über Schmerzen seit dem Vortag, die ursprünglich in der Nabelgegend bis Oberbauchmitte lokalisiert waren. Nun sind die Schmerzen in den rechten Unterbauch gewandert. Der Patient hat Schwierigkeiten beim Laufen. Seit dem Vortag besteht Appetitlosigkeit. Erbrechen und Durchfall sind nicht aufgetreten.

4

Bitte ordnen Sie die folgenden klinischen Untersuchungsbefunde der akuten Appendizitis den entsprechenden Zeichen zu:

1. Schmerzen im rechten Unterbauch nach Druck und raschem Loslassen im linken Hemiabdomen (kontralateraler Loslassschmerz)
2. Unwillkürliche Muskelsteifheit, ausgelöst durch peritoneale Irritation
3. Schmerzhaftigkeit beim Anheben des gestreckten rechten Beins
4. Ertasten einer Flüssigkeitskollektion im rektovesikalen Pouch des Peritoneums
5. Punctum maximum der Druckdolenz zwischen den beiden lateralen Dritteln der Verbindungslinie zwischen Umbilikus und rechter Spina iliaca anterior superior
6. Schmerzen im rechten Unterbauch bei retrogradem Ausstreichen des Colons von aboral nach oral, resp. tiefer Palpation des linken unteren Quadranten
   a) Schmerzempfindlichkeit bei rektaler Untersuchung
   b) Psoas-Zeichen
   c) Blumberg-Zeichen
   d) Abwehrspannung
   e) Rovsing-Zeichen
   f) McBurney-Zeichen

Die richtigen Kombinationen sind 1-c, 2-d, 3-b, 4-a, 5-f, 6-e.
Die **klinische Symptomatik** ist hochverdächtig auf eine Appendizitis. Die initialen Symptome sind durch den viszeralen Schmerz ausgelöst, welcher ein dumpfes Schmerzempfinden auf die Nabelgegend projiziert. Der Patient entwickelt ein allgemeines Krankheitsgefühl und häufig auch Inappetenz. Im Verlauf der fortschreitenden Entzündung kommt es zur örtlichen Reizung des parietalen Peritoneums nach transmuraler Inflammation, der Patient klagt nun über lokalisierte Schmerzen im rechten Unterbauch.

Es sind multiple klinische Zeichen bei der akuten Appendizitis beschrieben worden, die oben erwähnten sind die am häufigsten gebräuchlichen im deutschsprachigen Raum. Klinisch findet sich ein **lokaler Peritonismus** bei der Untersuchung. Erschütterungen wie Laufen und Husten verstärken den Schmerz, ein positives **Psoas-Zeichen** deutet auf eine retrozökale Lage des Wurmfortsatzes hin. Die Diskussionen über die Bedeutung des **McBurney-Punkts** sind fast so alt wie seine Beschreibung (1889), schon McBurney selbst hatte festgestellt, dass dieser Punkt nicht immer mit dem maximalen Erkrankungsherd übereinstimmte. Das **Rovsing-Zeichen,** beschrieben 1907, weist auf die Notwendigkeit hin, bei der Untersuchung eines Patienten mit akutem Abdomen nicht am maximalen Schmerzpunkt, sondern davon entfernt zu beginnen, um aus dem Befundvergleich Rückschlüsse auf die Qualität der intraabdominalen Veränderung ziehen zu können.

In den letzten Jahren wurden mehrere größere RCTs und Metaanalysen zur **antibiotischen Behandlung der unkomplizierten Appendizitis** publiziert. Zusammenfassend lässt sich sagen, dass die antibiotische Therapie sicher scheint (keine erhöhte Perforationsrate) und weniger Kosten und kürzere Arbeitsausfälle verursacht. Im langfristigen Verlauf erleiden jedoch 40 % der Patienten ein Rezidiv und müssen doch appendektomiert werden.

Die konservative Therapie einer unkomplizierten akuten Appendizitis ist daher in speziellen Situationen, z. B. stark voroperativem Patienten oder Kontraindikationen für Anästhesie, absolut gerechtfertigt. Die Standardbehandlung der akuten Appendizitis bleibt aber bis auf Weiteres die **laparoskopische Appendektomie.**

LITERATUR

Gehring A, Schneider-Koriath S, Förster S, Ludwig K. Akute Appendizitis. Allgemein- und Viszeralchirurgie up2date. 2014; 8(05): 343–354.

Di Saverio S, Podda M, De Simone B et al. Diagnosis and treatment of acute appendicitis: 2020 update of the WSES Jerusalem guidelines. World J Emerg Surg. 2020; 15(1): 27.

Salminen P, Tuominen R, Paajanen H et al. Five-year follow-up of antibiotic therapy for uncomplicated acute appendicitis in the APPAC randomized clinical trial. JAMA. 2018; 320(12): 1259–1265.

Schölch S, Reißfelder C. Antibiotische Therapie vs. Appendektomie bei nichtperforierter Appendizitis im Erwachsenenalter. Chirurg. 2019; 90(3): 178–182.

KASUISTIK

Sie werden für eine konsiliarische Mitbeurteilung auf die geburtshilfliche Abteilung gerufen, wo Ihnen eine 37-jährige Patientin in der 27. Schwangerschaftswoche vorgestellt wird. Sie klagt über Schmerzen im rechten Mittelbauch, das CTG zeigt leichte Kontraktionen, aber keine Wehen, die Cervix ist geschlossen. Bei der abdominalen Untersuchung ist der rechte Mittelbauch druckdolent mit lokalem Loslassschmerz, Leukozyten und CRP sind leicht erhöht.

Welche der folgenden Aussagen ist falsch?

a) Die Appendizitis ist auch in der Schwangerschaft die häufigste Ursache des akuten Abdomens.
b) Die Verlagerung des Appendix durch den vergrößerten Uterus, häufiges Auftreten von Übelkeit, Bauchschmerzen und physiologische Leukozytose während der normalen Schwangerschaft erschweren die Diagnosestellung.
c) In etwa 15 % der Fälle ist bei der akuten Appendizitis mit einer Perforation zu rechnen.
d) Bei Schwangerschaften ist die laparoskopische Appendektomie immer kontraindiziert.
e) Bei der unkomplizierten Appendizitis kommt es in 1,5 % der Fälle zu einem Abort, bei der rupturierten Appendizitis in 35 % der Fälle.

Die Aussage d ist falsch.

Die akute Appendizitis ist die häufigste Ursache des akuten Abdomens. Literaturangaben gehen im Durchschnitt von einer **Perforationsrate zwischen 10 und 15 %** aus. Diese liegt bei der Altersappendizitis aufgrund der geringeren Schmerzempfindung und der wahrscheinlich schnelleren Neigung zum Wanddurchbruch höher.

In der **Schwangerschaft** tritt eine akute Appendizitis ebenso häufig auf wie sonst und ist ebenfalls die häufigste Ursache des akuten Abdomens. Die Diagnosestellung ist oftmals wegen oben erwähnten Tatsachen erschwert. Als Faustregel befindet sich der Appendix in der 20. SSW auf Höhe des Nabels und in der 36. SSW in der Mitte zwischen Crista iliaca und Rippenbogen.

Klinisch verläuft die Appendizitis in der Schwangerschaft jedoch gehäuft fulminant, die Perforationsrate liegt wahrscheinlich über 15 %. Die Appendizitis und insbesondere eine Perforation führen oft zum Uteruskontraktionen bis hin zum Tod des Fetus/Fehlgeburt. Bei unkomplizierter Appendizitis wird die **Fehlgeburtenrate** mit 1,5 % angegeben und steigt bei rupturierter Appendizitis auf 35 %. Die meisten Autoren sehen daher die **Indikation zur Appendektomie** in der Schwangerschaft als gegeben. Bis zur 36. SSW soll eine alleinige

Appendektomie durchgeführt werden, danach soll die Appendektomie simultan während eines vorgezogenen Kaiserschnittes durchgeführt werden.

Während laparoskopische Verfahren für die Mutter mit einer kürzeren Rekonvaleszenz verbunden sind, zeigen einige ältere Studien erhöhte Raten an Fehlgeburten nach laparoskopischer Appendektomie gegenüber dem offenen Verfahren. Neuere Meta-Analysen bezweifeln diesen Zusammenhang, aktuelle Guidelines empfehlen daher ein individualisiertes Vorgehen nach Aufklärung der Patientin über potenzielle Risiken des laparoskopischen Vorgehens. Die laparoskopische Appendektomie wird trotzdem regelmäßig bei Schwangeren durchgeführt. Die Lokalisation der Appendix ändert sich allerdings mit der Verschiebung des Darms nach kranial und lateral, was bei der Trokarplatzierung berücksichtigt werden muss. Im zweiten Trimenon der Schwangerschaft wird ein „offener“ laparoskopischer Zugang von einigen Autoren dringend empfohlen.

LITERATUR

Cheng HT, Wang YC, Lo HC et al. Laparoscopic appendectomy versus open appendectomy in pregnancy: a population-based analysis of maternal outcome. Surg Endosc. 2015; 29(6): 1394–1399.

Lee SH, Lee JY, Choi YY and Lee JG. Laparoscopic appendectomy versus open appendectomy for suspected appendicitis during pregnancy: a systematic review and updated meta-analysis. BMC Surg. 2019; 19(1): 41.

Wilasrusmee C, Sukrat B, McEvoy M et al. Systematic review and meta-analysis of safety of laparoscopic versus open appendicectomy for suspected appendicitis in pregnancy. Br J Surg. 2012; 99(11): 1470–1478.

KASUISTIK

Ein 16-jähriger Lehrling stellt sich in der Notaufnahme mit akuten rechtsseitigen Unterbauchschmerzen vor. Bei der klinischen Untersuchung bemerken Sie eine Druckdolenz sowie deutliche Abwehrspannung im rechten Unterbauch. Sie stellen bei Verdacht auf Appendizitis die Indikation zur diagnostischen Laparoskopie und ggf. Appendektomie, der Appendix ist intraoperativ, aber blande. 40 cm proximal der Ileozökalklappe finden Sie ein entzündetes Meckel-Divertikel (➤ Abb. 4.22).

Welche der folgenden Aussagen ist nicht richtig?

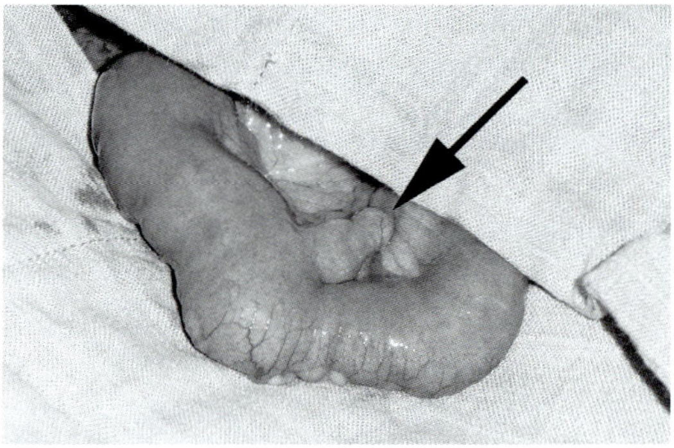

Abb. 4.22 Meckel Divertikel [R461]

a) Das Meckel-Divertikel wird bei etwa 2 % der Laparotomien vorgefunden und wird nur in etwa einem Viertel der Fälle symptomatisch.
b) Bei Erwachsenen ist die Komplikation des Meckel-Divertikels in ca. 3 ‰ Ursache des akuten Abdomens, bei Kindern und Jugendlichen liegt die Rate höher.
c) Wenn ein Meckel-Divertikel als Nebenbefund bei einer Laparotomie aufgefunden wird, sollte es abgetragen werden.
d) Neben der akuten Entzündung kann ein Meckel-Divertikel auch einen Darmverschluss und Hämorrhagien durch versprengtes Magen- oder Pankreasgewebe verursachen.
e) Ein radiologisch dargestelltes Meckel-Divertikel sollte chirurgisch entfernt werden.

Die Antwort e ist nicht richtig.

Zur Memorisierung der Fakten des Meckel-Divertikels empfiehlt sich die aus dem Englischen stammende **2–2–2–2–2–2–20er Regel:**

2 *% of the population,* < **2** *years of age,* **2** × *more often in males,* **2** *inches long,* **2** *feet before the ileocecal valve,* **2** *types of tissue (pancreatic & stomach),* **20** *% become symptomatic.*

Das Meckel-Divertikel wird bei etwa 2 % der intraabdominalen Eingriffe der Gesamtpopulation gefunden, meist als Zufallsbefund, und ist in einem Viertel (ca. 20–25 %) der Fälle symptomatisch. Das Meckel-Divertikel ist ein „echtes Divertikel", welches alle Wandschichten des Ileums betrifft.

Das Divertikel ist das Resultat einer inkompletten Rückbildung des embryonalen Ductus omphaloentericus und zwischen 1 und 10 cm lang. Die **Lokalisation** ist antimesenterial 46–91 cm oral der Bauhin-Klappe. Im Divertikel kann sich **versprengte Magen- oder Pankreasschleimhaut** befinden.

Das Meckel-Divertikel kommt mit doppelter Inzidenz beim männlichen Geschlecht vor. Die Hälfte der Komplikationen tritt in der Kindheit bzw. frühen Jugend auf, nur eine von 300–400 akuten Abdominalerkrankungen wird im Erwachsenenalter durch Komplikationen eines Meckel-Divertikels verursacht.

Das typische Krankheitsbild ist eine **schmerzfreie untere GI-Blutung** beim Kind < 2 Jahre, ursächlich ist meist das ektope Pankreas- und Magengewebe, welches zu einer Ulzeration führt. Zusätzlich kann das Divertikel auch zur Invagination, Obstruktion oder Peritonitis bei Perforation führen.

Ein zufällig radiologisch diagnostiziertes Divertikel stellt **keine Indikation für eine Operation** dar. Hingegen sollte unter Berücksichtigung der potenziellen Komplikationen ein Meckel-Divertikel, welches bei einer **Laparotomie** gefunden wird, möglichst abgetragen werden (insbesondere bei Patienten < 50 Jahre). Bei blandem Appendix sollten die letzten 90 cm Dünndarm oral der Bauhin-Klappe für das Vorliegen eines Meckel-Divertikels exploriert werden.

LITERATUR

Park JJ, Wolff BG, Tollefson MK et al. Meckel diverticulum: the Mayo Clinic experience with 1476 patients (1950–2002). Ann Surg. 2005; 241(3): 529–533.

Ruscher KA, Fisher JN, Hughes CD et al. National trends in the surgical management of Meckel's diverticulum. J Pediatr Surg. 2011; 46(5): 893–396.

Zani A, Eaton S, Rees CM, Pierro A. Incidentally detected Meckel diverticulum: to resect or not to resect? Ann Surg. 2008; 247(2): 276–281.

KASUISTIK

Sie operieren eine junge Frau bei Verdacht auf eine akute Appendizitis. Intraoperativ findet sich eine eindeutige Appendizitis, jedoch auch eine Enteritis regionalis, scharf begrenzt auf das terminale Ileum, mit einem Creeping Fat Sign.

Wie würden Sie vorgehen?

a) Der Appendix sollte in jedem Fall belassen werden, da sich nach Entfernung häufig Fisteln bilden.
b) Es sollte am Folgetag eine Koloskopie gemacht werden.
c) Es sollte eine Ileozökalresektion durchgeführt werden, um den entzündeten Darmabschnitt zu entfernen.
d) Einen entzündeten Appendix sollte man auf jeden Fall entfernen.

Die Antworten b und d sind richtig.

Bei Patienten mit einer **Ileitis terminalis,** die während einer Operation bei Appendizitis erstmalig diagnostiziert wurde, besteht die herkömmliche Therapie darin, bei normalem Zökum und makroskopisch entzündetem Wurmfortsatz die Appendektomie wie üblich durchzuführen und das erkrankte Ileum zu belassen. Eine erhöhte Fistelrate bei makroskopisch nicht entzündetem Zökum nach sachgerechter Appendektomie ist nicht nachgewiesen. **Eine entzündete Appendix gehört daher entfernt.**

Da die **Differenzialdiagnose** Morbus Crohn – Appendizitis bzw. das Erkennen einer akuten Appendizitis bei bekanntem Morbus Crohn erschwert sein kann, wurde die Appendektomie in alten chirurgischen Lehrbüchern auch bei unauffälligem Wurmfortsatz empfohlen. Es gibt jedoch Hinweise, dass eine **Appendektomie ein Risikofaktor für die Entwicklung eines Morbus Crohn** darstellt, dies wird auch so in den aktuellen S3-Leitlinien erwähnt. Eine klare Empfehlung bzgl. des Vorgehens bei blandem Appendix besteht nicht, hier muss der individuellen Patientensituation angepasst und ggf. in Rücksprache mit den behandelnden Kollegen der

Gastroenterologie und auf einem chronisch-entzündliche Darmerkrankungen spezialisierten Viszeralchirurgen vorgegangen werden.

Ein **auf die Appendix vermiformis begrenzter Morbus Crohn** ist selten, jedoch nicht so aggressiv wie in anderen Darmabschnitten und mit einer niedrigen Rezidivrate und einer geringen Inzidenz postoperativer Fisteln verbunden. Ein Morbus Crohn in der Appendix kann sich wie eine akute Appendizitis äußern, allerdings mit indolenterem Verlauf. Die Erkrankung kann, bei guten Langzeitergebnissen, erfolgreich mit offener oder **laparoskopischer Appendektomie** behandelt werden. In einzelnen Fällen muss eine **Ileozökalresektion** vorgenommen werden, auch hier bietet das laparoskopische Verfahren im Vergleich zur konventionellen Chirurgie wie bei anderen Operationen eine verminderte Komplikationsrate und eine kürzere postoperative Verweildauer.

Generell sollten bei einem M. Crohn Resektion der betroffenen Darmabschnitte mit großer Sparsamkeit erfolgen (so viel wie nötig, so wenig wie möglich!).

LITERATUR

Andersson RE, Olaison G, Tysk C, Ekbom A. Appendectomy is followed by increased risk of Crohn's disease. Gastroenterology. 2003; 124(1): 40–46.

Sturm A, Atreya R, Bettenworth D et al. Aktualisierte S3-Leitlinie „Diagnostik und Therapie des Morbus Crohn" der Deutschen Gesellschaft für Gastroenterologie, Verdauungs- und Stoffwechselkrankheiten (DGVS). 2021. www.awmf.org/leitlinien/detail/ll/021-004.html (letzter Zugriff: 12.1.2022).

4

KASUISTIK

Ein 64-jähriger Patient stellt sich wegen epigastrischer Schmerzen und Dyspnoe vor. Er war früher ein starker Trinker und ist nun aufgrund einer Leberzirrhose unter Beobachtung. Vor sechs Tagen hat er sich einer Sklerosierung von Ösophagusvarizen unterzogen. Er ist tachykard, tachypnoeisch und febril. Auf dem Röntgenbild sind ein Pneumomediastinum und ein kleiner Pleuraerguss auf der rechten Seite sichtbar. Beim Abtasten bemerken Sie eine leichte Krepitation im Hals.

Welche Aussage(n) ist/sind in diesem Zusammenhang nicht richtig?

a) Therapeutische Endoskopiemaßnahmen wie Dilatation, Hämostase, Stentimplantation, Entfernung von Fremdkörpern, palliative Eingriffe bei Krebsleiden und endoskopische Ablationstechniken können Ösophagusperforationen verursachen.
b) Zu den chirurgischen Maßnahmen, die häufiger mit Ösophagusperforationen verbunden sind, zählt die Fundoplicatio und die Myotomie des Ösophagus.
c) Die klassischen Trias der Ösophagusperforation sind Schmerzen, Fieber und freie subkutane und mediastinale Luft.
d) Nach Ösophagusperforationen kommt es häufig zu respiratorischen Komplikationen.
e) Die meisten iatrogenen thorakalen Ösophagusperforationen können primär saniert werden.

Alle Antworten sind richtig.
Der Patient hat eine Ösophagusperforation, die durch eine Röntgenuntersuchung mit wasserlöslichem Kontrastmittel (Gastrografin) bestätigt werden kann (➤ Abb. 4.23). Die Perforation wurde mit einer lokalen Naht verschlossen.

Durch die beträchtliche Zunahme der diagnostischen und therapeutischen Endoskopie am Ösophagus werden Ösophagusperforationen **am häufigsten (60 %) iatrogen verursacht.** Nur 15–30 % sind spontane Perforationen. Während die diagnostische Endoskopie mit flexiblen fiberoptischen Endoskopen nur ein sehr geringes Perforationsrisiko birgt, können **therapeutische Eingriffe** wie Dilatation, Hämostase, Stentimplantation, Entfernung von Fremdkörpern, palliative Eingriffe bei Krebsleiden und endoskopische Ablationstechniken das Perforationsrisiko drastisch erhöhen. Wenn auch eher selten, so zählen doch auch die Fundoplicatio und die Myotomie des Ösophagus zu den chirurgischen Maßnahmen, die häufiger mit Ösophagusperforationen verbunden sind. Seltener ist eine Perforation u. a. bei einer Vagotomie, Pneumonektomie, Schilddrüsenresektion oder Tracheostomie.

Des Weiteren kann eine Perforation in seltenen Fällen auch durch eine **Intubation** (Platzierung einer nasogastralen Sonde, Einführen einer Blakemore-Sengstaken-Sonde oder einer Klistiersonde), aber auch **nach diagnostischen Maßnahmen** wie endoskopischem Ultraschall, transösophagealer Echokardiografie und endoskopischer retrograder Cholangiopankreatikografie entstehen. Auch bei der **Platzierung endotrachealer Sonden** und ösophagotrachealer Kombinationssonden für mechanische Ventilation und Atemwegsversorgung besteht ein Perforationsrisiko. Meistens kommt es in Notfallsituationen oder bei Patienten mit anatomischen Veränderungen zu diesen Komplikationen.

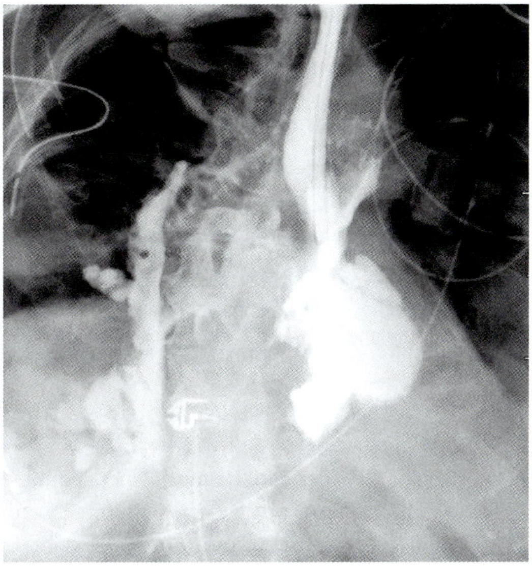

Abb. 4.23 Ösophagus Perforation (Gastrografinschluck) [R461]

Jegliche Form von Fieber, Schmerzen oder ungewöhnlichen Symptomen nach oberer Endoskopie sollten den Verdacht auf eine mögliche Perforation wecken. **Eindringen von Luft** entlang der subkutanen Schichten oder bis ins Mediastinum ist ein typischer Hinweis auf eine Ösophagusperforation. Eine **emphysematöse Krepitation im Hals** tritt sehr häufig nach zervikaler Perforation auf und kann bei 60 % der Patienten durch Abtasten und bei 95 % durch eine Röntgenuntersuchung festgestellt werden.

Ebenso häufig kommt es zu **respiratorischen Komplikationen** nach Ösophagusperforation. Pleuraempyeme treten bei 50 % der Patienten bei thorakalen Perforationen auf, bei zervikalen Perforationen in weniger als 10 %. Stellenweise kann eine Perforation schon während der Endoskopie festgestellt werden, wenn der Endoskopiker sich plötzlich im falschen Lumen befindet oder keine üblichen Anhaltspunkte mehr für die Lokalisation des Endoskops findet.

Die Ösophaugsperforation ist ein ernstes Krankheitsbild und bei verspäteter Diagnose mit einer Mortalitätsrate bis 40 % vergesellschaftet. Die frühe Diagnose und ggf. **Überweisung an ein spezialisiertes Zentrum samt intensivmedizinischer Überwachung** sind wichtig. Die Lokalisation ist ebenfalls entscheidend. So liegt die Mortalitätsrate bei zervikaler Perforation bei 5,9 %, intrathorakal bei 10,9 % und intraabdominal bei 13,2 %.

Je nach Schweregrad der Perforation (z. B. frei vs. gedeckt, Pittsburgh Perforation Severity Score) stehen unterschiedliche **interventionelle Maßnahmen** zur Verfügung. Wenn die Perforation noch periinterventionell diagnostiziert wird, kann diese direkt mit einem Clip verschlossen werden (Through-the Scope-Clip – TTSC – oder Over-the-Scope-Clip – OTSC). Andere Möglichkeiten sind die endoskopische Naht, selbstexpandierende Metallstents (SEMS) oder endoluminale VAC-Anlagen.

Chirurgische Maßnahmen umfassen die Primärnaht, je nach Lokalisation über einen zervikalen, thorakalen oder abdominalen Zugang. Je nachdem empfiehlt sich die Deckung der Perforationsstelle mittels eines Omentumpatches, Muskellappens (M. intercostalis) oder einer Fundoplicatio. Eine Ösophagektomie stellt eine valide Möglichkeit bei Patienten mit Karzinomen oder langstreckiger Nekrose dar, während die Ultima Ratio aus Exklusion und Anlage eines zervikalen Ösophagostomas besteht (z. B. im Multiorganversagen).

LITERATUR

Abbas G, Schuchert MJ, Pettiford BL et al. Contemporaneous management of esophageal perforation. Surgery. 2009; 146(4): 749–55; discussion 755–756.

Biancari F, D'Andrea V, Paone R et al. Current treatment and outcome of esophageal perforations in adults: systematic review and meta-analysis of 75 studies. World J Surg. 2013; 37(5): 1051–1059.

Chirica M, Kelly MD, Siboni S et al. Esophageal emergencies: WSES guidelines. World J Emerg Surg. 2019; 14: 26.
Lyros O, Hollenbach M, Hoffmeister A, Gockel I. Perforationen am oberen Gastrointestinaltrakt. Allgemein- und Viszeralchirurgie up2date. 2020; 14(05: 467–481.
Paspatis GA, Dumonceau JM, Barthet M et al. Diagnosis and management of iatrogenic endoscopic perforations: European Society of Gastrointestinal Endoscopy (ESGE) Position Statement. Endoscopy. 2014; 46(8): 693–711.

KASUISTIK

Eine 78-jährige Patientin mit bekanntem C2-Abusus wird wegen akut aufgetretener Schmerzen im Epigastrium und starker Dyspnoe vorstellig. Diese Symptome traten beim Erbrechen auf. Bei der klinischen Untersuchung der hypotonen und tachykarden Patientin bemerken Sie eine subkutane Krepitation und hören ein Knirschen im Präkordium. Die Thorax-Röntgendarstellung zeigt ein Mediastinalemphysem.

Welche Aussage(n) ist/sind in diesem Zusammenhang nicht korrekt?

4

a) Ungefähr 40 % der Patienten mit einer spontanen Ösophagusruptur haben eine Alkoholanamnese.
b) Die vielfältigen unspezifischen Symptome werden häufig als akutes Abdomen, Pankreatitis oder Myokardinfarkt fehlgedeutet.
c) Starke thorakale Schmerzen und Erbrechen gehören zu den Hauptsymptomen.
d) Eine Resektion mit oder ohne Rekonstruktion ist das Verfahren der Wahl.
e) Bei verzögerter Behandlung ist die Prognose generell schlecht.

Die Aussage d ist nicht korrekt.

Eine **spontane Ösophagusruptur nach Erbrechen (Boerhaave-Syndrom)** ist zu 90 % im distalen Drittel des Ösophagus links dorsolateral lokalisiert. Bei fehlender Behandlung liegt die Mortalität bei fast 100 %. Die diagnostische Trias (Mackler) eines Boerhaave-Syndroms sind: **starkes Erbrechen, retrosternaler Vernichtungsschmerz und subkutanes oder Mediastinalemphysem.** Die vielfältigen unspezifischen Symptome werden häufig als akutes Abdomen, Pankreatitis oder Myokardinfarkt fehlgedeutet. Häufig präsentieren sich die Patienten auch bereits im Schockzustand, die gefürchtetste Komplikation ist die **Mediastinitis.**

Ungefähr 40 % der Patienten mit einer spontanen Ösophagusruptur (Boerhaave-Syndrom) haben eine **Alkoholanamnese** und weitere 40 % leiden an einer gastroduodenalen **Ulkuserkrankung.** Die „mildere" Form stellt das Mallory-Weiss-Syndrom dar, welches sich mit epigastrischen Schmerzen und Hämatemesis bei Erbrechen nach C2-Konsum bemerkbar macht.

Eine frühe Diagnose und ein aggressives Vorgehen sind Voraussetzungen, um die Morbidität und Mortalität zu minimieren. Bei einer verspäteten Behandlung ist die Prognose generell schlecht. Aus diesem Grund sollte sich jeder Chirurg der häufig atypischen Erscheinungsbilder dieser tödlichen Krankheit bewusst sein.

Verfahrensmöglichkeiten umfassen den primären chirurgischen Verschluss der rupturierten Stelle mit einem Muskel- oder Netzlappen. Eine Resektion mit oder ohne Rekonstruktion hingegen sollte aufgrund des hohen Operationsrisikos nur in Ausnahmefällen durchgeführt werden. Inzwischen werden aber auch vermehrt endoskopische Verfahren mit Einlage von EndoVACs oder Stents oder einer Kombination von beidem (SOS: *Stent over Sponge*), jeweils allein oder in Verbindung mit chirurgischen Eingriffen, eingesetzt.

LITERATUR

Ali JT, Rice RD, David EA et al. Perforated esophageal intervention focus (PERF) study: a multi-center examination of contemporary treatment. Dis Esophagus. 2017; 30(11): 1–8.
Koivukangas V, Biancari F, Meriläinen S et al. Esophageal stenting for spontaneous esophageal perforation. J Trauma Acute Care Surg. 2012; 73(4): 1011–1013.
Tellechea JI, Gonzalez JM, Miranda-García P et al. Role of endoscopy in the management of Boerhaave syndrome. Clin Endosc. 2018; 51(2): 186–191.

KASUISTIK

Eine 27-jährige Patientin wird notfallmäßig eingewiesen, nachdem sie in suizidaler Absicht eine wässrig-alkalische Lösung eingenommen hat.

Welche Aussage(n) ist/sind in diesem Zusammenhang nicht korrekt?

a) Als erste Maßnahme soll die Patientin Wasser oder Milch trinken.
b) Es soll versucht werden, die Lauge mit provoziertem Erbrechen zu beseitigen.
c) Da Laugen über die Schleimhaut in die Tiefe des Gewebes gelangen, werden alle Wandschichten der Speiseröhre beschädigt.
d) 80 % der Ösophagusverätzungen sind oberflächliche Läsionen der Mukosa mit Rötung und Ödem ohne Epithelverletzung, die meist folgenlos abheilen.
e) Bei schwerer Verätzung mit stenosierender Narbenbildung sind oft langfristige, wiederholte Bougierungen erforderlich.

Die Aussage b ist nicht korrekt.

Ingestion von Säuren oder Laugen tritt v. a. akzidentell bei Kindern (meistens kleine Mengen) oder in suizidaler Absicht bei Erwachsenen auf. Als **Verätzung** bezeichnet man Verletzungen, die durch den Kontakt von Säuren oder Laugen (meist Haushalts- und Putzmittel) mit der Haut oder den Schleimhäuten entstehen.

Verätzung durch aufgenommene **Säuren** führen zu verschorfenden **Koagulationsnekrosen,** meist mit örtlicher Bindung an die Schleimhaut, und betreffen eher den Magen.

Laugen verursachen eine typische glasig-gallertartige **Kolliquationsnekrose** und betreffen eher den Ösophagus. Ätzschorf, umgebende Hyperämie sowie ödematöse und bräunliche Verfärbung (Hämatin) sind auch vorhanden. Da Laugen über die Schleimhaut in die Tiefe des Gewebes gelangen, werden alle Wandschichten der Speiseröhre geschädigt. Im weiteren Verlauf treten entzündliche Infiltrate auf und es entwickeln sich Narben mit ausgeprägter Schrumpfungstendenz. Diese ösophagealen Strikturen können sich nach Wochen entwickeln, selbst wenn die initiale Symptomatik leicht und die Behandlung adäquat war.

Als erste Maßnahme kann den Patienten vorsichtig **Wasser oder Milch** gegeben werden, damit die Substanz verdünnt werden kann, ein bewiesener Effekt liegt jedoch nicht vor. Eine Verabreichung oraler „Gegenmittel“ ist uneffektiv, falls dies nicht unmittelbar nach der Ingestion geschieht; allerdings kann auch dann ein zusätzlicher Schaden aufgrund der chemischen Reaktionen während der Neutralisation entstehen. **Die Auslösung von Erbrechen soll möglichst vermieden werden,** damit der Ösophagus kein zweites Mal mit der verätzenden Substanz in Kontakt kommt. Die blinde **Einlage einer Magensonde** ist kontraindiziert wegen Gefahr der Perforation; die Einlage sollte endoskopisch erfolgen. Bis das volle Ausmaß der Verletzungen diagnostiziert ist, muss jegliche orale Nahrungsaufnahme unterbleiben.

Primär steht die **Schmerzbekämpfung** und ggf. **Schocktherapie** mit Volumensubstitution sowie **Sicherung der Atemwege** (frühzeitige Intubation) im Vordergrund. Kortikosteroide (z. B. Dexamethason 1 mg/kg/d für 3 Tage) werden wegen der antiphlogistischen Eigenschaften (verringerte Ödembildung) und zur Prävention einer narbigen Stenosebildung verabreicht, obwohl die Literatur keinen klaren Effekt zeigt. Ebenso werden Protonenpumpeninhibitoren (PPI) gegeben.

Signifikante Ösophagusverletzungen treten in 15 % der Patienten ohne oropharyngeale Verletzungen auf, während 70 % der Patienten mit oropharyngealen Verletzungen keinen Ösophagusschaden erleiden. Zeichen einer Atemwegsverletzung oder einer drohenden Obstruktion machen eine engmaschige Überwachung zwingend notwendig und können u. U. eine Tracheotomie erfordern.

Eine Endoskopie sollte zeitnah innerhalb von 12–48 Stunden erfolgen und gestattet die Darstellung der Schleimhautoberfläche und die **Klassifizierung des Schweregrads der Verletzung** (➤ Tab. 4.8). Die Tiefenausdehnung der Nekrose kann mittels Endosonografie bestimmt werden.

- Bei einer **oberflächlichen Verätzung (Grade 0–2A)** können die therapeutischen Maßnahmen kurzfristig beendet und die orale Nahrungseinnahme wieder begonnen werden. Diese Verletzungen heilen normalerweise ohne Folgen ab.
- Bei **schwereren Verätzungen** sollte der Patient parenteral ernährt und antibiotisch abgeschirmt werden. Bei Perforationen gestaltet sich die Behandlung wie in den obigen Beispielen erwähnt.
- Bei **schwerer Verätzung mit stenosierender Narbenbildung** sind oft langfristige, wiederholte Bougierungen erforderlich, ggf. auch die Anlage einer Gastrostomie. Bei erfolgloser Therapie über Monate soll eine Ösophagusresektion in Betracht gezogen werden, wenn möglich mit Ersatzmagen, ansonst mit Koloninterponat.

LITERATUR

Contini S, Scarpignato C. Caustic injury of the upper gastrointestinal tract: a comprehensive review. World J Gastroenterol. 2013; 19(25): 3918–3930.
Kurzai M, Köhler H. Gastrointestinale Verätzung und Fremdkörperingestion. Monatsschr Kinderheilkd. 2005;153:1197–1208.
Tringali A, Thomson M, Dumonceau JM et al. Pediatric gastrointestinal endoscopy: European Society of Gastrointestinal Endoscopy (ESGE) and European Society for Paediatric Gastroenterology Hepatology and Nutrition (ESPGHAN) Guideline Executive summary. Endoscopy. 2017; 49(1): 83–91.
Usta M, Erkan T, Cokugras FC et al. High doses of methylprednisolone in the management of caustic esophageal burns. Pediatrics 2014; 133(6): E1518–E1524.

KASUISTIK

Ein 42-jähriger Patient wird mit perakut einsetzenden Bauchschmerzen in die Notaufnahme gebracht. Er liegt mit angezogenen Beinen auf der Untersuchungsliege und berichtet über verstärkte Schmerzen bei jeder Bewegung und Ausstrahlung in die Schulter. Er ist starker Raucher und trinkt häufig Alkohol. Die klinische Untersuchung zeigt eine diffuse Druckdolenz mit Maximum im Epigastrium und brettharter lokaler Abwehrspannung. Der Blutdruck ist 110/60 mmHg, Puls 115/min, die Temperatur 38,3 °C.

Welche Untersuchungen würden Sie nicht sofort ansetzen?

a) Großes Labor mit Blutbild, Blutzucker, Elektrolyten, Kreatinin, Transaminasen, AP, Amylase, Lipase, LDH, Blutgerinnung, Blutgruppe und Herzenzymen
b) Bestimmung von Gastrin, Serumkalzium und Parathormon
c) Röntgen-Thorax und -Abdomen im Stehen
d) EKG
e) Spiralcomputertomografie mit Kontrastmittel

Die richtige Antworten ist b.
Das klinische Bild und die Anamnese mit abruptem Einsetzen eines akuten Abdomens sind hochverdächtig auf eine **Magen- oder Duodenalperforation.**

Die häufigste Ursache einer Magenperforation (meist kleine Kurvatur oder Antrum) oder Duodenalperforation (meist beim Bulbus duodeni) bleibt die **peptische gastroduodenale Ulkuskrankheit.** Ätiologisch nehmen die H.-pylori-assoziierten Ulzera bei chronischer Gastritis in der westlichen Welt aufgrund zunehmender Eradikation leicht ab, in 90 % der Duodenalulzera und 75 % der Magenulcera bleiben jedoch HP nachweisbar. **Andere Risikofaktoren** sind Einnahme von NSAR und Glukokortikoiden, Nikotin und Alkoholabusus, erhöhtes Alter, Niereninsuffizienz sowie akute Stresszuständen (Polytrauma, große Operation). Seltene Ursachen sind das Zollinger-Ellison-Syndrom (Diagnose mittels Gastrinbestimmung im Blut) oder der primäre Hyperparathyreoidismus (Bestimmung von Kalzium und PTH), weitere Ursachen sind Tumoren, Fremdkörper oder iatrogene Manipulationen.

Eine **Röntgenübersichtsaufnahme** des Abdomens (stehend oder Linksseitenlage) oder Thorax ist bei V. a. Perforation historisch das Diagnosemittel der Wahl, zeigt jedoch nur in 30–75 % der Fälle freie Luft unter dem Zwerchfell. Diagnosemittel der Wahl ist heute daher das **Kontrastmittel-CT** mit i. v. und ggf. wasserlöslichem p. o. KM, welches eine 90–94 % Sensitivität zur Erkennung von intraabdominalen Pathologien hat und auch potenzielle Differenzialdiagnosen mit höherer Spezifität ausschließen kann. (**Cave:** kein p. o. Barium bei V. a. Perforation wegen Auslösung einer granulomatösen Entzündung!)

Differenzialdiagnostisch soll neben vielen anderen Oberbaucherkrankungen an erster Stelle an eine **akute Pankreatitis** gedacht werden (➤ Kap. 5.8). Klassischerweise zeigt die Pankreatitis einen weniger perakuten Schmerzbeginn, eine Schmerzausstrahlung in den Rücken und einen prallelastischen Bauch (Gummibauch). Bei V. a. Pankreatitis soll eine Sonografie zur Beurteilung der Gallenblase (Steine?) und der extrahepatischen Gallenwege durchgeführt werden. Falls es der klinische Zustand des Patienten zulässt, ist eine CT erst im Verlauf zur Beurteilung der Entzündungsreaktion empfohlen. Die Behandlung der Pankreatitis ist primär konservativ, beim Auftreten von lokalen Komplikationen (z. B. infizierte Nekrosen) sollen gemäß einem Step-up-Approach zuerst sämtliche interventionellen, endoskopischen und minimal-invasiven (retropertioneale Nekrosektomie) Maßnahmen ausgeschöpft werden, bevor eine offene chirurgische Intervention in Betracht gezogen wird.

Ein **akuter Myokardinfarkt** kann ebenfalls Ursache von Oberbauchschmerzen sein und sollte mittels EKG und Laborwerten ausgeschlossen werden.

Beim Vorliegen eines **Peritonismus** ist die Indikation zur **notfallmäßigen chirurgischen Intervention** gegeben. Heutzutage können Perforationen des Magens und Duodenums oft laparoskopisch mit gleichwertigem Outcome behandelt werden. Ein offenes Vorgehen ist oft notwendig bei ungünstiger Lokalisation, Ulzera von > 10 mm oder Patienten im Schock mit verspäteter Diagnose. Die **Standardbehandlung** besteht normalerweise aus Débridement des avitalen Gewebes (Magenulzera sollten komplett exzidiert und eingesendet werden zum Ausschluss eines Karzinoms) und einem Primärverschluss, ggf. mit gestieltem Omentumflap (z. B. nach Graham oder Cellan-Jones). Duodenalperforationen, insbesondere in Pylorusnähe, werden immer quer vernäht zur Verhinderung einer Stenose (Pyloroplastik nach Heinecke-Mikulicz). Zum Primärverschluss empfiehlt sich ein Kocher-Manöver zur Mobilisation des Duodenums. Bei stark blutenden Hinterwandulcera ist eine Duodenotomie mit Quadrantenumstechung und Ligatur der A. gastroduodenalis/A. gastroepiploica dextra notwendig.

Die **postoperative Nachbehandlung** beinhaltet die Hochdosis Gabe von PPI, eine antibiotische Therapie (z. B. mit Piperacillin/Tazobactam) für mind. 7 Tage und Eradikation von HP bei Vorliegen eines Infekts.

LITERATUR

Kilian M, Rau B, Müller J. Perforationen am Ösophagus, Magen und Duodenum. Allgemein- und Viszeralchirurgie up2date. 2010; 4(04): 205–223.

Lyros O, Hollenbach M, Hoffmeister A, Gockel I. Perforationen am oberen Gastrointestinaltrakt. Allgemein- und Viszeralchirurgie up2date. 2020; 14(05): 467–481.

Sanabria A, Villegas MI, Morales Uribe CH. Laparoscopic repair for perforated peptic ulcer disease. Cochrane Database Syst Rev. 2013; 2: Cd004778.

Søreide K, Thorsen K, Søreide JA. Strategies to improve the outcome of emergency surgery for perforated peptic ulcer. Br J Surg. 2014; 101(1): e51–64.

KASUISTIK

Eine 85-jährige Patientin wird mit starken abdominalen Schmerzen im Ober- und Mittelbauch in die Rettungsstelle gebracht. Die heftigen Bauchschmerzen seien vor einigen Stunden plötzlich aufgetreten, hätten in der Zwischenzeit aber nachgelassen. Der Blutdruck beträgt 100/60 mmHg bei einem unregelmäßigen Puls von 120/min. Bei der körperlichen Untersuchung der schwer krank wirkenden Patientin findet sich ein weiches, nur leicht druckschmerzhaftes Abdomen, Darmgeräusche sind nicht auskultierbar. In der Abdomenübersicht finden sich weder Spiegel noch freie Luft. Im EKG zeigt sich Vorhofflimmern mit absoluter Arrhythmie, aber kein Hinweis auf einen Herzinfarkt. Im Labor ist nur eine Leukozytose von 15 G/l auffällig. Nach Schocktherapie bessert sich der Zustand der Patientin. Innerhalb der nächsten 12 Stunden entwickelt sie dann aber das Bild eines akuten Abdomens mit Abwehrspannung. Es kommt zu einem Anstieg der Leukozyten auf 18 G/l und einer metabolischen Azidose mit einem Laktat von 10 mmol/l.

Für welches Krankheitsbild ist dieser Verlauf typisch?

a) Akute Pankreatitis
b) Magenperforation
c) Dickdarmileus
d) Darmischämie
e) Akute Cholezystitis
f) Perforiertes Aortenaneurysma

Die richtige Antwort ist d.

Die Patientin leidet an einer **akuten mesenterialen Ischämie** (➤ Abb. 4.24). Der **akute Mesenterialarterienverschluss** macht etwa 1 % aller akuten Gefäßverschlüsse und 1–2 % der Patienten mit akutem Abdomen aus. Ätiologisch sind in ca. 50 % der Fälle Embolien, meist kardialer Genese bei Vorhofflimmern, in ca. 20 % arterielle Thrombosen bei vorbestehender viszeraler Arteriosklerose und 10 % nichtokklusive Mesenterialinfarkte (NOMI) für die Ischämie verantwortlich. Weitere 20 % betreffen Thrombosen der Mesenterialvenen. Am häufigsten ist die A. mesenterica superior betroffen.

Die Symptomatik wird in mehrere Phasen eingeteilt:

- **Initialphase (1–6 h):** Es setzen akut, heftige, diffuse abdominale Schmerzen ein, bei noch erhaltener Peristaltik und fehlender Peritonitis.
- Daran schließt sich fließend das so genannte **„stille Intervall" (7–12 h)** an: Geringer Dauerschmerz, zunehmende Leukozytose, abnehmende bis fehlende Peristaltik, relativer Volumenmangel durch Flüssigkeitsverschiebungen nach intraintestinal, rasche Verschlechterung des Allgemeinzustandes.
- Nach ca. **12 h ist das Vollbild eines Schocks bei irreversibler Darmischämie** mit paralytischen Ileus und Durchwanderungsperitonitis erreicht.

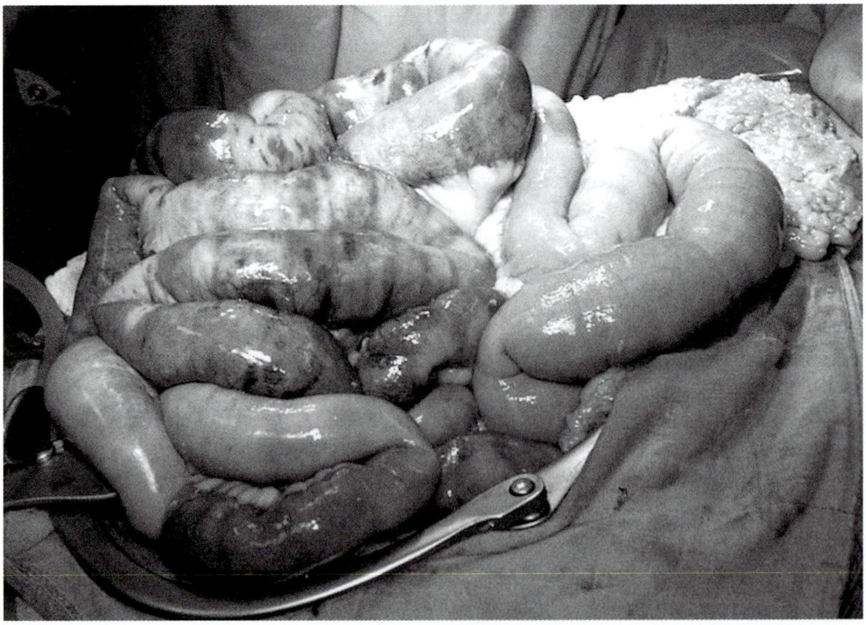

Abb. 4.24 Akute embolische mesenteriale Ischämie [R461]

Die akute Mesenterialischämie ist durch das akute Auftreten von abdominalen Schmerzen charakterisiert, die klinische Untersuchung des Abdomens kann dabei je nach Zeitpunkt sehr variabel sein. Anamnestisch findet sich bei diesen Patienten häufig eine kardiale Erkrankung (z. B. absolute Arrhythmie mit Vorhofflimmern) oder eine pAVK. Laborwerte sind unspezifisch (D-Dimere, Leukozyten, Laktat, LDH), obwohl das Laktat mit der Mortalität korreliert.

Die **diagnostische Methode der Wahl** bei Verdacht auf Mesenterialischämie ist die Computertomografie des Abdomens mit arterieller und portalvenöser Phase mit ggf. angiografischer Rekonstruktion. Alternativ kann direkt eine digitale Subtraktionsangiografie durchgeführt werden, mit dem Vorteil, dass diese diagnostisch und therapeutisch genutzt werden kann.

Prioritär ist die Wiederherstellung der viszeralen Durchblutung. Die Therapie bei thromboembolisch nachgewiesenem Verschluss ist die interventionelle Embolektomie, lokale Thrombolyse oder Stentimplantation, Aspirations- und Rotationsthrombektomie oder alternativ gefäßchirurgische Bypassoperation und Thrombendarteriektomie. Bei klinisch stabilen Patienten ohne Sepsis oder Peritonismus und bei niedriger Wahrscheinlichkeit für eine transmurale Ischämie ist anschließend zeitnah eine diagnostische Laparoskopie zur Beurteilung der Darmvitalität empfohlen.

Bei nachgewiesener Darmnekrose, peritonitisch/septischem Zustandsbild oder Versagen der raschen interventionellen Rekanalisation erfolgt anschließend an die (versuchte) Rekanalisation die **notfallmäßige Laparotomie zur Resektion der ischämischen Areale und ggf. Thrombembolektomie.** Bei hohen Insuffizienzraten sollen eröffnete Darmlumen blind verschlossen als Stomata ausgeleitet werden, die Durchführung von Anastomosen ist nicht zu empfehlen. Die Perfusion der verbleibenden Abschnitte kann ggf. mittels Doppler objektiviert werden. Die **Anlage eines Abdominal-VAC** mit Second-Look Laparotomie 24–48 h nach Primäroperation zur Erkennung von residuellen Ischämien ist anzuraten.

Alle Patienten mit Mesenterialischämie brauchen eine **intensivmedizinische Überwachung** zur hämodynamischen Kontrolle und ggf. Schocktherapie. Eine systemische **Heparinisierung nach Gabe eines Bolus von 5.000 IE** nach Diagnosestellung sollte etabliert werden, falls der Patient noch nicht antikoaguliert ist. Eine antibiotische Therapie ist indiziert.

Die akute mesenteriale thromboembolische Ischämie ist weiterhin mit einer Mortalität von bis zu 50 % behaftet, welche auf 80–100 % bei verzögerter Behandlung > 24 h ansteigt.

LITERATUR

Acosta-Mérida MA, Marchena-Gómez J, Saavedra-Santana P et al. Surgical outcomes in acute mesenteric ischemia: has anything changed over the years? World J Surg. 2020; 44(1): 100–107.

Eckhardt D, Schmid A, Grützmann R. Akute (arterielle und venöse) Mesenterialischämie. Allgemein- und Viszeralchirurgie up2date. 2020; 14(03): 295–305.

Klar E, Rahmanian PB, Bücker A et al. Akute mesenteriale Ischämie – ein vaskulärer Notfall. Dtsch Aerztebl. 2012; 109(14): 249–256.

Thiel K, Wulff D, Glowka T et al. Akute (arterielle und venöse) mesenteriale Ischämie. Allgemein- und Viszeralchirurgie up2date. 2016; 10(04): 277–229.

Tilsed J, Casamassima A, Kurihara H et al. ESTES guidelines: acute mesenteric ischaemia. Eur J Trauma Emerg Surg. 2016; 42(2): 253–270.

KASUISTIK

Ein 66-jähriger Patient liegt nach aortokoronarer Bypassoperation an der Herzlungenmaschine auf der herzchirurgischen Intensivstation. Der postoperative Verlauf ist protrahiert, eine hochdosierte medikamentöse Kreislaufunterstützung immer noch nötig. Seit einigen Stunden klagt der Patient über mäßige abdominale Schmerzen, bei der Untersuchung ist das Abdomen gebläht, aber nicht peritonitisch, die Darmgeräusche sind spärlich. Die Pflegefachkraft berichtet über eine beginnende blutige Diarrhö.

5.1 Hernienchirurgie

Ferdinand Köckerling

KASUISTIK

Ein 70-jähriger Patient kommt mit einer symptomatischen Leistenhernie rechts in die Sprechstunde. Der Patient berichtet über zunehmende Schmerzen in der rechten Leiste, besonders nach längerem Stehen und körperlicher Belastung. Bei der klinischen Untersuchung zeigt sich neben einer deutlichen Vorwölbung in der Leiste rechts eine mediane Narbe zwischen Nabel und Symphyse bei Zustand nach offener Prostatektomie bei Prostatakarzinom. Die Tumoroperation liegt fünf Jahre zurück, und bei den Nachsorgen sei alles in Ordnung gewesen. Der Patient kommt mit dem dringlichen Wunsch, dass die Leistenhernie endoskopisch operiert werden sollte.

Welche der folgenden Aussagen zum „tailored approach" in der Leistenhernienchirurgie ist nicht korrekt?

a) Der „tailored approach" dient der Risikominimierung für die Patienten in der Leistenhernienchirurgie.
b) Zur Umsetzung des „tailored approach" in der Leistenhernienchirurgie muss der Operateur mehrere Operationstechniken beherrschen.
c) Nach radikaler Prostatektomie empfehlen die Guidelines eine offene Lichtenstein-Operation.
d) Nach radikaler Prostatektomie ist das Risiko für eine Blasenverletzung bei einer laparoendoskopische Technik erhöht.
e) Der „tailored approach" gilt nur für unerfahrene Hernienchirurgen.

Aussage e ist nicht korrekt.

Der „tailored approach" in der Leistenhernienchirurgie gibt die evidenzbasierten Erkenntnisse der neuesten HerniaSurge-Guidelines wieder. Diese Erkenntnisse wurden von einer Expertengruppe aller kontinentalen Herniengesellschaften erarbeitet und im Jahre 2018 publiziert.

Die Empfehlungen zum „tailored approach" dienen dazu, einerseits das Risiko für den einzelnen Patienten mit seiner spezifischen Situation für die Hernienoperation zu minimieren und andererseits das Langzeitergebnis zu optimieren. Voraussetzung dafür ist aber, dass der Operateur zumindest die laparoendoskopischen Techniken der transabdominalen präperitonealen Patch-Plastik (TAPP) und/oder der total extraperitonealen Patch-Plastik (TEP), das offene Netzverfahren nach Lichtenstein und das Nahtverfahren nach Shouldice beherrscht. Der „tailored approach" gilt sowohl für die elektiven als auch für die notfallmäßig durchzuführenden Leistenhernienoperationen (➤ Abb. 5.1).

- Eine **primäre, unilaterale Leistenhernie beim Mann** kann entsprechend der Guidelines in TEP-, TAPP- oder Lichtenstein-Technik vorgenommen werden.
- Die **primäre, unilaterale Leistenhernie bei der Frau sollte** aufgrund der diagnostischen Überlegenheit bezüglich einer Schenkelhernie in den laparoendoskopischen Techniken TAPP oder TEP vorgenommen werden.
- Die **primäre bilaterale Leistenhernie** beim Mann und bei der Frau sollten ebenfalls in TEP- oder TAPP-Technik erfolgen.
- Dagegen soll die **Skrotalhernie** und die **Leistenhernie nach Voroperation** im Beckenbereich eher in Lichtenstein-Technik vorgenommen werden.
- Eine Operation in Spinal- oder Regionalanästhesie lässt nur eine **offene Lichtenstein-Operation** zu.
- Eine **Rezidiv-Operation** sollte immer in der noch nicht durch die Voroperation berührten anatomischen Schicht erfolgen, also nach offener Operation in laparoendoskopischer Technik und nach TEP oder TAPP in offener Lichtenstein-Technik.
- Die **netzfreie Nahttechnik nach Shouldice** sollte nur dann angewendet werden, wenn es ausdrücklicher Wunsch des Patienten ist.

5

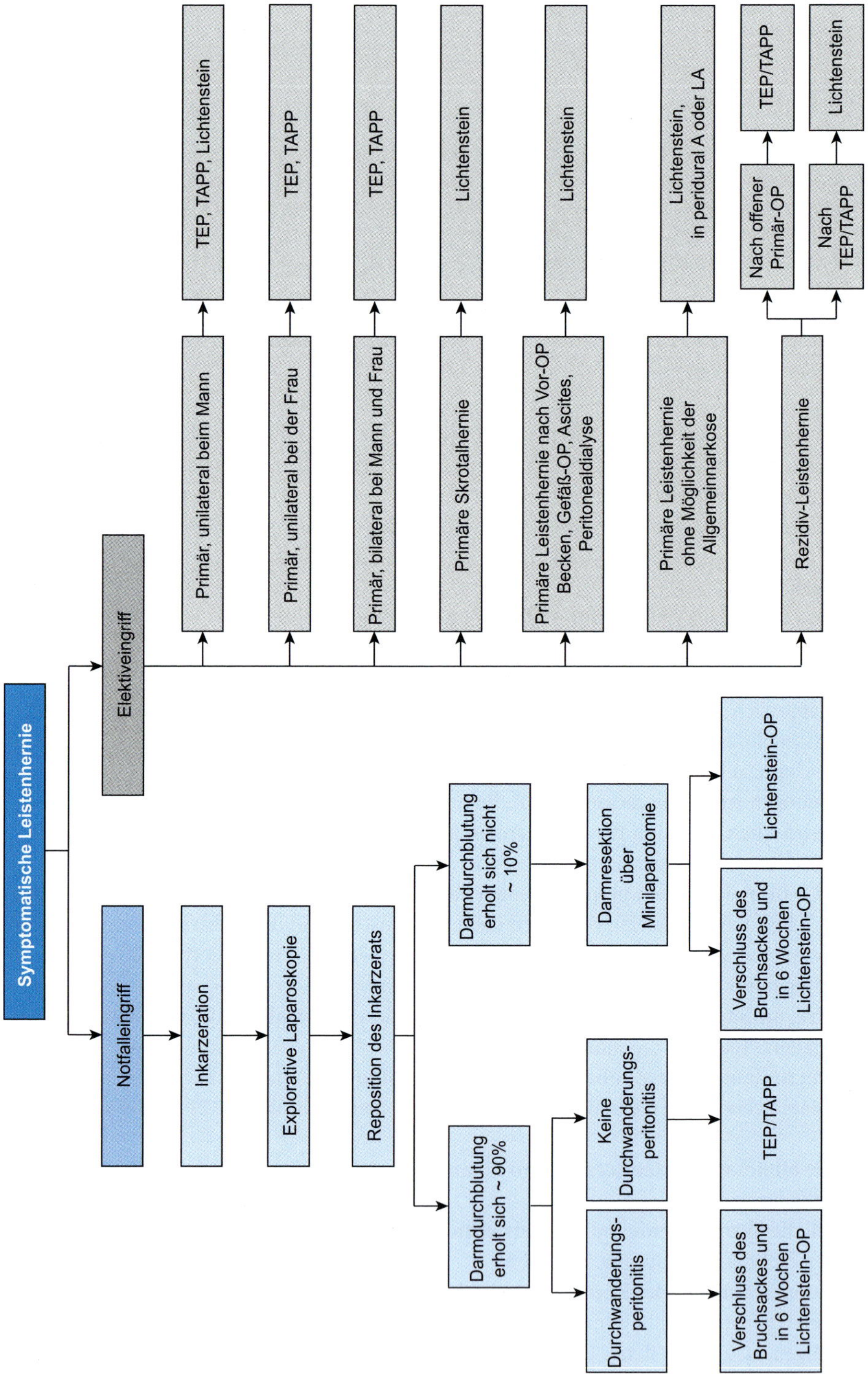

Abb. 5.1 „Tailored approach" in der Leistenhernienchirurgie [P1169/L143]

LITERATUR
Köckerling F, Simons MP. Current concepts of inguinal hernia repair. Visc Med. 2018; 34: 145–150.
The HerniaSurg Group. International guidelines for groin hernia management. Hernia. 2018; 22: 1–165.

KASUISTIK

Eine 80-jährige Patientin stellt sich in der Nacht in der Notaufnahme vor. Sie berichtet, dass bei ihr seit Jahren eine schmerzlose Vorwölbung in der linken Leiste besteht. Im Liegen sei die Vorwölbung verschwunden. Im Stehen könne sie die Vorwölbung zurückdrücken. Aufgrund ihres Alters sei ihr empfohlen worden, auf eine Operation der offensichtlichen Leistenhernie zu verzichten. Vor einigen Stunden sei es nach dem Toilettengang zu heftigen Schmerzen in der linken Leiste gekommen, die Vorwölbung sei hart geworden, und es sei ihr nicht mehr möglich, diese wegzudrücken.
Bei der klinischen Untersuchung findet sich eine druckdolente, größere und harte Vorwölbung in der linken Leiste, die sich auch unter Analgesie nicht reponieren lässt. Im Ultraschall findet sich eine inkarzerierte Darmschlinge in der linken Leiste. Es wird die sofortige Indikation zu einem Notfalleingriff gestellt. Dieser wird als explorative Laparoskopie begonnen. Bei der Exploration zeigt sich eine inkarzerierte und strangulierte Dünndarmschlinge in einer großen indirekten Leistenhernie auf der linken Seite. Nach kranialer Inzision des Bruchrings lässt sich die inkarzerierte und strangulierte Dünndarmschlinge reponieren. Die Dünndarmschlinge zeigt im Bereich der Strangulation zwar eine dunkle Verfärbung, aber keine Perforation. Nach Reposition erholt sich die Durchblutung des Dünndarms sehr schnell wieder, sodass keine Dünndarmresektion vorgenommen werden muss. Die lokalen Verhältnisse im Bereich der linken Leiste stellen sich auch so dar, dass eine sofortige Versorgung der Leistenhernie mit einer transabdominalen präperitonealen Patch-Plastik (TAPP) möglich ist. Dazu wird ein großporiges Netz der Größe 15 × 10 cm aus Polypropylen verwendet.

Welche der folgenden Aussagen ist nicht korrekt?

a) Der Anteil der Notfalleingriffe aufgrund einer inkarzerierten und strangulierten Leisten- und Schenkelhernie liegt bei der Frau mit 14,5–17,0 % drei- bis vierfach höher als beim Mann.
b) Bei Femoralhernien beträgt der Anteil der Notfalleingriffe aufgrund einer Inkarzeration und Strangulation 40 %.
c) Eine Schenkelhernie bei der Frau hat das höchste Risiko für eine Inkarzeration und Strangulation.
d) Ein „watchful waiting" sollte bei der Frau mit einer Leisten- oder Schenkelhernie nicht empfohlen werden.
e) Wegen des Risikos einer Netzinfektion sollte bei einer inkarzerierten/strangulierten Leisten- oder Schenkelhernie immer eine Nahttechnik angewendet werden.

Aussage e ist nicht korrekt.
Die Rate an **Notfalleingriffen bei inkarzerierten und strangulierten Leisten- und Schenkelhernien** beträgt in der westlichen Welt 2,5–7,3 % und kann in Entwicklungsländern bis zu 76,9 % aufweisen. Zur Vermeidung einer irreversiblen Darmischämie durch Strangulation und nachfolgende Darmnekrose/Perforation sollte eine schnellstmögliche Operation erfolgen. Besteht kein Hinweis auf eine Darmperforation und Peritonitis kann unter Analgesie eine sanfte Reposition des Bruchsackinhalts versucht werden. Das gelingt in etwa 20 % der Fälle. Dann kann die Operation in den nächsten Tagen erfolgen. Die Operation sollte jedoch zeitnah durchgeführt werden, da die Inkarzeration und Strangulation jederzeit erneut auftreten kann.

Bei einer inkarzerierten und strangulierten Leistenhernie stellt die **explorative Laparoskopie** die überlegene Technik für die Identifikation des Bruchsackinhalts, seine Reposition und die Beurteilung der Durchblutung des Inkarzerats nach Reposition dar. Erholt sich die Durchblutung des reponierten Darmabschnittes und besteht keine Perforation, kann dann die Leisten- bzw. Schenkelhernie auch in **TAPP-Technik** versorgt werden. Da es sich hierbei um ein sauberes bis kontaminiertes Operationsgebiet handelt, sollten großporige Polypropylen-Netze verwendet werden. Alternativ können biologische oder biosynthetische Netze eingesetzt werden. Für die laparoendoskopische Leistenhernienchirurgie ist in der Regel keine Antibiotikaprophylaxe erforderlich, aber beim Notfalleingriff muss sicherlich in Abhängigkeit von der Kontamination des Operationsgebiets im Einzelfall entschieden werden.

Besteht bei dem Operateur keine ausreichende Expertise für die laparoendoskopische Operationstechnik, kann die Behandlung auch über einen **offenen Zugang in der Leiste** erfolgen. Nach Befreiung des Dünndar ms über den Leistenschnitt und Reposition des wieder durchblutenden und nicht perforierten Darmabschnitts kann dann die Leisten- bzw. Schenkelhernie als **offene Netztechnik nach Lichtenstein** oder als **Nahttechnik nach Shouldice** versorgt werden.

LITERATUR

Köckerling F, Heine T, Adolf D et al. Trends in emergent groin hernia repair – an analysis from the Herniamed Registry. Front Surg. 2021; 8: 655755.

Köckerling F, Simons MP. Current concepts of inguinal hernia repair. Visc Med. 2018; 34: 145–150.

The HerniaSurg Group. International guidelines for groin hernia management. Hernia 2018; 22: 1–165.

KASUISTIK

Eine 65-jährige Patientin kommt wegen einer deutlichen Vorwölbung in der linken Leiste in die Sprechstunde. Bei der klinischen Untersuchung fällt auf, dass die Vorwölbung in der Leiste bis zur Narbe eines Kaiserschnitts heranreicht. Eine Narbenhernie als Folge des Kaiserschnitts kann nicht sicher ausgeschlossen werden. Eine Schnittbilduntersuchung mittels MRT zeigt jedoch eine eindeutige Leistenhernie. Entsprechend der Empfehlung in den Guidelines schlägt der Operateur der Patientin zeitnah eine laparoendoskopische Technik zur Therapie der Leistenhernie vor. Die Patientin ist damit aber nicht einverstanden, da sie keine Operation über den Bauchraum haben möchte, sondern durch einen Schnitt in der Leiste.

5

Welche Argumente sprechen für eine laparoendoskopische Leistenhernienoperation bei der Frau?

a) Die Leistenhernie bei der Frau kann durch eine offene Netztechnik stabiler versorgt werden.
b) Frauen haben einen Anteil an Femoralhernien von 16,7–37 %.
c) Bei der Lichtenstein-Operation kann ohne die zusätzliche Eröffnung der Fascia transversalis die femorale Bruchlücke nicht eingesehen werden.
d) Bei den laparoendoskopischen Techniken besteht eine höhere diagnostische Sicherheit für das Vorliegen einer femoralen Bruchlücke.
e) Eine übersehene und nicht mit einem Netz versorgte femorale Bruchlücke kann zu einem Rezidiv führen.

Antwort a ist falsch.

Das Lebenszeitrisiko für die Entwicklung einer Leistenhernie beträgt bei Frauen 3–5,8 %. Der Anteil der Frauen am Gesamtkollektiv aller operierten Leistenhernien liegt bei 8,0–11,5 %.

Der Anteil der femoralen Hernien macht bei Frauen 16,7–37 % aus. Femoralhernien weisen mit 40,6 % ein erhebliches **Risiko für einen Notfalleingriff** auf. Somit können übersehene Femoralhernien sowohl zu Rezidiven als auch zu Notfalloperationen führen. Vor diesem Hintergrund sollte den Patientinnen dringlich ein **laparoendoskopisches Verfahren** zur Behandlung einer Leistenhernie angeraten werden.

LITERATUR

Köckerling F, Heine T, Adolf D et al. Trends in emergent groin hernia repair – an analysis from the Herniamed Registry. Front Surg. 2021; 8: 655755.

Köckerling F, Koch A, Lorenz R. Groin hernias in women – a review of the literature. Front Surg. 2019; 6: 4.

The HerniaSurg Group. International guidelines for groin hernia management. Hernia 2018; 22: 1–165.

KASUISTIK

Ein 21-jähriger Mann kommt wegen Leistenschmerzen rechts in die Sprechstunde. Er berichtet, dass er sportlich sehr aktiv und seit einigen Wochen nach sportlicher Belastung heftige Schmerzen in der rechten Leiste verspüre. Wenn er mit den sportlichen Aktivitäten pausiert, wird es dann wieder besser. Eine Vorstellung beim Orthopäden und Urologen habe keine Ursache ergeben. Sein Hausarzt habe eine beginnende Leistenhernie rechts festgestellt. Deshalb kommt der Patient jetzt zur operativen Behandlung seiner Leistenhernie. Klinisch findet sich lediglich eine leichte Vorwölbung beim Husten.

Welche der folgenden Aussagen ist nicht korrekt?

a) Wenn keine orthopädische und urologische Ursache für den Leistenschmerz vorliegt, kann der Leistenschmerz nur durch eine Leistenhernie ausgelöst sein, deshalb sollte der Patient operiert werden.
b) Junge Patienten mit einer kleinen Leistenhernie haben das höchste Risiko zur Entwicklung eines chronischen Leistenschmerzes nach einer Leistenhernienoperation.
c) Zur Ursachenklärung von Leistenschmerzen bei jungen Patienten mit einer „weichen Leiste“ oder „beginnender Leistenhernie“ sollte eine maximale diagnostische Abklärung erfolgen.
d) Ursache für die Leistenschmerzen kann auch ein Samenstrangslipom sein.
e) Junge Patienten mit Leistenschmerzen ohne deutlichen klinischen Nachweis einer Leistenhernie sollten eher über längere Zeit beobachtet werden, als sie sofort zu operieren.

Die Aussage a ist nicht korrekt.
Junge, sportlich aktive Patienten mit klinisch nicht überzeugendem Hernienbefund und Leistenschmerzen stellen ein Problem dar. Diese Patienten sollten primär nicht operiert werden. Registerdaten haben gezeigt, dass junge Patienten mit kleinen Leistenhernien das höchste Risiko für die Entwicklung von **chronischen postoperativen Leistenschmerzen** aufweisen, die nur schwer zu therapieren sind.

Ein solches Szenario muss unbedingt vermieden werden. Deshalb sollten diese Patienten auf keinen Fall sofort operiert werden, sondern eine **umfassende Diagnostik** eingeleitet werden. Dazu gehört nicht nur die Hinzuziehung von Orthopäden und Urologen, sondern auch von erweiterten diagnostischen Maßnahmen. So kann man z. B. im Ultraschall oder MRT ein **Samenstrangslipom** nachweisen, das keine Vorwölbung am äußeren Leistenring verursacht, aber Symptome wie beim Leistenbruch auslösen kann. Deshalb wird heute ein Samenstrangslipom wie eine Leistenhernie betrachtet. Häufig hilft dem Patienten bereits die Erklärung für die Leistenschmerzen, um im Alltag damit besser umgehen zu können. Auf jeden Fall sollten diese jungen Patienten nicht sofort operiert werden, sondern längerfristig im Konzept des „watchful waiting“ beobachtet werden.

LITERATUR

Hoffmann H, Walther D, Bittner R et al. Smaller inguinal hernias are independent risk factors for developing chronic postoperative inguinal pain (CPIP) – a registry-based multivariable analysis of 57,999 patients. Ann Surg. 2020: 272: 756–764.
Köckerling F, Schug-Pass C. Spermatic cord lipoma – a review of the literature. Front Surg. 2020; 7: 39.

KASUISTIK

In die Sprechstunde kommt ein 70-jähriger Patient mit beidseitigen, größeren Leistenhernien. Er berichtet, dass er bisher nicht zur Operation gekommen ist, da er in kardiologischer Behandlung ist und schon mehrfach Stents der Herzkranzgefäße erhalten hat. Deshalb müsse er auch eine orale Antikoagulation einnehmen. Da jedoch die Schmerzen in der Leiste zunehmen und es immer schwieriger wird, den Inhalt der Leistenbrüche zurückzudrücken, möchte er sich jetzt operieren lassen.
Die klinische Untersuchung ergibt auf beiden Seiten größere Leistenbrüche, die bei der klinischen Untersuchung Schmerzen verursachen. Es wird deshalb vonseiten der Chirurgie die Indikation zur Operation gestellt. Die Rücksprache mit den behandelnden Kardiologen ergibt, dass die letzte Stent-Implantation mehr als ein Jahr zurückliegt und deshalb die orale Antikoagulation vorübergehend abgesetzt und ein Bridging mit niedermolekularem Heparin durchgeführt werden kann. In dem Brief an den Hausarzt wird zur Operationsvorbereitung gebeten, die orale Antikoagulation zeitgerecht abzusetzen und mit einer niedermolekularen Heparin-Applikation zu beginnen.

Welche der folgenden Aussagen ist nicht korrekt?

a) In den Guidelines werden zur operativen Therapie von bilateralen Leistenhernien die laparoendoskopischen Techniken TEP oder TAPP empfohlen.
b) Diese Empfehlung gilt für Männer und für Frauen.

c) Der Anteil der bilateralen Leistenhernien am Gesamtkrankengut aller Leistenhernien liegt bei etwa 16 %.
d) Eine orale Antikoagulation kann vor Leistenbruchoperationen einfach abgesetzt werden.
e) Aufgrund des erweiterten Präparationsausmaßes bei der laparoendoskopischen Operation von beidseitigen Leistenhernien ist das perioperative Komplikationsrisiko erhöht.

Die Aussage d ist nicht korrekt.

Der entscheidende Vorteil der **laparoendoskopischen Techniken TEP und TAPP bei beidseitigen Leistenhernien** bei der Frau und beim Mann ist die Verwendung der identischen Trokare für die Operation beider Seiten. Hinzu kommt, dass die Schmerzbelastung nach der Operation im Vergleich zu einer beidseitigen Lichtenstein-Operation deutlich geringer ist. Auch wenn im Vergleich zur unilateralen die bilaterale Operation ein etwas erhöhtes perioperatives Komplikationsrisiko aufweist, ist dieses nicht vergleichbar mit einer getrennten offenen Operation beider Seiten. Werden beidseitige Leistenhernien in einer Sitzung in Lichtenstein-Technik versorgt, muss mit der Summation der Komplikationsraten für beide Leisten gerechnet werden, da die Operation über getrennte Inzisionen erfolgt.

Bei der erweiterten Präparation der beidseitigen TEP oder TAPP muss mit einem erhöhten **Nachblutungsrisiko** gerechnet werden. Dies gilt besonders für Patienten mit medikamentös veränderter Blutgerinnung. Kann aus anderen Ursachen auf die medikamentöse Veränderung der Blutgerinnung nicht verzichtet werden, muss mit einem vierfach erhöhtem Nachblutungsrisiko gerechnet und deshalb bei der Präparation eine sorgfältige Blutstillung vorgenommen werden. Deshalb sollte die Absetzung der medikamentösen Veränderung der Blutgerinnung, wann immer möglich, umgesetzt und ein **Bridging mit niedermolekularem Heparin** vorgenommen werden.

LITERATUR

Köckerling F, Adolf D, Lorenz R et al. Perioperative outcome in groin hernia repair: what are the most important influencing factors? Hernia 2021; DOI: 10.1007/s10029-021-02417-5 (online ahead of print).
Köckerling F, Roessing C, Adolf D et al. Has endoscopic (TEP, TAPP) or open inguinal hernia repair a higher risk of bleeding in patients with coagulopathy or antithrombotic therapy? Data from the Herniamed Registry. Surg Endosc. 2016; 30:2073–2081.
Köckerling F, Simons MP. Current concepts of inguinal hernia repair. Visc Med. 2018; 34: 145–150.
The HerniaSurg Group. International guidelines for groin hernia management. Hernia 2018; 22: 1–165.

KASUISTIK

Ein 75-jähriger Patient stellt sich mit einer großen, linksseitigen Skrotalhernie in der Sprechstunde vor. Er gibt an, dass sein Hausarzt wegen der großen Skrotalhernie ein CT veranlasst hat, in dem man sieht, dass sich das Sigma im Bruchsack befindet und bis zum linken Hoden reicht. Bei der klinischen Untersuchung lässt sich der Bruchsack mit dem Darminhalt am tiefsten Punkt des Skrotums ertasten. Beim Liegen lässt sich der Bruchsack nicht reponieren. Im Sinne einer Gleithernie dürfte somit der Darm einen Teil des Bruchsacks mit entsprechender Fixierung darstellen. Der Operateur schlägt dem Patienten die Hernienreparation mittels einer Lichtenstein-Operation vor.

Welche der folgenden Aussagen ist nicht korrekt?

a) In den Guidelines wird zur operativen Therapie einer Skrotalhernie die Lichtenstein-Operation vorgeschlagen.
b) In Abhängigkeit von der Größe und dem Inhalt der Skrotalhernie können erfahrene Chirurgen bei weniger ausgeprägten Befunden auch eine TAPP durchführen.
c) Lässt sich der Bruchsackinhalt nicht reponieren, ist eher eine Lichtenstein-Operation angezeigt.
d) Ein belassener Bruchsack hat bei der Operation einer Skrotalhernie keine negativen Auswirkungen.
e) Nach Möglichkeit sollte der Bruchsack komplett reseziert und aus dem Leistenkanal heraus- und von den Samenstrangsgebilden abpräpariert werden.

Die Aussage d ist nicht korrekt.

In Deutschland beträgt der Anteil an Skrotalhernien an allen operierten Leistenhernien etwa 3 %. Die Patienten mit einer Skrotalhernie weisen in der Regel ein höheres Alter, einen höheren Body-Mass-Index, einen höheren ASA-Score, einen größeren Defekt und mehr Risikofaktoren auf.

Wenn der Bruchsackinhalt im Bruchsack fixiert ist, sollte die Operation in **offener Lichtenstein-Technik** vorgenommen werden. Nach Darstellung des Bruchsacks und Eröffnung desselben kann dann der fixierte Bruchsackinhalt gelöst und reponiert werden. Anschließend wird der Bruchsack komplett von den Samenstrangsgebilden abpräpariert und dann nach Verschließen des Bruchsacks reseziert.

Bei **Belassen des Bruchsacks** kommt es häufig zu hartnäckigen **Seromen.** Chirurgen mit entsprechender Erfahrung mit der TAPP-Technik können Skrotalhernien, die nicht bis zum tiefsten Punkt des Skrotums reichen und deren Bruchsackinhalt leicht reponiert werden kann, in **laparoskopischer Technik** operieren. Aber auch dabei sollte der Bruchsack komplett aus dem Skrotum und dem Leistenkanal herauspräpariert und von den Samenstrangsgebilden abpräpariert werden. Das Belassen des Bruchsacks bei der TAPP-Technik führt ebenfalls häufig zu hartnäckigen Seromen. Bei großen Defekten sollte bei der TAPP eher ein Netz der Größe 17 × 12 cm verwendet und das Netz ggf. zusätzlich fixiert werden.

MERKE

Bei der Operation einer Skrotalhernie muss mit deutlich höheren perioperativen Komplikationsraten und komplikationsbedingten Reoperationsraten gerechnet werden.

LITERATUR

Köckerling F, Hantel E, Adolf D et al. Differences in the outcomes of scrotal vs. lateral vs. medial inguinal hernias – a multivariable analysis of registry data. Hernia 2020; 25: 1169–1181.
Köckerling F, Simons MP. Current concepts of inguinal hernia repair. Visc Med. 2018; 34: 145–150.
The HerniaSurg Group. International guidelines for groin hernia management. Hernia 2018; 22: 1–165.

KASUISTIK

Es stellt sich ein 73-jähriger Patient mit einer größeren linksseitigen Leistenhernie in der Sprechstunde vor. Er gibt an, dass er vor acht Jahren eine offenen Sigmaresektion bei einem Karzinom erhalten hat. Es findet sich eine reizlose Narbe von knapp oberhalb des Nabels bis zur Symphyse. Eine Narbenhernie ist klinisch nicht nachweisbar. In der Tumornachsorgezeit ist es nicht zu einem lokalen Rezidiv oder Fernmetastasen gekommen. Der Inhalt der Leistenhernie lässt sich im Liegen gut reponieren. Aufgrund der zu erwartenden Verwachsungen nach der offenen Sigmaresektion mit entsprechender Lymphknotendissektion muss mit erheblichen Verwachsungen im Unterbauch und Becken gerechnet werden. Dementsprechend empfiehlt der Chirurg dem Patienten eine offene Leistenbruch-Operation in Lichtenstein-Technik.

Welche der folgenden Aussagen ist nicht korrekt?

a) Eine unilaterale Leistenhernie beim Mann sollte immer laparoendoskopisch operiert werden.
b) Nach robotischer radikaler Prostatektomie bei einem Prostatakarzinom sollte der Leistenbruch eher in offener Lichtenstein-Technik operiert werden.
c) Nach gefäßchirurgischen Eingriffen im Unterbauch und der Leiste sollte eine Leistenhernie eher in Lichtenstein-Technik operiert werden.
d) Auch größere gynäkologische Voroperationen im kleinen Becken können erhebliche Probleme für eine laparoendoskopische Leistenbruchoperation darstellen.
e) Das Risiko einer laparoendoskopischen Leistenhernienoperation muss nach Voroperation im Unterbauch und kleinen Becken sorgfältig abgewogen werden.

Aussage a ist nicht korrekt.

Jede Art von Voroperation im Unterbauch und kleinen Becken führt aufgrund von **Verwachsungen und Narbenbildung** zu einer Erhöhung des Komplikationsrisikos für nachfolgende laparoendoskopische Leistenhernienoperationen. Dies erfordert extrem viel Erfahrung mit der laparoendoskopischen Technik. Deshalb wird in den Guidelines in dieser Situation eher eine Risikoreduktion durch Anwendung der **offenen Lichtenstein-Technik** empfohlen. Dadurch kann das Operationsrisiko auf ein Maß reduziert werden, das auch dem Risiko für die Leistenhernienoperation in Lichtenstein-Technik ohne entsprechende Voroperationen im Unterbauch und kleinen Becken entspricht. Somit müssen für die Wahl des Operationsverfahrens keine unnötigen Risiken für den Patienten eingegangen werden.

LITERATUR

Köckerling F, Simons MP. Current concepts of inguinal hernia repair. Visc Med. 2018; 34: 145–150.
The HerniaSurg Group. International guidelines for groin hernia management. Hernia 2018; 22: 1–165.

KASUISTIK

Ein 87-jähriger Patient mit einer schmerzhaften rechtsseitigen Leistenhernie kommt in die Notfallaufnahme einer Klinik. Er berichtet, dass sein Leistenbruch, der seit vielen Jahren besteht, jetzt starke Schmerzen bereitet. Klinisch lässt sich der Leistenbruch unter Schmerzen reponieren. Von dem diensthabenden Chirurgen wird die stationäre Aufnahme des Patienten und zeitnahe Operation nach entsprechender Vorbereitung auf den Weg gebracht. Die Risikobeurteilung durch die anästhesiologischen Kollegen ergibt schwerste kardiopulmonale Vorerkrankungen, die eine Vollnarkose ausschließen. Die Kollegen empfehlen eine Operation der Leistenhernie in Lokal- oder Spinalanästhesie.

5

Welche der folgenden Aussagen ist nicht korrekt?

a) Eine Spinalanästhesie kann problemlos bei noch wirksamer Therapie mit Thrombozytenaggregationshemmern vorgenommen werden.
b) Bei noch wirksamer Therapie mit einem Thrombozytenaggregationshemmer und schweren kardiopulmonalen Begleiterscheinungen sollte die Operation einer Leistenhernie in Lokalanästhesie durchgeführt werden.
c) Eine Leistenbruchoperation kann in Lokal- oder Spinalanästhesie durchgeführt werden.
d) Eine Leistenbruchoperation in TEP- oder TAPP-Technik wird nicht in Lokal- oder Spinalanästhesie durchgeführt.
e) Die Lichtenstein-Technik eignet sich gut für eine Leistenbruchoperation in Lokal- oder Spinalanästhesie.

Aussage a ist nicht korrekt.

In den Guidelines wird die offene Leistenhernienchirurgie in **Lichtenstein-Technik in Lokalanästhesie** als attraktive Alternative zur Operation in Vollnarkose oder Spinalanästhesie empfohlen. Die Guidelines-Gruppe sieht sogar Vorteile bei der Lokalanästhesie bezüglich einer schnellen Mobilisierung, früherer Krankenhausentlassung, geringeren Kosten für das Gesundheitssystem, weniger Komplikationen und weniger Harnverhalte.

Die Lichtenstein-Technik hat aber gegenüber den laparoendoskopischen Techniken die Nachteile, dass die **postoperative Komplikationsrate** höher ist und mit einer höheren Rate an chronischen Schmerzen gerechnet werden muss. Eine Operation der Leistenhernien in Lokalanästhesie scheint auch ein höheres Rezidivrisiko aufzuweisen. Deshalb sollte die Lichtenstein-Operation in Lokal- oder Spinalanästhesie eher den Patienten vorbehalten bleiben, die aufgrund von schweren kardiopulmonalen Begleiterkrankungen nicht in Vollnarkose operiert werden können. In dieser Situation sind die höheren Risiken für ein ungünstiges Ergebnis zu rechtfertigen.

LITERATUR

Köckerling F, Simons MP. Current concepts of inguinal hernia repair. Visc Med. 2018; 34: 145–150.
The HerniaSurg Group. International guidelines for groin hernia management. Hernia 2018; 22: 1–165.

KASUISTIK

Ein 73-jähriger Patient kommt in die Sprechstunde und gibt an, dass er vor acht Jahren auf der linken Seite wegen einer Leistenhernie operiert wurde. Aus einem mitgebrachten Arztbrief geht hervor, dass bei dem Patienten wegen einer lateralen Leistenhernie eine Lichtenstein-Operation durchgeführt wurde. Bei der klinischen Untersuchung zeigt sich eine reizlose, etwa 10 cm lange Narbe parallel zum Leistenband. Im Stehen findet sich eine deutliche Vorwölbung, die bei der Untersuchung schmerzhaft ist. Es handelt sich somit eindeutig um ein großes Leistenhernienrezidiv. Der Patient fragt, ob nach der erfolgten Netzimplantation erneut eine Operation möglich ist und ein deutlich höheres Risiko für Komplikationen besteht.

Welche der folgenden Aussagen ist nicht korrekt?

a) Rezidive nach Leistenhernienoperationen können auch noch sehr viel später als 10 Jahre nach der Operation auftreten.
b) Um weitere Schnitte an anderen Stellen der Bauchwand zu vermeiden, sollte man am besten den alten Zugang für die Rezidivoperation verwenden.
c) Nach vorausgegangener Nahtoperation in Shouldice-Technik sollte die Rezidivoperation in der unberührten anatomischen Schicht laparoendoskopisch erfolgen.
d) Nach einer Lichtenstein-Operation sollte ein Rezidiv in der Schicht zwischen Peritoneum/Fascia transversalis und muskulärer Bauchwand in TEP- oder TAPP-Technik operiert werden.
e) Ein Rezidiv nach TEP- oder TAPP-Operation sollte in offener Lichtenstein-Technik operiert werden.

Aussage b ist nicht korrekt.

Die Guidelines empfehlen bei einem Rezidiv die **Operation auf der anderen Seite der Bauchwand** in der unberührten anatomischen Schicht. Demnach sollte nach einer offenen Nahttechnik nach Shouldice und einer offenen Netztechnik nach Lichtenstein in der anterioren anatomischen Schicht die Rezidivoperation in der posterioren anatomischen Schicht in TEP- oder TAPP-Technik erfolgen. In gleicher Weise sollte die Rezidivoperation nach laparoendoskopischer Voroperation in der posterioren anatomischen Schicht in Lichtenstein-Technik in der anterioren anatomischen Schicht erfolgen. Damit lassen sich für die Patienten mit einer Rezidiv-Leistenhernie die günstigsten Ergebnisse erreichen. Zudem können so auch die Risiken für die betroffenen Patienten reduziert werden. Dieses evidenzbasierte Konzept setzt beim Operateur voraus, dass er die in den Guidelines empfohlenen Techniken sowohl mit TEP oder TAPP als auch nach Lichtenstein beherrscht. Registerdaten zeigen, dass dieses Vorgehen noch nicht konsequent umgesetzt wird.

LITERATUR

Köckerling F, Bittner R, Kuthe A et al. Laparo-endoscopic versus open recurrent inguinal hernia repair: should we follow the guidelines? Surg Endosc. 2017; 31: 3168–3185.
Köckerling F, Simons MP. Current concepts of inguinal hernia repair. Visc Med. 2018; 34: 145–150.
The HerniaSurg Group. International guidelines for groin hernia management. Hernia 2018; 22: 1–165.

KASUISTIK

Ein 54-jähriger Patient stellt sich neun Monate nach einer einseitigen Leistenhernienoperation in TAPP-Technik in der Sprechstunde vor. Er berichtet, dass er bei sportlicher Betätigung noch Schmerzen in der Leiste verspüre. In Ruhe sei das nicht der Fall. Die klinische Untersuchung ergibt keine Auffälligkeiten. In der Sonografie findet sich kein Serom und kein Hinweis auf ein Rezidiv. Auch ein belassenes Samenstrangslipom findet sich im Ultraschall nicht.

Welche der folgenden Aussagen ist nicht korrekt?

a) Anhaltende Schmerzen in der Leiste sind nach einer Leistenbruchoperation bei sportlicher Betätigung normal.

b) Länger als drei Monate nach einer Leistenbruchoperation anhaltende Schmerzen werden als chronisches postoperatives Schmerzsyndrom betrachtet.
c) In Registerstudien beträgt die Rate an gelegentlich auftretenden Schmerzen ein Jahr nach der Operation in Ruhe etwa 5 % und bei Belastung etwa 10 %.
d) Ein Jahr nach einer Leistenhernienoperation muss bei 2–3 % der Patienten mit einem behandlungsbedürftigen chronischen Schmerz gerechnet werden.
e) Ein übersehendes Samenstrangslipom kann eine erneute Operation erforderlich machen.

Aussage a ist nicht korrekt.

Wenn man die Patienten nach einer Leistenbruchoperation systematisch nachverfolgt und nach ihrem Befinden fragt, bekommt man ein realistisches Bild von den Komplikationen und Ergebnissen. Dabei zeigen Registerdaten, dass nach Leistenhernienoperationen doch mit **relevanten Schmerzraten** gerechnet werden muss. Auf die Frage nach Auftreten von gelegentlichen Schmerzen berichten bis zu 5 % über Ruheschmerz, bis zu 10 % über Belastungsschmerz und 2–3 % über behandlungsbedürftige Schmerzen.

Ein Problem stellen **belassene Samenstrangslipome** dar. Durch das Hin- und Hergleiten der Lipome im Leistenkanal können sie ebenfalls Schmerzen auslösen. Deshalb sollte bei Schmerzen nach einer Leistenbruchoperation eine mögliche Ursache durch Ultraschall oder MRT ausgeschlossen werden. Typische Befunde sind dann eben eine belassenes Samenstrangslipom oder ein Serom. Findet sich als Ursache ein großes, belassenes Samenstrangslipom, muss die operative Entfernung diskutiert werden. Echte Rezidive sind mit 1–2 % im ersten Jahr nach der Operation eher selten und in der Regel bedingt durch technische Fehler.

5

LITERATUR

Köckerling F, Bittner R, Kofler M et al. Lichtenstein versus total extraperitoneal patch plasty versus transabdominal patch plasty technique for primary unilateral inguinal hernia repair: a registry-based, propensity score-matched comparison of 57,906 patients. Ann Surg. 2019; 269: 351–357.
Köckerling F, Schug-Pass C. Spermatic cord lipoma – a review of the literature. Front Surg. 2020; 7: 39.

KASUISTIK

Ein 60-jähriger Patient stellt sich in der Sprechstunde mit einer großen Narbenhernie nach medianer Laparotomie bei einer erweiterten Hemikolektomie rechts bei Transversumkarzinom vor. Im mitgebrachten CT zeigt sich ein Defekt von 12 cm in der Breite und 23 cm in der Länge. Im Internet hat der Patient gelesen, dass eine laparoskopische Netzoperation weniger Komplikationen aufweist als eine offene Operation. Deshalb möchte er auf keinen Fall eine offene Netzoperation.

Welche der folgenden Aussagen ist nicht korrekt?

a) Evidenzbasiert weist die laparoskopische intraperitoneale Onlay-Mesh-Operation (IPOM) signifikant geringere perioperative Komplikationen auf.
b) Die Defektbreite hat einen entscheidenden Einfluss auf die Auswahl der Operationstechnik.
c) Die Defektbreite korreliert mit der Rate an perioperativen Komplikationen.
d) Das laparoskopische IPOM sollte bevorzugt bei größeren Defekten eingesetzt werden.
e) Bei Defekten größer als 8–10 cm sollte das laparoskopische IPOM nicht mehr eingesetzt werden.

Aussage d ist nicht korrekt.

Die wesentliche Grundlage zur Entscheidung über das günstige Operationsverfahren stellt **die Klassifikation der European Hernia Society** dar. Diese Klassifikation unterscheidet bei medianen Narbenhernien:

- Defekte < 4 cm (W1)
- Defekte ≥ 4–10 cm (W2)
- Defekte > 10 cm (W3)

Für **Defekte bis 10 cm in der Breite** können die offene Sublay-Technik, das laparoskopische IPOM oder die neuen minimalinvasiven Sublay-Operationen EMILOS/MILOS oder e-TEP eingesetzt werden.

Obwohl evidenzbasiert das laparoskopische IPOM signifikant bessere Ergebnisse als das offene Sublay zeigt, führt der Nachteil einer potenziellen Netzkomplikation bei intraperitonealer Platzierung zu einer zunehmenden Zurückhaltung bei dieser Technik. Stattdessen werden die neuen **minimal invasiven Sublay-Techniken** zunehmend eingesetzt. Sie haben alle den Vorteil, dass das Netz ebenfalls in die Sublay-Schicht eingebracht wird, aber die großen Inzisionen vermieden werden. Das führt ebenfalls zu weniger Wundkomplikationen wie beim laparoskopischen IPOM.

Defekte mit mehr als 10 cm Breite können jedoch in der Regel nicht mehr mit einer Sublay-Technik verschlossen werden. Auch für das laparoskopische IPOM fehlt bei so großen Defekten die notwendige Überlappung. Deshalb stellt die posteriore Komponentenseparation in der Form des **Transversus-abdominis-Release (TAR)** heute die Standardoperation bei solchen Defekten in der Breite dar. Diese Technik wird inzwischen auch minimalinvasiv oder roboterassistiert vorgenommen.

LITERATUR

Köckerling F, Hoffmann H, Mayer F et al. What are the trends in incisional hernia repair? – Real-world data over 10 years from the Herniamed Registry. Hernia. 2021; 25(2): 255–265.

Köckerling F, Lammers B, Weyhe D et al. What is the outcome of the open IPOM versus sublay technique in the treatment of larger incisional hernias? A propensity score-matched comparison of 9091 patients from the Herniamed Registry. Hernia. 2021; 25(1): 23–31.

Köckerling F, Reinpold W, Schug-Pass C. Bauchwandhernien Teil 1 – Operative Versorgungstechniken. CME-zertifizierte Fortbildung. Chirurg. 2021; 92: 669–680.

Muysoms FE, Miserez M, Berrevoet F et al. Classification of primary and incisional abdominal wall hernias. Hernia. 2009; 13: 407–414.

5

KASUISTIK

Bei einem 68-jährigen Patienten mit einer großen medianen Narbenhernie nach offener Rektumresektion wurde eine anteriore Komponentenseparation durchgeführt. Am fünften postoperativen Tag kommt es bei teilweiser Nekrose der Haut im Bereich des Nabels zu eitriger Sekretion aus der Wunde. Nach Entfernung eines Teils der Hautklammern zeigt sich eine Wundinfektion bis auf das Netz. Bei der chirurgischen Revision der Wunde findet sich eine Mangeldurchblutung im Randbereich der zur Defektdeckung gewonnen Muskellappen. Das Netz ist eitrig durchsetzt. Es werden ein Wunddébridement, ausgiebige Spülung und die Platzierung eines Vakuum-Schwamms vorgenommen.

Welche der folgenden Aussagen ist nicht korrekt?

a) Bei Defekten von mehr als 10 cm stellt die Komponentenseparation in offener oder endoskopischer Technik den Standard in der Behandlung von medianen Narbenhernien dar.
b) Bei der anterioren Komponentenseparation werden myofasziale Lappen zur Defektdeckung durch Präparation zwischen der myofaszialen Bauchwand und dem Subkutangewebe gewonnen.
c) Die Präparation bei der offenen anterioren Komponentenseparation kann zur Mangeldurchblutung der Haut, des Subkutangewebes und des myofaszialen Lappens führen.
d) Das Wundkomplikationsrisiko ist bei der offenen anterioren Komponentenseparation extrem hoch.
e) Bei sehr großen Defekten in der Mittellinie kann auf eine anteriore Komponentenseparation nicht verzichtet werden.

Aussage e ist nicht korrekt.

Der Nachteil der **offenen anterioren Komponentenseparation** zur Versorgung großer medianer Narbenhernien mit Defekten in der Breite von mehr als 10 cm ist die Notwendigkeit einer weiteren Präparation zwischen der Haut und dem Subkutangewebe einerseits und der myofaszialen Bauchwand andererseits. Die dadurch geschaffene, sehr große Wundfläche mit lokalen Durchblutungsstörungen mit Bereich Haut/Subkutangewebe oder Muskel/Faszie können Ursachen für Wundkomplikationen sein.

Bei der **posterioren Komponentenseparation** in der Form des **Transversus-abdominis-Release** werden die Gefäß-Nerven-Bündel in der Rektusscheide erhalten, und es wird ansonsten nur in vorgegebenen anatomischen Schichten gearbeitet. Deshalb ist das Risiko für die Wundkomplikationen beim Transversus-abdominis-Release geringer als bei der anterioren Komponentenseparation.

Nur eine **endoskopische anteriore Komponentenseparation** zeigt ebenfalls bessere Ergebnisse als die offene anteriore. Deshalb sollten bei Narbenhernien in der Mittellinie mit einer Defektbreite von mehr als 10 cm entweder die endoskopische anteriore Komponentenseparation oder die posteriore in Form des Transversus-abdominis-Release angewendet werden. Eine Weiterentwicklung stellen die endoskopische und roboterassistierte Durchführung des Transversus-abdominis-Release dar. Hierfür liegen aber noch nicht genug Daten vor.

LITERATUR

Köckerling F, Reinpold W, Schug-Pass C. Bauchwandhernien Teil 1 – Operative Versorgungstechniken. CME-zertifizierte Fortbildung. Chirurg. 2021; 92: 669–680.

Köckerling F, Reinpold W, Schug-Pass C. Bauchwandhernien Teil 2 – Operative Versorgungstechniken, CME-zertifizierte Fortbildung. Chirurg. 2021; 92: 755–768.

KASUISTIK

Eine 67-jährige Patientin kommt fünf Monate nach einer lateralen Narbenhernienoperation nach Nephrektomie in die Sprechstunde. Sie berichtet, dass sie nach der Netzplatzierung in Sublay-Position immer noch in Ruhe und bei Belastung erhebliche Schmerzen verspüre. Sie müsse auch öfter ein Schmerzmittel einnehmen. Die klinische Untersuchung ergab keinen auffälligen Befund. Auch eine MRT-Untersuchung zeigte kein Serom, kein Rezidiv. Deshalb wird bei der Patientin die Diagnose eines chronischen postoperativen Schmerzsyndroms gestellt. Die Patientin hatte schon vor der Operation über heftige Schmerzen im Bereich der Hernie geklagt.

Welche der folgenden Aussagen ist nicht korrekt?

a) Das weibliche Geschlecht stellt einen unabhängigen Risikofaktor für chronische postoperative Schmerzen nach Narbenhernienoperationen dar.
b) Nach lateralen Narbenhernienoperationen kommt es signifikant häufiger zu chronischen postoperativen Schmerzen als nach medialen.
c) Patienten mit einer schmerzhaften Narbenhernie haben ein geringeres Risiko für chronische postoperative Schmerzen.
d) Große Narbenhernien haben ein höheres Risiko für die Entwicklung von chronischen postoperativen Schmerzen als kleinere.
e) Patienten klagen nach einer Narbenhernienoperation in bis zu 20 % bei Belastung und bis zu 10 % in Ruhe über gelegentliche Schmerzen im Operationsgebiet.

Aussage c ist nicht korrekt.

Bei Befragung der Patienten ein Jahr nach einer Narbenhernienoperation geben sie bei Belastung in etwa 20 % und in Ruhe in etwa 10 % gelegentliche Schmerzen an. Therapiebedürftige chronische postoperative Schmerzen werden in bis zu 5 % berichtet. Dabei stellen ein weibliches Geschlecht, präoperative Schmerzen, größere Defekte, laterale Defekte und postoperative Komplikationen ein erhöhtes Risiko für das Auftreten eines chronischen postoperativen Schmerzes dar. Damit lässt sich das individuelle Schmerzrisiko für den einzelnen Patienten relativ gut präoperativ abschätzen.

LITERATUR

Köckerling F, Hoffmann H, Adolf D et al. Female sex as independent risk factor for chronic pain following elective incisional hernia repair: registry-based, propensity score-matched comparison. Hernia. 2020; 24: 567–576.

Köckerling F, Hoffmann H, Adolf D et al. Potential influencing factors on the outcome in incisional hernia repair: a registry-based multivariable analysis of 22,895 patients. Hernia. 2021; 25: 33–49.

KASUISTIK

Ein 59-jähriger Patient kommt mit dem Rezidiv einer Narbenhernie in die Sprechstunde. Er berichtet, dass bei ihm vor drei Jahren eine laparoskopische IPOM-Operation bei einer Narbenhernie nach rechtsseitiger Hemikolektomie durchgeführt wurde. Angaben über die Defektgröße bei der ersten Narbenhernienoperation liegen nicht vor. Bei der klinischen Untersuchung lässt sich ein eindeutiges Narbenhernienrezidiv nachweisen. Mitgebrachte CT-Bilder zeigen einen Defekt der Größe 8 cm in der Breite und 12 cm in der Länge. Das Netz lässt sich auf den CT-Aufnahmen nicht sicher identifizieren, Es wird die Indikation zu einer offenen Sublay-Operation gestellt.

Welche der folgenden Aussagen ist nicht korrekt?

a) Der Anteil der Rezidive am Gesamtkollektiv aller Narbenhernien liegt bei etwa 20 %.
b) Zur Entscheidung über das Operationsverfahren ist die Technik der Voroperation wichtig.
c) Eine CT- oder MRT-Untersuchung ist für die Entscheidung über das operative Vorgehen hilfreich.
d) Besonders ein Netz mit Kontakt zu den Baucheingeweiden macht eine Reoperation bei Rezidivnarbenhernien technisch sehr anspruchsvoll.
e) Eine Rezidivnarbenhernie sollte nach offener Voroperation auch bei einem Defekt größer 8–10 cm laparoskopisch operiert werden.

Aussage e ist nicht korrekt.

Der Anteil der **Rezidive** an allen operierten Narbenhernien ist mit 20 % sehr hoch. Jede fünfte Narbenhernienoperation ist somit eine Rezidivoperation. In der Literatur liegen lediglich Fallserien zur offenen und laparoskopischen Operation von Narbenhernienrezidiven vor. Die wesentlichen Einflussfaktoren für ein offenes oder laparoskopisches Vorgehen sind die bei der Voroperation angewandte Operationstechnik und die im CT oder MRT gemessene Defektgröße. Eine Defektgröße von 8–10 cm **nach offener Voroperation** kann sicherlich von einem erfahrenen Chirurgen in laparoskopischer Technik operiert werden. Handelt es sich bei der Voroperation um ein **laparoskopisches IPOM,** wird man eher ein offenes Vorgehen wählen.

Einen ungünstigen **Einfluss auf das perioperative Ergebnis** der Rezidivoperation haben ein größerer Defekt, eine offene Rezidivoperation und die Verwendung eines größeren Netzes. Die Schmerzraten ein Jahr nach der Rezidivoperation werden ungünstig beeinflusst durch bereits präoperativ bestehende Schmerzen, das weibliche Geschlecht, laterale Rezidive, größere Netze, Risikofaktoren und postoperative Komplikationen. Höhere Re-Rezidivraten finden sich bei lateralen Rezidiven, Risikofaktoren und einem Intervall von weniger als einem Jahr zwischen der primären und Rezidiv-Operation.

LITERATUR

Hoffmann H, Köckerling F, Adolf D et al. Analysis of 4,015 recurrent incisional hernia repairs from the Herniamed registry: risk factors and outcomes. Hernia 2021; 25: 61–75.

Köckerling F. Recurrent incisional hernia repair – an overview. Front Surg. 2019; 6: 26.

KASUISTIK

Eine 28-jährige Patientin kommt mit einer Nabelhernie in die Sprechstunde. Sie ist etwas übergewichtig und war bisher nicht schwanger gewesen. Bei der Untersuchung zeigt sich eine schmerzhafte Nabelhernie mit einem Durchmesser von 2 cm. Eine Rektusdiastase liegt nicht vor. Der Bruchsackinhalt lässt sich nur unter Schmerzen reponieren.

Welche der folgenden Aussagen ist nicht korrekt?

a) Nach den neuen Guidelines der European Hernia Society sollen alle Nabelhernien mit einem Defekt ab 1 cm mit einem Netz operiert werden.
b) Als Operationstechnik wird eine präperitoneale Netzplatzierung mit einer Überlappung von allseitig 3 cm vorgeschlagen.
c) Registerdaten zeigen, dass etwa 75 % aller Nabelhernien mit einem Defektdurchmesser von ≤ 2 cm mit einer Nahttechnik behandelt werden.
d) Die Verwendung einer Netztechnik hat keinen günstigen Einfluss auf die Rezidivrate bei Nabelhernien mit Defekten von ≤ 2 cm.
e) Auch Registerdaten bestätigen höhere Rezidivraten bei Nahttechnik zur Versorgung von Nabelhernien mit Defekten von ≤ 2 cm im Vergleich zu Netztechniken.

Aussage d ist nicht korrekt.
Kürzlich wurden erstmals Guidelines zur Behandlung von primären Bauchwandhernien der European Hernia Society zusammen mit der Americas Hernia Society publiziert. In diesen Guidelines wird die operative Behandlung von Nabelhernien ab einer Defektgröße von 1 cm mit einem Netz vorgeschlagen. Als bevorzugte Operationstechnik soll ein **präperitoneales Netzverfahren** angewendet werden. Dabei wird über den Defekt nach Resektion des Bruchsacks und Ablösen des Nabels von der Bauchwand über den Defekt der präperitoneale Raum geschaffen. In diesem soll dann das Netz mit einer Überlappung von mindestens 3 cm allseitig platziert und mit Einzelknopfnähten an das hintere Blatt der Rektusscheide fixiert werden. Nach Möglichkeit soll dann der Defekt über dem Netz geschlossen werden.

Bisher sieht die Realität aufgrund von Registeranalysen so aus, dass 75 % aller Nabelhernien mit Defekten ≤ 2 cm per Nahttechnik operiert werden. In einer weiteren Registeranalyse konnte gezeigt werden, dass **Nahttechniken** bei Defekten von ≤ 2 cm eine höhere Rezidivrate als Netztechniken aufweisen. Somit müssen weitere Studien zukünftig zeigen, ab welcher Defektgröße tatsächlich nur eine Netztechnik in Frage kommt und welche Defekte noch mit einer Nahttechnik versorgt werden können. Hier spielen sich auch noch andere patientenindividuelle Faktoren eine Rolle.

LITERATUR

Henriksen NA, Montgomery A, Kaufmann R. Guidelines for treatment of umbilical and epigastric hernias from the European Hernia Society and Americas Hernia Society. BR J Surg. 2020; 107: 171–190.
Köckerling F, Adolf D, Zarras K et al. What is the reality in epigastric hernia repair? – a trend analysis from the Herniamed Registry. Hernia. 2021; 25(4): 1083–1094.
Köckerling F, Brunner W, Fortelny R et al. Treatment of small (< 2 cm) umbilical hernias: guidelines and current trends from the Herniamed Registry. Hernia. 2021; 25(3): 605–617.
Köckerling F, Reinpold W, Schug-Pass C. Bauchwandhernien Teil 2 – Operative Versorgungstechniken, CME-zertifizierte Fortbildung. Chirurg. 2021; 92: 755–768.

5.2 Ösophaguschirurgie

Frank Benedix

KASUISTIK

Der 37-jährige Geschäftsführer eines jungen Biotechnologieunternehmens kommt zu Ihnen, da er seit kurzem unter Sodbrennen und Regurgitation leidet, besonders nach ausgiebigen oder fettigen Mahlzeiten. Diese Symptome werden häufig durch Liegen verschlimmert und können mit Antazida gelindert werden. Andere Symptome wie Dysphagie, Blutungen, Gewichtsverlust oder Brustschmerzen beklagt er nicht. Die physische Untersuchung ergibt ein leichtes Übergewicht bei einem Body-Mass-Index von 28.

Welche Aussagen sind in diesem Zusammenhang richtig?

a) Ein erster Versuch einer empirischen Therapie (Änderung der Lebensweise und Ernährungsumstellung) ist angebracht.
b) Protonenpumpeninhibitoren (PPI) sind als erste patientenorientierte medikamentöse Therapiemaßnahme bei gastroösophagealer Refluxkrankheit angemessen.
c) PPI bieten bei den meisten Patienten eine schnelle symptomatische Linderung und Heilung einer Ösophagitis.
d) Die Antirefluxchirurgie sollte bei PPI-refraktären Beschwerden bzw. bei unzureichender Symptomkontrolle angeboten werden.
e) Die magnetische Sphinkteraugmentation stellt eine effektive Alternative zur klassischen Fundoplicatio bei Patienten mit einer symptomatischen gastroösophagealen Refluxerkrankung dar.

Alle Antworten sind richtig.
Bei klinischem Verdacht auf eine gastroösophageale Refluxerkrankung wird neben der medikamentösen Therapie auch eine Änderung der Lebensweise sowie eine **Ernährungsumstellung** empfohlen. Hierbei sollen säurehaltige Speisen und Getränke, kohlensäurehaltige Getränke, Kaffee, Minze, Alkohol und Schokolade vermieden werden. Diese führen zu einer direkten säurebedingten mukosalen Irritation, zu einer gastralen Distension mit konsekutiver Säuresekretion sowie zu einer Tonusreduktion des unteren Ösophagussphinkters. Auch auf die Einnahme später, fettreicher und voluminöser Mahlzeiten sowie auf häufige Zwischenmahlzeiten sollte verzichtet werden. Zudem wirken sich eine Nikotinabstinenz, eine Gewichtsreduktion sowie eine nächtliche Oberkörperhochlagerung positiv auf die Erkrankung aus

Protonenpumpeninhibitoren (PPI) gelten derzeit als Therapie der Wahl bei einer gastroösophagealen Refluxerkrankung. PPI sollen mindestens acht Wochen lang einmal täglich und 30–60 Minuten vor der Mahlzeit eingenommen werden. Nach diesem Zeitraum sind die meisten Patienten symptomfrei und eine bestehende Ösophagitis ist abgeheilt. Bei unzureichender Symptomkontrolle wird eine Dosissteigerung und ggf. ein Wechsel des Präparates empfohlen. Sind Patienten symptomfrei, sollte eine Erhaltungstherapie in der niedrigsten effektiven Dosis fortgeführt werden. Durch die säuresuppressive Therapie kann jedoch nicht bei allen Betroffenen eine komplette Symptomkontrolle erreicht werden. Bekannt ist, dass eine relevante Anzahl von Refluxpatienten nur unzureichend auf PPI anspricht. Zudem sinkt die Patientencompliance mit zunehmender Therapiedauer.

MERKE
PPI haben auch Nebenwirkungen, die vor allem durch den Wegfall der gastralen Säurebarriere entstehen und therapeutische Alternativen notwendig machen. Hierzu zählen osteoporosebedingte Frakturen, Clostridium-difficile-Infektionen, Pneumonien, ein Vitamin-B_{12}-Mangel und Nierenerkrankungen.

In einer deutschen Studie konnte gezeigt werden, dass bei einer relevanten Anzahl von Patienten unter Langzeit-PPI-Therapie keine komplette Symptomfreiheit erreicht werden kann. Jeder fünfte Patient war unzufrieden mit der aktuellen Situation. Bei residualen, PPI-refraktären Beschwerden, hohem Leidensdruck und eingeschränkter Lebensqualität bietet die **Antirefluxchirurgie** eine gute therapeutische Alternative. Auch der ausgeprägte Volumenreflux, Regurgitationen sowie Unverträglichkeiten bzw. Nebenwirkungen der PPI-Therapie stellen Indikationen zur Chirurgie dar. Das am besten evaluierte Verfahren ist eine Fundoplicatio, meist kombiniert mit einer Hiatoplastik, in minimalinvasiver Technik. Bei der Fundoplicatio handelt es sich um eine Fundusmanschette, die den insuffizienten unteren Sphinkter unterstützt. Am häufigsten wird eine 360°-Manschette oder eine posteriore 270°-Manschette durchgeführt. Bei der Letzteren scheint die Rate an Refluxrezidiven etwas erhöht zu sein. Dafür kommt es seltener zu verfahrensspezifischen Komplikationen wie Dysphagie oder einem „Gas Bloat“ (erschwertes Aufstoßen).

Die **magnetische Sphinkteraugmentation** hat sich in den letzten Jahren als Alternative zur klassischen Fundoplicatio etablieren können. Hierbei handelt es sich um ein flexibles Band aus titanummantelten Magneten, welches die Funktionalität des unteren Ösophagussphinkters mithilfe von Magnetkraft unterstützen soll. Die Platzierung erfolgt ebenfalls in minimalinvasiver Technik und führt zu keiner relevanten Änderung der lokalen Anatomie. Die Ergebnisse zeigen eine vergleichbare Effektivität. Während dysphagische Beschwerden im postoperativen Verlauf häufiger beobachtet werden, tritt ein Gas Bloat deutlich seltener auf.

LITERATUR

Katz PO, Gerson LB, Vela MF. Guidelines for the diagnosis and management of gastroesophageal reflux disease. Am J Gastroenterol. 2013; 108(3): 308–328.

Koop H, Fuchs KH, Labenz J et al. S2k-Leitlinie Gastroösophageale Refluxkrankheit unter Federführung der Deutschen Gesellschaft für Gastroenterologie, Verdauungs- und Stoffwechselkrankheiten (DGVS):AWMF Register Nr. 021–013. Z Gastroenterol. 2014; 52(11): 1299–1346.

Maes ML, Fixen DR, Linnebur SA. Adverse effects of proton-pump inhibitor use in older adults: a review of the evidence. Ther Adv Drug Saf. 2017; 8(9): 273–297.

Labenz J, Labenz G, Stephan D, Willeke F; LOPA-Studiengruppe. Insufficient symptom control under long-term treatment with PPI in GERD – fact or fiction? MMW Fortschr Med. 2016; 158(Suppl 4): 7–11.

Schizas D, Mastoraki A, Papoutsi E et al. LINX® reflux management system to bridge the "treatment gap" in gastroesophageal reflux disease: A systematic review of 35 studies. World J Clin Cases. 2020; 8(2): 294–305.

KASUISTIK

Ein 62-jähriger Architekt aus Ihrem Freundeskreis möchte bei einer Gartenparty Ihren Rat bzgl. Untersuchungen, die ein Gastroenterologe ihm kürzlich wegen eines gastroösophagealen Refluxes vorgeschlagen hat. Zwar klagt ihr Freund über retrosternales Brennen, über postprandiale Regurgitation und ab und zu auch über Husten und Räusperzwang, dennoch sei er nicht ganz von der Notwendigkeit all der vorgeschlagenen Untersuchungen überzeugt. Er möchte jetzt Ihre Meinung zu den Aussagen des Gastroenterologen hören.

Welche Aussage(n) des Kollegen ist/sind in diesem Zusammenhang nicht korrekt?

a) Die Endoskopie ist das Verfahren der Wahl zur Beurteilung der ösophagealen Mukosa und sollte bei allen Patienten mit einer langjährigen Refluxanamnese sowie bei Alarmsymptomen durchgeführt werden.
b) Im Rahmen der Diagnostik kommt der Kontrastmitteluntersuchung eine wichtige Bedeutung zu, da hier sicher ein gastroösophagealer Reflux bzw. eine Hiatushernie ausgeschlossen werden können.
c) Für die Diagnosestellung einer gastroösophagealen Refluxerkrankung bei typischer Symptomatik, aber fehlendem Nachweis von Erosionen in der Endoskopie eignet sich die Durchführung einer 24-Stunden-pH-Metrie und Impedanzmessung.
d) Bei Patienten mit einem hypersensitiven Ösophagus zeigt sich eine positive Korrelation zwischen Symptomen und Refluxepisoden bei jedoch nicht pathologisch erhöhten Refluxscores in der pH-Metrie/Impedanzmessung.
e) Insbesondere vor geplanten Antireflux-chirurgischen Eingriffen ist die Durchführung einer Ösophagusmanometrie zu fordern.

Die Aussage b des Kollegen trifft nicht zu.

Die Sensitivität und Spezifität einer **Röntgenkontrastmitteluntersuchung** der Speiseröhre bzw. der Speiseröhre und des Magens zum Nachweis einer gastroösophagealen Refluxerkrankung ist nur unzureichend und zudem mit einer Strahlenbelastung assoziiert. Sie eignet sich daher nicht zur primären Diagnostik der Refluxerkrankung. Auch das Ausmaß einer Hiatushernie kann nicht sicher verifiziert werden, da nicht der Bruchsack selbst, sondern nur der nach mediastinal migrierte Magenanteil im Moment der Untersuchung dargestellt wird. Zudem sind die Untersuchungsbedingungen, z. B. der Füllungszustand des Magens, nicht standardisiert.

Die **Endoskopie** ist das Verfahren der Wahl zur Beurteilung der ösophagealen Mukosa. Sie ermöglicht den Nachweis und die Beschreibung des Ausmaßes der Ösophagitis. Zudem kann die Diagnose eines Barrett-Ösophagus gestellt und nach histologischer Aufarbeitung der entnommenen Biopsien bestätigt werden. Bei Patienten mit einer mehrjährigen Refluxanamnese ohne adäquate Behandlung, bei Vorliegen von Alarmsymptomen und bei unzureichendem Ansprechen auf eine empirische Standardtherapie ist eine endoskopische Untersuchung zu fordern, um Komplikationen der Refluxerkrankung nachzuweisen bzw. auszuschließen.

Eine gastroösophageale Refluxerkrankung mit typischer Symptomatik, aber ohne endoskopisch nachweisbare Läsionen (Erosionen, Barrett-Ösophagus) entspricht einer nicht erosiven gastroösophagealen Refluxkrankheit (NERD). Zur Objektivierung der Erkrankung dient die **24-Stunden-pH-Metrie** bzw. **Impedanzmessung.** Hierdurch können das Ausmaß der ösophagealen Säureexposition und die Symptomkorrelation evaluiert werden. Vor Beginn der Untersuchung müssen Protonenpumpenblocker pausiert werden. In der Impedanzmessung können auch schwach saure, nicht-saure und gasförmige Refluxe nachgewiesen werden.

Bei Patienten mit einem hypersensitiven Ösophagus führen bereits physiologische Refluxepisoden zur Ausbildung von Symptomen. Die Korrelation zwischen Refluxereignis und Symptom kann in einer pH-Metrie/Impedanzmessung nachgewiesen werden. Diese Patienten sprechen gut auf eine säuresuppressive Therapie an. Umstritten ist, ob diese Patienten auch von einer Antireflux-chirurgischen Operation profitieren.

Im Rahmen der primären Diagnostik einer gastroösophagealen Refluxerkrankung spielt die **Ösophagusmanometrie** nur eine untergeordnete Rolle. Sie hat ihren Stellenwert in der differenzialdiagnostischen Abgrenzung von rein motilitätsbedingten thorakalen Beschwerden. Vor einer geplanten Antireflux-chirurgischen Operation sollte eine Manometrie zum Ausschluss einer Achalasie oder einer schweren ösophagealen Motilitätsstörung durchgeführt werden.

LITERATUR

Koop H, Fuchs KH, Labenz J et al. S2k-Leitlinie: Gastroösophageale Refluxkrankheit unter Federführung der Deutschen Gesellschaft für Gastroenterologie, Verdauungs- und Stoffwechselkrankheiten (DGVS). AWMF Register Nr. 021–013. Z Gastroenterol. 2014 52(11):1299–1346.

Pauwels A, Boecxstaens V, Andrews CN et al. How to select patients for antireflux surgery? The ICARUS guidelines (international consensus regarding preoperative examinations and clinical characteristics assessment to select adult patients for antireflux surgery). Gut. 2019; 68: 1928–1941.

Schmulson M. How to use Rome IV criteria in the evaluation of esophageal disorders. Curr Opin Gastroenterol. 2018; 34(4): 258–265.

KASUISTIK

Sie bekommen von einem befreundeten Pulmologen eine 71-jährige Patienten mit einer computertomografisch gesicherten, symptomatischen Hiatushernie vom Mischtyp zugewiesen. Neben einer Refluxsymptomatik beklagt die Patientin seit ca. zwei Monaten ein zunehmendes postprandiales Druckgefühl im Epigastrium sowie ein thorakales Engegefühl und Dyspnoe. Aus Sicht des Pulmologen kann eine primäre pulmonale Erkrankung ausgeschlossen werden. Die Patientin bittet Sie um Rat bezüglich einer möglichen Operation.

Welche Aussage(n) ist/sind in diesem Zusammenhang nicht korrekt?

a) Hiatushernien sind sehr häufig und können als axiale, paraösophageale und kombinierte Hernien klassifiziert werden.
b) Große Hiatushernien vom Mischtyp können mit pulmonalen Symptomen einhergehen und zu einer Anämie führen.
c) Eine Operation sollte immer in Erwägung gezogen werden, da das Risiko von Komplikationen hoch ist.
d) Die Kombination einer Hiatoplastik mit einer Netzaugmentation führt zu einer Reduktion der Rezidivrate.
e) Der Einsatz von Netzen in der Hiatuschirurgie ist umstritten, da schwerwiegende Komplikationen auftreten können.

Die Aussage c ist nicht korrekt.

Bei Patienten mit einer asymptomatischen **Hiatushernie** kann aufgrund der derzeitigen Datenlage eine elektive oder präventive Operation nicht empfohlen werden. Eine **Indikation zur Operation** ergibt sich bei axialen Hernien in der Regel nur bei einer PPI-refraktären gastroösophagealen Refluxerkrankung. Bei paraösophagealen bzw. kombinierten Hernien ohne Symptomatik sollte die Indikation zur Operation ebenfalls zurückhaltend gestellt werden. Das jährliche Risiko der Entwicklung von Symptomen beträgt ca. 14 %, das Risiko eines Notfalleingriffs lediglich 2 %.

Hiatushernien entsprechen einer transdiaphragmalen Migration intraabdominaler Strukturen durch den Hiatus oesophageus des Zwerchfells. Deren Inzidenz ist sehr häufig. Klassifiziert werden Hiatushernien in axiale, paraösophageale und kombinierte Hernien. Bei dem häufigsten Typ, der **axialen Hernie,** kommt es zu einer mediastinalen Verlagerung der Kardia bzw. des Magenfundus in Längsachse in das Mediastinum. Rein **paraösophageale Hernien** stellen eine Rarität dar und sind charakterisiert durch eine Verlagerung des Fundus ins Mediastinum bei regelrechter Lage der Kardia. Häufiger sind Hernien vom **Mischtyp.** Das Vollbild entspricht einem sogenannten Upside-down-Magen mit kompletter Verlagerung des Magens und ggf. zusätzlich anderer abdominaler Strukturen, wie z. B. Kolon, Pankreas und Milz.

Axiale Hiatushernien führen am häufigsten zu typischen Symptomen eines gastroösophagealen Refluxes. **Größere Hiatushernien** können insbesondere postprandial durch den raumfordernden Effekt des supradiaphragmal gelegenen Magenanteils pulmonale oder kardiale Symptome verursachen. **Cameron-Läsionen** entsprechen Erosionen oder Ulzerationen der Magenschleimhaut innerhalb der Hiatushernie im Zwerchfelldurchtritt. Diese können durch rezidivierende okkulte Blutungen zu einer Eisenmangelanämie führen.

Bei der operativen Versorgung von Hiatushernien kann das Rezidivrisiko durch eine zusätzliche **Netzaugmentation** reduziert werden. Hierbei scheinen synthetische und langzeitresorbierbare biosynthetische Netze effektiver als biologische Netze zu sein. Bei der Entscheidung zur Netzaugmentation sollten die Größe der Hernie, die Größe des hiatalen Defektes sowie die Beschaffenheit der Crura berücksichtigt werden.

Im Gegensatz zur Bauchwandchirurgie ist der Einsatz von **permanenten Netzimplantaten** im Bereich des Hiatus umstritten. Bei Durchtritt des Speisebolus kommt es zu einer axialen Bewegung des gastroösophagealen Übergangs und zu einer Änderung der Lumenweite. Hierdurch können netzbedingte Arrosionen der Wand, Fisteln und komplette Migrationen des Netzes entstehen. Diese sind zwar nur selten, repräsentieren jedoch Komplikationen mit schwerwiegenden Folgen.

LITERATUR

Sathasivam R, Bussa G, Viswanath Y et al. 'Mesh hiatal hernioplasty' versus 'suture cruroplasty' in laparoscopic para-oesophageal hernia surgery; a systematic review and meta-analysis. Asian J Surg. 2019; 42: 53–60.

Siegal, SR, Dolan JP, Hunter JG. Modern diagnosis and treatment of hiatal hernias. Langenbeck's Arch Surg. 2017; 402: 1145–1151.

KASUISTIK

Ein 36-jähriger niedergelassener Allgemeinmediziner stellt sich vor wegen jahrelanger Dysphagie bei fester und flüssiger Nahrung, Regurgitation und Brustschmerzen. Durch den Verzehr karbonathaltiger Getränke konnte er die Symptome ganz gut lindern. Allerdings wurde die Regurgitation von unverdauten Speiseresten und angesammeltem Speichel in letzter Zeit zu einem Problem. Meistens trat die Regurgitation im Liegen auf und verursachte Husten- und Würgereiz.

Welche Aussage(n) ist/sind in diesem Zusammenhang nicht korrekt?

a) Bei jedem, der über Dysphagie bei festen und flüssigen Speisen mit Regurgitation von Nahrung und Speichel klagt, sollte die Diagnose einer Achalasie erwogen werden.
b) Bei Verdacht auf Achalasie stellt die Röntgenuntersuchung mit Barium-Kontrastmittel die beste diagnostische Methode dar.
c) Die High-Resolution-Manometrie des Ösophagus spielt eine Schlüsselrolle bei der Diagnostik einer Achalasie und ermöglicht die Klassifikation in die verschiedenen Subtypen.

d) Die orale Gabe von Nitraten und Kalziumkanalblockern ist eine effektive primäre Therapie der Achalasie.
e) Neben der laparoskopischen Heller-Myotomie hat sich die perorale endoskopische Myotomie als effektives Verfahren etablieren können.

Die Aussagen b und d sind nicht korrekt.
Im Rahmen der primären Diagnostik bei Verdacht auf eine **Achalasie** sollte eine **Ösophagogastroduodenoskopie** zum Ausschluss einer Pseudoachalasie bzw. sekundären Achalasie durchgeführt werden. Typischerweise findet sich eine Retention von Speisen, eine Dilatation der Speiseröhre mit einer Stenosierung des ösophagogastralen Übergangs. Die Stenose ist endoskopisch in der Regel gut passierbar und zeigt keine mukosalen Auffälligkeiten. Auch in der **Kontrastmitteluntersuchung** zeigen sich typischerweise eine Dilatation, eine „sektglasförmige" Konfiguration des ösophagogastralen Übergangs sowie eine verzögerte ösophageale Clearance. Bei frühen Formen können diese Befunde jedoch fehlen bzw. nur gering ausgeprägt sein. Aus diesem Grund eignet sich die Kontrastmitteluntersuchung nicht als primäres und sicheres Diagnostikum bei Verdacht auf eine Achalasie.

Bei der **Therapie der Achalasie** spielen insbesondere endoskopische und chirurgische Verfahren eine wichtige Rolle. Während die endoskopische Injektion von Botulinumtoxin nur einen zeitlich limitierten Therapieeffekt hat, wird die **pneumatische Dilatation** häufig als primäre endoskopische Therapie empfohlen. Nachteilig sind die – im Vergleich zur endoskopischen und chirurgischen Myotomie – geringere Effektivität, die Notwendigkeit mehrfacher Interventionen sowie das Risiko einer Peroration. Die Gabe von **oralen Nitraten** und **Kalziumkanalblockern** spielt in der heutigen Zeit wegen der geringen Effektivität und der relevanten Nebenwirkungen keine Rolle bei der Therapie der Achalasie.

Die Achalasie ist eine primäre Störung der Ösophagusmotorik unbekannter Ätiologie. Charakteristisch sind eine Motilitätsstörung der tubulären Speiseröhre sowie eine fehlende schluckreflektorische Erschlaffung des unteren Ösophagussphinkters. Typische Symptome sind eine Dysphagie für flüssige und feste Speisen, Regurgitationen, thorakale Schmerzen sowie ein konsekutiver Gewichtsverlust. Diese typischen Symptome bilden die Grundlage des sogenannten **Eckhardt-Scores.** Dieser eignet sich gut für die Evaluation des jeweiligen Schweregrades der Achalasie sowie zur Beurteilung des Therapieerfolges.

Die **hochauflösende Ösophagusmanometrie (HRM)** stellt derzeit den Goldstandard zur Diagnose der Achalasie und zur differenzialdiagnostischen Abgrenzung zu anderen Motilitätsstörungen der Speiseröhre dar. Die **Chicago-Klassifikation** unterscheidet anhand der manometrischen Befunde drei Achalasie Subtypen:
- Typ I mit kompletter Aperistaltik der tubulären Speiseröhre
- Typ II mit (pan-)ösophagealer Kompression
- Typ III mit spastischen Kontraktionen des Ösophagus

In therapeutischer Hinsicht sprechen Patienten mit einer Achalasie Typ II am besten, jene mit einer Achalasie Typ III am schlechtesten an.

Bei der Therapie der Achalasie hat sich die **Heller-Myotomie** in minimal invasiver Technik als effektives und risikoarmes Verfahren etablieren können (➢ Abb. 5.2). Hier erfolgt neben der kompletten Myotomie im Bereich des gastroösophagealen Übergangs die Kombination mit einer Fundoplicatio zur Prävention eines Refluxes. In den letzten Jahren hat die **perorale endoskopische Myotomie (POEM)** zunehmend Verbreitung gefunden. Hier wird über eine mukosale Inzision ein submukosaler Tunnel geschaffen und schließlich unter Sicht ebenfalls eine Myotomie durchgeführt. Langzeitergebnisse stehen noch aus. Zudem scheint das postinterventionelle Auftreten eines gastroösophagealen Refluxes häufiger zu sein.

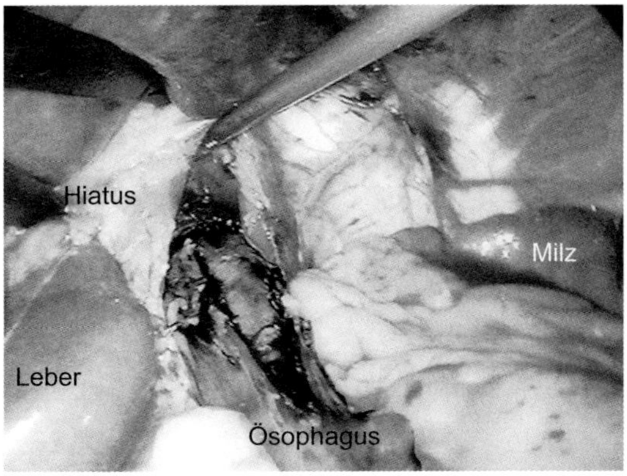

Abb. 5.2 Laparoskopische Myotomie bei Achalasie [R461]

LITERATUR

Cappell MS, Stavropoulos SN, Friedel D. Updated systematic review of achalasia, with a focus on POEM therapy. Dig Dis Sci. 2020; 65: 38–65.

Pandolfino JE, Kwiatek MA, Nealis T et al. Achalasia: a new clinically relevant classification by high-resolution manometry. Gastroenterol. 2008; 135: 1526–1533.

KASUISTIK

Ein 74-jähriger Patient klagt über Schluckbeschwerdenseit einigen Monaten sowie über üblen Mundgeruch. Nach den Mahlzeiten, aber auch nachts kommt es zum Hochwürgen von Nahrungsresten, die meist unverdaut sind.

Welche Aussagen sind in diesem Zusammenhang richtig?

a) Dieser Patient hat typische Symptome eines Zenker-Divertikels.
b) Ösophagusdivertikel werden unterteilt in Pulsions- und Traktionsdivertikel.
c) Es gibt zwei Arten von Pulsionsdivertikeln, hypopharyngeale (Zenker) und epiphrenische Divertikel.
d) Symptome eines Zenker-Divertikels stellen immer eine Indikation zur endoskopischen bzw. chirurgischen Therapie dar.
e) Epiphrenische Divertikel sind häufig mit ösophagealen Motilitätsstörungen verbunden. Daher sollte die Divertikelabtragung mit einer Myotomie kombiniert werden.

5

Alle Antworten sind richtig.

Das Zenker-Divertikel ist das häufigste aller Divertikel der Speiseröhre und meist linksseitig lokalisiert. Ursächlich verantwortlich ist möglicherweise eine Tonusstörung der hypopharyngealen/ösophagealen Muskulatur. Im Bereich einer Muskellücke (Kilian-Dreieck) kommt es zur Ausstülpung des Divertikels. Patienten berichten typischerweise über Dysphagie, häufig in Kombination mit Regurgitationen unverdauter Speisen (vor allem nachts), chronischem Husten mit Aspirationspneumonien sowie Mundgeruch. Die **Röntgen-Kontrastmitteluntersuchung** ist für die Diagnostik am besten geeignet (➤ Abb. 5.3). Die **Endoskopie** sollte zum Ausschluss weiterer Pathologien – jedoch mit großer Vorsicht wegen der erhöhten Perforationsgefahr – durchgeführt werden.

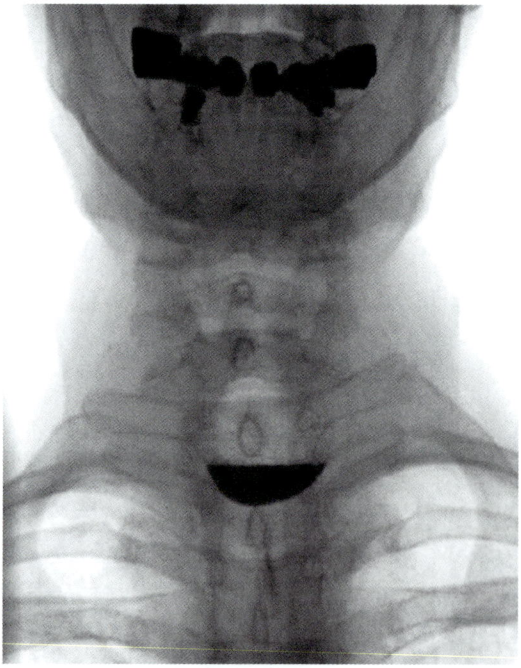

Abb. 5.3 Röntgen-Kontrastmitteluntersuchung zur Detektion von Ösophagusdivertikeln [R461]

Ösophagusdivertikel werden unterteilt in Pulsions- und Traktionsdivertikel:

Ein **Pulsionsdivertikel** ist auf einen erhöhten intraluminalen Druck zurückzuführen. Hierbei kommt es zu einem Mukosaprolaps im Bereich von muskulären Schwachstellen oder Muskellücken. Es gibt zwei Arten von ösophagealen Pulsionsdivertikeln, Hypopharynxdivertikel (Zenker) und epiphrenische Divertikel.

Symptome eines **Zenker-Divertikels** stellen immer eine Indikation zur Behandlung dar. Die chirurgische Therapie besteht aus einer **Divertikulektomie mit zervikaler Myotomie** über einen offenen links-zervikalen Zugang. Die weniger invasive endoskopische Therapie erfolgt von transoral. Hier wird im Rahmen einer starren Endoskopie mithilfe eines Klammernahtgeräts der Steg zwischen Divertikel und Ösophagus durchtrennt. Alternativ kann im Rahmen einer **flexiblen Endoskopie** der Steg thermisch oder mithilfe eines Nadelmessers gespalten werden. Vorteile der endoskopischen Verfahren bestehen in einer geringeren Morbidität, insbesondere weniger Wundheilungsstörungen und Nervenverletzungen. Das offen chirurgische Verfahren scheint jedoch vor allem bei großen Divertikeln effektiver hinsichtlich der Rezidivrate zu sein.

Epiphrenische Divertikel sind ebenfalls Pulsionsdivertikel der Speiseröhre. Sie sind seltener als Zenker-Divertikel und häufiger rechtsseitig lokalisiert. Epiphrenische Divertikel sind nahezu immer mit einer ösophagealen Motilitätsstörungen assoziiert. Klinisch manifestieren sie sich durch eine Dysphagie, Regurgitationen, thorakale Schmerzen sowie rezidivierende Aspirationen mit Pneumonien und chronischem Husten. Bei Symptomatik sollte immer eine **chirurgische Therapie** in minimal invasiver Technik durchgeführt werden. Diese beinhaltet die Abtragung des Divertikels kombiniert mit einer Myotomie sowie Fundoplicatio zur Refluxprophylaxe.

Traktionsdivertikel repräsentieren eine seltene Form der ösophagealen Divertikel. Sie treten meist im Bereich des mittleren Ösophagusdrittels auf und werden als echte Divertikel bezeichnet, da es hier zu einer Ausstülpung der gesamten ösophagealen Wand kommt. Symptome sind selten, meist werden sie als Zufallsbefund im Rahmen einer endoskopischen Untersuchung diagnostiziert. Asymptomatische Traktionsdivertikel bedürfen keiner Therapie.

LITERATUR

Nehra D, Lord RV, DeMeester TR et al. Physiologic basis for the treatment of epiphrenic diverticulum. Ann Surg. 2002; 235(3): 346–354.

Sato H, Takeuchi M, Hashimoto S et al. Esophageal diverticulum: New perspectives in the era of minimally invasive endoscopic treatment. World J Gastroenterol. 2019; 25 (12): 1457–1464.

KASUISTIK

Sie haben vor einigen Tagen einen 47-jährigen Patienten mit langer gastroösophagealer Refluxanamnese endoskopiert. Dabei haben Sie festgestellt, dass der Übergang vom Platten- zum Zylinderepithel proximal zum ösophagogastralen Übergang verschoben ist. Die histopathologische Aufarbeitung der entnommenen Biopsien bestätigt das Vorliegen einer Barrett-Mukosa mit multifokalen, hochgradigen intraepithelialen Neoplasien.

Welche Aussage(n) ist/sind in diesem Zusammenhang nicht korrekt?

a) Die Diagnose des Barrett-Ösophagus wird histologisch durch Nachweis von Zylinderepithel und einer intestinalen Metaplasie gestellt.
b) Der Nachweis eines Barrett-Ösophagus ohne Nachweis einer intraepithelialen Neoplasie bedarf einer endoskopischen Überwachung.
c) Bei Vorliegen einer hochgradigen intraepithelialen Neoplasie in der Barrett-Mukosa muss eine chirurgische Resektion erfolgen.
d) Das sogenannte Barrett-Karzinom entspricht einem Adenokarzinom des ösophagogastralen Übergangs Typ I nach Siewert.
e) Bei Karzinomen des ösophagogastralen Übergangs Typ II kann eine transhiatal erweiterte Gastrektomie oder eine thorakoabdominale Ösophagusresektion durchgeführt werden.

Die Aussage c ist nicht korrekt.

Bei Vorliegen eines Barrett-Ösophagus mit Nachweis von hochgradigen intraepithelialen Neoplasien sollte eine komplette endoskopische Resektion angestrebt werden. Nach erfolgreicher Entfernung wird empfohlen, die nicht-neoplastische Barrett-Mukosa thermisch zu abladieren, um die Rate an metachronen Neoplasien zu senken. Nur bei Vorliegen eines invasiven Karzinoms mit tiefer submukosaler Infiltration (≥ 500 µm), bei R1-Resektion basal ohne Möglichkeit der endoskopischen Nachresektion und/oder Vorliegen von Risikofaktoren muss eine chirurgische Resektion erfolgen, da in dieser Situation ein hohes Risiko für eine lymphonodale Metastasierung besteht.

Die Diagnose des Barrett-Ösophagus erfolgt endoskopisch und wird histologisch bestätigt durch **Nachweis von Zylinderepithel** und einer **intestinalen Metaplasie.** Abhängig von der endoskopisch nachweisbaren Länge der Zylinderepithelmetaplasie im distalen Ösophagus unterscheidet man einen Long-Segment-Barrett-Ösophagus (LSB) (≥ 3 cm) und einen Short-Segment-Barrett-Ösophagus (SSB) (< 3 cm). Die Überwachung von Patienten mit einem gesicherten Barrett-Ösophagus ist abhängig vom Nachweis **intraepithelialer Neoplasien:**

- Bei Vorliegen eines nicht-dysplastischen Barrett-Ösophagus sollte eine endoskopische Kontrolle nach einem Jahr erfolgen und bei Bestätigung alle drei bis vier Jahre wiederholt werden.
- Beim Nachweis einer leichtgradigen intraepithelialen Neoplasie werden engmaschigere endoskopische Kontrollen oder alternativ eine lokal ablative Therapie der Barrett Schleimhaut empfohlen.
- Das Vorliegen einer hochgradigen intraepithelialen Neoplasie erfordert eine endoskopische Therapie mit Resektion der betroffenen Areale. Idealerweise sollte zur Rezidivprophylaxe eine lokale Ablation der nicht dysplastischen Barrett-Schleimhaut erfolgen.

Adenokarzinome des ösophagogastralen Übergangs (AEG-Tumoren) werden je nach Lokalisation in drei Typen klassifiziert und befinden sich in dem Bereich von 5 cm proximal bis 5 cm distal der Z-Linie bzw. der anatomischen Kardia. AEG-Typ-I-Tumoren haben ihr Tumorzentrum im distalen Ösophagus, Typ-II-Tumoren im Bereich der Kardia und Typ-III-Tumoren subkardial. **Barrett-Karzinome** entsprechen den AEG-Typ-I-Tumoren und entstehen in der Regel durch eine jahrelange unbehandelte gastroösophageale Refluxerkrankung.

5

Bei sogenannten **Kardiakarzinomen** (AEG Typ II) wird gemäß der deutschen S3-Leitlinie Ösophaguskarzinom die transhiatal erweiterte Gastrektomie oder eine thorakoabdominale Ösophagusresektion empfohlen. Hierbei wird die operative Strategie von der Ausdehnung des Tumors nach ösophageal bzw. gastral beeinflusst. Im Gegensatz zu Deutschland wird weltweit häufiger die transthorakale Resektion favorisiert. Unklar ist, ob die Erweiterung des Ausmaßes der Lymphadenektomie nach mediastinal prognostisch von Bedeutung ist. Dieser Problematik widmet sich eine multizentrische deutsche Studie.

LITERATUR

Dam AN, Klapman J. A narrative review of Barrett's esophagus in 2020, molecular and clinical update. Ann Transl Med. 2020; 8(17): 1107.

Leers JM, Knepper L, van der Veen A. et al. The CARDIA-trial protocol: a multinational, prospective, randomized, clinical trial comparing transthoracic esophagectomy with transhiatal extended gastrectomy in adenocarcinoma of the gastroesophageal junction (GEJ) type II. BMC Cancer 2020; 20: 781.

Leitlinienprogramm Onkologie (Deutsche Krebsgesellschaft, Deutsche Krebshilfe, AWMF). S3-Leitlinie Diagnostik und Therapie der Plattenepithelkarzinome und Adenokarzinome des Ösophagus, Langversion 2.0 (Stand:12/2018). AWMF Register-Nr. 021/023OL. www.awmf.org/leitlinien/detail/ll/01-023OL.html (letzter Zugriff: 3.10.2021).

Siewert JR, Stein HJ. Carcinoma of the gastroesophageal junction – classification, pathology and extent of resection. Dis Esophag 1996; 9(3): 173–182.

KASUISTIK

Ein 72-jähriger Patient mit mittelgradiger kardiopulmonaler Beeinträchtigung wird wegen Dysphagie von flüssigen und festen Speisen vorstellig. Während der letzten drei Monate hat er mehrere Kilogramm abgenommen. Die Endoskopie ergibt einen stenosierenden Tumor im mittleren Drittel des Ösophagus. In der CT-Darstellung des Abdomens sind verdächtige zöliakale Lymphknoten sichtbar. Endosonografisch wird ein uT3N1-Tumor beschrieben.

Welche Aussage(n) ist/sind in diesem Zusammenhang nicht korrekt?

a) Ein multidisziplinäres Vorgehen ist zwingend notwendig fortgeschrittenem Ösophaguskarzinom.
b) Adenokarzinome und Plattenepithelkarzinome repräsentieren die häufigsten histologischen Subtypen, wobei die Inzidenz der Adenokarzinome in den letzten Jahren deutlich zugenommen hat.

c) Bei der kurativen Behandlung spielen multimodale Therapieansätze eine wichtige Rolle und führen zu einem verbesserten Überleben.
d) Die definitive Radiochemotherapie kann bei Patienten mit einem operablen, nicht metastasierten Adenokarzinom in kurativer Intention durchgeführt werden.
e) Bei intrathorakalen Karzinomen stellt die thorakoabdominale Ösophagusresektion mit Drei-Feld-Lymphadenektomie den therapeutischen Standard in Deutschland dar.

Die Aussagen d und e sind nicht korrekt.

Die **definitive Radiochemotherapie** spielt bei der kurativen Therapie der Adenokarzinome des Ösophagus bzw. des ösophagogastralen Übergangs keine Rolle. Im Gegensatz dazu kann diese Therapiemodalität bei lokal fortgeschrittenen, nicht metastasierten Plattenepithelkarzinomen der Speiseröhre alternativ zur Operation diskutiert werden.

Bei der kurativen Resektion von intrathorakalen Ösophaguskarzinomen erfolgte die **thorakoabdominale Ösophagusresektion** mit Zwei-Feld-Lymphadenektomie (abdominal und mediastinal). Bei der Drei-Feld-Lymphadenektomie erfolgt zusätzlich die Entfernung zervikaler Lymphknoten. Dies ist bei der chirurgischen Therapie von intrathorakalen Ösophaguskarzinomen in Deutschland kein Standard.

Bei einem älteren Patienten mit einem lokal fortgeschrittenen Ösophaguskarzinom und mehreren Komorbiditäten ist für die Festlegung des Therapiekonzeptes ein **multidisziplinäres Vorgehen** unabdingbar. Bei der Therapieentscheidung sollten neben dem Ausmaß der Tumorerkrankung auf jeden Fall das Alter, relevante Komorbiditäten, der Ernährungszustand und der Wunsch des Patienten berücksichtigt werden. Da die betroffenen Patienten bedingt durch die Tumorstenose häufig in einem schlechten Ernährungszustand sind, sollte frühzeitig eine begleitende enterale, ggf. parenterale Ernährungstherapie begonnen werden. Vor geplanter Operation ist zudem eine Verbesserung der pulmonalen Funktion (Atemtraining, Nikotinabstinenz) und eine Optimierung der Therapie von Komorbiditäten wichtig.

Männer erkranken in Deutschland häufiger an Ösophaguskarzinomen als Frauen. **Plattenepithelkarzinome** repräsentieren circa 50 % aller Krebserkrankungen der Speiseröhre. Der Anteil der **Adenokarzinome,** die fast ausschließlich im distalen Ösophagus bzw. gastroösophagealen Übergang auftreten, ist in den letzten Jahren auf über 40 % angestiegen.

Bei der kurativen Therapie von lokal fortgeschrittenen, nicht metastasierten und operablen Ösophaguskarzinomen spielt die **multimodale Therapie** eine wichtige Rolle und hat sich in Deutschland als Standard etabliert. Bei operablen Adenokarzinomen soll bei einem präoperativ als cT3 oder cT4 eingeschätzten Tumor eine **perioperative Chemotherapie** oder eine **neoadjuvante Radiochemotherapie** durchgeführt werden. Beide Therapiemodalitäten konkurrieren derzeit bei der Behandlung von Patienten mit einem Adenokarzinom. In einer deutschen Studie (ESOPEC) wird derzeit untersucht, welche multimodale Therapieform mit einem besseren Überleben assoziiert ist. Bei Patienten mit einem lokalisierten Plattenepithelkarzinom soll bei einem präoperativ als cT3 oder cT4 eingeschätzten Tumor eine neoadjuvante Radiochemotherapie durchgeführt werden.

Im Gegensatz zu Plattenepithelkarzinomen spielt die definitive Radiochemotherapie bei operablen, nicht metastasierten Adenokarzinomen keine Rolle bei der kurativen Therapie. Bei lokalisierten Plattenepithelkarzinomen des zervikalen Ösophagus sollte die **definitive Radiochemotherapie** gegenüber der primären chirurgischen Resektion bevorzugt durchgeführt werden.

LITERATUR

Hoeppner J, Lordick F, Brunner T et al. ESOPEC: prospective randomized controlled multicenter phase III trial comparing perioperative chemotherapy (FLOT protocol) to neoadjuvant chemoradiation (CROSS protocol) in patients with adenocarcinoma of the esophagus (NCT02509286). BMC Cancer 2016; 16: 503.

Leitlinienprogramm Onkologie (Deutsche Krebsgesellschaft, Deutsche Krebshilfe, AWMF). S3-Leitlinie Diagnostik und Therapie der Plattenepithelkarzinome und Adenokarzinome des Ösophagus, Langversion 2.0 (Stand:12/2018). AWMF Register-Nr. 021/023OL.

Robert Koch-Institut, Gesellschaft der epidemiologischen Krebsregister in Deutschland e.V. (Hrsg.). Krebs in Deutschland für 2015/2016. 12. Ausgabe. Berlin: Robert Koch-Institut, 2019.

KASUISTIK

Ein 67-jähriger Patient mit einem histologisch verifizierten Plattenepithelkarzinom des unteren Ösophagusdrittels wird Ihnen vom Kreiskrankenhaus Blumenwedel zur Therapie überwiesen. In der CT sind keine Fernmetastasen oder lokale Inoperabilitätskriterien zu sehen. Die Endosonografie zeigt ein uT3/N1-Stadium. In der multidisziplinären Tumorkonferenz wird eine neoadjuvante Radiochemotherapie, gefolgt von einer Operation, vorgeschlagen.

Welche Aussage(n) ist/sind in diesem Zusammenhang nicht korrekt?

a) Rauchen und Alkohol gelten als Risikofaktoren für die Entwicklung eines Ösophaguskarzinoms.
b) Die deutsche Leitlinie empfiehlt eine neoadjuvante Radiotherapie für diesen Patienten.
c) Bei mukosalen Plattenepithelkarzinomen ohne Nachweis von Risikofaktoren sollte eine endoskopische Resektion angestrebt werden.
d) Bei Durchführung der Ösophagusresektion in minimalinvasiver Technik kann die perioperative Morbidität, insbesondere das Risiko pulmonaler Komplikationen, reduziert werden.
e) Bei präoperativem Nachweis einer solitären Lebermetastase ist eine kurative chirurgische Therapie bei Patienten mit einem Plattenepithelkarzinom möglich.

Die Aussagen b und e sind nicht korrekt.

Bei Patienten mit einem operablen, nicht metastasierten Plattenepithelkarzinom des Ösophagus wird durch die deutsche S3-Leitlinie Ösophaguskarzinom eine neoadjuvante Radiochemotherapie empfohlen. Etabliert hat sich das sogenannte **CROSS-Schema,** bei dem eine Bestrahlung (insgesamt 41,4 Gy) mit einer begleitenden Chemotherapie (Paclitaxel und Carboplatin) kombiniert wird. Hier wurden insbesondere beim Plattenepithelkarzinom hohe Ansprechraten sowie häufig eine komplette histopathologische Remission erreicht. Eine alleinige präoperative Radiotherapie bzw. eine alleinige neoadjuvante Chemotherapie ohne begleitende Radiotherapie wird nicht empfohlen.

Bei präoperativem **Nachweis einer Fernmetastasierung** soll insbesondere bei Plattenepithelkarzinomen keine Operation erfolgen, da diese auch bei simultaner Entfernung der Metastasen prognostisch keinen Nutzen hat. Im Gegensatz dazu wird derzeit in Studien untersucht, inwiefern Patienten mit einem Adenokarzinom und Vorliegen einer limitierten Metastasierung von einer simultanen Entfernung des Primärtumors und der Metastasen profitieren.

Rauchen erhöht das Risiko für Ösophaguskarzinome. Dies gilt für Plattenepithelkarzinome und für Adenokarzinome. **Alkohol** hingegen erhöht insbesondere das Risiko für Plattenepithelkarzinome. Als weitere Risikofaktoren gelten die Achalasie, eine frühere Bestrahlung im Bereich des Halses und des Thorax sowie Stenosen nach Säure- bzw. Laugenverätzung. Bei der Entwicklung von Adenokarzinomen spielen darüber hinaus das Übergewicht sowie ein gastroösophagealer Reflux eine wichtige Rolle.

Bei Nachweis eines **mukosalen plattenepithelialen Karzinoms** der Speiseröhre ohne Vorliegen von Risikofaktoren (L0, V0, keine Ulzerationen, Grading G1/G2, Infiltrationstiefe m1/m2) sollte eine **endoskopische Resektion** angestrebt werden. Meist ist es jedoch erst nach pathologischer Begutachtung möglich zu klären, ob eine R0-Resektion bzw. eine Low-Risk-Situation vorliegt und somit, ob die Resektion kurativen Anforderungen genügt.

Die **minimalinvasive Ösophagusresektion** hat sich derzeit in vielen Zentren als Standardeingriff etablieren können. Hierdurch ist eine Verbesserung der perioperativen Morbidität insbesondere durch eine Reduktion der pulmonalen Komplikationen möglich. Dies konnte in zwei randomisierten Studien sowohl für die komplett minimal invasive Ösophagusresektion als auch für die **Hybridtechnik** (laparoskopisch assistiert) demonstriert werden.

LITERATUR

Al-Batran SE, Goetze TO, Mueller DW et al. The RENAISSANCE (AIO-FLOT5) trial: effect of chemotherapy alone vs. chemotherapy followed by surgical resection on survival and quality of life in patients with limited-metastatic adenocarcinoma of the stomach or esophagogastric junction – a phase III trial of the German AIO/CAO-V/CAOGI. BMC Cancer. 2017;17(1): 893.

Biere SS, van Berge Henegouwen MI, Maas KW et al. Minimally invasive versus open oesophagectomy for patients with oesophageal cancer: a multicentre, open-label, randomised controlled trial. Lancet. 2012; 379(9829): 1887–1892.
Leitlinienprogramm Onkologie (Deutsche Krebsgesellschaft, Deutsche Krebshilfe, AWMF). S3-Leitlinie Diagnostik und Therapie der Plattenepithelkarzinome und Adenokarzinome des Ösophagus, Langversion 2.0 (Stand:12/2018). AWMF Register-Nr. 021/023OL. www.awmf.org/leitlinien/detail/ll/021-023OL.html (letzter Zugriff: 3.10.2021).
Mariette C, Markar SR, Dabakuyo-Yonli TS et al.; Fédération de Recherche en Chirurgie (FRENCH) and French Eso-Gastric Tumors (FREGAT) Working Group. Hybrid minimally invasive esophagectomy for esophageal cancer. NEJM. 2019; 380: 152–162.
van Hagen P, Hulshof MC, van Lanschot JJ et al.; CROSS Group. Preoperative chemoradiotherapy for esophageal or junctional cancer. N Engl J Med. 2012; 366(22): 2074–2084.

5.3 Magenchirurgie

Jens Werner und Petra Zimmermann

KASUISTIK

Sie sehen in Ihrer Sprechstunde einen 47-jährigen Patienten zum ersten Mal. Der Patient berichtet über regelmäßiges Sodbrennen seit einigen Wochen und saures Aufstoßen. Andere Symptome, insbesondere Schluckstörungen oder ein ungewollter Gewichtsverlust, werden verneint. Nebenbefundlich bestehen eine Adipositas mit einem BMI von 31 und ein arterieller Hypertonus, der medikamentös behandelt wird. Bislang ist keine weitere Diagnostik erfolgt.

5

Bitte beurteilen Sie die folgenden Aussagen zur operativen Therapie der gastroösophagealen Refluxerkrankung.

a) Ein laparoskopisches Vorgehen soll dem offenen Verfahren in der Antirefluxchirurgie vorgezogen werden.
b) Gleichzeitig bestehende Hiatushernien sollen bei einem operativen Vorgehen mitversorgt werden.
c) Eine pathologisches Relaxationsmuster des distalen Ösophagus (Achalasie) muss präoperativ ausgeschlossen werden.
d) Dysphagie und Gas-Bloat-Syndrom sind unerwünschte Folgen der operativen Therapie.

Alle Aussagen sind korrekt.
Die **gastroösophageale Refluxkrankheit (GERD)** prädisponiert durch anhaltenden sauren Reflux über Jahre hinweg über eine Metaplasie des distalen Plattenepithels des Ösophagus (Barrett-Mukosa) zur Entwicklung eines Adenokarzinoms. Dabei nimmt die Inzidenz des Barrett-Karzinoms in den westlichen Ländern in den letzten Jahren signifikant zu (Vervierfachung in den letzten 20 Jahren), wenngleich es sich weiterhin um ein sehr seltenes Malignom handelt (2–3/100.000 pro Jahr). Gerade im Hinblick auf das erhöhte Entartungsrisiko bei langjährigem Reflux, aber auch aufgrund der Symptomatik, der Einschränkungen für den einzelnen Patienten sowie möglicher extraintestinaler Komplikationen (z. B. Husten, Asthma, dentale Erosionen) sollte eine Therapie erfolgen.

Zunächst ist die gastroösophageale Refluxerkrankung eine Domäne der **konservativen Therapie.** Die Behandlung dient zum einen der Symptomkontrolle und zum anderen der Therapie von refluxassoziierten Veränderungen im distalen Ösophagus. Allgemeine Änderungen der Lebensgewohnheiten, z. B. Verzicht auf späte Mahlzeiten, Schlafen mit erhöhtem Oberkörper, Gewichtsreduktion, können zu einer Symptomverbesserung führen. Bei Patienten mit kurzzeitig bestehenden, typischen Refluxbeschwerden kann eine empirische **Therapie mit Protonenpumpeninhibitoren (PPI)** begonnen werden. Letztere stellt auch die Langzeittherapie der Wahl bei GERD dar.

Bei ausbleibender Beschwerdebesserung sollte zwingend eine weitere Abklärung mittels Endoskopie und **24-Stunden-pH-Metrie** sowie Impendanzmessung erfolgen. Letztere lässt auch nichtsaure Refluxereignisse erkennen. Die medikamentöse Therapie der Refluxkrankheit basiert auf der Neutralisierung des Säureaufstoßens aus dem Magen. Die Möglichkeit eines biliären duodenogastroösophagealen Refluxes stellt eine Operationsindikation dar. Obwohl nach Neutralisierung der Magensäure eine Besserung auch bei diesen Patienten beobachtet werden kann, könnten einige dieser Patienten von einer Antirefluxchirurgie profitieren. Die präoperative Dokumentation eines biliären Refluxes ist jedoch aufwändig.

Bestehen ein gesicherter pathologischer Reflux und die Notwendigkeit einer längerfristigen PPI-Therapie, sollte die Möglichkeit einer **operativen Therapie** evaluiert werden.

Zwingend sollten vor einer Antirefluxoperation eine 24-Stunden-pH-Metrie, Impendanzmessung sowie eine Manometrie zum Ausschluss einer **Relaxationsstörung des distalen Ösophagus** erfolgen. Zusätzlich sollte eine Ösophagogastroduodeneoskopie zum Ausschluss bzw. zur Bestätigung einer Hiatushernie durchgeführt werden. Liegt gleichzeitig eine **Hiatushernie** vor, sollte diese zwingend bei der Operation mitversorgt werden.

Bei nicht-eindeutigen Symptomen und insbesondere auch fehlendem Ansprechen auf eine PPI-Therapie sollte eine OP-Indikation zurückhaltend gesehen werden und ggf. zunächst eine weitere Abklärung erfolgen. Eine **Operationsindikation** wird vorzugsweise bei jungen symptomatischen Patienten gestellt, die sonst einer medikamentösen Langzeittherapie bedürften, bei Hiatushernien mit ernsthaften Komplikationen oder auch bei ernsthaften Komplikationen der Refluxkrankheit wie dem Auftreten eines Barrett-Ösophagus.

Beim Vergleich mit der medikamentösen Therapie zeigt die **Fundoplicatio** als relevantes Operationsverfahren in prospektiv-randomisierten Studien bessere Langzeitergebnisse, eine niedrigere Rezidivrate und dabei niedrigere Kosten. Ein **laparoskopisches Vorgehen** sollte dem offenen Verfahren bei der operativen Therapie vorgezogen werden. Als Verfahren der Wahl stehen u. a. die Fundoplicatio nach Nissen bzw. die partielle posteriore Toupet-Fundoplicatio zur Verfügung. Auch bei bewusst inkomplett gehaltener Manschettenbildung können Dysphagie oder ein Gas-Bloat-Syndrom unerwünschte Folgen sein.

5

Bei dem eingangs beschriebenen Fallbeispiel könnte zunächst eine empirische PPI-Therapie erfolgen. Besteht ein längerfristiger Behandlungsbedarf, sollten eine erweiterte Abklärung durchgeführt und eine OP-Indikation kritisch evaluiert werden.

LITERATUR

Deutsche Gesellschaft für Gastroenterologie, Verdauungs- und Stoffwechselstörungen (DGVS) et al. S2k-Leitlinie Gastroösophageale Refluxkrankheit (Stand:5/2014). AWMF-Register-Nr. 021-013. www.awmf.org/leitlinien/detail/ll/021-013.html (letzter Zugriff: 3.10.2021).

KASUISTIK

Bei einer 45-jährigen Patientin erfolgt aufgrund von rezidivierenden Oberbauchschmerzen eine Gastroskopie. In der histopathologischen Aufarbeitung der entnommenen Proben wird *Helicobacter pylori* nachgewiesen. Dabei handelt sich um ein gramnegatives, mikroaerophiles, spiralförmiges Bakterium, das die gastroduodenale Mukosa bei Patienten mit gastrointestinalen Erkrankungen zu einem hohen Prozentsatz chronisch infiziert hat.

Für welche der folgenden Pathologien des oberen Gastrointestinaltrakts stellt Helicobacter pylori einen Risikofaktor dar?

a) Duodenalulkus
b) Magenulkus
c) Chronische Gastritis
d) Magenkarzinom
e) Eosinophile Gastroenteritis

Die richtigen Antworten sind a, b, c und d.

Die **eosinophile Gastroenteritis** ist eine seltene infiltrative Erkrankung, die sich typischerweise im Magenantrum findet. Die Ätiologie ist noch nicht eindeutig geklärt, es besteht jedoch keine Assoziation zu einer H.-pylori-Infektionen.

Die H.-pylori-Infektion ist bei den meisten Patienten mit **antraler Gastritis, Duodenal- und Magenulkus** nachgewiesen worden (➤ Abb. 5.4). Die Infektion spielt dabei eine entscheidende ätiologische Rolle. Ihre Behandlung schlägt sich in einer Ausheilung der Gastritis, schnellerer Abheilung des Duodenalulkus und signifikant niedrigerem Auftreten von Duodenal- und Magenulzera bzw. des rezidivierenden Ulkusleidens nieder.

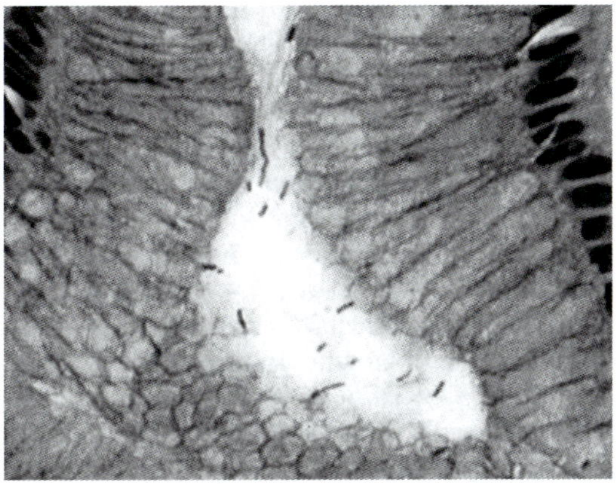

Abb. 5.4 Helicobacter-pylori-Befall [R461]

Außerdem ist die H.-pylori-Infektion mit der **chronisch-atrophischen Gastritis** assoziiert, die sich wiederum zu einem **Magenkarzinom** entwickeln kann. *Helicobacter pylori* ist daher als (Ko-)Faktor in der gastralen Karzinogenese anzusehen. Magenkarzinome unterhalb der Kardia treten, verglichen mit nicht infizierten Kontrollen, schätzungsweise dreimal häufiger bei Patienten mit H.-pylori-Infektion auf. Etablierte Standardtherapieprotokolle haben ihre Effektivität in der Eradikation der H.-pylori-Infektion gezeigt.

LITERATUR

Chey WD, Liontiadis G, Howden CW, Moss SF. ACG Clinical Guideline: Treatment of Helicobacter pylori infection. Am J Gastroenterol. 2017; 112(2): 212–239.

de Brito BB, da Silva AF, Soares AS. Pathogenesis and clinical management of Helicobacter pylori gastric infection. World J Gastroenterol. 2019; 25(37): 5578–5589.

5

KASUISTIK

Eine Frau mit schwerer rheumatoider Arthritis berichtet über erhebliche epigastrische Schmerzen, die sich durch Nahrungsaufnahme verstärken. Sie nimmt täglich 2.400 mg Ibuprofen ein. Die Vitalfunktionen sind stabil. Ein initialer Test auf okkultes Blut im Stuhl war negativ. Die Untersuchung des Abdomens ergibt einen deutlichen Druckschmerz im Epigastrium. Sie setzen zunächst die Einnahme der nichtsteroidalen Antirheumatika (NSAR) ab. Nach vier Wochen sind die Symptome vollständig rückläufig.

Magen- und Duodenalulzera teilen viele gemeinsame pathophysiologische Charakteristika. Zahlreiche Faktoren wurden identifiziert, die zur Genese eines Ulkus beitragen.

Welche(r) der folgenden Faktoren stellt einen Risikofaktor für die Ulkusentstehung dar?

a) Rauchen
b) Nichtsteroidale Antirheumatika
c) Kortikoide
d) Helicobacter-pylori-Infektion
e) Zollinger-Ellison-Syndrom
f) Z. n. Magenresektion

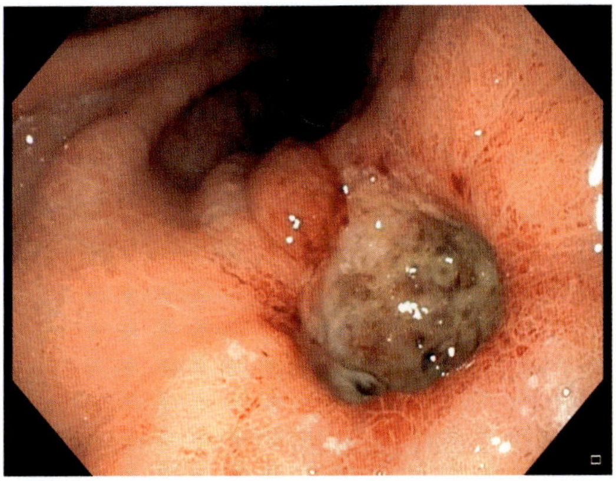

Abb. 5.5 Magenulkus [T1222]

Alle Aussagen sind korrekt.

Magenulzera (➤ Abb. 5.5) entwickeln sich in der Magenmukosa, Duodenalulzera durch die gastrische Metaplasie der Duodenalmukosa. Diese Mukosa kann von Sekretagoga (z. B. Gastrin, Histamin oder Kalzium), von Bakterien *(H.-pylori)* und/oder von Medikamenten angegriffen und geschädigt werden.

Das Verständnis der **Säuresekretion der Parietalzellen** spielt für die pharmakologische Kontrolle der Säure in der klinischen Handhabung eine wichtige Rolle. Die Parietalzelle hat drei spezifische Plasmamembranrezeptoren, die die Säure stimulieren: Histamin-, Azetylcholin- sowie Gastrinrezeptoren. Diese drei Rezeptoren aktivieren gegebenenfalls eine Protonenpumpe, die H^+-K^+-ATPase, die einen Austausch von Wasserstoff gegen Kaliumionen bewirkt. Die Mechanismen und „Second-messenger"-Systeme, durch welche sie aktiviert werden, sind unterschiedlich für verschiedene Sekretagoga.

Histamin aktiviert die Adenylatzyklase und nachfolgend die Proteinkinase, die zur Proteinphosphorylierung und H^+-K^+-ATPase-Aktivierung führt. Die Gastrin- und Azetycholin-stimulierte Sekretion hängt von spezifischen Membranphospholipasen ab. Ein weiterer Faktor ist die Erhöhung des intrazellulären Kalziumgehalts mit nachfolgender Phosphorylase-Kinase-stimulierter Proteinphosphorylierung und H^+-K^+-ATPase-Aktivität.

Parietalzellen haben auch Somatostatin- und Prostaglandinrezeptoren, die die Säuresekretion hemmen. Pharmakologische Substanzen wirken an unterschiedlichen Angriffspunkten in diesem Prozess.

Es ist hinlänglich bekannt, dass **Rauchen und Stress** ulzerogene Wirkungen ausüben. Des Weiteren sind die nachteiligen Effekte und Nebenwirkungen von **nichtsteroidalen Antirheumatika** (NSAR), Aspirin, Salizylaten und **Kortikoiden** ausgiebig untersucht.

Die **H.-pylori-Infektion** ist als Hauptrisikofaktor zu nennen, da ca. 75–85 % der Ulcera ventriculi und 80–90 % der Ulcera duodeni mit einer H.-pylori-Infektion assoziiert sind. Nicht zuletzt wird diese Assoziation dadurch unterstrichen, dass eine weitestgehende Ulkusheilung und Rezidivprophylaxe durch eine H.-pylori-Eradikation erreicht wird. Hyperazidität und Gallereflux sind weitere ulkusfördernde Konditionen. Das **Zollinger-Ellison-Syndrom** führt durch die tumorbedingte übermäßige Gastrinbildung zu einer Hypersekretion der Magensäure mit ulzerogener Wirkung.

Magenresektionen können aufgrund der Passageänderung zu peptischen Ulzera führen, da in dieser Situation Abschnitte des Magens eine Säureexposition erfahren, die sonst nicht besteht. Verstärkt werden kann dieses Risiko durch die Belassung einer zu großen Zahl von Belegzellen, z. B. durch ein belassenes Magenantrum, das Zollinger-Ellison-Syndrom oder aber ulzerogene Medikamente.

LITERATUR

Lanas A, Chan FKL. Peptic ulcer disease. Lancet. 2017; 390(10094): 613–624.

KASUISTIK

Ein 60-jähriger Mann besucht aufgrund epigastrischer Schmerzen Ihre Sprechstunde. Er klagt über eine zunehmende Leistungsminderung, Dysphagie insbesondere für feste Nahrung und einen ungewollten Gewichtsverlust von 6 kg innerhalb weniger Wochen. In der klinischen Untersuchung zeigt sich ein leicht reduzierter Allgemeinzustand und ein deutlich reduzierter Ernährungszustand. Bei V. a. auf ein Magen- bzw. Kardiakarzinom planen Sie die weitere Diagnostik.

Welche der folgenden Untersuchungen ist/sind in dieser Situation nicht indiziert?

a) Ösophagus-Breischluck
b) Ösophagogastroduodenoskopie
c) Sonografie der Leber
d) CT Thorax & Abdomen
e) Bestimmung von Tumormarkern

Die unter a und e genannten Untersuchungen sind nicht indiziert.

Der Breischluck hat in der primären Diagnostik bei V. a. ein Ösophagus-, Magen- oder Kardiakarzinom keinen Stellenwert mehr.

Die anamnestischen Angaben und Symptome beim Magenkarzinom sind häufig unspezifisch. Tumorzeichen wie Gewichtsabnahme und Appetitlosigkeit können lediglich hinweisend sein. Unklare Oberbauchbeschwerden von mehr als drei Wochen sollten zur **Ösophagogastroduodenoskopie** führen. Die primäre Diagnostik muss eine Endoskopie mit Biopsieentnahmen aus auffälligen Befunden umfassen. Hierdurch lässt sich sowohl makroskopisch ein Befund erheben als auch direkt eine histologische Sicherung erreichen.

Gemäß den Empfehlungen der aktuellen S3-Leitlinie sollte eine Umfelddiagnostik zum Ausschluss von Metastasen mittels **Sonografie** sowie **CT des Thorax und Abdomens** erfolgen. Primäre Diagnostik im Hinblick auf Lebermetastasen stellt dabei die Sonografie dar. Die CT des Abdomens sollte zwingend unter Einschluss des Beckens erfolgen, um mögliche Abtropfmetastasen, z. B. Krukenberg-Tumor im Bereich der Ovarien, zu detektieren.

Die Endosonografie sollte, wenn möglich im Rahmen der initialen Ösophagogastrodudoenoskopie mit durchgeführt werden. Sie dient insbesondere der Beurteilung der Infiltrationstiefe und trägt damit entscheidend zur Festlegung des Therapieregimes bei. Es gibt keine Empfehlung zur **Bestimmung von Tumormarkern** (CA 72–4, CA 19–9, CEA). Sie können zwar zur Verlaufsbeurteilung herangezogen werden und Hinweise auf ein Therapieansprechen oder Rezidiv geben, haben aber in der Primärdiagnostik keine Bedeutung.

Derzeit gibt es keine generelle Empfehlung für die Durchführung einer **PET-CT** im primären Staging des Magen- und Kardiakarzinoms. Bei lokal fortgeschrittenen Tumoren kann eine **Staging-Laparoskopie** die Festlegung des therapeutischen Algorithmus verbessern und sollte vor Beginn einer neoadjuvanten Therapie erfolgen.

LITERATUR

Deutsche Gesellschaft für Gastroenterologie, Verdauungs- und Stoffwechselkrankheiten e.V. (DGVS). S3-Leitlinie Magenkarzinom – Diagnostik und Therapie der Adenokarzinome des Magens und ösophagogastralen Übergangs, Langversion 2.0 (Stand: 8/2019). AWMF-Register-Nr. 032-009OL. www.awmf.org/leitlinien/detail/ll/032-009OL.html (letzter Zugriff: 3.10.2021).

KASUISTIK

Bei einer 57-jährigen Patientin wurde ein Magenkarzinom histologisch gesichert. Die Patientin stellt sich nun zum weiteren Staging wieder vor. Sie klären die Patientin darüber auf, dass insbesondere die Tiefe der Tumorinfiltration einer der wichtigsten Prognosefaktoren beim Magenkarzinom ist und deshalb eine Endosonografie erfolgen sollte, um nachfolgend ein Therapiekonzept, z. B. neoadjuvante Therapie vs. primäre Resektion, festzulegen.

Welche der folgenden Aussagen ist in diesem Zusammenhang nicht korrekt?

a) Die Endosonografie ist zur Unterscheidung zwischen lokal begrenzten und fortgeschrittenen Tumoren (T1–2 vs. T3–4) gut geeignet.
b) Die Endosonografie ist in der Detektion eines T1-Stadiums der CT überlegen.
c) Die Endosonografie erlaubt eine Unterscheidung zwischen Lymphknotenmetastasen und entzündlich veränderten perigastralen Lymphknoten.
d) Die Endosonografie ist der CT bei der Detektion von Lymphknotenmetastasen überlegen.

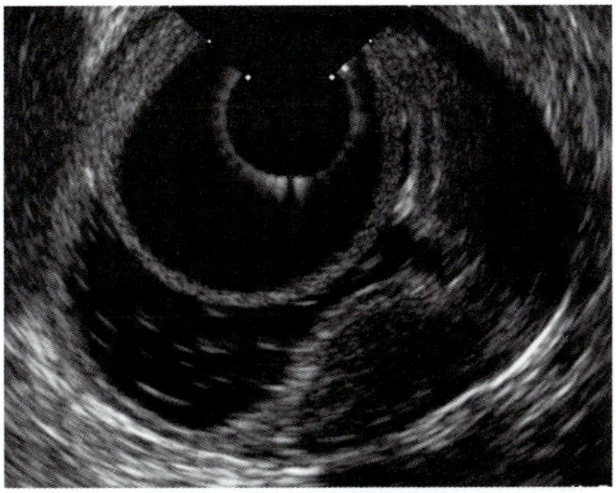

Abb. 5.6 Endosonografie des Magens [R461]

Die Aussage c ist nicht korrekt.

Zur **Beurteilung der lokalen Infiltrationstiefe** des Magen- und Kardiakarzinoms ist die Endosonografie (➤ Abb. 5.6) gut geeignet. Sie erlaubt allerdings keine sichere Unterscheidung zwischen Tumorgewebe und entzündlichen Veränderungen oder Narbengewebe. Eingeschränkt ist die Aussagekraft auch bei Vorliegen von Stenosen.

T-Kategorie

Für die Differenzierung früher Karzinome (T1–2) von lokal fortgeschrittenen Tumoren (T3–4) zeigt sich eine hohe Sensitivität (86 %) und Spezifität (90 %). Analoge Ergebnisse liegen für die Differenzierung zwischen T1- und T2-Karzinomen vor (Sensitivität 85 %, Spezifität 90 %). Limitiert ist der Einsatz der Endosonografie bei der Unterscheidung zwischen T1a- und T1b-Tumoren, insbesondere durch eine niedrigere Spezifität. Bei der Beurteilung von T1-Karzinomen zeigt sich die Endosonografie in einer aktuellen Metanalyse der CT überlegen. Für die übrigen Tumorstadien ergab sich kein Unterschied. Für eine sichere Beurteilung einer möglichen **Serosainfiltration** ist die Endosonografie nur unzureichend geeignet. Ebenso weist sie Einschränkungen bei der Beurteilung von AEG-3-Tumoren (Adenokarzinome des ösophagogastralen Übergangs), beim Vorliegen nicht passierbarer Stenosen, bei ulzerierenden Tumoren und beim diffusen Tumortyp nach Laurén auf.

N-Kategorie

Schwierigkeiten in der **Beurteilung des Lymphknotenstatus** bestehen insbesondere bei kleineren Lymphknoten sowie aufgrund der fehlenden Unterscheidungsmöglichkeit zwischen entzündlichen Veränderungen und Metastasen. Im Vergleich zur CT-Diagnostik zeigt sich die Endosonografie überlegen, sie erreicht eine Sensitivität von 83 % und Spezifität von 67 %. Die Untersuchung kann nur wandnahe Lymphknoten visualisieren und vergrößerte Lymphknoten identifizieren. Pathologische, aber nicht vergrößerte Lymphknoten können daher nicht als solche erkannt werden, sodass die Endosonografie durchaus eine hohe Rate falsch-negativer Ergebnisse liefern kann. Da die Endosonografie die Lymphknoten nicht identifizieren kann, wird empfohlen, den Lymphknotenstatus in Bezug auf vergrößerte Lymphknoten als uN(+) oder uN(–) zu bestimmen.

MERKE

Auch wenn die Endosonografie beim Magenkarzinom eine genaue Bestimmung der T-Kategorie und teilweise auch der N-Kategorie erlaubt, bleibt sie eine untersucherabhängige Methode. Mit anderen Worten beruhen Qualität und Zuverlässigkeit der Ergebnisse auf der Erfahrung des Untersuchers.

LITERATUR

Deutsche Gesellschaft für Gastroenterologie, Verdauungs- und Stoffwechselkrankheiten e.V. (DGVS). S3-Leitlinie Magenkarzinom – Diagnostik und Therapie der Adenokarzinome des Magens und ösophagogastralen Übergangs, Langversion 2.0 (Stand: 8/2019). AWMF-Register-Nr. 032-009OL. www.awmf.org/leitlinien/detail/ll/032-009OL.html (letzter Zugriff: 3.10.2021).

KASUISTIK

Bei einem 72 Jahre alten Patienten erfolgt aufgrund eines Magenkarzinoms nach initialer neoadjuvanter Chemotherapie nun die operative Therapie. Sie klären den Patienten über die geplante Operation und das Ausmaß der Resektion auf. Sie erläutern ihm, dass die systematische Lymphknotendissektion einen entscheidenden Faktor in der onkologischen Chirurgie des Magen- und Kardiakarzinoms darstellt.

Bitte beurteilen Sie die folgenden Aussagen zur Lymphknotendissektion im Rahmen einer onkologischen Gastrektomie.

a) Die Entfernung der regionären Lymphknoten des Kompartiments I soll erfolgen.
b) Die Mitentfernung der Lymphknoten des Kompartiments II soll standardmäßig erfolgen.
c) Die Dissektion der Lymphknoten des Kompartiments III hat sich als Standard etabliert.
d) Es sollen bei einer D2-Lymphadenektomie mindestens 25 Lymphknoten entfernt werden.
e) Zur Angabe eines pN-Stadiums müssen mindestens 16 Lymphknoten untersucht werden.

Die Antworten a, b, d und e treffen zu.

Das Konzept der systematischen Lymphadenektomie (LAD) beruht auf der Annahme, dass die lokalen Lymphknotenstationen als Filter für die Tumorzellausbreitung dienen und so zunächst die weitere Ausbreitung verhindern können. Im Laufe der Zeit können sich die Tumorzellen jedoch aus diesen Lymphknotenstationen heraus weiter verbreiten, sodass deren Entfernung einen relevanten prognostischen Faktor darstellt. Die systematische LAD hat dabei zum einen die Verbesserung der Langzeitprognose, zum anderen die Verhinderung eines Lokalrezidivs zum Ziel. Die Relevanz des exakten pN-Stadiums ist dabei unumstritten. Für die adäquate **Angabe eine pN-Stadiums** im Rahmen der onkologischen Magenchirurgie ist die Untersuchung von mindestens 16 Lymphknoten gefordert. In mehreren Studien konnte ein Prognosevorteil der **D2-Lymphadenektomie** gegenüber der D1-Lymphadenekotmie gezeigt werden. Dem gegenüber ergab sich kein weiterer Prognosevorteil für eine D3-Lymphadenektomie Die D1-Lymphknoten umfassen die die regionären Lymphknoten direkt am Magen. Die D2-Lymphknoten umfassen die Lymphknoten entlang des Truncus coelicaus und der A. lienalis bis zum Milzhilus.

Die Anzahl von 25 Lymphknoten, die im Rahmen der adäquaten D2-LAD entfernt werden sollen, beruht auf anatomischen Untersuchungen zur Lymphknotenanzahl bei D1- und D2-LAD sowie auf den Ergebnissen der Deutschen Magenkarzinomstudie. Eine niedrige Lymphknoten-Ratio, d. h. Verhältnis befallener zu nichtbefallenen Lymphknoten, hat sich als prognostisch günstig erwiesen.

LITERATUR

Deutsche Gesellschaft für Gastroenterologie, Verdauungs- und Stoffwechselkrankheiten e.V. (DGVS). S3-Leitlinie Magenkarzinom – Diagnostik und Therapie der Adenokarzinome des Magens und ösophagogastralen Übergangs, Langversion 2.0 (Stand: 8/2019). AWMF-Register-Nr. 032-009OL. www.awmf.org/leitlinien/detail/ll/032-009OL.html (letzter Zugriff: 3.10.2021).

5

THEMA

Die Standardtherapie beim Magenkarzinom ist die **Gastrektomie.** ➤ Abb. 5.7 zeigt ein Gastrektomiepräparat mit En-bloc-Lymphadenektomie und Omentektomie bei einem T3-Karzinom am Korpus-Antrum-Übergang.

Bitte beurteilen Sie die folgenden Aussagen zur Chirurgie des Magenkarzinoms.

a) Beim diffusen Magenkarzinom nach Laurén ist stets die totale Gastrektomie indiziert.
b) Beim intestinalen Typ nach Laurén kann unter Einhaltung entsprechender Sicherheitsabstände auch eine subtotale Gastrektomie ausreichend sein.
c) Wird der orale Sicherheitsabstand zum Tumor unterschritten, sollte ein intraoperativer Schnellschnitt erfolgen.
d) Die En-bloc Splenektomie stellt einen Standard in der onkologischen Magenchirurgie dar.

Die Aussagen a und d sind nicht korrekt.

Beim Magenkarzinom muss nicht stets und gezwungenermaßen eine totale Gastrektomie erfolgen. Im

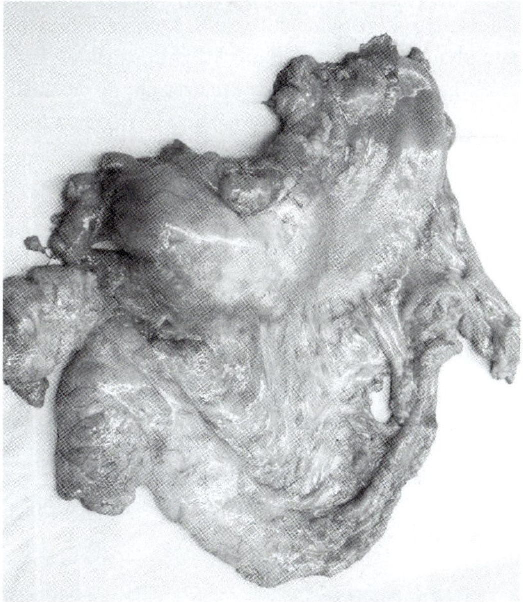

Abb. 5.7 Gastrektomiepräparat mit En-bloc-Lymphadenektomie [R461]

Allgemeinen hat der Sicherheitsabstand beim intestinalen Typ 5 cm, beim diffusen Typ 8 cm zu betragen. Wird der Sicherheitsabstand nach oral nicht erreicht bzw. wird er unterschritten, sollte ein intraoperativer Schnellschnitt des Absetzungsrandes im Hinblick auf eine Tumorinfiltration erfolgen. Ggf. muss dann die Resektion erweitert werden.

Die gleichzeitige Splenektomie ist kein verbindlicher Standard der Gastrektomie und erhöht zusätzlich die Morbidität.

Ausmaß der Organresektion

Die Resektion ist die einzige kurative Therapieform des Magenkarzinoms, wobei das Resektionsausmaß vom Ort, Stadium und histologischen Typ des Tumors abhängt.

Eine **subtotale Magenresektion** weist bei Antrumkarzinomen keinen Nachteil hinsichtlich der 5-Jahres-Überlebensrate verglichen mit einer Gastrektomie auf. **Eine Omentum-majus-et-minus-Resektion** wird empfohlen. Die Entscheidung eine organüberschreitende **En-bloc-Resektion** (multiviszeral), gerade bei Tumorinfiltrationen per continuitatem ins Querkolon, in die Milz oder den Pankreasschwanz, muss allerdings im Einzelfall unter Berücksichtigung aller relevanten Faktoren (z. B. Ansprechen auf eine neoadjuvante Therapie, Patientenalter, Komorbiditäten, etc.) getroffen werden.

Entscheidung zur Resektion

Die Entscheidung zur Resektion sollte hier ebenfalls von einem erzielbaren R0-Resektionsstatus bestimmt werden. Das Resektat sollte noch intraoperativ durch eine histopathologischen Schnellschnittuntersuchung der Schnittränder beurteilt werden. Auch beim Kardiakarzinom ist die **Gastrektomie,** ggf. auch die begleitende distale Ösophagusresektion, in der Regel indiziert. Lediglich bei Frühkarzinomen kann eine **Kardia- und Fundusresektion** ausreichen. Beim Kardiakarzinom im endosonografisch diagnostizierten T1-Stadium ist heutzutage die **endoskopisch-interventionelle Mukosektomie** zu erwägen, jedoch mit ausreichender histopathologischer Befundung des Resektionsrandes und der Infiltrationstiefe.

Splenektomie

Die gleichzeitige Splenektomie ist kein verbindlicher Standard der onkologischen Gastrektomie, sofern eine Lymphadenektomie auch am Milzhilus erfolgt. Eine Milzexstirpation und darüber hinaus die Resektion des Pankreasschwanzes sind für die Erreichung des R0-Resektionsstatus jedoch in Betracht zu ziehen, sollte dieser anders nicht zu erreichen sein. Dieses Vorgehen führt allerdings zu einer deutlichen Erhöhung der Morbidität.

LITERATUR

Deutsche Gesellschaft für Gastroenterologie, Verdauungs- und Stoffwechselkrankheiten e.V. (DGVS). S3-Leitlinie Magenkarzinom – Diagnostik und Therapie der Adenokarzinome des Magens und ösophagogastralen Übergangs, Langversion 2.0 (Stand: 8/2019). AWMF-Register-Nr. 032-009OL. www.awmf.org/leitlinien/detail/ll/032-009OL.html (letzter Zugriff: 3.10.2021).

KASUISTIK

Sie betreuen einen Patienten, bei dem ein Magenkarzinom im Stadium cT3 uN+ M1 diagnostiziert wurde. Der Patient ist 53 Jahre alt und in einem hervorragenden Allgemeinzustand. Die M1-Situation bezieht sich auf eine solitäre Lebermetastase im Segment 2. Perigastral zeigten sich in der Endosonografie vergrößerte Lymphknoten. Ansonsten hat die präoperative Abklärung keinen Anhalt für Metastasen ergeben.

Der Patient fragt Sie nun nach dem weiteren Vorgehen und den therapeutischen Möglichkeiten.

Welche Aussage/n ist/sind in dieser Situation zutreffend?

a) Aufgrund der perigastral bestehenden Lymphknotenmetastasen liegt eine palliative Situation vor.
b) Aufgrund des Tumorstadiums ist eine Chemotherapie indiziert.
c) Eine Gastrektomie mit gleichzeitiger Metastasektomie aus der Leber kommt ggf. bei stabiler bzw. regredienter Situation nach neoadjuvanter Therapie in Betracht.

Die Antworten b und c sind korrekt.
In aller Regel werden lokal fortgeschrittene oder nodal-positive Kardia- und Magenkarzinome in einem **multimodalen Konzept** behandelt. Nach neoadjuvanter Chemotherapie erfolgt die operative Sanierung, gefolgt von einer adjuvanten Chemotherapie. Hierdurch konnte das Überleben deutlich verbessert werden.

Das therapeutische Vorgehen bei **isolierter Metastasierung** eines Magenkarzinoms wird heute noch sehr kontrovers diskutiert. Aber eine limitierte Metastasierung stellt keinen generellen Grund mehr dar, einen kurativen Therapieansatz nicht zu verfolgen.

Vorliegende Studien zum Vorgehen bei einer limitierten Metastasierung umfassen häufig sehr heterogene und nur kleine Patientenkollektive und die Definition der limitierten Metastasierung kann sehr unterschiedlich ausfallen.

Al-Bartran und Kollegen konnten aber beispielsweise in der FLOT3-Studie zeigen, dass Patienten mit einer limitierten Lebermetastasierung von einer **neoadjuvanten Chemotherapie mit nachfolgender chirurgischer Sanierung** sowohl des Primarius als auch der Metastasen im Überleben profitieren. Im Rahmen der RENAISSANCE-Studie wird von derselben Arbeitsgruppe dieses Konzept derzeit prospektiv überprüft. Patienten mit einer limitierten Metastasierung, die potenziell kurativ resektabel ist, erhalten eine neoadjuvante Chemotherapie nach dem FLOT-Protokoll und werden nachfolgend in zwei Gruppen randomisiert. Voraussetzung für die Randomisierung ist eine stabile Erkrankung ohne Progress. Die Randomisierung erfolgt entweder für weitere Chemotherapie oder chirurgische Therapie. Letztlich muss abgewartet werden, ob dieses Konzept einen Vorteil für die Patienten bietet und ein neuer, zukünftiger Standard werden kann.

LITERATUR

Al-Batran et al. The RENAISSANCE (AIO-FLOT5) trial: effect of chemotherapy alone vs. chemotherapy followed by surgical resection on survival and quality of life in patients with limited metastatic adenocarcinoma of the stomach or esophagogastric junction – a phase III trial of the German AIO/CAO-V/CAOGI. BMC Cancer. 2017; 17(1): 893.

Al-Batran SE et al. Effect of neoadjuvant chemotherapy followed by surgical resection on survival in patients with limited metastatic gastric or gastroesophageal junction cancer: The AIO-FLOT3 Trial. JAMA Oncol. 2017; 3(9): 1237–1244.

Al-Batran SE et al. FLOT4-AIO Investigators. Perioperative chemotherapy with fluorouracil plus leucovorin, oxaliplatin, and docetaxel versus fluorouracil or capecitabine plus cisplatin and epirubicin for locally advanced, resectable gastric or gastro-oesophageal junction adenocarcinoma (FLOT4): a randomised phase 2/3 trial. Lancet 2019; 393(10184): 1948–1957.

Brandl A et al. Chirurgische Therapie beim peritoneal metastasierten Magenkarzinom. Chirurg 2018; 89: 669–677.

Cunningham D et al. Perioperative chemotherapy versus surgery alone for resectable gastroesophageal cancer. NEJM 2006; 355(1): 11–20.

Deutsche Gesellschaft für Gastroenterologie, Verdauungs- und Stoffwechselkrankheiten e.V. (DGVS). S3-Leitlinie Magenkarzinom – Diagnostik und Therapie der Adenokarzinome des Magens und ösophagogastralen Übergangs, Langversion 2.0 (Stand: 8/2019). AWMF-Register-Nr. 032-009OL. www.awmf.org/leitlinien/detail/ll/032-009OL.html (letzter Zugriff: 3.10.2021).

Schuhmacher C et al. Neoadjuvant chemotherapy compared with surgery alone for locally advanced cancer of the stomach and cardia: European Organisation for Research and Treatment of Cancer randomized trial 40954. J Clin Oncol. 2010; 28(35): 5210–5218

Ychou M et al. Perioperative chemotherapy compared with surgery alone for resectable gastroesophageal adenocarcinoma: an FNCLCC and FFCD multicenter phase III trial. J Clin Oncol. 2011; 29(13): 1715–1721

KASUISTIK

In seinem Buch „Tagebuch eines Landpfarrers" (1936) erzählt Georges Bernanos, ein französischer Schriftsteller, religiöser und politischer Polemiker, von einem jungen und nicht sehr klugen Pfarrer aus Ambricourt. Der junge Pfarrer leidet unter permanenten epigastrischen Schmerzen und ernährt sich nur von Brot, das er in gezuckertem Wein weichen lässt. Er magert ab, aber in seinem Alter, sagt er, „fällt das Gesicht zusammen, die auf die Knochen gespannte Haut bleibt elastisch, das sei immerhin etwas". Dem jungen Pfarrer wird empfohlen, einen Facharzt in Lille zu besuchen, aber er kann sich dazu nicht richtig entscheiden. Eines Tages bricht er nach einer Hämatemesis-Episode zusammen, und der Arzt, der ihn untersucht, findet eine epigastrische Raumforderung und einen tastbaren supraklavikulären Lymphknoten links, Beweis der Inoperabilität dieses Magenkarzinoms. Der Kollege unterrichtet den Patienten: „Sie können einen Radiologen besuchen, aber regen Sie sich vor allem nicht so sehr auf. ... Lernen Sie, mit dieser Krankheit zu leben. Mit etwas Glück werden Sie stehend sterben!" Der junge Pfarrer stirbt tatsächlich danach.

Bitte beurteilen Sie die folgenden Aussagen zu Interventionsmöglichkeiten in der Palliativsituation beim Kardia- bzw. Magenkarzinom.

a) Die Anlage einer sog. Ablauf-PEG stellt eine Therapieoption bei einem hohen Ileus dar.
b) Bei einer Magenausgangsstenose kann ein Bypass mittels Gastrojejunostomie angelegt werden.
c) Die endoskopische Stent-Anlage ist eine therapeutische Möglichkeit bei stenosierenden Kardiakarzinomen.
d) Eine Gastrektomie kann trotz palliativer Gesamtsituation bei rezidivierenden und anders nicht zu behandelnden Tumorblutungen notwendig sein.

5

Alle Antworten sind korrekt.

Jede Therapiemaßnahme in der Palliativsituation sollte gut überlegt und kritisch hinterfragt werden. Wichtigste Ziele sind, Komplikationen zu verhindern bzw. zu therapieren, das Leiden des Patienten zu lindern und die Lebensqualität zu verbessern. Bei einem hohen Ileus, z. B. durch eine Peritonealkarzinose, kann die Anlage einer **Ablauf-PEG** sinnvoll sein. Die Notwendigkeit für eine dauerhafte nasogastrale Magensonde entfällt, und der Patient ist in der Lage zu trinken und z. B. Brühe/Suppe zu sich zu nehmen.

Besteht eine relevante Magenausgangsstenose ohne Einbeziehung des Magenkorpus, ist der Befund aber nicht kurativ resektabel, bietet eine **Gastrojejunostomie** eine gute therapeutische Option.

Bei stenosierenden Kardiakarzinomen kann ggf. eine **endoskopische Stentanlage** die Stenosesymptomatik beheben. Da hiernach die Kardia aber dauerhaft offen steht, kann es zu relevanten Refluxmengen in den distalen Ösophagus mit entsprechenden Beschwerden kommen.

MERKE

Auch bei einem kurativ nicht zu behandelnden Kardia- bzw. Magenkarzinom kann es erforderlich sein, operativ oder interventionell vorzugehen. Diese Maßnahmen sollen dann vor allem auftretende Komplikationen verhindern bzw. beseitigen.

LITERATUR

Deutsche Gesellschaft für Gastroenterologie, Verdauungs- und Stoffwechselkrankheiten e.V. (DGVS). S3-Leitlinie Magenkarzinom – Diagnostik und Therapie der Adenokarzinome des Magens und ösophagogastralen Übergangs, Langversion 2.0 (Stand: 8/2019). AWMF-Register-Nr. 032-009OL. www.awmf.org/leitlinien/detail/ll/032-009OL.html (letzter Zugriff: 3.10.2021).

KASUISTIK

Sie betreuen in Ihrer Sprechstunde eine 52-jährige Patientin, bei der vor 10 Monaten aufgrund eines Magenkarzinoms eine Gastrektomie mit Roux-Y-Rekonstruktion durchgeführt wurde. Die aktuelle Tumornachsorge ist unauffällig. Die Patientin berichtet Ihnen allerdings, dass sie nach der Nahrungsaufnahme regelmäßig Kreislaufprobleme habe, ihr schwindelig und „schwarz vor Augen" werde und sie auch schon ohnmächtig geworden sei.

Welche Folge nach einer Gastrektomie zeigt sich bei Ihrer Patientin?

a) Frühdumping-Syndrom
b) Spätdumping-Syndrom
c) Syndrom der zuführenden Schlinge
d) Syndrom der abführenden Schlinge

Antwort a ist korrekt.
Der Verlust des Magens bedeutet für betroffene Patienten eine radikale Umstellung ihrer normalen Essgewohnheiten. Die Möglichkeit, größere Mengen Nahrung auf einmal aufzunehmen, besteht nicht mehr. Patienten müssen erlernen, häufiger über den Tag verteilt zu essen, auch ohne konkretes Hungergefühl, und die Nahrung extrem gut zu kauen. Durch diese Maßnahmen lassen sich typische Folgen einer Gastrektomie, nämlich ein Früh- oder Spätdumping-Syndrom, vermeiden.

Beim **Frühdumping** kommt es durch den Übertritt zu großer Speisemengen in den Dünndarm zu einem übersteigerten Flüssigkeitseinstrom und damit zu abdominalen Schmerzen und einer Hypotonie-Neigung. Beim **Spätdumping-Syndrom** kommt es zu einer übersteigerten Insulinausschüttung aufgrund der großen Nahrungsmengen und damit zu hypoglykämen Zuständen. Patienten mit Dumping-Syndromen sollten angeleitet werden, mindestens sechs Mahlzeiten täglich zu sich zu nehmen, die Nahrung sehr gut zu kauen und Flüssigkeiten erst zeitlich verzögert nach den Mahlzeiten zu sich zu nehmen. Außerdem sollten sie darauf achten, schnell resorbierbare Kohlenhydrate zu vermeiden und nach der Mahlzeit ggf. etwas zu ruhen. Als Ultima Ratio kann eine medikamentöse Therapie, z. B. mit Octreotid zur Reduktion der intestinalen Sekretion oder mit Acarbose zur Hemmung der Glukoseresorption versucht werden.

Schlingensyndrome treten insbesondere nach Billroth-II-Resektionen ohne Braun-Fußpunktanastomose aus. Man unterscheidet ein Syndrom der zuführenden (Afferent-Loop-Syndrom) und der abführenden (Efferent-Loop-Syndrom)-Schlinge. Ersteres entsteht durch ein Abflusshindernis für Galle- und Pankreassekret aus der zuführenden Schlinge. Hierdurch kommt es zum Aufstau in der Schlinge und letztlich zu einer bakteriellen Fehlbesiedlung. Das Afferent-Loop-Syndrom ist gekennzeichnet durch einen galligen Reflux und Erbrechen, Appetitlosigkeit und Durchfälle. Es besteht eine funktionelle Magenentleerungsstörung durch Abknicken der Schlinge oder eine Anastomosenstenose. Hier sollte, wenn möglich eine endoskopische Therapie, z. B. mittels Ballondilatation, angestrebt werden. Ist das nicht möglich, muss eine chirurgische Revision in Erwägung gezogen werden. Therapeutisch lässt sich den Schlingensyndromen durch primäre Anlage einer Braun-Fußpunktanastomose bzw. durch eine Roux-Y-Rekonstruktion vorbeugen. Da diese Rekonstruktionsvariante heutzutage in aller Regel favorisiert wird, treten die Schlingensyndrome nur noch selten auf.

MERKE
Im Verlauf nach Gastrektomie ist es zwingend notwendig, mögliche **Mangelerscheinungen** zu erkennen.

Durch Verlust des Magens fehlt die Produktion von Intrinsic Factor in den Belegzellen des Magens, dem notwendigen Co-Faktor für die Aufnahme von **Vitamin B_{12}**. Es muss daher eine regelmäßige Vitamin-B_{12}-Substitution erfolgen, um eine perniziöse Anämie zu verhindern. Da durch die Rekonstruktion das Duodenum aus der Magen-Darm-Passage ausgeschaltet ist, kann ggf. eine Substitution von **Eisen** erforderlich werden, da Letzteres hauptsächlich im Duodenum und oberen Jejunum resorbiert wird. Die Patienten sind häufig blass, abgeschlagen, und laborchemisch zeigt sich eine mikrozytäre Anämie. Ebenso kann es nach einer Gastrektomie sekundär zu einer **Osteopenie** kommen. Durch eine gestörte enterale Vitamin-D- und Kalziumaufnahme kommt es zu einer anderweitigen Bereitstellung von Kalium aus den Knochen und einer Osteopenie. Es sollte daher eine regelmäßige Kontrolle des Vitamin-D-Spiegels bzw. eine primäre Substitution erfolgen.

LITERATUR

Deutsche Gesellschaft für Gastroenterologie, Verdauungs- und Stoffwechselkrankheiten e.V. (DGVS). S3-Leitlinie Magenkarzinom – Diagnostik und Therapie der Adenokarzinome des Magens und ösophagogastralen Übergangs, Langversion 2.0 (Stand: 8/2019). AWMF-Register-Nr. 032-009OL. www.awmf.org/leitlinien/detail/ll/032-009OL.html (letzter Zugriff: 3.10.2021).

Ganschow P, Werner J. Wie geht's weiter nach Eingriffen im Bauchraum? MMW 2018; 160(5):54–61

THEMA

Zur operativen Therapie des **Kardiakarzinoms** stehen verschiedene Optionen zur Verfügung. Eine genaue präoperative Diagnose erlaubt die Einteilung der Kardiakarzinome in drei Kategorien: Adenokarzinome des distalen Ösophagus (Typ I), Karzinome der gastralen Kardia (Typ II), subkardiale Magenkarzinome mit Infiltration der Kardiagegend (Typ III).

Bitte beurteilen Sie die folgenden Aussagen zum operativen Vorgehen bei AEG-Tumoren.

a) Unabhängig von der Lokalisation sollte eine kurative R0-Resektion des Tumors samt lymphatischer Drainage angestrebt werden.
b) Für Typ-I-Karzinome sollte eine abdominothorakale Resektion erfolgen.
c) Typ-II-Karzinome können mittels transhiatal erweiterter Gastrektomie behandelt werden.
d) Eine eingeschränkte mediastinale Lymphadenektomie kann einen Nachteil bei der transhiatal erweiterten Gastrektomie für Typ-II-Tumoren darstellen.

Alle Aussagen sind korrekt.

Für die Therapie der Adenokarzinome des ösophagogastralen Übergangs (AEG-Tumoren) stehen im Wesentlichen zwei verschiedene operative Vorgehensweisen zur Verfügung, die abdominothorakale Ösophagektomie mit Magenhochzug sowie die transhiatal erweiterte Gastrektomie.

Die aktuellen Leitlinien empfehlen für die operative Therapie der AEG-I-Tumoren eine **abdominothorakale Resektion mit mediastinaler Lymphadenektomie und Magenhochzug.** Hierdurch können die entsprechenden Lymphabflusswege ausreichend radikal reseziert werden, und es kann ein ausreichender Sicherheitsabstand vom Tumor erreicht werden.

Für Typ-II- und Typ-III-Tumoren konnte kein Vorteil für ein abdominothorakales Vorgehen gefunden werden. Hier ist in aller Regel eine **transhiatal erweiterte Gastrektomie** ausreichend. Gerade bei Typ-II-Karzinomen sollte aber intraoperativ kritisch geprüft werden, ob evtl. doch ein abdominothorakales Vorgehen erforderlich ist, gerade um einen ausreichenden Sicherheitsabstand vom Tumorrand zu erreichen. Ebenso kann das Ausmaß der mediastinalen Lymphadenektomie je nach Ausdehnung bei den Typ-II-Tumoren unzureichend sein.

LITERATUR

Deutsche Gesellschaft für Gastroenterologie, Verdauungs- und Stoffwechselkrankheiten e.V. (DGVS). S3-Leitlinie Magenkarzinom – Diagnostik und Therapie der Adenokarzinome des Magens und ösophagogastralen Übergangs, Langversion 2.0 (Stand: 8/2019). AWMF-Register-Nr. 032-009OL. www.awmf.org/leitlinien/detail/ll/032-009OL.html (letzter Zugriff: 3.10.2021).

THEMA

Gastrointestinale Stromatumoren (GIST) (➤ Abb. 5.8) sind die häufigsten mesenchymalen Tumoren. Männer und Frauen sind etwa gleich häufig betroffen. Die häufigsten Primärlokalisationen sind der Magen und Dünndarm. GIST werden in aller Regel multimodal therapiert. Das Tumorstadium wird basierend auf einer TNM-Klassifikation eingeteilt.

Welche der folgenden Aussagen ist/sind in diesem Zusammenhang nicht korrekt?

a) Das T-Stadium wird durch die Tumorgröße definiert.
b) Zur operativen Therapie eines GIST des Magens ist – analog zum Magenkarzinom – eine Gastrektomie mit D2-Lymphadenektomie indiziert.
c) Mitoserate, Tumorgröße und Primärlokalisation sind wesentliche Prognosefaktoren.
d) Je nach Risikokonstellation sollte nach erfolgter Resektion eine Therapie mittels eines Tyrosinkinase-Inhibitors erfolgen.
e) Der *KIT*-Genotyp ist entscheidend für ein Ansprechen auf eine Therapie mit Tyrosinkinase-Inhibitoren.

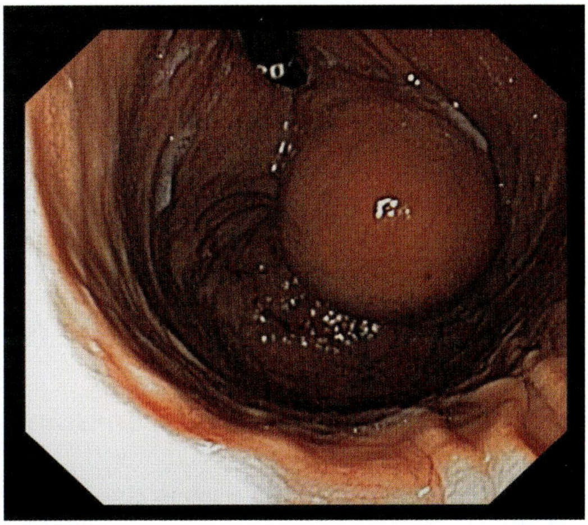

Abb. 5.8 Submuköser Tumor des Magens [T1222]

Die Aussage b ist nicht korrekt.

Bei den **gastrointestinalen Stromatumoren** handelt es sich um seltene maligne Tumoren, die von mesenchymalen Zellen ausgehen. Die häufigste Primärlokalisation ist im Magen (50–60 %) und Dünndarm (20–30 %), seltener im Rektum oder Ösophagus. Männer und Frauen sind etwa gleich häufig betroffen. Das mediane Erkrankungsalter liegt zwischen dem 65. und 70 Lebensjahr.

Die Einteilung des T-Stadiums erfolgt basierend auf der Tumorgröße:

- T1 – Tumor ≤ 2 cm in größter Ausdehnung
- T2 – Tumor 2–5 cm in größter Ausdehnung
- T3 – Tumor > 5 cm, aber ≤ 10 cm in größter Ausdehnung
- T3 – Tumor > 10 cm in größter Ausdehnung

Bei solitären GIST, für die eine R0-Situation erreicht werden kann, sollte eine primäre Resektion erfolgen. Beim Magen ist hier eine **Magen-Wedge Resektion** mit einem 1–2 cm großen Sicherheitsabstand ausreichend. Lymphknotenmetastasen sind insgesamt selten, sodass eine radikale Lymphadenektomie nicht erforderlich ist. Je nach Risikokonstellation, basierend auf der Größe des Tumors und der Mitoserate, ist eine **adjuvante Therapie** mit Imatinib indiziert.

Ist eine primäre, kurative Resektion nicht möglich bzw. würde das nur mit einem erheblichen Operationsausmaß zu realisieren sein, sollte eine **neoadjuvante Chemotherapie** mit Imatinib erfolgen.

In 80–85 % aller GIST Tumore lässt sich eine **Genmutation** im *KIT*-Gen, bei 10–15 % im PDGF-Rezeptor alpha *(PDGFRA)* nachweisen. Beide Mutationen gelten als Imatinib-sensibel. GIST mit einem *c-KIT*/*PDGFRA*-Wildtpyp-Status oder einer *PDGFRA*-D842V-Mutation sind Imatinib-resistent. Somit ist die Kenntnis über den Genotyp von *c-KIT* bzw. *PDGFRA* entscheidend für die Therapieplanung.

LITERATUR

Reichardt P, Bauer S, Dürr D et al. Gastrointestinale Stromatumoren (GIST). Onkopedia-Leitlinie, Stand 4/2019. www.onkopedia.com/de/onkopedia/guidelines/gastrointestinale-stromatumoren-gist/ (letzter Zugriff: 22.7.2021).

5.4 Bariatrische Chirurgie

Christine Stroh

KASUISTIK

Eine 54-jährige Patientin stellt sich aufgrund eines seit vielen Jahren bestehenden Übergewichts in einem zertifizierten Zentrum für Adipositas- und metabolische Chirurgie vor. Sie hat in den letzten Jahren zahlreiche konservative Therapiemaßnahmen mit ärztlicher Ernährungsberatung und Bewegungstherapie durchgeführt. Das aktuelle Gewicht der Patientin beträgt 156 kg bei einer Größe von 168 cm. Die Patientin leidet seit vier Jahren an einem insulinpflichtigen Diabetes mellitus Typ 2, einer Hypertonie sowie einer Gonarthrose. Sie wünscht jetzt ein operatives Vorgehen insbesondere aufgrund der Verschlechterung des Diabetes mellitus Typ II mit Insulinresistenz.

Welche der folgenden Aussagen ist in diesem Zusammenhang nicht korrekt?

a) Der BMI dieser Patientin allein ist eine Indikation zur Operation.
b) Bei der Patientin ist ein malabsorptives Verfahren wegen des Diabetes mellitus kontraindiziert.
c) Endokrinologische Ursachen der Adipositas müssen im Vorfeld ausgeschlossen werden.
d) Eine neuerliche konservative Therapie ist bei der Patientin nicht erforderlich.
e) Eine komplette Remission des Diabetes mellitus ist bei Auswahl eines geeigneten Verfahrens zu erwarten

5

Die Aussage b ist nicht korrekt.

Die **Klassifizierung der Adipositas** erfolgt mithilfe des „Body-Mass-Index" (BMI). Der BMI ist der Quotient aus Gewicht und dem Quadrat der Körpergröße (in cm). Eine **operative Therapie** ist gemäß der aktuellen S3-Leitlinie indiziert, wenn folgende Kriterien erfüllt sind:

1. BMI ≥ 40 kg/m² ohne Begleiterkrankungen und ohne Kontraindikationen nach Erschöpfung der konservativen Therapie.
2. BMI ≥ 35 kg/m² mit einer oder mehreren adipositasassoziierten Begleiterkrankungen wie Diabetes mellitus Typ 2, koronare Herzerkrankung, Herzinsuffizienz, Hyperlipidämie, arterieller Hypertonus, Nephropathie, obstruktives Schlafapnoesyndrom, Adipositas-Hypoventilationssyndrom, Pickwick-Syndrom, nichtalkoholische Fettleber/Fettleberhepatitis, Pseudotumor cerebri, gastroösophageale Refluxerkrankung, Asthma, chronisch venöse Insuffizienz, Harninkontinenz, immobilisierende Gelenkerkrankung, Einschränkungen der Fertilität oder polyzystisches Ovarialsyndrom nach Erschöpfung der konservativen Therapie.

LITERATUR

Deutsche Gesellschaft für Allgemein- und Viszeralchirurgie (DGAV) et al. S3-Leitlinie Chirurgie der Adipositas und metabolischer Erkrankungen. Version 2.3 (Stand: 2/2018). AWMF-Register-Nr. 088-001. www.awmf.org/leitlinien/detail/ll/088-001.html (letzter Zugriff: 22.7.2021).

KASUISTIK

Ein 30-jähriger Patient mit einem BMI von 67 kg/m² stellt sich erstmalig in der Adipositassprechstunde vor. Er hat bereits zwei stationäre Kuren sowie ein DMP-Programm Diabetes absolviert. Sein Insulinbedarf beträgt 300 IE am Tag. Er leidet seit zwei Jahren unter dem Diabetes mellitus vom Typ 2 sowie einer Schlafapnoe. Aktuell arbeitet der Patient als Gabelstaplerfahrer.

Unter welchen Voraussetzungen besteht in diesem Fall eine Primärindikation zum adipositaschirurgischen Eingriff?

a) Bei dem Patienten besteht aufgrund des BMI und der Komorbiditäten eine Primärindikation.
b) Aufgrund des hohen Insulinbedarfs und der Dauer des Diabetes mellitus sollte von einer Operation Abstand genommen werden.

c) Eine nochmalige konservative Therapie ist bei dem Patienten indiziert, da die eingeleiteten Maßnahmen bisher nicht zur Gewichtsreduktion geführt haben.
d) Da der Patient in einem Stufenkonzept aufgrund des BMI therapiert werden muss, besteht im vorliegenden Fall keine Primärindikation.
e) Eine Vorstellung des Patienten im multidisziplinären Team ist nicht erforderlich zur Indikationsstellung.

Antwort a ist korrekt

Eine **Primärindikation zur Adipositaschirurgie** ohne vorherigen konservativen Therapieversuch kann gestellt werden, wenn eines der folgenden Kriterien erfüllt ist:

- BMI ≥ 50 kg/m^2
- Konservativer Therapieversuch durch das multidisziplinäre Team als nicht erfolgsversprechend bzw. aussichtslos eingestuft
- Besondere Schwere von Begleit- und Folgeerkrankungen, die keinen Aufschub eines operativen Eingriffs erlauben

Das **interdisziplinäre Team** zur Behandlung von Patienten mit Adipositas (prä- und perioperative Betreuung, Indikationsstellung zum adipositaschirurgischen oder metabolischen Eingriff, postoperative Nachsorge) soll aus den folgenden Mitgliedern bestehen:

- In adipositaschirurgischen bzw. metabolischen Eingriffen kompetenter Chirurg
- In adipositaschirurgischen bzw. metabolischen Eingriffen kompetenter Internist/Hausarzt/Ernährungsmediziner
- Ernährungsfachkraft oder Ernährungsmediziner mit adipositaschirurgischer Erfahrung

Ist die Operation **von Kindern und Jugendlichen unter 18 Jahren** geplant, soll dies in enger Kooperation eines Pädiatrischen Zentrums (beinhaltend Kinderärzte, Mental Health Professional, Intensivtherapie und Ernährungsfachkraft mit Erfahrung in der Behandlung von adipösen Kindern und Jugendlichen) mit einem Zentrum für Adipositaschirurgie mit besonderer Expertise erfolgen.

Psychische Erkrankungen, Binge-Eating-Störung oder kindliche Missbrauchserfahrung sind keine Kontraindikation gegen adipositaschirurgische bzw. metabolische Operationen. **Kontraindikationen** sind:

- Instabile psychopathologische Zustände
- Aktive Substanzabhängigkeit
- Unbehandelte Bulimia nervosa

LITERATUR

Deutsche Gesellschaft für Allgemein- und Viszeralchirurgie (DGAV) et al. S3-Leitlinie Chirurgie der Adipositas und metabolischer Erkrankungen. Version 2.3 (Stand: 2/2018). AWMF-Register-Nr. 088-001. www.awmf.org/leitlinien/detail/ll/088-001.html (letzter Zugriff: 22.7.2021).

KASUISTIK

In der Adipositassprechstunde stellt sich eine 45-jährige Patientin mit einem Morbus Crohn vor. Die Aktivität des Morbus Crohn ist gering. In der vorliegenden aktuellen Koloskopie findet sich eine geringe Entzündung. Aktuell erhält die Patientin keine medikamentöse Therapie. Gastroskopisch findet sich kein Anhalt für eine Hiatushernie. Die Patientin wünscht eine operative Therapie zur Gewichtsreduktion. Sie besprechen mit der Patientin das Vorgehen und die möglichen Folgen der Sleeve-Gastrektomie.

Welche der folgenden Aussagen zur Sleeve-Gastrektomie ist/sind nicht korrekt?

a) Diese Methode ist neben dem Roux-en-Y-Magenbypass das derzeit weltweit am häufigsten durchgeführte Operationsverfahren.
b) Neben der Restriktion der Nahrungsaufnahme wird die Ghrelinproduktion infolge der Resektion des Magenfundus reduziert.

c) Die Leckage der Klammernahtreihe am His-Winkel ist die schwerwiegendste perioperative Komplikation.
d) Eine Supplementationstherapie ist nicht erforderlich.
e) Die Ausbildung einer GERD ist die häufigste Langzeitkomplikation.

Die Aussage d ist nicht korrekt.

Die **Sleeve-Gastrektomie** hat sich als eigenständiges Operationsverfahren etabliert. Initial wurde sie bei der biliopankreatischen Diversion mit Duodenal-Switch (BPD-DS) zur zusätzlichen Nahrungsrestriktion und zur Senkung der Ulkusrate etabliert.

Bei den **restriktiven Verfahren** bleibt die anatomisch-physiologische Nahrungspassage erhalten. Daher wird die Malabsorption von Nährstoffen, Vitaminen und Spurenelementen durch die zugeführte Nahrungsmenge und Nahrungsqualität bestimmt.

Studien zeigen bei rein restriktiven Eingriffen das **Auftreten von Mangelerscheinungen** insbesondere der B-Vitamine. Die häufigsten metabolischen Komplikationen sind das bariatrische Beriberi, verursacht durch die verminderte Nahrungszufuhr, die postoperativ prolongierte Aufnahme von flüssigen Speisen mit einem verminderten Gehalt an Thiamin und ein rezidivierendes Erbrechen.

MERKE

Für Patienten nach Sleeve-Gastrektomie besteht im Langzeitverlauf ein erhöhtes Risiko der Ausbildung eines Vitamin-B_{12}-Mangels. Daher ist die Supplementation zu empfehlen.

Neben seiner Funktion als eigenständiges Operationsverfahren ist der Schlauchmagen sehr gut als Erstschrittoperationsverfahren im Rahmen eines **Stufenkonzepts** bei exzessiver Adipositas geeignet. Der Schlauchmagen kann bei Bedarf problemlos in einen Roux-en-Y Magenbypass (RYGB), in einen Mini-Bypass oder ein anderes malabsorptives Verfahren umgewandelt werden.

Aktuell gibt es keine klaren **Kontraindikationen** für eine Schlauchmagenoperation. Bei Patienten mit präoperativ nachgewiesenem symptomatischem und/oder therapierefraktärem gastroösophagealem Reflux sowie bei axialer Hiatushernie sollte jedoch die Indikation zum Schlauchmagen kritisch mit dem Patienten besprochen werden.

LITERATUR

Deutsche Gesellschaft für Allgemein- und Viszeralchirurgie (DGAV) et al. S3-Leitlinie Chirurgie der Adipositas und metabolischer Erkrankungen. Version 2.3 (Stand: 2/2018). AWMF-Register-Nr. 088-001. www.awmf.org/leitlinien/detail/ll/088-001.html (letzter Zugriff: 22.7.2021).

KASUISTIK

Ein 47-jähriger Patient mit einem seit sieben Jahren bestehenden insulinpflichtigen Diabetes mellitus, einer axialen Hiatushernie mit histologischem Nachweis einer Barrett-Mukosa sowie einer Schlafapnoe wünscht von Ihnen die Möglichkeiten eines adipositaschirurgischen Vorgehens erörtert. Sie klären den Patienten über den Roux-en-Y-Magenbypass (RYGB) auf.

Welche der folgenden Aussagen im Hinblick auf den proximalen RYGB ist korrekt?

a) Der RYGB führt regelhaft zum Dumpingsyndrom und daher zur Verbesserung der diabetischen Stoffwechsellage.
b) Die Diabetesremission wird bei allen Patienten nach RYGB beobachtet und ist lebenslang.
c) Der RYGB ist ein irreversibles Verfahren.
d) Die Ausbildung einer GERD ist eine seltene Langzeitkomplikation.
e) Die Remission des Diabetes mellitus Typ II resultiert aus der duodenalen Exklusion.

Die Antwort e ist korrekt.

Der proximale **Roux-en-Y-Magenbypass** wurde erstmals 1967 und 1969 von Mason und Ito initial mit relativ großem Pouch-Volumen beschrieben. Er wird heute im Wesentlichen in der laparoskopischen Modifikation von Wittgrove aus den 1990er Jahren mit sehr kleinem Pouch (möglichst < 15 cm^2) durchgeführt.

Neben der Nahrungsrestriktion durch die Pouchkonfiguration ist die **duodenale Exklusion** von entscheidender Bedeutung. Infolge der duodenalen Exklusion kommt es zu zahlreichen hormonellen Veränderungen, die bis heute nicht vollständig erforscht sind.

Die **Remission des Diabetes mellitus Typ II** lässt sich insbesondere auf den Anstieg des GLP1 und des PYY zurückführen.

Der proximale Roux-en-Y-Magenbypass führt im Durchschnitt in bis zu 75 % zur Remission eines vorbestehenden Typ-II-Diabetes. Entscheidend für die Remission des Diabetes mellitus Typ II sind neben der duodenalen Exklusion die Dauer der Erkrankung und der Insulinbedarf. Daten eines schwedischen Registers zeigen eindrucksvoll, dass ab einer Diabetesdauer von über vier Jahren nach Durchführung eines metabolisch chirurgischen Eingriffs sowohl die Remissionsrate abnimmt als auch die Rate an mikrovaskulären Komplikationen ansteigt.

LITERATUR

Blüher M. Insulin or surgery? The perspective of a diabetologist. Chirurg. 2014; 85: 957–962.

Brethauer SA, Aminian A, Romero-Talamás H et al. Can diabetes be surgically cured? Long-term metabolic effects of bariatric surgery in obese patients with type 2 diabetes mellitus. Ann Surg. 2013; 258: 628–636

Schauer PR, Bhatt DL, Kirwan JP et al. Bariatric surgery versus intensive medical therapy for diabetes – 3-year outcomes. N Engl J Med. 2014; 370: 2002–2013.

Sjöström L, Peltonen M, Jacobson P et al. Association of bariatric surgery with long-term remission of type 2 diabetes and with microvascular and macrovascular complications. JAMA. 2014; 311: 2297–2304.

Yu J, Zhou X, Li L et al. The long-term effects of bariatric surgery for type 2 diabetes: systematic review and meta-analysis of randomized and non-randomized evidence. Obes Surg. 2015; 25: 143–158.

5

KASUISTIK

Ein 68-jähriger vitaler Patient mit einem seit vier Jahren bestehendem Diabetes mellitus ohne weitere Begleiterkrankungen stellt sich vor. Der Diabetes mellitus ist medikamentös kaum einzustellen. Infolge der Hochdosis-Insulintherapie mit über 300 IE täglich wünscht der Patient einen metabolischen Eingriff. Er wünscht explizit nur eine Operation aufgrund seines Alters. Sie empfehlen dem Patienten einen Mini-Bypass (Ein-Anastomosen-Bypass).

Welche der folgenden Aussagen im Hinblick auf den Mini-Bypass ist/sind korrekt?

a) Das Ausmaß der Gewichtsreduktion wird nicht von der Länge der biliären Schlinge beeinflusst.
b) Eine Supplementationstherapie ist nach Mini-Bypass nicht erforderlich.
c) Die Magenpouch sollte möglichst klein gehalten werden, um die Gewichtsreduktion zu verbessern.
d) Das Risiko der Ausbildung von Magenkarzinomen infolge des Galleflusses über den Magen kann derzeit nicht abgeschätzt werden.
e) Die Methode ist das geeignete Operationsverfahren für junge Patienten.

Antwort d ist korrekt

Die Methode des **Mini-Gastric Bypass** (*One-Anastomosis Gastric Bypass,* OAGB) wurde 1997 von Rutledge entwickelt und hat sich seit 2001 als effektives Verfahren durchgesetzt. Bei dieser Operationstechnik wird eine langer, schlauchförmiger Magenpouch gebildet und mit einer breiten End-Zu-Seit-Gastroenterostomie kombiniert. Die Länge der biliopankreatischen Schlinge beträgt dabei zwischen 150 und 200 cm.

Längere biliopankreatische Schlingen führen neben einer stärkeren Gewichtsreduktion auch zu einem erhöhten Risiko einer Mangelernährung und sind daher nicht zu empfehlen.

c) Die beschriebene Symptomatik steht nicht in Zusammenhang mit der adipositaschirurgischen Operation.
d) Ursache für die Symptomatik ist ein präoperativ nicht diagnostizierter Alkoholabusus.
e) Der Patient leidet an einer Bulimie und muss daher psychiatrisch therapiert werden.

Antwort a ist richtig

Nach einem bariatrischen Eingriff besteht das Risiko, dass ein präoperativ latenter Vitamin-B_1-Mangel symptomatisch wird. Restriktive Operationsverfahren führen zu einem Mangel durch:

- Verminderte Nahrungszufuhr
- Postoperativ prolongierte Aufnahme von flüssigen Speisen mit einem vermindertem Gehalt an Thiamin
- Rezidivierendes Erbrechen

Mögliche Ursachen für einen Thiaminmangel nach malabsorptiven Verfahren sind:

- Verminderte Nahrungs- und Nährstoffzufuhr
- Reduzierter Appetit
- Inkomplette Resorption der Nahrung durch den geringen Säuregehalt und Mangel an gastrischen Enzymen
- Ausschaltung des Duodenums
- Ausschaltung des proximalen Jejunums als des primären Orts der Thiaminresorption
- Gestörte Vitaminresorption in einem „Common Channel“ mit einer Länge von 50–100 cm
- Hyperemesis

Die meisten Patienten entwickeln in den ersten 1–3 postoperativen Monaten einen Thiaminmangel infolge einer Hyperemesis, den sogenannten **bariatrischen Beriberi.** Bei komplizierten postoperativen Verläufen mit einer prolongierten Infusionstherapie ist eine entsprechende parenterale Vitaminzufuhr indiziert.

Symptomatik und Diagnostik

- **Feuchter Beriberi:** Der feuchte Beriberi ist durch kardiale Symptome und Herzinsuffizienz mit Tachykardie, Rechtsherzhypertrophie, respiratorischen Störungen, peripherer Vasodilatation, Ödemen und venöser Hypertonie charakterisiert.
- **Trockener Beriberi:** Der trockene Beriberi ist die häufigere Form. Symptome sind die periphere Neuritis, die Neuropathie mit Bevorzugung der unteren Extremitäten, Muskelschmerzen und -atrophie sowie die Paraplegie.
- **Zerebraler Beriberi:** Der zerebrale Beriberi ist als Sonderform des trockenen Beriberi mit einem akuten schweren Thiamindefizit assoziiert. Dieses beeinflusst das Zentralnervensystem sowie den Spinalkanal und verursacht eine Wernicke-Enzephalopathie (WE). Ataxie und okulomotorische Störungen sind weitere Symptome. In fortgeschrittenen Stadien kommt es zum Koma. Obwohl die Erkrankung bei frühzeitiger Diagnose gut therapiert werden kann, beträgt die Letalität immerhin 10–20 %. Auch bei zeitgerechter Therapie ist eine *Restitutio ad integrum* selten. Kognitive Störungen bleiben häufig bestehen.
- Zielführend und beweisend ist die **Labordiagnostik** bei erhobenem klinischen Verdacht.

Prophylaxe und Therapie

Eine **Thiaminzufuhr** von 1,1 mg/d für Frauen und von 1,2–1,5 mg/d für Männer ist erforderlich, um einem Defizit vorzubeugen. Dies entspricht 0,5 mg pro 1000 kcal/d. In der frühen Phase wird eine Neuropathie durch Gabe von 20 bis 30 mg/d Thiamin bis zur Rückbildung der Symptome therapiert. Zur Behandlung der WE sind 100 mg Thiamin i. m. oder i. v. über mehrere Tage mit anschließender hochdosierter oraler Supplementation erforderlich. Beim Ausgleich des Thiaminmangels sind parallel die anderen B-Vitamine in vergleichbaren Dosen in Kombination mit Magnesium zu substituieren.

MERKE

Für die Patienten nach bariatrischen Eingriffen ist die Dauermedikation mit laufenden Kontrollen erforderlich, um Komplikationen mit deletärem Ausgang zu verhindern.

LITERATUR

Stroh C, Manger T, Benedix F. Metabolic surgery and nutritional deficiencies. Minerva Chir. 2017; 72(5): 432–441.

Stroh C, Meyer F, Lippert H et al. Die Beriberi, eine seltene, aber schwerwiegende nutritive Komplikation nach bariatrischen Eingriffen: Inzidenz, Symptomatologie, Therapie und Prävention. Viszeralmedizin. 2010; 26: 41–46.

Stroh C, Meyer F, Manger T. Beriberi, a severe complication after metabolic surgery – review of the literature. Obes Facts. 2014; 7(4):246–52.

5.5 Gallenblasen- und Gallenwegschirurgie

Pierre-Alain Clavien und Christian Oberkofler

KASUISTIK

Fünf Tage nach einer laparoskopischen Cholezystektomie zeigt eine 43-jährige Patientin eine andauernde Atonie, Bauchschmerzen und Inappetenz. Die Laborwerte zeigen leicht erhöhte Infektparameter sowie ein Bilirubin von 34 μmol/l

Welche der folgenden Aussagen ist in diesem Zusammenhang nicht korrekt?

a) Als nächster diagnostischer Schritt sollte eine Sonografie des Abdomens erfolgen.
b) Ohne weitere Diagnostik wird die Indikation zur Relaparotomie gestellt.
c) Unter dem Verdacht einer biliären Komplikation wird eine ERCP indiziert.
d) Bei Nachweis einer Zystikusstumpfinsuffizienz ist neben einer adäquaten Drainage der entscheidende Therapieschritt die Aufhebung des duodenobiliären Druckgradienten.
e) In ca. 4 % muss trotz adäquater Vordiagnostik mit verbliebenen Gallengangssteinen gerechnet werden, die dann z. B. als Ursache postoperativer Komplikationen diagnostiziert werden.

Die Aussage b ist nicht korrekt.

Kommt es postoperativ zu einem gestörten Heilungsverlauf, müssen die spezifischen Komplikationsmöglichkeiten der durchgeführten Operation abgeklärt werden, wobei zuerst die nichtinvasiven Methoden eingesetzt werden sollten.

Im vorliegenden Fall ist nach den Laboruntersuchungen eine **Sonografie des Abdomens** ein erster Schritt, freie Flüssigkeit als Hinweis für eine Nachblutung oder ein Biliom zu entdecken. Für eine spezifischere Diagnostik sollten eine MRT und eine **Magnetresonanz-Cholangiopankreatikografie (MRCP)** mit intrazellulärem hepatobiliärem Kontrastmittel durchgeführt werden (➤ Abb. 5.9). Diese nichtinvasive Methode erlaubt es, Gallengangsverletzungen nach Cholezystektomie akkurat zu diagnostizieren.

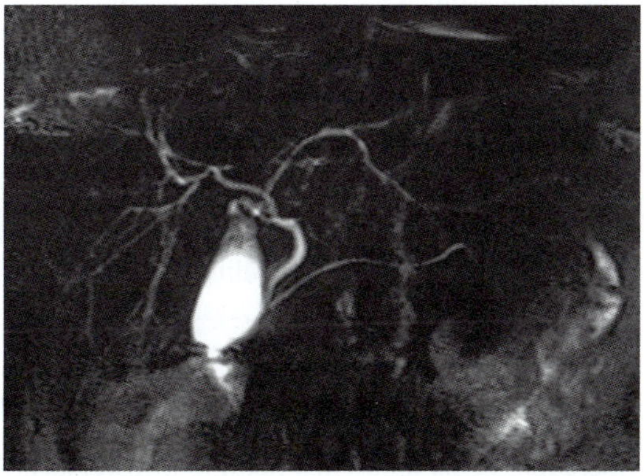

Abb. 5.9 MRCP mit unauffälligen schlanken Gallenwegen [T1222]

Als nächster bereits etwas invasiverer Schritt bietet die **endoskopische retrograde Cholangiopankreatikografie (ERCP)** die Möglichkeit einer spezifischen Diagnostik und gleichzeitigen Therapie. Die Komplikationsraten bei ERCP betragen in großen Serien 1–8 %, weshalb die Indikation zur ERCP klar untermauert werden sollte. Bei Vorliegen einer Galleleckage am Boden einer Zystikusstumpfinsuffizienz kann mittels einer ERCP mit Sphinkterotomie und/oder Stenting eine Abheilung in über 90 % erreicht werden.

Postoperative Zystikusstumpfinsuffizienzen treten meist bei einem Galleabflusshindernis auf wie z. B. eine Papillensklerose oder ein verbliebener Stein im Ductus choledochus. Die **Aufhebung des duodenobiliären Druckgradienten** durch eine Papillotomie, Steinextraktion oder Einlage einer Endoprothese führt meist in kurzer Zeit zu einem Versiegen der Insuffizienz. Darüber hinaus muss aber ein entstandenes Biliom ausgeschlossen und andernfalls interventionell oder eben auch operativ drainiert werden.

LITERATUR

Aduna M, Larena JA, Martin D et al. Bile duct leaks after laparoscopic cholecystectomy: value of contrast-enhanced MRCP. Abdom Imaging. 2005; 30(4): 480–487.

Flumignan VK, Sachdev AH, Nunes JPS et al. Sphincterotomy alone versus sphincterotomy and biliary stent placement in the treatment of bile leaks: 10 year experience at a quaternary hospital. Arq Gastroenterol. 2021; 58(1):71–76.

Goldfinger MH, Ridgway GR, Ferreira C et al. Quantitative MRCP imaging: accuracy, repeatability, reproducibility, and cohort-derived normative ranges. J Magn Reson Imaging. 2020; 52(3): 807–820.

Jajja MR, Laboe A, Hashmi S et al. Standardizing diagnostic and surgical approach to management of bile duct injuries after cholecystectomy: long-term outcomes of patients treated at a high-volume HPB center. J Gastrointest Surg. 2021; 25(11): 2796–2805.

Kwak N, Yeoun D, Arroyo-Mercado F et al. Outcomes and risk factors for ERCP-related complications in a predominantly black urban population. BMJ Open Gastroenterol. 2020; 7(1): e000462.

Langerth A, Isaksson B, Karlson BM et al. ERCP-related perforations: a population-based study of incidence, mortality, and risk factors. Surg Endosc. 2020; 34(5): 1939–1947.

Pereira Lima JC, Arciniegas Sanmartin ID, Latronico Palma B et al. Risk factors for success, complications, and death after endoscopic sphincterotomy for bile duct stones: a 17-year experience with 2,137 cases. Dig Dis. 2020; 38(6) :534–541.

KASUISTIK

Eine 62-jährige recht adipöse Frau klagt über akute Oberbauchschmerzen rechts, die krampfartig auftreten. Sie hat mehrfach erbrochen. Es besteht Fieber von 38,5 °C. Des Weiteren ist ein leichter Sklerenikterus festzustellen. Bei der klinischen Untersuchung finden sich ein Druckschmerz und eine Abwehrspannung im rechten Oberbauch (Murphy-Zeichen positiv).

Welche der folgenden Diagnosen vermuten Sie?

a) Akute Appendizitis
b) Akute Cholezystitis
c) Perforiertes Ulcus duodeni
d) Akute Sigmadivertikulitis
e) Dünndarmileus
f) Pseudoperitonitis diabetica

Die richtige Antwort ist b.

Der Nachweis einer **akuten Cholezystitis** soll primär sonografisch in Kombination mit den klinischen Befunden erfolgen: Charakteristisch ist die Trias von lokalen Entzündungszeichen (Murphy-Zeichen positiv, lokale Abwehrspannung), systemischen Entzündungszeichen (Fieber, Leukozytose und CRP-Erhöhung) und Wandverdickung der Gallenblase. Die Therapie der akuten Cholezystitis besteht in der Operation. In der klinischen Routine wird versucht, die **Cholezystektomie** minimalinvasiv (meist laparoskopisch, ➤ Abb. 5.10) durchzuführen. Große

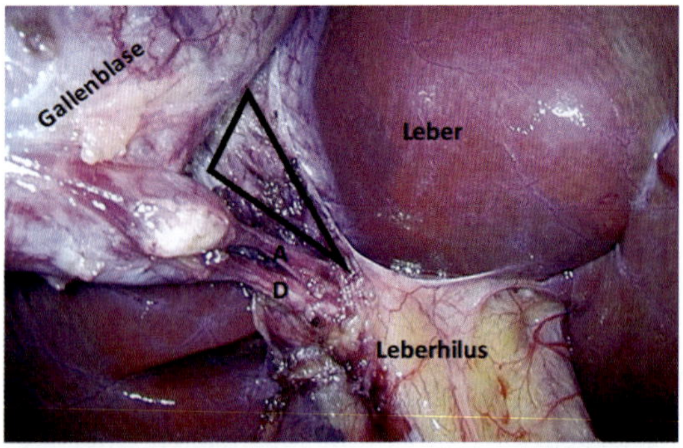

Abb. 5.10 Intraoperativer Situs bei laparoskopischer Cholezystektomie mit freipräpariertem Callot-Dreieck, Ductus cysticus (D) und Arteria cystica (A) [T1222]

Kohortenstudien sowie systematische Reviews konnten zeigen, dass eine frühe Cholezystektomie innerhalb von 3–4 Tagen nach Schmerzbeginn die intraoperative Konversion, postoperative biliäre Komplikationen und die Aufenthaltsdauer reduziert. In Ausnahmefällen (sehr hohes OP-Risiko, multimorbide und sehr schlechter Allgemeinzustand) kann die Behandlung auch zunächst konservativ fortgeführt werden. Dann ist eine Operation erst in einem Intervall nach sechs bis zwölf Wochen zu empfehlen. Zusätzlich werden in der Therapie der akuten Cholezystitis Infusionen, Analgetika, Spasmolytika und Antibiotika verordnet.

LITERATUR

Thangavelu A, Rosenbaum S, Thangavelu D. Timing of cholecystectomy in acute cholecystitis. J Emerg Med. 2018; 54(6): 892–897.
Wiggins T, Markar SR, MacKenzie H et al. Optimum timing of emergency cholecystectomy for acute cholecystitis in England: population-based cohort study. Surg Endosc. 2019; 33(8): 2495–2502.

KASUISTIK

Eine 41-jährige Patientin sucht die Notfallstation auf wegen Schmerzen im rechten Oberbauch, die seit 36 Stunden andauern, sowie Übelkeit und Erbrechen. Die Schmerzen werden als kolikartig angegeben und sind bei Nahrungsaufnahme progredient. Ihre Vitalzeichen sind: Temperatur 37,1 °C, Puls 104/min, Blutdruck 125/82 mmHg, Atemfrequenz 13/min.
Bei der klinischen Untersuchung fällt ein weiches Abdomen mit Druckdolenz unter dem rechten Rippenbogen auf, die Skleren sind subikterisch; reizlose Narben bei Zustand nach laparoskopischer Cholezystektomie; im Labor Leukozyten 8,0 G/l, Hämatokrit 47 %, Thrombozyten 222 G/l, Natrium 137 mmol/l, Kalium 4,1 mmol/l, Kreatinin 110 µmol/l, Harnstoff 6,0 mmol/l, Glukose 5,2 mmol/l, Bilirubin total 35 µmol/l, Bilirubin direkt 20 µmol/l, alkalische Phosphatase 160 IU/l, ASAT (GOT) 35 IU/l, ALAT (GPT) 32 IU/l, γ-GT 60 IU/l, α-Amylase 220 IU/l. Die Abdomensonografie zeigt einen Zustand nach Cholezystektomie, keine Steine, soweit beurteilbar, und ein unauffälliges Pankreas.

5

Welche Aussage(n) ist/sind bei dieser Patientin richtig?

a) Diese Patientin leidet wahrscheinlich an einer Choledocholithiasis bei residuellem Konkrement.
b) Beim Choledochusstein liefert die Sonografie meistens die Diagnose.
c) Intermittierende Symptome wie Ikterus oder Fieber sind bei diesem Krankheitsbild selten.
d) Transaminasen sind bei diesem Krankheitsbild frühzeitig erhöht.
e) Diese Komplikation hätte durch eine intraoperative Cholangiografie während der Cholezystektomie sicher vermieden werden können.

Die richtige Antwort ist a.
Diese Patientin leidet an einer **Choledocholithiasis.** Typische intermittierende Symptome bei diesem Krankheitsbild sind Koliken, dunkler Harn, acholischer Stuhl und Ikterus. Jedoch bleiben viele Gallengangssteine asymptomatisch, spontane Steinabgänge in den Darm sind wahrscheinlich häufig. Aufgrund des hohen Komplikationsrisikos bei Choledocholithiasis besteht aber auch bei fehlender Symptomatik eine therapeutische Indikation. Die Konkremente stammen meistens aus der Gallenblase, können sich aber auch bei Stauung oder durch Fremdkörper (Fadenreste) neu im Ductus choledochus bilden. **Laborchemisch** findet sich frühzeitig eine Erhöhung der Cholestaseparameter, wie γ-GT und alkalische Phosphatase, gefolgt von Bilirubin. Erst bei länger andauernder Abflussbehinderung kommt es zu einer Erhöhung der Transaminasen.

Die **Sonografie** weist Steine in 20–30 % der Fälle nach, erweiterte Gallengänge in drei von vier Patienten (Ductus choledochus > 7 mm). Wegen des geringen Impedanzunterschieds zwischen Stein und umgebendem Gallengangsgewebe können Reflexion und dorsale Schallschattenbildung wenig ausgeprägt sein.

Als Untersuchung der Wahl bei Patienten mit hoher Wahrscheinlichkeit für das Vorliegen einer Choledocholithiasis sollte primär die **endoskopische retrograde Cholangiografie (ERCP)** erfolgen (➤ Abb. 5.11), vor allem, weil sie simultan therapeutisch eingesetzt werden kann.

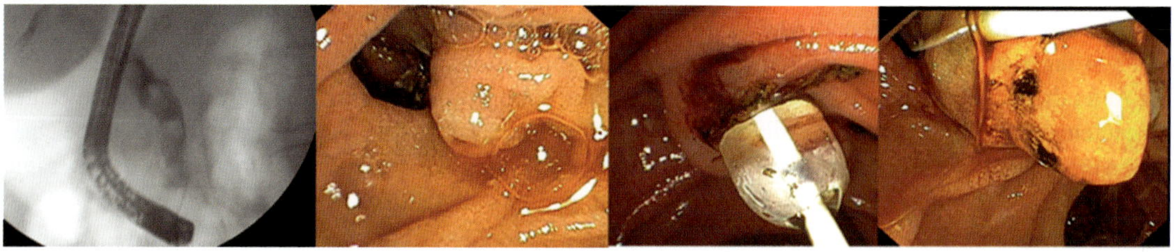

Abb. 5.11 ERCP, Papillotomie und Steinextraktion bei Choledocholithiasis [T1222]

Differenzialdiagnostisch kommen bei **Verschlussikterus** infrage: Steine (69 %), ein Malignom (18 %), Strikturen (auch iatrogen nach Cholezystektomie), eine benigne Papillenstenose oder Fehlbildungen (3 %), ausnahmsweise auch Parasiten.

Da die ERCP eine Morbiditätsrate von 10 % und eine Mortalitätsrate von 1 % hat, sollte sie nicht zu rein diagnostischen Zwecken durchgeführt werden. Bei der Diagnostik einer unklaren Gallengangsstenose ist die **Magnetresonanz-Cholangiopankreatikografie (MRCP)** die Untersuchung der Wahl. Die MRCP hat eine hohe Sensitivität und Spezifität für die Darstellung von Choledochuskonkrementen (außer bei sehr kleinen Konkrementen < 2 mm) und ist beim Nachweis dilatierter Gallenwege der ERCP ebenbürtig.

Bei Patienten mit mittlerer Wahrscheinlichkeit für das Vorliegen einer Choledocholithiasis kann auch eine Endosonografie durchgeführt und die Entscheidung zur Durchführung einer ERCP in Abhängigkeit vom Ergebnis dieser Untersuchungen getroffen werden

Die **intravenöse Cholangiografie** hat an Bedeutung stark verloren und wurde durch die moderne CT- und MR-Diagnostik abgelöst.

5

LITERATUR

Gutt C, Jenssen C, Barreiros AP et al. Aktualisierte S3-Leitlinie der Deutschen Gesellschaft für Gastroenterologie, Verdauungs- und Stoffwechselkrankheiten (DGVS) und der Deutschen Gesellschaft für Allgemein- und Viszeralchirurgie (DGAV) zur Prävention, Diagnostik und Behandlung von Gallensteinen (Stand: 11/2017). AWMF-Register-Nr. 021-008. www.awmf.org/leitlinien/detail/ll/021-008.html (letzter Zugriff: 31.8.2021).

Langerth A, Isaksson B, Karlson BM et al. ERCP-related perforations: a population-based study of incidence, mortality, and risk factors. Surg Endosc. 2020; 34(5): 1939–1947.

Manes G, Paspatis G, Aabakken L et al. Endoscopic management of common bile duct stones: European Society of Gastrointestinal Endoscopy (ESGE) guideline. Endoscopy. 2019; 51(5): 472–491.

KASUISTIK

Ein 47-jähriger leicht adipöser Mann stellt sich mit kolikartigen Schmerzen vor. Die klinische Untersuchung zeigt ein weiches Abdomen und ein negatives Murphy-Zeichen. Im Labor zeigen sich eine Leukozytose sowie auch das CRP im zweistelligen Bereich. Die Transaminasen sind erhöht, ebenso das Bilirubin und die alkalische Phosphatase.

Welche Aussage ist korrekt?

a) Gallengangssteine im Ductus hepatocholedochus stellen ein seltenes Problem (unter 5 %) bei Patienten mit symptomatischer Cholelithiasis dar.

b) Der gegenwärtige Behandlungsstandard bei Patienten mit einer Choledocholithiasis beinhaltet die endoskopische Steinextraktion (ESE) gefolgt von der laparoskopischen Cholezystektomie (LC).

c) Die laparoskopische Sanierung des Gallenganges via Ductus cysticus ist in weniger als 50 % der Fälle erfolgreich.

d) Die endoskopische retrograde Cholangiografie (ERCP) nach der laparoskopischen oder konventionellen Chirurgie ist die bevorzugte therapeutische Option.

e) Präoperative Tests ermöglichen es, Gallengangskonkremente mit einem hohen Vorhersagewert auszuschließen.

Die richtige Antwort ist b.
Gallengangskonkremente stellen ein häufiges Problem bei Patienten mit einer Cholezystolithiasis dar (ca. 10–20 %). Bei der Versorgung von Gallengangssteinen existieren mehrere Behandlungsoptionen:

- **Zweistufige Behandlung** – ERCP mit endoskopischer biliärer Sphinkterotomie, vor oder nach der Cholezystektomie
- **Einzeitiger Eingriff** – Laparoskopische Cholezystektomie zusammen mit Entfernung der Gallengangssteine im selben Setting

Zwei Übersichtsartikel (Martin et al. 2006, Lu et al. 2012) konnten zeigen, dass die **gleichzeitige Entfernung von Gallenblasen- und Gallengangssteinen** durch eine intraoperative laparoskopische Gallengangsexploration in erfahrenen Händen vergleichbare Raten der Steinentfernung, Morbidität und Mortalität im Vergleich zum zweizeitigen Vorgehen aufweist: Bei einzeitigen Eingriffen beträgt die Morbidität 7 % und die Mortalität 0,19 %. Bei zweizeitigen Eingriffen betragen die Raten 13,5 % und 0,5 %. Dennoch wird im deutschsprachigen Europa und in den USA die zweistufige Behandlung bevorzugt angewendet. Die Intubation der Papille gelingt in 95 % der Fälle. Eine komplette präoperative Steinextraktion kann in 90 % der Patienten vorgenommen werden.

Eine Cochrane-Metaanalyse (Dasari et al. 2013) verglich **chirurgische versus endoskopische Behandlung** von Gallengangssteinen. Sechzehn randomisierte klinische Studien mit insgesamt 1.758 randomisierten Patienten erfüllten die Einschlusskriterien dieser Übersichtsarbeit:

- Acht Studien mit 737 Teilnehmern verglichen die offene chirurgische Gallengangssanierung mit ERCP.
- Fünf Studien mit 621 Teilnehmern verglichen die laparoskopische Gallengangssanierung mit präoperativer ERCP.
- Zwei Studien mit 166 Teilnehmern verglichen die laparoskopische Gallengangssanierung mit postoperativer ERCP.
- Eine Studie mit 234 Teilnehmern verglich die laparoskopische Gallengangssanierung mit der intraoperativen ERCP.

Alle Studien hatten ein hohes Bias-Risiko.

Die **offene Gallengangschirurgie** scheint der ERCP überlegen zu sein, wenn es darum geht, eine Steinbeseitigung im Hauptgallengang zu erreichen – dies jedoch basierend auf der verfügbaren Evidenz aus der frühen Endoskopie-Ära. Es gibt keinen signifikanten Unterschied in der Mortalität und Morbidität zwischen der laparoskopischen Gallengangssanierung und den endoskopischen Optionen. Es gibt weiters auch keine signifikante Reduktion bezüglich Anzahl zurückgelassener Steine und Misserfolgsraten in den Laparoskopie-Gruppen im Vergleich zu den präoperativen und intraoperativen ERCP-Gruppen. Zudem gibt es keinen signifikanten Unterschied in der Mortalität und Morbidität, der Anzahl der zurückgelassenen Steine und der Versagensraten zwischen der einzeitigen laparoskopischen Gallengangssanierung und dem zweistufigen endoskopischen Management.

Eine aktuelle große, retrospektive Studie (Al-Habbal et al. 2020) zeigte, dass die Rezidivrate in der Gruppe der chirurgischen Gallengangsrevision im Vergleich zu den Patienten, die eine ERCP hatten, geringer war (8,9 % vs. 2 %). Die **Gallengangsrevision mittels Choledochoskop** ist eine praktikable und effektive Methode zur Beseitigung von Gallengangssteinen zum Zeitpunkt der laparoskopischen Cholezystektomie. Dieser Ansatz, obwohl nicht weit verbreitet, reduziert die Notwendigkeit einer ERCP, die mit Komplikationen verbunden ist. Und auch im längerfristigen Verlauf zeigten sich signifikant weniger Rezidive von Gallengangssteinen, wenn chirurgisch behandelt worden war.

Wichtige **Komplikationen** der chirurgischen Choledochusrevision sind Nahtinsuffizienz und gallige Peritonitis, weiters aber auch ein Herausgleiten, Abknicken oder falsche Lage der eingebrachten T-Drainage.

Eine weitere sehr aktuelle Metaanalyse (Lyu et al. 2019), welche zwölf randomisiert kontrollierte Studien mit insgesamt 1.545 Patienten eingeschlossen hat, zeigte eine signifikant höhere Rate an erfolgreicher Entfernung von Gallengangssteinen durch die **präoperative ERCP** und anschließende laparoskopische Cholezystektomie verglichen mit dem einzeitigen Vorgehen einer laparoskopischen Gallengangsexploration und gleichzeitiger Cholezystektomie. Alle 12 RCTs zeigten eine signifikant niedrigere postoperative Gallenleckagerate bei präoperativ durchgeführter ERCP und anschließender Cholezystektomie verglichen mit dem einzeitigen Vorgehen. Allerdings wird eine signifikant höhere Rate an Pankreatitiden beschrieben. In Bezug auf den gesamten Krankenhausaufenthalt war die einzeitige Methode überlegen. Es wurden keine signifikanten Unterschiede in der Morbidität oder Mortalität gefunden.

LITERATUR

Al-Habbal Y, Reid I, Tiang T et al. Retrospective comparative analysis of choledochoscopic bile duct exploration versus ERCP for bile duct stones. Sci Rep. 2020; 10(1): 14736.

Dasari BV, Tan CJ, Gurusamy KS et al. Surgical versus endoscopic treatment of bile duct stones. Cochrane Database Syst Rev. 2013 (12): CD003327.

Lu J, Cheng Y, Xiong XZ et al. Two-stage vs single-stage management for concomitant gallstones and common bile duct stones. World J Gastroenterol. 2012; 18(24): 3156–3166.

Lyu Y, Cheng Y, Li T et al. Laparoscopic common bile duct exploration plus cholecystectomy versus endoscopic retrograde cholangiopancreatography plus laparoscopic cholecystectomy for cholecystocholedocholithiasis: a meta-analysis. Surg Endosc 2019; 33(10):3275–3286.

Martin DJ, Vernon DR, Toouli J. Surgical versus endoscopic treatment of bile duct stones. Cochrane Database Syst Rev. 2006 (2): CD003327.

KASUISTIK

Ein 55-jähriger Mann stellt sich sechs Monate nach einer laparoskopischen Cholezystektomie mit folgenden Beschwerden vor: Fieber, Schüttelfrost und zunehmender Juckreiz. Er beschreibt acholischen Stuhl und dunkelbraunen Urin. Die Vitalparameter des Patienten lauten wie folgt: Körpertemperatur 38,5 °C, Puls 120/min, Blutdruck 120/80 mmHg und Atemfrequenz 15/min. Bei der Untersuchung kann neben einem weichen Abdomen lediglich ein Ikterus festgestellt werden. Folgende Laborwerte wurden bestimmt: Leukozyten 19 G/l, Hämatokrit 0,55, Thrombozyten 275 G/l, Natrium 137 mmol/l, Kalium 4,2 mmol/l, Chlorid 110 mmol/l, Harnstoff 9,0 mmol/l, Kreatinin 115 mmol/l, Bilirubin total 280 µmol/l, direkt 240 µmol/l, alkalische Phosphatase 210 IU/l, ASAT (GOT) 80 IU/l, ALAT (GPT) 87 IU/l, Lipase 180 IU/l. Im Ultraschall des Abdomens zeigen sich ein dilatierter Choledochus, keine Gallenblase und keine auffällige Flüssigkeitsansammlung.

Welche der folgenden Behauptungen ist/sind korrekt?

a) Bei funktionell wirksamen Einengungen am extrahepatischen Gallengangssystem besteht die Gefahr einer sekundären biliären Zirrhose.
b) Endoskopische Dilatationen einer Gallengangsstenose sind in etwa 90 % erfolgreich.
c) Bei einer langstreckigen Striktur ist die biliodigestive Anastomose (z. B. mit Roux-Y-Schlinge) die optimale Lösung.
d) Septische Komplikationen, wie Cholangitis und Abszess, lassen sich zunächst durch eine endoskopische oder eine perkutane Therapie wirkungsvoll beherrschen.
e) Metallstents sind eine gute Dauerlösung bei benignen Stenosen.

Alle Aussagen sind korrekt.
Funktionell wirksame Einengungen am extrahepatischen Gallengangssystem machen in der Regel wegen der Gefahr einer **sekundären biliären Zirrhose** einen operativen Eingriff erforderlich. **Septische Komplikationen** wie Cholangitis und Abszess lassen sich zunächst durch eine endoskopische oder eine perkutane Therapie wirkungsvoll beherrschen. In mehreren Studien wurden **beschichtete selbstexpandierende Metallstents** als Therapie bei benignen Gallengangsstrikturen untersucht. Zusammenfassend konnte gezeigt werden, dass die beschichteten selbstexpandierenden Metallstents den klassischen multiplen Plastikstents ebenbürtig sind, wobei die Therapie mittels Metallstents deutlich weniger ERCPs benötigt.

Die **chirurgische Therapie** einer Gallengangsstenose ist vom Befund abhängig:

- Bei einer umschriebenen, kurzstreckigen Stenose kann eine Längsinzision über eine nach distal gelegte T-Drainage wieder quer verschlossen werden (Choledochusplastik).
- Bei einer kurzstreckigen Stenose (max. 1,5–2 cm) kann eine Segmentresektion mit End-zu-End-Reanastomosierung über eine interne Schienung durchgeführt werden. Die Langzeitrezidivrate ist auch bei spannungsfreier Anastomose hoch (40–90 %).
- Bei einer langstreckigen Striktur ist die biliodigestive Anastomose (z. B. mit 50–60 cm langer Roux-Y-Schlinge mit transhepatischer Drainage) die bessere Lösung. Hier kann eine End-zu-Seit-Hepatikojejunostomie in Form der adaptierenden Dreiecksplastik (Y-Längsschnitt des Gallengangs) empfohlen werden.

Bei proximalen Anastomosen ist eine **transhepatische Drainage** einer T-Drainage vorzuziehen. Die transhepatische Drainage wird, wenn möglich, durch den linken Leberlappen ausgeleitet.

In spezialisierten hepatobiliären Zentren, die bei einer biliären Plastik eine **Hepatikojejunostomie nach Roux-Y** durchführen, werden die besten Langzeitergebnisse erzielt. Mehrere chirurgische Zentren berichten über eine Erfolgsrate von 90 % bei mittelfristigem Follow-up. Ungünstige Prognosefaktoren sind eine Peritonitis, kombinierte Gefäß- und Gallengangsläsionen und Läsionen auf der Höhe oder oberhalb der Hepatikusgabel.

LITERATUR

Coté GA, Slivka A, Tarnasky P et al. Effect of covered metallic stents compared with plastic stents on benign biliary stricture resolution: a randomized clinical trial. JAMA. 2016; 315(12): 1250–1257.

Renz BW, Bosch F, Angele MK. Bile duct Injury after cholecystectomy: surgical therapy. Visc Med. 2017; 33(3): 184–190.

Zhang X, Wang X, Wang L et al. Effect of covered self-expanding metal stents compared with multiple plastic stents on benign biliary stricture: A meta-analysis. Medicine (Baltimore). 2018; 97(36): e12039.

5

KASUISTIK

Eine 74-jährige Frau liegt seit vier Wochen auf der Intensivstation, nachdem sie als Fußgängerin in einen Autounfall verwickelt war. Nach zwei orthopädischen Operationen bekam die Patientin im weiteren Verlauf ein akutes Lungenversagen (*acute respiratory distress syndrome*, ARDS). Aufgrund ihrer derzeitigen schlechten kardiovaskulären und respiratorischen Situation wird die Patientin tracheotomiert. Ihre Nierenfunktion ist ebenfalls beeinträchtigt. Die Patientin ist kardiopulmonal instabil, hoch katecholaminbedürftig und aktuell nicht mehr transportfähig. Während der letzten zwei Tage wurde ein Leukozytenanstieg verzeichnet, und die Patientin deutete bei der Palpation des Abdomens Schmerzen an. Das Labor ergab: Leukozyten 23 G/l mit Linksverschiebung, CRP 279, Hämatokrit 29 %, Kreatinin 210 mol/l. Vitalparameter: Körpertemperatur 38,4 °C, Blutdruck 90/50 mmHg, Puls 120/min, Atemfrequenz 27/min. Im Abdomenultraschall zeigen sich eine dilatierte Gallenblase mit verdickter Wand, lokale Flüssigkeitsansammlung, keine Gallensteine, schlanke Gallenwege.

Wie sollte man bei der Behandlung dieser Patientin zunächst verfahren?

a) Endoskopische retrograde Cholangiopankreatikografie (ERCP)
b) Offene Not-Cholezystektomie
c) Cholezystotomie
d) Laparoskopische Cholezystektomie
e) Intravenöse Antibiotikagabe und weitere Beobachtung

Die richtige Antwort ist c.

Diese Patientin leidet unter einer **akuten akalkulösen Cholezystitis (AAC)**. Die AAC ist eine seltene, aber oft letale Erkrankung, die bei schwer kranken Patienten bzw. postoperativ bei Patienten auftritt, die nicht am biliären System operiert wurden. Unspezifische klinische Symptome und die daraus resultierende verspätete Diagnosestellung sind die Ursache für die hohe Inzidenz von Gangränen (63 %), Perforationen (15 %) und Abszessen (4 %). Die Mortalitätsrate liegt bei 41 %. Es gibt keine spezifischen Kriterien zur **Diagnose der AAC.** Ein pragmatischer Ansatz ist zu befürworten. Um das Endergebnis der Behandlung zu verbessern, sollte frühzeitig ein Verdacht im Rahmen radiologischer Untersuchungen, möglichst durch verschiedene Untersuchungsmethoden, bestätigt werden. Ultraschall ist das sicherste Verfahren, um eine AAC bei schwer kranken Patienten zu diagnostizieren. Hierbei ist eine Verbreiterung der Gallenblasenwand das ausschlaggebende Indiz, aber auch pericholezystische Flüssigkeit oder intramurales Gas im Ultraschall können auf eine AAC hindeuten. Die CT ist bei der Diagnose einer AAC ebenso sicher wie ein Ultraschall. Hingegen hat das hepatobiliäre Radionuklid-Scan (HIDA-Scan) keine Bedeutung für die Diagnosestellung einer AAC bei schwer kranken Patienten.

Bei der Patientin, die kardiopulmonal so instabil ist, dass ein Transport bzw. eine Operation nicht mehr möglich scheint, kann zunächst eine **Cholezystotomie** mit Einführung eines perkutanen Katheters in die Gallenblase durchgeführt werden, um eine ausreichende Drainage zu gewährleisten, bis die Patientin in stabilem Allgemeinzustand cholezystektomiert werden kann. Die perkutane Cholezystotomie wird immer häufiger als Alternative zu offenen Verfahren angewendet, denn sie ermöglicht die Kontrolle des akuten Syndroms bei ungefähr 85 % aller Patienten. Wenn innerhalb von 24 h keine Besserung eintritt, sollte eine offene Operation durchgeführt werden. Bei einer nekrotischen oder gangränösen Gallenblase ist die **Cholezystektomie** die einzig erfolgreiche Behandlung. Eine alleinige **Antibiotikatherapie** kann die chirurgische Entfernung oder einfache Drainage einer AAC nicht ersetzen, sie bleibt aber dennoch ein wichtiger adjuvanter Faktor. Die **ERCP** ist bei der Behandlung der AAC nicht indiziert.

LITERATUR

Huffman JL, Schenker S. Acute acalculous cholecystitis: a review. Clin Gastroenterol Hepatol 2010; 8(1): 15–22.

KASUISTIK

Ein 67-jähriger Mann, Raucher mit Hypertonie und Gicht, stellt sich in der Sprechstunde vor und klagt über Pruritus, der sich in den letzten zehn Tagen zunehmend verschlimmert hat. Außerdem berichtet der Patient über Übelkeit und Erbrechen in den letzten Tagen und über einen Gewichtsverlust von 10 kg in den letzten zwei Monaten. Der Mann ist dünn, seine Körpertemperatur ist 37,2 °C, der Blutdruck 155/90 mmHg, Puls 85/min und seine Atemfrequenz ist 12/min. Das Labor ergab: Leukozyten 7,9 G/l, Hämatokrit 41 %, Thrombozyten 227 G/l, Natrium 135 mmol/l, Kalium 4,1 mmol/l, Harnstoff 7,0 mmol/l, Kreatinin 105 µmol/l, Bilirubin total 80 µmol/l, Bilirubin direkt 74 µmol/l, alkalische Phosphatase 850 IU/l, Amylase 150 IU/l, Lipase 150 IU/l, ASAT (GOT) 220 IU/l, ALAT (GPT) 240 IU/l. Im Abdomenultraschall vor der Einweisung des Patienten konnten weder Gallensteine noch eine Verdickung der Gallenblasenwand oder eine Choledochusdilatation festgestellt werden. Es zeigte sich jedoch eine intrahepatische Dilatation der Gallenwege.

Welche der folgenden Diagnosen ist/sind am wahrscheinlichsten?

a) Cholangitis
b) Cholangiokarzinom
c) Pankreatitis
d) Pankreaskarzinom
e) Choledocholithiasis

Die richtigen Antworten sind b und d.

Bei einem Patienten mit einem schmerzfreien Ikterus und keiner vorherigen Operation am Abdomen kann die Diagnose entweder **Pankreaskarzinom** oder **extrahepatisches Cholangiokarzinom** lauten. Die Entdeckung einer isolierten beidseitigen intrahepatischen Gallenwegserweiterung deutet auf eine Okklusion des Hauptgallengangs. Cholangiokarzinome bzw. Tumoren, die im oberen Drittel des Gallengangssystems lokalisiert sind, sind die wahrscheinlichste Ursache für eine Obstruktion des Ductus hepaticus communis (Klatskin-Tumor).

Cholangiokarzinome sind Tumoren, die sich entlang der Gallenwege entwickeln. Abhängig von ihrem Entstehungsort haben sie unterschiedliche Merkmale und erfordern spezifische Behandlungen. Die Klassifizierung der Cholangiokarzinome erfolgt in intrahepatische, und extrahepatische (hiläre und distale) Cholangiokarzinome.

Das **hiläre Cholangiokarzinom** (Klatskin-Tumor) ist die häufigste Form des Cholangiokarzinoms. Diagnose und Behandlung sind äußerst anspruchsvoll. Die meisten Patienten kommen für eine Operation nicht in Frage, da meist eines der folgenden Probleme vorliegt:

- Bilaterale Infiltration der Gallengänge zweiter Ordnung
- Bilaterale oder kontralaterale Infiltration der Lebergefäße
- Bereits metastasiertes Stadium
- Fortgeschrittene Lebererkrankung
- Primär sklerosierende Cholangitis als Grunderkrankung

Meist ist beim hilären Cholangiokarzinom erweiterte präoperative Abklärung erforderlich: MRCP (➤ Abb. 5.12), CT sowie eine endoskopische Cholangioskopie mit Biopsien (Tumormapping). Nur so kann die Tumorausdehnung erfasst und die Möglichkeit einer Resektion evaluiert werden.

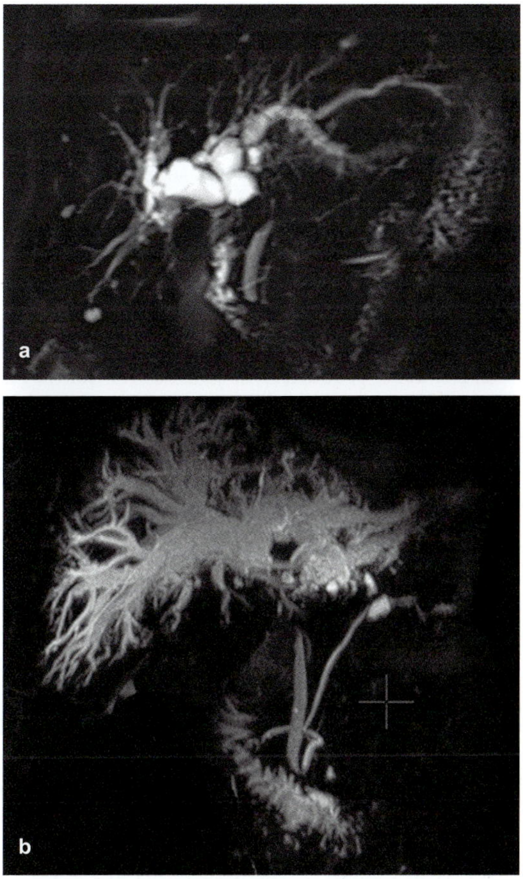

Abb. 5.12 a) und b) MRCP: gestauter Gallengangsbaum bei perihilärem Cholangiokarzinom [T1222]

Besteht die Möglichkeit einer Resektion, ist in der Regel eine **ausgedehnte Leber- und Gallengangsresektion mit regionaler Lymphadenektomie und Roux-en-Y-Hepatikojejunostomie** notwendig. Darum ist auch eine sorgfältige Beurteilung des künftigen Leberrestes immer erforderlich. Darüber hinaus kann selbst bei einer R0-Resektion nur eine 5-Jahres-Überlebensrate von bis zu 40 % erreicht werden, wobei ein Lymphknotenbefall einen negativen prognostischen Faktor darstellt. Bei R1-resezierten Patienten ist das Gesamtüberlebens noch geringer. Patienten mit einem potenziell hohen Risiko für eine R1-Resektion werden als „grenzwertig resektabel" bezeichnet. Für dieses Patientenkollektiv ist eine **neoadjuvante Radiochemotherapie** vorteilhaft, um eine R0-Resektion zu ermöglichen. Bei „inoperablen" hilären Cholangiokarzinom-Patienten im Frühstadium besteht die Möglichkeit der Therapie mittels einer **Lebertransplantation** im Rahmen des sogenannten Mayo-Clinic-Protokolls.

Bezüglich der **präoperativen biliären Drainage** ist im Allgemeinen keine oder nur eine selektive biliäre Drainage des künftigen Leberrestes vor der Operation notwendig, jedoch kann in Fällen einer sich langsam auflösenden Hyperbilirubinämie oder einer Cholangitis eine totale biliäre Drainage in Betracht gezogen werden. Es gibt keine eindeutige Überlegenheit der perkutanen transhepatischen Drainage über die endoskopische Drainage, aber Studiendaten zeigen ein besseres Management mit der perkutanen Drainage im kurzfristigen postoperativen Verlauf. In der Langzeitauswertung sind die Unterschiede in den klinischen Ergebnissen zwischen den beiden Drainagemethoden statistisch nicht signifikant.

Aus anatomischen Gründen ist das Einhalten von Sicherheitsabständen beim hilären Cholangiokarzinom oft nicht möglich, sodass nicht selten R1-Resektionen resultieren, obwohl eine R0-Resektion angestrebt wurde.

LITERATUR

Baltatzis M, Jegatheeswaran S, Siriwardena AK. Neoadjuvant chemoradiotherapy before resection of perihilar cholangiocarcinoma: A systematic review. Hepatobiliary Pancreat Dis Int. 2020; 19(2): 103–108.

Banales JM, Marin JJG, Lamarca A et al. Cholangiocarcinoma 2020: the next horizon in mechanisms and management. Nat Rev Gastroenterol Hepatol. 2020; 17(9): 557–588.

5

Dondossola D, Ghidini M, Grossi F et al. Practical review for diagnosis and clinical management of perihilar cholangiocarcinoma. World J Gastroenterol. 2020; 26(25): 3542–3561.
Liu JG, Wu J, Wang J, et al. Endoscopic biliary drainage versus percutaneous transhepatic biliary drainage in patients with resectable hilar cholangiocarcinoma: a systematic review and meta-analysis. J Laparoendosc Adv Surg Tech A. 2018; 28(9): 1053–1060.

THEMA

Die **Gallensäuren** haben verschiedene Funktionen: Absorption fettlöslicher Substanzen, Aktivierung der Pankreaslipase, Stimulation der Darmmobilität sowie Steigerung der Natrium- und Wasserresorption.

Welche Aussage(n) ist/sind in diesem Zusammenhang nicht korrekt?

a) Die Leber produziert 1.000 ± 500 ml Galle/24 h.
b) Die Gallensäuren werden unter normalen Bedingungen zu 95 % resorbiert, vor allem durch aktive Absorption im terminalen Ileum.
c) Der Gallensäurenpool zirkuliert unter normalen Bedingungen 1- bis 2-mal pro Tag.
d) Die Galle dient auch zur Ausscheidung verschiedener Substanzen aus der Leber.
e) Die Galle wirkt wie Seife, erlaubt die Mizellenbildung und die intestinale Resorption der Nahrungsfette.

5

Die Aussage c ist nicht korrekt.
Der **Gallensäurenpool** zirkuliert unter normalen Bedingungen 5- bis 10-mal pro Tag.

Die Leber produziert 1.000 ± 500 ml Galle/24 h. Die Galle hat einen pH von 8 ± 0,5 und hat keinen osmolaren Effekt im Darm, da es sich um eine isotone Flüssigkeit handelt.

Gallensäuren erleichtern die **Nährstoffaufnahme** und sind endogene Liganden für Kernrezeptoren, die den Lipid- und Energiestoffwechsel regulieren. Die Gehirn-Darm-Leber-Achse spielt eine wesentliche Rolle bei der Aufrechterhaltung der gesamten Glukose-, Gallensäure- und Immunhomöostase. Ein veränderter Gallensäurestoffwechsel aufgrund von Genmutationen, fettreicher Ernährung, Alkohol oder einer Störung des zirkadianen Rhythmus kann zu cholestatischen und entzündlichen Erkrankungen, Diabetes und Adipositas beitragen.

Die Galle besteht aus Cholsäure und Chenodesoxycholsäure, die in der Leber mit Taurin oder Glyzin konjugiert werden: Mit ihrer **Detergenzfunktion** (seifenartig) erlaubt sie die Mizellenbildung und die intestinale Resorption der Nahrungsfette.

Die Galle dient auch zur **Ausscheidung verschiedener Substanzen aus der Leber,** wie z. B. Hämoglobin-Abbauprodukten, aber auch zahlreicher Medikamente, die in der Leber konjugiert werden, wie z. B. Digitoxin.

Die Gallensäuren werden unter normalen Bedingungen resorbiert. Diese **Resorption** geschieht über den ganzen Darm, aber vor allem durch aktive Absorption im terminalen Ileum. Nur etwa 10–20 % der Gallensäuren gelangen in das Kolon, wo sie durch Bakterien in die sog. sekundären Gallensäuren umgewandelt und dann ebenfalls resorbiert werden. Nur ca. 5 % der Gallensäuren werden ausgeschieden.

Die resorbierten Gallensäuren werden im portalen Kreislauf transportiert, von den Hepatozyten aufgenommen und rekonjugiert, sodass sich ein sog. **enterohepatischer Kreislauf** bildet.

LITERATUR

Mertens KL, Kalsbeek A, Soeters MR et al. Bile acid signaling pathways from the enterohepatic circulation to the central nervous system. Front Neurosci. 2017; 11: 617.
van de Peppel IP, Verkade HJ, Jonker JW. Metabolic consequences of ileal interruption of the enterohepatic circulation of bile acids. Am J Physiol Gastrointest Liver Physiol. 2020; 319(5):G619-G625.

THEMA

Das **Gallensteinleiden** zählt mit einer Prävalenz von 1 : 4 zu den häufigsten Erkrankungen in den Industrieländern. Die Cholezystektomie gehört mit der Appendektomie und der Hernienplastik zu den drei häufigsten allgemeinchirurgischen Operationen. Es wird dabei selten an die Funktion der Gallenblase gedacht.

Welche Aussage(n) ist/sind in diesem Zusammenhang nicht korrekt?

a) Der duodenale Reflux in die Gallenwege wird durch den Ruhetonus des Sphincter Oddi gehemmt.
b) Die Gallenblase füllt sich passiv bis zu ihrem Fassungsvermögen von 30–75 ml.
c) Die Nahrungsaufnahme (v. a. Nahrungsfett) stimuliert die Sekretion von Cholezystokinin.
d) Cholezystokinin bewirkt die Kontraktion der Gallenblasenmuskulatur, die Erschlaffung des Sphincter Oddi und die Steigerung der hepatischen Gallesekretion.
e) Bei multiplen kleinen Steinen besteht die Gefahr eines komplikationsträchtigen Steinabgangs.

Alle Aussagen sind korrekt.
Die **Risikofaktoren für ein Gallensteinleiden** kann man sich mit den „5F" (fair hair, female, fat, fertile, forty) einfach merken: Frauen sind 2- bis 3-mal häufiger als Männer betroffen, und die Steinprävalenz steigt mit dem Alter. Fettreiche Kost, aber auch starke Gewichtsreduktion sind weitere Risikofaktoren. Auch mehr als zwei Geburten bedeuten ein erhöhtes Risiko für die spätere Entwicklung von Gallensteinen.

Die – inzwischen selten gewordene – **chirurgische Vagotomie** würde auch wegen der induzierten Gallenblasenmotilitätsstörung eine Steinbildung sowie eine Hämolyse, chronische Gallenwegsinfektionen und eine Leberzirrhose begünstigen.

Es können sich verschiedene **Steinarten** bilden: In der großen Mehrheit der Patienten handelt es sich um Cholesterinsteine, in 10 % um Pigmentsteine und in weiteren 10 % – vor allem bei bakteriellen Kontaminationen – um Karbonatsteine.

In den Vereinigten Staaten haben 6 % der Männer und 9 % der Frauen Gallensteine, von denen die meisten asymptomatisch sind. Bei Patienten mit asymptomatischen Gallensteinen, die zufällig entdeckt werden, liegt die Wahrscheinlichkeit, Symptome oder Komplikationen zu entwickeln, bei 1 bis 2 % pro Jahr. Asymptomatische Gallensteine, die in einer normalen Gallenblase und einem normalen Gallenbaum gefunden werden, müssen nicht behandelt werden, solange sie keine Symptome entwickeln. Allerdings entwickeln etwa 20 % dieser asymptomatischen Gallensteine im Laufe von 15 Jahren Symptome. Durch diese Gallensteine können sich im weiteren Verlauf **Komplikationen** wie Cholezystitis, Cholangitis, Choledocholithiasis, Gallensteinpankreatitis und selten ein Cholangiokarzinom entwickeln.

LITERATUR
Tanaja J, Lopez RA, Meer JM. Cholelithiasis. 2021 Dec. In: StatPearls [Internet]. Treasure Island (FL): StatPearls Publishing, 2022 Jan.

5

KASUISTIK

Eine 63-jährige Patientin hatte sich in Ihrer Sprechstunde mit unspezifischen Oberbauchbeschwerden, Druckgefühl und gelegentlicher Übelkeit vorgestellt. Sie hatte über eine Anorexie sowie einen Gewichtsverlust von 4 kg in den letzten Wochen berichtet. In der Ultrasonografie waren zahlreiche Gallenblasensteine zu erkennen. Sie haben bei dieser Patientin in der vergangenen Woche eine laparoskopische Cholezystektomie durchgeführt, die zwar relativ schwierig war, die Sie aber doch ohne Konversion vollendet haben. Das haben Sie der Patientin erzählt, und sie hat sich darüber gefreut, dass sie nur kleine Narben am Abdomen hat. Am dritten postoperativen Tag haben Sie die Patientin nach unauffälligem postoperativem Verlauf entlassen. Sie haben heute Morgen den histopathologischen Befund bekommen: Es handelte sich um ein Adenokarzinom der Gallenblase, pT2Nx. Der Zystikus-Absetzungsrand ist tumorfrei.

Welche Aussage(n) ist/sind in diesem Zusammenhang nicht korrekt?

a) Bei über 60 % der Gallenblasenkarzinome wird die Diagnose als Zufallsbefund nach Cholezystektomie gestellt.
b) Da die Resektion im Gesunden erfolgt ist, ist keine weitere Maßnahme indiziert.

c) Bei einem pT2-Stadium ist die Indikation zur Gallenblasenbett-Nachresektion oder zur Resektion der Segmente 4B und 5 gegeben.
d) Die Mitentfernung des Choledochus wäre bei Infiltration ggf. auch indiziert.
e) Bei pT2-Gallenblasenkarzinomen ist eine Heilung (nach R0-Resektion) in 36–63 % der Patienten zu erzielen.
f) Die Wirkung einer adjuvanten Chemotherapie wurde beim Gallenblasenkarzinom nicht bewiesen.

Die Aussage b ist nicht korrekt.

Gallenblasenkrebs hat insgesamt eine ungünstige Prognose, wobei mehr als ein Drittel der Patienten zum Zeitpunkt der Diagnose Fernmetastasen aufweist. Inzidentelle Gallenblasenkarzinome haben eine günstigere Prognose als Karzinome, die mit Symptomen einhergehen.

Konsens besteht, dass eine **R0-Resektion** den stärksten prognostischen Faktor für das Langzeitergebnis und die Heilungschancen darstellt. Die Evidenz für das beste Management beruht aktuell immer noch auf Daten von schlechter Qualität.

Bei Gallenblasenkrebs im frühen **Stadium T1a** wird die einfache Cholezystektomie als kurativ angesehen. **T1b-Karzinome** sollten einer erweiterten Resektion mit Lymphadenektomie unterzogen werden sollten, da etwa 10 Prozent dieser Tumoren einen pN+-Status aufweisen. Dennoch zeigen Studien keinen eindeutigen Überlebensvorteil durch die Reoperation, weshalb auch keine starke Empfehlung in den Leitlinien abgegeben wird.

5

Im **Stadium T2** besteht ein größerer Konsens hinsichtlich einer erweiterten Lymphadenektomie und Reoperation. Mit der kürzlich eingeführten Unterteilung von T2 in pT2a (peritonealseitig) und pT2b (der Leber zugewandt) gibt es jedoch eine neue Debatte über die Notwendigkeit einer Reoperation und erweiterten Operation bei allen peritonealseitigen T2-Karzinomen. Eine multizentrische Studie mit 252 Patienten mit T2-Gallenblasenkarzinomen zeigte, dass hepatische T2-Karzinome im Vergleich zu peritonealseitigen Tumoren ein höheres Risiko sowohl für ein Leberrezidiv (23 % versus 3 %; $p = 0{-}003$) als auch für eine Lymphknoten-Fernmetastasierung (16 % versus 3 %; $p = 0{-}019$) hatten, und das selbst nach radikaler Resektion. Eine weitere Studie mit 157 eingeschlossenen Patienten mit einem T2-Gallenblasenkarzinom zeigte, dass alle 33 Patienten mit einem peritonealseitigem Tumor durch einfache Cholezystektomie geheilt wurden.

Diese beiden Studien zeigten aber auch, dass ein Vorhandensein von histopathologischen Merkmalen wie lymphovaskuläre Invasion, perineurale Infiltration und schlechter Differenzierungsgrad mit einem geringeren Überleben assoziiert sind. Dies könnte bedeuten, dass **biologische Merkmale des Gallenblasenkrebses** und nicht unbedingt das Ausmaß der chirurgischen Resektion das Überleben von Patienten mit inzidentellem Gallenblasenkrebs im Frühstadium bestimmen. Ausgedehnte Operationen, über die in Vergangenheit in hochspezialisierten Zentren berichtet wurde, zeigten keinen signifikanten Effekt auf das Patientenüberleben, weder nach Resektion der Gallengänge noch nach Resektionen mehrerer Organe.

Die Rolle der **adjuvanten Chemotherapie** bei Gallenblasenkrebs ist in der Literatur weiterhin schlecht dokumentiert. Die Daten beruhen auf Serien bzw. retrospektiven Studien mit hoher Heterogenität der eingeschlossenen Patienten. Dennoch scheint insgesamt die adjuvante Chemotherapie bei allen Stadien der Gallengangskarzinome einen Überlebensvorteil zu bieten, wobei Gemcitabin in Kombination mit Cisplatin die Kombination der Wahl ist.

Die Anwendung der adjuvanten Therapie ist trotz der Daten, die auf einen Überlebensvorteil hindeuten, aktuell nach wie vor sehr gering. Dies könnte auf eine überwiegend ältere und komorbide Population zurückzuführen sein, aber auch auf die Zurückhaltung, Patienten mit Krebs im Frühstadium (z. B. T1b oder T2 ohne Lymphknotenmetastasen) einer Chemotherapie zu unterziehen, da der Effekt nachweislich marginal ist.

LITERATUR

D'Angelica M, Dalal KM, DeMatteo RP et al. Analysis of the extent of resection for adenocarcinoma of the gallbladder. Ann Surg Oncol. 2009; 16(4): 806–816.

Lee H, Choi DW, Park JY et al. Surgical strategy for T2 gallbladder cancer according to tumor location. Ann Surg Oncol. 2015; 22(8): 2779–2786.

Nigri G, Berardi G, Mattana C et al. Routine extra-hepatic bile duct resection in gallbladder cancer patients without bile duct infiltration: A systematic review. Surgeon. 2016; 14(6): 337–344.
Shindoh J, de Aretxabala X, Aloia TA et al. Tumor location is a strong predictor of tumor progression and survival in T2 gallbladder cancer: an international multicenter study. Ann Surg. 2015; 261(4): 733–739.
Soreide K, Guest RV, Harrison EM et al. Systematic review of management of incidental gallbladder cancer after cholecystectomy. Br J Surg. 2019; 106(1): 32–45.

KASUISTIK

Eine 76-jährige Patientin wird notfallmäßig wegen rechtsseitiger Oberbauchschmerzen eingewiesen. Ihre Begleiterin berichtet über einen intermittierenden Schüttelfrost mit Fieber. Bei der klinischen Untersuchung finden Sie eine ikterische Patientin, verwirrt, mit deutlicher Druckdolenz im rechten Oberbauch. Das Murphy-Zeichen ist positiv. Bei den Laboruntersuchungen stellen Sie eine Hyperbilirubinämie fest; außerdem sind die γ-GT, die alkalischen Phosphatase und die Transaminasen erhöht.

Welche Aussage(n) ist/sind in diesem Zusammenhang nicht korrekt?

a) Die klassischen Zeichen der Charcot-Trias sind bei 90 % der Cholangitis-Patienten vorhanden.
b) Die ätiologische Therapie der Cholangitis besteht in der sofortigen Entlastung des biliären Verhalts, in der Regel mittels ERCP.
c) Bei Unmöglichkeit (z. B. S/N Billroth-II-Operation) oder Misserfolg der endoskopischen Therapie muss eine perkutane Drainage der Gallenwege (PTCD) angestrebt werden.
d) Die interventionelle Therapie wird von einer intravenösen Antibiotikatherapie ergänzt.
e) Eine akute Cholangitis kann unbehandelt zu lebensbedrohlichen Komplikationen führen.

Die Aussage a ist nicht korrekt.

Die klassischen Zeichen der Cholangitis **(Charcot-Trias)** sind Ikterus, intermittierendes Fieber und rechtsseitige Oberbauchschmerzen. Jedoch ist die komplette Trias nur bei 50–70 % der Patienten vorhanden.

Obwohl die meisten Cholangitis-Episoden in den Lehrbüchern klassischerweise mit der Choledocholithiasis verbunden wurden, spielen benigne und vor allem maligne **Gallengangsstrikturen,** auch nach endoskopischer Therapie oder biliodigestiver Anastomose, immer häufiger eine Rolle bei der Entstehung.

Durch chronische Entzündungen und Infekte, wie z. B. bei aszendierenden Infekten nach Hepatikojejunostomie mit kurzem Schenkel oder Stenose der Fußpunktanastomose, kann es zu **rezidivierenden Cholangitis-Episoden** mit Stenosenbildung kommen. Auch Autoimmunkrankheiten können eine chronische Cholangitis verursachen.

MERKE

Die **akute Cholangitis** bedarf einer notfallmäßigen Therapie, die Patienten sind oft in ihrem Allgemeinzustand deutlich beeinträchtigt. Die Erkrankung kann zur Bildung von Leberabszessen, Sepsis und Multiorganversagen bis hin zum Tod des Patienten führen, wenn sie nicht rechtzeitig und adäquat behandelt wird.

Die Behandlung der akuten Cholangitis besteht in ausreichendem Flüssigkeitsersatz, Elektrolytausgleich und intravenöser Verabreichung von **Antibiotika** (Breitspektrum-Penicillin oder Cephalosporine der zweiten oder dritten Generation). Zuvor sollte immer eine Blutkultur abgenommen werden.

Die weitere Behandlung richtet sich nach der Ätiologie der akuten Cholangitis, besteht aber im Allgemeinen in der **sofortigen Entlastung des biliären Systems** mit einem endoskopischen, perkutanen oder operativen Eingriff.

Sobald die akute Entzündung abgeklungen ist, sollte bei **Cholezystolithiasis** eine Cholezystekotmie durchgeführt werden.

LITERATUR
Mayumi T, Okamoto K, Takada T et al. Tokyo Guidelines 2018: management bundles for acute cholangitis and cholecystitis. J Hepatobiliary Pancreat Sci. 2018; 25(1): 96–100.

5.6 Leberchirurgie

Sascha Chopra und Johann Pratschke

THEMA
Die Leber ist die häufigste Lokalisation von kolorektalen Fernmetastasen (CRLM) und bis zu 50 % der Patienten mit einem kolorektalen Karzinom entwickeln synchrone (innerhalb von sechs Monaten nach Erstdiagnose) oder metachrone (> 6 Monate) Lebermetastasen. Als Alternative zur Operation oder auch in Kombination mit einer OP kann **eine lokal ablative Technik** eingesetzt werden.

Welche der nachfolgenden aufgeführten Aussagen treffen für die lokal ablativen Therapien zu?

a) Unter den lokal ablativen Verfahren werden perkutane oder operative (z. B. laparoskopische oder offen chirurgische) Interventionen verstanden, die dazu führen, dass vitale Tumorzellen vernichtet werden.
b) Die lokal ablativen Verfahren sind indiziert bei nicht resektablen Lebermetastasen oder wenn der Allgemeinzustand des Patienten eine Resektion nicht zulässt.
c) Bei einer Tumorgröße von < 3 cm können ähnlich gute Ergebnisse wie bei einer Resektion erzielt werden.
d) Etablierte lokal ablative Verfahren der Leber sind die Radiofrequenzablation und die Mikrowellenablation.
e) Bei der Verwendung lokal ablativer Verfahren kommt es im Gegensatz zur Resektion zu keinen Komplikationen.

Die richtigen Antworten sind a, b, c und d
Die Resektion gilt weiterhin als Goldstandard für die Therapie von resektablen Lebermetastasen. Als alternative Methode kann auch ein lokal ablatives Verfahren eingesetzt werden. Neben der sogenannten **Radiofrequenzablation** hat sich in den letzten Jahren zunehmend die **Mikrowellenablation** als schnelles und effektives Verfahren etabliert. Insbesondere bei kleineren Läsionen (< 3 cm Durchmesser), die für eine Resektion nicht gut zugänglich sind (z. B. zentrale Lage, drohender größer Parenchymverlust), kann eine Ablation eine gute Alternative darstellen.

Bei der **chirurgischen Ablation** (laparoskopisch oder offen) ist eine intraoperative Sonografie zur gezielten Platzierung der Ablationsnadel im Tumor notwendig. Auch die **Kombination aus Resektion und simultaner intraoperativer Ablation** ist ein akzeptiertes Verfahren. Als wesentlicher Vorteil gilt der vermehrte Erhalt von gesundem Leberparenchym. Neben dem Einsatz von lokal ablativen Verfahren im OP kann diese Technik auch durch den interventionellen Radiologen angewendet werden. So kann beispielsweise unter CT- oder MRT-gestützter Navigation die Ablationsnadel perkutan im Tumor platziert werden. Insbesondere bei Patienten mit Voroperationen im Bereich der Leber sollten die genannten Techniken berücksichtigt werden.

Auch interventionelle ablative Verfahren haben eine Morbidität. Als bekannte **Komplikationen** gelten der Pneumothorax bei Lungenverletzung, Nachblutungen und Gallengangskomplikationen (z. B. Biliom).

LITERATUR
Eisele RM, Denecke T, Glanemann M, Chopra SS. Laparoskopische und perkutane Mikrowellenablation maligner Lebertumoren: Anwendbarkeit und Effizienz [Minimal-invasive microwave coagulation therapy for liver tumours: laparoscopic and percutaneous access]. Zentralbl Chir. 2014; 139(2): 235–243.
Izzo F, Granata V, Grassi R et al. Radiofrequency ablation and microwave ablation in liver tumors: an update. Oncologist. 2019; 24(10): e990–e1005.

Leitlinienprogramm Onkologie (Deutsche Krebsgesellschaft, Deutsche Krebshilfe, AWMF): S3-Leitlinie Kolorektales Karzinom, Langversion 2.1 (Stand: 01/2019). AWMF Register-Nr. 021-007OL. www.awmf.org/leitlinien/detail/ll/021-007OL.html (letzter Zugriff: 3.10.2021).

THEMA

Beim hepatozellulären Karzinom hat sich die **transarterielle Chemoembolisation (TACE)** als eine von mehreren Therapieoption etabliert. Neben der Ausdehnung des Tumors spielt in diesem Patientenkollektiv insbesondere auch die Leberfunktion eine wichtige Rolle bei der Entscheidung für die geeignete Therapie.

Welche der nachfolgend genannten Aussagen zur arteriellen Chemoembolisation, einem lokalen vaskulären Verfahren zur Behandlung von Lebertumoren, ist nicht richtig?

a) Die lokale regionale Chemoembolisation erzielt die gleichen Langzeitergebnisse wie die chirurgische Resektion eines hepatozellulären Karzinoms.
b) Die Chemoembolisation kann als „Bridging"-Verfahren bei Patienten, die zur Lebertransplantation gelistet sind, eingesetzt werden.
c) Bei Patienten im fortgeschrittenen Zirrhosestadium Child-Pugh C wird eine Chemoembolisation nicht empfohlen.
d) Im Rahmen der TACE kann es zu Komplikationen im Zielorgan Leber und an der Punktionsstelle kommen.
e) Eine Chemoembolisation kann mehrfach wiederholt werden, wenn postinterventionell weiterhin vitales Tumorgewebe in der kontrastmittelverstärkten Bildgebung (z. B. MRT) nachweisbar ist.

5

Die Aussage a ist nicht richtig.

Die transarterielle Chemoembolisation (TACE) ist lokoregionäres Verfahren, bei dem mittels minimalinvasiver Kathetertechnik eine intrahepatische Applikation von Chemotherapeutika (z. B. Doxorubicin) und anschließend eine Embolisation der Tumorgefäße mit Partikeln erfolgt. Prinzipiell haben sich zwei Indikationen zur TACE etabliert:

- Die Hauptgruppe umfasst Patienten, bei denen ein kuratives Verfahren nicht mehr möglich ist und die folgenden Kriterien aufweisen: solitäres oder multifokales hepatozelluläres Karzinom (HCC) ohne extrahepatische Metastasierung und ECOG ≤ 2, im Stadium CHILD-Pugh A oder B.
- Die zweite Gruppe sind Patienten, die zur Lebertransplantation gelistet werden. Hier kann die Chemoembolisation als sogenanntes Bridging-Verfahren eingesetzt werden. Dies soll einen Tumorprogress während der Wartezeit auf ein Spenderorgan verhindern. Als Alternative kann hier auch eine Radiofrequenzablation durchgeführt werden.

Prinzipiell wird eine **interdisziplinäre Indikationsstellung** in einem spezialisiertem Tumorboard empfohlen. Obwohl es sich um ein relatives sicheres Verfahren handelt, kann es durch eine TACE zu teils schwerwiegenden **Komplikationen** kommen, welche sich in vaskuläre und nicht vaskuläre Komplikationen unterteilen lassen. In ca. 50 % der Fälle tritt ein sogenanntes Postembolisationssyndrom auf mit Oberbauchschmerzen, Übelkeit, Leukozytose, CRP-Erhöhung und Fieber für eine Dauer von 3–4 Tagen. Zudem kann es zu den bekannten Nebenwirkungen der eingesetzten Chemotherapeutika kommen (z. B. Myelosuppression). Zu den vaskulären Komplikationen zählen eine Infarzierung der Leber und lokale Gefäßkomplikationen an der Kathetereinstichstelle.

LITERATUR

Leitlinienprogramm Onkologie (Deutsche Krebsgesellschaft, Deutsche Krebshilfe, AWMF): S3-Leitlinie Diagnostik und Therapie des hepatozellulären Karzinoms und biliärer Karzinome, Langversion 2.0 (Stand: 6/2021). AWMF Registrierungsnummer: 032-053OL. www.awmf.org/leitlinien/detail/ll/032-053OL.html (letzter Zugriff: 3.10.2021).
Schneeweiß S, Horger M, Ketelsen D, Ioanoviciu SD. Komplikationen nach transarterieller Chemoembolisation (TACE) beim hepatozellulären Karzinom. Rofo. 2015; 36(2): 79–82.

Sieghart W, Hucke F, Peck-Radosavljevic M. Transarterial chemoembolization: modalities, indication, and patient selection. J Hepatol. 2015; 62(5): 1187–1195.

KASUISTIK

Ein 56-jähriger Patient stellt sich mit unklarem Gewichtsverlust in der Sprechstunde vor. Als Nebenerkrankung liegt eine chronische Hepatitis B vor. In einer Ultraschalluntersuchung zeigt sich eine unklare Leberläsion, die mittels Kontrastmittel MRT weiter abgeklärt wird. In der begleitenden Laboruntersuchung zeigt sich ein erhöhtes Alphafetoprotein bei negativen CEA und Ca 19-9. Es handelt sich somit am ehesten um ein primären Lebertumor ausgehend von den Hepatozyten. Weitere primäre Lebertumore entstehen beispielsweise aus Gallengangsepithelien oder den Endothelzellen. In sehr seltenen Fällen können die Tumoren auch aus anderen Zellbestandteilen der Leber entstehen, wie beispielsweise den Bindegewebszellen, Muskelzellen oder neuroendokrinen Zellen. Primäre Lebertumore können sowohl gutartig als auch bösartig sein. Als sekundäre Lebertumoren werden Metastasen bezeichnet, welche am häufigsten aus dem Gastrointestinaltrakt entspringen.

Bitte ordnen Sie die Antworten den jeweiligen Zahlen zu.

5

Zahlen:

1. Primärer Lebertumor ausgehend von Hepatozyten (bösartig)
2. Primärer Lebertumor ausgehend vom Endothel (gutartig)
3. Sekundärer Lebertumor
4. Primärer Lebertumor ausgehend vom Gallengangsepithel (bösartig)
5. Primärer Lebertumor ausgehend von Hepatozyten (gutartig)

Antworten:

a) Hepatozelluläres Karzinom (HCC)
b) Kolorektale Lebermetastase (CRLM)
c) Intrahepatisches Cholangiokarzinom
d) Leberadenom
e) Kavernöses Hämangiom

Die korrekte Zuordnung lautet: 1–a, 2 - e, 3 - b, 4–c, 5–d.

Die malignen Lebertumoren werden in primäre und sekundäre Tumoren eingeteilt. Bei den sekundären Tumoren überwiegen die **Metastasen des Gastrointestinaltrakts.** Die primären malignen Lebertumoren haben als Ursprung unterschiedliche Zelllinien, die sich noch weiter in epitheliale, mesenchymale und gemischte Tumoren unterteilen lassen. Zu den epithelialen Tumoren gehören beispielsweise das hepatozelluläre Karzinom (von den Hepatozyten ausgehend), Leberzelladenome (können entarten) und das **intrahepatische Cholangiokarzinom** (von den Epithelzellen der Gallenwege ausgehend)

Der häufigste bösartige primäre Lebertumor ist das **hepatozelluläre Karzinom (HCC)** mit einem Anteil von 80–90 % an allen primären malignen Erkrankungen der Leber. Die Leberzirrhose stellt unabhängig von ihren diversen Ätiologien das Hauptrisiko bei der Entstehung eines hepatozellulären Karzinoms dar. Die chronische Hepatitis-B-Infektion ist weltweit die häufigste pathogenetische Ursache dieses Karzinoms mit abnehmender Tendenz bei einem aktuellen Anstieg der HCC durch die nichtalkoholische Fettleberhepatitis (NASH). Auch die ethyltoxische Leberzirrhose und die Hämochromatose bedeuten in diesem Zusammenhang eine Präkanzerose.

Vaskuläre Tumoren gehen von den Endothelzellen aus und zählen zu den mesenchymalen primären Lebertumoren. Als häufigster Tumor dieser Gruppe findet sich das gutartige **kavernöse Hämangiom.** Es weist keine Entartungstendenz auf. Zu den bösartigen vaskulären Tumoren zählt des Angiosarkom, welches insgesamt sehr selten ist (< 1 % aller bösartigen primären Lebertumoren). Weitere sehr seltene mesenchymale Tumoren sind das Hämangioendotheliom oder das Angiomyolipom der Leber.

Der häufigste bösartige Lebertumor bei Kindern ist das **Hepatoblastom.** Der Tumor gilt als solider embryonaler Tumor und tritt meist bei Kindern unter fünf Jahren auf.

LITERATUR

Sia D, Villanueva A, Friedman SL, Llovet JM. Liver cancer cell of origin, molecular class, and effects on patient prognosis. Gastroenterology. 2017; 152(4):745–761.

Tannapfel A, Wittekind C [Anatomy and pathology of intrahepatic and extrahepatic bile duct tumors] Pathologe. 2001; 22(2): 114–123.

THEMA

Fundierte Kenntnisse über die Leberanatomie sind inzwischen die Grundlage für eine moderne Leberchirurgie. Im Rahmen der präoperativen Diagnostik können Tumoren den einzelnen Lebersegmenten zugeordnet werden. Intraoperativ wird dann mittels Ultraschall die Lagebeziehung des Tumors zu den Segmentgrenzen und sämtlichen vaskulären Strukturen dargestellt. Eine entsprechende **segmentorientierende anatomische Leberresektion** reduziert die Gefahr von Gallengangskomplikationen und von devaskularisierten Anteilen des Leberparenchyms. Als möglicher Nachteil kann der teils größere Verlust von funktionellem Lebergewebe betrachtet werden. Die im Jahre 2000 eingeführte Brisbane-Klassifikation vereinheitlicht die Nomenklatur für die aktuelle Leberchirurgie.

Bitte ordnen Sie die Antworten den jeweiligen Zahlen aus ➢ Abb. 5.13 zu.

a) Hepatektomie rechts (auch: Hemihepatektomie rechts)
b) Segmentektomie (z. B. Segment 7)
c) Trisektorektomie rechts (auch: erweiterte Hemihepatektomie rechts)
d) Linkslaterale Sektorektomie (auch: Bisegmentektomie 2/3)
e) Rechtsanteriore Sektorektomie

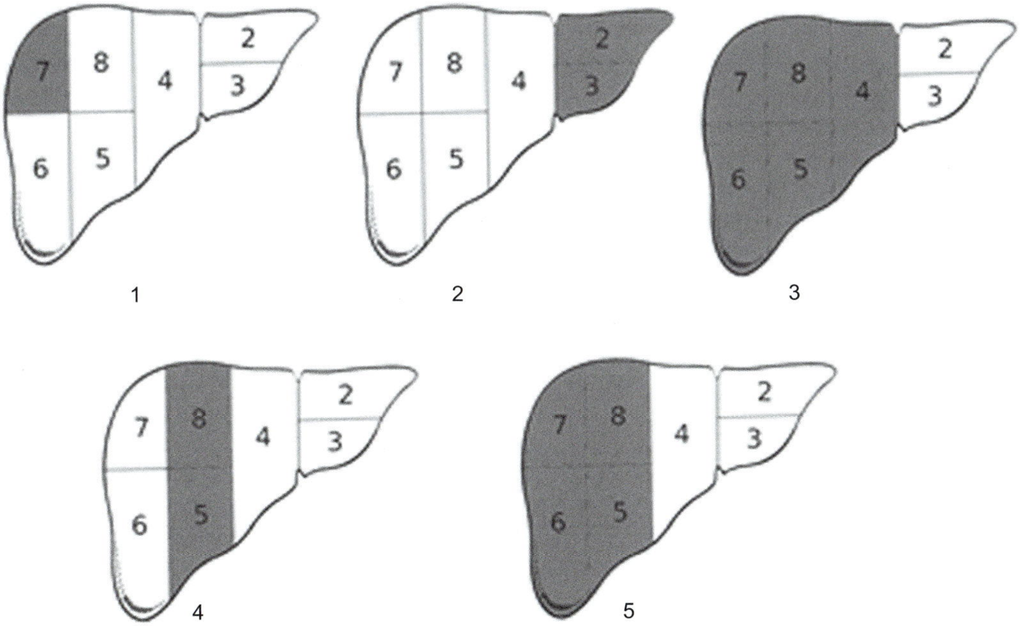

Abb. 5.13 Varianten der Leberresektion [P1174]

Die Lösung lautet: a–5, b–1, c–3, d–2, e–4

Die komplexe vaskuläre Anatomie der Leber spiegelt sich nur bedingt an ihrer Oberfläche wider. Dank anatomischer Studien konnte diese jedoch schrittweise entschlüsselt werden. So existiert die **„Cantlie Linie"** welche sich als Ebene zwischen dem Gallenblasenbett und der intrahepatischen Vena cava erstreckt und die rechte von der linken Leber trennt (1. Ordnung). Die nächste Ordnung bilden die vier sogenannten **Sektoren,** welche sich von den vaskulären Gefäßbündeln (Pedikeln) ableiten und vertikal säulenförmig angeordnet sind. Die dritte und letzte Ordnung unterteilt die Leber schließlich in die einzelnen **Segmente.** Hier markiert die Lage der Pfortadergabel eine horizontale Ebene, welche die Sektoren in kraniale und kaudale Anteile durchtrennt und damit die Lebersegmente definiert. So gibt es zum Beispiel in der rechten Leber einen äußeren Sektor (rechtsposteriorer Sektor) der sich aus den zwei Segmenten 6 und 7 zusammensetzt.

LITERATUR

Botero AC, Strasberg SM. Division of the left hemiliver in man – segments, sectors or sections. Liver Transpl Surg. 1998; 4: 226–231

Strasberg SM. Nomenclature of hepatic anatomy and resections: a review of the Brisbane 2000 system. J Hepatobiliary Pancreat Surg. 2005; 12: 351–355.

KASUISTIK

Eine 38-jährige Patientin stellt sich in der 15. Schwangerschaftswoche mit zunehmenden Pruritus und beginnendem Ikterus vor. Schon vor der Schwangerschaft berichtete sie von Oberbauchbeschwerden. Bei der klinischen Untersuchung gibt sie Druckschmerz im zentralen Oberbauch an. In der laborchemischen Untersuchung zeigen sich ein erhöhtes Bilirubin von 2,8 mg/dl, eine erhöhte GGT und AP bei sonst unauffälligen Werten inklusive Blutbild. Es erfolgen eine Sonografie des Abdomens und ein MRT mit MRCP (➤ Abb. 5.14). Auf eine kontrastmittelverstärkte CT wird aufgrund der Schwangerschaft verzichtet.

Welche Erkrankung ist verantwortlich für die Symptome und wie gestaltet sich eine adäquate Therapie?

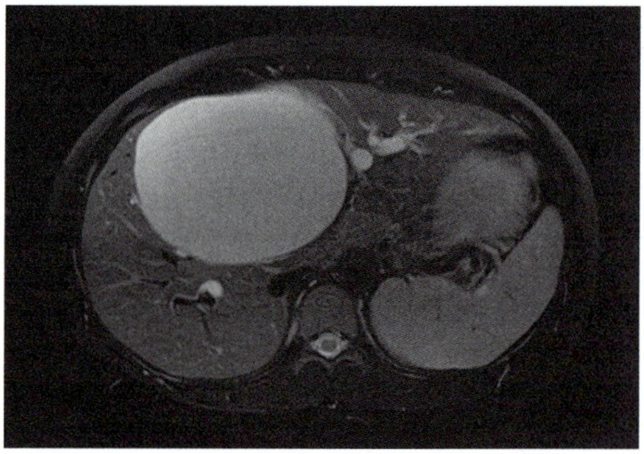

Abb. 5.14 Leberzyste [P1174]

a) Es kann sich nur um eine Choledocholithiasis mit konsekutiver Cholestase bei bekannter Cholezystolithiasis handeln. Die Patientin benötigt sofort eine endoskopische retrograde Cholangiopankreatikografie (ERCP).
b) Die Patientin hat eine seltene Schwangerschaftscholestase (ca. 0,1 % aller Schwangerschaften in Deutschland) und benötigt keine weitere Abklärung.
c) Die Patientin hat eine große Leberzyste, die zu einer mechanischen Kompression der intrahepatischen Cholangien mit folgender Cholestase führt. Eine laparoskopische Zystenentdachung ist indiziert.
d) Die Patientin hat ein HELLP-Syndrom mit beginnendem Leberversagen und muss sofort für eine Lebertransplantation evaluiert werden.
e) Die Patientin hat eine akute Virushepatitis. Dies ist der häufigste Grund für einen Ikterus in der Schwangerschaft. Sie muss intensivmedizinisch betreut werden.

Die richtige Antwort ist c.

Ursächlich für die Beschwerden der Patientin ist eine große nicht septierte solitäre **Leberzyste** mit Kompression des linken Ductus hepaticus und Aufstau der Segmentgallengänge II, III und IV. Die B-Mode Sonografie zeigt eine reizlose Gallenblase ohne Hydrops und Konkremente. Die extrahepatischen Gallenwege sind nicht gestaut, während sich in den linken Segmenten eine Erweiterung der Gallenwege zeigt.

In der MRT demaskiert sich eine große unkomplizierte Zyste mit hyperintensem Signal in der T2-Wichtung (➤ Abb. 5.14). Die Magnetresonanz-Cholangiopankreatikografie (MRCP) bestätigt den sonografischen Befund der Gallenwege. Eine Echinokokkusserologie ist negativ (cave: kein ganz sicherer Ausschluss einer Echinokokkose). Die Zystenwand ist homogen und zeigt keinen Hinweis auf eine Neoplasie **(DD: Zystadenom/ Zystadenokarzinom).** Im Rahmen eines gynäkologischen Konsils konnten die oben genannten Differenzialdiagnosen ausgeschlossen werden. Bei der Virushepatitis hätte man zudem erhöhte Transaminasen erwartet, kombiniert mit einer positiven Virusserolgie oder Direktnachweis via PCR.

Die **unkomplizierten Leberzysten** enthalten in der Regel seröse Flüssigkeit und kommunizieren nicht mit den Gallenwegen. Sie sind ausgekleidet mit Gallengangsepithel und gelten als angeborene (kongenitale) Malformationen (auch dysontogentische Leberzyste genannt). Mutmaßlich handelt es sich um versprengtes Gallengangsepithel. **Asymptomatische Leberzysten** sind gutartig und haben eine sehr häufige Prävalenz von bis zu 18 %. Die Diagnose wird in der Regel mittels der bekannten Schnittbildverfahren wie Sonografie, CT und MRT gestellt. Als **Differenzialdiagnosen** gelten die parasitären Zysten, Neoplasien (z. B. seltene Zystadenome oder Zystadenokarzinome) oder klassische Lebertumoren mit atypischer Erscheinung (z. B. Lebermetastasen nach Chemotherapie). **Große Leberzysten** können unterschiedliche Symptome auslösen. Hierzu gehören primär Oberbauchschmerzen mit oder ohne Gewichtsverlust und die mechanische Cholestase durch eine Kompression der Gallenwege. Selten kann es auch zu einer Ruptur der Zyste oder einer Einblutung in die Zyste kommen.

Als mögliche Therapieoptionen bei symptomatischen Zysten gelten die **interventionelle Punktion** mit Ablassen des Zysteninhaltes und anschließender **Sklerosierung** mittels Ethoxysklerol oder Alkohol zur Zerstörung der epithelialen Auskleidung. Das Verfahren weist jedoch hohe Rezidivraten auf. Daher hat sich inzwischen die **minimalinvasive Zystenentdachung** („Deroofing“) via Laparoskopie etabliert. Eine breite Entdachung ermöglicht das dauerhafte Abfließen des Zystensekrets in das Peritoneum und die dortige Resorption. Wird eine zusätzliche Omentumplombe in die Zystenhöhle platziert, kann die Rezidivrate möglicherweise weiter reduziert werden. Als bekannte **Komplikation** kann es zur Verletzung von Gallenwegen kommen mit Ausbildung einer postoperativen Gallefistel.

Bei multiplen Zysten liegt möglicherweise auch eine **Zystenleber** (polyzystische Leber) vor. Sie kann sowohl sporadisch als auch im Rahmen einer genetisch bedingten autosomal dominanten polyzystischen Nierenerkrankung (ADPKD) auftreten. Die Zystenleber kann einen deutlich komplexeren Erkrankungsverlauf als die unkomplizierte Leberzyste aufweisen und sollte daher in einem Leberzentrum behandelt werden. Hier kann es aufgrund massiver Organausdehnung gegebenenfalls notwendig werden, eine Leberteilresektion durchzuführen. In seltenen Fällen ist sogar eine Lebertransplantation notwendig.

LITERATUR

Ionski WC, Campbell MS, Faust T, Metz DC. Successful aspiration and ethanol sclerosis of a large, symptomatic, simple liver cyst: case presentation and review of the literature. World J Gastroenterol. 2006; 12(18): 2949–2954.

Wörns MA, Kloeckner R, Marquardt JU. Gutartige Lebertumoren. Gastroenterologie up2date. 2016; 12(01): 55–71.

KASUISTIK

Eine 62-jährige Patientin kommt mit dem Verdacht auf eine inkarzerierte Nabelhernie in die Rettungsstelle. Im Rahmen der notfallmäßigen Versorgung zeigt sich unklarer Aszites im Bauch. Zudem kommt es zu einer massiven Blutung aus der rekanalisierten Vena umbilicalis. Die anschließende Diagnostik zeigt eine fortgeschrittene Leberzirrhose mit ausgedehnten Umgebungskreisläufen, mutmaßlich basierend auf einem chronischem Alkoholabusus.

Die hier vorliegende portale Hypertension zeigt einen erhöhten Druck im Pfortadersystem, der sich indirekt mittels interventioneller Messung als Druckgradient zwischen Lebervenen und Pfortader ableiten lässt (HVPG – „hepatic vein pressure gradient“). Ein Gradient von > 5 mmHg gilt als portale Hypertension und ein Wert > 10 mmHg als klinisch relevanter Pfortaderhochdruck. Bekannte Symptome sind unter anderem ein Hypersplenismus mit Splenomegalie und Thrombozytopenie sowie das Ausbilden von portokavalen Umgehungskreisläufen und Aszites. Meist liegt der portalen Hypertension eine Leberzirrhose zugrunde. Patienten mit manifestem Pfortaderhochdruck haben ein deutlich erhöhtes perioperatives Risiko.

Welche der nachfolgenden Aussagen trifft für die portale Hypertension nicht zu?

a) Die Ursache für die portale Hypertension kann prähepatisch, intrahepatisch und auch posthepatisch sein.
b) Ein akutes Rechtsherzversagen kann zu einer portalen Hypertension führen.
c) Im Rahmen des Pfortaderhochdrucks werden auch andere Organsysteme beeinträchtigt. Beschrieben sind beispielsweise das hepatorenale Syndrom und die portopulmonale Hypertension.
d) Durch die Entstehung von Umgehungskreisläufen können Ösophagusvarizen entstehen, die bei fortschreitendem Prozess eine lebensbedrohliche Blutung verursachen können.
e) Die einzige Therapieoption ist die chirurgische Anlage eines portokavalen Shunts.

Die Aussage e trifft nicht zu.
Der physiologische Druck in der Pfortader beträgt 5–8 mmHg, mit einem portalen Minutenvolumen von maximal 900 ml. Bei der Entwicklung der portalen Hypertension kann man prähepatische, intrahepatische und posthepatische Ursachen unterscheiden.

- Für die **prähepatischen Ätiologien** stellt die Pfortaderthrombose den häufigsten Grund dar.
- **Extrahepatische Portalvenenthrombosen** treten beim Erwachsenen zum Beispiel als Folge eines Hyperkoagulabilitätszustands auf (z. B. myeloproliferative Erkrankungen, APC-Resistenz, Antithrombin-III-Mangel, Protein-C- oder Protein-S-Mangel) oder aber durch eine Tumorkompression.
- Bei den **posthepatischen Ursachen** findet sich das Budd-Chiari-Syndrom als häufigster Auslöser.
- Bei den **intrahepatischen Ursachen** unterscheidet man weiters die präsinusoidale, sinusoidale und postsinusoidale portale Hypertension. In den meisten Fällen ist die Leberzirrhose die Ursache für diese Erkrankung, die dann als sinusoidale portale Hypertension beschrieben wird. Bei der sinusoidalen portalen Hypertension liegt in der Regel eine Leberfunktionsstörung vor.

Durch den erhöhten Druck im Pfortadersystem kommt es zur Ausbildung von **portokavalen Umgehungskreisläufen.** Bekannte Varianten sind die Ösophagusvarizen über die Verbindung von Magenvenen und dem distalen Ösophagus. Andere portokavale Umgehungskreisläufe können sich im Retroperitoneum (splenorenal), im Hämorrhoidalvenenplexus und auch über eine rekanalisierte V. umbilicalis (Caput medusae) ausbilden. Weitere Folgen der portalen Hypertension sind Aszites und eine teils massiv eingeschränkte Koagulation (Mangel an Gerinnungsfaktoren und Thrombozytopenie).

Neben der medikamentösen Therapie (z. B. nicht-kardioselektive Betablocker) gibt es auch die Möglichkeit einer interventionellen Entlastung mittels Anlage eines **transjugulären intrahepatischen portosystemischen Shunts (TIPS).** Letzteres Verfahren kann auch im Notfall bei nicht kontrollierbarer Varizenblutung eingesetzt werden. Hier wird perkutan ein Stent zwischen Lebervenen und Pfortader eingebracht.

Als chirurgische Therapieoption hat sich die **Lebertransplantation** bei selektionierten Patienten etabliert. Sie gilt als einziges kuratives Verfahren, da sie neben den Folgen der portalen Hypertension auch die Zirrhose als Auslöser adressiert. Als Alternative kann in seltenen Fällen auch die chirurgische Anlage eines portosystemischen Shunts sinnvoll sein (z. B. splenorenaler Warren-Shunt).

LITERATUR

Bloom S, Kemp W, Lubel J. Portal hypertension: pathophysiology, diagnosis and management. Intern Med J. 2015; 45(1): 16–26.

Hackl C, Schlitt HJ, Renner P, Lang SA. Liver surgery in cirrhosis and portal hypertension. World J Gastroenterol. 2016; 22(9): 2725–2735.

Intagliata NM, Caldwell SH, Tripodi A. Diagnosis, development, and treatment of portal vein thrombosis in patients with and without cirrhosis. Gastroenterology. 2019; 156(6): 1582–1599.

KASUISTIK

Eine 25-jährige Patientin stellt sich mit einem unklaren Lebertumor in der Sprechstunde vor. Es handelt sich um einen 8 cm durchmessenden solitären soliden Tumor. Es liegen aktuelle Schnittbilder (native MRT Oberbauch) vor. Im Befund kann zwischen einem Leberadenom und einer fokaler nodulärer Hyperplasie (FNH) nicht sicher differenziert werden. Die Patientin ist sonst gesund und nicht voroperiert. Sie nimmt keine Medikamente (außer der Antibaby-Pille) und negiert Alkoholgenuss.

5

Welche der folgenden Aussagen ist/sind in diesem Zusammenhang richtig?

a) Da nur unspezifische, relativ geringe Beschwerden bestehen, schlagen Sie der Patientin kurzfristige intermittierende Kontrolluntersuchungen vor.
b) Das Leberadenom ist ein gutartiger Lebertumor. Er bedarf keiner weiteren Therapie.
c) Zur besseren Differenzierung eignet sich eine MRT mit leberspezifischem Kontrastmittel.
d) Da ein Leberadenom entarten kann, ist eine Resektion in unklaren Fällen eine sinnvolle Option.
e) Eine FNH ist nahezu immer unkompliziert. Eine Kontrolle nach 3–6 Monaten ist sinnvoll. Eine Operation ist nur bei Beschwerden indiziert.

Die richtigen Antworten sind c, d und e.

Das **Leberzelladenom** (HCA) ist der dritthäufigste benigne Tumor der Leber und tritt vor allem beim weiblichen Geschlecht zwischen dem 15. und 45. Lebensjahr auf. Es besteht ein unmittelbarer Zusammenhang mit der Einnahme einer oralen Kontrazeption. Hieraus resultiert die klare Empfehlung zum Absetzen der Kontrazeption zum Zeitpunkt der Diagnose. Leberzelladenome können auch durch die Einnahme von anabolen Steroiden (z. B. Doping) und Glykogenspeicherkrankheiten auftreten.

Im Regelfall findet sich eine solitäre Läsen. Bei mehr als 10 Adenomen spricht von einer **Adenomatose der Leber.** Ab einem Durchmesser von > 5 cm steigen das Komplikationsrisiko mit der Möglichkeit von spontanen Blutungen oder Rupturen (bis zu 30 %) sowie die Gefahr einer malignen Entartung (ca. 5 %). Zudem werden verschiedene Subtypen der Leberzelladenome unterschieden (z. B. β-Catenin-mutiertes Adenom mit hohem Entartungsrisiko oder inflammatorischer Subtyp mit vermehrter Blutungsneigung).

Gegenüber Frauen haben Männer ein deutlich erhöhtes **Risiko für eine maligne Transformation** von Leberzelladenomen. Prinzipiell wird für Männer unabhängig von der Größe eine **Resektion** empfohlen. Bei Frauen kann nach Absetzen der Kontrazeption bei stabilen oder regredienten Läsionen < 5 cm eine Verlaufskontrolle erfolgen. Ist die Diagnose weiterhin unklar oder der Tumor > 5 cm oder progredient, wird ebenfalls eine Resektion empfohlen. Bei der Leberadenomatose sollten alle Tumoren > 5 cm reseziert werden. Zudem sollte eine **Lebertransplantation** an einem entsprechenden Zentrum diskutiert werden.

Die **fokal noduläre Hyperplasie (FNH)** gilt als zweithäufigster benigner Lebertumor. Er tritt circa achtmal häufiger bei Frauen auf, wobei ein unmittelbarer Zusammenhang mit der Einnahme von Kontrazeptiva nicht belegt ist. Meistens handelt es sich um einen Zufallsbefund zwischen dem zweiten und fünften Lebensjahrzehnt. Im Gegensatz zum Leberzelladenom finden sich in der FNH Gallengänge. In bis zu 50 % der Fälle zeigt sich eine zentrale Narbenstruktur. In der kontrastmittelverstärkten Bildgebung zeigt sich eine frühe arterielle Perfusion mit teils radspeichenartiger Konfiguration.

Aufgrund der vorhandenen Gallengänge innerhalb der FNH ist eine **MRT mit leberspezifischem Kontrastmittel** besonders gut geeignet, eine Differenzierung zum Leberzelladenom zu ermöglichen (Hyperintensität in der Exkretionsphase). Prinzipiell ist der Verlauf einer FNH fast immer unkompliziert. Während eine Ruptur sehr unwahrscheinlich ist, besteht kein Potenzial für eine maligne Entartung. Somit besteht die Indikation zur Resektion nur bei unklaren Befunden oder bei manifester klinischer Symptomatik.

LITERATUR

Wörns MA, Kloeckner R, Marquardt JU. Gutartige Lebertumoren. Gastroenterologie up2date. 2016; 12(01): 55–71.

KASUISTIK

Ein 42-jähriger Mann kommt mit unklarem Fieber, deutlich erhöhten Infektwerten, mild erhöhten Leberwerten und Oberbauchschmerzen in die Rettungsstelle. Zunächst erfolgt eine kontrastmittelverstärkte Computertomografie. Hier zeigt sich eine große Leberläsion mit Lufteinschlüssen. Es wird eine CT-gestützte Drainagenanlage durchgeführt, bei der sich putrides Sekret entleert.

Leberabszesse sind seit der Zeit von Hippokrates bekannt. Die Symptome eines Leberabszesses sind die einer Allgemeininfektion mit Fieber und Schüttelfrost bis hin zur Sepsis. Außerdem können unspezifische Symptome wie Übelkeit, Abgeschlagenheit und Gewichtsverlust und z.T. abdominale Schmerzen auftreten. Dank moderner Bildgebung gelingt es aktuell frühzeitig, Leberabszesse zu detektieren. Die Laborwerte zeigen häufig eine Leukozytose, seltener eine Hyperbilirubinämie, Hypoalbuminämie und eine erhöhte alkalische Phosphatase. Auch die Transaminasen können erhöht sein.

Welche der nachfolgenden Aussagen hinsichtlich eines Leberabszesses sind richtig?

a) Portalvenöse pyogene Abszesse entstehen häufig aufgrund von eitrigen Prozessen im Bauchraum, zum Beispiel bei Appendizitis oder Divertikulitis, und gelangen dann über die mesentericoportale Achse in die Leber.
b) Cholangitische Abszesse basieren auf einer aszendierenden biliären Infektion.
c) Arterielle pyogene Abszesse entstehen im Rahmen eines septischen Krankheitsbilds, zum Beispiel im Rahmen einer Endokarditis, und gelangen über den Blutkreislauf in die Leber.
d) Iatrogen verursachte Abszesse können aus endoskopischen Interventionen am Gallengangssystem resultieren.
e) Der häufigste Erreger eines Leberabszesses sind gramnegativ (z. B. *E. coli* oder Klebsillen)

Alle Antworten sind richtig.
Leitsymptome eines Leberabszesses sind septische Temperaturen, Hinfälligkeit, Schmerzen im rechten Oberbauch, druckschmerzempfindliche, vergrößerte Leber, Abgeschlagenheit und ein leichter Ikterus. Eine abdominale Ultraschalluntersuchung, eine CT und ggf. eine Magnetresonanzuntersuchung sind die entscheidenden bildgebenden Verfahren bei der Diagnosestellung eines Leberabszesses. Der häufigste Erreger eines Leberabszesses sind gramnegative Darmbakterien wie *E. coli* oder *Klebsiella spp.* Basierend auf einer sorgfältigen Anamnese sollten zusammen mit den Infektiologen auch seltenere Erreger wie beispielsweise eine Amöbiasis in Betracht gezogen werden.

Leberabszesse werden je nach Ätiologie in verschiedene Kategorien unterteilt:

- **Cholangitische Abszesse** (etwa bei 40 % der Fälle) basieren auf einer aszendierenden biliären Infektion. Dabei handelt es sich zumeist um multiple Abszedierungen im Gallenwegsverlauf.
- **Portale pyogene Abszesse** (etwa bei 20 % der Fälle) sind Abszesse, die aufgrund von eitrigen Prozessen im Bauchraum entstehen, z. B. bei Appendizitis oder Divertikulitis.
- **Arterielle pyogene Abszesse** entstehen im Rahmen eines septischen Krankheitsbilds. Dabei handelt es sich um eine septische, embolische Streuung.
- **Iatrogen verursachte und/oder traumatische Abszesse** können aus endoskopischen Interventionen am Gallengangssystem resultieren. Auch Interventionen wie Leberbiopsien, Tumorablationen oder perkutane transhepatische Cholangiodrainagen (PTCD) mit Verletzung der Gallenwege können Abszesse verursachen. Weitere Möglichkeiten sind superinfizierte Hämatome im Leberparenchym. Eine seltene, aber gefürchtete Komplikation sind Verletzungen der Leberarterie (z. B. nach Cholezystektomie) mit der Folge von biliogenen Leberabszessen. Dies erklärt sich über ischämische Nekrosen der rein arteriell versorgten Gallenwege.
- **Kryptogene Leberabszesse** mit unbekannter Ätiologie betreffen immer noch etwa 20 % der Fälle. Das Auftreten von Leberabszessen ist an die Virulenz der entsprechenden Keime sowie an die Abwehrkräfte, also die Immunkompetenz des Patienten, gebunden.

Neben der **antibiotischen Abschirmung,** die im Verlauf von kalkuliert auf adaptiert an die die mikrobiologischen Befunde erfolgt, ist die **perkutane interventionsradiologische Drainage** – oder die wiederholte Punktion – die primäre Therapie bei einem Leberabszess. Des Weiteren muss für einen ungehinderten Gallenabfluss in das Duodenum gesorgt werden. Im Zweifelsfall ist eine **endoskopische Papillotomie** via endoskopischer retrograder Cholangiografie (ERC), ggf. mit Stentanlage, insbesondere bei cholangitischen Abszessen, in Erwägung zu ziehen. Nicht zuletzt ist unbedingt die Sanierung der Grunderkrankung bei sämtlichen pyogenen Abszessen notwendig. In seltenen Fällen ist auch ein chirurgisches Vorgehen wie eine **Leberteilresektion** notwendig.

LITERATUR

Cai YL, Xiong XZ, Lu J et al. Percutaneous needle aspiration versus catheter drainage in the management of liver abscess: a systematic review and meta-analysis. HPB (Oxford). 2015; 17(3): 195–201.

Zerem E, Omerovic S, Kunosic S. Sonographically guided percutaneous treatment of liver abscesses in critically Ill patients. J Clin Ultrasound. 2014; 42(9): 527–533.

THEMA

Viele Patienten, für die eine Leberoperation infrage kommen würde, haben einen bestehenden Leberparenchymschaden (Steatose und/oder Fibrose oder Zirrhose). Bei Zirrhosepatienten ist das zumutbare Ausmaß der Leberresektion durch die Leberfunktion vorgegeben. Die Patienten müssen deswegen genau untersucht und ihre Leberfunktion bestimmt werden. Zur **Beurteilung der Leberfunktion** existieren unterschiedliche Scoring Systeme. Als praktikabel und valide hat sich die Child-Pugh-Klassifikation (kurz Child-Klassifikation) etabliert.

Welche der folgenden Punkte gehen in die Child-Pugh-Klassifikation nicht ein?

a) Der Bilirubinwert
b) Der Albuminwert
c) Der Quickwert
d) Die Ausbildung von Aszites
e) Das Vorliegen eines Caput medusae

5

Die richtige Antwort ist e.

In die Child-Klassifikation geht neben Bilirubin-, Albumin- und Quickwert sowie Aszites noch das Vorhandensein von neurologischen Symptomen (hepatische Enzephalopathie) ein. Die einzelnen Faktoren werden mit 1–3 Punkten belegt, und dann zeigt ein Score-System die Einteilung nach Child:

- Child A (5–6 Punkte)
- Child B (7–9 Punkte)
- Child C (10–15 Punkte)

Die Child-Klassifikation wurde nicht primär zur Evaluation einer möglichen Leberresektion erstellt. Gleiches gilt auch für den unten aufgeführten MELD-Score.

Mit dem Ansteigen des Child-Stadiums steigt auch das operative Risiko: Patienten mit gut kompensierter Leberzirrhose (Child A) vertragen eine Leberteilresektion in der Regel relativ gut. Weitere sinnvolle Parameter zur Risikoeinschätzung über den Child-Score hinaus sind die Thrombozytenzahl (< 100/nl), Splenomegalie (> 12 cm), Ösophagusvarizen und eine klinisch relevante portale Hypertension (HVPG > 10 mmHg).

Als **funktionelle Tests des Leberparenchyms** sind der sogenannte LiMax (maximum liver function capacity) und die Indocyaningrün-Clearance (ICG-Test) etabliert. Zur Planung einer Operation in Zirrhose kann zudem das **Restlebervolumen** anhand von CT- oder MRT-Bildern berechnet werden. Dieses sollte in Zirrhose den Wert von 40 % der Gesamtleber nicht unterschreiten.

Patienten mit Child-B-Zirrhose zeigen eine generelle perioperative Mortalität von bis zu 30 %. In Child-C-Zirrhosen ist eine größere Leberresektion bei perioperativer Mortalität von um die 80 % kontraindiziert.

Entsprechend dem Child-Score sind die **Kriterien der Irresektabilität** eine hepatische Enzephalopathie, ein therapierefraktärer Aszites und eine grobe Einschränkung der Lebersynthesefunktion. Weniger als 25 % der Patienten mit einer Child-B- oder Child-C-Zirrhose werden fünf Jahre nach der Diagnose noch leben.

Als einzige kurative Therapie bei manifester Leberzirrhose gilt die **Lebertransplantation.** Hier richtet sich die Indikation nach strengen Richtlinien. Für die Allokation von Spenderorgan wird derzeit der **MELD-Score** (Model for End-Stage Liver Disease) verwendet. Dieser basiert auf den drei Parametern Serumkreatinin, Bilirubin und INR (Punktwert zwischen 6 und 40). Je höher der Punktwert, desto wahrscheinlicher ist es, dass der Patient ohne eine Lebertransplantation innerhalb von drei Monaten verstirbt. Nach erfolgreicher Lebertransplantation lassen sich bei Patienten mit hepatozellulärem Karzinom (HCC) in Zirrhose 5-Jahres-Überlebensraten von bis zu 80 % erzielen. Der Stellenwert des MELD-Scores wurde zusätzlich auch im Kontext von Leberresektionen in Zirrhose analysiert. Hier zeigte sich ein möglicher Cut-off Wert bei 8 Punkten (< 8 Punkte: 0 % Mortalität; > 8 Punkte: 29 % Mortalität)

LITERATUR

Geisel D, Lüdemann L, Hamm B, Denecke T. Imaging-based liver function tests – past, present and future. Rofo. 2015; 187(10): 863–871.

Hackl C, Schlitt HJ, Renner P, Lang SA. Liver surgery in cirrhosis and portal hypertension. World J Gastroenterol. 2016; 22(9): 2725–2735.

Newman KL, Johnson KM, Cornia PB et al. Perioperative evaluation and management of patients with cirrhosis: risk assessment, surgical outcomes, and future directions. Clin Gastroenterol Hepatol. 2020; 18(11): 2398–2414.

Stockmann M, Lock JF, Malinowski M et al. The LiMAx test: a new liver function test for predicting postoperative outcome in liver surgery. HPB (Oxford). 2010; 12(2):139–146.

Wong M, Busuttil RW. Surgery in patients with portal hypertension. Clin Liver Dis. 2019; 23(4): 755–780.

KASUISTIK

In der Sprechstunde stellt sich eine therapienaive 77-jährige Patientin vor mit hepatisch metastasiertem Zökumkarzinom vor. Der Primärtumor ist zum jetzigen Zeitpunkt asymptomatisch. In der kontrastmittelverstärkten CT zeigen sich vier Lebermetastasen und ein kleiner Primärtumor mit fraglichen Lymphknotenbefall. Der Fall wird in der Tumorkonferenz besprochen und es wird eine simultane Resektion des Primarius mit Sanierung der Lebermetastasen empfohlen.

Über die Hälfte der Patienten mit kolorektalem Karzinom entwickelt im Krankheitsverlauf kolorektale Lebermetastasen (CRLM). Dabei kann es sich um synchrone (innerhalb von sechs Monaten nach Erstdiagnose) oder metachrone (> 6 Monate) Lebermetastasen (CRLM) handeln. Im Rahmen der Fernmetastasierung wird die Leber als das prognostisch entscheidende Organ betrachtet. Ohne eine aggressive Therapie zeigt sich ein medianes Überleben von 6–12 Monaten. Die Resektion der CRLM ist potenziell kurativ mit einem 5-Jahres-Überleben von 30–50 % je nach Studie. Lebermetasten werden eingeteilt in primär resektabel (ca. 10–20 % aller Läsionen), potenziell resektabel und irresektabel. Alle resektablen Lebermetasten sollten primär ohne Vorbehandlung operiert werden.

Welche der nachfolgenden Aussagen hinsichtlich Lebermetastasen bei einem kolorektalen Karzinom (CRLM) trifft nicht zu?

a) Im Rahmen des Primärstagings soll bei Verdacht auf Lebermetastasen (z. B. in der Sonografie) eine zusätzliche kontrastmittelverstärkte CT durchgeführt werden.
b) Die Thermoablation (z. B. Radiofrequenz- oder Mikrowellenablation) ist in der Therapie von Läsionen < 3 cm effektiv. Sie wird empfohlen für Patienten nach Leberresektion und/oder im reduzierten Allgemeinzustand
c) Bei nur potenziell resektablen Metastasen sollte zunächst eine neoadjuvante Therapie (Konversionstherapie) erfolgen
d) Bei Auftreten einer Lebermetastase nach einem kolorektalen Karzinom handelt es sich immer um eine systemische Krankheit, die durch Chirurgie nicht kuriert werden kann.
e) Die adjuvante systemische Chemotherapie nach R0-Resektion von Lebermetastasen gilt derzeit als nicht hinreichend gesichert

Die Aussage d trifft nicht zu.

Bei Auftreten von Lebermetastasen ist die Möglichkeit einer **chirurgischen Resektion** zu überprüfen und bei gegebener Resektabilität die operative Entfernung anzustreben. Eine 5-Jahres-Überlebensrate wird nach kurativer Resektion einer kolorektalen Lebermetastase bei etwa 30–50 % erreicht.

Bei potenziell (grenzwertig) resektablen Läsionen erfolgt dagegen zuerst eine **neoadjuvante Chemotherapie (Konversionstherapie)** mit teils sehr gutem Ansprechen unter den aktuellen Regimen. Hier kann es sogar in bis zu 25 % der Fälle zur kompletten Remission von einzelnen Metastasen kommen („vanishing liver metastasis"). Prinzipiell bleibt somit die Resektion der Goldstandard in der Therapie kolorektaler Metastasen.

Zur Planung der Therapie und Risikostratifizierung existiert zudem ein prognostischer Rechner. Der **Clinical Risk Score nach Fong** berücksichtigt fünf unterschiedliche Risikofaktoren (jeweils 1 Punkt) für eine reduzierte Prognose

1. Durchmesser der Metastase > 5 cm
2. Anzahl der Metastasen > 1
3. Krankheitsfreies Intervall < 12 Monate
4. Lymphknotenstatus positiv
5. Karzinoembryonales Antigen (CEA) > 200 ng/ml.

Die Punktzahl variiert zwischen 0 und 5 Punkten mit einem 5-Jahres-Überleben zwischen 57 % und 0 %.

Vor der Operation sollte anhand der **Bildgebung** die genaue Lokalisation der Läsion(en) und ihre Lagebeziehung zu sensiblen Strukturen (z. B. Venenstern, Leberhilus) dargestellt werden. Neben der kontrastmittelverstärkten CT kann in komplexen Fällen auch eine MRT mit leberspezifischem Kontrastmittel aufgrund der sehr guten Weichteilauflösung ergänzt werden.

Bei **Resektionen im gesunden Lebergewebe** können bis zu 80 % des Parenchyms entfernt werden (zwei verbleibende Segmente), nach Chemotherapie sollten mindestens 30 % als funktionelle Restleber verbleiben. Hier muss unbedingt auf einen Abstand von 4–6 Wochen zur letzten Chemotherapie vor der Operation geachtet werden.

Nach erfolgter Leberresektion und Erzielen einer R0-Situation wird keine adjuvante Therapie empfohlen. Die Patienten werden anschließend engmaschig nachgesorgt. Auch bei einem Rezidiv (in bis zu 70 % der Fälle) sollte eine erneute chirurgische Therapie in einem leberchirurgischen Zentrum dringend evaluiert werden.

Neben der Resektion können alternativ oder auch in Kombination **thermoablative Verfahren** wie die Radiofrequenz- oder Mikrowellenablation eingesetzt werden. Neben der reinen Intervention (z. B. CT-gestützte Ablation) können auch Resektionen mit Ablationen kombiniert werden (insbesondere bei kleineren zentralen Metastasen), um Leberparenchym zu sparen und zentrale Strukturen zu schonen. Die Läsionen sollten laut Literatur nicht größer 5 cm sein (idealerweise < 3 cm). Hier lassen sich bei guter Selektion inzwischen vergleichbare Ergebnisse zur Resektion bezüglich der Lokalrezidivrate erzielen. Vorteilhaft sind hier die periinterventionell äußerst geringe Morbidität und Mortalität und die sehr kurze Liegedauer.

Nur bei chirurgisch nicht resektablen Metastasen sollte eine **palliative Chemotherapie** durchgeführt werden. Hier haben effektive Kombinationen von klassischen Chemotherapeutika mit Antikörpern (z. B. FOLFOX-Schema mit Bevacizumab) das 5-Jahres-Überleben deutlich verbessert.

LITERATUR

Fischbach F, Ricke J, Fischbach K. Lokal ablative Therapie bei Lebertumoren. Radiologie up2date. 2017; 17: 139–156.

Leitlinienprogramm Onkologie (Deutsche Krebsgesellschaft, Deutsche Krebshilfe, AWMF): S3-Leitlinie Kolorektales Karzinom, Langversion 2.1 (Stand: 1/2019). AWMF Register-Nr. 021-007OL. www.awmf.org/leitlinien/detail/ll/021-007OL.html (letzter Zugriff: 3.10.2021).

KASUISTIK

Ein 36jähriger Mann aus dem Irak stellt sich mit unklaren Oberbauchschmerzen und Gewichtsverlust vor. Es erfolgen schließlich eine CT- und MRT-Schnittbildgebung (➤ Abb. 5.15) mit dem hochgradigen Verdacht auf eine Echinokokkose. Die Echinokokkose lässt sich in die alveoläre Echinokokkose (Echinococcus multilocularis) und die zystische Echinokokkose (Echinococcus granulosus). Beide Erkrankungen haben in Deutschland eine steigende Inzidenz. Sie sind im klinischen Alltag selten, jedoch hoch relevant. Nahezu sämtliche Primärmanifestationen finden sich für beide Entitäten innerhalb der humanen Leber. Der Mensch fungiert hier als Fehlwirt, indem er Eier der Echinokokken oral aufnimmt, welche als Larven aktiviert über den Darm in das Pfortadersystem gelangen und dann in der Leber heranwachsen.

Welche der nachfolgenden Aussagen zur Echinokokkose der Leber treffen zu?

a) Die Infektion wird durch den Hundebandwurm (Echinococcus granulosus) und durch den Fuchsbandwurm (Echinococcus multilocularis) verursacht.
b) Die Infektion mit Echinococcus multilocularis stellt aufgrund des infiltrativen Wachstums die aggressivere Form der Echinokokkose dar.
c) Echinococcus granulosus wächst vorwiegend verdrängend. Daher kommt es erst spät zur Ausbildung von Symptomen.
d) Die Diagnostik der Wahl ist für beide Echinokokkosen eine kontrastmittelverstärkte CT.
e) Eine Antikörperserologie gehört zur Routinediagnostik.

Alle Antworten sind richtig.
Die **klinische Manifestation** der Echinokokkose ist oft unspezifisch mit Völlegefühl, Inappetenz und Oberbauchschmerzen. In seltenen Fällen ist ein septischer Schock im Rahmen einer Zystenruptur beschrieben. Bei Größenprogredienz kommt es im Verlauf gelegentlich zur mechanischen intra- oder extrahepatischen Cholestase als Erstmanifestation. Häufig wird die Diagnose als Zufallsbefund gestellt. Die Unterscheidung zwischen alveolärer und zystischer Echinokokkose ist komplex und ergibt sich in der Regel aus einer Zusammenschau der bildgebenden Befunde, der Serologie und der Histopathologie.

5

Die **Abdomensonografie** kann von einem versierten Untersucher zur Diagnostik und Verlaufskontrolle eingesetzt werden. Als Goldstandard gilt die **CT** (➤ Abb. 5.15). Hier lässt sich auch insbesondere bei komplexer Lage eine gute OP-Planung durch Visualisierung der Lagebeziehung zu den Gefäßsystemen durchführen. Darüber hinaus demaskieren sich Wandverkalkungen sehr gut. Diese sind jedoch kein Ausschluss für eine noch vorhandene Vitalität der Zyste. Alternativ kann auch eine MRT durchgeführt werden. Prinzipiell muss stets auch ein thorakaler und zerebraler Befall ausgeschlossen werden. Für die zystische Echinokokkose besteht eine Klassifikation anhand radiologsicher Kriterien, welche in aktive und inaktive Zysten samt Übergangsstadien unterteilt.

Eine **serologische Untersuchung** gehört zur Routinediagnostik. Hier kann es jedoch zum einen zu Kreuzreaktionen kommen (z. B. weitere Parasiten oder Tumoren). Zum anderen ist je nach Stadium ein relevanter Anteil der Patienten seronegativ (bis zu 40 %). Eine standardisierte Histologiegewinnung wird aufgrund des Risikos einer Zystenеröffnung und Verschleppung nicht empfohlen.

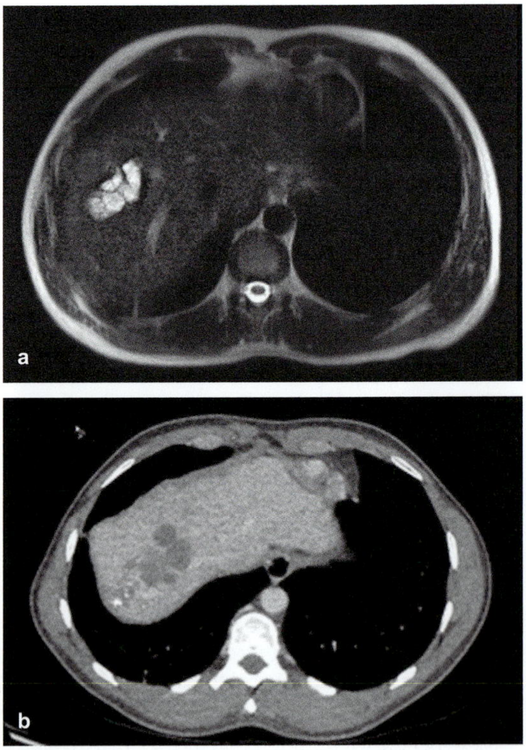

Abb. 5.15 Zystische Echinokokkose bei einem 36-jährigen Mann; a) MRT, b) CT [P1174]

Alveoläre Echinokokkose

Vor einer chirurgischen Therapie kann eine medikamentöse Therapie mit Albendazol oder ggf. Mebendazol durchgeführt werden. Nach erfolgter Resektion wird eine kontinuierliche Nachbehandlung für zwei Jahre empfohlen. Sollte keine Operation erfolgen wird eine lebenslange Therapie empfohlen. Die Resektion gilt als einzige kurative Option bei der alveolären

Echinokokkose. Diese sollte in Analogie zu einer Tumoroperation mit entsprechender Vorbereitung (z. B. Leberkonditionierung) und Sicherheitsabständen erfolgen.

Zystische Echinokokkose

Die Therapie erfolgt in Abhängigkeit vom radiologischen Zystenstadium und somit der Vitalität und der Größe der Zyste. So werden inaktive Zysten in der Regel bildgebend verlaufskontrolliert. Eine medikamentöse Therapie mit Albendazol für 3–6 Monate kann in 60–70 % der Fälle zu einer Ausheilung führen. Die Resektion kann prinzipiell in allen Stadien durchgeführt werden. Hier ist eine sparsame Resektion ohne Zysteneröffnung indiziert, insbesondere bei Zysten > 10 cm oder bei kleineren Zysten, bei denen die Alternativtherapie einer sogenannten PAIR nicht sinnvoll ist. Die PAIR beinhaltet eine Punktion (interventionell oder chirurgisch) mit anschließender Aspiration, Instillation (z. B. NaCl und Ethanol) und erneutem Absaugen (Reaspiration). Sie eignet sich besonders für aktive Zysten (< 10 cm), die unter der Albendazoltherapie nicht abgeheilt sind.

LITERATUR

Strohäker J, Nadalin S. Diagnostik und Management der intraabdominellen Echinococcus-Manifestation [Diagnostics and management of intra-abdominal Echinococcus manifestation]. Chirurg. 2019; 90(10): 823–832.

KASUISTIK

Ein 62-jähriger Patient kommt in Ihre Sprechstunde mit einem seit vier Tagen bestehenden schmerzlosen Ikterus. Die Serum-Bilirubinwerte sind um das Sechsfache erhöht. Er hat einen deutlichen Haut- und Sklerenikterus. Im Serum können die Antikörper Anti-HBs und Anti-HBc nachgewiesen werden. Das HBs-Antigen ist nicht nachzuweisen.

5

Welche der folgenden Aussagen ist in diesem Zusammenhang korrekt?

a) Der Ikterus und die Antikörperkonstellation weisen auf eine akute Hepatitis-B-Virusinfektion hin.
b) Es handelt sich um eine chronische Hepatitis-C-Virusinfektion. Die Einleitung einer medikamentösen Therapie ist notwendig.
c) Der Antikörperstatus weist auf eine abgelaufene Hepatitis-B-Virusinfektion hin. Eine akute Infektion besteht nicht, da das HBs-Antigen nicht nachzuweisen ist. Da es sich um einen schmerzlosen Ikterus handelt, sollte eine posthepatische Gallengangsobstruktion im nächsten diagnostischen Schritt ausgeschlossen werden.
d) Da der Patient klinisch keine weiteren Symptome außer diesem Ikterus aufweist, wird zunächst eine Woche lang der klinische Verlauf beobachtet. Anschließend erfolgt eine laborchemische Kontrolluntersuchung.
e) Es handelt sich um einen chronischen Leberschaden bei massivem Alkoholgenuss in letzter Zeit.

Die Antwort c ist richtig.

Bei diesem Patienten ist die Diagnose einer Infektion mit dem Hepatitis-B-Virus (HBV) negativ. Der Patient besitzt Antikörper, die auf eine abgelaufene HBV-Infektion hinweisen. Das Hepatitis-B-Antigen konnte nicht nachgewiesen werden, sodass von einer aktiven Infektion nicht auszugehen ist.

Das HBV-Virus wird im Wirtsgenom aufgenommen, und diese Inkorporation hat ein karzinogenes Potenzial. Der HBV-Infekt wird als reproduktiv (Virus-DNA kann im Serum amplifiziert werden) oder nicht reproduktiv (keine Virus-DNA im Serum auffindbar) klassifiziert. Die aktuelle Standardtherapie wird mittels **Nukleosid- oder Nukleotidanalogon** durchgeführt. Als Präparate stehen hier Entecavir und Tenofovir zur Verfügung. Sie hemmen effektiv die HBV Replikation und gelten als gut verträglich. Ältere Präparate wie Lamivudin oder Adefovir sollen aufgrund des Risikos von häufigeren Resistenzen nicht mehr primär eingesetzt werden.

Eine Behandlung mit **Interferon und Lamivudin** ist die Regel bei chronischer und aktiver Hepatitis B und fortgeschrittener Zirrhose, ist allerdings bei HBeAg-negativen Patienten kaum effektiv. Deswegen sind nicht-reproduktive Stadien des HBV-Virus keine Indikation für diese Therapie.

Das nächste diagnostische Verfahren bei diesem Patienten wäre eine **Schnittbildgebung** (z. B. Ultraschall oder kontrastmittelverstärkte CT), um eine Gallengangsobstruktion auszuschließen. Im weiteren Verlauf können auch eine MRT mit MRCP oder ggf. auch eine interventionelle **endoskopsiche retrograde Cholangiopankreatikografie** (ERCP) notwendig werden. Es sollten mittels der genannten Verfahren auch intrahepatische Läsionen wie das hepatozelluläre Karzinom bei chronischer Hepatitis B ausgeschlossen werden.

Differenzialdiagnostisch sollten noch die chronische **Hepatitis-C-Virusinfektion (HCV)** und andere Ursachen für eine chronische Lebererkrankung ausgeschlossen werden (z. B. ethyltoxische Leberzirrhose). HCV ist ein RNA-Virus, das eine Hepatitis durch Sekretion von Virusproteinen induziert, durch direkte Interaktionen mit den Wirtszellen oder indirekt über eine reaktive Entzündung. Im Unterschied zum HBV wird das Virus im Wirtsgenom nicht inkorporiert. Die Eradikation des HCV-Virus erfolgt inzwischen mittels sogenannter „direct acting antivirals“ (DAA), welche in der Regel in Kombination appliziert werden.

LITERATUR

Spearman CW, Dusheiko GM, Hellard M, Sonderup M. Hepatitis C. Lancet. 2019; 394(10207): 1451–1466.

Tacke F. Hepatitis B und D: aktuelle und zukünftige Therapien [Current and Future Therapy of Hepatitis B and D]. Dtsch Med Wochenschr. 2019; 144(8): 528–534.

THEMA

Das **hepatozelluläre Karzinom (HCC)** ist der häufigste primäre maligne Lebertumor und ist meist mit dem Vorliegen einer Leberzirrhose assoziiert. In Europa gelten als wichtigste Risikofaktoren eine chronische Hepatitis C, der Alkoholabusus und zunehmend die nicht alkoholische Fettlebererkrankung (NAFLD/NASH). Für die Prognose ist neben dem Tumorstadium auch die vorhandene Restleberfunktion entscheidend. Als einziges kuratives Verfahren für die Zirrhose gilt eine Lebertransplantation. Sie kann auch beim HCC in Zirrhose unter bestimmten Bedingungen angewandt werden und zu sehr guten Langzeitergebnissen führen. Als Alternative mit jeweils kurativem Ansatz stehen Resektionen oder Ablationsverfahren (auch interventionell) zur Verfügung.

Welche der nachfolgenden Aussagen trifft auf die Diagnostik und kurative Therapie des HCC nicht zu?

a) Zur Diagnosesicherung eines HCC bei Risikopatienten ist keine Biopsie erforderlich. Ausreichend ist eine dynamische kontrastmittelgestützte Bildgebung (Sonografie, CT oder MRT) mit typischem Kontrastverhalten (arterielle Hyperperfusion und anschließendes Auswaschen/„wash-out“).

b) Als erfüllte Mailand-Kriterien vor geplanter Lebertransplantation gelten ein solitäres HCC < 5 cm oder maximal 3 HCC < 3 cm, jeweils ohne vaskuläre Invasion und ohne Fernmetastasen.

c) Die operative Therapie (Resektion) beim hepatozellulären Karzinom ohne assoziierte Zirrhose ist der Goldstandard.

d) Als effektivste Therapie für das HCC in Zirrhose bei Ausschluss aller Kontraindikationen gilt die Lebertransplantation.

e) Der Tumormarker Alpha-Fetoprotein (AFP) sollte nicht zur Primärdiagnostik genutzt werden (niedriger Spezifität), kann aber zur Verlaufsbeurteilung hilfreich sein.

Alle Aussagen sind zutreffend.

Die Therapieempfehlungen für Patienten mit einem gesicherten HCC hängen nicht nur vom Primärstaging und der Tumorausdehnung ab, sondern werden wesentlich davon beeinflusst, ob eine parallele Leberzirrhose vorliegt und inwieweit die Leberfunktion eingeschränkt ist. Aufgrund der Komplexität der verschiedenen Therapieoptionen für die jeweiligen Patientengruppen existieren inzwischen unterschiedliche Guidelines wie die BCLC-Klassifikation (Barcelona Clinic Liver Cancer). So wird für ein solitäres HCC < 2 cm in kompensierter Zirrhose (Child A) bei Ausschluss einer portalen Hypertension die **primäre Resektion** empfohlen. Bei potenziell reduzierter Regenerationskapazität sollte das verbleibende Parenchymvolumen der funktionellen Restleber 40 % nicht unterschreiten. Durch den zunehmenden Einsatz von minimalinvasiven Techniken inklusive der roboterassistierten Chirurgie kann das operative Trauma in diesem fragilen Patientenkollektiv deutlich gesenkt werden, und es können zunehmend ausgedehntere und komplexere Eingriffe geplant werden. Als nachteilig gilt die persistierende Leberzirrhose mit dem Risiko für ein Voranschreiten der Leberfunktionsstörung sowie der Gefahr von De-novo-Tumoren in bis zu 50 % der Fälle in fünf Jahren. Trotzdem ist die Resektion eine essenzielle Therapieoption insbesondere auch im Kontext des Organmangels.

Als Alternative bei Patienten mit manifester portaler Hypertonie und einem HCC-Befall innerhalb der Mailand- Kriterien ist die Therapie der Wahl die **Lebertransplantation.** Hierzu müssen jedoch die Kriterien entsprechend der Richtlinie zur Organtransplantation der Bundesärztekammer erfüllt sein. Bei erfolgreicher Lebertransplantation nach entsprechender Patientenselektion können hier 5-Jahres-Überlebensraten von ca. 70 % erzielt werden. Während der Wartezeit auf ein Organ können zur Überbrückung *(„bridging")* sowohl eine **transarterielle Chemoembolisation (TACE)** als auch eine **Thermoablation** zur lokalen Tumorkontrolle erfolgen.

Alternativ kann insbesondere bei Begleiterkrankungen auch eine **Radiofrequenzablation (RFA) in kurativer Absicht** erfolgen. In weiter fortgeschrittenen Stadien (z. B. multilokuläres HCC oder Makrogefäßinvasion) in Child-A- und Child-B-Zirrhose werden die transarterielle Chemoembolisation oder eine systemische Therapie empfohlen. In Child-C-Zirrhose erfolgt lediglich eine bestmögliche unterstützende Behandlung („best supportive care").

LITERATUR

Bundesärztekammer: Richtlinie gemäß § 16 Abs. 1 S. 1 Nrn. 2 u. 5 TPG für die Wartelistenführung und Organvermittlung zur Lebertransplantation. Dtsch Arztebl. 2019; 116(38): A-1688/B-1396/C-1368.

Fischbach F, Ricke J, Fischbach K. Lokal ablative Therapie bei Lebertumoren. Radiologie up2date. 2017; 17: 139–156.

Leitlinienprogramm Onkologie (Deutsche Krebsgesellschaft, Deutsche Krebshilfe, AWMF): S3-Leitlinie Diagnostik und Therapie des hepatozellulären Karzinoms und biliärer Karzinome, Langversion 2.0 (Stand: 6/2021). AWMF Registrierungsnummer: 032-053OL. www.awmf.org/leitlinien/detail/ll/032-053OL.html (letzter Zugriff: 3.10.2021).

Schmelzle M, Krenzien F, Schöning W, Pratschke J. Therapie des hepatozellulären Karzinoms in der zirrhotischen und nicht-zirrhotischen Leber [Treatment of hepatocellular carcinoma in the cirrhotic and non-cirrhotic liver]. Chirurg. 2018; 89(11): 851–857.

5.7 Milzchirurgie

Matthias Pross

KASUISTIK

Eine laparoskopische Splenektomie soll bei einer idiopathischen thrombozytopenischen Purpura durchgeführt werden.

Wie sollte die Milz aus dem Abdomen entfernt werden?

a) Es muss in jedem Fall ein Bergebeutel genutzt werden.
b) Die Milz sollte fragmentiert und in Stücken durch einen 12-mm-Trokar abgesaugt werden.
c) Die Milz sollte in einen Bergebeutel gebracht, fragmentiert und dann im Bergebeutel durch eine Trokarstelle entfernt werden.
d) Die Milz sollte in einen Bergebeutel gebracht und als intaktes Organ durch eine separate Inzision geborgen werden.

Die richtigen Antworten sind a und c.

In der laparoskopischen Chirurgie besteht das Problem, dass die zu entfernenden Präparate immer größer sind als die laparoskopischen Zugangswege (Trokare). Es existieren verschiedene Techniken zur Bergung der

Präparate. Prinzipiell ist die **Bergung in einem Bergebeutel** anzustreben. Dabei sollte vor allem bei Tumorpräparaten die Bergetechnik beachtet werden, denn eine Eröffnung des Tumors muss unbedingt vermieden werden, um eine Streuung von Tumorzellen zu verhindern.

Es existiert eine Reihe von Methoden, Präparate zu bergen: zum einen die Erweiterung einer Portinzision oder eine separate Bauchdeckeninzision, zum anderen transanale oder transvaginale Bergewege. Die Benutzung eines Bergebeutels minimiert die Kontamination der Bauchhöhle und der Bauchdecke. Dies ist besonders wichtig bei Präparaten, die infiziert sind bzw. bei denen es sich um maligne Tumoren handelt.

MERKE

Die **Fragmentation von soliden Präparaten** ist nur erlaubt, wenn eine pathologische Aufarbeitung des Präparats in der Gesamtheit nicht erforderlich ist.

Wenn also eine laparoskopische Splenektomie bei einer idiopathischen thrombozytopenischen Purpura durchgeführt wird, so ist es Standard, das Präparat in einen Bergebeutel einzubringen, die Zerkleinerung der Milz im Bergebeutel vorzunehmen und dann den Bergebeutel über eine vergrößerte Portinzisionsstelle zu extrahieren. Es muss unbedingt darauf geachtet werden, dass es nicht zu einer Ruptur des Bergebeutels oder der Milz im Abdomen kommt, da sonst eine Splenosis resultieren kann.

LITERATUR

Bonnet S, Guedon A, Ribeil JA et al. Indications and outcome of splenectomy in hematologic disease. J Visc Surg. 2017; 154: 421–429.

Evangelos PM, George B, Theodore L, Anastasios M. Laparoscopic splenectomy: Current concepts. World J Gastrointest Endosc. 2017; 9: 428–437.

KASUISTIK

Bei einer 48-jährigen Patientin kommt es im Krankheitsverlauf einer chronisch myeloischen Leukämie zu Anämie, Thrombozytopenie und quälenden linksseitigen Oberbauchschmerzen. Bei symptomatischer Milz und Hyperspleniesyndrom wird interdisziplinär die Indikation zur Splenektomie gestellt.

Welche der folgenden Aussagen sind im Zusammenhang mit einem Hyperspleniesyndrom nicht korrekt?

a) Hypersplenismus ist die Bezeichnung für eine pathologisch gesteigerte Teilfunktion der Milz.
b) Eine Milzvergrößerung ist bei Hypersplenismus nicht obligat.
c) Eine traumatische Milzläsion kann eine Splenose verursachen.
d) Hypersplenismus ist häufig die erste Manifestation eines Lymphoms oder einer Leukämie.
e) Der primäre Hypersplenismus ist häufig und hat seine Ursache in intrinsischen Defekten der Blutzellreihen oder einer Autoimmunerkrankung.

Die Aussage e ist nicht korrekt.

Der Begriff des **Hypersplenismus** bezeichnet eine Verminderung peripherer zellulärer Blutbestandteile durch eine pathologisch gesteigerte Teilfunktion des Organs. Die Sequestration und Destruktion der entsprechenden Blutzellen kann, aber muss nicht durch eine vergrößerte Milz bedingt sein. Schmerzen werden durch Kapselspannung, Milzinfarkte bis hin zu Spontanrupturen verursacht.

Intrinsische Defekte oder die Bildung von Antikörpern gegen die eigenen Blutzellen, wie z. B. bei der immunthrombozytopenischen Purpura, gehen häufig ohne Milzvergrößerung mit einem Hyperspleniesyndrom einher. Liegen diese Ursachen zugrunde, handelt es sich um einen **primären Hypersplenismus.** Der wesentlich häufigere **sekundäre Hypersplenismus** wird durch Lebererkrankungen mit portaler Hypertension oder durch einen Tumorbefall der Milz verursacht.

Er ist häufig die erste Manifestation eines **Lymphoms** oder einer **Leukämie.** Weitere Ursachen sind entzündliche Erkrankungen (wie z. B. das Felty-Syndrom), Speicherkrankheiten (wie z. B. der Morbus Gaucher) und chronisch hämolytische und myeloproliferative Erkrankungen.

Eine traumatische Milzläsion kann zur Autotransplantation von Milzgewebe führen. Diese Vielzahl von kleinen Milzgewebeimplantaten wird als **Splenose** bezeichnet.

Hypersplenismus wurde lange durch eine Vergrößerung der Milz charakterisiert. Heutzutage ist diese morphologische Definition nicht mehr aktuell, vielmehr wird eine **funktionelle Definition** angewendet.

LITERATUR

Bonnet S, Guedon A, Ribeil JA et al. Indications and outcome of splenectomy in hematologic disease. J Visc Surg. 2017; 154: 421–429.

Lv Y et al. Hypersplenism: History and current status. Exp Ther Med. 2016; 12: 2377–2382.

THEMA

Während der letzten 20 Jahre hat sich das **Indikationsspektrum zur Splenektomie** bei hämatologischen Erkrankungen gründlich geändert.

Welche der folgenden hämatologischen Krankheiten wird in der Regel nicht (mehr) durch die Splenektomie behandelt?

a) Myelofibrose
b) Idiopathische thrombozytopenische Purpura (ITP)
c) Hereditäre Sphärozytose
d) Autoimmunhämolytische Anämie vom Wärme-Typ
e) Pyruvatkinasemangel

Die richtige Antwort ist a.

Eine **Myelofibrose** bedingt nur selten die Indikation zur Splenektomie. Die Myelofibrose ist eine myeloproliferative Erkrankung unbekannter Ursache, die eine massive Splenomegalie verursacht. Wegen der progressiven Myelofibrose findet die extramedulläre Hämatopoese hauptsächlich in der Milz, in der Leber und in den langen Knochen statt. Die Splenektomie ist nur bei therapieresistenter Hämolyse, bei lebensbedrohlicher Thrombopenie und bei blutenden Ösophagusvarizen indiziert.

Eine **Indikation zur Splenektomie** ist prinzipiell in vier Situationen gegeben:

- Zur Behandlung einer Erkrankung, bei der Blutzellreihen in der Pulpa zerstört werden
- Zur Behandlung einer monströsen Splenomegalie und eines Hyperspleniesyndroms
- Zum Staging eines Morbus Hodgkin (selten)
- Zur Klärung einer unklaren Splenomegalie mit unspezifischen hämatologischen Veränderungen.

Die häufigste Indikation zur Splenektomie beim Erwachsenen stellt die **idiopathische thrombozytopenische Purpura (ITP)** dar. Die ITP wird durch eine ausgeprägte Thrombozytopenie, Megakaryozytose und stark verkürzte Plättchenüberlebenszeit charakterisiert. Die Krankheit kann nicht nur idiopatisch – wie ihr Name es vermuten lassen würde –, sondern auch sekundär bei lymphoproliferativen Erkrankungen, z. B. nach Medikamenteneinnahme, auftreten. Eine dauerhafte Remission lässt sich bei etwa 80–90 % der Patienten mit der Splenektomie erzielen. Es findet sich eine Assoziation zwischen ITP und AIDS. HIV-positive Patienten sollten nur bei transfusionsbedürftigen Blutverlusten splenektomiert werden. Bei diesen Patienten könnte die Infektanfälligkeit nach Splenektomie gesteigert sein. Die ITP darf nicht mit der thrombotischen thrombopenischen Purpura (TTP) verwechselt werden.

Weitere häufige Indikationen stellen die **Sphärozytose** und der **Pyruvatkinasemangel** als Ursache einer Anämie dar. In der Gruppe der autoimmunhämolytischen Anämien wird die **Anämie vom Wärme-Typ** nach fehlgeschlagenem konservativem Therapieversuch erfolgreich durch Milzexstirpation behandelt.

Im Fall dieser Systemkrankheiten darf nicht versehentlich Milzgewebe zurückbleiben. Eine Verletzung der Milzkapsel muss unbedingt vermieden werden. Die Operation schließt die Suche und Entfernung von Nebenmilzen ein. Nur eine systematische chirurgische Exploration garantiert eine niedrige Rezidivrate. Zur Identifikation von Nebenmilzen können Radionuklidstudien mit markierten Erythrozyten oder Plättchen erforderlich sein.

LITERATUR

Bonnet S, Guedon A, Ribeil JA et al. Indications and outcome of splenectomy in hematologic disease. J Visc Surg. 2017; 154: 421–429.

Iolascon A et al. Recommendations regarding splenectomy in hereditary hemolytic anemias. Haematologica 2017; 102: 1304–1313.

THEMA

Im Rahmen **onkologischer Operationen** im Oberbauch erfordert die enge topografische Beziehung der Milz zu Organen im linken Oberbauch häufig auch die Splenektomie.

Welche Aussagen sind in diesem Zusammenhang richtig?

a) Die Splenektomie ist eine operationserleichternde Maßnahme und wird routinemäßig bei Eingriffen am Magen und Pankreasschwanz durchgeführt.
b) Mehr als 15 % aller Splenektomien haben operationstechnische Gründe.
c) Bei direkter Tumorinfiltration der Milz schließt die En-bloc-Resektion bei Malignomen des Magens, des Kolons, der Nieren und der Nebennieren sowie des Pankreasschwanzes das Organ mit ein. Ziel dieser Eingriffe ist die R0-Resektion.
d) Bei Magenkarzinomen soll generell eine Milzexstirpation durchgeführt werden, um Hiluslymphknoten komplett zu entfernen.
e) Die Splenektomie steigert die perioperative Morbidität und Mortalität. Im Zusammenhang mit einer Magenresektion ist sie ein wichtiger negativer Risikofaktor für postoperative Komplikationen.

Die richtigen Antworten sind b, c und e.

Operationstechnische Gründe sind bei Erwachsenen für mehr als 15 % aller Milzverletzungen verantwortlich. Sie ereignen sich überwiegend bei Eingriffen am Magen oder bei der Mobilisation der linken Kolonflexur. Durch die Splenektomie wird die perioperative Morbidität und Mortalität des Eingriffs deutlich erhöht. Deshalb gilt es heute als unverantwortlich, Splenektomien als operationserleichternde Maßnahmen durchzuführen. Iatrogene Milzläsionen sollten nach Möglichkeit durch geeignete operative Techniken behoben werden.

Eine Indikation zur **onkologisch geplanten Milzentfernung** besteht dort, wo das Therapieergebnis verbessert werden kann. Das ist immer dann der Fall, wenn eine R0-Resektion bei vorliegendem Tumorbefall der Milz erreicht wird. Die Prognose sowohl für das Magenkarzinom wie auch das Kolonkarzinom ist dann signifikant besser. Dagegen ist der Einsatz der **Splenektomie im Rahmen der D-II-Lymphknotendissektion** für das Magenkarzinom ungeklärt. Sie kann nicht generell, auch nicht bei Karzinomen des proximalen Drittels, empfohlen werden. Nur für ausgedehnte Magenkarzinome wird die Splenektomie propagiert.

Die Splenektomie stellte sich in der holländischen Magenkarzinom-Studie als der wichtigste Risikofaktor heraus. Neben Morbidität und Mortalität stieg auch die Zahl der Anastomoseninsuffizienzen und der septischen Komplikationen. Andere Arbeitsgruppen berichten sogar von einer verschlechterten Langzeitüberlebensrate splenektomierter Patienten.

LITERATUR

Gastinger I et al. Bedeutung der Splenektomie im Rahmen der operativen Behandlung des Magenkarzinoms. Chirurg. 2020; 91: 502–510.

Shi N et al. Splenic preservation versus splenectomy during distal pancreatectomy: a systematic review and meta-analysis. Ann Surg Oncol. 2016; 23: 365–374.
Son SY et al. Spleen-preserving lymphadenectomy versus splenectomy in laparoscopic total gastrectomy for advanced gastric cancer. Surg Oncol. 2017; 26: 207–211.
Songun I et al. Surgical treatment of gastric cancer: 15-year follow-up results of the randomised nationwide Dutch D1D2 trial. Lancet. 2010; 11[5]: 439–449

THEMA

Die **chirurgischen Techniken an der Milz** haben mit der Entwicklung der minimal-invasiven Techniken und neuer chirurgischer Instrumente heutzutage eine große Vielfalt erfahren.

Welche wesentlichen Aussagen sind in diesem Zusammenhang richtig?

a) Eine notfallmäßige Entfernung einer stark blutenden Milz erfolgt am sichersten in offener Technik. Durch den Einsatz von Klammernahtgeräten unmittelbar über der Spitze des Pankreasschwanzes werden die Gefäße komplett und schnell verschlossen.
b) Bei der elektiven Splenektomie sollte die A. lienalis direkt am Abgang aus dem Truncus coeliacus unterbunden werden. Die arterielle Ligatur verringert wirkungsvoll den Blutfluss, besonders in großen Milzen.
c) Die häufigste und am besten geeignete Indikation zur laparoskopischen Splenektomie ist die idiopathische thrombozytopenische Purpura.
d) Milzteilresektionen sind durch die segmentale Gefäßversorgung möglich. Sie werden für Milzverletzungen und für benigne Erkrankungen empfohlen.

5

Die richtigen Antworten sind c und d.

Die **notfallmäßige Milzexstirpation** geschieht zweckmäßig durch eine Mobilisation und Vorverlagerung der Milz in Höhe der Bauchdecke. Der Blutverlust wird durch eine Bauchtuchtamponade und durch die digitale Kompression mit der linken Hand minimiert. Pankreasschwanz und -korpus sind für den Geübten leicht zu mobilisieren. Der Gefäßstiel wird unter direkter Sicht präpariert. So werden somit zusätzliche Verletzungen sowohl des Pankreasschwanzes als auch der Nachbarorgane verhindert.

Die **elektive Splenektomie** beginnt mit der Durchtrennung des Lig. splenocolicum und der Eröffnung der Bursa omentalis. Eine frühe Ligatur der A. lienalis, entweder im Milzhilus oder am Pankreasoberrand spart Blut, insbesondere bei einer pathologisch vergrößerten Milz. Eine abgangsnahe Ligatur der A. lienalis sollte verhindert werden, weil dadurch Mangeldurchblutungen des Pankreas resultieren können. Eine subtile Operationstechnik vermeidet die Verletzung von Nachbarorganen. Dabei ist dem Pankreasschwanz und dem Magenfundus besondere Aufmerksamkeit zu widmen.

Die **laparoskopische Splenektomie** gehört inzwischen zur chirurgischen Routine. Jedoch ist die elektive laparoskopische Splenektomie keine häufige Option. Die Hauptindikationen sind benigne hämatologische Erkrankungen. Etwa 60 % der laparoskopischen Splenektomien wurden bei der idiopathischen thrombozytopenischen Purpura durchgeführt. Weitere häufige Indikationen sind die hereditäre Sphärozytose (9 %) und die autoimmunhämolytische Anämie (5 %). Für maligne Erkrankungen wird der Stellenwert der Splenektomie kontrovers diskutiert. Die Technik der laparoskopischen Milzexstirpation ist gegenwärtig noch nicht standardisiert. Sie gilt als aufwändig und ist für Riesenmilzen ungeeignet. Die Gefahr einer lebensbedrohlichen intraoperativen Blutungskomplikation hat einer weiteren Verbreitung der Technik entgegengewirkt. Inzwischen liegen auch größere Serien laparoskopischer Splenektomien vor, die die Sicherheit und die Effizienz der Methode für benigne hämatologische Erkrankungen belegen. Potenzielle Nachteile des laparoskopischen Eingriffs sind exzessive Blutung, Splenose und die Präparatebergung (durch Morcellement).

Milzteilresektionen sind wegen der Segmentanatomie erfolgreich. Die prähiläre Gefäßarchitektur ist präparatorisch darzustellen und die zuführenden Segmentarterien sind gezielt zu dissezieren. Die Parenchymdurchtrennung ist wiederum möglichst in Bauchdeckenhöhe vorzunehmen, wobei Ultraschalldissektor und Wasserstrahl-Jet die Präparation demarkierten Gewebes erleichtern. Eine Milzteilresektion wird sehr selten durchgeführt. Die Indikationen sind vorwiegend im Kindesalter bei gutartigen Erkrankungen, hier ist der Erhalt von Milzgewebe für die weitere funktionelle Entwicklung von Bedeutung.

LITERATUR

Costi R et al. Partial splenectomy: Who, when and how. A systematic review of the 2130 published cases. J Pediatr Surg. 2019; 54: 1527–1538.

Esposito F et al. Partial splenectomy: A case series and systematic review of the literature. Ann Hepatobil Pancreat Surg. 2018; 22: 116–127.

Evangelos PM, George B, Theodore L, Anastasios M. Laparoscopic splenectomy: Current concepts. World J Gastrointest Endosc. 2017; 9: 428–437.

KASUISTIK

Ein junger Mann wird nach einem Fahrradsturz in die Klinik eingeliefert. Er zeigt in der klinischen Untersuchung eine Prellmarke durch den Fahrradlenker im Bereich des Oberbauchs und klagt über Bauchschmerzen. Frakturen konnten ausgeschlossen werden.

In der abdominalen Sonografie zeigt sich deutlich freie Flüssigkeit, der Patient ist hämodynamisch stabil. Nach abschließender Diagnostik wird die Indikation zur Splenektomie bei Milzruptur gestellt

Die Splenektomie bei isolierter traumatischer Milzruptur weist eine Letalität von etwa 5 % auf, die auf 25 % bei polytraumatisierten Patienten steigt. Die Mortalität nach hämatologischer Splenektomie ist fast ausschließlich von der Grundkrankheit abhängig.

Welches sind mögliche Komplikation in der frühen postoperativen Phase ?

a) Blutung
b) Pankreasschwanzfistel und Pankreatitis
c) Postsplenektomie-Sepsis
d) Pleuraerguss
e) „Milzfieber“

Die richtigen Antworten sind a, b und d.

Komplikationen in der frühen postoperativen Phase sind selten. Der Milzhilus ist anatomisch am Pankreasschwanz lokalisiert, daher kann es hier zu einer **Blutung** oder **Pankreasfistel** kommen. Operationstechnisch ist darauf zu achten, dass der Pankreasschwanz nicht verletzt wird während der Splenektomie. Die milzversorgenden Gefäße sollten mit einem Vaskularklammernahtgerät oder sicheren Ligaturen (Durchstichligaturen) versorgt werden. Ein Pleuraerguss links kann reaktiv nach einer Splenektomie auftreten. Bei einem linksseitigen Pleuraerguss nach Splenektomie ist immer eine lokale Komplikation unterhalb des Zwerchfells auszuschließen (z. B. ein postoperativer Abszess).

MERKE

Die am meisten gefürchtete Komplikation nach Splenektomie ist die **Postsplenektomie-Sepsis** (OPSI, *overwhelming post-splenectomy infection*). Diese tritt aber zumeist nicht in der frühen postoperativen Phase auf.

Klinisch entwickelt sich dieses Krankheitsbild mit grippeähnlichen Symptomen. Nach 1–2 Tagen kann sich das Vollbild eines septischen Schocksyndroms ausbilden. Das Krankheitsbild wird am häufigsten während der ersten drei Jahre nach Splenektomie beobachtet, tritt aber auch nach einem Intervall von bis zu 15 Jahren auf. Typischerweise werden aus den Blutkulturen Meningokokken, Pneumokokken, Haemophilus influenzae sowie Escherichia coli isoliert.

Das Risiko einer letalen Sepsis nach Splenektomie ist abhängig von der Indikation. Bei inzidenzieller Splenektomie beträgt das Risiko 3–5 % und steigt nach traumabedingter oder hämatoonkologischer Erkrankung bis auf 20 % an. Eine ggf. vorhandene portale Hypertension erhöht immer das Operationsrisiko, in seltenen Fällen ist sie sogar eine Kontraindikation zur Splenektomie.

Nach einer Splenektomie ist eine **Hyperthermiephase („Milzfieber")** zu erwarten. Bei allen übrigen aufgeführten Komplikationen handelt es sich um unmittelbare Risiken nach Splenektomie. Sie sind abhängig von spezifischen Gegebenheiten wie Grunderkrankung, Milzgröße, Alter und Nebenerkrankungen.

Intraoperativ kann es zu Verletzungen der linken Kolonflexur, des Pankreasschwanzes und der großen Kurvatur des Magens kommen.

In der OP-Aufklärung müssen die Patienten auf eine mögliche **postoperative Immunabwehrschwäche** aufmerksam gemacht werden, z. B. sollten sie wegen einer erhöhten Anfälligkeit für Malaria Tropenreisen vermeiden.

LITERATUR

Buzele R, Barbier L, Sauvert A, Fantin B. Medical complications following splenectomy. J Visc Surg. 2016; 153: 277–286.
Radkowiak D et al. 20 years' experience with laparoscopic splenectomy. Single center outcomes of a cohort study of 500 cases. Int J Surg. 2018; 52: 285–292.

KASUISTIK

Eine 50-jährige Frau hatte vor drei Jahren eine traumatische Milzruptur bei einem Verkehrsunfall erlitten. Es musste die Milz entfernt werden. Der klinische Verlauf war normal, sie konnte schnell entlassen werden, und der Rekonvaleszenzprozess verlief regelrecht. Sie arbeitet in ihrem Beruf und das Leben verläuft normal. Bei den Besuchen des Hausarztes fallen aber Blutbildveränderungen auf. Sie hat eine Leukozytose und immer erhöhte Thrombozytenwerte. Dabei ist die Frau klinisch völlig unauffällig.
Infolge einer Milzexstirpation kommt es regelmäßig zu hämatologischen Effekten, wie Lymphozytose, Leukozytose oder Thrombozytose mit einer Erhöhung der Blutviskosität.

Welche Aussagen sind im Zusammenhang mit einer Milzexstirpation nicht richtig?

a) Eine Milzexstirpation hat für den Erwachsenen in der Regel nur geringe klinische Konsequenzen.
b) Nach Splenektomie besteht eine lebenslange subklinische Beeinträchtigung der Infektabwehr.
c) Eine Impfung ist nur präoperativ sinnvoll. Das Ziel ist eine lebenslange Immunität.
d) Thrombozytenaggregationshemmer sollen bei der postoperativen Thrombozytose zur Vermeidung einer Thrombembolie verordnet werden.
e) Antibiotikaprophylaxe und polyvalente Impfstoffe mindern das Postsplenektomie-Sepsis-Risiko deutlich.

Die Aussage c ist nicht korrekt.
Im Fall einer **notfallmäßigen Splenektomie** sollte die Vakzinierung 2–4 Wochen danach vorgenommen werden. Perioperativ erhalten die Patienten eine Antibiotikaprophylaxe (z. B. Ampicillin, Mezlocillin). Nach etwa fünf Jahren wird die Boosterung empfohlen. Mit diesem Vorgehen wird die Gefahr einer Postsplenektomie-Sepsis deutlich gemindert.

Bei einer **elektiven Splenektomie** erfolgt 2–4 Wochen präoperativ eine Impfung mit Pneumovax®.

Nach einer Splenektomie werden initial Thrombozytenzahlen von > 1 Mio. Plättchen/µl beobachtet. Bei einer Thrombozytenzahl von mehr als 500.000/µl sollte Acetylsalicylsäure (100 mg/Tag) zur **Thrombembolieprophylaxe** verordnet werden. Die Datenlage dazu ist nicht eindeutig, einige Autoren beschreiben einen positiven Effekt zur Vermeidung einer Pfortaderthrombose. Im klinischen Alltag scheint der Nutzen zu überwiegen.

Obwohl eine Milzexstirpation für den Erwachsenen in der Regel nur geringe klinische Konsequenzen hat, fällt der IgM-Spiegel und die Infektanfälligkeit ist gegenüber der Normalbevölkerung deutlich erhöht.

LITERATUR

Engelhardt M, Haas PS, Theilacker C et al. Prävention von Infektionen und Thrombosen nach Splenektomie oder bei Funktionsverlust der Milz. DMW 2009; 134: 897–902.

Rubin LG, Schaffner W. Clinical practice. Care of the asplenic patient. N Engl J Med. 2014; 371: 349–356.

KASUISTIK

Während einer linksseitigen Hemikolektomie bei einer 78-jährigen Patientin kommt es bei der Mobilisation der linken Kolonflexur zu einem etwa 3 cm langen und 1 cm tiefen Einriss des unteren Milzpols. Die Patientin hatte vor zwei Jahren einen Myokardinfarkt. Der Hämoglobinwert betrug bei OP-Beginn 8,2 mmol/l und der Hämatokrit 34 %.

Welches weitere operative Vorgehen ist adäquat?

a) Aufgrund des Alters und des anamnestisch bekannten Myokardinfarkts erfolgt sofort eine Splenektomie zur sicheren Blutstillung.
b) Es wird eine untere Polresektion der Milz vorgenommen.
c) Eine heiße Bauchtuchtamponade ist ausreichend.
d) Konsequente und dauerhafte Blutstillung, z. B. durch Naht, Fibrinklebung oder Lichtkoagulation. Gelingt das nicht ohne Blutverlust, so erfolgt eine Splenektomie.

5

Die richtige Antwort ist d.

In der Chirurgie des kolorektalen Karzinoms wird die Inzidenz akzidenzieller Milzverletzungen mit 1,4 % angegeben. Dies ist assoziiert mit einer deutlich erhöhten Gesamtmorbidität (47–50 %). Ein Verlust der Milz führt zu einer Beeinträchtigung der humoralen und zellulären Immunantwort bis hin zum gefürchteten OPSI-Syndrom.

Bei jeder iatrogenen Milzläsion stellt sich die Frage, ob das Organ erhalten werden kann. Bei der Entscheidung zum **Organerhalt** müssen das Verletzungsausmaß, die spezielle Patientensituation, das Risiko eines erhöhten Transfusionsbedarfs und die individuelle Reparationstechnik gegeneinander abgewogen werden. Im vorliegenden Fall ist zu berücksichtigen, dass ein erfolgloser Erhaltungsversuch den iatrogenen Schaden für die Patientin verschlimmern würde. In solchen Fällen ist gemäß dem Grundsatz „Milzerhaltung ja, aber nicht um jeden Preis" zu verfahren.

Bei einer ausreichend mobilisierten Milz lässt sich bei guter Exposition die meist **oberflächliche Verletzung der Milzkapsel** gut kontrollieren. Dabei kommen alle modernen technischen Möglichkeiten (Naht, Fibrinklebung, Kollagenvlies, Argon-Beamer, Infrarotkoagulation u. a.) zum Einsatz. Gelingt es nicht, die Blutstillung ohne Hypotension und Transfusion in kürzester Zeit herbeizuführen, ist die **Splenektomie** vorzuziehen. Um die Gefahr eines OPSI-Syndroms zu begrenzen, sollte die Patientin zwei Wochen postoperativ in Abhängigkeit vom Verlauf eine Impfung erhalten.

Milzteilresektion und **Bauchtuchtamponade** sind wegen des potenziellen Blutverlusts und der daraus erwachsenden Konsequenzen nicht geeignet, um eine sofortige sichere und dauerhafte Blutstillung zu gewährleisten.

LITERATUR

Holubar SD et al. Splenic salvage after intraoperative splenic injury during colectomy. Arch Surg 2009, 144: 1040–1045.

Masoomi H, Carmichael JC, Mills S et al. Predictive factors of splenic injury in colorectal surgery: data from the nationwide inpatient sample, 2006–2008. Arch Surg. 2012; 147: 324–329.

Steinert R, Depel M, Schmidt A et al. Iatrogene Milzverletzungen in der kolorektalen Karzinomchirurgie – Einfluss auf das onkologische Langzeitergebnis. Chirurg. 2014; 85: 812–817.

5.8 Pankreaschirurgie

Jens Strohäker, Alfred Königsrainer und Markus Quante

KASUISTIK

Eine 53-jährige Patientin stellt sich nachmittags am zweiten Weihnachtsfeiertag in der Notaufnahme vor, nachdem sie seit dem Verzehr eines Gänsebratens am Vortag einmalig erbrochen und seither progrediente krampfartige Oberbauchschmerzen habe. In der klinischen Untersuchung zeigen sich ein Sklerenikterus und ein prall-elastisches Abdomen. Sie veranlassen eine entsprechende Labordiagnostik.

Welche Aussage zur Amylase- und Lipasebestimmung trifft nicht zu?

a) Bei akuten Oberbauchschmerzen sind mindestens dreifach erhöhte Amylase- und Lipasewerte deutliche laborchemische Hinweise auf eine akute Pankreatitis bzw. auf den akuten Schub einer chronischen Pankreatitis.
b) In Einzelfällen können bei akuter Pankreatitis normale Amylasewerte beobachtet werden.
c) Amylase- und Lipasebestimmungen sind als Screeninguntersuchungen für das Vorliegen einer Pankreaserkrankung gut geeignet.
d) Extrapankreatische Erkrankungen können zu einem Amylase- und Lipaseanstieg im Blut führen.
e) Die Bestimmung der Amylase und Lipase ist bei Patienten mit dem Verdacht auf ein Pankreaskarzinom nicht sinnvoll.

Die Aussage c ist nicht korrekt.

Die **Bestimmung der Amylase- und Lipasekonzentration** im Blut ist bei Patienten mit akuten Oberbauchschmerzen für den laborchemischen Nachweis einer akuten Pankreatitis oder des akuten Schubs einer chronischen Pankreatitis gut geeignet. Mindestens dreifach erhöhte Werte beider Enzyme sprechen für eine Pankreatitis. Insbesondere bei der alkoholtoxischen Pankreatitis hat die Lipasebestimmung eine höhere Sensitivität als die Amylasebestimmung. Engmaschige Verlaufskontrollen beider Enzyme nach der Diagnosestellung einer Pankreatitis sind ohne prognostische und diagnostische Aussagekraft und daher nicht empfehlenswert.

Verschiedene extrapankreatische intraabdominale Erkrankungen können jedoch ebenfalls von einer leichten Amylase- und/oder Lipaseerhöhung begleitet sein, wobei die Enzymwerte in der Regel nicht das Dreifache der Norm übersteigen. Leichte Amylase- und Lipaseerhöhungen werden auch bei asymptomatischen Patienten in Einzelfällen beobachtet. Eine prospektive Studie aus Deutschland berichtet diesbezüglich bei insgesamt 140 (8 %) von 1.756 konsekutiv stationär aufgenommenen Patienten in der Allgemeinen Inneren Medizin von Amylase- und/oder Lipaseerhöhungen ohne zunächst erkennbare Pankreaserkrankung. Aus diesem Grund sollten Amylase- und Lipasebestimmungen nicht als **Screeninguntersuchungen** für eine Pankreaserkrankung eingesetzt werden. Unnötige und kostenintensive Folgeuntersuchungen werden so vermieden. Grundsätzlich müssen Erhöhungen beider Enzyme daher immer unter Berücksichtigung des klinischen Bildes bewertet werden.

Bei Patienten mit dem **Verdacht auf ein Pankreaskarzinom** sind Amylase- und/oder Lipasebestimmungen nicht sinnvoll, da das Ergebnis für die Abklärung der Dignität unwesentlich ist.

LITERATUR

Kiriyama S, Gabata T, Takada T et al. New diagnostic criteria of acute pancreatitis. J Hepatobiliary Pancreat Sci. 2010; 17(1): 24–36.

Lankisch PG, Doobe CC, Finger T et al. Hyperamylasaemia and/or hyperlipasaemia: incidence and underlying causes in hospitalized patients with non-pancreatic diseases. Scand J Gastroenterol. 2009; 44: 237–241.

Rompianesi G, Hann A, Komolafe O et al. Serum amylase and lipase and urinary trypsinogen and amylase for diagnosis of acute pancreatitis. Cochrane Database Syst Rev. 2017; 4: CD012010.

THEMA

Die **akute Pankreatitis** ist eine akute Entzündung der Bauchspeicheldrüse und resultiert aus einer Selbstverdauung der Drüse. In mehr als 80 % der Fälle verläuft die Entzündung mild, bei den übrigen Patienten nimmt die Krankheit einen schweren Verlauf durch die Entwicklung von pankreatischen und systemischen infektiösen Komplikationen, die in 8–35 % der Patienten zu einem letalen Ausgang führen.

KASUISTIK

(Fortsetzung) Die Labordiagnostik zeigt neben einer Hyperbilirubinämie auch eine Erhöhung der Transaminasen, der Gamma-GT sowie eine diskrete Hyperlipasämie. Ihre erweiterte Anamnese hat ergeben, dass die Patientin über die Feiertage auch Rotwein getrunken hat. Abgesehen von einer Adipositas und einer Hypertonie, welche mit einem Thiazid-Diuretikum behandelt wird, bestehen keine bekannten Vorerkrankungen.

Welche der folgenden Aussagen ist in diesem Zusammenhang nicht korrekt?

a) Die Hauptursachen der akuten Pankreatitis sind Alkoholgenuss und Gallensteinleiden.
b) Die enzymatischen Prozesse, die zur Selbstverdauung des Pankreas und des umliegenden Gewebes führen, resultieren aus der verfrühten intrapankreatischen Aktivierung der Pankreasenzyme.
c) Eine erhöhte Serum-Amylase wird bei der akuten Pankreatitis obligat erwartet.
d) Die erste Phase der schweren akuten Pankreatitis ist durch die Konsequenzen des SIRS (*systemic inflammatory response syndrome*) gekennzeichnet und kann zu einem (ggf. multiplen) Organversagen führen.
e) Die zweite Phase der schweren akuten Pankreatitis wird durch die Infektion der pankreatischen und peripankreatischen Nekrosen mit konsekutiver Sepsis charakterisiert.

5

Die Aussage c ist nicht korrekt.

Die Hauptursachen der akuten Pankreatitis sind **übermäßiger Alkoholgenuss** und die **Choledocholithiasis.** Andere Ursachen spielen eine untergeordnete Rolle: Hyperlipidämie, Hyperparathyreoidismus, Medikamente, Toxine, Virusinfektionen, Pankreastraumata und andere. Zunehmend häufiger wird eine akute Pankreatitis nach ärztlichen Eingriffen wie interventioneller endoskopischer retrograder Cholangiopankreatikografie (ERCP) oder Sphinkterotomie oder nach Oberbauchoperationen beobachtet. Fehlbildungen wie Duodenaldivertikel oder ein Pancreas divisum zählen ebenfalls zu den seltenen Ursachen.

Die Prozesse, die zur **Autodigestion des Pankreas** und des umliegenden Gewebes führen, resultieren aus der intrapankreatischen Aktivierung der Pankreasenzyme. Die Pathogenese der intrazellulären Aktivierung der Pankreasenzyme bleibt unklar und ist unabhängig von der Ätiologie der Pankreatitis. Die große Mehrheit der akuten Pankreatitiden verläuft mild und heilt ohne spezielle Therapie mit einer Restitutio ad integrum aus.

Schwere Pankreatitiden entwickeln sich in zwei Phasen: Die erste Phase ist durch das **SIRS** gekennzeichnet und führt zu einem (ggfs. multiplen) Organversagen. Charakteristisch für die zweite Phase ist die **Sepsis,** die meist in einer Infektion der Pankreas- und peripankreatischen Nekrosen ihre Ursache hat und die Haupttodesursache der akuten Pankreatitis darstellt.

Die **Diagnose der akuten Pankreatitis** kann sich schwierig gestalten, wie zahlreiche Autopsiediagnosen, aber auch unnötige Notfall-Laparotomien beim „akuten Abdomen" beweisen. Die Anamnese von Oberbauchschmerzen mit Erbrechen ist mit mehreren akuten Situationen vereinbar. Typischerweise strahlen Pankreatitis-Schmerzen gürtelförmig in den Rücken aus. Bei der klinischen Untersuchung präsentieren die Patienten einen prall-elastischen „Gummibauch", der sich deutlich vom „brettharten Abdomen" des Patienten mit einer differenzialdiagnostisch in Erwägung zu ziehenden Ulkusperforation unterscheidet.

Eine **erhöhte Serum-Amylase** wird zwar bei der akuten Pankreatitis erwartet, kann aber auch fehlen (wahrscheinlich in weniger als 10 % der Fälle). Eine lange Schmerzanamnese, Alkoholkonsum und eine Hypertriglyzeridämie senken die Sensitivität der Serum-Amylase-Bestimmung. Bei einer akuten Pankreatitis steigt in der Regel die Amylasämie innerhalb von 4–8 Stunden, erreicht einen Maximalwert nach 24 Stunden und normalisiert sich nach 8–14 Tagen. Die Gesamt-Amylase ist unspezifisch und deshalb für die Diagnose einer akuten Pankreatitis problematisch. Deshalb sollte bei Pankreatitisverdacht das **pankreasspezifische Isoenzym** bestimmt werden.

Die **Lipase-Bestimmung** ist bei der alkoholinduzierten akuten Pankreatitis sensitiver als die Amylasämie. Obwohl auch eine Hyperlipasämie für eine Pankreatitis nicht ganz spezifisch ist, schließt ein dreifach erhöhter Wert die meisten nichtpankreatischen Ursachen aus. Andere Marker wie die Pankreas-Elastase, das Trypsinogen oder das Trypsinogen-Aktivierungspeptid (TAP) stehen nicht überall für die Diagnostik zur Verfügung. Ergänzend zur Lipase-Bestimmung führt eine CT des Abdomens bei 81–95 % der Patienten zur Diagnose.

LITERATUR

Boxhoorn L, Voermans RP, Bouwense SA et al. Acute pancreatitis. Lancet. 2020; 396(10252): 726–734.
Forsmark CE, Vege SS, Wilcox CM. Acute pancreatitis, N Engl J Med. 2016; 375: 1972–1981.

KASUISTIK

(Fortsetzung) Aufgrund des Verdachts auf eine biliäre Pankreatitis mit Choledocholithiasis erfolgt eine Sonografie. Diese zeigt eine intrahepatische Cholestase. Daraufhin wird die Patientin in die Innere Medizin verlegt zur interventionellen Therapie mittels ERCP. Der Befund bestätigt sich. Es werden nach mehreren frustranen Kanülierungsversuchen multiple Konkremente und Sludge aus dem Gallengang geborgen. Nach unmittelbarer Besserung der Beschwerden unmittelbar nach der Untersuchung klagt die Patientin einen Tag später über erneut progrediente Bauchschmerzen.

Welche der folgenden Aussagen ist/sind in diesem Zusammenhang nicht korrekt?

a) Eine Pankreatitis entwickelt sich in weniger als 3 % der Fälle nach interventioneller ERCP.
b) Patientenparameter wie Alter, weibliches Geschlecht, Durchmesser des Gallengangs und frühere Pankreatitisepisoden sind Risikofaktoren.
c) Technische Faktoren wie die biliäre oder die pankreatische Sphinkterotomie, eine Ballondilatation des biliären Sphinkters, eine schwierige (traumatische) Kanülierung, wiederholte Kontrastmittelinjektionen in den Pankreasgang und mangelnde Erfahrung des Endoskopikers sind weitere Risikofaktoren.
d) Eine Klassifikation der Komplikationen post ERCP wurde von Cotton vorgeschlagen.
e) Der Einsatz von rektalen nichtsteroidalen Antirheumatika (NSAR) zur Prävention von Pankreatitiden nach ERCP scheint einen protektiven Effekt zu haben.

Die Aussage a ist nicht korrekt.

Eine **postinterventionelle Pankreatitis** entwickelt sich in 3–40 % der Fälle nach ERCP. Das Risiko ist von Patientenparametern wie Alter, weiblichem Geschlecht, Durchmesser des Hauptgallenganges und früheren Pankreatitisepisoden abhängig, aber auch von technischen Faktoren wie der biliären oder der pankreatischen Sphinkterotomie, einer Ballondilatation des biliären Sphinkters, einer schwierigen (traumatischen) Kanülierung, wiederholten Injektionen in den Pankreasgang und der Erfahrung des Untersuchers.

Cotton schlug eine **Klassifikation der Komplikationen post-ERCP** vor. Laut dieser Klassifikation bedingt eine milde Post-ERCP-Pankreatitis einen Krankenhausaufenthalt von 1–3 Nächten, eine moderate Pankreatitis von 4–10 Nächten und eine schwere Entzündung einen Aufenthalt von mehr als 10 Tagen, oder jegliche radiologische bzw. chirurgische Maßnahmen oder den Tod des Patienten.

Etwa 90 % der Fälle sind milde Pankreatitiden. 5–7 % der Patienten werden nach ERCP stationär aufgenommen, die meisten entwickeln innerhalb von sechs Stunden nach dem Eingriff Schmerzen. Die Voraussage der Komplikation ist schwierig. **Serum-Marker** wie die 4-Stunden-Amylase, die IL-6- und IL-10-Spiegel, die Serum- und Urinspiegel von Trypsinogen-2 und des Trypsinogen-2-α1-Antitrypsin-Komplexes wurden alle als nützlich in der Diagnose der Komplikation befunden. Klinische Versuche, die die **Anwendung pharmakologischer Substanzen** zur Prävention der Pankreatitiden post ERCP geprüft haben, sind weitgehend enttäuschend gewesen.

Eine aktuelle Metaanalyse aus 2020 zeigte jedoch erstmals einen präventiven Effekt von periinterventionell verabreichten rektalen NSAR und ausreichender periinterventioneller Hydrierung der Patienten.

LITERATUR

Ding X et al. Risk factors for post-ERCP pancreatitis: A systematic review and meta-analysis. Surgeon. 2015; 13(4): 218–229.

Oh HC, Kang H, Park TY et al. Prevention of post-endoscopic retrograde cholangiopancreatography pancreatitis with a combination of pharmacological agents based on rectal non-steroidal anti-inflammatory drugs: A systematic review and network meta-analysis. J Gastroenterol Hepatol. 2020; 36(6): 1403–1413.

THEMA

Die **Voraussage des Schweregrades eines Pankreatitis-Schubs** kann zum Zeitpunkt des initialen Patientenkontaktes schwierig sein. Hierfür gibt es mehrere Prognosesysteme basierend auf klinischen, laborchemischen und radiologischen Kriterien.

KASUISTIK

(Fortsetzung) Die Kollegen der Inneren Medizin diagnostizieren eine Post-ERCP-Pankreatitis. In aller Regel limitiert sich diese durch symptomatische Therapie von selbst. Bei unserer Patientin zeigt sich nun eine zunehmende Entzündungskonstellation mit weiterem Anstieg der Transaminasen und der Laktatdehydrogenase (LDH). Sie vermuten eine fortschreitende Pankreatitis.

Welche der folgenden Aussagen sind in diesem Zusammenhang nicht richtig?

a) Der Schweregrad einer Pankreatitis kann allein auf der Basis des klinischen Bildes beurteilt werden.
b) Das C-reaktive Protein (CRP) hat einen unabhängigen prognostischen Wert.
c) Die Höhe der Lipase im Serum ist ein unabhängiger prognostischer Faktor für eine Entwicklung von Nekrosen.
d) Drei oder mehr positive Kriterien im Score nach Ranson deuten auf eine schwere akute Pankreatitis hin.
e) Ein APACHE-II-Score über 8 Punkte deutet auf eine schwere Form der Pankreatitis hin.

Die Aussagen a und c sind nicht korrekt.

Der Schweregrad einer akuten Pankreatitis kann nicht allein auf der Basis des klinischen Bildes beurteilt werden.

Laborchemische Marker wie das CRP, die Neutrophilen-Elastase, Pankreatitis-assoziierte Peptide, die Interleukine 1, 6, 8, 10 und TNF-Rezeptoren können für die Prognosebeurteilung genutzt werden. Das **CRP** hat einen unabhängigen prognostischen Wert: Ein Wert über 210 mg/l an Tag 2–4 oder mehr als 100 mg/l am Ende der ersten Woche könnte so aussagekräftig sein wie Scoring-Systeme mit multiplen Parametern. Die Höhe der **Serum-Lipase** hingegen hat keinen prognostischen oder prädiktiven Wert.

Es wurden mehrere Scoring-Systeme mit klinischen, laborchemischen und radiologischen Kriterien beschrieben, um zwischen milden und schweren Pankreatitiden zu unterscheiden. Für Patienten mit akuter Pankreatitis wurden spezifische prognostische Faktoren entwickelt. Der **Ranson-Score** (PPV: 94 %, NPV: 80 %) und der **Glasgow-Score** (PPV: 57 %, NPV: 90 %) wurden gründlich evaluiert und bleiben Referenzen für die Beurteilung des Schweregrades einer akuten Pankreatitis. Drei oder mehr positive Kriterien deuten auf eine schwere Pankreatitis hin.

Nicht-Pankreatitis-spezifische prognostische Faktoren wie der **APACHE-II-Score** (Acute-Physiology-and-Chronic-Health-Evaluation-II-Score) wurden für kritisch kranke Patienten auf der Intensivstation entwickelt. Dieser Score und daraus abgeleitete Systeme (SAPS: Simplified Acute Physiology Score) sind so leistungsfähig wie die spezifischen Scores. Ein APACHE-II-Score über 8 Punkte deutet auf eine schwere Form der Pankreatitis hin. Ein multivariates Vorhersagemodell konnte die prognostische Wertigkeit des APACHE-II-Score noch übertreffen, die Patienten müssen jedoch bereits mindestens ein Organversagen ausweisen, was bereits eine Selektion schwer erkrankter Patienten darstellt.

Zusammengefasst gibt es eine Vielzahl von prädiktiven Markern und prognostischen Modellen, welche zur Voraussage des Schweregrades einer akuten Pankreatitis herangezogen werden können. Im klinischen Alltag hat sich jedoch noch kein Prognose-Score als „Goldstandard" etablieren können, sodass sich diesbezüglich auch in der Kommunikation unter ärztlichen Kollegen oftmals ein uneinheitliches Bild ergibt.

Die Computertomografie gilt als Goldstandard in der Beurteilung des Schweregrades einer Pankreatitis. **Der Balthazar-Score** basiert auf dem CT-Befund mit Kontrastmittel: Die Nicht-Kontrastierung des Pankreasparenchyms während der arteriellen Phase dokumentiert eine Nekrose, die einen schweren Schub bezeichnet, vor allem wenn mehr als 50 % der Drüse betroffen sind. Der **Ultraschall** gibt weniger verlässliche Informationen zu den pankreatischen und peripankreatischen Läsionen, ist aber notwendig, um Gallensteine zu identifizieren und ggf. auszuschließen. Diese Untersuchung kann auch zur gezielten Punktion oder Drainage nützlich sein. Die **MRT** liefert Informationen, die mit denen einer CT vergleichbar sind. Der prognostische Wert der MRT in der akuten Pankreatitis wurde jedoch noch nicht abschließend geprüft. Diese Untersuchung kommt v. a. bei Kindern zum Einsatz, um ihnen die hohe Strahlenexposition des CT zu ersparen.

LITERATUR

Leppäniemi A, Tolonen M, Tarasconi A et al. 2019 WSES guidelines for the management of severe acute pancreatitis. World J Emerg Surg. 2019; 14:27.

Zubia-Olaskoaga F. Development and validation of a multivariate prediction model for patients with acute pancreatitis in intensive care medicine. Pancreatology. 2018; 18(2): 161–167.

THEMA

Bei schwerer akuter Pankreatitis ist die Sekundärinfektion von Nekrosen die Hauptursache für eine späte Mortalität. Dennoch wird eine **Antibiotikaprophylaxe** bei schwerer akuter Pankreatitis nicht mehr empfohlen: Es gibt Bedenken, dass die routinemäßige Anwendung zu einer zunehmenden Arzneimittelresistenz oder zu multiresistenten Erregern bei pankreatischer Sepsis führt und die Behandlungskosten unnötig steigert. Es ist sogar möglich, dass die Mortalität infolge unkritischer Antibiotikaverabreichung steigt.

KASUISTIK

(Fortsetzung) Aufgrund des progredienten klinischen Verlaufs veranlassen Sie eine CT-Bildgebung. Hier zeigen sich ein peripankreatisches Ödem sowie reichlich freie Flüssigkeit. Abgekapselte Verhalte werden durch die Kollegen der Radiologie nicht beschrieben. Bei bildmorphologischem Nachweis einer Pankreatitis mit progredientem klinischem Verlauf wird die Patientin auf eine Überwachungsstation verlegt. Dort werden Sie mit der Frage nach einer antimikrobiellen Therapie konfrontiert.

Welche der folgenden Aussagen ist/sind korrekt?

a) Durch eine prophylaktische Antibiotikabehandlung kann eine sekundäre Infektion der Nekrosen verhindert werden.
b) Durch eine prophylaktische Antibiotikabehandlung kann bei schwerer akuter Pankreatitis eine Reduktion der Mortalität erreicht werden.
c) Carbapeneme und Fluorochinolone zeigen adäquate Gewebspenetrations- und bakterizide Eigenschaften, sodass sie bei infizierten Pankreasnekrosen wirksam eingesetzt werden können.
d) Der Behandlungsstandard gibt bei Patienten mit akuter nekrotisierender Pankreatitis eine prophylaktische Breitspektrumantibiotikagabe vor, z. B. mit Imipenem/Cilastatin.
e) Eine antibiotische Therapie sollte nur bei Verdacht auf eine bakterielle Infektion verabreicht werden.

Die Antworten c und e sind richtig.

Die Empfehlung zum prophylaktischen Einsatz von Antibiotika bei akuten Pankreatitiden hat in den vergangenen Jahren eine Wandlung erfahren. Demnach ist eine prophylaktische Antibiose nicht mehr indiziert.

Vielmehr wird ein **enges kontrolliertes Monitoring** empfohlen, denn es besteht ein hohes Risiko für sekundäre bakterielle Infektionen (vor allem pulmonal oder der Pankreasnekrosen). Entscheidend bleibt der Zeitpunkt des Beginns der antibiotischen Therapie. In diesem Fall empfiehlt es sich dann, ein gut gewebegängiges **Breitspektrumantibiotikum** zu verwenden.

Von den diesbezüglich getesteten Antibiotikagruppen zeigten vor allem **die Carbapeneme** (Imipenem/Cilastatin, Meropenem) und Fluorochinolone (Ofloxacin, Ciprofloxacin) adäquate Gewebspenetrations- und bakterizide Eigenschaften und können daher bei infizierten Pankreasnekrosen wirksam eingesetzt werden.

Derzeit gibt der Behandlungsstandard bei Patienten mit akuter nekrotisierender Pankreatitis eine Breitspektrumantibiotikagabe nur dann vor, wenn ein ausreichender Verdacht auf eine **bakterielle Superinfektion** besteht oder diese nachgewiesen werden konnte. Belegte Nachteile einer generellen Antibiotikaprophylaxe sind Pilzinfektionen, ein Shift von gramnegativen zu grampositiven Erregern, Allergieentwicklung, Selektion multiresistenter Erreger sowie gesteigerte Behandlungskosten. Eine generelle Antibiotikaprophylaxe bei Patienten mit milder Pankreatitis wird nicht empfohlen.

LITERATUR

Boxhoorn L, Voermans RP, Bouwense SA et al. Acute pancreatitis, Lancet 2020; 396(10252): 726–734.

Lim CL, Lee W, Liew YX et al. Role of antibiotic prophylaxis in necrotizing pancreatitis: a meta-analysis. J Gastrointest Surg. 2015; 19(3): 480–491.

Tenner S. American College of Gastroenterology Guideline: Management of acute pancreatitis. AJG 2013; 108(9): 1400–1405.

5

THEMA

Die frühe chirurgische Peritoneallavage ist bei akuter nekrotisierender Pankreatitis nicht indiziert. Hingegen hat die **endoskopische oder interventionelle Therapie** in den letzten 10 Jahren an Bedeutung gewonnen. Ebenso kann die chirurgische Nekrosektomie nach wie vor indiziert sein.

KASUISTIK

(Fortsetzung) Durch die intensivmedizinische Therapie stabilisiert sich die Patientin zunächst. Allerdings bleiben die Entzündungswerte hoch. Im Verlauf zeigen sich in der Bildgebung zunehmende konsolidierte Nekroseareale im Retroperitoneum. Die Patientin leidet an Fieberschüben, abdominalen Schmerzen und einer nur eingeschränkt möglichen Nahrungsaufnahme und Magen-Darm-Passage. Es muss eine operative Therapie erwogen werden.

Welche der folgenden Aussagen ist in diesem Zusammenhang nicht korrekt?

a) In der frühen Phase der Pankreatitis muss bei Cholangitis oder zunehmendem Ikterus eine ERCP, ggf. eine Papillotomie veranlasst werden.
b) In der späten Phase der Krankheit sollten infizierte Nekrosen im Sinne einer Herdsanierung ausgeräumt werden.
c) Der optimale Zeitpunkt zur Operation liegt in der 3. und 4. Krankheitswoche, wenn die Nekrosen im Allgemeinen gut demarkiert sind.
d) Unkomplizierte Pseudozysten sollten transgastral drainiert werden.
e) Wenn die Pseudozysten-Diagnose unsicher ist (z. B. möglicher zystischer Pankreastumor) oder wenn die Pseudozyste komplex ist, sollte chirurgisch vorgegangen werden.

Die Aussage d ist nicht korrekt.

Pseudozysten treten in weniger als 5 % der akuten Pankreatitis-Patienten auf. Pseudozysten sind peripankreatische Flüssigkeitsansammlungen, die im Verlauf eine Pseudowand (Bindegewebskapsel ohne Epithelschicht) entwickeln. Die Pseudozystenflüssigkeit zeigt normalerweise einen hohen Amylase-Gehalt und eine geringe Konzentration an Tumormarkern wie CA 19–9 und das karzinoembryonale Antigen (CEA). Wenn Pseudozysten asymptomatisch sind, an Größe nicht zunehmen und keine Komplikationen verursachen, sollte konservativ vorgegangen werden, da die Mehrheit dieser Pseudozysten sich spontan rückbilden können.

In den anderen Fällen ist eine endoskopische, perkutane oder chirurgische Drainage indiziert. Es gibt jedoch keine randomisierte Studie, die die verschiedenen Vorgehensweisen vergleicht. Allerdings ist der Erfolg jeder Therapie auch maßgeblich von den anatomischen Verhältnissen und vom Allgemeinzustand des Patienten abhängig. Insbesondere die interventionellen Verfahren unterliegen einem negativen Selektions-Bias, da schwer erkrankte Patienten bei Kontraindikationen für ein chirurgisches Vorgehen oftmals interventionell versorgt werden. Hier kann v. a. bei Patienten auf der Intensivstation eine **perkutane Drainage** Ultraschall- oder CT-gestützt erfolgen, um symptomatische peripankreatische Flüssigkeitsansammlungen, nichtkommunizierende Pseudozysten und Pankreasabszesse zu drainieren.

Die Erfolgsrate für die **endoskopische Drainage** einer Pseudozyste wird zwischen 70 und 94 % berichtet. Eine Darstellung des Pankreasgangs mittels ERCP kann nicht generell empfohlen werden. Hier konnte eine multizentrische amerikanische Studie zeigen, dass eine transpapilläre Schienung des Pankreasgangs zur Verbesserung des Abflusses und Abdichtung einer Leckage, welche die Pseudozyste unterhält, mit keinem Vorteil gegenüber der alleinigen Drainage vergesellschaftet war. Eine endoskopische Drainage bei Präsenz eines Abszesses oder nekrotischen Gewebes innerhalb der Pseudozyste wird kritisch gesehen und bedarf einer individuellen Entscheidung (sog. Nekrom oder Sequester), ebenso das Vorliegen von Magen- oder Ösophagusvarizen, einer Koagulopathie oder dicken Wand der Pseudozyste (> 1 cm). Der Einsatz des Endo-Ultraschalls (EUS) zur Bestimmung des Punktionsorts, ihrer Richtung und Tiefe reduziert die Rate der periinterventionellen Komplikationen.

Wenn die Pseudozysten-Diagnose unsicher ist (z. B. möglicher zystischer Pankreastumor) bzw. wenn die Pseudozyste komplex ist oder wenn eine Pankreasfistel besteht, sollte chirurgisch vorgegangen werden.

Entsprechend prospektiv-randomisierter Studien ist die **Notfall-ERCP** bei der akuten biliären Pankreatitis, ggf. mit Papillotomie, in der Frühphase (in den ersten 48 Stunden) indiziert, insbesondere wenn eine Cholangitis oder ein zunehmender Ikterus besteht.

LITERATUR

Boxhoorn L, Voermans RP, Bouwense SA et al. Acute pancreatitis, Lancet. 2020; 396(10252): 726–734.
Lerch M. Pancreatic pseudocysts: observation, endoscopic drainage, or resection? Dtsch Arztebl Int. 2009; 106(38): 614–621.
Yang D, Amin S, Gonzales S et al. Transpapillary drainage has no added benefit on treatment outcomes in patients undergoing EUS-guided transmural drainage of pancreatic pseudocysts: a large multicenter study. Gastrointest Endosc. 2016; 83(4): 720–729.
Yuen Bun Teoh A, Dhir V, Jin ZD et al. Systematic review comparing endoscopic, percutaneous and surgical pancreatic pseudocyst drainage. World J Gastrointest Endosc. 2016; 8(6): 310–318.

THEMA

Operative Eingriffe bei der akuten Pankreatitis haben einen festen Stellenwert, aber ein eingeschränktes Indikationsspektrum. Eine Operationsindikation in der frühen Phase der Erkrankung ist selten gegeben und unterscheidet sich von der Indikation in der Spätphase. Eine spezifische chirurgische Therapie bei akuter Pankreatitis gibt es nicht, das Vorgehen muss individuell angepasst und interdisziplinär abgestimmt werden.

Welche der folgenden Aussagen ist richtig?

a) Bei Patienten, die mit einer milden biliären Pankreatitis stationär aufgenommen werden, ist die Cholezystektomie noch während desselben Krankenhausaufenthalts angezeigt, um das Rezidivrisiko zu beseitigen.
b) Bei schwerer akuter biliärer Pankreatitis ist es üblich, die Cholezystektomie erst im Intervall nach Pankreatitisrekonvaleszenz durchzuführen.
c) Bei der akuten nekrotisierenden Pankreatitis rückt eine frühzeitige chirurgische Intervention im Sinne einer Nekrosektomie immer mehr in den Hintergrund.

d) Eine perkutane Drainage ist indiziert bei infizierten Flüssigkeitsansammlungen, insbesondere bei Pankreasabszessen.
e) Eine Nekrosektomie kann über einen transperitonealen oder retroperitonealen Zugang erfolgen.

Alle Antworten sind richtig.
Bei Patienten mit einer milden biliären Pankreatitis ist die **Cholezystektomie** noch während desselben Krankenhausaufenthalts angezeigt, um das Rezidivrisiko zu beseitigen. Bei schwerer akuter Pankreatitis wird die Cholezystektomie meist zeitverzögert als Intervall-Cholezystektomie durchgeführt. Bei Patienten mit einer hohen Wahrscheinlichkeit für eine Choledocholithiasis sollte vor der Cholezystektomie eine endoskopische Sanierung der Gallenwege erfolgen (therapeutisches Splitting).

Bezüglich der Indikation und des Zeitpunkts eines **chirurgischen Débridements** von nekrotischem Pankreasgewebe (Nekrosektomie) konnte eine frühzeitige Intervention den Krankheitsverlauf nicht verbessern. Bei früher Operation sind die Nekrosen nicht genügend demarkiert, weshalb ein erhöhtes Blutungsrisiko besteht. Der günstigste Zeitpunkt zur Nekrosektomie, allerdings nur bei Indikation wie Infektion und/oder Sepsis, scheint in der 3. und 4. Krankheitswoche zu liegen.

Neben der Möglichkeit der chirurgischen Ausräumung gibt es verschiedene Drainageverfahren, die das Therapieregime in den vergangenen 10 Jahren signifikant verändert haben: Die **perkutane Drainage** ist gerade bei infizierten Flüssigkeitsansammlungen angezeigt. Das Vorliegen von Nekroserückständen, die oft mit Flüssigkeitsansammlungen verbunden sind, erfordert den Einsatz großlumiger Drainagen (> 20 F). Hingegen ist bei sterilen Flüssigkeitsansammlungen eine Drainage nicht a priori angezeigt.

Festes Nekrosematerial erfordert ein „Step-up"-Verfahren mittels großlumiger Drainage und **videoassistierter minimalinvasiver endoskopischer Nekrosektomie.** Eine niederländische Arbeitsgruppe verglich im Rahmen der PANTER-Studie einen videoassistierten Zugang („Step-Up"-Verfahren) mit der offen-chirurgischen Nekrosektomie. Im Ergebnis zeigte sich zwar kein Unterschied im Überleben der Patienten, aber ein signifikant selteneres Auftreten von Multiorgandysfunktionen, pankreoprivem Diabetes und Hernien in der minimalinvasiven Gruppe.

Kann auch über eine videoassistierte Nekrosektomie keine definitive Sanierung erreicht werden, muss schließlich mittels **chirurgischer Nekrosektomie** und Drainage die Entfernung sämtlicher nekrotischen Materialien und Ansammlungen erfolgen. Diese kann über einen transperitonealen oder retroperitonealen Zugang erfolgen. Die Wahl des Zugangs richtet sich vor allem nach der Lokalisation der Nekrosen. Ein retroperitonealer Zugang eignet sich am besten für die seltenen Fälle von nur linksseitig ausgebildeten Nekrosen.

LITERATUR

Beyer G, Habtezion A, Werner J, Lerch MM, Mayerle J. Chronic pancreatitis. Lancet 2020; 396(10249): 499–512.
Besselink MG, van Santvoort HC, Nieuwenhuijs VB et al. Minimally invasive "step-up approach" versus maximal necrosectomy in patients with acute necrotizing pancreatitis (PANTER trial). BMC Surg. 2006; 6: 6.
Boxhoorn L, Voermans RP, Bouwense SA et al. Acute pancreatitis. Lancet 2020; 396(10252): 726–734.
Heckler M, Hackert T, Hu K et al. Severe acute pancreatitis: surgical indications and treatment. Langenbecks Arch Surg. 2021; 406(3): 521–535.
Moody N, Adiamah A, Yanni F, Gomez D. Meta-analysis of randomized clinical trials of early versus delayed cholecystectomy for mild gallstone pancreatitis. Br J Surg. 2019; 106(11): 1442–1451.

THEMA

Die **chronische Pankreatitis** ist eine heterogene Erkrankung mit Fibrosierung und Kalzifizierung, woraus „small duct" und „large duct" Pankreata resultieren können. Typisch sind ebenso eine Pankreatikolithiasis und Obstruktion des Pankreasgangs, aber auch die Bildung von entzündlichen Pseudotumoren mit Stenose des Duodenums. Ziele der chirurgischen Therapie sind primär die Linderung der Schmerzen und die Beseitigung symptomatischer Komplikationen. Es muss aber auch bedacht werden, dass eine chronische Pankreatitis als Präkanzerose gilt.

KASUISTIK

In Ihrer chirurgischen Sprechstunde stellt sich ein 39-jähriger Mann mit einer chronischen Pankreatitis vor. Er gibt an, bis vor wenigen Monaten täglich größere Mengen Alkohol konsumiert zu haben. Es sei daraufhin zu wiederholten Pankreatitisschüben gekommen. Im Rahmen dessen habe er unter einer schweren Pankreatitis gelitten und sei zwei Monate hospitalisiert gewesen. Anschließend habe er noch eine stationäre Alkoholentwöhnungstherapie durchgemacht. Trotz des erfolgreichen Entzugs leidet er unter chronisch rezidivierenden Abdominalschmerzen. In der mitgeführten Schnittbildgebung zeigt sich ein eindrückliches Bild einer chronischen Pankreatitis. Der Patient fragt Sie aufgrund seines geschilderten Leidensdrucks nach chirurgischen Therapieoptionen.

Welche der folgenden Aussagen ist in diesem Zusammenhang nicht korrekt?

a) Die Drainage und die Resektion sind die beiden möglichen Verfahren, um die o. g. Ziele zu erreichen.
b) Die Operation nach Beger ist eine duodenumerhaltende Pankreaskopfresektion.
c) Die Operation nach Frey ist eine begrenzte lokale Pankreaskopfresektion, kombiniert mit einer longitudinalen Pankreatikojejunostomie.
d) Die Operation nach Gloor ist ebenfalls eine duodenumerhaltende Pankreaskopfresektion.
e) Die pyloruserhaltende Pankreaskopfresektion ist gegenüber der duodenumerhaltenden Pankreaskopfresektion (Operation nach Beger) vorteilhafter bei der chronischen Pankreatitis.

Die Aussage e ist nicht korrekt.

Zu den allgemeinen **Indikationen für eine chirurgische Intervention** bei chronischer Pankreatitis zählen die Gallengangsstenose, die Pankreasgangstenose und die Duodenalstenose. Weitere Indikationen sind symptomatische Pseudozysten und Blutungen. Auch zum Ausschluss eines Pankreaskarzinoms kann ein operatives Verfahren indiziert sein. Schlussendlich sind therapierefraktäre Schmerzen entscheidend für Indikationen zur chirurgischen Therapie bei chronischer Pankreatitis.

Der **optimale Zeitpunkt** für ein chirurgisches Vorgehen sollte individuell für den einzelnen Patienten gewählt werden, jedoch zeigt sich in den vergangenen 10 Jahren eine Verschiebung der Expertenmeinung zugunsten eines frühen chirurgischen Vorgehens. Die Hauptargumente hierfür liegen in einer besseren postoperativen Schmerzfreiheit sowie in einer Vermeidung einer exo- und endokrinen Pankreasinsuffizienz. Zu diesem Thema ist kürzlich die erste prospektiv-randomisierte Studie erschienen. Im Rahmen des sogenannten ESCAPE-Trials wurden die Ergebnisse eines frühen chirurgischen Vorgehens mit denen eines primär interventionellen Ansatzes *(„endoscopy first")* verglichen. Im Ergebnis zeigten sich nach 18 Monaten eine bessere Schmerzfreiheit sowie eine geringere Anzahl an Eingriffen in der Gruppe der Patienten nach früher operativer Versorgung.

Die Operation bei chronischer Pankreatitis sollte eine langfristige Schmerzlinderung sichern und die lokalen Komplikationen korrigieren. Sie sollte so einfach und so sicher wie möglich bleiben und die endokrine und die exokrine Pankreasfunktion erhalten. Eine Drainage-Operation oder Resektion sind mögliche Prinzipien, um diese Ziele zu erreichen. Entsprechend sind zahlreiche Operationsverfahren beschrieben worden, bei denen entweder das eine oder das andere oder beide Prinzipien zur Anwendung kommen:

- Die **Operation nach Beger** ist eine duodenumerhaltende Pankreaskopfresektion.
- Die **Operation nach Frey** ist eine limitierte lokale Pankreaskopfresektion, kombiniert mit einer longitudinalen Pankreatikojejunostomie.
- Bei der **Operation nach Gloor** wird (wie bei der Frey-OP) das Pankreas nicht bis auf die Pfortader-Ebene durchtrennt. Die Resektion des Pankreaskopfes ist ausgedehnter als bei der Frey-Operation, aber weniger radikal als bei der Beger-OP. Im Gegensatz zur Frey-OP und in Analogie zur Beger-OP wird auf eine langstreckige Eröffnung des Pankreasgangs verzichtet.

Eine aktuelle prospektive Studie hat bei chronischer Pankreatitis die duodenumerhaltende Pankreaskopfresektion mit der partiellen Duodenopankreatektomie verglichen (ChroPac-Studie). Hier zeigten sich keine Unterschiede hinsichtlich Lebensqualität, postoperativer Pankreasfisteln sowie endokriner und exokriner Funktion.

LITERATUR

Diener MK. Partial pancreatoduodenectomy versus duodenum-preserving pancreatic head resection in chronic pancreatitis: the multicentre, randomised, controlled, double-blind ChroPac trial. Lancet. 2017; 390(10099): 1027–1037.

Issa Y. Effect of Early surgery vs endoscopy-first approach on pain in patients with chronic pancreatitis: the ESCAPE randomized clinical trial. JAMA. 2020; 323(3): 237–247.

Kempeneers MA, Issa Y, Ali UA et al.; Working Group for the International (IAP – APA – JPS – EPC) Consensus Guidelines for Chronic Pancreatitis. International consensus guidelines for surgery and the timing of intervention in chronic pancreatitis. Pancreatology. 2020; 20(2): 149–157.

Löhr J. United European Gastroenterology evidence-based guidelines for the diagnosis and therapy of chronic pancreatitis (HaPanEU). United European Gastroenterol J. 2017; 5(2): 153–199.

THEMA

Der natürliche Verlauf der chronischen Pankreatitis besteht aus **episodischen oder therapieresistenten Schmerzen** mit zunehmender endokriner und exokriner Pankreasinsuffizienz. Bei einigen Patienten mit ethyltoxischer Pankreatitis kann sich die Schmerzsymptomatik im späten Verlauf zurückbilden, wenn die Bauchspeicheldrüse atrophisch wird.

Welche der folgenden Aussagen ist in diesem Zusammenhang nicht richtig?

5

a) Das Auftreten oder die Verschlechterung von Schmerzen kann auf eine Komplikation wie eine Pseudozyste, eine biliäre, duodenale oder Kolonstenose hindeuten.
b) Etwa 50 % der Patienten werden im Verlauf ihrer Krankheit operiert, sei es zur Schmerztherapie oder zur Beherrschung einer Komplikation.
c) Viele Patienten mit chronischer Pankreatitis werden opiatabhängig.
d) In geübten Händen kann die thorakoskopische Splanchniektomie als Schmerztherapie sehr wirksam sein.
e) Ein Diabetes mellitus entwickelt sich in 10 % der Patienten mit einer chronischen Pankreatitis.

Die Aussage e ist nicht korrekt.

Ein **Diabetes mellitus** entwickelt sich in 25–80 % der Patienten mit einer chronischen Pankreatitis, und seine Behandlung kann besondere Schwierigkeiten bereiten. Obwohl die Pathogenese der **Pankreatitisschmerzen** bisher nur teilweise verstanden worden ist, wurden einige ursächliche Faktoren identifiziert:

- Erhöhter Druck im Pankreasgang (die sog. pankreatische Hypertension)
- Perineurale Entzündung (die sog. pankreatische Neuropathie)
- Erhöhte viszerale Schmerzempfindung
- Raumfordernde Läsionen (wie z. B. Pseudozysten oder Pseudoaneurysmen)
- Assoziierte Darmmotilitätsstörungen
- Entwicklung eines bösartigen Tumors

Typischerweise werden zwei **Schmerzmuster** bei der äthyltoxischen Pankreatitis beschrieben: Kurze Episoden (< 10 Tage) mit langen schmerzfreien Intervallen und chronisch persistierende Schmerzen. Das Auftreten oder die Verschlechterung von Schmerzen kann auf eine Komplikation wie eine Pseudozyste, eine biliäre, duodenale oder Kolonstenose hindeuten.

Viele Patienten mit Pankreatitisschmerzen sind Kandidaten für einen **chirurgischen Eingriff.** Die Operation lindert Schmerzen bei etwa 80 % der Operierten. Eine Schmerzlinderung wird aber vor allem bei den Patienten, die opiatabhängig geworden sind, weniger gut zu erreichen sein. Insgesamt werden etwa 50 % der Patienten im Verlauf ihrer Krankheit operiert, sei es zur Schmerztherapie oder zur Beherrschung einer Komplikation. Die Anwendung von pankreatischen Enzymen zur Schmerzbehandlung ist eine Placebotherapie. Die **Substitution mit Pankreasenzymen** ist indiziert bei exokriner Insuffizienz, klinisch erkennbar an Gewichtsverlust und fetthaltigen Durchfällen. Ein Abfall von über 90 % der Enzymproduktion ist notwendig, bevor eine Verdauungsstörung mit Steatorrhoe auftritt. Um zu sichern, dass eine adäquate Menge pankreatischer Enzyme das Duodenum erreicht, kann die Magensäureproduktion mit einem Protonenpumpeninhibitor (PPI) supprimiert werden.

Die Alkoholabstinenz ist die wichtigste Lebensstiländerung, die Pankreatitis-Patienten nahe gelegt werden sollte. Die chemische **Neurolyse des Plexus coeliacus** und die thorakoskopische **Splanchniektomie** können als kurzfristige Schmerztherapie wirksam sein, jedoch lässt der Effekt dieser Maßnahmen meist nach einigen Monaten nach.

Viele Patienten mit chronischer Pankreatitis werden auf **Opiate** eingestellt, bevor chirurgische Möglichkeiten der Schmerzbehandlung in Erwägung gezogen werden. Opiatabhängige Patienten profitieren von operativen Maßnahmen dann nur noch selten, sie sind oftmals arbeitsunfähig, verkehrsuntüchtig und bedürfen ggf. einer Behandlung in einer spezialisierten Entzugsklinik.

Symptomatische **Pseudozysten** bei der chronischen Pankreatitis bilden sich selten spontan zurück. Die Behandlung solcher Pseudozysten erfolgt interdisziplinär. Besteht eine Verbindung der Pseudozyste mit dem Pankreasgang, so ist die Chirurgie die beste therapeutische Option. Wird ein endoskopisches Verfahren bevorzugt, so wird die transpapilläre Drainage empfohlen, obwohl die Ergebnisse der transgastralen oder der transduodenalen Drainage im klinischen Alltag zuverlässiger erscheinen. Die endoskopische Beseitigung von Pankreasgangsteinen kann bei einigen Patienten günstige Langzeitergebnisse hervorrufen. Schmerzpatienten mit Konkrementen sprechen weniger gut auf eine interventionelle Therapie an und sollten spätestens nach einem Jahr operiert werden.

LITERATUR

Beyer G, Habtezion A, Werner J, Lerch MM, Mayerle J. Chronic pancreatitis. Lancet 2020; 396: 499–512

Kempeneers MA, Issa Y, Ali UA et al.; Working Group for the International (IAP – APA – JPS – EPC) Consensus Guidelines for Chronic Pancreatitis. International consensus guidelines for surgery and the timing of intervention in chronic pancreatitis. Pancreatology. 2020; 20(2): 149–157.

Kitano M, Gress TM, Garg PK et al. International consensus guidelines on interventional endoscopy in chronic pancreatitis. Recommendations from the working group for the international consensus guidelines for chronic pancreatitis in collaboration with the International Association of Pancreatology, the American Pancreatic Association, the Japan Pancreas Society, and European Pancreatic Club. Pancreatology. 2020; 20(6): 1045–1055.

KASUISTIK

Eine 56-jähriger Patient wird aufgrund eines Hochrasanztraumas im Rahmen eines Pkw-Unfalls in Ihren Schockraum verbracht. Der Patient war angeschnallt mit einem entgegenkommenden Pkw kollidiert. In der Traumaspirale zeigen sich abgesehen von subkutanen Weichteilhämatomen keine abdominalen Traumafolgen. Allerdings wird eine zystische Raumforderung des Pankreaskopfs diagnostiziert. Die erweiterte Anamnese ergibt keinen Hinweis für eine vorbestehende Erkrankung der Bauchspeicheldrüse, ein schädlicher Gebrauch von Alkohol, Nikotin und anderen Substanzen kann ebenfalls ausgeschlossen werden.

Welche Aussagen über zystische Raumforderungen des Pankreas treffen zu?

a) Pseudozysten des Pankreas sind häufiger bei Männern anzutreffen.
b) Hydatidenzysten des Pankreas treten auch ohne hepatische Läsionen auf.
c) Serös zystische Neoplasien haben ein hohes Entartungsrisiko.
d) Muzinös zystische Neoplasien werden nahezu ausschließlich bei Frauen gefunden.
e) Intraduktale papillär-muzinöse Neoplasien treten vor allem im Pankreasschwanz auf.

Antwort a, b und d sind richtig

Zystische Raumforderungen des Pankreas werden durch die breitere Anwendung immer besser auflösender Schnittbildverfahren zunehmend häufiger diagnostiziert. Die Herausforderung bei der Behandlung dieser oftmals zufällig diagnostizierten Befunde stellt die korrekte Indikationsstellung zur Überwachung oder Resektion dar. Die verschiedenen Entitäten zystischer Pankreastumoren zeigen eine asymmetrische Verteilung zwischen Altersgruppen und Geschlechtern und bergen ein entsprechend unterschiedliches Entartungsrisiko.

MERKE

Aufgrund des signifikanten Risikos perioperativer Komplikationen in der Pankreaschirurgie ist eine vollumfängliche präoperative Nutzen-Risiko-Abschätzung unerlässlich, um Patienten adäquat beraten zu können.

Pseudozysten als Folge einer chronischen Pankreatitis treten in der Tat häufiger beim männlichen Geschlecht auf. Während Gallensteinleiden und biliäre Pankreatitiden bevorzugt Frauen betreffen, führt vor allem die chronische ethyltoxische Pankreatitis zur Bildung von Pankreaspseudozysten. Der hierfür oftmals ursächliche chronische Alkoholkonsum ist unter Männern weiter verbreitet als unter Frauen, was die Pseudozysten bei Männern häufiger macht. Eine Bestimmung von Amylase/Lipase aus Zystenaspirat ermöglicht die Unterscheidung zwischen Pseudozysten und serös zystischen Neoplasien.

Muzinös zystische Neoplasien (MCN) werden überwiegend bei weiblichen Patienten in der 4. bis 6. Lebensdekade nachgewiesen. Sie treten vor allem im Pankreasschwanz auf und haben ein erhöhtes Entartungsrisiko. Von **serös zystischen Neoplasien (SCN)** können sie durch den oftmals deutlich erhöhten CEA-Spiegel im Punktat unterschieden werden. Es besteht eine generelle Empfehlung zur Resektion von muzinös zystischen Neoplasien. Serös zystische Neoplasien hingegen haben nahezu kein malignes Potenzial und müssen daher in aller Regel nicht reseziert werden.

Hydatidenzysten treten aufgrund des Inokulationsweges der Parasiten vor allem in der Leber auf, und man geht davon aus, dass der Hauptverbreitungsweg hämatogen über die Vena cava in die Lunge und dann sekundär über den großen Kreislauf besteht. Eine Ausbreitung per continuitatem oder bei Zystenruptur ins Abdomen ist der andere gängige Verbreitungsweg. In der Tat sind allerdings auch mehrere Fallserien isolierter parasitärer Pankreaszysten beschrieben worden. Die Therapie erfolgt analog zu den hepatischen Läsionen.

Intraduktale papillär-muzinöse Neoplasien (IPMN) können in jedem Anteil des Pankreas auftreten. Sie sind nicht Folge einer akuten oder chronischen Entzündung und es geht abhängig von der Lokalisation und Bezug zum Pankreashauptgang ein unterschiedliches Malignitätsrisiko von ihnen aus. Es gibt keine Geschlechterpräferenz. Der Erkrankungsgipfel liegt in der siebten Lebensdekade.

LITERATUR

Elta GH, Enestvedt BK, Sauer BG, Lennon AM. ACG clinical guideline: diagnosis and management of pancreatic cysts. Am J Gastroenterol. 2018; 113(4): 464–479.

Klöppel G, Schmid RM. Zystische Pankreasläsionen. Gastroenterologe. 2011; 6(6):515–523.

Renz BW, Ilmer M, D'Haese JG, Werner J. Indikationsqualität bei zystischen Läsionen des Pankreas. Chirurg. 2020; 91: 736–742.

Tanaka M, Fernandez-del Castillo C, Kamisawa T et al. Revisions of international consensus Fukuoka guidelines for the management of IPMN of the pancreas. Pancreatology. 2017; 17(5): 738–753.

Neben der Computertomografie von Abdomen und Becken sind welche der folgenden diagnostischen Untersuchungen zu erwägen?

a) Transabdominaler Kontrastmittelultraschall
b) MRT/MCRP des Pankreas
c) Ösophagogastroduodenoskopie mit Endosonografie
d) Endoskopische retrograde Cholangiopankreatografie (ERCP)
e) Angiografie des Pankreas

Antwort b, c und d sind richtig

Goldstandard zur diagnostischen Einschätzung von zystischen Pankreasraumforderungen ist die **MRT mit Magnetresonanz-Cholangiopankreatografie (MRCP)** des Pankreas. Neben der hohen Auflösung der zystischen und soliden Anteile lassen sich hiermit auch der Bezug zum Hauptgang und dessen Beschaffenheit besser einschätzen.

Alternativ kann auch eine **ERCP** und/oder **Endosonografie** erfolgen, welche eine ähnlich hohe Sensitivität aufweist, aber invasiver ist. Vorteil dieser beider Interventionen ist die Option einer Probegewinnung zur zytologischen Untersuchung und Bestimmung von Tumormarkern aus der Zystenflüssigkeit. Ein erhöhtes CEA in der Zystenflüssigkeit erhärtet den Verdacht einer muzinösen Neoplasie und kann ein Hinweis auf ein malignes Geschehen sein.

Während die **kontrastmittelverstärkte Sonografie** eine bessere Beurteilung der Muralknötchen erlaubt, hat diese bisher keinen Einzug in die Routinediagnostik gehalten. Es mehren sich zwar Studien über den Stellenwert der Kontrastmittelsonografie bei zystischen Pankreasneoplasien, diese beschreiben allerdings nahezu ausschließlich den Stellenwert des endoskopischen Kontrastmittelultraschalls. Die retroperitoneale Lage, gepaart mit Magen-/Darmgasüberlagerung sowie der individuellen Patientenkonstitution erschweren eine reproduzierbare transabdominale Sonografie des Pankreas bei dieser Fragestellung erheblich.

Eine **Angiografie** des Pankreas spielt weder in diagnostischer noch in therapeutischer Hinsicht bei diesen Krankheitsbildern eine Rolle.

LITERATUR

Renz BW, Ilmer M, D'Haese JG, Werner J. Indikationsqualität bei zystischen Läsionen des Pankreas. Chirurg. 2020; 91: 736–742.

5

Welche der folgenden Kriterien zählen zu den besorgniserregenden Eigenschaften („worrisome features") bei IPMN?

a) Größe > 3 cm
b) Aufstau assoziierter Seitengänge
c) Solide Anteile in der Zystenwand
d) CEA in der Zystenflüssigkeit von 200 ng/ml
e) Multifokalität mit > 3 Zysten im Pankreas

Antwort a und c sind richtig

Intraduktale papillär-muzinöse Neoplasien des Pankreas (IPMN) werden nach ihrem Bezug zum Pankreashauptgang in Hauptgang-, Mischtyp- und Seitengang-IPMN unterteilt. Zunächst gilt es daher mittels adäquater Bildgebung (i. a. R. MRT-MRCP des Pankreas) eine korrekte Einteilung zu finden. Das Entartungsrisiko sinkt in der oben genannten Reihenfolge, wobei **Hauptgang-IPMN** das höchste Risiko aufweisen. Während es relativ „eindeutige" Hochrisikokriterien gibt *(„high-risk stigmata")*, sind zudem besorgniserregende Eigenschaften (sogenannte „worrisome features") beschrieben worden.

Die wissenschaftliche Einteilung der IPMN wurde 2017 als internationale Konsensus-Richtlinie unter dem Namen „Fukuoka-Guidelines" veröffentlicht. Mit dem besseren Verständnis und den Erfahrungen hinsichtlich des Entartungsrisikos von **Seitengang-IPMN** wird die OP-Indikation zunehmend zurückhaltender gestellt.

Als Hauptgang-IPMN sind Befunde definiert, die zu einer segmentalen oder diffusen Dilatation des Hauptgange führen, ohne dass andere Ursachen hierfür vorliegen. Seitengang-IPMN hingegen sind zystische intrapankreatische Raumforderungen, welche keinen direkten Bezug zum Hauptgang haben.

Als **„high-risk stigmata"** gelten:

- Dilatation des Pankreashauptgangs auf ≥ 10 mm (ggf. mit Atrophie des Pankreas)
- Kontrastmittel-aufnehmendes murales Knötchen (solide wandständige Zystenkomponente) ≥ 5 mm
- Ikterus/Cholestase bei Vorliegen einer Pankreaskopf-IPMN

Als **„worrisome features"** gelten:

- Größendurchmesser der Zyste ≥ 3 cm
- Dilatation des Hauptgangs zwischen 5 und 9 mm
- Murales Knötchen < 5 mm

- Verdickte (Kontrastmittel-affine) Zystenwand
- Abrupte Änderungen des Pankreasgangkalibers
- Zystenwachstum > 5 mm in 2 Jahren
- Lymphadenopathie
- Erhöhtes Serum CA 19–9

Beim Vorliegen von High-Risk-Stigmata sollte die **Indikation zur Operation** großzügig gestellt werden, beim Vorliegen von Worrisome Features kann auch eine engmaschige Verlaufskontrolle oder eine Endosonografie mit Feinnadelaspiration der Zyste erfolgen. Bei positiver Zytologie, intraduktalem Muzin, muralen Knötchen oder Hinweisen für eine Infiltration des Pankreasgangs sollte eine Resektion unbedingt erwogen werden. Liegen keine Hochrisiko- oder besorgniserregenden Kriterien vor, kann die Zyste mittels MRT/Endosonografie nachkontrolliert werden. Unabhängig von diesen Kriterien sollten symptomatische Patienten (vor allem mit Obstruktionsikterus oder rezidivierenden Pankreatitiden) hinsichtlich einer Operation evaluiert werden.

LITERATUR

Fritz S, Büchler MW, Werner J. Chirurgische Therapie intraduktaler papillär muzinöser Neoplasien des Pankreas. Chirurg 2012; 83: 130–135.

Renz BW, Ilmer M, D'Haese JG, Werner J. Indikationsqualität bei zystischen Läsionen des Pankreas. Chirurg 2020; 91: 736–742.

Tanaka M, Fernandez-del Castillo C, Kamisawa T et al. Revisions of international consensus Fukuoka guidelines for the management of IPMN of the pancreas. Pancreatology 2017; 17(5): 738–753.

5

KASUISTIK

Eine 57-jährige Patientin präsentiert sich mit einer zystischen Pankreaskopfraumforderung, welche zu einer Hauptgangdilatation von 11 mm sowie einem schmerzlosen Ikterus geführt hat. In der Staging-Diagnostik findet sich eine zweite Läsion im Pankreasschwanz, welche als 13 mm große Seitengang-IPMN ohne „worrisome features" gewertet wird. Die Patientin ist aufgrund der Situation sehr beunruhigt.

Welche der folgenden operativen Verfahren sind vertretbare Behandlungsoptionen?

a) Pylorusresezierende Pankreaskopfresektion mit Rekonstruktion nach Kausch-Whipple
b) Duodenumerhaltende Pankreaskopfresektion
c) Milzerhaltende Pankreatektomie
d) Laparoskopische onkologische Pankreaslinksresektion
e) Pankreaszystenenukleation

Antwort a und c sind richtig

Bei dieser Patientin liegen zwei voneinander unabhängige IPMN des Pankreas vor. Die Richtlinien empfehlen die **getrennte Betrachtung jeder einzelnen Läsion.** Die Hauptgang-PMN im Pankreaskopf erfüllt mindestens ein Hochrisikokriterium, sodass eine operative Resektion anzuraten ist. Die Pankreasschwanz-IPMN erfüllt keine Malignitätskriterien und keine besorgniserregenden Kriterien.

Es fehlt zwar an randomisierten Studien, aber der aktuelle Konsens ist, beide Läsionen separat zu betrachten. Aus diesem Grund ist eine **onkologische Pankreaskopfresektion** sicher in jedem Fall eine valide Option. Die Resektion des Restpankreas ist nicht zwingend erforderlich, kann aber ggf. gerechtfertigt sein, z. B. wenn das Pankreas bereits stark atrophiert ist, bereits ein insulinpflichtiger Diabetes mellitus vorliegt oder ein hohes Risiko von einer Pankreatikojejunostomie ausginge. Eine **duodenumerhaltende Pankreaskopfresektion** erfüllt in diesem Fall nicht die onkologischen Kriterien und ist daher ebenso wenig empfehlenswert wie eine Pankreaslinksresektion oder eine Enukleation beider Zysten.

LITERATUR

Fritz S, Büchler MW, Werner J. Chirurgische Therapie intraduktaler papillär muzinöser Neoplasien des Pankreas. Chirurg 2012; 83: 130–135.

Renz BW, Ilmer M, D'Haese JG, Werner J. Indikationsqualität bei zystischen Läsionen des Pankreas. Chirurg 2020; 91: 736–742.

Tanaka M, Fernandez-del Castillo C, Kamisawa T et al. Revisions of international consensus Fukuoka guidelines for the management of IPMN of the pancreas. Pancreatology 2017; 17(5): 738–753.

THEMA

Zurzeit gibt es kein sinnvolles laborchemisches oder radiologisches **Screeningverfahren zur Früherkennung des Pankreaskarzinoms.** Die Bildgebung spielt jedoch eine wichtige Rolle in der Präzisierung der Diagnostik und in der Therapieplanung. Mit der Einführung verbesserter Techniken wie des Mehrschicht-CTs (auch als Multidetektor- oder Multislice-CT bezeichnet) hat sich der Aufwand für die Diagnose bei Pankreaskarzinomen wesentlich verringert.

KASUISTIK

Ein 72-jähriger Patient in gutem Allgemeinzustand wird Ihnen aufgrund des sonografischen Verdachts auf eine Raumforderung des Pankreas vom Hausarzt zugewiesen. Eine umfassendere Diagnostik wurde bisher noch nicht veranlasst.

5

Welche der folgenden präoperativen Untersuchungen ist beim Pankreaskarzinom normalerweise nicht notwendig?

a) CT-Abdomen/Becken
b) ERCP
c) Endosonografie
d) Serumbestimmung von CA 19–9
e) Angiografie

Die in Antwort e genannte Untersuchung ist nicht indiziert.
Die präoperative Diagnostik sollte einen **Ultraschall** und eine **CT** mit hoher Auflösung (1 mm Schichtabstand, Untersuchung in Angio-CT-Technik) umfassen. Die so gewonnenen digitalen Daten erlauben eine dreidimensionale Rekonstruktion des Arterien- und Venensystems und, falls auch ein MRT durchgeführt wird, des Pankreasgangs und der biliären Verzweigung (MRCP). Mit volumendarstellenden Techniken durchgeführt, ermöglicht die detaillierte CT-Rekonstruktion ein genaues Abbild der Gefäße, dessen Genauigkeit die der klassischen Angiografie noch übertreffen kann.

Eine **endoskopische Ultraschalluntersuchung (EUS)** erlaubt eine gute Einschätzung des Lokalbefunds: So kann das lokale Tumorstadium mit einer Sensitivität von etwa 90 % diagnostiziert werden. Insbesondere für den Nachweis von kleinen Tumoren (< 2 cm) scheint die EUS bislang allen anderen bildgebenden Verfahren überlegen (Sensitivität über 90 %). Als wichtiges Kriterium im Hinblick auf die lokale Resektabilität kann eine Tumorinfiltration in Pfortader und Milzvene bzw. Venenkonfluenz mit einer Sensibilität von > 90 % detektiert werden, eine Infiltration der A. mesenterica superior oder der A. hepatica allerdings nur mit geringerer Sicherheit. Die endosonografisch gesteuerte **Feinnadelpunktion (FNP)** besitzt eine Sensitivität von etwa 80 % und ist indiziert zur histologischen Sicherung vor Einleitung einer Induktionschemotherapie oder palliativen Therapie. Es muss allerdings mit bis zu 20 % falsch-negativen Ergebnissen gerechnet werden.

Die Sensitivität und Spezifität der **ERCP** liegt für Pankreaskarzinome bei ungefähr 90 %. Die Stenose von Pankreas- und Gallengang *(„double duct sign")* ist eine der typischen, aber unspezifischen Veränderungen. Bei einem posthepatischen Ikterus kann mittels ERCP ein Stent in den Ductus choledochus eingesetzt werden. Für die Diagnosesicherung und Operationsplanung beim Pankreaskarzinom (im Gegensatz zur chronischen Pankreatitis) ist die ERCP entbehrlich.

Mithilfe der **Laparoskopie** kann bei 14–36 % der Patienten eine unnötige Laparotomie verhindert werden. **Serologische Marker** (CA 19–9, CEA) haben beim Pankreaskarzinom ihren Stellenwert vor allem in der Verlaufsbeurteilung eines diagnostizierten Tumors.

LITERATUR

Lutz MP, Pourebrahim S. Pankreaskarzinom. Internist 2008; 49: 1079–1088.

Rhee H, Park MS. The role of imaging in current treatment strategies for pancreatic adenocarcinoma. Korean J Radiol. 2021; 22(1): 23–40.

Seufferlein T, Porzner M, Becker T et al. S3-Leitlinie zum exokrinen Pankreaskarzinom. Z Gastroenterol. 2013; 51: 1395–1440.

Ta R, O'Connor DB, Sulistijo A et al. The role of staging laparoscopy in resectable and borderline resectable pancreatic cancer: a systematic review and meta-analysis. Dig Surg. 2019; 36(3): 251–260.

Yousaf MN, Chaudhary FS, Ehsan A et al. Endoscopic ultrasound (EUS) and the management of pancreatic cancer. BMJ Open Gastroenterol. 2020; 7(1): e000408.

THEMA

Die **Resektion eines Pankreaskarzinoms** stellt für den Patienten die einzige kurative Therapieoption dar. Allerdings befinden sich bei Diagnosestellung eines Pankreaskarzinoms nur 15–20 % der Betroffenen in einem Tumorstadium, das eine kurative Therapiestrategie ermöglicht (➤ Abb. 5.16).

5

In welchen Fällen ist eine kurative Resektion eines duktalen Adenokarzinoms des Pankreas nicht möglich?

a) Fernmetastasen
b) Tumorinfiltration in die Mesenterialwurzel, die eine großflächige Resektion der arteriellen und venösen Gefäße erfordert
c) Tumorbefall regionärer Lymphknoten
d) Infiltration der A. gastroduodenalis
e) Peritonealkarzinose

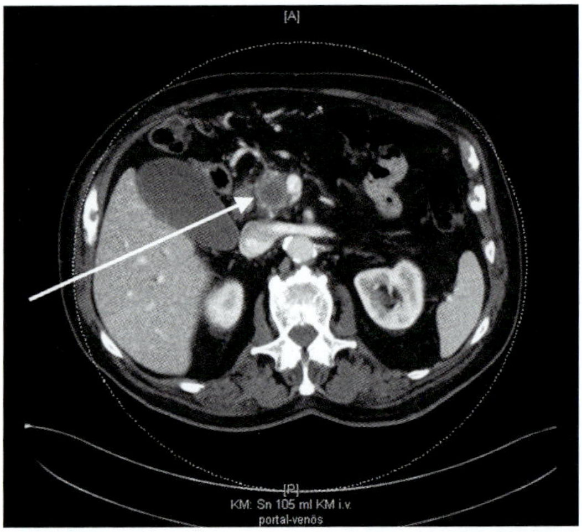

Abb. 5.16 Primär operables Pankreaskarzinom, postoperativ Stadium pT2 [P1175]

Die Antworten a, b und e sind korrekt.

Fernmetastasen, eine Peritonealkarzinose sowie eine Tumorinfiltration in die Mesenterialwurzel, die eine großflächige Resektion der arteriellen und venösen Gefäße erfordert, schließen in der Regel eine kurative Resektion eines Pankreaskarzinoms aus. Hingegen kann bei isoliertem Befall der Pfortader durch Resektion der betroffenen Vene eine R0-Situation (also potenziell eine Kuration) erreicht werden. Der Befall regionärer Lymphknoten ist kein Grund, von einer geplanten Resektion Abstand zu nehmen, wenn diese Lymphknoten mit entfernt werden können. Eine Tumorinfiltration der A. gastroduodenalis spielt für die Resektionsplanung keine Rolle, da dieses Gefäß standardgemäß im Rahmen der operativen Resektion immer mit entfernt wird. In den letzten zehn Jahren haben sich in der Behandlung des Pankreaskarzinoms die Grenzen aufgrund neuer Therapiemöglichkeiten zugunsten der betroffenen Patienten verschoben. Insbesondere bei Initialbefunden, die bei Diagnosestellung als *borderline-resektabel* oder *lokal fortgeschritten* eingeordnet werden, eröffnet eine neoadjuvante Vorbehandlung bei Patienten mit gutem Therapieansprechen die Möglichkeit für eine anschließende sekundäre Operation.

Die klassische **Pankreaskopfresektion nach Kausch/Whipple** (1935) besteht aus einer kompletten Entfernung des Pankreaskopfes, des Duodenums, der Gallenblase zusammen mit dem Choledochus, dem distalen Magen mit dem rechtsseitigen Omentum und mit den peripankreatischen und hepatoduodenalen Lymphknoten.

Eine organerhaltende Alternative stellt die **pyloruserhaltende kephale Duodenopankreatektomie** nach Traverso-Longmire dar, die die Nebeneffekte der partiellen Gastrektomie minimiert. Mittlerweile gibt es randomisierte Studien, die zeigen, dass die pyloruserhaltende Operation die gleiche onkologische Effektivität (Radikalität) wie die klassische Whipple-OP erreicht.

Karzinome des Pankreaskörpers oder -schwanzes werden mit einer **linksseitigen subtotalen Resektion** entfernt, wobei die Resektionslinie durch die genaue Tumorlokalisation bestimmt wird.

Ein signifikanter Anteil der Pankreasresektionen bleibt formal palliativ, da intraoperativ eine vollständige Entfernung des Tumors (R0) nicht erreicht werden kann (Infiltration des Resektionsrandes meistens im Retroperitoneum). In diesen Fällen hat sich das postoperative Überleben aufgrund medikamentöser Fortschritte in der adjuvanten/additiven Chemotherapie jedoch deutlich verbessert.

Die **Operationsrisiken** sind nicht unerheblich: Obwohl die Ergebnisse der Duodenopankreatektomie in den letzten Jahren deutlich besser geworden sind, geht die Operation noch immer mit einer perioperativen Mortalität von 5 % und einer Morbidität von bis zu 50 % einher.

In Schwerpunktzentren etabliert sich zunehmend auch die **laparoskopische bzw. robotische Pankreaschirurgie.** Während die minimalinvasiven Verfahren bei der Pankreaslinksresektion bereits eine onkologisch gleichwertige Methode mit beschleunigter Rekonvaleszenz darstellen, kann aufgrund der aktuellen Studienlage zur minimalinvasiven Duodenopankreatektomie an dieser Stelle noch keine klare Empfehlung ausgesprochen werden.

LITERATUR

Conroy T, Hammel P, Hebbar M et al.; Canadian Cancer Trials Group and the Unicancer-GI–PRODIGE Group. FOLFIRINOX or gemcitabine as adjuvant therapy for pancreatic cancer. N Engl J Med. 2018; 379(25): 2395–2406.

Raoof M, Ituarte PHG, Woo Y. et al. Propensity score – matched comparison of oncological outcomes between laparoscopic and open distal pancreatic resection. Br J Surg. 2018; 105(5): 578–586.

Scheufele F, Friess H. Neoadjuvante Therapie beim primär resektablen und Borderline-resektablen Pankreaskarzinom. Chirurg. 2020; 91:391–395.

THEMA

Das Pankreaskarzinom war 2016 die vierthäufigste Krebstodesursache in Deutschland mit einer Inzidenz von etwa 11 (Frauen) bis 14 (Männer) pro 100.000 Einwohnern/Jahr. Selbst nach Resektion eines Pankreaskarzinoms in kurativer Absicht (R0) und **adjuvanter Chemotherapie** liegt die mediane Überlebenszeit in Studien inzwischen bei 28–55 Monaten, je nach Chemotherapie-Regime. Bis zu 66 % der Patienten zeigen im Verlauf eine Tumorrekurrenz, vorzugsweise lokoregionär oder in der Leber.

KASUISTIK

(Fortsetzung) Der Patient erkundigt sich nach dem Nutzen einer Chemotherapie. Er fragt, ob er sich im Rahmen der Therapie einer Chemotherapie wird unterziehen müssen. Er selbst ist sich unsicher, ob er sich einer Chemotherapie unterziehen möchte.

Welche der folgenden Aussagen zur adjuvanten und additiven Therapie beim Pankreaskarzinom sind korrekt?

a) Eine adjuvante Therapie mit Checkpoint-Inhibitoren ist bereits etablierter Standard im Therapiekonzept bei lokal fortgeschrittenem Pankreaskarzinom
b) Ein Überlebensvorteil konnte nach adjuvanter Therapie sowohl mit 5-FU als auch mit Gemcitabin festgestellt werden.
c) Die generelle Wirksamkeit einer postoperativen adjuvanten Radiochemotherapie ist belegt.
d) Die Anwendung einer neoadjuvanten Therapie bei lokal fortgeschrittenen Pankreastumoren erscheint gerechtfertigt.
e) Eine neoadjuvante Radiochemotherapie verlängert das postoperative Überleben bei primär als resektabel eingeschätzten Pankreaskarzinomen

Die Aussagen b und d sind korrekt.

Die Wirksamkeit einer **postoperativen adjuvanten Radiochemotherapie** ist aktuell nur für Patienten mit einem R1-Status und positivem Lymphknotenbefall in einer retrospektiven Studie gezeigt worden, die hiermit verbundene Überlebenszeitverlängerung von zwei Monaten fiel gegenüber der Kontrollgruppe mit alleiniger Chemotherapie (15 Monate durchschnittliches Überleben) jedoch gering aus. Wegen der zusätzlichen Belastung durch die Behandlungstoxizität kann die postoperative adjuvante Radiochemotherapie daher beim Pankreaskarzinom nicht generell empfohlen werden.

Hingegen bringt die **adjuvante Chemotherapie** sowohl nach R0- als auch R1-Resektion von Pankreaskarzinomen einen Überlebensvorteil. Dies gilt für die UICC-Stadien I, II und III. Die europäische ESPAC-3-Studie verglich zwei Therapieregime (5-FU/Folinsäure versus Gemcitabin). Für beide Therapieregime konnte eine Verlängerung des medianen Überlebens von ca. 10 Monaten auf ca. 23 Monate im Vergleich zur Kontrollgruppe nach erfolgter chirurgischer Resektion ohne adjuvante Therapie gezeigt werden. Danach wurden weitere Modifikationen der chemotherapeutischen Regime untersucht. Hier scheint nach aktueller Datenlage im adjuvanten Setting **mFOLFIRINOX (5-FU/Oxaliplatin/Irinotecan/Leucovorin)** den größten Überlebensvorteil zu erreichen. Aufgrund des höheren Nebenwirkungsprofils gegenüber der Standardtherapie wird dies in der Regel allerdings nur für Patienten mit einem ECOG-0/1-Status empfohlen.

5

Die Anwendung einer **neoadjuvanten Therapie** bei lokal fortgeschrittenen Pankreastumoren mit dem Ziel eines Downstagings bzw. des Erreichens einer lokalen Operabilität erscheint gerechtfertigt. Eine generelle Empfehlung für eine neoadjuvante Therapie kann jedoch nicht erteilt werden. Die niederländische Multicenterstudie PREOPANC konnte diesbezüglich keinen Überlebensvorteil einer neoadjuvanter Therapie bei primär resektablen Pankreaskarzinomen zeigen. Derzeit stehen die Ergebnisse der deutschen NEONAX-Studie noch aus, welche ebenfalls den Effekt einer neoadjuvanten Chemotherapie beim primär resektablen Pankreaskarzinom untersucht.

Die **Checkpoint-Inhibitoren** haben außerhalb von Studien aktuell keinen Stellenwert in der adjuvanten Therapie des Pankreaskarzinoms.

LITERATUR

Conroy T, Hammel P, Hebbar M et al. FOLFIRINOX or gemcitabine as adjuvant therapy for pancreatic cancer. N Engl J Med. 2018; 379(25):2395–2406.

Jones RP, Psarelli EE, Jackson R et al.; European Study Group for Pancreatic Cancer. Patterns of recurrence after resection of pancreatic ductal adenocarcinoma: a secondary analysis of the ESPAC-4 randomized adjuvant chemotherapy trial. JAMA Surg. 2019; 154(11): 1038–1048.

Neoptolemos J, Stocken D, Bassi C. Adjuvant chemotherapy with fluoruracil plus folinic acid vs gemcitabine following pancreatic cancer resection. JAMA. 2010; 304(10): 1073–1081.

Scheufele F, Friess H. Neoadjuvante Therapie beim primär resektablen und Borderline-resektablen Pankreaskarzinom. Chirurg. 2020; 91: 391–395.

Suss NR, Talamonti MS, Bryan DS. Does adjuvant radiation provide any survival benefit after an R1 resections for pancreatic cancer? Surgery. 2018; 163(5): 1047–1052.

Versteijne E, Suker M, Groothuis K et al. Preoperative chemoradiotherapy vs immediate surgery for resectable and borderline resectable pancreatic cancer: results of the Dutch randomized phase III PREOPANC trial. J Clin Oncol. 2020; 38(16): JCO.19.02274.

Zentrum für Krebsregisterdaten. Bauchspeicheldrüsenkrebs (Pankreaskarzinom) – ICD-10 C25. www.krebsdaten.de/Krebs/DE/Content/Krebsarten/Bauchspeicheldruesenkrebs/bauchspeicheldruesenkrebs_node.html (letzter Zugriff: 14.9.2021)

5.9 Dünndarmchirurgie

Jürg Metzger und Claudia Stieger

KASUISTIK

Ein 67-jähriger Rentner wird bei neu aufgetretener Eisenmangelanämie und positivem Hämoccult-Test abgeklärt. Sowohl die Gastroskopie als auch die durchgeführte Koloskopie haben keine pathologischen Befunde gezeigt.

Welche Aussage(n) ist/sind in diesem Zusammenhang nicht korrekt?

a) Mit der Einführung der Kapselendoskopie ist die minimalinvasive endoskopische Darstellung des gesamten Dünndarms möglich.
b) Die Kapselendoskopie erlaubt eine genaue Lokalisation der erhobenen Befunde.
c) Die Entwicklung einer Multidetektor-CT und 3D-Bild-Verfahren haben maßgeblich dazu beigetragen, dass Untersuchungen des Dünndarms heute möglich sind.
d) Die Push-Enteroskopie erlaubt eine Darstellung des Bereichs zwischen 30 und 100 cm jenseits des Treitz-Bandes.
e) Das terminale Ileum kann mittels Koloskopie dargestellt und biopsiert werden.

Die Aussage b ist nicht korrekt.
Die Dünndarmdiagnostik hat sich in den letzten Jahren stark verbessert. Die Visualisierung des kompletten Dünndarms ist nun mit hoher diagnostischer Validität möglich. Jedoch erlauben nicht alle Methoden die gleichzeitige Intervention. Mit der Gastroskopie ist eine Untersuchung hinter dem Treitz-Band nicht durchführbar. Erst die **Push-Enteroskopie oder Device-assisted Enteroskopie** (z. B. Ballonenteroskopie) erlaubt eine Darstellung des Bereichs zwischen 30 und 100 cm jenseits des Treitz-Bands. Die Endoskopie eröffnet verschiedene Therapiemöglichkeiten, wie Gewebsdiagnostik durch Biopsie, Polypektomie, Lasertherapie, Dilatation von Strikturen und Anlage perkutaner Jejunostomien. Vor allem beim Screening des oberen Gastrointestinaltrakts bei Polyposis-Syndromen und bei okkulten gastrointestinalen Blutungen ist die Diagnose mittels Endoskopie hilfreich. Ein großer Teil des terminalen Ileums kann mittels Koloskopie dargestellt und biopsiert werden.

Die **Video-Kapselendoskopie** ist mittlerweile Goldstandard bei chronischen mittleren gastrointestinalen Blutungen und hat auch zur Diagnostik weiterer Dünndarmerkrankungen an Wichtigkeit gewonnen. Nachteil ist die fehlende Interventionsmöglichkeit. Kapselretentionen oder Verursachung eines mechanischen Ileus werden selten beobachtet bei lumenobstruierenden Tumoren oder bei Strikturen im Rahmen von Morbus Crohn.

Für eine **virtuelle Kolografie (VK) und Multi-Detektor-CT-Enteroklyse** werden Patienten wie bei der konventionellen Koloskopie abgeführt, um ein Vortäuschen pathologischer Befunde durch Stuhl zu verhindern. Obwohl für die VK auch zwei CT-Protokolle gefahren und aus beiden Datensätzen die Kolografie berechnet wird, zeigt diese eine weniger hohe Strahlenbelastung. Die Sensitivität für Neoplasien hängt stark von der Befundgröße ab, ist jedoch mit derjenigen der konventionellen CT zu vergleichen. Im Gegensatz zu der Kapselendoskopie ist eine genaue Befundlokalisation möglich.

Den häufigsten Grund einer okkulten Blutung im Dünndarm stellen **Angiodysplasien** dar (bis 40 %), gefolgt von Erosionen und Ulzerationen. Selten (< 10 %) sind Dünndarmtumoren dafür verantwortlich.

Gastrointestinale Stromatumoren (GIST) sind am häufigsten (60 %) im Magen lokalisiert, gefolgt von Dünndarm (25–35 %) und Kolon (5 %), wobei erstgenannte Tumoren die beste Prognose aufweisen. Weitere Prognosefaktoren sind Größe (> cm) und Mitoserate. Eine Bildgebung mit **PET-CT** kann in Einzelfällen diagnostisch, aber auch zur Verlaufskontrolle, evaluiert werden. Die R0-Resektion ohne notwendige Lymphadenektomie ist Therapie der Wahl. Eine neoadjuvante Therapie mit Imatinib kann in ausgewählten Fällen (große Befunde) erwogen werden. Eine adjuvante Therapie ist bei Hochrisiko-GIST für 3–5 Jahre empfohlen. Imatinib wird auch als palliative Therapie eingesetzt.

LITERATUR

Casali PG, Abecassis N, Bauer S et al. Gastrointestinal stromal tumours: ESMO-EURACAN Clinical Practice Guidelines for diagnosis, treatment and follow-up. Ann Oncol. 2018; 29(Suppl 4): iv68–iv78.
Dohan A, Boudiaf M, Dray X et al. Detection of small-bowel tumors with CT enteroclysis using carbon dioxide and virtual entersoscopy. Eur Radiol. 2018; 28(1): 206–213.
Rondonotti E, Spada C, Adler S et al. Small bowel capsule endoscopy and device-assisted enteroscopy for diagnosis and treatment of small-bowel disorders: European Society of Gastrointestinal Endoscopy (ESGE) technical review. Endoscopy. 2018; 50: 423–446.

Tal A, Albert J, Hausmann J. Innovative endoskopische Dünndarmdiagnostik: gestern, heute und morgen. Gastroenterologie up2date. 2020; 16(1): 23–37.

KASUISTIK

Eine 24-jährige Patientin stellt sich mit chronischem Durchfall vor. Sie klagt über abdominale Schmerzen und Gewichtsverlust von 6 kg während der letzten Monate. Bei der klinischen Untersuchung wirkt sie ängstlich, ist blass, und die abdominale Palpation ist schmerzhaft, vor allem im rechten Unterbauch. Sie hat eine kleine perianale Fistel. Im Labor fallen erhöhte Mengen des C-reaktiven Proteins, eine Hypalbuminämie, eine normozytäre Anämie und eine diskrete Leukozytose auf.

Welche Aussage(n) ist/sind in diesem Zusammenhang nicht korrekt?

a) Bei chronischer oder nächtlicher Diarrhö, abdominalen Schmerzen, Darmobstruktion, Gewichtsverlust, Fieber, Nachtschweiß, chronischer Fistel oder chronischen Entzündungssyndromen besteht Verdacht auf Morbus Crohn.
b) Die Diagnose eines Morbus Crohn resultiert aus endoskopischen, radiologischen und pathologischen Befunden, die fokale, asymmetrische, transmurale oder granulomatöse Merkmale dokumentieren.
c) Der Beginn des Morbus Crohn ist immer hyperakut.
d) Häufigste Lokalisationen sind Ileum und Kolon.
e) Extraintestinale Symptome eines Morbus Crohn sind Spondylarthritis, periphere Arthritis, Uveitis, Erythema nodosum, primär sklerosierende Cholangitis und Hyperkoagulabilität.

5

Die Aussage c ist nicht korrekt.
Typisch für einen Morbus Crohn ist der **schleichende Beginn.** Nur gelegentlich kann die Krankheit auch plötzlich und akut ausbrechen, z. B. mit Symptomen einer akuten Appendizitis.

Die Heterogenität der **Manifestationen,** sich überlappende Merkmale mit anderen entzündlichen Darmkrankheiten und fehlende gastrointestinale Symptome erschweren die Diagnose eines Morbus Crohn. Chronische oder nächtliche Diarrhö, abdominale Schmerzen, Darmobstruktion, Gewichtsverlust, Fieber, Nachtschweiß, chronische Fisteln oder chronische Entzündungssyndrome sprechen für einen Morbus Crohn.

Extraintestinale Symptome sind Spondylarthritis, periphere Arthritis, Uveitis, Erythema nodosum, primär sklerosierende Cholangitis, wobei diese eher mit Colitis ulcerosa assoziiert ist, und Hyperkoagulabilität. Das terminale Ileum und das Kolon werden am häufigsten durch Morbus Crohn betroffen und damit verbundene Komplikationen wie intestinale Obstruktion, Entzündung, Raumforderungen oder Abszesse sind häufig.

Perianale Manifestationen sind üblich und gehen häufig den Darmsymptomen voraus. Typisch für einen auf das Kolon begrenzten Morbus Crohn sind rektale Blutungen, perianale Komplikationen und extraintestinale Manifestationen an Haut oder Gelenken. Ein derartiger Morbus Crohn kann nur sehr schwierig von einer Colitis ulcerosa unterschieden werden. Die diffuse Jejunoileitis ist eine seltenere Variante des Morbus Crohn, oft verbunden mit multifokalen Stenosen, übermäßigem Keimwachstum und exsudativer Gastroenteropathie.

Die **Diagnose** des Morbus Crohn resultiert aus endoskopischen, radiologischen und pathologischen Befunden, die fokale, asymmetrische, transmurale oder granulomatöse Merkmale dokumentieren. Die Lokalisation der Erkrankung sowie eine mögliche Stenose können mit Röntgenkontrastmitteldarstellung, typischerweise mittels Dünndarmpassage oder MRT bestimmt werden. Mit der CT kann ein extraintestinaler Befall, insbesondere Abszesse, dokumentiert werden. Endoskopische Biopsien (Colon und terminales Ileum) dienen der Diagnosestellung, der Unterscheidung zwischen Morbus Crohn und Colitis ulcerosa und der Identifikation von Dysplasien oder Krebs. Die **Ätiologie** entzündlicher Darmkrankheiten ist bislang nicht hinreichend geklärt. Die genetische Komponente erklärt nur ca. ¼ der Erkrankungen. Umweltfaktoren scheinen einen größeren Einfluss auf die drei

Hauptkomponenten (intestinale Mikrobiota, Epithelzellen als intestinale Barriere, Immunzellen) der gestörten Homöostase des Gastrointestinaltrakts zu haben.

LITERATUR

Siegmann-Thoss C, van Dillen V, Keller R. Ernährung und Entzündung – Empfehlung zur Ernährung bei chronisch-entzündlichen Darmerkrankungen (CED). Endo-Praxis. 2019; 35: 83–89.
Sonnenberg E, Siegmund B. Morbus Crohn. Gastroenterologie up2date. 2019; 15(3):299–309.

KASUISTIK

Sie werden notfallmäßig in den Operationssaal der Frauenklinik gerufen. Eine 29-jährige Patientin wurde am selben Tag bei septischem Zustand aus einem peripheren Krankenhaus dorthin verlegt. Sie ist in der 28. Schwangerschaftswoche, und es wurde bei fetalem Leiden ein Kaiserschnitt durchgeführt. Das Kind, ein 980 g schweres Mädchen, wurde in die Neonatologie übernommen. Die Gynäkologen haben Sie gerufen, weil sie eine eitrige Vier-Quadranten-Peritonitis aufgrund einer Sigmaperforation gefunden haben. Bei der Patientin wird seit zwei Jahren ein Morbus Crohn behandelt.

Welche Aussage(n) ist/sind in diesem Zusammenhang nicht korrekt?

a) Das Risiko von Frühgeburtlichkeit und niederem Geburtsgewicht ist während einer aktiven Erkrankung in der Schwangerschaft erhöht.
b) Eine chirurgische Intervention ist in bis zu ⅔ der Crohn-Patienten erforderlich.
c) Operationsindikationen sind obstruktive Stenosen, suppurative Komplikationen oder eine medikamentös refraktäre Erkrankung.
d) Eine chirurgische Resektion, Strikturoplastiken oder Abszessdrainagen sind zur Behandlung von Komplikationen oder einer medikamentös refraktären Krankheit indiziert.
e) Bei Morbus Crohn kann die Lebensqualität nach Resektion oder Strikturoplastik wieder hergestellt werden.

Alle Aussagen sind korrekt.
Da der Morbus Crohn oft im gebärfähigen Alter auftritt, manifestiert sich die Erkrankung recht häufig erstmalig in der Schwangerschaft. Die Risiken für **Frühgeburtlichkeit** und **erniedrigtes Geburtsgewicht** sind während einer aktiven Erkrankung deutlich erhöht. Es empfiehlt sich, eine Schwangerschaft möglichst in Remission des Morbus Crohn zu planen und die medikamentöse Therapie nicht aus Angst, dem Fetus zu schaden, frühzeitig abzusetzen. Abgesehen von Methotrexat können die meisten Medikamente problemlos während einer Schwangerschaft weiter appliziert werden.

Primäres **Ziel der Behandlung** bei Morbus Crohn ist es, die Gesundheit des Patienten wieder so herzustellen, dass er sich wohl fühlt. Deshalb sind medikamentöse Therapien akzeptiert, solange die Kontrolle der chronischen Krankheit mit einer zufriedenstellenden Lebensqualität erreicht werden kann. Eine Operation ist indiziert, wenn dies der schnellste, sicherste und effektivste Weg zu physischer und psychosozialer Rehabilitation ist. Bis zu ⅔ der Patienten müssen operiert werden, um refraktäre Blutungen, eine Perforation, persistierende oder rezidivierende Obstruktionen, einen Abszess oder eine refraktär fulminante Erkrankung zu behandeln.

- **Absolute Operationsindikationen** sind eine Darmperforation, perianale Abszesse, ausgeprägte intestinale Obstruktion mit rezidivierendem Ileus, akute Appendizitis und ein toxisches Megakolon (selten).
- **Relative Indikationen** sind das Versagen medikamentöser Therapien oder zu starke unerwünschte Wirkung und Versagen anderer Therapieoptionen wie beispielsweise bildgebend-gesteuert eingelegte Drainagen bei inneren und äußeren Fisteln, intraabdominellen Abszessen und entzündlichen Konglomerattumoren. Solche Indikationen sollten stets interdisziplinär gestellt werden.

Es gibt verschiedene **Operationstechniken,** die angewendet werden, so z. B. chirurgische Resektionen (sparsame Resektionen), Strikturoplastiken oder Abszessdrainagen. Abgesehen von totaler Kolektomie und Ileostomie bei auf das Kolon begrenztem Morbus Crohn führt eine chirurgische Resektion selten zur Heilung des Morbus

Crohn. Der laparoskopische Zugang hat signifikante Vorteile (rasche Wiederaufnahme der Darmtätigkeit, kurzer Krankenhausaufenthalt) ohne zusätzliche Komplikationen, verglichen mit der offenen Resektion.

Das **Risiko der Krebsentwicklung** scheint bei Morbus Crohn erhöht.

LITERATUR

Adamina M, Bonovas St, Raine T et al. ECCO Guidelines on therapeutics in Crohn's disease: surgical treatment. J Crohns Colitis. 2020; 14(2): 155–168.

Kühn F, Nixdorf M, Schwandner F et al. Risikofaktoren für einen frühen OP-Zeitpunkt und chirurgische Komplikationen bei Morbus Crohn. Zentralbl Chir. 2018; 143: 596–602.

Sonnenberg E, Siegmund B. Morbus Crohn. Gastroenterologie up2date. 2019; 15(3): 299–309.

KASUISTIK

Sie werden konsiliarisch auf die onkologische Station gerufen. Ein 65-jähriger Patient krümmt sich bei akut aufgetretenen abdominalen Krämpfen im Bett. In der Abdomenleeraufnahme ist ein mechanischer Dünndarmileus eindeutig zu erkennen. Klinisch ist keine Hernie zu finden. Da der Patient keine abdominalen Voroperationen hatte, ordnen Sie ein CT des Abdomens an. Dieses zeigt ein Kokardenbild im mittleren Ileumbereich (➤ Abb. 5.17).

5

Welche Aussage(n) ist/sind in diesem Zusammenhang nicht korrekt?

a) Die intestinale Invagination im Erwachsenenalter ist sehr selten und unterscheidet sich in der Ätiologie von der im Kindesalter.
b) Die meisten Läsionen sind im Dünndarm lokalisiert, es gibt aber auch Intussuszeptionen im Kolon.
c) Bösartige Intussuszeptionen im Dünndarm sind in der Regel metastatisch oder bedingt durch ein Adenokarzinom.
d) Die operative Behandlung besteht in der Resektion.
e) Dünndarm-Intussuszeptionen können vor einer Resektion reponiert werden.

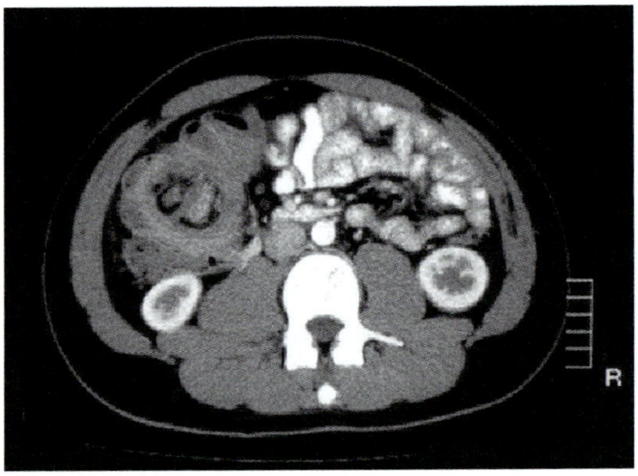

Abb. 5.17 Intestinale Invagination im Dünndarm [R461]

Alle Aussagen sind korrekt.

Dieser Patient litt unter einem nicht-kleinzelligen Bronchialkarzinom (NSCLC) des linken Unterlappens. Eine Radiotherapie des Befundes hat bereits vor einigen Monaten stattgefunden. Die aktuelle Hospitalisation ist aufgrund einer postaktinischen Pneumonie erfolgt. Die akute abdominale Symptomatik wurde durch eine Dünndarminvagination verursacht, die laparoskopisch-assistiert mit einer kurzen Segmentresektion behoben wurde. Bei weiteren neu aufgetretenen Lungenherden sowie der abdominalen Metastase sind eine Bestrahlung der Lungenbefunde und eine systemische, palliative Chemotherapie die nächsten Schritte.

Die **intestinale Invagination im Erwachsenenalter** ist sehr selten und hat im Gegensatz zu den kindlichen Invaginationen mitunter ein lokales Passagehindernis (Polyp, Tumor) als Ursache. Häufigstes Symptom sind abdominale Schmerzen. Die meisten Läsionen sind im Dünndarm lokalisiert (➤ Abb. 5.17), es gibt aber auch Intussuszeptionen im Kolon. Die Mehrheit der Läsionen im Dünndarm ist gutartig, im Dickdarm eher bösartig. **Bösartige Intussuszeptionen** im Dünndarm sind in der Regel metastatisch. Eine operative Behandlung besteht in der Resektion.

Eine ehemalige Grundregel lautete, dass solche Läsionen vor einer Resektion nicht reponiert werden sollten, da sie mit hoher Wahrscheinlichkeit maligne sein können und eine Reposition die intraluminale Streuung maligner Zellen provoziert. Dies wird teilweise weiter empfohlen, jedoch aktuell kontrovers diskutiert. Eine Reposition wird ebenfalls empfohlen, um eine exzessive Resektion und dementsprechend ein resultierendes Kurzdarmsyndrom zu vermeiden. Kolon-Intussuszeptionen sollten nie reponiert, sondern en bloc reseziert werden.

Ein Meckel-Divertikel, Endometriose, zystische Fibrose, Lipome und postoperative Komplikationen nach beispielsweise bariatrischen Eingriffen sind weitere, eher seltene Ursachen für eine Invagination.

LITERATUR

Hong KD, Kim J, Ji W et al. Adult intussusception: a systematic review and meta-analysis. Techniques in Coloproctology. 2019; 23: 315–324.

KASUISTIK

Sie nehmen am interdisziplinären Tumorboard zum Fall eines 60-jährigen Lehrers mit ausgeprägter Flush-Symptomatik teil.

Welche Aussage(n) ist/sind in diesem Zusammenhang nicht korrekt?

a) Neuroendokrine Neoplasien sind langsam wachsende Tumoren, die am häufigsten im Gastrointestinaltrakt vorkommen.
b) Die klinischen Manifestationen sind oft unspezifisch oder gar nicht vorhanden.
c) Die Therapie besteht aus der radikalen chirurgischen Exzision des Tumors.
d) Typische Symptome eines Karzinoidsyndrom sind: Hautflushing, Diarrhö, Trikuspidalklappeninsuffizienz und Hautveränderungen.
e) Bei Fernmetastasen kann entweder eine kurative oder palliative Resektion zur Linderung der Symptome angestrebt werden.

5

Alle Aussagen sind korrekt.

Neuroendokrine Neoplasien (NEN) sind eine molekular und biologisch sehr heterogene Gruppe von Tumoren mit dem gemeinsamen Merkmal des Ursprungs aus neuroendokrinen Zellen. Sie werden in gut differenzierte Tumoren (NET) und schlecht differenzierte Karzinome (NEC) unterteilt. Ca. zwei Drittel sind funktionell inaktiv. Die häufigste Primärlokalisation ist im gastroenteropankratischen System, die zweithäufigste in der Lunge.

Auch funktionell inaktive NEN sezernieren häufig Peptide/Peptidhormone wie pankreatisches Polypeptid, Chromogranin A (als Tumormarker verwendbarer Wert) oder Kalzitonin, was jedoch nicht zu Symptomen führt. Im Gegensatz dazu zeigen die selteneren funktionell aktiven NEN eine Symptomatik entsprechend der jeweiligen Hormonsekretion. Das häufigste Hypersekretionssyndrom ist das **Karzinoidsyndrom (CS)** mit übermäßiger Serotoninsekretion. Hier wird die 5-Hydroxyindolylessigsäure-Messung im 24-h-Sammelurin zur Diagnose herangezogen. 70 % der CS-verursachenden NET sind im Mitteldarm zu finden. Wobei diese sich häufig erst symptomatisch präsentieren bei hepatischer Metastasierung. Die **typischen Symptome** sind Diarrhöen, Hautflushing – v. a. durch Nahrungsmittel ausgelöst –, Hautveränderungen wie Pigmentation und Hyperkeratose sowie seltener kardiale Komplikationen, dort am häufigsten eine Trikuspidalklappeninsuffizienz.

Als **Bildgebung** bieten sich neben den gängigen Untersuchungen wie Endosonografie, CT und MRT spezielle Verfahren an wie Somatostatinrezeptorszintigrafie (SRS) oder Positronenemissionstomografie (PET-CT).

Die **Therapie** erfolgt multimodal und interdisziplinär. Die **Resektion** bleibt der einzige kurative Ansatz. Die Behandlung von Lebermetastasen ist eine Herausforderung. Je nach Lokalisation, Größe und Verteilung (singulär vs. multipel) können kurative oder palliative Resektionen durchgeführt werden mit zusätzlicher intraoperativer Radiofrequenzablation oder, im Falle einer diffusen Metastasierung, Therapiemodalitäten wie **Chemo- oder Radioembolisation** erwogen werden. Die Resektion eines lokal fortgeschrittenen oder bereits diffus metastasierten Primarius kann zum Tumordebulking durchgeführt werden, um das Überleben zu verbessern und hormonelle Symptome zu vermindern. Medikamentöse Therapien können adjuvant oder primär palliativ ohne Chirurgie angewandt werden (Octreotide/Lanreotid, Everolimus, in ausgewählten Fällen Chemotherapeutika und kombinierte Verfahren wie Peptid-Rezeptor-Radionuklid-Therapien).

LITERATUR
Luley K, Gebauer J, Tharum L et al. Gastroenteropankreatische neuroendokrine Neoplasien – Heterogenität, Management und Perspektiven der Versorgung und Forschung. Internist. 2020; 61: 875–890.
Rinke A, Weidenmann B, Auernhammer C et al. S2k-Leitlinie Neuroendokrine Tumoren. Z Gastroenterol. 2018; 56: 583–681.
Wang R, Zheng-Pywell R, Chen H A et al. Management of gastrointestinal neuroendocrine tumors. In: Clinical Medicine Insights: Endocrinology and Diabetes 2019; 12: 1–12.

KASUISTIK

Ein 73-jähriger Velofahrer präsentiert sich auf der Notfallstation mit diffusen Abdominalgien sowie einem Gewichtsverlust von rund 20 kg in den letzten fünf Monaten. Letzteres habe ihn nicht weiter beunruhigt aufgrund der erfolgreichen Bikesaison (im Schnitt 100 km/d), er verliere immer Gewicht im Sommer. Volle Leistungsfähigkeit. Keine Nausea, normaler Stuhlgang. Bei dem Patienten wird ein Adenokarzinom des terminalen Ileums computertomografi sch und durch eine koloskopische Biopsie diagnostiziert.

Welche Aussage(n) ist/sind in diesem Zusammenhang nicht korrekt?

5

a) Malignome des Dünndarms sind seltene Tumore des Gastrointestinaltrakts.
b) Distale Tumore präsentieren sich häufiger symptomatisch.
c) Die häufig späte Diagnose ist der unspezifischen Symptomatik sowie der erschwerten Diagnostik geschuldet.
d) Eine Resektion ist bei allen Tumorstadien empfohlen.
e) Eine adjuvante systemische Chemotherapie erhöht das Gesamtüberleben.

Aussage d ist nicht korrekt.

Primäre maligne Tumoren des Dünndarms sind sehr selten, insbesondere unter dem Aspekt, dass der Dünndarm der längste Teil des Gastrointestinaltrakts hat und hier die größte Oberfläche hat. Nur ca. 5 % der malignen gastrointestinalen Tumore sind dem Dünndarm zuzuordnen. Dabei bildet das Adenokarzinom des Dünndarms die zweithäufigste Entität mit rund 33 %. Des Weiteren sind Neuroendokrine Tumoren (44 %), Lymphome (15 %) und Gastrointestinale Stromatumoren/Sarkome (8 %) im Dünndarm zu finden.

Die meisten **Adenokarzinome des Dünndarms** treten sporadisch auf, dennoch weisen Patienten mit vererbten Syndromen wie HNPCC (hereditäres nicht polypöses kolorektales Karzinom), FAP (familiäre adenomatöse Polyposis) und Peutz-Jeghers-Syndrom ein erhöhtes Risiko auf. Eine inflammatorische Veränderung des Dünndarms scheint ein Risikofaktor zu sein, da sporadische Adenokarzinome des Dünndarms gehäuft sowohl bei Colitis-ulcerosa- und Crohn- sowie bei Zöliakie-Patienten auftreten.

Das große Problem der Dünndarmtumoren ist die **späte Diagnose,** da eine Symptomatik erst im fortgeschrittenen Stadium auftritt und sich oft sehr unspezifisch zeigt mit Abdominalschmerzen, Übelkeit und Erbrechen, Gewichtsverlust und intestinaler Blutung. Die erschwerte Diagnostik trägt ihren Teil dazu bei. Duodenale Tumore bleiben lange asymptomatisch, während sich distale Tumore häufiger symptomatisch zeigen im Sinne einer Darmobstruktion (➤ Abb. 5.18).

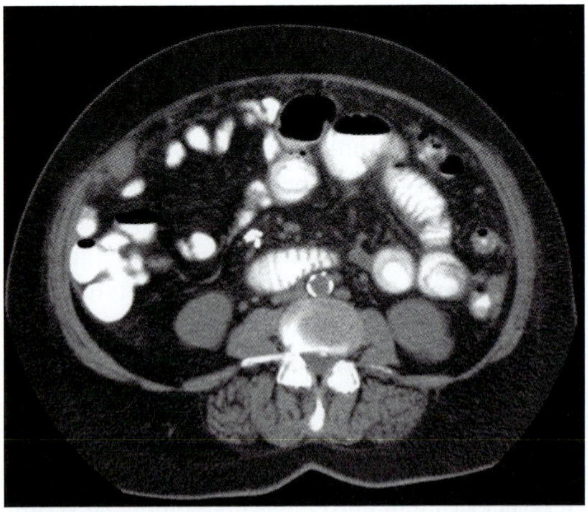

Abb. 5.18 Im CT zeigt sich eine Obstruktion des Dünndarms [R461]

Das 5-Jahres-Gesamtüberleben reicht von 14–33 %, abhängig vom initialen Tumorstadium. Die **TNM-**

Stadien sind ähnlich derjenigen des Kolonkarzinoms, wobei die Verteilung jedoch sehr unterschiedlich ist. Ein Stadium I ist bei Dünndarmkarzinomen nur in 6–12 % bei Diagnosestellung vorhanden (bei Kolonkarzinomen deutlich häufiger aufgrund der früheren Diagnose), ein Stadium II in 27–37 %, Stadium III in 21–27 % und Stadium IV in 32–37 %. Analog zu den Kolonkarzinomen ist die Anzahl **Lymphknotenmetastasen** ein mitentscheidender Prognosefaktor.

Die **Resektion** ist Therapie der Wahl bei lokal begrenzten Befunden mit einer adäquaten Lymphadenektomie (mind. 5–9 Lymphknoten je nach Tumorlokalisation).

Eine **adjuvante systemische Chemotherapie** wird empfohlen, eine Verbesserung des Gesamtüberlebens konnte jedoch bisher nicht statistisch belegt werden. In lokal fortgeschrittenen und/oder metastasierten Fällen hingegen scheint **eine systematische Chemotherapie** (FOLFOX oder CAPOX) einen klaren Benefit für das Gesamtüberleben zu bringen. Die meisten **Rezidive** sind systemisch (86 %), seltener lokoregionär (18 %).

LITERATUR

Benson AB III, Venook AP, Al-Hawary MM et al. Small bowel adenocarinoma, NCCN clinical practice guidelines in oncology. J Natl Compr Canc Netw. 2019; 17(9): 11109–1133.

de Bree E, Rovers K, Stamatiou D et al. The evolving management of small bowel adenocarcinoma. Acta Oncol. 2018; 57(6): 712–722.

KASUISTIK

Eine 82-jährige Frau wird bei seit zwei Tagen anhaltenden abdominalen und kolikartigen Schmerzen eingeliefert. Ihr ist übel und sie hat mehrere Male erbrochen. Zusätzlich klagt sie über Diarrhö. Bei der Patientin ist eine Resektion vor zwei Jahren wegen eines Adenokarzinoms des Rektums (pT3N2M0) bekannt. Die klinisch erhobenen Befunde sind sehr spärlich.

Welche Aussage(n) ist/sind in diesem Zusammenhang nicht korrekt?

a) Eine Mesenterialvenenthrombose betrifft gewöhnlich die V. mesenterica superior.
b) Eine chirurgische Exploration ist bei allen Patienten mit einer Mesenterialvenenthrombose erforderlich.
c) Eine Mesenterialvenenthrombose scheint eine Manifestation einer Hyperkoagulämie zu sein.
d) Eine unmittelbare Antikoagulation mit Heparin im Frühstadium der Krankheit erhöht die Überlebensrate.
e) Thrombolytische Mittel sollen nur bedingt eingesetzt werden aufgrund des Blutungsrisikos und der niedrigen Erfolgsrate.

Die Aussage b ist nicht korrekt.

Eine **chirurgische Exploration** ist nicht bei allen Patienten mit einer Mesenterialvenenthrombose erforderlich. Nur Patienten mit einer Peritonitis müssen notfallmäßig operiert werden.

Die Mesenterialvenenthrombose ist eine unübliche, aber potenziell tödliche Ursache der **Darmischämie.** Bis zu 16 % aller ischämischen Ereignisse des Mesenteriums sind Mesenterialvenenthrombosen. Betroffen ist meistens die V. mesenterica superior, nur selten die V. mesenterica inferior.

Leitsymptom einer Mesenterialischämie sind abdominale Schmerzen, die nicht durch physische Befunde erklärt werden können. Die abdominalen Schmerzen einer akuten oder subakuten Mesenterialvenenthrombose sind meist im mittleren Abdomen lokalisiert, kolikartig und lassen einen Ursprung im Dünndarm vermuten. 75 % der Patienten haben bei Erstvorstellung seit mehr als 48 h Symptome, meistens Übelkeit, Erbrechen und Diarrhö. Hämatemesis, Hämatochezie oder Teerstuhl treten bei 15 % der Patienten auf, wobei okkultes Blut im Stuhl bei annähernd 50 % vorkommt. Die unspezifischen abdominalen Symptome und die Seltenheit dieses Zustands führen oft zu einer verspäteten Diagnose.

Eine Mesenterialvenenthrombose scheint eine **Manifestation einer Hyperkoagulämie** zu sein, welche von Koagulationsstörungen (erworben, z. B. orale Kontrazeptiva, und hereditär, z. B. Faktor V Leiden Syndrom), Tumorerkrankungen, intraabdominalen Entzündungen, einem postoperativen und/oder posttraumatischen

Zustand, Leberzirrhose und portaler Hypertension herrühren kann. Die klinischen Manifestationen hängen im Wesentlichen vom Ausmaß des Thrombus, der Größe der betroffenen Gefäße und der Tiefe der Darmwandischämie ab. Beschränkt sich die Ischämie auf die Mukosa, sind abdominale Schmerzen und Diarrhö die typischen Manifestationen. Eine transmurale Ischämie führt zu Nekrose mit gastrointestinaler Blutung, Perforation und Peritonitis.

Eine **CT-Angiografie (arterielle und venöse Phase)** gilt als bildgebende Methode der Wahl bei Patienten mit hohem klinischem Verdacht auf eine Mesenterialischämie. Die konventionelle Angiografie kann auch in therapeutischer Absicht zum Einsatz kommen.

Die **Behandlung** einer Mesenterialvenenthrombose umfasst die alleinige oder die mit Chirurgie/Intervention kombinierte **Antikoagulation mit Heparin.** Die Mesenterialvenenthrombose kann ohne Chirurgie versorgt werden, wenn es keinen Anhalt für einen Darminfarkt gibt. Leider gibt es keine zuverlässigen Marker zur Identifikation von Risikopatienten für einen Darminfarkt. Eine **Antibiotikatherapie** ist bei fehlender Darmperforation oder Peritonitis nicht angezeigt. Eine unmittelbare Antikoagulation mit Heparin im Frühstadium der Krankheit erhöht das Überleben.

Sobald die Diagnose einer Mesenterialvenenthrombose intraoperativ getroffen und bestätigt wurde, sollte eine Antikoagulationstherapie veranlasst werden. Chirurgisches Ziel muss es sein, so viel Darm wie möglich zu erhalten. Eine spätere Second-look-Operation macht Sinn bei Patienten mit ausgedehntem Darmbefall und nur wenig venösem Fluss. Eine **Thrombektomie** alleine kann bereits den gewünschten Erfolg bringen, wenn der Thrombus noch frisch ist und sich auf die V. mesenterica superior beschränkt. Offene oder endovaskuläre Verfahren werden angewandt, wobei erstere nur in Kombination mit einer Operation durchgeführt wird.

Heparin sollte nach Abklingen der Symptomatik durch eine orale Antikoagulation (DOAK oder Vitamin-K-Antagonisten) ersetzt werden. Setzt die thrombotische Störung sich nicht fort und bestehen keine weiteren Risikofaktoren, kann die Dauer der Antikoagulation auf sechs Monate begrenzt werden.

Eine **Thrombolyse** kommt bei Patienten mit einer Thrombose der großen Mesenterialvenen infrage, wenn das erhoffte Ergebnis das Risiko dieses Verfahrens wieder aufwiegt. Die Anwendung thrombolytischer Mittel ist aufgrund des Blutungsrisikos und der niedrigen Erfolgsrate bei verspäteter Diagnose nur begrenzt empfohlen.

LITERATUR

Acosta S, Salim S. Management of acute mesenteric venous thrombosis: a systemtic review. Scand J Surg. 2021; 110(2): 123–129.

Eckhardt D, Schmid A, Grützmann R. Akute (arterielle und venöse) Mesenterialischämie. Allgemein- und Viszeralchirurgie up2date. 2020; 14(3): 295–305.

KASUISTIK

Eine 67-jährige Patientin wurde vor fünf Tagen infolge eines Dünndarmileus laparotomiert und adhäsiolysiert. Vor 20 Jahren hatte sie eine Bestrahlung wegen eines Nierentumors erhalten. Die Darmpassage funktioniert weiterhin nicht, und die Patientin entwickelt Fieber bis 39 °C. Ein Wundabszess wurde vom Stationsarzt drainiert, worauf die Körpertemperatur sich normalisiert hat. Nach 24 h ist jedoch Darminhalt in den Verband geflossen.

Welche Aussage(n) ist/sind in diesem Zusammenhang nicht korrekt?

a) Ungefähr 80 % der enterokutanen Fisteln treten postoperativ auf.
b) Unterernährung und Sepsis sind nach wie vor die Haupttodesursachen bei Fisteln.
c) Enterale Nahrungszufuhr sollte immer bevorzugt werden.
d) Dünndarmfisteln können unter entsprechendem Management spontan abheilen.
e) Zu den ungünstigen Faktoren für einen spontanen Verschluss zählen ein schlechter Ernährungszustand, Sepsis, aktiver Morbus Crohn, aktives Malignom, Fremdmaterial und Epithelisierung der Fistel.

Alle Aussagen sind korrekt.
Ungefähr 80 % der enterokutanen Fisteln treten postoperativ auf. Enterokutane Fisteln können als Ergebnis eines Tumors, Bestrahlung oder Entzündung auftreten. **Unterernährung und Sepsis** sind nach wie vor die Haupttodesursachen bei Fisteln.

Behandlungsziele bei enterokutanen Fisteln sind der Ausgleich des metabolischen und des Ernährungsdefizits, Verschluss der Fistel und die Kontinuitätsherstellung im gastrointestinalen Trakt. Der erwartete **Behandlungsverlauf** kann in fünf sich überlappende, aber aufeinanderfolgende Phasen unterteilt werden:

1. Erkennung und Stabilisierung: In dieser ersten Phase leiden die Patienten an schwerwiegenden Störungen des Stoffwechsels und des Flüssigkeitshaushalts (z. B. Anämie, Hypalbuminämie), die behoben werden sollten. Abszesse sollten mittels CT nachgewiesen und dann drainiert werden. Die Menge des ausgeflossenen Fistelinhalts sollte täglich dokumentiert werden. Die Wundversorgung spielt eine wichtige Rolle, da die Fistel wesentlich einfacher mit einer intakten Darmwand zu verschließen ist. Weiterhin wird empfohlen, zur Kontrolle der Drainage einen Latexkatheter einzuführen. Ein einfacher Verschluss der Fistel kann Abszessbildung zur Folge haben. Nach der ersten Stabilisierung muss besonderer Wert auf die angemessene Ernährung gelegt werden. Viele der Patienten mit enterokutanen Fisteln sind hyperkatabolisch und haben fortlaufende Ernährungsverluste. Nach Möglichkeit sollte eine enterale Ernährung bevorzugt werden, wobei mindestens noch ein Meter Darm entweder proximal oder distal der Fistel vorhanden sein muss, um diese Ernährungsmöglichkeit anzuwenden.

2. Untersuchung: Die Fistel sollte dargestellt werden, um ihren Ursprung zu bestimmen sowie die Größe des Wanddefekts den Grad der Kontinuitätsunterbrechung (komplett oder nicht?), eine mögliche distale Verbindung der Fistel zum Darm, einen möglichen Ursprung der Fistel aus der lateralen Darmwand, mit der Fistel einhergehende Abszesse, mögliche Schädigungen oder Strikturen des benachbarten Darms, eine distale Obstruktion und schließlich die Länge der Fistel (➤ Abb. 5.19).

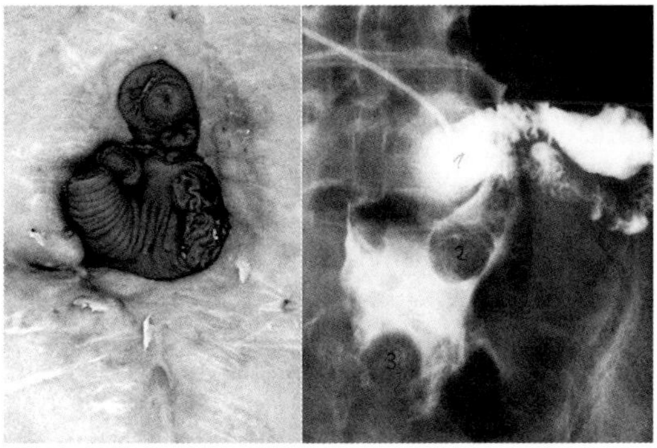

Abb. 5.19 Enterokutane Fistel und Fistulografie [R461]

3. Entscheidung: Ein spontaner Fistelverschluss ist der Idealfall, aber hierzu kommt es nur bei einem Drittel der Patienten mit komplizierten Fisteln. Zu den ungünstigen Faktoren für einen spontanen Verschluss zählt ein schlechter Ernährungszustand, Sepsis, aktiver Morbus Crohn, aktives Malignom, Fremdmaterial, Epithelisierung der Fistel und ein Serum-Transferrin von weniger als 200 mg/dl. Ebenso spielt die Fördermenge einer Fistel eine Rolle. Low-Output-Fisteln (< 200 ml/d) versiegen häufiger spontan als Moderate-Output- (200–500 ml/d) oder High-Output-Fisteln (> 500 ml/d).

4. Definitive Therapie: Wenn die anatomischen Voraussetzungen der Fistel einen spontanen Verschluss verhindern oder ein Verschluss nicht im erwarteten Zeitraum eingetreten ist (bei adäquater, sepsisfreier parenteraler Ernährung), sollte der Patient auf einen operativen Verschluss vorbereitet werden, idealerweise verzögert nach frühestens 3–6 Monaten. Hierbei sollte der abdominale Zugang nach Möglichkeit über eine neue Inzision erfolgen. Anschließend erfolgt die Dissektion, um den Darm freizupräparieren. Der Darm sollte von allen Adhäsionen gelöst werden, um eine Obstruktion auszuschließen. Die besten Verschluss- und niedrigsten Komplikationsraten können durch eine Resektion des betroffenen Darmabschnitts mit End-zu-End-Anastomose erzielt werden. Ein enteraler Zugang sollte für die postoperative Phase vorgesehen werden, entweder durch eine Gastrostomie, die ebenso für eine Magendekompression genutzt werden kann, oder eine Ernährungsjejunostomie oder vorzugsweise beides.

5. Heilung: Während der postoperativen Phase ist es notwendig, eine vollwertige Ernährung des Patienten sicherzustellen.

LITERATUR

Schwenk W. SOP Diagnostik und Therapieprinzipien postoperativer enterokutaner Fisteln. Allgemein- und Viszeralchirurgie up2date. 2018; 12: 539–542.

Tang QQ, Hong ZW, Ren HJ et al. Nutritional management of patients with enterocutaneous fistula: practice and progression. Front Nutr. 2020; 7: 564379.

Tuma F, Crespi Z, Wolff C J et al. Enterocutaneous fistula: A simplified clinical approach. Cureus. 2020; 12(4): e7789.

KASUISTIK

Eine 35-jährige technische Angestellte, Mutter eines 16-jährigen Jungen, hat sich einem Screening für eine APC-Mutation (adenomatöse Polyposis coli) unterzogen, nachdem bei ihr im Rahmen einer Koloskopie mehrere Polypen im gesamten Kolorektum entdeckt wurden. Ihr Vater starb im Alter von 45 Jahren an Dickdarmkrebs. Nach Bestätigung einer APC-Genmutation wurde vor ungefähr zwei Jahren prophylaktisch eine laparoskopisch restaurative Proktokolektomie durchgeführt. Die Patientin befindet sich jetzt unter engmaschiger Kontrolle aufgrund des hohen Risikos eines bösartigen Tumorwachstums.

Welche Aussage(n) ist/sind in diesem Zusammenhang nicht korrekt?

a) Adenokarzinome im Duodenum und Dünndarm sind die häufigsten außerhalb des Dickdarms vorkommenden Karzinome bei APC-Genmutationsträgern.
b) Dünndarmkarzinome sind in bis zu 30 % der Fälle Folge eines hereditären Syndroms.
c) Zur Nachsorge werden Ösophagogastroduodenoskopien im Abstand von fünf Jahren bei APC-Genmutationsträgern empfohlen.
d) Kapselendoskopien werden zur Vorsorgediagnostik angewendet.
e) Tumoren des ersten und zweiten Duodenalabschnitts werden am besten mit einer Duodenojejunopankreatektomie entfernt, wohingegen Tumoren des dritten und vierten Abschnitts mit einer Segmentresektion behandelt werden können.

Die Aussage c ist nicht korrekt.

Dickdarm- und Dünndarmkarzinome haben viele epidemiologische und biologische Gemeinsamkeiten. Dies trifft besonders bei erblichen Darmkrebssyndromen (10–30 %) zu, wobei das periampulläre Adenokarzinom das am häufigsten außerhalb des Dickdarms vorkommende Karzinom bei APC-Mutationsträgern ist. Mit 5 % Lebenszeitrisiko ist dieses Risiko gleich hoch wie die Entstehung eines kolorektalen Karzinoms in der Normalbevölkerung.

Bei **klassischer FAP** sind jährliche Koloskopien ab einem Alter von 10 Jahren empfohlen. Eine Proktokolektomie sollte zeitlich am ehesten nach Abschluss der Pubertät als Primärpräventionseingriff erfolgen oder bei Auftreten von Malignomen, jedoch vor dem 40. Lebensjahr. Nach dem Eingriff ist eine jährliche Pouchkontrolle empfohlen. Aufgrund des hohen Entartungsrisikos eines Duodenalpolypen entsprechend der Adenom-Karzinom-Sequenz wird eine Ösophagogastroduodenoskopie (ÖGD) in maximal zweijährlichem Abstand durchgeführt.

Das **Peutz-Jeghers-Syndrom** tritt viel seltener auf als die FAP und geht primär bereits mit Dünndarmpolypen und mukokutaner Hyperpigmentation einher. Das Risiko für gastrointestinale Tumoren insbesondere von Ösophagus, Magen, Dünndarm und Pankreas ist stark erhöht, ebenso für das Risiko für eine Vielzahl extraintestinaler Tumoren. ÖGD und Koloskopie sind bei Mutationsnachweis bereits ab einem Alter von acht Jahren empfohlen und sollten im Abstand von 1–3 Jahren wiederholt werden. Gleichzeitig ist erstmalig vor dem 10. Lebensjahr eine MR-Enterografie oder Kapselendoskopie zur Dünndarmdiagnostik indiziert. Bei Nachweis von Polypen über 15–20 mm sollten diese endoskopisch entfernt werden. Auch das den Nicht-Polyposis-Syndromen zugehörige **Lynch-Sydrom (auch hereditäres nonpolypöses kolorektales Karzinom-Syndrom, HNPCC)** weist ein deutlich erhöhtes Risiko für Magen-, Dünndarm-, Endometrium- und Ovarialkarzinome auf. HNPCC-assoziierte Tumoren zeichnen sich durch Mikrosatelliteninstabilität aus. Das Auftreten von Dünndarmkarzinomen, vor allem duodenal (50 %), ist etwa gleich hoch wie bei der FAP.

Tumoren des ersten und zweiten Duodenalabschnitts werden am besten mit einer Duodenojejunopankreatektomie entfernt, wohingegen Tumoren des dritten und vierten Abschnitts durch eine Segmentresektion behandelt werden können. Bei Tumoren des Jejunums und Ileums ist die laparoskopische Chirurgie die Therapie der Wahl. Hier wird eine radikale Resektion einschließlich des Lymphabflussgebiets empfohlen.

LITERATUR

Vangala DB, Steckstor M, Schmiegel W et al. Erbliche Polyposis und Darmkrebserkrankungen. Gastroenterologie up2date. 2019; 15(3): 279–296.

Vangala DB, Cauchin E, Balmana et al. Screening and surveillance in hereditary gastrointestinal cancers: Recommendations from the European Society of Digestive Oncology (ESDO) expert discussion at the 20th European Society for Medical Oncology (ESMO)/Word Congress. Eur J Cancer. 2018; 104: 91–103.

KASUISTIK

Ein 32-jähriger Krankenpfleger, den Sie als Stationsärztin/-arzt gut kennen, ist seit drei Jahren unter 5-ASA-Behandlung wegen eines Morbus Crohn. Vor zwei Monaten wurde ein akuter Schub vom Hausarzt festgestellt und eine Therapie mit Prednison (40 mg/Tag) eingeleitet. In der Zwischenzeit konnte die Dosis auf 20 mg/Tag reduziert werden. Heute Morgen hat er Ihnen beim Stationsfrühstück erzählt, er fühle sich weiterhin schlecht, habe ab und zu Fieberschübe, einmal mit richtigem Schüttelfrost, und klagt jetzt über kolikartige abdominale Schmerzen.

Welche Aussage(n) ist/sind in diesem Zusammenhang nicht korrekt?

a) Sie sollten ihm eine stationäre Aufnahme ans Herz legen.
b) Kortikosteroide können als Dauertherapie ein Rezidiv von Morbus Crohn verhindern.
c) Abszesse müssen perkutan oder chirurgisch drainiert werden.
d) Patienten mit mäßiger bis schwerer Erkrankung werden mit Prednison oder Budesonid behandelt, bis die Symptome abgeklungen sind.
e) Bei leicht bis mäßig aktiver Krankheit werden Erkrankungen des Ileums und des Dickdarms mit oralem Aminosalizylat behandelt.

Die Aussage b ist nicht korrekt.

Sie sollten dem Krankenpfleger eine stationäre Aufnahme ans Herz legen. Bei **schwerer fulminanter Erkrankung** sollten Patienten mit anhaltenden Symptomen trotz oraler Steroid- oder Infliximabgabe (Remicade®) oder mit Zeichen von hohem Fieber, häufigem Erbrechen, intestinaler Obstruktion, Loslassschmerzen, Kachexie oder einem Abszess ins Krankhaus eingewiesen werden. Ein **chirurgisches Konsil** ist bei Patienten mit Obstruktion oder einer druckdolenten abdominalen Raumforderung empfohlen. Eine solche Raumforderung sollte mittels Ultraschall oder CT beurteilt werden, um einen Abszess auszuschließen. Abszesse müssen perkutan oder chirurgisch drainiert werden (➤ Abb. 5.20).

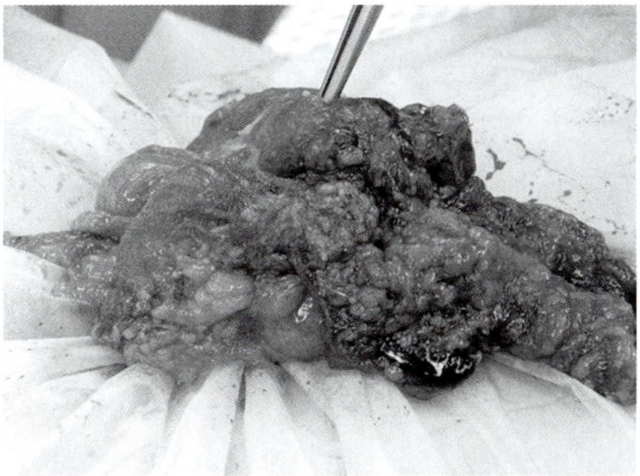

Abb. 5.20 Entzündlicher Konglomerattumor [R461]

Nach Ausschluss eines Abszesses oder nach oraler Steroidgabe werden parenterale **Kortikosteroide** in einer Menge, die 40–60 mg Prednison entspricht, in kleinen Dosen oder als Infusion verabreicht. Elementare Ernährung oder parenterale Hyperalimentation ist nach 5–7 Tagen indiziert bei Patienten, die sich nicht selbst ernähren können. Patienten, bei denen nach 7–10 Tagen trotz intensiver Krankenhausversorgung immer noch keine Besserung eintritt, sollten für eine Operation vorbereitet werden.

Bei **leicht bis mäßig aktiver Krankheit** werden Erkrankungen des Ileums und des Dickdarms mit Budenosid zur Remissionsinduktion behandelt. Bei Fistelleiden kann eine direkte Therapie mit TNF-Antikörper (Infliximab, Adalimumab) eingeleitet werden.

Von längerfristigen Gaben von Metronidazol, Ciprofloxacin oder anderen anti-mykobakteriellen Therapien wird neuerdings abgeraten; diese werden nur noch bei septischen Komplikationen eingesetzt. Ebenfalls zeigen neuere Studien hier kaum einen Effekt von Thiopurinen (Mesalazin/5-ASA und Sulfasalazin).

Bei **mäßiger bis schwerer Erkrankung** wird mit Prednison (40–60 mg täglich) behandelt, bis die Symptome abgeklungen sind und wieder eine Gewichtszunahme eintritt (im Allgemeinen nach 7–28 Tagen). Danach kann wochenweise die Dosis wieder reduziert und ausgeschlichen werden. Bei Infektionen oder Abszessen muss eine angemessene Antibiotikatherapie oder Drainage (perkutan oder chirurgisch) zusätzlich veranlasst werden.

Infliximab-Infusionen sind eine wirksame Ergänzung und können als Alternative zur Steroidtherapie bei einzelnen Patienten angesehen werden, bei denen Kortikosteroide nicht indiziert sind oder keine Wirkung zeigen. Sie können bei ungenügender Wirkung der Kortikosteroidtherapie auch in Kombination mit Mesalazin zur Remissionsinduktion als alleinige Therapie eingesetzt werden. Alternativ ist Adalimumab allein einzusetzen. Bei Therapieversagen der TNF-Antikörper wird eine Therapie mit Ustekinumab oder Vedolizumab empfohlen.

Zur **Remissionserhaltung** nach induktiver Kortikosteroidtherapie können Thiopurine und Methotrexat eingesetzt werden. Nach induktiver Therapie mit TNF-Antikörper sollte eine Remission mit ebensolchen erhalten werden. Dasselbe gilt für Ustekinumab oder Vedolizumab. Kortikosteroide sollten nicht als Dauertherapie eingesetzt werden.

LITERATUR

Adamina M, Bonovas St, Raine T et al. ECCO Guidelines on Therapeutics in Crohn's Disease: Surgical Treatment. Journal of Crohn's and Colitis 2020; 14(2): 155–168.

Sonnenberg E, Siegmund B. Morbus Crohn. Gastroenterologie up2date. 2019; 15(3): 299–309.

Torres J, Bonovas St, Doherty G et al. ECCO Guidelines on Therapeutics in Crohn's Disease: Medical Treatment. Journal of Crohn's and Colitis 2020; 14(1): 4–22.

5.10 Dickdarm- und Rektumchirurgie

Thomas Bachleitner-Hofmann, Julia Jedamzik und Catharina Müller

KASUISTIK

Ein 65-jähriger Patient berichtet Ihnen, seit einigen Wochen wegen einer Darminfektion in Behandlung zu stehen. Diese habe sich initial mit linksseitigen Unterbauchschmerzen, Stuhlunregelmäßigkeiten und rezidivierenden Fieberschüben geäußert. In der letzten Koloskopie vor einem Jahr habe man Divertikel gefunden, ein kleiner Polyp sei abgetragen worden und es habe sich kein Hinweis für ein kolorektales Karzinom gefunden. Er erhalte nun bereits seit einiger Zeit wieder antimikrobielle Therapie, sei aber nie beschwerdefrei gewesen. Weiters berichtet der Patient nun über die Entleerung von Luft bei der Miktion. ➤ Abb. 5.21 zeigt den computertomografischen Befund.

Im aktuellen Labor liegen die Leukozyten bei 8 G/l und das CRP bei 2,5 mg/dl. Der Patient ist afebril. In der klinischen Untersuchung ist das Abdomen weich, es bestehen keine Zeichen einer Peritonitis.

Wie würden Sie das Krankheitsbild klassifizieren?

a) Hinchey II
b) Hinchey IV
c) Hansen Stock Grad Typ 1

d) Hansen Stock Grad Typ 2c
e) Deutsche Klassifikation der Divertikelkrankheit (Classification of diverticular disease) (CDD) Grad 2b
f) CDD Grad 3c

Die richtige Antwort ist f.
In der vorliegenden Fallvignette handelt es sich um eine **komplizierte Divertikulitis** mit einer Sigma-Blasenfistel. Die koronale Ansicht der kontrastmittelverstärkten Computertomografie des Abdomens zeigt die Fistel zwischen dem wandverdickten Sigma und der Blase.

Kolondivertikel sind erworbene Ausstülpungen der inneren Darmwandschichten (Mukosa und Submukosa). Prädilektionsstellen für Divertikel sind Schwachstellen in der Tunica muscularis im Bereich der Durchtrittspforten für die Vasa recta. Aufgrund der Druckverhältnisse finden sich Divertikel überwiegend im Colon sigmoideum. Die Inzidenz der Divertikulose in der westlichen Welt ist hoch und steigt mit zunehmendem Alter an (mehr als 70 % bei > 70-Jährigen).

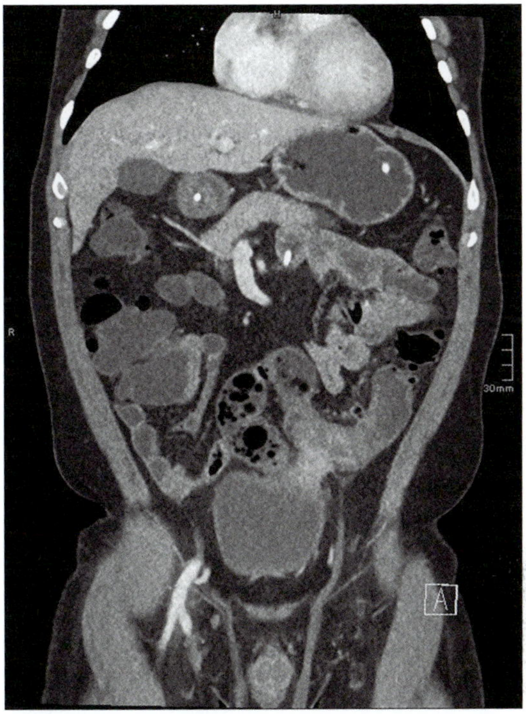

Abb. 5.21 Sigma-Blasenfistel [T1219]

MERKE
Die Divertikulose an sich hat keinen Krankheitswert. Es kann jedoch zur Obstruktion der Divertikelhälse und damit zur eingeschränkten Drainage mit konsekutiver Entzündung kommen (unkomplizierte Divertikulitis). Diese kann auf die gesamte Darmwand oder auf Nachbarorgane übergreifen (komplizierte Divertikulitis).

Bei **chronisch rezidivierender Divertikulitis** kann es zu Komplikationen wie der Ausbildung eines entzündlichen Konglomerats, zu Stenosen oder zu Fisteln zur Blase, zu anderen Darmabschnitten, zur Haut oder – bei Patienten nach Hysterektomie – zur Vagina kommen.

Für die Einteilung der Divertikulitis existieren viele verschiedene **Klassifikationssysteme** (➤ Tab. 5.1). Diese dienen der Therapieentscheidung und erlauben eine Prognoseeinschätzung. Neben der Klassifikation nach Hinchey, welche für die Einteilung der akuten komplizierten Divertikulitis gedacht ist, entwickelten Hansen und Stock eine Klassifizierung, welche zusätzlich unkomplizierte und chronische Verläufe miteinbezieht. Schließlich wurde anhand dieser beiden Klassifikationen 2014 die sogenannte Klassifikation der Divertikelkrankheit (Classification of diverticular disease) (CDD) entwickelt. Diese bietet eine noch detailliertere Einteilung sowohl im Rahmen der Erstdiagnose als auch bei chronischem Verlauf.

LITERATUR

European Society of Coloproctology: guidelines for the management of diverticular disease of the colon. Colorectal Dis. 2020; 22(Suppl 2): 1–28

Hansen O, Stock W. Prophylaktische Operation bei der Divertikelkrankheit des Kolons – Stufenkonzept durch exakte Stadieneinteilung. Langenbecks Arch Chir. 1999; 115 (Suppl II): 1257–1260.

Hinchey EJ, Schaal PG, Richards GK. Treatment of perforated diverticular disease of the colon. Adv Surg. 1978; 12: 85–109.

Kruis W, Germer CT, Leifeld L; German Society for Gastroenterology, Digestive and Metabolic Diseases and The German Society for General and Visceral Surgery. Diverticular disease: guidelines of the German Society for Gastroenterology, Digestive and Metabolic Diseases and the German Society for General and Visceral Surgery. Digestion. 2014; 90(3): 190–207.

Schreyer AG, Layer G; German Society of Digestive and Metabolic Diseases (DGVS) as well as the German Society of General and Visceral Surgery (DGAV) in collaboration with the German Radiology Society (DRG). S2k Guidelines for diverticular disease and diverticulitis: diagnosis, classification, and therapy for the radiologist. Rofo. 2015; 187(8): 676–684.

Tab. 5.1 Klassifikationen der Divertikelkrankheit

Hinchey et al. 1978		Hansen & Stock 1999		CDD (Kruis et al. 2014)	
		0	**Asymptomatische Divertikulose**	0	**Asymptomatische Divertikulose**
		1	**Akute unkomplizierte Divertikulitis**	1	**Akute unkomplizierte Divertikelkrankheit/Divertikulitis**
				1a	Divertikulitis/Divertikelkrankheit ohne Umgebungsreaktion
				1b	Divertikulitis mit phlegmonöser Umgebungsreaktion
Akute komplizierte Divertikulitis		2	**Akute komplizierte Divertikulitis**	2	**Akute komplizierte Divertikulitis, wie 1b, zusätzlich:**
I	Gedeckte Perforation mit parakolischem Abszess oder Phlegmone	2a	Peridivertikulitis, phlegmonöse Divertikulitis	2a	Mikroabszess (< 1 cm)
II	Gedeckte Perforation mit Abszess retroperitoneal, intraperitoneal oder im kleinen Becken	2b	Abszess, gedeckte Perforation, Fistel	2b	Makroabszess (> 1 cm)
		2c	Freie Perforation	2c	Freie Perforation
III	Freie Perforation mit eitriger Peritonitis			2c1	Eitrige Peritonitis
IV	Freie Perforation mit stuhliger Peritonitis			2c2	Fäkale Peritonitis
		3	**Chronisch-rezidivierende Divertikulitis**	3	**Chronische Divertikelkrankheit (rezidivierende oder anhaltende symptomatische Divertikelkrankheit)**
				3a	Symptomatische unkomplizierte Divertikelkrankheit (SUDD)
				3b	Rezidivierende Divertikulitis ohne Komplikationen
				3c	Rezidivierende Divertikulitis mit Komplikationen (Stenose, Fistel, Konglomerat)
				4	Divertikelblutung

KASUISTIK

Ein 53-jähriger adipöser Raucher kommt wegen stetig zunehmender, linksseitig betonter Unterbauchschmerzen sowie Übelkeit in die Notaufnahme. Er berichtet, dass er vor sechs Monaten wegen einer akuten komplizierten Sigmadivertikulitis stationär behandelt wurde. Seit der Entlassung seien keine erneuten Beschwerden aufgetreten. Klinisch besteht das Bild einer linksbetonten Unterbauchperitonitis. Der Patient hat 38,9 °C Fieber. Laborchemisch finden sich die Leukozyten mit 17,4 G/l und das CRP mit 23,1 mg/dl deutlich erhöht.
Sie veranlassen eine kontrastmittelverstärkte Computertomografie des Abdomens (➤ Abb. 5.22).

Wie gehen Sie weiter vor?

a) Systemische antimikrobielle Therapie
b) CT-gesteuerte Abszessdrainage
c) Laparoskopische Lavage und Abszessdrainage
d) Laparoskopische bzw. offene tubuläre Sigmaresektion mit primärer Anastomose
e) Laparoskopische bzw. offene tubuläre Sigmaresektion mit terminaler Deszendostomie

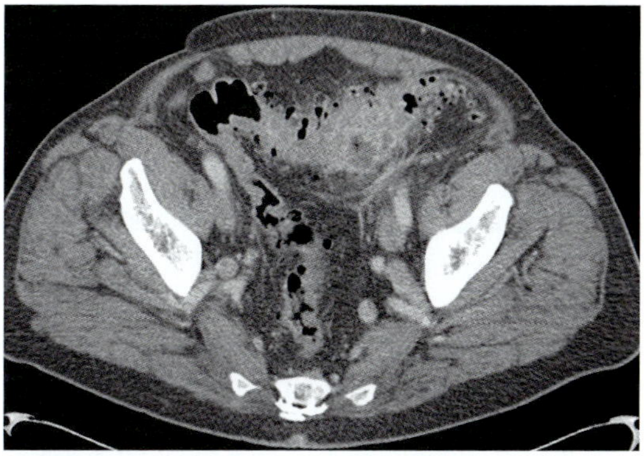

Abb. 5.22 Sigmadivertikulitis [T1219]

Die richtige Antwort ist a.

Es handelt sich in der Fallvignette um einen Patienten **mit gedeckt perforierter Divertikulitis.** In der abgebildeten Computertomografie zeigt sich das Sigma langstreckig entzündlich wandverdickt mit multiplen Divertikeln und einem etwa 2,5 cm großen parakolischen Abszess ohne Nachweis freier Luft.

Bei akuter komplizierter Divertikulitis ist die Behandlung der Wahl die **antimikrobielle Therapie.** Es sind keine speziellen diätologischen Maßnahmen oder Nahrungskarenz im Rahmen eines Schubes erforderlich. Sollte ein **Abszess** vorliegen, richtet sich das weitere Vorgehen nach der Größe des Abszesses:

- Abszesse < 4 cm können rein konservativ behandelt werden.
- Retroperitoneale oder parakolische Abszesse > 4 cm können interventionell radiologisch drainiert werden.
- Die Operation gilt als letzte Option und ist im akuten Schub nur bei freier Perforation, bei fehlendem Ansprechen auf die konservative Therapie, bei Verschlechterung innerhalb von 72 h und bei großen, nicht drainierbaren Abszessen indiziert.

Bei **freier Perforation mit eitriger Peritonitis** kann neben der primären Resektion auch eine laparoskopische Lavage erfolgen. Im Zuge der Resektion kann auch bei perforierter Divertikulitis (Hinchey III und IV) eine primäre Anastomose (ggf. mit protektivem Ileostoma) erfolgen, sofern Patienten immunkompetent und hämodynamisch stabil sind. Als Alternative steht die Diskontinuitätsresektion nach Hartmann zur Verfügung. Im Gegensatz zur elektiven Situation gibt es keine Daten, die einen Vorteil für den laparoskopischen oder offenen Zugangsweg bei der Operation nahelegen.

In der **Primärdiagnostik** einer Divertikulitis ist immer eine Bildgebung nötig. Die Computertomografie ist hierbei der Goldstandard. Bei Patienten mit bereits bestätigter rezidivierender Divertikulitis kann im Rahmen eines leichten Schubes auf eine Bildgebung verzichtet werden. In den Händen eines geübten Radiologen kann alternativ auch eine Sonografie durchgeführt werden. In der Akutsituation sollte keine Koloskopie erfolgen, da diese keine klinisch relevanten Zusatzinformationen bringt.

Nach komplizierter Divertikulitis soll jedoch eine **Koloskopie** zum Ausschluss einer malignen Grunderkrankung im entzündungsfreien Intervall nach 4–6 Wochen erfolgen, sofern in den letzten drei Jahren keine Koloskopie durchgeführt wurde. Aufgrund der zunehmenden Qualität der Primärdiagnostik und der niedrigen Inzidenz von kolorektalen Karzinomen bei Patienten mit unkomplizierter Divertikulitis kann nach dem ersten Schub bei kompletter klinischer Remission und computertomografisch gesicherter Diagnose von einer Koloskopie abgesehen werden. Eine Koloskopie nach einer unkomplizierten Divertikulitis wird vor einer elektiven **Sigmaresektion** zum Ausschluss anderer Pathologien und bei persistierenden Symptomen (rezidivierende Schmerzen, Stuhlunregelmäßigkeiten, Veränderungen der Stuhlgewohnheiten) empfohlen.

LITERATUR

Kruis W, Germer CT, Leifeld L; German Society for Gastroenterology, Digestive and Metabolic Diseases and The German Society for General and Visceral Surgery. Diverticular disease: guidelines of the German Society for Gastroenterology, Digestive and Metabolic diseases and the German Society for General and Visceral Surgery. Digestion. 2014; 90(3): 190–207.

5

Schultz JK, Azhar N, Binda GA et al. European Society of Coloproctology: guidelines for the management of diverticular disease of the colon. Colorectal Dis. 2020; 22(Suppl 2): 5–28.

KASUISTIK

Eine 45-jährige aktive und karriereorientierte Patientin wird in der chirurgischen Sprechstunde vorstellig. Sie hat sich gerade von einer Episode einer unkomplizierten Sigmadivertikulitis erholt. Die Patientin erkundigt sich nach dem weiteren Vorgehen.

Welche Indikationen bestehen für eine Sigmaresektion im entzündungsfreien Intervall nach Divertikulitis?

a) Bei Einschränkung der Lebensqualität durch rezidivierende Entzündungsschübe kann eine Sigmaresektion indiziert sein.
b) Da der Schweregrad der Divertikulitis mit der Anzahl der Episoden zunimmt, ist die Sigmaresektion bereits nach der ersten Episode indiziert.
c) Eine Sigmaresektion ist beim Auftreten von Komplikationen wie Fistulierung oder Stenose indiziert.
d) Bei wiederholter Divertikulitis ist die Sigmaresektion aufgrund eines erhöhten Karzinomrisikos indiziert.
e) Nach einer klinisch relevanten Rezidivblutung nach entsprechender Lokalisationsdiagnostik sollte frühelektiv eine Sigmaresektion erfolgen.

Die richtigen Antworten sind a, c und e.

Die Indikation zur Operation bei Sigmadivertikulitis sollte grundsätzlich restriktiv gestellt werden.

Die **unkomplizierte Sigmadivertikulitis** per se stellt keine Operationsindikation dar. Einzig, wenn es zu einer eingeschränkten Lebensqualität durch die Divertikulitis kommt (etwa durch persistierende Symptomatik bei nachgewiesener Entzündung oder eine erhebliche Frequenz der Entzündungsschübe), ist die Sigmaresektion zur Verbesserung der Lebensqualität gerechtfertigt.

Bei **der komplizierten Sigmadivertikulitis** ist die erste Episode üblicherweise am schwerwiegendsten. Etwa 25 % der Patienten erleiden ein Rezidiv, welches in 43 % der Fälle abermals kompliziert ist. Dennoch wird auch Patienten nach stattgehabter komplizierter Divertikulitis nicht routinemäßig die Sigmaresektion empfohlen. Es gelten auch hier die gleichen Indikationskriterien wie bei der unkomplizierten Divertikulitis.

MERKE

Laut wissenschaftlicher Literatur ist bei der Sigmadivertikulitis keine wirksame medikamentöse Rezidivprophylaxe (Rifaximin, Mesalazin, Probiotika) bekannt. In der Primärprophylaxe werden sportliche Aktivität, Normalgewichtigkeit und faserreiche, vegetarische Kost empfohlen.

Im Falle einer chronisch rezidivierenden Divertikulitis mit Fistulierung oder Stenose ist die Operation indiziert. Auch bei klinisch relevantem Divertikelblutungsrezidiv sollte früh-elektiv eine **Sigmaresektion** erfolgen. Das Risiko für die Entwicklung eines kolorektalen Karzinoms ist bei Patienten mit Divertikulitis nicht erhöht, sodass sich keine Indikation zur „präventiven“ Sigmaresektion ergibt.

Im elektiven Setting sollte immer der laparoskopische Zugang bevorzugt werden. Die Resektion des befallenen Abschnitts erfolgt knapp im gesunden Darmsegment, in der Regel oral am Übergang zwischen Sigma und Colon descendens und aboral im proximalen Rektumdrittel. Eine **kolorektale Anastomose** sollte bevorzugt werden, da die Rezidivrate im Vergleich zu einer kolosigmoidalen Anastomose geringer ist. Es ist nicht vollends geklärt, ob die Arteria mesenterica inferior (AMI) im Rahmen der Sigmaresektion zentral abgesetzt werden soll. Aktuell besteht der Konsens, dass bei eindeutiger Diagnose auf das zentrale Absetzen der AMI verzichtet werden kann, um so eine bessere Durchblutung der Anastomose zu gewährleisten und die autonomen Nerven zu schonen. Bei diagnostischer Unsicherheit muss eine zentrale Ligatur der AMI nach onkologischen Prinzipien erfolgen. Die **Mobilisierung der linken Flexur** ist nicht zwingend nötig, allerdings muss eine spannungsfreie Anastomose gewährleistet sein. Dies ist abhängig von Anatomie und Ausmaß der Resektion und der Erkrankung. In jedem Fall soll ein Air-Leak-Test am Ende der Operation durchgeführt werden.

LITERATUR

Kruis W, Germer CT, Leifeld L; German Society for Gastroenterology, Digestive and Metabolic Diseases and The German Society for General and Visceral Surgery. Diverticular disease: guidelines of the German society for gastroenterology, digestive and metabolic diseases and the German society for general and visceral surgery. Digestion. 2014; 90(3): 190–207.

Schultz JK, Azhar N, Binda GA et al European Society of Coloproctology: guidelines for the management of diverticular disease of the colon. Colorectal Dis. 2020; 22(Suppl 2): 5–28.

KASUISTIK

Ein bettlägeriger 80-jähriger Patient mit generalisierter Arteriosklerose und Hemiplegie aufgrund mehrfacher zerebraler Insulte wird Ihnen aus dem Pflegeheim zugewiesen. Er leidet an chronischer Obstipation und hat nun auch ein aufgetriebenes Abdomen. Der Dauerkatheter fördert wenig konzentrierten Harn. Der Patient nimmt kaum mehr Nahrung zu sich, erbrochen hat er jedoch nicht. In der klinischen Untersuchung ist das Abdomen zwar deutlich gebläht, jedoch weich und ohne Peritonismus. Es wird eine a. p. Abdomen-Übersichtsaufnahme im Liegen gefertigt (➤ Abb. 5.23).

Welche Verdachtsdiagnose stellen Sie?

a) Koprostase
b) Darmischämie
c) Dünndarmileus
d) Hohlorganperforation
e) Sigmavolvulus

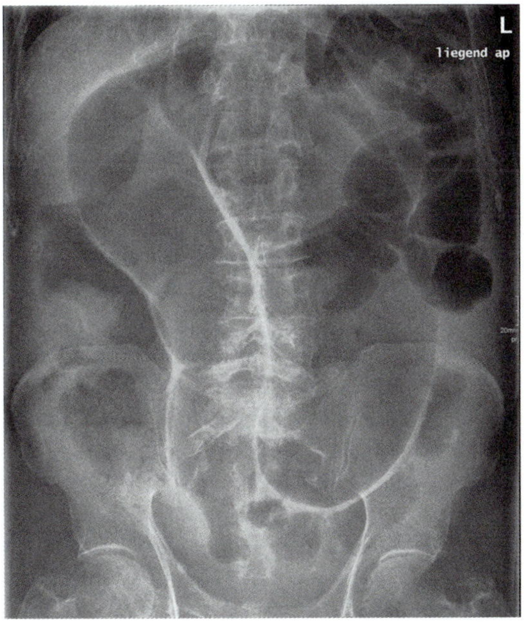

Abb. 5.23 Stuhlverhalt bei Sigmavolvulus [T1219]

Die richtige Antwort ist e.

Der **Dickdarmvolvulus** gehört zu den häufigsten benignen Ursachen für einen mechanischen Dickdarmileus. Zugrunde liegt eine Torsion des Dickdarms um die eigene Mesenterialachse. Aufgrund von anatomischen Gegebenheiten kommt der Dickdarmvolvulus hauptsächlich im Sigma (75–80 %) und Zökum (15–20 %) vor. Zu den Risikofaktoren gehören anatomische Faktoren, Obstipation, Darmmotilitätsstörungen und abdominale Voroperationen. Der Sigmavolvulus triff häufiger bei älteren Patienten (> 75 Jahre), Diabetikern und Patienten mit neuropsychiatrischen Krankheiten auf. Für einen Zökumvolvulus sind junge Frauen prädisponiert.

Klinisch äußert sich der Dickdarmvolvulus mit den typischen Symptomen einer **Darmpassagestörung** wie Übelkeit, Erbrechen, Stuhlverhalt, distendiertes Abdomen und krampfartige Schmerzen. Zu den Hauptkomplikationen des Sigmavolvulus zählen die Perforation und Darmischämie, welche mit einer Häufigkeit von bis zu 25 % (Darmischämie) bzw. 35 % (Perforation) auftreten.

Für den **Sigmavolvulus** ist das sogenannte „Kaffeebohnen-Zeichen" (Abbild des obstruierten, distendierten Darmsegments, ➤ Abb. 5.23) in der nativen Röntgenaufnahme des Abdomens charakteristisch. Dadurch kann bereits in 60 % der Fälle die Diagnose gestellt werden. Meist ist jedoch eine weiterführende kontrastmittelverstärkte Computertomografie zur Bestätigung der Diagnose notwendig. Aus diesem Grund hat sich die kontrastmittelverstärkte Computertomografie mit einer deutlich höheren Sensitivität und Spezifität bereits in der Primärdiagnostik als bevorzugte Untersuchungsmethode weitgehend durchgesetzt.

Die **Therapie des Sigmavolvulus** besteht in der **endoskopischen Devolvierung** und Dekompression, welche in 60–95 % der Fälle zum Erfolg führt. Im Rahmen der Endoskopie kann zugleich die Vitalität des Darms beurteilt werden. Da jedoch nach erfolgreicher endoskopischer Therapie in bis zu 86 % aller Fälle Rezidive auftreten und diese mit einer deutlich höheren Morbidität einhergehen, wird eine zeitnahe, elektive **Sigmaresektion** empfohlen. Wenn die endoskopische Devolvierung nicht möglich ist oder Komplikationen (Ischämie oder Perforation) vorliegen, ist eine akute Sigmaresektion nötig.

Nichtresezierende Verfahren wie die chirurgische Devolvierung und Sigmoidopexie oder Mesosigmoidoplastie wurden in einzelnen Fallserien beschrieben. Sie sind der Sigmaresektion in Bezug auf die Rezidivrate unterlegen und können daher bis dato nicht als Alternative empfohlen werden. Bei Patienten mit hohem Operationsrisiko werden aktuell endoskopische Verfahren wie die perkutane endoskopische Kolostomie oder perkutane endoskopische Sigmoidopexie als Behandlungsalternativen diskutiert. Ihr Stellenwert ist jedoch noch nicht gesichert.

LITERATUR

Naveed M, Jamil LH, Fujii-Lau LL et al. American Society for Gastrointestinal Endoscopy guideline on the role of endoscopy in the management of acute colonic pseudo-obstruction and colonic volvulus. Gastrointest Endosc. 2020; 91(2): 228–235.

Vogel JD, Feingold DL, Stewart DB et al. Clinical practice guidelines for colon volvulus and acute colonic pseudo-obstruction. Dis Colon Rectum. 2016; 59: 589–600.

KASUISTIK

Aus dem Pflegeheim wird Ihnen ein 75-jähriger Mann mit diffuser Abdominalgie vorgestellt. Es bestehen ein Diabetes mellitus, eine arterielle Hypertonie sowie eine COPD Gold II. In der von Ihnen durchgeführten laborchemischen Untersuchung zeigen sich eine leichte Hyponatriämie, Hyperkaliämie sowie ein erhöhtes Kreatinin, bei jedoch unauffälligen Entzündungswerten. Der Patient nimmt neben seiner langjährigen medikamentösen Therapie seit Neuestem aufgrund eines Sturzes regelmäßig Tramadol. Klinisch ist das Abdomen deutlich distendiert, jedoch nur minimal druckdolent ohne Abwehrspannung. Der letzte Stuhlgang erfolgte vor vier Tagen. Sie fordern eine Computertomografie an (➤ Abb. 5.24). Sie vermuten ein Ogilvie-Syndrom.

Welche Therapie(n) leiten Sie ein?

a) Volumenersatztherapie mit Ausgleich der Elektrolytverschiebungen
b) Absetzen der Opioid-basierten Schmerztherapie
c) Beginn einer prokinetischen Therapie
d) Koloskopie und Darmdekompression
e) Sofortige Operation mit Durchführung einer Kolektomie

Die richtigen Antworten sind a, b, c und d.

Das **Ogilvie-Syndrom** ist eine akute Pseudoobstruktion des Kolons. Die Inzidenz nimmt mit dem Alter zu, zumeist sind Männer betroffen. Oftmals handelt es sich um hospitalisierte bzw. institutionalisierte Patienten, zudem kann ein Ogilvie-Syndrom auch im postoperativen Verlauf (insbesondere nach gynäkologischen Eingriffen) auftreten.

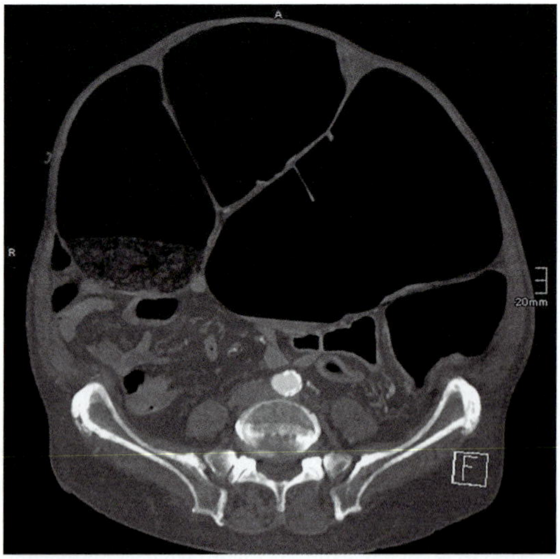

Abb. 5.24 Ogilvie-Syndrom [T1219]

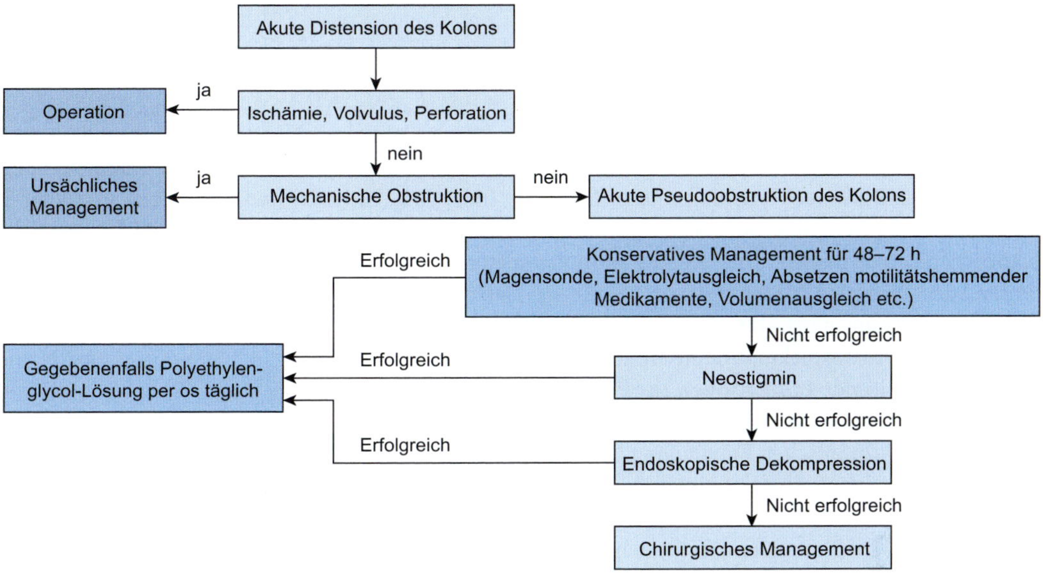

Abb. 5.25 Therapieschema bei Ogilvie-Syndrom (adaptiert nach Naveed et al. 2020) [F247-002/L143]

5

Die **Genese** des Ogilvie-Syndroms ist nicht restlos geklärt. Ursächlich für die auftretende Darmparalyse stehen Elektrolytverschiebungen sowie eine opioidbasierte Schmerztherapie zur Diskussion. Im Rahmen der **diagnostischen Abklärung** müssen klinisch häufigere Differenzialdiagnosen wie das toxische Megakolon oder eine tiefsitzende Obstruktion ausgeschlossen werden. Dabei gilt die Computertomografie als Standarddiagnostikum.

Die **Therapie** erfolgt stufenweise, Hauptziele sind die Dekompression und Tonisierung des Darms, um Folgekomplikationen zu vermeiden (➤ Abb. 5.25). Als erster Schritt sollten eine Volumenersatztherapie sowie ein Ausgleichen der Serumelektrolyte erfolgen sowie alle antiperistaltisch wirksamen Medikamente (sofern möglich) abgesetzt werden. In einem nächsten Schritt kann eine Therapie mit Prokinetika eingeleitet werden. Sollte dies keine klinische Verbesserung bringen, sollte der Versuch einer endoskopischen Darmdekompression unternommen werden.

Die **operative Therapie** steht als Ultima Ratio bei Komplikationen zur Verfügung. Dabei gelten eine Dilatation des Zökums von über 12 cm bzw. eine Krankheitsdauer von mehr als sechs Tagen als Risikofaktoren für einen komplizierten Verlauf.

LITERATUR

Naveed M, Jamil LH, Fujii-Lau LL et al American Society for Gastrointestinal Endoscopy guideline on the role of endoscopy in the management of acute colonic pseudo-obstruction and colonic volvulus. Gastrointest Endosc. 2020; 91(2): 228–235.

Vogel JD, Feingold DL, Stewart DB et al. Clinical practice guidelines for colon volvulus and acute colonic pseudo-obstruction. Dis Colon Rectum. 2016; 59: 589–600.

Welche Indikationen zur Proktokolektomie bestehen bei der Colitis ulcerosa?

a) Chronisch rezidivierende Schübe trotz adäquater medikamentöser Therapie
b) Akuter therapierefraktärer Schub
c) Endoskopisch abtragbare polypoide Läsion mit niedriggradiger intraepithelialer Neoplasie (IEN)

d) Bioptisch verifiziertes Karzinom
e) Erstdiagnose vor dem 25. Lebensjahr

Die richtigen Antworten sind a, b und d.
Die **Colitis ulcerosa** (CU) ist eine chronisch entzündliche Darmerkrankung. Die Diagnose ergibt sich aus einer Kombination aus klinischem Befund, Anamnese, Endoskopie, Sonografie und Histologie. Die Therapiestrategie richtet sich nach Schwere, Verteilungsmuster (Proktitis, linksseitig, extensiv) und Verlauf bzw. Aktivität der Erkrankung. In der Akutphase oder bei Erstmanifestation ist eine primär konservative Therapie indiziert. Neben Glukokortikoiden im akuten Schub werden antiinflammatorische und immunmodulierende bzw. immunsupprimierende Substanzen (unter anderem Mesalazin, TNFα-Blocker, Vedolizumab und Thiopurin) auch zur Remissionserhaltung eingesetzt. Da die CU im Gastrointestinaltrakt ausschließlich das Kolon und Rektum befällt, stellt die Proktokolektomie eine kurative Therapieoption dar.

Dabei gelten folgende **Indikationen zur Proktokolektomie:**

- Patientenwunsch nach ausführlichem Abwägen der Risiken und Komplikationen der Operation gegenüber den Folgen der chronischen Entzündung bzw. den Nebenwirkungen der konservativen Therapie
- Therapierefraktärer Verlauf trotz intensivierter immunsuppressiver und Biologika-Therapie
- Fulminanter therapierefraktärer Schub
- Therapierefraktäre Blutung und fortbestehende Transfusionspflichtigkeit
- Endoskopisch nicht abtragbare Läsion mit hochgradiger intraepithelialer Neoplasie (IEN)/Dysplasie bzw. bioptischer Nachweis eines Adenokarzinoms

Bei der CU besteht allgemein ein **erhöhtes Risiko für die Entwicklung eines kolorektalen Karzinoms.** Zusätzliche Risikofaktoren sind:

- Ausgedehnte Kolitis mit hochgradiger Entzündung
- Nachweis von IEN innerhalb der letzten fünf Jahre
- Primär sklerosierende Cholangitis
- Vorliegen einer Stenose
- Erstgradig Verwandter mit kolorektalem Karzinom

Je nach Risikoprofil müssen Patienten mit CU regelmäßig endoskopisch überwacht werden. Sollten hier IEN/Dysplasien in endoskopisch unauffälligen Arealen oder flache Läsionen auftreten, steigt das Risiko für die Entwicklung eines kolorektalen Karzinoms deutlich. Bei hochgradiger Dysplasie liegt das Risiko für ein simultan vorliegendes Karzinom bei 42–45 %, sodass bei bestätigter High-Grade-IEN/Dysplasie in endoskopisch unauffälligen Arealen eine Proktokolektomie empfohlen wird.

Wenn die Indikation zur Operation aufgrund eines Karzinoms oder einer IEN gestellt wird, ist die alleinige Resektion des betroffenen Darmabschnitts nicht ausreichend. Aufgrund des hohen Risikos für das Vorliegen eines synchronen oder die Entwicklung eines metachronen Karzinoms ist bei CU eine Proktokolektomie indiziert, welche den Prinzipien der onkologischen Chirurgie gerecht werden muss.

LITERATUR

German Society for Digestive and Metabolic Diseases (DGVS). Updated S3-Guideline Ulcerative Colitis. Z Gastroenterol. 2019; 57(2): 162–241.

Magro F, Gionchetti P, Eliakim R, European Crohn's and Colitis Organisation [ECCO] et al. Third European Evidence-based consensus on diagnosis and management of ulcerative colitis. Part 1: Definitions, diagnosis, extra-intestinal manifestations, pregnancy, cancer surveillance, surgery, and ileo-anal pouch disorders. J Crohns Colitis. 2017; 11(6): 649–670.

Naveed M, Jamil LH, Fujii-Lau LL et al. American Society for Gastrointestinal Endoscopy guideline on the role of endoscopy in the management of acute colonic pseudoobstruction and colonic volvulus. Gastrointest Endosc. 2020; 91(2): 228–235.

Øresland T, Bemelman WA, Sampietro GM, European Crohn's and Colitis Organisation (ECCO) et al. European evidence based consensus on surgery for ulcerative colitis. J Crohns Colitis. 2015; 9(1): 4–25.

KASUISTIK

Sie werden auf die gastroenterologische Bettenstation gerufen. Dort wurde ein 40-jähriger Patient mit einem akuten Schub einer langjährig vorbekannten Colitis ulcerosa aufgenommen. Der Patient steht seit sieben Tagen unter einer schrittweise eskalierten konservativen Therapie. In einer vor zwei Tagen durchgeführten Koloskopie zeigte sich der komplette Kolonrahmen weiterhin entzündlich verändert mit multiplen Schleimhautulzerationen, im Rektum waren kaum Entzündungszeichen sichtbar. Nun hat der Patient eine konservenpflichtige untere GI-Blutung entwickelt. In einer akut durchgeführten neuerlichen Computertomografie findet sich eine Blutungsfahne im Kolon transversum (➤ Abb. 5.26). Der Patient ist aktuell hämodynamisch stabil, hat nach der Gabe von vier Erythrozytenkonzentraten in den letzten sechs Stunden ein Hämoglobin von 7,7 mg/dl. Laborchemisch liegen die Leukozyten bei 22 G/l, das CRP bei 18 mg/dl und das Albumin bei 15 g/l.

Wie gehen Sie weiter vor?

a) Weiterführen der konservativen Therapie mit Substitution von Erythrozytenkonzentraten, da die meisten unteren gastrointestinalen Blutungen bei der Colitis ulcerosa spontan sistieren
b) Interventionell-radiologisches Coiling zur Versorgung der Blutung und Weiterführen der konservativen Therapie
c) Segmentale Resektion des betroffenen Kolonabschnitts mit primärer Anastomose
d) Subtotale Kolektomie mit terminaler Ileostomie
e) Proktokolektomie mit Ileopouch-analer Anastomose

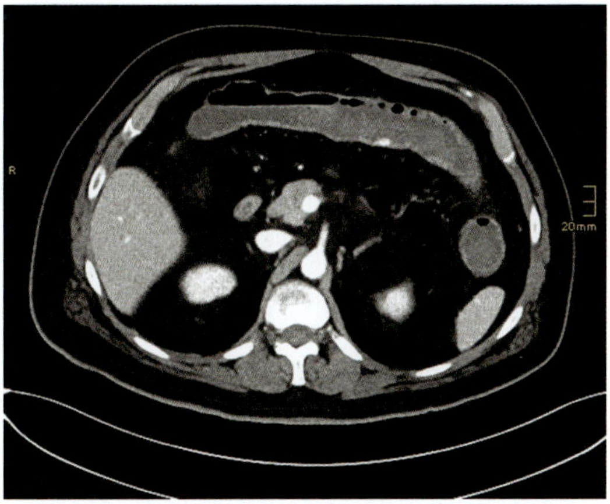

Abb. 5.26 Colitis ulcerosa [T1219]

Die richtige Antwort ist d.

In der Fallvignette handelt es sich um einen Patienten mit einem akuten, therapierefraktären Schub einer Colitis ulcerosa (CU) mit einer zusätzlichen, konservenpflichtigen unteren gastrointestinalen (GI-)Blutung. **Die akute gastrointestinale Blutung ist bei der CU** selten (unter 4,5 %), allerdings sistieren Blutungen in diesem Fall im Vergleich zu unteren GI-Blutungen anderer Ursache weniger häufig spontan. Bei therapierefraktärer Blutung und persistierender Konservenpflichtigkeit oder hämodynamischer Instabilität ist die operative Versorgung indiziert.

Die CU präsentiert sich klinisch mit rezidivierender Diarrhö, Tenesmen und rektalen Blutabgängen. Betroffene Patienten können aber auch extraintestinale Manifestationen an Mund, Haut, Augen, Gelenken sowie eine primär sklerosierende Cholangitis aufweisen. Ein **schwerer akuter CU-Schub** ist definiert durch blutige Diarrhö mit einer Stuhlfrequenz von mehr als sechs Stühlen/Tag sowie den klinischen Zeichen einer systemischen Inflammation.

Initial wird eine **konservative Therapie** mittels parenteraler Gabe von Glukokortikoiden eingeleitet. Sollte es zu keiner klinischen Besserung kommen, kann eine **Zweitlinientherapie** (Infliximab +/– Azathioprin, Cyclosporin oder Tacrolimus) eingesetzt werden. Wenn innerhalb von weiteren sieben Tagen keine Besserung des klinischen Zustands eintritt, handelt es sich definitionsgemäß um einen medikamentös therapierefraktären, schweren CU Schub. In diesem Fall ist die **subtotale Kolektomie** indiziert. In Situationen mit erhöhtem perioperativem Risiko bzw. bei Notfalloperationen sollte in drei Schritten vorgegangen werden:

1. Subtotale Kolektomie (Absetzung im oberen Rektum) mit endständiger Ileostomie
2. Restproktomukosektomie mit ileoanaler Pouchanlage und doppelläufigem Ileostoma
3. Ileostomarückverlagerung

Dieses dreizeitige Verfahren hat eine geringere Komplikationsrate als ein- oder zweizeitige Verfahren.

Zu den **Risikofaktoren für postoperative Komplikationen** zählen unter anderem Immunsuppression und Mangelernährung. Vor einer elektiven Operation sollte dementsprechend die Dosis an Glukokortikoiden reduziert werden und unter 20 mg Prednisolon oder Prednisolon-Äquivalent in den letzten sechs Wochen betragen. Azathioprin kann ohne erhöhtes Risiko für postoperative Komplikationen weiter verabreicht werden. Der Einfluss von TNF-α Blockern auf das operative Risiko ist noch nicht endgültig geklärt.

LITERATUR

German Society for Digestive and Metabolic Diseases (DGVS). Updated S3-Guideline Ulcerative Colitis. Z Gastroenterol. 2019; 57(2): 162–241.

Magro F, Gionchetti P, Eliakim R, European Crohn's and Colitis Organisation [ECCO] et al. Third European evidence-based Consensus on diagnosis and management of ulcerative colitis. Part 1: definitions, diagnosis, extra-intestinal manifestations, pregnancy, cancer surveillance, surgery, and ileo-anal pouch disorders. J Crohns Colitis. 2017; 11(6): 649–670.

Øresland T, Bemelman WA, Sampietro GM; European Crohn's and Colitis Organisation (ECCO) et al. European evidence based consensus on surgery for ulcerative colitis. J Crohns Colitis. 2015; 9(1): 4–25.

KASUISTIK

Bei Ihnen stellt sich eine 24-jährige Patientin mit histologisch verifizierter Colitis ulcerosa vor. Trotz maximal konservativer Therapie leidet die Patientin an rezidivierenden abdominalen Schmerzen und blutigen Diarrhöen. Endoskopisch ist das Kolon entzündlich verändert, das Rektum makroskopisch unauffällig. In der letzten Koloskopie wurde ein Polyp im Zökum komplett abgetragen, welcher in der histologischen Aufarbeitung eine Low-Grade-Dysplasie zeigte. Vom behandelnden Gastroenterologen wurde der Patientin eine weitere operative Therapie empfohlen.

5

Welche Operationsmethoden würden Sie mit der Patientin besprechen?

a) Ileozökalresektion nach onkologischen Kriterien
b) Hemikolektomie rechts nach onkologischen Kriterien
c) Subtotale Kolektomie mit ileorektaler Anastomose
d) Proktokolektomie mit terminaler Ileostomie
e) Proktokolektomie mit Ileopouch-analer Anastomose

Die richtigen Antworten sind c, d und e.

Der Patientin wird aufgrund des therapierefraktären Verlaufs eine operative Therapie angeraten. Prinzipiell stehen eine Proktokolektomie sowie in speziellen Situationen (z. B. bei jungen Patientinnen mit Kinderwunsch) auch die subtotale Kolektomie zur Verfügung.

Die **restaurative Proktokolektomie mit Ileopouch-analer Anastomose** ist die Standardoperation bei der CU) Für die Pouchanlage stehen verschiedene Methoden zur Verfügung. Der J-Pouch gilt aktuell als Standardpouch, da dieser im Vergleich zu alternativen Rekonstruktionstechniken einfacher durchzuführen ist, bei gleichen funktionellen Ergebnissen im Langzeitverlauf (Kontinenz, Stuhlfrequenz). Allerdings ist die Pouchchirurgie allgemein komplex und sollte nur an spezialisierten Zentren durchgeführt werden, da sonst die Komplikationsrate sowie die Rate an Pouchversagen deutlich erhöht sind.

Patienten erreichen durch die ileoanale Pouchoperation zumeist eine adäquate Lebensqualität mit je nach Literatur 5–10 Stühlen täglich bei zumeist erhaltener Kontinenz. Dennoch kommt es in ca. 10 % der Patienten zu einem Pouchversagen aufgrund funktioneller Beschwerden, chronischer Pouchitis oder septischen Komplikationen mit konsekutiver Notwendigkeit zur Pouchresektion.

MERKE

Die **Pouchitis** ist die häufigste postoperative Komplikation nach restaurativer Proktokolektomie. Sie äußert sich meist durch das Auftreten von abdominalen Krämpfen, Unterbauchschmerzen, Zunahme der Stuhlfrequenz und Drangsymptomatik. Neben den Symptomen ist eine endoskopische und histologische Bestätigung essenziell für die Diagnose.

Als Alternativverfahren zur restaurativen Proktokolektomie kann in ausgewählten Situationen eine **subtotale Kolektomie mit terminaler Ileostomie oder ileorektaler Anastomose** diskutiert werden. Dies gilt vor allem für Frauen mit Kinderwunsch, da die Proktokolektomie mit Ileopouch-analer Anastomose die Infertilitätsrate erhöht. Eine Voraussetzung für die ileorektale Anastomose ist allerdings, dass der Rektumstumpf entzündungsfrei ist, um eine sichere Anastomosierung zu gewährleisten. Der verbliebene Rektumanteil muss endoskopisch nach Standardempfehlungen bei Colitis ulcerosa regelmäßig nachkontrolliert werden. Eine **sekundäre Proktektomie** mit Ileopouch-analer Anastomose kann zu einem späteren Zeitpunkt erfolgen und ist in 50 % der Fälle nötig.

Die **intersphinktäre Proktektomie mit permanenter terminaler Ileostomie** stellt eine weitere Therapieoption dar und wird in speziellen Situationen wie bei Sphinkterverletzung bzw. Sphinkterinsuffizienz, entsprechendem Patientenwunsch oder aus technischen Gründen eingesetzt. Eine Alternative zur terminalen Ileostomie bietet das kontinente Stoma nach Kock.

In elektiven Therapiesituationen ist der minimal-invasive dem offenen Zugang überlegen. Neben einem besseren kurzfristigen Outcome kommt es zu weniger Verwachsungen und geringeren Infertilitätsraten. In der Regel wird der Ileopouch-analen Anastomose ein **protektives Ileostoma** vorgeschaltet. Die Rückverlagerung des Ileostomas kann nach Ausschluss einer subklinischen Anastomoseninsuffizienz mittels Röntgendarstellung der Anastomose nach Kontrastmitteleinlauf ca. 6–8 Wochen postoperativ erfolgen.

LITERATUR

Cornish JA, Tan E, Teare J et al. The effect of restorative proctocolectomy on sexual function, urinary function, fertility, pregnancy and delivery: a systematic review. Dis Colon Rectum. 2007; 50(8): 1128–1138.

German Society for Digestive and Metabolic Diseases (DGVS). Updated S3-guideline ulcerative colitis. Z Gastroenterol. 2019; 57(2): 162–241.

Magro F, Gionchetti P, Eliakim R; European Crohn's and Colitis Organisation (ECCO) et al. Third European evidence-based consensus on diagnosis and management of ulcerative colitis. Part 1: definitions, diagnosis, extra-intestinal manifestations, pregnancy, cancer surveillance, surgery, and ileo-anal pouch disorders. J Crohns Colitis. 20171; 11(6): 649–670.

Øresland T, Bemelman WA, Sampietro GM European Crohn's and Colitis Organisation (ECCO) et al. European evidence based consensus on surgery for ulcerative colitis. J Crohns Colitis. 2015; 9(1): 4–25.

KASUISTIK

Ein 68-jähriger Patient wird von der Rettung in die Notfallambulanz gebracht, da er seit den frühen Morgenstunden blutige Stühle absetzt. Der Patient hat eine gut eingestellte arterielle Hypertonie und nimmt aufgrund eines Vorhofflimmerns Rivaroxaban. Vor einem Jahr wurde er wegen eines Prostatakarzinoms bestrahlt. Es sind keine weiteren Komorbiditäten bekannt. In der klinischen Untersuchung ist das Abdomen unauffällig. Die rektal-digitale Untersuchung ergibt keinen Hinweis auf Hämorrhoiden, die Schleimhaut ist palpatorisch bland, die Ampulle mit zahlreichen Blutkoageln gefüllt. Ansonsten ist der Patient beschwerdefrei.

Welche Erkrankung ist die wahrscheinlichste Verdachtsdiagnose?

a) Proktitis
b) Divertikelblutung
c) Rektumkarzinom
d) Angiodysplasie
e) Chronisch entzündliche Darmerkrankung

Die richtige Antwort ist b.

Es handelt sich im vorliegenden Fall um eine akute untere gastrointestinale Blutung. Nachdem es sich um einen Patienten mit vorbekannter Divertikulose unter laufender Antikoagulanzientherapie handelt, ist eine **Divertikelblutung** die wahrscheinlichste Verdachtsdiagnose.

Etwa 20–30 % aller gastrointestinaler Blutungen nehmen ihren Ursprung im unteren Gastrointestinaltrakt (d. h. aboral des Treitz-Ligaments). Aktuell wird eine Einteilung je nach diagnostischer Zugänglichkeit in obere, untere und mittlere gastrointestinale Blutungen postuliert. Untere gastrointestinale Blutungen präsentieren sich je nach Blutungslokalisation durch das rektale Absetzen von Blutkoageln bzw. durch frische rote oder dunkle Blutbeimengungen im Stuhl (Hämatochezie) bis hin zu Teerstuhl (Meläna). Etwa 80 % der Blutungen sistieren spontan, allerdings können massive Blutverluste zu hämodynamischer Instabilität und transfusionspflichtiger Anämie führen.

Zu den häufigsten **Ursachen unterer gastrointestinaler Blutungen** zählen die Divertikelblutung, Angiodyplasie sowie die ischämische Kolitis. Bei jüngeren Patienten sind vorwiegend benigne anorektale Läsionen wie Hämorrhoiden und Analfissuren ursächlich.

- **Divertikelblutungen** sind arterielle Blutungen aus den Vasa recta der Divertikelwand, welche bei bis zu 50 % der älteren Patienten mit Divertikulose auftreten.
- **Angiodysplasien** sind degenerative Veränderungen der submukosalen Gefäße der Darmwand, die zu venösen Blutungen neigen.
- Die **ischämische Kolitis** wird durch eine mesenteriale Minderdurchblutung (in der Regel bedingt durch Hypotension, Vasospasmus oder Gefäßverschlüsse) ausgelöst. Die Blutung entsteht durch den Reperfusionsschaden. Meist leiden Patienten mit ischämischer Kolitis neben Hämatochezie im Vergleich zu den bisher genannten Ursachen auch an abdominalen Schmerzen.

Auch bei **chronisch entzündlichen Darmerkrankungen** oder **infektiöser Kolitis** kann es durch eine Schädigung der Darmschleimhaut im Rahmen der chronischen Entzündungsreaktion zu Blutungen kommen. **Malignome** verursachen zumeist chronische untere gastrointestinale Blutungen, im Falle einer Gefäßarrosion kann es jedoch auch hier zu akuten Blutungen kommen. Die **Strahlenproktitis** tritt nach Radiotherapie des kleinen Beckens, mitunter auch mit einer Latenz von Jahren auf und kann von milden chronischen Verläufen bis hin zu transfusionspflichtigen Blutungen führen.

Primäre Diagnostik und zugleich auch Therapie ist die Endoskopie. Wenn eine stationäre Aufnahme erforderlich ist, sollte diese an einem Zentrum erfolgen, das die Möglichkeit für eine Notfall Gastro- und Koloskopie binnen 12 Stunden hat.

LITERATUR

ASGE Standards of Practice Committee, Pasha SF, Shergill A et al. The role of endoscopy in the patient with lower GI bleeding. Gastrointest Endosc. 2014; 79(6): 875–885.

Götz M, Anders M, Biecker et al.; Deutsche Gesellschaft für Gastroenterologie, Verdauungs- und Stoffwechselkrankheiten (DGVS). S2k-Leitlinie Gastrointestinale Blutung. Z Gastroenterol. 2017; 55(9): 883–936.

KASUISTIK

Ein 77-jähriger Patient wurde bei bekannter, ausgeprägter Divertikulose wegen analer Blutabgänge stationär aufgenommen. Der Patient hatte zunächst eine Infusionstherapie sowie zwei Erythrozytenkonzentrate erhalten. In der Koloskopie nach verkürzter, intensivierter Darmvorbereitung hatte sich ein blutendes Divertikel im Sigma gefunden, welches erfolgreich geklippt werden konnte. Etwa sechs Stunden postinterventionell fällt jedoch auf, dass der Patient zunehmend tachykard wird. Er setzt wieder mehrfach Blut und Koagel ab, und die Blutgasanalyse zeigt einen Hämoglobin Abfall von 2 Punkten auf 6,8 g/dl. Sie verabreichen abermals zwei Erythrozytenkonzentrate.

Wann ist eine operative Versorgung einer unteren gastrointestinalen Blutung indiziert?

a) Bei persistierender hämodynamischer Instabilität trotz maximaler Maßnahmen zur Kreislaufstabilisierung
b) Nach Identifikation der Lokalisation der Blutung
c) Bei persistierender Blutung nach endoskopischer Intervention
d) Bei Blutungsrezidiv nach initial erfolgreicher endoskopischer Therapie
e) Nach erfolgreicher angiografischer Embolisierung zur Prävention einer Rezidivblutung

Die richtigen Antworten sind a, c und d.

Initial steht bei **unteren gastrointestinalen Blutungen** die Lokalisationsdiagnostik und endoskopische Therapie im Vordergrund. Diese richten sich nach der Kreislaufsituation und der Intensität der Blutung. Primär muss zwischen hämodynamisch stabilen und instabilen Patienten unterschieden werden.

Auch **massive obere gastrointestinale Blutungen** können mit den Symptomen einer unteren gastrointestinalen Blutung (Hämatochezie, Meläna) einhergehen. Dementsprechend nehmen ca. 10 % aller unteren gastrointestinalen Blutungen ihren Ursprung im oberen Gastrointestinaltrakt. Diese Patienten sind häufig hämodynamisch instabil. Daraus ergibt sich, dass bei hämodynamisch instabilen Patienten mit Hämatochezie eine obere GI-Blutung mittels Ösophagogastroduodenoskopie (ÖGD) ausgeschlossen werden muss.

Nach Ausschluss einer oberen GI-Blutung sollte bei schweren unteren gastrointestinalen Blutungen nach verkürzter, intensivierter Darmvorbereitung (4–6 Liter Polyethylenglykollösung – eventuell über eine Magensonde) innerhalb von 12–24 h eine **Koloskopie** durchgeführt werden. Von einer Koloskopie ohne vorherige Darmvorbereitung wird abgeraten.

Sollte eine Darmvorbereitung aufgrund der Schwere der Blutung nicht möglich sein bzw. eine endoskopische Identifikation der Blutungsquelle trotz persistierender Blutung nicht gelingen, ist eine **kontrastmittelverstärkte Computertomografie** mit arterieller Phase zur Lokalisierung der Blutung indiziert. Gelingt es die Blutungsquelle zu identifizieren, kann der Patient einer **Angiografie mit Embolisation** zugeführt werden.

Bei **persistierender hämodynamischer Instabilität** trotz maximalen Einsatzes konservativer Maßnahmen zur Kreislaufstabilisierung sollte die Indikation zur **Akutoperation** gestellt werden. Auch bei persistierender Blutung nach endoskopischer und/oder interventionell-radiologischer Intervention bzw. bei einem Blutungsrezidiv nach initial erfolgreicher endoskopischer oder interventionell-radiologischer Intervention sollte die Indikation zur dringlichen operativen Versorgung gestellt werden. Hierbei ist die präoperative Lokalisierung der gastrointestinalen Blutung von entscheidender Bedeutung, um eine ausgedehnte Operation („blinde Kolektomie") zu vermeiden. Bei Lokalisierung der Blutungsquelle kann eine **Segmentresektion** des entsprechenden Kolonabschnitts erfolgen. Sollte dies nicht möglich sein, ist jedoch eine **subtotale Kolektomie** oftmals unumgänglich.

LITERATUR

Götz M, Anders M, Biecker E et al.; Deutsche Gesellschaft für Gastroenterologie; Verdauungs- und Stoffwechselkrankheiten (DGVS). S2k-Leitlinie Gastrointestinale Blutung. Z Gastroenterol. 2017; 55(9): 883–936.

Oakland K, Chadwick G, East JE et al. Diagnosis and management of acute lower gastrointestinal bleeding: guidelines from the British Society of Gastroenterology. Gut. 2019; 68(5): 776–789.

Strate LL, Gralnek IM. ACG Clinical Guideline: Management of patients with acute lower gastrointestinal bleeding. Am J Gastroenterol. 2016; 111(4): 459–474. Erratum in: Am J Gastroenterol. 2016; 111(5): 755.

KASUISTIK

Ein 76-jähriger Patient wurde vor drei Tagen einer dringlichen endovaskulären Reparatur eines 8 cm im Durchmesser haltenden, gedeckt rupturierten infrarenalen Aortenaneurysmas unterzogen. Es wurde hierbei ein Bifurkationsstent implantiert. Die Intervention verlief komplikationslos, das finale Angiogramm zeigte eine korrekte Entfaltung des Stents ohne Hinweis auf Endoleak. Am dritten postoperativen Tag klagt der Patient über rasch stärker werdende linksseitige Bauchschmerzen sowie blutige Diarrhöen. Die Körpertemperatur beträgt 37,6 °C, im Labor sind eine Leukozytose von 14,8 G/l sowie ein CRP von 24,3 mg/dl auffällig. Die Harnausscheidung in den letzten 24 h beträgt 450 ml. Die perioperative Antibiotikaprophylaxe erfolgte mittels Single-Shot Cefuroxim. Der Patient ist nicht insulinpflichtiger Diabetiker, zudem ist eine arterielle Hypertonie bekannt. Eine rezente Koloskopie war bis auf eine blande Sigmadivertikulose unauffällig.

Was ist die wahrscheinlichste Diagnose?

a) Mesenterialembolie
b) Akute Sigmadivertikulitis

c) Pseudomembranöse Kolitis
d) Ischämische Kolitis
e) Ogilvie Syndrom

Die richtige Antwort ist d.

Bei der **Ischämie des Kolons handelt** es sich um eine schwerwiegende Komplikation im Rahmen der aortoiliakalen Chirurgie, wobei insbesondere Fälle mit transmuraler Ischämie, Darmgangrän und anschließender Perforation mit einer hohen Mortalität assoziiert sind. Kolonischämien werden sowohl nach offener Aortenchirurgie als auch nach endovaskulärem Aortenersatz beobachtet, wobei die Häufigkeit einer Kolonischämie nach offener Chirurgie höher ist (2,1–3,6 %) als bei endovaskulärem Aortenersatz (0,5–1,0 %). Die höchsten Ischämie-Raten werden bei Patienten mit akuter Ruptur eines Aortenaneurysmas beobachtet (bis zu 15 %). Unabhängige Risikofaktoren für eine Kolonischämie nach operativer Sanierung eines Aortenaneurysmas sind hohes Patientenalter und kongestive Herzinsuffizienz.

Die **Genese der Kolonischämie** ist multifaktoriell, wobei Mikroembolien ausgehend von atherosklerotisch-thrombotischem Material aus dem Aneurysmasack bzw. aus den Zugangsgefäßen (insbesondere bei endovaskulärem Aortenersatz) eine zentrale pathogenetische Rolle spielen dürften. Weitere Mechanismen, die eine Kolonischämie im Rahmen der Aneurysmachirurgie begünstigen, sind:

- Relative Hypoperfusion im Zuge eines präoperativen Schockgeschehens bei der akuten Aneurysmaruptur,
- Vorhandensein eines retroperitonealen Hämatoms mit dem Risiko des Auftretens eines abdominalen Kompartmentsyndroms
- Aortenklemmung mit assoziiertem Ischämie-Reperfusionsschaden bei der offenen Operation

Besonders betroffen von der Gefahr einer Kolonischämie im Rahmen aortoiliakaler Eingriffe ist das linke Hemikolon (etwa 95 % der Fälle) und hier insbesondere die „Wasserscheiden“ an der linken Kolonflexur bzw. im Colon sigmoideum, wo die Stromgebiete von Arteria mesenterica inferior und Arteria colica media (über die Riolan-Anastomose bzw. die Marginalarterie nach Drummond) bzw. Arteria iliaca interna (über die Arteria rectalis superior) zusammentreffen.

Spezifische Marker für das Vorhandensein einer Kolonischämie fehlen. Goldstandard der Diagnostik ist die möglichst frühzeitige **Endoskopie,** um das Geschehen noch vor der Ausbildung einer transmuralen Ischämie detektieren zu können. Bildgebende Verfahren unterstützen die Diagnostik, spielen jedoch primär eine untergeordnete Rolle.

Hinsichtlich der **chirurgischen Versorgung** ist anzumerken, dass schwerwiegende Verläufe mit transmuraler Ischämie eine klare Indikation zur notfallmäßigen Resektion des nekrotischen Darmabschnitts darstellen, wobei auf eine primäre Anastomosierung in der Regel verzichtet werden sollte.

MERKE

Die Indikation zur Operation ist so früh wie möglich zu stellen, da eine verzögerte Diagnosestellung das Morbiditäts- und Mortalitätsrisiko deutlich erhöht.

LITERATUR

Dovzhanskiy DI, Bischoff MS, Wilichowski CD et al. Outcome analysis and risk factors for postoperative colonic ischaemia after aortic surgery. Langenbecks Arch Surg. 2020; 405(7): 1031–1038.
Gurakar M, Locham S, Alshaikh HN, Malas MB. Risk factors and outcomes for bowel ischemia after open and endovascular abdominal aortic aneurysm repair. J Vasc Surg. 2019; 70(3): 869–881.
Lee MJ, Daniels SL, Drake TM, Adam IJ. Risk factors for ischaemic colitis after surgery for abdominal aortic aneurysm: a systematic review and observational meta-analysis. Int J Colorectal Dis. 2016; 31(7): 1273–1281.
Williamson JS, Ambler GK, Twine CP et al. Elective repair of abdominal aortic aneurysm and the risk of colonic ischaemia: systematic review and meta-analysis. Eur J Vasc Endovasc Surg. 2018; 56(1): 31–39.

KASUISTIK

Ein 75-jähriger Patient wurde bei fulminanter Pneumonie bei bekannter COPD hospitalisiert und musste bei respiratorischer Insuffizienz auf die Intensivstation verlegt werden. Außer der COPD sind keine relevanten Vorerkrankungen bekannt. Der Patient hat über die letzten sieben Tage eine systemische antimikrobielle Therapie erhalten und sich darunter pulmonal deutlich gebessert. In der arteriellen Blutgasanalyse zeigen sich folgende Werte: pH 7,357, pCO_2: 57,8 mmHg, pO_2: 75,1 mmHg, Laktat 0,8 mg/dl. Nun fiebert der Patient abermals an und entwickelt diffuse abdominale Schmerzen mit Durchfall. Laborchemisch zeigt sich wieder eine deutliche Leukozytose, und die Nierenretentionsparameter steigen. In der klinischen Untersuchung ist der Bauch etwas gebläht und diffus druckdolent, ohne Zeichen einer Peritonitis. In der digital-rektalen Untersuchung findet sich schleimig-blutiger Stuhl mit süßlich-fauligem Geruch am Handschuh.

Wie gehen Sie weiter vor?

a) Symptomatische Therapie mit Loperamid
b) Gewinnung einer Stuhlprobe zum Nachweis von Clostridium difficile
c) Veranlassen einer CT-Angiografie bei primärem Verdacht auf akute Darmischämie
d) Durchführen einer Sigmoideoskopie
e) Planung einer subtotalen Kolektomie bei Verdacht auf pseudomembranöse Kolitis

Die richtigen Antworten sind b und d.
Bei diesem Patienten besteht der Verdacht auf eine **Clostridium-difficile-Infektion** (CDI) bzw. eine pseudomembranöse Kolitis. Diese wird durch toxinbildende Stämme von Clostridium difficile ausgelöst.

Die **Diagnose** wird durch das Vorliegen entsprechender klinischer Symptome zusammen mit dem Nachweis eines pathogenen Clostridium-difficile-Stamms und Clostridum-difficile-Toxin in Stuhlproben gestellt. Als weiteres diagnostisches Instrument führt die Endoskopie rasch zur Diagnose, indem sogenannte Pseudomembranen nachgewiesen werden können. Zumeist reicht bereits eine Sigmoideoskopie aus. Selten ist eine komplette Koloskopie bei lokalisierter Kolitis im Zökum oder Colon transversum nötig (10 %).

Der wichtigste **Risikofaktor** für eine CDI ist eine lang andauernde antimikrobielle Therapie, welche durch Zerstörung der Darmflora zur Selektion pathogener Clostridium-difficile-Stämme und so zum Ausbruch der Infektion führen. Es gibt ein breites klinisches Spektrum von milder Infektion mit leichten Durchfällen bis hin zur fulminanten Kolitis mit septischem Schock.

Die **Therapie** ist primär konservativ. Zunächst sollte nach Möglichkeit die ursächliche antimikrobielle Therapie abgesetzt und stattdessen ein oral schwer resorbierbares und damit lokal wirksames Antibiotikum verabreicht werden. Die Wahl des Antibiotikums richtet sich nach der Schwere der Erkrankung. Zu den eingesetzten Substanzen zählen Metronidazol, Vancomycin und Fidaxomicin. In etwa 20 % der Fälle kommt es nach Beenden der Therapie zu einem Rezidiv innerhalb der ersten Wochen. Bei wiederholten Rezidiven kann ein Mikrobiomtransfer (Synonym: Stuhltransplantation) erwogen werden.

MERKE

Bei Peritonitis sowie bei hohem Fieber muss an einen schweren bzw. komplizierten Verlauf gedacht werden. Indikatoren für einen schweren Verlauf sind neben der Klinik eine deutliche Leukozytose, Hypoalbuminämie und Erhöhung des Serumkreatinins.

Die **chirurgische Therapie** hat ihren Stellenwert bei schweren, septischen Krankheitsverläufen mit systemischer Inflammation trotz maximaler, konservativer Therapie sowie bei Komplikationen (toxisches Megakolon, Ileus, Darmperforation, abdominelles Kompartment oder Darmischämie). Aufgrund des Befalls des gesamten Kolons gilt die **subtotale Kolektomie mit terminaler Ileostomie** als Standardoperation. Experimentell wird die Anlage einer Diversionsileostomie mit intensiver, intraoperativer Dickdarmlavage und postoperativer, antegrader Vancomycin-Lavage als kolonerhaltendes, weniger invasives Verfahren eingesetzt. Dieser Zugang kommt erst nach Ausschluss von Komplikationen in Frage. Das Ziel der Operation ist nicht vorrangig die Entfernung des betroffenen Darmsegments, sondern die Reduktion der Erregerlast und somit der Toxinproduktion. Kolonsparende Verfahren zeigen etwas geringere postoperative Letalität, insgesamt ist das Langzeitüberleben nach chirurgischer Therapie jedoch schlecht.

LITERATUR

Debast SB, Bauer MP, Kuijper EJ; European Society of Clinical Microbiology and Infectious Diseases. Update of the treatment guidance document for Clostridium difficile infection. Clin Microbiol Infect. 2014; 20(Suppl 2): 1–26.

Lübbert C, John E, von Müller L: Clostridium difficile infection – guideline-based diagnosis and treatment. Dtsch Arztebl Int. 2014; 111: 723–731.

McDonald LC, Gerding DN, Johnson S et al. Clinical practice guidelines for Clostridium difficile infection in adults and children: 2017 update by the Infectious Diseases Society of America (IDSA) and Society for Healthcare. Epidemiology of America (SHEA). Clin Infect Dis. 2018; 66(7): e1–e48.

Neal MD, Alverdy JC, Hall DE, Simmons RL, Zuckerbraun BS. Diverting loop ileostomy and colonic lavage: an alternative to total abdominal colectomy for the treatment of severe, complicated Clostridium difficile associated disease. Ann Surg. 2011; 254(3): 423–427; discussion 427–429.

KASUISTIK

Ein 30-jähriger, ansonsten gesunder Mann wird in der Notfallambulanz vorstellig. Es bestehen seit einem Tag andauernde abdominale Schmerzen im rechten Unterbauch. Die Körpertemperatur beträgt 37,5 °C, im Labor ist eine diskrete Leukozytose von 11,8 G/l auffällig, das CRP ist auf 6 mg/dl erhöht. Mit dem klinischen Verdacht einer Appendizitis wird die Indikation zur laparoskopischen Appendektomie gestellt. Intraoperativ findet sich eine zystische Auftreibung der Appendixspitze auf 3 cm, die Appendixbasis ist unauffällig. Der Rundumblick in der Laparoskopie (kleines Becken, rechtes Zwerchfell sowie parakolische Rinnen beidseits) ist ebenfalls unauffällig.

Welches Vorgehen ist zu bevorzugen?

a) Beenden der Operation als Exploration und Vorstellung des Patienten an einem spezialisiert Zentrum
b) Punktion der zystischen Raumforderung zur Gewinnung einer Zytologie
c) Appendektomie
d) Ileozökalresektion
e) Hemikolektomie rechts

Die richtige Antwort ist c.

Bei etwa 2 % aller Appendektomien findet sich in der histopathologischen Aufarbeitung des Operationspräparats ein Tumor. **Neoplasien der Appendix** werden gemäß WHO Klassifikation in epitheliale und mesenchymale Tumoren, Lymphome und sekundäre Neoplasien unterteilt. Zu den epithelialen Neoplasien zählen neuroendokrine Tumoren und Adenokarzinome, wobei Letztere wiederum in muzinöse (schleimbildende) und nichtmuzinöse Neoplasien aufgegliedert werden. Die muzinösen Neoplasien der Appendix lassen sich grob in die beiden Untergruppen niedriggradige muzinöse Neoplasie („*low-grade appendiceal mucinous neoplasm*", LAMN) sowie muzinöses Adenokarzinom unterteilen.

Bei **LAMN** handelt es sich um gut differenzierte, langsam wachsende Tumoren, die typischerweise zu einer zystischen Auftreibung (Mukozele) der Appendix führen. Die Metastasierung erfolgt primär durch intraperitoneale Dissemination, wenn es zu einer Ruptur der Mukozele gekommen ist. Dies kann nach einer variablen Latenzzeit zu einer diffusen Ansammlung von Schleim und Tumorzellen in der Abdominalhöhle (Pseudomyxoma peritonei) führen, welches dann nur mehr mittels eines aufwändigen Therapiekonzepts – einer chirurgischen Zytoreduktion in Kombination mit einer intraperitonealen hyperthermen Chemotherapie (HIPEC) – behandelt werden kann. Patienten mit einer intakten Mukozele der Appendix sind zumeist asymptomatisch bzw. haben lediglich uncharakteristische rechtsseitige Unterbauchschmerzen. Nicht selten handelt es sich daher um einen radiologischen oder intraoperativen Zufallsbefund.

Das **Grundprinzip der Therapie** von muzinösen Neoplasien der Appendix ist deren radikal chirurgische Entfernung, noch bevor es zu einer Ruptur und peritonealen Dissemination gekommen ist.

MERKE

Absolute Maxime der Therapie ist die komplette R0-Resektion des Tumors, wobei eine iatrogene Perforation und intraperitoneale Aussaat vermieden werden muss.

In der Regel ist eine **radikale Appendektomie** unter Mitnahme der lokoregionären Lymphknoten in der Mesoappendix ausreichend, eine onkologische Hemikolektomie bietet gemäß der aktuellen Literatur keinen Überlebensvorteil. Die Appendektomie kann laparoskopisch oder konventionell durchgeführt werden, wobei das Operationspräparat beim laparoskopischen Vorgehen mit einem Bergebeutel aus dem Abdomen entfernt werden sollte, um eine Verschleppung von Tumorzellen in die Bauchhöhle bzw. die Bauchdecke zu verhindern. In jedem Fall sollte eine genaue Inspektion des Abdomens auf Ansammlungen von Muzin erfolgen, um ein allfälliges Frühstadium eines Pseudomyxoma peritonei ausschließen zu können. Patienten mit rupturierten muzinösen Neoplasien der Appendix sollten an ein spezialisiertes Zentrum für peritoneale Neoplasien zugewiesen werden, da die zytoreduktive Chirurgie mit HIPEC nicht allerorts durchgeführt werden kann.

5

LITERATUR

Carr NJ, Cecil TD, Mohamed F, Sobin LH et al.; Peritoneal Surface Oncology Group International. Consensus for classification and pathologic reporting of pseudomyxoma peritonei and associated appendiceal neoplasia: the results of the Peritoneal Surface Oncology Group International (PSOGI) modified Delphi process. Am J Surg Pathol. 2016; 40(1): 14–26.

Köhler F, Rosenfeldt M, Matthes N et al. Zufallsbefund muzinöse Neoplasie der Appendix: Therapeutische Strategien. Chirurg. 2019; 90(3): 194–201.

KASUISTIK

Ein 45-jähriger Patient wurde mit Verdacht auf Appendizitis einer laparoskopischen Appendektomie unterzogen. Der postoperative Verlauf war komplikationslos. In der histologischen Aufarbeitung des Operationspräparats findet sich ein 0,9 cm im Durchmesser haltender neuroendokriner Tumor (NET) an der Appendixspitze, die Resektionslinien sind tumorfrei. Die Ki-67-Expressionsrate beträgt 2 %. Als Begleiterkrankung besteht eine vor sechs Monaten erstmals diagnostizierte arterielle Hypertonie, der Patient wurde mittlerweile auf eine Therapie mit einem Angiotensin-II-Antagonisten eingestellt.

Welches Vorgehen ist zu bevorzugen?

a) Keine weitere Therapie
b) Therapie mit Somatostatin-Analoga
c) Ileozökalresektion
d) Hemikolektomie rechts
e) Hemikolektomie rechts, gefolgt von einer Therapie mit Somatostatin-Analoga

Die richtige Antwort ist a.

Neuroendokrine Neoplasien (NEN) der Appendix treten mit einer Inzidenz von 0,15–0,6/100.000/Jahr auf und zählen somit zu den häufigsten Appendixtumoren. Der weitaus überwiegende Teil der Tumoren (70 %) ist im Bereich der Appendixspitze lokalisiert. Das mittlere Erkrankungsalter liegt zwischen 38 und 51 Jahren. Die Prognose der neuroendokrinen Appendixtumoren ist in der Regel gut, das 5-Jahres-Überleben liegt in den niedrigen Tumorstadien bei annähernd 100 %. Alle Tumorstadien zusammengenommen, liegt das 5-Jahres-Überleben zwischen 70 und 85 %.

In der Regel sind Patienten mit neuroendokrinen Appendixtumoren asymptomatisch, die Diagnose stellt somit zumeist einen Zufallsbefund dar. Tumoren < 1 cm (T1a gemäß UICC/AJCC-Klassifikation bzw. T1 gemäß ENETS Leitlinie) können mittels **Appendektomie** kurativ behandelt werden und weisen ein exzellentes Langzeitüberleben auf. Tumoren > 2 cm bedürfen einer Behandlung mittels rechtsseitiger Hemikolektomie. Bei Tumoren zwischen 1 und 2 cm wird die **Hemikolektomie** unter folgenden Voraussetzungen empfohlen:

- Tumorlokalisation im Bereich der Appendixbasis
- Tiefe Infiltration in die Mesoappendix
- Positiver Resektionsrand
- Gefäßinvasion
- Hohe Proliferationsrate (G2/G3

Hinsichtlich des **Follow-up** lauten die Empfehlungen der European Neuroendocrine Tumor Society (ENETS) wie folgt: Hochdifferenzierte Tumoren mit einem maximalen Durchmesser < 1 cm, welche intraoperativ als Zufallsbefund entdeckt und R0 reseziert wurden, bedürfen keiner weiteren Nachsorge, während Patienten mit Tumoren > 2 cm, metastasierter Erkrankung oder Risikofaktoren (z. B. R1-Resektion) einer onkologischen Nachsorge zugeführt werden sollten. Als **bildgebende Verfahren** stehen CT, MRT sowie Somatostatinrezeptor-PET-CT zur Verfügung. Als **Tumormarker,** insbesondere im metastasierten Stadium, findet Chromogranin A Verwendung. Eine klare Literaturempfehlung zum zeitlichen Ablauf der Nachsorge existiert nicht, eine Orientierung am Nachsorgeschema bei kolorektalem Karzinom erscheint sinnvoll.

5

LITERATUR

Bolmers MDM, de Jonge J, van Rossem CC et al.; Snapshot Appendicitis Collaborative Study group. Appendicular neoplasms and consequences in patients undergoing surgery for suspected acute appendicitis. Int J Colorectal Dis. 2020; 35(11): 2065–2071.

Pape UF, Niederle B, Costa F et al. ENETS consensus guidelines for neuroendocrine neoplasms of the appendix (excluding goblet cell carcinomas). Neuroendocrinology. 2016; 103(2): 144–152.

Rault-Petit B, Do Cao C, Guyétant S et al. Current management and predictive factors of lymph node metastasis of appendix neuroendocrine tumors: A national study from the French Group of Endocrine Tumors (GTE). Ann Surg. 2019; 270(1): 165–171.

THEMA

In der Früherkennung des kolorektalen Karzinoms spielt die **Koloskopie** eine maßgebliche Rolle.

Welchem/welchen der folgenden Patienten empfehlen Sie eine diagnostische Koloskopie?

a) Einer 50-jährigen Patientin ohne familiäre Vorbelastung mit einer arteriellen Hypertonie sowie einem nicht insulinabhängigen Diabetes mellitus

b) Einem 35-jährigen Patienten, dessen Vater im 49. LJ an einem kolorektalen Karzinom erkrankte und dessen Schwester im 52. LJ ein Magenkarzinom hatte

c) Einem 55-jährigen Patienten ohne weitere Vorerkrankungen

d) Einem 25-jährigen Patienten mit rezidivierenden Blutauflagerungen am Stuhl

e) Einem 75-jährigen Patienten, der noch nie eine Koloskopie hatte

Alle Antworten sind richtig.

Die **komplette qualitätsgesicherte Koloskopie** besitzt die höchste Sensitivität und Spezifität für das Auffinden von Adenomen und Karzinomen und gilt daher als Standardverfahren für die Vorsorge und Früherkennung des kolorektalen Karzinoms. Die Vorsorgekoloskopie ist bei allen Patienten ab dem 50. Lebensjahr indiziert. In der männlichen Bevölkerung ist eine Vorsorgekoloskopie je nach Fachgesellschaft bereits ab dem 45. Lebensjahr empfohlen. Sollte die Familienanamnese hinweisend auf eine vererbbare Erkrankung des Kolons bzw. maligne Erkrankung im Rahmen eines Syndroms sein, sollte eine Koloskopie bereits früher durchgeführt werden.

Bei **Nachweis von okkultem Blut im Stuhl** ist die Koloskopie das diagnostische Mittel der ersten Wahl. Damit besteht die Möglichkeit, Erkrankungen des Kolons bzw. terminalen Ileums zu detektieren und bioptisch zu sichern. Unter Umständen können therapeutische Maßnahmen wie Abtragungen von Adenomen in gleicher Sitzung vorgenommen werden. Auch zur Abklärung von unklaren abdominalen Beschwerden, Änderungen der Stuhlgewohnheiten oder einer Anämie unklarer Genese ist die Koloskopie diagnostischer Goldstandard.

Bei unauffälligem Befund und unveränderter Klinik sollte eine reine Vorsorgekoloskopie nach 10 Jahren wiederholt werden. Sollte im Rahmen einer Koloskopie eine Polypektomie eines oder mehrerer Polypen durchgeführt worden sein, richtet sich das Zeitintervall bis zur erneuten Koloskopie nach Anzahl, Größe und histopathologischem Befund der abgetragenen Läsionen.

LITERATUR

Leitlinienprogramm Onkologie (Deutsche Krebsgesellschaft, Deutsche Krebshilfe, AWMF): S3-Leitlinie Kolorektales Karzinom, Langversion 2.1 (Stand: 1/2019). AWMF Register-Nr. 021/007OL. www.leitlinienprogramm-onkologie.de/leitlinien/kolorektales-karzinom/ (letzter Zugriff: 4.10.2021).

KASUISTIK

Ein 30-jähriger Patient wird mit rezidivierenden abdominalen Krämpfen vorstellig. Zuletzt fand sich wiederholt hellrotes Blut am Stuhl. In der Koloskopie zeigen sich multiple Polypen im gesamten Kolonrahmen mit Punctum maximum im Colon sigmoideum und Rektum. Die histologische Aufarbeitung von vier repräsentativen Polypen (Colon ascendens, transversum, descendens und Rektum) ergibt Low-Grade-Dysplasien. Bei 18 cm ab ano findet sich ein suspekter Tumor, der einem Adenokarzinom, G2, entspricht. Im Staging-CT von Thorax und Abdomen zeigt sich eine lokoregionäre Lymphknotenmetastasierung (N1), jedoch ohne Hinweis auf Fernmetastasen. In der Anamnese des Patienten besteht ein Zustand nach Entfernung eines Osteoms temporookzipital im Alter von 15 Jahren.

Welches therapeutische Vorgehen ist zu empfehlen?

a) Anteriore Resektion mit partieller mesorektaler Exzision (PME) sowie regelmäßige koloskopische Nachsorge bezüglich der Low-Grade-dysplastischen Polypen im proximalen Kolon und Rektum
b) Subtotale Kolektomie mit PME und Ileorektostomie
c) Proktokolektomie mit totaler mesorektaler Exzision (TME) und Ileopouch-analer Anastomose (IPAA)
d) Neoadjuvante Kurzzeitbestrahlung, gefolgt von Proktokolektomie mit TME und IPAA
e) Neoadjuvante Radiochemotherapie, gefolgt von Proktokolektomie mit TME und Ileopouch-analer Anastomose IPAA

Die richtige Antwort ist c.

Bei der vorliegenden Fallvignette handelt es sich um einen Patienten **mit familiärer adenomatöser Polyposis (FAP),** welche durch eine autosomal dominant vererbte Mutation APC-Gen (adenomatöse Polyposis coli) auf dem Chromosom 5q21 (Häufigkeit: 1 : 7.000 bis 1 : 30.000) verursacht wird. Es gibt eine Vielzahl an phänotypischen Varianten der FAP, da Mutationen an zahlreichen unterschiedlichen Genloci auftreten können. Die früher üblichen Unterscheidungen in eigene Syndrome anhand der unterschiedlichen Varianten der extraintestinalen Symptomatik (z. B. Gardner-Syndrom) sollen allerdings nicht mehr verwendet werden, da alle Varianten zum FAP-Spektrum gehören. Die überwiegende Zahl betroffener Patienten hat eine positive Familienanamnese, etwa 20–30 % entstehen aufgrund von De-novo-Mutationen.

Die FAP ist durch multiple adenomatöse Polypen im Gastrointestinaltrakt gekennzeichnet, zudem bestehen unterschiedliche extraintestinale Manifestationen (Desmoid-Tumoren, Osteome, etc.). Das **pathognomonische Merkmal der FAP** ist eine variable Zahl von Adenomen im gesamten Kolorektum (von 100 bis weit über 1.000), wobei das Rektum praktisch immer mitbetroffen ist. Vor der Pubertät sind Adenome noch selten, nehmen danach aber drastisch zu. Bis zum 30. Lebensjahr erkranken ca. 75 % der Patienten an einem Kolorektalkarzinom. Von der klassischen FAP ist die **attenuierte FAP** abzugrenzen: auch hier besteht ein sehr hohes Risiko für ein kolorektales Karzinom, die Adenome und Karzinome entwickeln sich allerdings zumeist erst später und vorwiegend im proximalen Kolon. Die wichtigste Differenzialdiagnose der FAP ist die **MUTYH-assoziierte**

Polyposis (MAP), deren Phänotyp dem der attenuierten FAP entspricht. Aufgrund eines autsomal-rezessiven Erbgangs besteht bei der MAP aber ein geringeres Erkrankungsrisiko.

Die **Diagnose der FAP** stellt in der Regel keine Herausforderung dar, da symptomatische Patienten (typischerweise leiden diese an abdominalen Schmerzen, Durchfall und Hämatochezie bzw. Meläna) in der Regel einer zeitnahen Koloskopie unterzogen werden und das klinische bzw. endoskopische Bild eindeutig ist.

Risikopersonen sollten nach dem 10. Lebensjahr einer humangenetischen Beratung bzw. einer anschließenden prädiktiven genetischen Diagnostik unterzogen werden, sofern die zugrundeliegende Keimbahnmutation in der Familie bekannt ist. Risikopersonen, bei denen die Mutation bestätigt bzw. nicht ausgeschlossen werden konnte, sollten ab dem 10. Lebensjahr jährlich rektosigmoidoskopiert werden, bei Vorhandensein von Adenomen sollte eine komplette Koloskopie erfolgen.

Patienten mit nachgewiesener FAP sollten prophylaktisch und unabhängig vom Ergebnis der molekulargenetischen Testung – wann immer möglich kontinenzerhaltend – einer **Proktokolektomie** unterzogen werden, wenn vertretbar erst nach Abschluss der Pubertät. Eine subtotale Kolektomie mit Belassen eines Rektumstumpfs liefert schlechtere onkologische Ergebnisse (13%-iges Risiko einer Entstehung eines Rektumstumpfkarzinoms innerhalb von 25 Jahren). Da Polypen im Bereich des Pouchs nahe der ileoanalen Anastomose entstehen können und eine maligne Entartung möglich ist, wird postoperativ eine jährliche Pouchoskopie empfohlen.

5

LITERATUR

Foulkes, WD. A tale of four syndromes: familial adenomatous polyposis, Gardner syndrome, attenuated APC and Turcot syndrome. QJM. 1995; 88(12): 853–863.

Herzig D, Hardiman K, Weiser M et al. The American Society of Colon and Rectal Surgeons clinical practice guidelines for the management of inherited polyposis syndromes. Dis Colon Rectum. 2017; 60(9): 881–894.

Leitlinienprogramm Onkologie (Deutsche Krebsgesellschaft, Deutsche Krebshilfe, AWMF): S3-Leitlinie Kolorektales Karzinom, Langversion 2.1 (Stand: 1/2019). AWMF Register-Nr. 021/007OL. www.leitlinienprogramm-onkologie.de/leitlinien/kolorektales-karzinom/ (letzter Zugriff: 4.10.2021).

KASUISTIK

Eine 47-jährige Patientin wird aufgrund zunehmender epigastrischer Beschwerden einer ÖGD unterzogen. Hierbei findet sich im Duodenum ein Adenokarzinom, G2. Die Koloskopie ergibt ein tubuläres Adenom im Colon ascendens, das abgetragen wird. Die histologische Aufarbeitung des Operationspräparats zeigt ein Adenokarzinom des Duodenums pT3, pN1 (1/15), L1, V0, R0, wobei das Vorliegen einer Mikrosatelliteninstabilität festgestellt wird. Die Familienanamnese ergibt, dass der Vater der Patientin mit 48 Jahren an einem Kolonkarzinom verstorben war. Seine Schwester (die Tante der Patientin) wurde im Alter von 59 Jahren aufgrund eines Endometriumkarzinoms operiert, im Anschluss daran einer adjuvanten Chemotherapie unterzogen und ist aktuell tumorfrei. Sie stellen den Verdacht auf das Vorliegen eines HNPCC-Syndroms (Lynch-Syndrom).

Welches der folgenden Kriterien ist nicht Teil der Amsterdam-II Kriterien?

a) Mindestens **drei** Familienmitglieder mit HNPCC-assoziierten Karzinomen (Kolon/Rektum, Endometrium, Dünndarm, Urothel [Ureter/Nierenbecken]), davon ein Familienmitglied mit den beiden anderen erstgradig verwandt
b) Mindestens **zwei** aufeinanderfolgende Generationen betroffen
c) **Ein** Erkrankter zum Zeitpunkt der Diagnose jünger als 50 Jahre
d) Nachweis einer Mikrosatelliteninstabilität in mindestens **einer** Gewebeprobe
e) Ausschluss einer familiären adenomatösen Polyposis

Die richtige Antwort ist d.

Beim **HNPCC-Syndrom** (engl. „Hereditary Non-Polyposis Colorectal Cancer", HNPCC) handelt es sich um das familiär gehäufte Auftreten von kolorektalen und extrakolonischen Karzinomen ohne Polyposis. Die Verdachtsdiagnose HNPCC wird gestellt, wenn betroffene Patienten die sogenannten Amsterdam-Kriterien erfüllen. Die klassischen Amsterdam-I-Kriterien umfassen ausschließlich kolorektale Karzinome, während die Amsterdam-

II-Kriterien auch extrakolonische Tumoren (Endometriumkarzinom, Urothelkarzinom u. a.) mit einschließen. Problematisch ist die Anwendung der Amsterdam-Kriterien in kleinen Familien, die aufgrund der geringen Personenanzahl die in den Amsterdam Kriterien geforderten Voraussetzungen nicht erfüllen. Hier stehen die revidierten Bethesda-Kriterien zur Verfügung, welche den Verdacht HNPCC auch in kleinen Familien sowie Einzelfällen begründen können.

Zugrunde liegt ein **autosomal dominant vererbtes Tumorsyndrom,** welches insbesondere durch die frühzeitige Entstehung kolorektaler Karzinome (mittleres Erkrankungsalter: 44 Jahre), die Dominanz rechtseitiger Tumoren, gehäufte meta- und synchrone Tumoren sowie die erhöhte Inzidenz von Karzinomen außerhalb des Kolons charakterisiert ist. Ursächlich sind Keimbahnmutationen in den sogenannten Mismatch-Reparaturgenen (MMR-Gene) *MLH1, MSH2, MSH6* und *PMS2.* Sie führen zu einem Funktionsverlust der kodierten Proteine mit anschließender fehlerhafter DNA-Replikation, was sich auf molekularer Ebene als **Mikrosatelliteninstabilität** manifestiert. Mutationsträger haben ein sehr hohes Lebenszeitrisiko ein kolorektales Karzinom (50–70 %) oder für ein Endometriumkarzinom (20–60 %). Dies gilt in geringerem Maß auch für andere Neoplasien wie etwa Ovarial-, Magen- und Dünndarmkarzinome sowie Urothelkarzinome.

MERKE

Das Risiko von HNPCC-Anlageträgern, mindestens ein HNPCC-assoziiertes Karzinom zu entwickeln, wird mit 80–90 % angegeben, wobei das **Kolorektalkarzinom** die mit Abstand häufigste Tumorentität darstellt.

Auch ca. 15 % der **sporadischen Kolorektalkarzinome** zeigen im Tumorgewebe HNPCC-typische Veränderungen mit Ausfall der *MLH1*-Protein Expression in der Immunhistochemie (IHC), was in der Regel durch somatische Methylierung des *MLH1*-Promotors bedingt ist. Das Vorliegen einer Mikrosatelliteninstabilität bzw. der Verlust der MMR-assoziierten Proteinexpression in der IHC gehört jedoch nicht zu den Amsterdam- bzw. Bethesda-Kriterien.

5

LITERATUR

Leitlinienprogramm Onkologie (Deutsche Krebsgesellschaft, Deutsche Krebshilfe, AWMF): S3-Leitlinie Kolorektales Karzinom, Langversion 2.1 (Stand: 1/2019). AWMF Register-Nr. 021/007OL. www.leitlinienprogramm-onkologie.de/leitlinien/kolorektales-karzinom/ (letzter Zugriff: 4.10.2021).

Lynch HT, Snyder CL, Shaw TG et al. Milestones of Lynch syndrome: 1895–2015. Nat Rev Cancer. 2015; 15(3): 181–194.

Umar A, Boland CR, Terdiman JP et al. Revised Bethesda Guidelines for hereditary nonpolyposis colorectal cancer (Lynch syndrome) and microsatellite instability. J Natl Cancer Inst. 2004; 96(4): 261–268.

Vasen HF, Watson P, Mecklin JP, Lynch HT. New clinical criteria for hereditary nonpolyposis colorectal cancer (HNPCC, Lynch syndrome) proposed by the International Collaborative group on HNPCC. Gastroenterology. 1999; 116(6): 1453–1456.

KASUISTIK

(Fortsetzung) In der immunhistochemischen Analyse des Tumor- und Normalgewebes der Patientin zeigt sich ein Expressionsverlust der DNA-Mismatch-Reparatur-Gene *MSH2* und *MSH6.* In der weiterführenden Mutationsanalyse findet sich eine heterozygote pathogene Keimbahnmutation c.942+3A>T im *MSH2*-Gen. Die Patientin hat einen Sohn im Alter von 21 Jahren, eine jüngere Schwester im Alter von 42 Jahren sowie einen älteren Bruder im Alter von 51 Jahren. Der Bruder hat zwei Töchter im Alter von 16 und 18 Jahren, die Schwester lebt alleine und ist kinderlos.

Welche Antworten sind zutreffend?

a) Risikopersonen für HNPCC ist spätestens mit Erreichen des 25. Lebensjahrs eine genetische Beratung zu empfehlen. Sobald die krankheitsverursachende Mutation in der betreffenden Familie bekannt ist, sollten Risikopersonen auf die Möglichkeit einer prädiktiven Testung hingewiesen werden.

b) Wenn die krankheitsverursachende Mutation bei einer Risikoperson ausgeschlossen wurde, gelten die allgemeinen Krebsvorsorgemaßnahmen.

c) HNPCC-Patienten und Risikopersonen sollen in der Regel ab dem 25. Lebensjahr jährlich koloskopiert werden.
d) Bei weiblichen HNPCC-Patienten und Risikopersonen sollte ab dem 25. Lebensjahr zusätzlich zur jährlichen gynäkologischen Untersuchung ein transvaginaler Ultraschall im Hinblick auf Endometrium- und Ovarialkarzinome durchgeführt werden.
e) Bei HNPCC-Patienten und Risikopersonen mit HNPCC sollte ab dem 35. Lebensjahr zusätzlich regelmäßig eine ÖGD durchgeführt werden.
f) Eine prophylaktische Kolektomie bzw. Proktokolektomie bei HNPCC-Mutationsträgern soll nicht durchgeführt werden. Eine subtotale Kolektomie bei Karzinom sollte nicht generell durchgeführt, aber individuell mit dem Patienten besprochen werden.
g) Mit Patientinnen mit Lynch- und HNPCC-Syndrom sollte mit 40 Jahren bzw. fünf Jahre vor dem frühesten Erkrankungsalter in der Familie eine prophylaktische Hysterektomie und ggf. eine Ovarektomie besprochen werden.

Alle Antworten sind richtig.

Ca. 86 % der bislang identifizierten MMR-Genmutationen sind in den Genen *MLH1* und *MSH2* lokalisiert, 10 % im *MSH6*-Gen und 2 % im *PMS2*-Gen. Sobald eine krankheitsverursachende Mutation in einer HNPCC-Familie bekannt ist, sollten Risikopersonen auf die Möglichkeit einer **prädiktiven Testung** hingewiesen werden, wobei zuvor (spätestens mit dem Erreichen des 25. Lebensjahres) eine **genetische Beratung** erfolgen sollte. Kann die krankheitsverursachende Mutation im Rahmen der genetischen Testung ausgeschlossen werden, gelten die allgemeinen Krebsvorsorgemaßnahmen.

Im Falle eines Nachweises einer Mutation sollten betroffene Patienten in ein **Krebsfrüherkennungsprogramm für Patienten mit HNPCC** eingeschlossen werden. Anlageträger (bzw. Risikopersonen, die nicht getestet wurden) sollten ab dem 25. Lebensjahr jährlich koloskopiert werden, da die Erkrankungswahrscheinlichkeit für ein kolorektales Karzinom mit dem 30. Lebensjahr deutlich ansteigt. Bei sehr früher Manifestation kolorektaler Karzinome in der Familie sollte abweichend von dieser Empfehlung die erste **Koloskopie** fünf Jahre vor dem jüngsten Manifestationsalter in der Familie erfolgen. Da mehr als 50 % aller HNPCC-assoziierten Kolorektalkarzinome im rechtsseitigen Kolon auftreten, sollte immer eine komplette Koloskopie angestrebt werden, die Rektoskopie bzw. Rektosigmoidoskopie ist als Vorsorgeuntersuchung nicht ausreichend.

Aufgrund eines kumulativen Endometriumkarzinomrisikos von 40–60 % bzw. eines Ovarialkarzinomrisikos von 10–15 % sollte bei weiblichen HNPCC-Patienten und Risikopersonen ab dem 25. Lebensjahr zusätzlich zur gynäkologischen Untersuchung auch ein **transvaginaler Ultraschall** durchgeführt werden.

Vervollständigt wird das Krebsfrüherkennungsprogramm durch eine regelmäßige **ÖGD** ab dem 35. Lebensjahr (kumulatives Lebenszeitrisiko für Magenkarzinome von 6,8 % bis zum 70. Lebensjahr).

Da durch regelmäßige Vorsorgeuntersuchungen Karzinome bei fast allen Patienten im Stadium UICC I/II oder sogar als prämaligne Adenome entdeckt werden und die Penetranz unvollständig ist, wird von einer **prophylaktischen Kolektomie bzw. Proktokolektomie** abgeraten. Mit Patientinnen sollte gemäß der Expertenmeinung der Arbeitsgemeinschaft Gynäkologische Onkologie (AGO) der Deutschen Krebsgesellschaft mit 40 Jahren bzw. fünf Jahre vor dem frühesten Erkrankungsalter in der Familie eine **prophylaktische Hysterektomie und Ovarektomie** besprochen werden.

LITERATUR

Leitlinienprogramm Onkologie (Deutsche Krebsgesellschaft, Deutsche Krebshilfe, AWMF): S3-Leitlinie Kolorektales Karzinom, Langversion 2.1 (Stand: 1/2019). AWMF Register-Nr. 021/007OL. www.leitlinienprogramm-onkologie.de/leitlinien/kolorektales-karzinom/ (letzter Zugriff: 4.10.2021).

KASUISTIK

Bei einem 58-jährigen Patienten wurden im Rahmen einer Vorsorgekoloskopie drei Polypen an folgenden Lokalisationen abgetragen: Zökum (10 mm, gestielt), Colon transversum (8 mm, breitbasig), Colon sigmoideum (12 mm, breitbasig). Histologisch handelt es sich bei den Polypen im Zökum und Colon transversum um zwei tubulovillöse Adenome ohne Dysplasiezeichen, der Polyp im Sigma entspricht einem hoch differenzierten Adenokarzinom, pT1, sm1, L0, V0. Die Polypektomie erfolgte en bloc im Gesunden mit einem minimalen Sicherheitsabstand von 2 mm. Bei dem Patienten besteht eine milde Hypertonie, die derzeit gut kontrolliert ist. Die Familienanamnese ist unauffällig.

Welches Vorgehen empfehlen Sie?

a) Komplettierung des Stagings
b) Koloskopie in sechs Monaten
c) Endoskopische Nachresektion
d) Tubuläre Sigmaresektion
e) Onkologische Sigmaresektion

Die richtige Antwort ist b.

Bei einem **pT1-Karzinom** handelt es sich um ein sogenanntes „Frühkarzinom". Wesentlich für die weiterführende Behandlung der Patienten ist das Risiko einer Lymphknotenmetastasierung, welches in der Literatur mit 0–20 % angegeben wird. Für die Risikostratifizierung erfolgt die Einteilung dieser Karzinome in eine Low-Risk- und eine High-Risk-Gruppe (➤ Tab. 5.2).

Eine Einteilung der Submukosa in drei Schichten nach Kikuchi hat sich zwar für Operationspräparate durchgesetzt, ist jedoch bei der Beurteilung endoskopischer Präparate aufgrund der in der Regel fehlenden Muscularis propria bzw. Unvollständigkeit der Submukosa als Gesamtschicht nicht zuverlässig. Es erfolgt daher in der Praxis meist die **Messung der Submukosainvasionsstrecke** in µm. Dabei ist die Infiltrationstiefe in die Submukosa direkt proportional zum Risiko für das Vorhandensein von Lymphknotenmetastasen: So beträgt die Metastasierungswahrscheinlichkeit bei einer Infiltrationstiefe bis 1.000 µm 0–6 %, während sie bei einer Infiltrationstiefe > 1.000 µm bei ca. 20 % liegt. Zusätzlich gilt das sog. „Tumorzellbudding", d. h. die Anwesenheit von einzelnen, „versprengten" Tumorzellen an der Invasionsfront des Karzinoms als Risikofaktor.

Eine Ausnahme bilden **gestielte Polypen,** da die Beurteilung der Submukosainvasionstiefe hier nicht sinnvoll ist, da diese von der Länge des Polypenstiels abhängt. Ein T1-Karzinom in einem gestielten Polypen gilt bis auf sehr fortgeschrittene Stielinvasion (> 3.000 µm) als sm1. Gestielte Läsionen sollten möglichst in einem Stück abgetragen werden. Bei sessilen/flachen Läsionen, die technisch en bloc abgetragen wurden, können die seitlichen und basalen Ränder durch den Pathologen beurteilt werden, bei einer Piecemeal-Abtragung nur die basalen Ränder. Die Beurteilung der seitlichen Ränder erfolgt hier durch den Endoskopiker.

Tab. 5.2 Risikostratifizierung T1-Karzinome

Low Risk	High Risk
L0	L1
(V0)	(V1)
G1/G2	G3/G4
R0	Rx/R1
Haggitt 0–3	Haggitt 4
Infiltrationstiefe ≤ 1.000 µm	Infiltrationstiefe > 1.000 µm

L = Lymphgefäßinvasion, V = Blutgefäßinvasion, G = Differenzierungsgrad, R = Resektionsausmaß, Haggitt =Level der Invasionstiefe bei gestielten Polypen

Eine maßgebliche Bedingung für die reine Nachsorge nach Abtragung eines Low-Risk-T1-Karzinoms ist die **Beurteilung der Resektionsränder.** Nur ein R0-Status kann mittels reiner Nachsorge behandelt werden, dabei wird das Ausmaß des Sicherheitsabstands zum Resektionsrand (Basis) von 1 mm kontrovers diskutiert. Sollte bezüglich des basalen oder longitudinalen Resektionsrandes ein unklarer Status (Rx) oder ein R1-Status bestehen, muss eine operative Resektion nach onkologischen Kriterien erfolgen. Bei High-Risk-T1-Karzinomen sollte ebenfalls eine onkologische Resektion durchgeführt werden.

Liegt wie in dem hier präsentierten Fall eine Low-Risk-Situation bei gleichzeitig gesicherter R0-Resektion vor, ist eine nachfolgende Operation nach onkologischen Kriterien nicht erforderlich. Es kann die Empfehlung zur **endoskopischen Nachsorge** ausgesprochen werden. Derzeit ist nach aktuellen Leitlinien die Nachsorge nach lokal kurativ abgetragenen Low-Risk-T1-Karzinomen mittels **Kontrollendoskopie nach sechs Monaten** durchzuführen. Da es in bis zu 3 % der Fälle zum Auftreten von Lokalrezidiven oder Fernmetastasen kommen kann, sollte mit den Patienten im Rahmen einer partizipativen Entscheidungsfindung die operative Therapie inklusive individueller Risikoabwägung dennoch besprochen werden.

LITERATUR

Leitlinienprogramm Onkologie (Deutsche Krebsgesellschaft, Deutsche Krebshilfe, AWMF): S3-Leitlinie Kolorektales Karzinom, Langversion 2.1 (Stand: 1/2019). AWMF Register-Nr. 021/007OL. www.leitlinienprogramm-onkologie.de/leitlinien/kolorektales-karzinom/ (letzter Zugriff: 4.10.2021).

Kikuchi R, Takano M, Takagi K et al. Management of early invasive colorectal cancer. Risk of recurrence and clinical guidelines. Dis Colon Rectum. 1995; 38(12): 1286–1295.

Ueno H, Mochizuki H, Hashiguchi Y et al. Risk factors for an adverse outcome in early invasive colorectal carcinoma. Gastroenterology. 2004; 127(2): 385–394.

Williams JG, Pullan RD, Hill J et al; Association of Coloproctology of Great Britain and Ireland. Management of the malignant colorectal polyp: ACPGBI position statement. Colorectal Dis. 2013; 15(Suppl 2): 1–38.

5

KASUISTIK

Sie führen bei einem 72-jährigen Patienten eine Vorsorgekoloskopie durch. Die letzte Koloskopie erfolgte vor fünf Jahren, damals war ein Polyp im Bereich des Colon transversum abgetragen worden, welcher in der finalen Histologie einem tubulären Adenom (low-grade) entsprach. Sie finden nun einen 2 cm großen Polypen im Rektum bei 8 cm ab ano. Der Polyp ist breitbasig mit positivem Lifting Sign. Sie vermuten das Vorliegen eines T1-Karzinoms.

Welches Vorgehen ist indiziert?

a) Zangenbiopsie und Abwarten der Histologie, danach Festlegen des weiteren Vorgehens
b) Endoskopische En-bloc-Abtragung in gleicher Sitzung
c) Transanale Vollwandresektion in einem zweiten Schritt
d) Beenden der diagnostischen Koloskopie, anschließend Durchführung eines endorektalen Ultraschalls
e) Aufgrund des Verdachts eines invasiven Karzinoms sollte nach vorheriger ausgiebiger Entnahme von Biopsien eine MRT des kleinen Beckens sowie eine CT von Thorax und Abdomen durchgeführt werden.

Die richtige Antwort ist b.

Bei der Endoskopie des Kolons gilt, dass am Ende der Untersuchung immer ein polypenfreier Darm stehen sollte. Damit erneute Untersuchungen vermieden werden, sollte eine Koloskopie somit nur dann durchgeführt werden, wenn die technische Möglichkeit zur Abtragung von Polypen besteht und eine ausreichende Expertise des Untersuchers vorhanden ist.

Die **Zangenbiopsie** kann die tatsächliche histopathologische Diagnose bei Polypen, welche größer als 5 mm sind, unterschätzen. Ein Karzinom im Adenom kann aufgrund des Samplingcharakters der Zangenbiopsie damit übersehen werden. Zusätzlich können ausgiebige Biopsien den Versuch einer nachfolgenden endoskopischen Abtragung in einem Zentrum erschweren oder gar unmöglich machen. Sollten bei der Untersuchung bereits eindeutige Malignitätskriterien vorhanden sein (kontaktblutende Läsion, Ulzeration, Pit Pattern, großer Tumor) und eine primär operative Strategie notwendig erscheinen, sind Biopsieentnahmen obligat. Bei suspiziertem T1-Karzinom, welches endoskopisch als R0-abtragbar erscheint (wie in der vorliegenden Fallvignette) ist eine vorherige Einleitung eines onkologischen Stagings nicht indiziert.

Ziel einer **endoskopischen Resektion** sollte die In-toto-Abtragung sein (histopathologisch R0). Diese kann durch Schlingenpolypektomie sowie durch Abtragung in Piecemeal-Technik erfolgen. Letztere erschwert jedoch die sichere Beurteilung der Resektionsränder und sollte daher eine kurzfristige endoskopische Kontrolle nach sich ziehen.

Kann ein R0-Zustand erreicht werden, ist eine **transanale Vollwandresektion** nicht indiziert. Bei endoskopisch nicht abtragbaren Polypen kann unter dem Verdacht eines Adenoms bzw. Frühkarzinoms eine transanale Vollwandresektion (mittleres/unteres Rektumdrittel) bzw. TEM (mittleres/oberes Rektumdrittel) erwogen werden. Bei schwieriger Abtragung kann zur besseren Wiederauffindbarkeit eine **Markierung der Abtragungsstelle** mittels Clip(s) oder Tusche erfolgen. Dies gilt auch für primär suspekte Läsionen, die einer operativen Therapie zugeführt werden sollen (Markierung distal oder proximal der Läsion).

LITERATUR

Argilés G, Tabernero J, Labianca R et al., ESMO Guidelines Committee. Localised colon cancer: ESMO Clinical Practice Guidelines for diagnosis, treatment and follow-up. Ann Oncol. 2020; 31(10): 1291–1305.

Leitlinienprogramm Onkologie (Deutsche Krebsgesellschaft, Deutsche Krebshilfe, AWMF): S3-Leitlinie Kolorektales Karzinom, Langversion 2.1 (Stand: 1/2019). AWMF Register-Nr. 021/007OL. www.leitlinienprogramm-onkologie.de/leitlinien/kolorektales-karzinom/ (letzter Zugriff: 4.10.2021).

5

KASUISTIK

Bei einer 65-jährigen Patientin wurde aufgrund eines bioptisch verifizierten Adenokarzinoms im Colon ascendens eine Hemikolektomie rechts durchgeführt. Bildgebend zeigte sich präoperativ eine fragliche Läsion im Bereich des Lebersegments III. Das CT der Lunge war unauffällig. Intraoperativ stellte sich die Läsion in der Leber als zystische Veränderung dar, eine Gefrierschnittuntersuchung war negativ. Es zeigt sich nun in der histologischen Aufarbeitung ein mittelhoch differenziertes Adenokarzinom mit Infiltration bis in die Subserosa, jedoch ohne Serosadurchbruch. Es bestehen vereinzelte Blutgefäßeinbrüche, eine Lymphgefäßinvasion findet sich nicht. Alle 17 entnommenen Lymphknoten sind tumorfrei.

Welche der folgenden Aussage(n) ist/sind richtig?

a) Es liegt ein UICC Stadium IIA vor.
b) Es liegt ein UICC Stadium IIB vor.
c) Es liegt ein UICC Stadium IIIB vor.
d) Die richtige Tumorformel lautet: pT3 N0 (0/17) M0 L0 V1 G2.
e) Die richtige Tumorformel lautet: pT4 N0 (0/17) M0 L0 V1 G2.

Die richtigen Antworten sind a und d.

Bei der histopathologischen Klassifizierung solider Tumoren (Karzinome, Sarkome) hat sich international das **TNM-System** der UICC durchgesetzt. Die einmal festgelegte TNM-Klassifikation eines Tumors bleibt dabei auch in späteren Krankheitsphasen unverändert bestehen.

➤ Tab. 5.3 ermöglicht eine Zuordnung des TNM-Status zu den verschiedenen **Tumorstadien** (UICC bzw. Dukes). Im vorliegenden Fall handelt es sich um ein Karzinom, welches die Muscularis propria und Subserosa infiltriert, das viszerale Peritoneum jedoch noch nicht durchbrochen hat. Damit handelt es sich um einen T3-Tumor (bei T1 lediglich Tumorinfiltration der Submukosa, bei T2 Infiltration bis in die Muscularis propria, bei T4 schließlich Perforation des viszeralen Peritoneums bzw. Übergreifen auf benachbarte Organe).

Ein allfälliger **Lymphknotenbefall** wird in der N-Kategorie abgebildet. In der hier dargestellten Fallvignette liegt ein Status N0 vor, nachdem 0 von 17 Lymphknoten befallen sind. Zusätzlich zum N-Status sollte auch die absolute Zahl der insgesamt entfernten Lymphknoten im Präparat angegeben werden. Von einer N1-Situation spricht man bei 1–3 befallenen Lymphknoten, bei N2a sind 4–6, bei N2b ≥ 7 Lymphknoten befallen.

Tab. 5.3 Stadieneinteilung des Kolonkarzinoms nach UICC, TNM bzw. Dukes [P1163]

UICC	TNM	Dukes		
0	Tis	N0	M0	
I	T1	N0	M0	A
	T2	N0	M0	
IIA	T3	N0	M0	B
IIB	T4	N0	M0	
IIIA	T1/T2 T1	N1 N2a	M0	C
IIIB	T3/4 T2/T3 T1/T2	N1 N2a N2b	M0	
IIIC	T4a T3/T4a T4b	N2a N2b N1/N2	M0	
IV	Jedes T	Jedes N	M1	D

T = Tumor (Tis = Tumor in situ), N = Lymphknotenbefall; M = Fernmetastasen

5

Nachdem klinisch und in der Bildgebung eine **Metastasierung** ausgeschlossen wurde (M0), ergibt sich der Befund pT3 N0 (0/17) M0 L0 V1 G2. Es erfolgt somit eine Zuordnung zum Stadium UICC IIA bzw. Dukes B. Die TNM-Klassifikation kann durch Präfixe weiter differenziert werden:

- Das **Präfix „c“** wird ergänzt, wenn es sich um eine prätherapeutische (klinische) Einschätzung handelt.
- Das **Präfix „p“** wird bei einem postoperativen (histopathologischen) Befund ergänzt.
- Das **Präfix „u“** verweist auf endoluminal durch Ultraschall erhobene Befunde.
- Das **Präfix „y“** ist reserviert für Patienten, deren Tumor neoadjuvant behandelt wurde, z. B. mittels neoadjuvanter Radiochemotherapie. Neoadjuvant vorbehandelte Patienten sind zur besseren Vergleichbarkeit gesondert aufzuführen.

MERKE

Die TNM-Klassifikation ist die wesentliche Entscheidungsgrundlage für die weiterführende Therapie. Sie macht jedoch keine Aussage über den **Mutationsstatus** *(MSI/MSS, RAS, B-RAF)* des Tumorgewebes. Der Mutationsstatus ist allerdings im metastasierten Stadium von wesentlicher Relevanz für die weitere Therapie und muss daher im Bedarfsfall (nach)bestimmt werden.

LITERATUR

Leitlinienprogramm Onkologie (Deutsche Krebsgesellschaft, Deutsche Krebshilfe, AWMF): S3-Leitlinie Kolorektales Karzinom, Langversion 2.1 (Stand: 1/2019). AWMF Register-Nr. 021/007OL. www.leitlinienprogramm-onkologie.de/leitlinien/kolorektales-karzinom/ (letzter Zugriff: 4.10.2021).

Pagès F, Mlecnik B, Marliot F et al. International validation of the consensus Immunoscore for the classification of colon cancer: a prognostic and accuracy study. Lancet. 2018; 391(10135): 2128–2139.

Wittekind C (Hrsg.). TNM-Klassifikation maligner Tumoren. 8. Aufl. Weinheim: Wiley-VCH, 2017. S. 97 ff.

KASUISTIK

Ein 79-jähriger Patient stellt sich mit dem Befund eines Sigmakarzinoms bei 25 cm ab ano sowie einer auswärtigen Histologie eines mittelhochgradig differenzierten Adenokarzinoms (G3) vor. Anamnestisch bestehen seit einigen Wochen eine zunehmende Abdominalgie sowie Durchfälle mit teils blutigen Auflagerungen. Im CT von Thorax und Abdomen zeigen sich mehrere vergrößerte Lymphknoten lokoregionär ohne Hinweis auf weitere Organmanifestationen. Laborchemisch besteht eine leicht erhöhte γGT von 56 U/l, das CEA beträgt 5 µg/l. Der Patient hat bis auf eine gut eingestellte Hypertonie sowie eine COPD Gold II keine weiteren Komorbiditäten.

Welche Aussage ist richtig?

a) Der Patient sollte über eine onkologische Sigmaresektion aufgeklärt werden.
b) Der Patient sollte über eine neoadjuvante Chemotherapie und anschließende onkologische Sigmaresektion aufgeklärt werden.
c) Der Patient sollte über eine neoadjuvante Chemoradiatio und anschließende onkologische Sigmaresektion aufgeklärt werden.
d) Der Patient sollte über eine Stentimplantation zwecks Bridging vor einer notwendigen neoadjuvanten Chemotherapie, gefolgt von einer onkologischen Sigmaresektion, aufgeklärt werden.
e) Der Patient sollte über eine Stentimplantation sowie definitive Chemoradiatio aufgeklärt werden.

Die richtige Antwort ist a.
Bei diesem Patienten besteht bildgebend kein Hinweis auf Fernmetastasierung oder einen klinisch inoperablen Zustand, weshalb nach Leitlinienempfehlung eine kurative Therapie angestrebt werden sollte. Diese beinhaltet eine **primär operative Strategie mittels Sigmaresektion** unter onkologischen Gesichtspunkten (zentrale Resektion der arteriellen Versorgung sowie des lokoregionären Lymphabflussgebietes). Dabei ist die Qualität der Resektion von Bedeutung für die Prognose des Patienten, es gilt die Empfehlung zur **kompletten mesokolischen Exzision (CME).**

Die nachfolgende **systemische Therapie** dient der Verhinderung eines Rezidivs und orientiert sich am Ergebnis der histopathologischen Aufarbeitung des Tumors sowie dem Vorhandensein von Risikofaktoren. Im Stadium UICC II soll laut den Leitlinien der Fachgesellschaften nur bei Vorhandensein von Risikofaktoren (T4-Karzinom, Gefäßinvasion, schlechter Differenzierungsgrad – G3/G4 –, intraoperative Tumorperforation, Notfalloperation, weniger als 12 Lymphknoten im Präparat) eine adjuvante Systemtherapie erwogen werden. Im Stadium UICC III wird die adjuvante Systemtherapie hingegen generell empfohlen. Der Therapiebeginn sollte innerhalb von acht Wochen nach der Operation erfolgen.

Einen zusätzlichen Stellenwert hat die **Bestimmung des Mikrosatellitenstatus,** da dieser sowohl eine Aussage zur Prognose der Erkrankung als auch zum Ansprechen auf eine adjuvante Therapie erlaubt: So haben mikrosatelliteninstabile Tumoren (MSI-H) eine bessere Prognose, gehen aber gleichzeitig mit einem geringeren Nutzen einer adjuvanten Chemotherapie einher. Patienten, bei welchen mikrosatelliteninstabilen Tumoren im UICC-Stadium II mit schlechtem Differenzierungsgrad G3/4 reseziert wurden, sollten daher keiner weiterführenden adjuvanten Therapie zugeführt werden.

Um eine Notfalloperation zu vermeiden, kann im Falle einer akuten mechanischen Obstruktion eine **Stentimplantation** zur Überbrückung vor geplanter Resektion bei stenosierenden Tumoren angewendet werden. Bei gleichem onkologischem Outcome beider Optionen ist die Stomarate bei Patienten, welche einen Stent erhalten haben, niedriger.

Im Gegensatz zum Rektumkarzinom hat die **Bestrahlung des Tumors** beim primär resektablen Kolonkarzinom keinen Stellenwert.

LITERATUR

Arezzo A, Forcignanò E, Bonino MA et al., Collaborative ESCO Study Group. Long-term oncologic results after stenting as a bridge to surgery versus emergency surgery for malignant left-sided colonic obstruction: a multicenter randomized controlled trial (ESCO Trial). Ann Surg. 2020; 272(5): 703–708.
Argilés G, Tabernero J, Labianca R et al. ESMO Guidelines Committee. Localised colon cancer: ESMO Clinical Practice Guidelines for diagnosis, treatment and follow-up. Ann Oncol. 2020; 31(10): 1291–1305.
Leitlinienprogramm Onkologie (Deutsche Krebsgesellschaft, Deutsche Krebshilfe, AWMF): S3-Leitlinie Kolorektales Karzinom, Langversion 2.1 (Stand: 1/2019). AWMF Register-Nr. 021/007OL. www.leitlinienprogramm-onkologie.de/leitlinien/kolorektales-karzinom/ (letzter Zugriff: 4.10.2021).

KASUISTIK

Bei einem 65-jährigen Patienten wird ein Adenokarzinom des Sigmas bei 23 cm ab ano diagnostiziert. Im präoperativen CT zeigt sich kein Hinweis auf Lymphknotenmetastasen oder Fernmetastasierung.

Welche(s) Operationsverfahren ist/sind indiziert?

a) Tubuläre Sigmaresektion des karzinomtragenden Sigmaabschnitts mit 10 cm Sicherheitsabstand nach oral und aboral
b) Laparoskopische Sigmaresektion mit stammnahem Absetzen der Arteria mesenterica inferior zumindest distal des Abgangs der Arteria colica sinistra sowie einem aboralen Sicherheitsabstand von 5 cm
c) Konventionelle Sigmaresektion mit stammnahem Absetzen der Arteria mesenterica inferior zumindest distal des Abgangs der Arteria colica sinistra sowie einem aboralen Sicherheitsabstand von 5 cm
d) Hemikolektomie links mit Anlage einer Transversorektostomie sowie Mitresektion der Arteria colica sinistra

Die richtigen Antworten sind b und c.

Bei einem kolorektalen Karzinom ist die Entfernung des dem betreffenden Darmabschnitt zugeordneten Lymphabflussgebietes obligat. Eine rein tubuläre Darmresektion (Segmentresektion) darf unter dem Gesichtspunkt einer malignen Grunddiagnose nicht durchgeführt werden. Um eine adäquate onkologische Radikalität zu erreichen, gelten folgende Grundsätze:

- Die Entfernung des zugeordneten Lymphabflussgebietes erfolgt durch die **Absetzung der Arteria mesenterica** inferior zumindest distal des Abganges der Arteria colica sinistra. Eine weiter zentrale Unterbindung ergibt keinen onkologischen Vorteil, wird aber aus operativ-technischen Gründen (verbesserte Mobilisierung des linken Hemikolons, Spannungsfreiheit der Anastomose) häufig durchgeführt.
- Der Wert einer **Dissektion der Lymphknoten am Stamm der Arteria mesenterica** inferior proximal des Abgangs der Arteria colica sinistra ist nicht gesichert. Bei Adhärenz umliegender Organe sollte eine **En-bloc-Resektion** durchgeführt werden.
- Bei Karzinomen im Bereich des rektosigmoidalen Übergangs muss – um einen adäquaten distalen Sicherheitsabstand von 5 cm gewährleisten zu können – gegebenenfalls eine **partielle mesorektale Exzision** durchgeführt werden. Dabei erfolgt eine scharfe Dissektion entlang anatomischer Strukturen (Fascia pelvis visceralis und parietalis) unter Schonung der autonomen Beckennerven (Nn. hypogastrici, Plexus hypogastrici inferiores et superior). Dabei muss auf die Vermeidung eines sogenannten „Conings" (Ausdünnung des Mesenteriums am distalen Ende des Resektats) geachtet werden.

Im vorliegenden Fall handelt es sich um ein Sigmakarzinom bei 23 cm ab ano. Es sollte daher eine **Sigmaresektion** unter den oben genannten Gesichtspunkten erfolgen. Für die Rekonstruktion kann es dabei notwendig sein, auch die Vena mesenterica inferior abzusetzen, um eine ausreichende Länge für eine spannungsfreie Rekonstruktion mittels Deszendorektostomie zu erhalten.

Für die Resektion kann sowohl ein primär offenes Verfahren als auch die rein laparoskopische bzw. laparoskopisch-assistierte Methode gewählt werden. Mehrere randomisiert-kontrollierte Studien konnten zeigen, dass die laparoskopische Methode in den Händen eines geübten Operateurs der offenen Operation onkologisch nicht unterlegen ist.

LITERATUR

Bonjer HJ, Deijen CL, Abis GA et al., COLOR II Study Group. A randomized trial of laparoscopic versus open surgery for rectal cancer. N Engl J Med. 2015; 372(14): 1324–1332.

Fleshman J, Sargent DJ, Green E et al., Clinical Outcomes of Surgical Therapy Study Group. Laparoscopic colectomy for cancer is not inferior to open surgery based on 5-year data from the COST Study Group trial. Ann Surg. 2007; 246(4): 655–662; discussion 662–664.

Jayne DG, Thorpe HC, Copeland J et al. Five-year follow-up of the Medical Research Council CLASICC trial of laparoscopically assisted versus open surgery for colorectal cancer. Br J Surg. 2010; 97(11): 1638–1645.

Leitlinienprogramm Onkologie (Deutsche Krebsgesellschaft, Deutsche Krebshilfe, AWMF): S3-Leitlinie Kolorektales Karzinom, Langversion 2.1 (Stand: 1/2019). AWMF Register-Nr. 021/007OL. www.leitlinienprogramm-onkologie.de/leitlinien/kolorektales-karzinom/ (letzter Zugriff: 4.10.2021).

Søndenaa K, Quirke P, Hohenberger W et al. The rationale behind complete mesocolic excision (CME) and a central vascular ligation for colon cancer in open and laparoscopic surgery: proceedings of a consensus conference. Int J Colorectal Dis. 2014; 29(4): 419–428.

KASUISTIK

Bei einer 56-jährigen Patientin wurde im Rahmen einer Vorsorge-Koloskopie ein schüsselförmig ulzerierter Tumor mit ca. 2,5 cm Durchmesser im Colon ascendens diagnostiziert. Die Biopsie ergibt ein mittelhoch differenziertes tubuläres Adenokarzinom. Im CT Thorax/Abdomen zeigt sich kein Hinweis auf eine lokoregionäre Lymphadenopathie, es bestehen bildgebend auch keine Fernmetastasen. Das CEA beträgt 2,4 µg/l. Die Patientin wird einer laparoskopisch assistierten Operation unterzogen. In der diagnostischen Laparoskopie ergibt sich kein Hinweis auf peritoneale Aussaat, das Omentum majus ist makroskopisch tumorfrei, der Primärtumor ist unmittelbar an der rechten Flexur gelegen.

Welche Resektion führen Sie durch?

a) Hemikolektomie rechts mit kompletter mesokolischer Exzision (*complete mesocolic excision*, CME) sowie zentraler Durchtrennung von Arteria ileocolica und Arteria colica dextra. Auf eine Resektion von Anteilen des Omentum majus kann verzichtet werden.
b) Erweiterte Hemikolektomie rechts mit CME sowie zentraler Durchtrennung von Arteria ileocolica, Arteria colica dextra und Arteria colica media. Die rechtsseitigen Anteile des Omentum majus sowie die Arkade von Arteria und Vena gastroepiploica dextra werden mitreseziert.
c) Transversumresektion mit CME und zentraler Durchtrennung von Arteria colica media sowie Mitresektion beider Kolonflexuren. Das Omentum majus wird unter Beachtung des Arkadenprinzips (Einbeziehung der Omentumarterie innerhalb einer Arkade zu beiden Seiten des Karzinoms von 10 cm) mitreseziert.

Die richtige Antwort ist b.

Analog zur totalen mesorektalen Exzision (TME) beim Rektumkarzinom wird in der rezenten Literatur auch beim Kolonkarzinom die **komplette mesokolische Exzision** (complete mesocolic excision, CME) empfohlen. Das Mesokolon umfasst als beidseitige Hülle die Lymphknoten an den versorgenden Arterien des Kolons. Bei der CME wird analog zur TME die Präparation in vorgegebenen anatomischen Schichten und mit zentraler Absetzung der versorgenden Gefäße vorgenommen, um so eine maximale lokale Radikalität und Lymphknotenanzahl (gefordert sind mindestens 12 entfernte Lymphknoten) zu erreichen. Ebenso wird auf die Erhaltung der beiden mesokolischen Faszien geachtet, um eine optimale Qualität der Resektion zu dokumentieren.

Insbesondere bei der **Hemikolektomie rechts** ist die genaue Kenntnis der Anatomie der venösen Gefäßzuflüsse in die Vena mesenterica superior (Henle-Trunkus und seine Varianten) im Bereich des Pankreaskopfs essenziell, da es bei unbeabsichtigten venösen Gefäßverletzungen zu schwerwiegenden Blutungskomplikationen kommen kann.

Hinsichtlich des **Resektionsausmaßes** ist die Lokalisation des Primums von wesentlicher Bedeutung:

Karzinome des Zökums und Colon ascendens metastasieren nach zentral über die Arteria ileocolica und Arteria colica dextra, welche bei der Resektion zentral durchtrennt werden müssen. Nachdem eine klassische Arteria colica dextra in nur 15 % der Fälle vorliegt, werden bei nicht angelegtem Gefäß die nach rechts ziehenden Äste aus der Arteria colica media zentral durchtrennt. Eine Resektion von Anteilen des Omentum majus ist nur bei direktem Tumorkontakt notwendig.

Bei **Karzinomen der rechten Flexur bzw. des proximalen Colon transversum** sollte eine erweiterte Hemikolektomie rechts durchgeführt werden. Hierbei werden die Arteria ileocolica, die Arteria colica dextra (soweit vorhanden) und die Arteria colica media zentral ligiert. Die Resektionsgrenze ergibt sich hierdurch im linken Kolon transversum. Da bei Karzinomen an der rechten Flexur auch eine lymphogene Metastasierung über das Omentum majus Richtung Magenantrum und Pankreaskopf möglich ist, werden neben der Skelettierung der großen Magenkurvatur und Resektion der Gastroepiploica-dextra-Arkade und damit der rechtsseitigen Omentumanteile auch die Lymphknoten über dem Pankreaskopf disseziert.

Tumoren des mittleren Colon transversum metastasieren einerseits über die Arteria colica media nach zentral Richtung Arteria mesenterica superior, andererseits über die Arteria colica sinistra Richtung Arteria mesenterica inferior. Eine Transversumresektion sollte beide Kolonflexuren mit einschließen, korrespondierend zur Tumorlokalisation sollte auch eine Omentumresektion unter Beachtung des Arkadenprinzips (Einbeziehung der Omentumarterie innerhalb einer Arkade zu beiden Seiten des Karzinoms von 10 cm) sowie eine Skelettierung der großen Magenkurvatur mit Entfernung dieser Lymphknoten durchgeführt werden.

LITERATUR

Brunner M, Weber GF, Wiesmüller F et al. Laparoscopic right hemicolectomy with complete mesocolic excision (CME). Zentralbl Chir. 2020; 145(1): 17–23.

Gouvas N, Agalianos C, Papaparaskeva K et al. Surgery along the embryological planes for colon cancer: a systematic review of complete mesocolic excision. Int J Colorectal Dis. 2016; 31(9): 1577–1594.

Leitlinienprogramm Onkologie (Deutsche Krebsgesellschaft, Deutsche Krebshilfe, AWMF): S3-Leitlinie Kolorektales Karzinom, Langversion 2.1 (Stand: 1/2019). AWMF Register-Nr. 021/007OL. www.leitlinienprogramm-onkologie.de/leitlinien/kolorektales-karzinom/ (letzter Zugriff: 4.10.2021).

Merkel S, Weber K, Matzel KE et al. Prognosis of patients with colonic carcinoma before, during and after implementation of complete mesocolic excision. Br J Surg. 2016; 103(9): 1220–1229.

Peltrini R, Luglio G, Pagano G et al. Gastrocolic trunk of Henle and its variants: review of the literature and clinical relevance in colectomy for right-sided colon cancer. Surg Radiol Anat. 2019; 41(8): 879–887.

KASUISTIK

Bei einem 67-jährigen Patienten wird die Diagnose eines großen, exulzerierten Tumors im Colon descendens gestellt. Die präoperative Biopsie ergibt ein Adenokarzinom G2, *RAS*-Wildtyp, *MSS.* Im präoperativen Staging findet sich im Segment VII der Leber eine oberflächliche, ca. 1 cm im Durchmesser haltende Metastase. Eine ergänzende Kontrastmittel-MRT der Leber zeigt keine weiteren Läsionen.

Welches Vorgehen wählen Sie?

a) Hemikolektomie links mit synchroner Resektion der Lebermetastase
b) Neoadjuvante Chemotherapie, Hemikolektomie links mit synchroner Resektion der Lebermetastase
c) Resektion des Primärtumors, gefolgt von einer systemischen Chemotherapie sowie einer zweizeitigen Resektion der Lebermetastase
d) Lokale Ablation der Lebermetastase, gefolgt von einer Hemikolektomie links
e) Palliative systemische Chemotherapie

Die richtige Antwort ist a.
Es handelt sich sich um eine synchron metastasierte Situation mit einer singulären hepatalen Metastase eines Kolonkarzinoms, welche einer operativen Therapie in einem einzeitigen Verfahren (simultane Resektion von Primum und Lebermetastase) leicht zugänglich ist, ohne dadurch die perioperative Morbidität zu erhöhen. Es sollte daher die **primäre, simultane Resektion von Primum und Metastase** durchgeführt werden.

MERKE

Im metastasierten Zustand sollte eine Resektion mit kurativer Intention nur dann durchgeführt werden, wenn eine R0-Situation erzielbar scheint. Von maßgeblicher Wichtigkeit bei der Detektion von Lebermetastasen ist dabei die Qualität der präoperativen Bildgebung (CT, Sonografie, MRT der Leber mit leberspezifischem Kontrastmittel), um die genaue Zahl und Lokalisation der Leberläsionen so genau wie möglich abschätzen zu können.

Aktuell gibt es keine klare Empfehlung, ob bzw. wann eine **systemische Therapie bei primär resektablen Lebermetastasen** durchgeführt werden soll. Ziel der systemischen Therapie bei kurativer Intention ist die Behandlung subklinischer Mikrometastasen und damit die Prognoseverbesserung. Laufende Studien diskutieren die perioperative Chemotherapie bei primär resektablen Lebermetastasen in Abhängigkeit vom Vorliegen bestimmter Risikofaktoren (synchrones Metastasierungsmuster, kurzes krankheitsfreies Intervall). Die genaue Abfolge der Therapie, die Dauer und das optimale Intervall bis zur Operation sind aber derzeit unter Diskussion. Um eine Therapieentscheidung zu treffen, gilt eine Besprechung des Vorgehens in einer interdisziplinären Tumorkonferenz als zwingend erforderlich.

In diesem Fall handelt es sich um eine singuläre, kleine Metastase, welche unter eine **neoadjuvanten Chemotherapie** „verschwinden" kann (sogenannte „vanishing metastasis"). Dies bringt das Risiko mit sich, dass sie intraoperativ bei der Resektion des Primums nicht mehr aufgefunden werden kann. Daher sollte eine synchrone Resektion angestrebt werden. Studien konnten überdies zeigen, dass trotz einer bildgebend kompletten Remission nach neoadjuvanter Therapie noch Tumorresiduen im ehemaligen Tumorbett der Metastasen vorhanden sind. Der derzeitige Evidenzlevel basiert auf Expertenkonsens, welcher sich jedoch lediglich auf retrospektive Fallserien stützt.

Bei synchron metastasierter Erkrankung und dem Vorliegen mehrerer Metastasen, welche einen größeren Eingriff erfordern, kann bei erheblichem Resektionsausmaß oder reduziertem Allgemeinzustand betroffener Patienten eine **zweizeitige Operation** erforderlich sein. Hierbei ist die Abfolge der Eingriffe abhängig von der klinischen Situation, insbesondere einer allfälligen Symptomatik des Primärtumors (Blutung, Stenose), dem Allgemeinzustand der Patienten, der Vortherapie und dem Ausmaß der Leberresektion.

Zuletzt haben ergänzende **lokal-ablative Verfahren im palliativen Setting** zur Behandlung von Rezidivlebermetastasen oder in Kombination mit einem chirurgischen Verfahren zunehmend an Bedeutung gewonnen.

5

LITERATUR

Leitlinienprogramm Onkologie (Deutsche Krebsgesellschaft, Deutsche Krebshilfe, AWMF): S3-Leitlinie Kolorektales Karzinom, Langversion 2.1 (Stand: 1/2019). AWMF Register-Nr. 021/007OL. www.leitlinienprogramm-onkologie.de/leitlinien/kolorektales-karzinom/ (letzter Zugriff: 4.10.2021).

Nordlinger B, Sorbye H, Glimelius B et al., EORTC Gastro-Intestinal Tract Cancer Group; Cancer Research UK; Arbeitsgruppe Lebermetastasen und -tumoren in der Chirurgischen Arbeitsgemeinschaft Onkologie (ALM-CAO); Australasian Gastro-Intestinal Trials Group (AGITG); Fédération Francophone de Cancérologie Digestive (FFCD). Perioperative FOLFOX4 chemotherapy and surgery versus surgery alone for resectable liver metastases from colorectal cancer (EORTC 40983): long-term results of a randomised, controlled, phase 3 trial. Lancet Oncol. 2013; 14(12): 1208–1215.

Takahashi H, Berber E. Role of thermal ablation in the management of colorectal liver metastasis. Hepatobiliary Surg Nutr. 2020; 9(1): 49–58.

Tsilimigras DI, Ntanasis-Stathopoulos I, Paredes AZ et al. Disappearing liver metastases: A systematic review of the current evidence. Surg Oncol. 2019; 29: 7–13.

Van Cutsem E, Cervantes A, Nordlinger et al., ESMO Guidelines Working Group. Metastatic colorectal cancer: ESMO Clinical Practice Guidelines for diagnosis, treatment and follow-up. Ann Oncol. 2014; 25(Suppl 3):iii1–9. Erratum in: Ann Oncol. 2015; 26(Suppl 5): v174–177.

KASUISTIK

Ein 62-jähriger Patient klagt seit 4 Monaten über unspezifische, linksseitige Unterbauchschmerzen. In der Koloskopie zeigt sich ein zirkulär stenosierender Tumor knapp unterhalb des rektosigmoidalen Übergangs bei 16 cm ab ano. Die Biopsie ergibt ein Adenokarzinom, G2. Im MRT des kleinen Beckens zeigt sich ein Tumor im oberen Rektumdrittel cT3, cN1, im Staging CT von Thorax und Abdomen besteht kein Hinweis auf Fernmetastasierung. Das CEA liegt im Normbereich.

Welches therapeutische Vorgehen empfehlen Sie?

a) Anteriore Rektumresektion mit partieller mesorektaler Exzision (PME)
b) Tiefe anteriore Rektumresektion mit totaler mesorektaler Exzision (TME)

LITERATUR

Leite JS, Martins SC, Oliveira J et al. Clinical significance of macroscopic completeness of mesorectal resection in rectal cancer. Colorectal Dis. 2011; 13(4): 381–386.

Leitlinienprogramm Onkologie (Deutsche Krebsgesellschaft, Deutsche Krebshilfe, AWMF): S3-Leitlinie Kolorektales Karzinom, Langversion 2.1 (Stand: 1/2019). AWMF Register-Nr. 021/007OL. www.leitlinienprogramm-onkologie.de/leitlinien/kolorektales-karzinom/ (letzter Zugriff: 4.10.2021).

Pettersson D, Lörinc E, Holm T et al. Tumour regression in the randomized Stockholm III Trial of radiotherapy regimens for rectal cancer. Br J Surg. 2015; 102(8): 972–978.

KASUISTIK

Ein 50-jähriger Patient klagt seit einigen Wochen über hellrote Blutauflagerungen am Stuhl. In der Koloskopie zeigt sich ein gelblicher, 2,0 cm im Durchmesser haltender, oberflächlich ulzerierter und breitbasiger aufsitzender Tumor bei 6 cm ab ano. Die Biopsie ergibt einen neuroendokrinen Tumor, G3. Im anorektalen Ultraschall sowie im MRT findet sich kein Hinweis auf eine lokoregionäre Lymphknotenmetastasierung, ein DOTA-TOC-PET-CT ist ebenfalls negativ.

Wie gehen Sie weiter vor?

5

a) Lokale Exzision mittels endoskopischer Mukosaresektion (EMR) bzw. transanaler endoskopischer Mikrochirurgie (TEM)
b) Tiefe anteriore Rektumresektion (TAR) mit totaler mesorektaler Exzision (TME)
c) Neoadjuvante Kurzzeit-Chemoradiatio, gefolgt von TAR mit TME
d) Neoadjuvante Langzeit-Chemoradiatio, gefolgt von TAR mit TME
e) Neoadjuvante Therapie mit Somatostatin-Analoga, gefolgt von TAR mit TME

Die richtige Antwort ist b.

Neuroendokrine Neoplasien (NEN) entstehen aus Zellen des diffusen neuroendokrinen Systems, welches in Form von Einzelzellen oder kleinen Gruppen von neuroendokrinen Zellen in den Oberflächenepithelien verschiedener Organe zu finden ist. Die meisten neuroendokrinen Neoplasien nehmen ihren Ursprung im Gastrointestinaltrakt.

Aufgrund der zunehmenden Anzahl an Screening-Koloskopien ist die Inzidenz von neuroendokrinen Tumoren (NET) des Rektums zuletzt deutlich gestiegen. In der Regel handelt es sich um kleine Läsionen mit einem Durchmesser von < 10 mm, die eine doughnutförmige, gelbliche Oberfläche aufweisen und häufig zentral ulzeriert sind. Es besteht eine Assoziation mit dem männlichen Geschlecht und jugendlichem Patientenalter.

Neben der Koloskopie stehen für die **Diagnostik** der endorektale Ultraschall, die CT von Thorax und Abdomen sowie das MRT des kleinen Beckens zur Verfügung. Als hochspezifische Untersuchung kommt die Somatostatin-Rezeptor-Szintigrafie mittels ^{111}Indium-Pentetreotid (OctreoScan®) zur Anwendung.

Tumoren mit einem Durchmesser bis zu 1 cm haben ein geringes Risiko einer **lymphogenen Metastasierung** (1 %), während Tumoren mit einem Durchmesser > 2 cm in bis zu 60 % der Fälle in die regionären Lymphknoten metastasiert sind. **Tumoren < 1 cm** können in der Regel endoskopisch behandelt werden, wobei die Resektion mittels konventioneller Polypektomie, endoskopischer Mukosaresektion (mit oder ohne Bandligatur), endoskopischer Submukosadissektion oder transanaler endoskopischer Mikrochirurgie erfolgen kann. Die R0-Resektionsrate mittels konventioneller Polypektomie ist allerdings relativ niedrig, da NET vielfach in die Submukosa infiltrieren und sich dadurch im Rahmen der Polypektomie weniger leicht von der Unterlage abheben lassen. Dies erschwert die technische Durchführbarkeit.

Bei **Tumoren zwischen 1 und 2 cm** Durchmesser ist nach wie vor fraglich, ob eine lokale (endoskopische) Resektion ausreichend sicher ist. Daher empfiehlt die European Neuroendocrine Tumor Society (ENETS) bei Tumoren > 1 cm, insbesondere solchen mit niedriger Differenzierung (G3), einer Infiltrationstiefe bis in die Muscularis propria (≥ T2) bzw. einer bildgebend gesicherten Lymphknotenmetastasierung eine **radikal-chirurgische Resektion** mittels tiefer vorderer Rektumresektion bzw. Rektumexstirpation (je nach Tumorlokalisation).

LITERATUR

Pavel M, Öberg K, Falconi M et al ESMO Guidelines Committee. Gastroenteropancreatic neuroendocrine neoplasms: ESMO Clinical Practice Guidelines for diagnosis, treatment and follow-up. Ann Oncol. 2020; 31(7): 844–860.

Ramage JK, De Herder WW, Delle Fave G et al.; Vienna Consensus Conference participants. ENETS Consensus Guidelines update for colorectal neuroendocrine neoplasms. Neuroendocrinology. 2016;103(2): 139–143.

KASUISTIK

Sie visitieren am zweiten postoperativen Tag eine 78-jährige bettlägerige und chronisch niereninsuffiziente Patientin, die derzeit stationär auf der plastischen Chirurgie aufgenommen ist. Die Patientin ist stuhlinkontinent und hat einen hochgradigen Dekubitus sakral. Um diesen plastisch-chirurgisch decken zu können, wurde als vorbereitende Maßnahme ein terminales Deszendostoma angelegt. Sie finden den in ➤ Abb. 5.27 dargestellten Lokalsitus.

Welche Diagnose stellen Sie?

a) Regulärer postoperativer Situs
b) Pyoderma gangraenosum
c) Stomablutung
d) Stomanekrose
e) Stomaretraktion

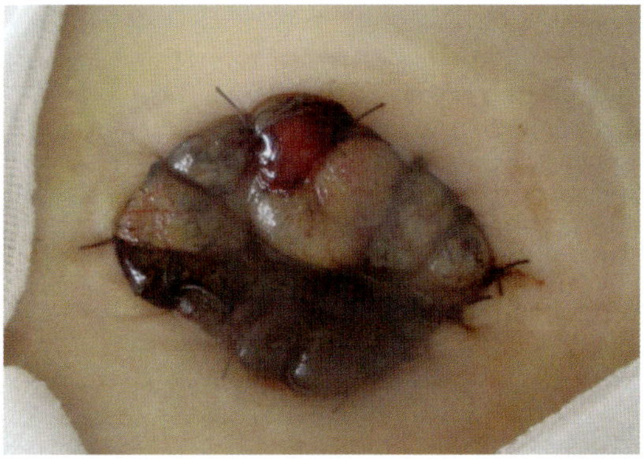

Abb. 5.27 Deszendostoma [T1219]

Die richtige Antwort ist d.

Sowohl in der elektiven Chirurgie als auch in Akutsituationen kann die Anlage eines temporären oder permanenten Kolostomas erforderlich sein. Etwa ein Drittel aller künstlich angelegten Darmausgänge verbleiben als definitives Stoma, wobei stomaassoziierte Komplikationen häufig sind. Die Qualität der primären Anlage spielt eine entscheidende Rolle, um spätere Komplikationen zu vermeiden.

In der Abbildung ist ein **minderdurchblutetes Kolostoma** zu sehen. Es handelt sich um eine Frühkomplikation. Als häufigste Ursachen für die Minderdurchblutung sind ein erheblicher Zug am Mesenterium oder eine Devaskularisierung durch übermäßige Resektion des Mesenteriums zu nennen. Sollte es sich um eine Nekrose aller Wandschichten handeln, ist eine operative Sanierung mittels Neuanlage unumgänglich.

MERKE

Prinzipiell können Stomakomplikationen nach ihrem zeitlichen Auftreten in frühe bzw. späte Komplikationen eingeteilt werden.

- Zu den Frühkomplikationen zählen z. B. die Stomanekrose, die Stomaretraktion sowie das Auftreten parastomaler Abszesse oder Fisteln.
- In der Spätphase können sich parastomale Hernien, ein Stomaprolaps oder eine Stenose entwickeln.
- Parastomale Hautirritationen können zu jeder Zeit auftreten.

Wenn möglich, sollte eine Stomaanlage frühzeitig präoperativ mit den Patienten besprochen und geplant werden. Eine **präoperative Markierung** der Lokalisation des zukünftigen Stomas ist essenziell, um eine gute Versorgbarkeit postoperativ zu gewährleisten. Dies gilt auch für die Akutsituation. Zur Markierung sollte der Patient in sitzende, stehende und liegende Position gebracht werden. Bei ungünstiger Lokalisation kann es zu Infektionen und Hautirritationen durch fehlendes Haften der Stomaversorgungsmaterialen kommen.

Derzeit ist nicht abschließend geklärt, welchen Einfluss die Lokalisation des Kolostomas (pararektal, transrektal) auf die häufigste Spätkomplikation – die Parastomalhernie – hat. Um parastomalen Hernien vorzubeugen, wird in den Leitlinien der europäischen Herniengesellschaft die prophylaktische Implantation von **synthetischen, nicht resorbierbaren Netzen** bei der elektiven Anlage eines terminalen Kolostomas empfohlen. **Komplikationen,** die eine chirurgische Versorgung notwendig machen, sind:

- Stomanekrose
- Stomaretraktion
- Klinisch relevante Stenosen
- Stomaprolaps

Sollte es zum Auftreten einer parastomalen Hernie kommen, gibt es zwei absolute Operationsindikationen: fehlende Versorgbarkeit des Stomas oder das Auftreten einer intestinalen Obstruktion. Als **operative Optionen** stehen hier die Verkleinerung der Bruchlücke mit oder ohne Netzverstärkung sowie die Stomaneuanlage zur Verfügung. Die Rezidivrate ist allgemein hoch.

LITERATUR

Antoniou SA, Agresta F, Garcia Alamino JM et al. European Hernia Society guidelines on prevention and treatment of parastomal hernias. Hernia. 2018; 22(1): 183–198.

Arolfo S, Borgiotto C, Bosio G et al. Preoperative stoma site marking: a simple practice to reduce stoma-related complications. Tech Coloproctol. 2018; 22(9): 683–687.

Leitlinienprogramm Onkologie (Deutsche Krebsgesellschaft, Deutsche Krebshilfe, AWMF): S3-Leitlinie Kolorektales Karzinom, Langversion 2.1 (Stand: 1/2019).

Shabbir J, Britton DC. Stoma complications: a literature overview. Colorectal Dis. 2010; 12(10): 958–964.

KASUISTIK

Eine 65-jährige Patientin mit Zökumkarzinom wurde vor vier Tagen einer offenen Hemikolektomie rechts unterzogen. Der postoperative Verlauf war bisher unauffällig, die Patientin klagt jedoch seit den frühen Morgenstunden über Übelkeit und Erbrechen, das Abdomen ist distendiert, und es besteht ein periumbilikaler Druckschmerz (VAS 2). Die Körpertemperatur der Patientin beträgt 37,4 °C. Im Labor findet sich eine Leukozytose von 11,3 G/l sowie ein CRP von 4,8 mg/dl. Die Harnausscheidung hat sich in den letzten 24 h auf 800 ml eingeschränkt.

Was ist die wahrscheinlichste Diagnose?

a) Harnwegsinfekt
b) Postoperative Darmatonie
c) Mechanischer Dünndarmileus
d) Mechanischer Dickdarmileus
e) Anastomosendehiszenz

Die richtige Antwort ist b.

Bei der **postoperativen Darmatonie** handelt es sich um einen vorübergehenden paralytischen Ileus, der durch die Reaktion des Gastrointestinaltrakts auf das chirurgische Trauma im Rahmen intestinaler Eingriffe hervorgerufen wird. Das klinische Bild ist durch abdominale Distension, Übelkeit und Erbrechen, Stuhlverhalt sowie die Intoleranz des enteralen Kostaufbaus gekennzeichnet. Die postoperative Darmatonie stellt einen wichtigen Risikofaktor für postoperative Komplikationen (Wunddehiszenz, pulmonale bzw. thromboembolische Komplikationen) dar. Zudem hat sie eine große gesundheitsökonomische Bedeutung aufgrund erhöhter Behandlungskosten durch eine verlängerte stationäre Aufenthaltsdauer.

Die **Genese** der postoperativen Darmatonie ist multifaktoriell. Sie wird bedingt durch:

- die Aktivierung inhibitorischer neuronaler Reflexe infolge des chirurgischen Traumas,
- die Reaktion des Gastrointestinaltrakts auf die im Rahmen der Narkose verabreichten Anästhetika und Opioidanalgetika, sowie
- ein intestinales Ödem, welches durch die intraoperative Gabe hoher Infusionsmengen begünstigt wird.

Rezente Erkenntnisse weisen außerdem darauf hin, dass es postoperativ zu einer **Entzündungsreaktion** im Bereich der glatten Muskulatur des Intestinaltrakts kommt. Hierbei werden residente Immunzellen im Bereich der Tunica muscularis externa der Darmwand aktiviert, was eine Hemmung der kontraktilen Aktivität der intestinalen glatten Muskelzellen zur Folge hat. Eine entscheidende Rolle bei der Regulation der intestinalen Immunreaktion kommt gemäß der rezenten Literatur dem Nervus vagus zu, welcher über efferente Nervenfasern die Immunreaktion dämpfen und so die postoperative Darmatonie günstig beeinflussen kann.

Die **Prävention und Therapie der postoperativen Darmatonie** erfordert ein multimodales Konzept, welches insbesondere folgende Komponenten umfasst:

- Zunächst kommt der **hochthorakalen epiduralen Anästhesie** eine entscheidende Rolle zu, vorausgesetzt, dass sie eine für die Darminnervation ausreichende spinale Segmenthöhe besitzt und 48 Stunden postoperativ weitergeführt wird.
- Zudem zeigen rezente Daten zur **minimalinvasiven Chirurgie,** dass diese eine im Vergleich zur offenen Chirurgie reduzierte Rekonvaleszenzzeit der intestinalen Darmmotilität aufweist.
- Schließlich kommt **„Fast-Track Recovery"-Programmen** eine entscheidende Bedeutung zu (*enhanced recovery after surgery,* ERAS), welche zu einer schnelleren Wiederkehr der normalen gastrointestinalen Motilität beitragen, das klinische Outcome verbessern und so die Länge des stationären Aufenthalts reduzieren können.

In ERAS-Programme sind zahlreiche Maßnahmen integriert, insbesondere ein verbessertes perioperatives Flüssigkeitsmanagement, frühzeitige Mobilisation und enterale Ernährung sowie eine optimierte Analgesie. Diese Maßnahmen tragen letztlich entscheidend zu einer Reduktion der perioperativen Morbidität bei.

5

LITERATUR

Augestad KM, Delaney CP Postoperative ileus: impact of pharmacological treatment, laparoscopic surgery and enhanced recovery pathways. World J Gastroenterol. 2010; 16(17): 2067–2074.

Chapman SJ, Pericleous A, Downey C, Jayne DG. Postoperative ileus following major colorectal surgery. Br J Surg. 2018; 105(7): 797–810.

Costes LM, van der Vliet J, van Bree SH et al. Endogenous vagal activation dampens intestinal inflammation independently of splenic innervation in postoperative ileus. Auton Neurosci. 2014; 185: 76–82.

van Bree SH, Nemethova A, Cailotto C et al. New therapeutic strategies for postoperative ileus. Nat Rev Gastroenterol Hepatol. 2012; 9(11): 675–683.

KASUISTIK

Ein 52-jähriger Patient wurde vor 14 Monaten einer tiefen vorderen Rektumresektion aufgrund eines Adenokarzinoms unterzogen. Der Tumor war bei 7 cm lokalisiert gewesen, aufgrund einer Nähebeziehung zur mesorektalen Faszie war der Patient präoperativ einer Radiochemotherapie unterzogen worden. Die Anastomose liegt bei 3 cm ab ano. In der endgültigen Histologie zeigte sich ein Stadium III (ypT3, ypN1, L1, V0, R0), sodass der Patient eine adjuvante Chemotherapie mit FOLFOX erhielt. Ein initial angelegtes protektives Ileostoma war sechs Wochen nach der Erstoperation verschlossen worden. Der Patient kommt nun zur Kontrolle und klagt über häufigen, oft imperativen Stuhldrang, die Stuhlfrequenz beträgt 7–10 × pro Tag. Der Patient beklagt, dass er oft das Gefühl hat, nur inkomplett entleeren zu können, und dass er mehrmals hintereinander die Toilette aufsuchen müsse. Die rektal-digitale Untersuchung ist unauffällig, es besteht kein Hinweis auf Anastomosenstenose. Eine rezente Koloskopie ist unauffällig, ebenso ein aktuelles MRT des kleinen Beckens. Die Tumormarker sind im Normbereich.

Welche Verdachtsdiagnose stellen Sie?

a) Reizdarmsyndrom
b) Strahlenproktitis
c) Sphinkterverletzung mit Stuhlinkontinenz
d) Vorderes Resektionssyndrom
e) Pelvines Kongestionssyndrom

Die richtige Antwort ist d.

Nach tiefer vorderer Rektumresektion auftretende Störungen der Darmfunktion mit einer daraus resultierenden Einschränkung der Lebensqualität werden unter dem Begriff des **„Low anterior resection syndrome"** (LARS, syn. „vorderes Resektionssyndrom") zusammengefasst. Zu den typischen Symptomen des LARS zählen häufige Stuhlfrequenz, fragmentierter Stuhlgang („Clustering"), inkomplette Stuhlentleerung, Durchfall, Inkontinenz, Urge-Symptomatik sowie oftmals auch nächtliche Stuhlgänge. Gemäß der aktuellen wissenschaftlichen Literatur leiden zwischen 25 und 80 % aller Patienten nach tiefer vorderer Rektumresektion an einem LARS. Auch nach Ausschöpfen aller therapeutischen Optionen sind immer noch ca. ein Drittel aller Patienten betroffen.

Als **Pathomechanismus** werden geänderte Druckverhältnisse im Neorektum, eine niedrigere Compliance des Neorektums im Vergleich zum originären Rektum sowie ein Verlust des rektoanalen Inhibitionsreflexes nach tiefer vorderer Rektumresektion genannt. All dies führt in weiterer Konsequenz zu einem früheren **Anstieg des intraluminalen Drucks** im Neorektum sowie zu einer früheren Auslösung des Defäkationsreizes. Dadurch lassen sich die Symptome des imperativen Stuhldrangs sowie der fraktionierten Stuhlentleerung (bereits kleine Stuhlmengen führen zu einer Auslösung des Defäkationsreizes) gut erklären. Aber auch Entleerungsstörungen aufgrund einer **fehlenden Koordination zwischen Neorektum und Anus** werden häufig beobachtet. Schließlich dürfte neben den genannten Faktoren auch ein **mechanischer Schaden des Sphinkterapparats** bei der Operation (im Rahmen der Einführung des Staplers bei der Anastomosen-Anlage) bzw. eine autonome Denervierung des Sphinkterapparats mitverantwortlich sein.

Für die **Diagnostik** des LARS steht ein standardisierter Fragebogen zur Verfügung, der die wesentlichen Leitsymptome Inkontinenz (für flüssigen Stuhl bzw. Winde), Stuhlfrequenz, Urge-Symptomatik und Clustering abfragt und das LARS in zwei Schweregrade einteilt („minor LARS" und „major LARS").

Für die **Therapie** des LARS stehen eine Reihe konservativer Therapiemaßnahmen zur Verfügung, die zum Ziel haben, die anorektale Sensibilität sowie die Schließmuskelfunktion zu verbessern. Neben Biofeedback-Training und Beckenbodengymnastik können wiederholte rektale Irrigationen/Einläufe durchgeführt und so eine gewisse Konditionierung der Darmentleerung erreicht werden. **Medikamentös** werden Quellmittel, bei rezidivierenden Durchfällen auch stuhleindickende Substanzen sowie darmmotilitätshemmende Medikamente eingesetzt. Als **operatives Verfahren** steht die sakrale Nervenstimulation zur Verfügung, die insbesondere Symptome einer Inkontinenz sowie das Clustering verbessern kann. Als Ultima Ratio kommt schließlich die **Anlage eines Stomas** (vorgeschaltet bzw. endständig) zum Einsatz, insbesondere bei Patienten mit extremer Einschränkung der Lebensqualität.

LITERATUR

Emmertsen KJ, Laurberg S. Low anterior resection syndrome score: development and validation of a symptom-based scoring system for bowel dysfunction after low anterior resection for rectal cancer. Ann Surg. 2012; 255(5): 922–928.

Juul T, Ahlberg M, Biondo S et al. International validation of the low anterior resection syndrome score. Ann Surg. 2014; 259(4): 728–734.

Kupsch J, Jackisch T, Matzel KE et al. Outcome of bowel function following anterior resection for rectal cancer-an analysis using the low anterior resection syndrome (LARS) score. Int J Colorectal Dis. 2018; 33(6): 787–798.

Sulkowski U, Mennigen R. Low anterior resection syndrome – diagnosis – therapy – prophylaxis. Zentralbl Chir. 2019; 144(4): 419–425.

KASUISTIK

Ein 72-jähriger Patient stellt sich bei Ihnen ein Jahr nach tiefer vorderer Rektumresektion bei Adenokarzinom G2 des Rektums (pT3) ohne Lymphknoten- oder Fernmetastasen vor. Klinisch ist er beschwerdefrei. Postoperativ wurden aufgrund eines längeren Auslandsaufenthalts bisher noch keine Kontrollen durchgeführt. Der Patient legt ihnen einen aktuellen Laborbefund sowie eine Abdomensonografie vor. Der CEA-Wert des Patienten ist seit der OP von 3,5 µg/l auf 6,5 µg/l angestiegen. Die Sonografie zeigt einen Zustand nach Cholezystektomie sowie eine diskrete Steatose der Leber, der restliche Befund ist unauffällig.

Welche Aussage(n) ist/sind richtig?

a) 12 Monate nach kolorektaler Resektion sollte innerhalb der Routinenachsorge eine Rekto-/Koloskopie durchgeführt werden.
b) Die Abdomensonografie hat im Rahmen der Nachsorge nach kolorektalem Karzinom keinen Stellenwert.
c) Zur Komplettierung der Nachsorge des Patienten sollte ein Thoraxröntgen durchgeführt werden.
d) Der CEA-Wert sollte postoperativ in drei- bis sechsmonatlichen Intervallen kontrolliert werden.
e) Regelmäßige MRT-Untersuchungen des kleinen Beckens sind fixer Bestandteil der empfohlenen Nachsorge nach Rektumkarzinom.

Die richtigen Antworten sind a, c und d.
Die **Nachsorge nach kolorektalem Karzinom** soll nach Standardschema erfolgen, wobei bei Patienten im UICC-Stadium I bei R0-Resektion aufgrund des sehr niedrigen Rezidivrisikos und der günstigen Prognose auf eine regelmäßige Nachsorge verzichtet werden kann. Bei diesen Patienten soll eine rein endoskopische Kontrolle nach einem Jahr und darauffolgend je nach Befund erfolgen. ➤ Abb. 5.28 gibt einen Überblick über den empfohlenen zeitlichen Ablauf der standardisierten Nachsorge bei KRK in den Stadien UICC II und III

Im vorliegenden Fall sollte im Rahmen der Nachsorge zumindest eine **Röntgenthoraxaufnahme** durchgeführt werden. Der Stellenwert der **Abdomensonografie** (zur Detektion von hepatalen Metastasen) sowie einer Röntgenthoraxaufnahme (zur Detektion pulmonaler Metastasen beim Rektumkarzinom) ist vor allem bei limitierter Verfügbarkeit weiterer bildgebender Möglichkeiten (Computertomografie) hoch.

Die **Schnittbildgebung** besitzt den Vorteil, dass sie kaum untersucherabhängig ist und einen diagnostischen Vorteil bei der Detektion sehr kleiner Metastasen hat. In den europäischen sowie den amerikanischen Leitlinien wird daher in der Nachsorge die Schnittbildgebung empfohlen. Da sich laut aktueller Studienlage aus der Diagnostik mittels Schnittbildgebung kein klarer Überlebensvorteil ergibt, wurde diese nicht in die deutsche S3-Leitlinie mitaufgenommen. Die MRT des Beckens ist gemäß aktueller S3-Leitlinie nicht Teil der Routinenachsorge nach Resektion eines Rektumkarzinoms, wenngleich sie im Einzelfall eine Ergänzung der onkologischen Nachsorge darstellen kann.

Untersuchung	Monate													
	3	6	**9**	**12**	15	18	21	**24**	30	**36**	42	**48**	54	**60**
Klinische Kontrolle, CEA Bestimmung	x	x	x	x	x	x	x	x	x	x	x	x	x	x
Koloskopie		(x)*		x**										x
Sigmoideoskopie (bzw. Rektoskopie)[4]		x		x		x		x		x		x		x
CT Thorax und Abdomen (+ Becken)[1]				x				x		x		x		x
Ultraschall der Leber[2]		x		x		x		x		x		x		x
Röntgenthoraxaufnahme[3]				x				x		x		x		x

Abb. 5.28 Nachsorgeschema beim kolorektalen Karzinom UICC II/III [Leitlinienprogramm Onkologie 2019]
[1] NCCN/ESMO-Leitlinien; [2] S3-Leitlinie Kolokrektales Karzinom; [3] Nur Rektumkarzinom; [4] Nur Rektumkarzinom, wenn keine neoadjuvante/adjuvante Therapie durchgeführt wurde;
* Nur wenn präoperativ keine komplette Koloskopie durchgeführt wurde
**Wenn unauffällig, alle 5 Jahre. Wenn Adenom, Nachsorge nach histopathologischem Befund, Anzahl, Größe

Der **CEA-Wert** soll postoperativ in drei- bis sechsmonatlichen Intervallen kontrolliert werden. Eine ansteigende Dynamik über mehrere Messungen hinweg kann hinweisend auf ein Krankheitsrezidiv sein und sollte eine weiterführende Abklärung nach sich ziehen, wenn sich daraus eine therapeutische Konsequenz ergibt.

80 % der Rezidive nach kolorektalem Karzinom treten innerhalb von drei Jahren und nur 5 % aller Rezidive nach dem fünften Jahr auf, weshalb eine standardisierte Nachsorge nach dem 5. Jahr nicht mehr angezeigt ist.

LITERATUR

Glynne-Jones R, Wyrwicz L, Tiret E et al.; ESMO Guidelines Committee. Rectal cancer: ESMO Clinical Practice Guidelines for diagnosis, treatment and follow-up. Ann Oncol. 2017; 28(Suppl 4): iv22–iv40. Erratum in: Ann Oncol. 2018; 29(Suppl 4): iv263.

Leitlinienprogramm Onkologie (Deutsche Krebsgesellschaft, Deutsche Krebshilfe, AWMF): S3-Leitlinie Kolorektales Karzinom, Langversion 2.1, 2019, AWMF Register-Nr. 021/007OL. www.leitlinienprogramm-onkologie.de/leitlinien/kolorektales-karzinom/.

Titu LV, Nicholson AA, Hartley JE, Breen DJ, Monson JR. Routine follow-up by magnetic resonance imaging does not improve detection of resectable local recurrences from colorectal cancer. Ann Surg. 2006; 243(3): 348–352.

KASUISTIK

Bei einer 65-jährigen Patientin wurde vor zwei Jahren eine tiefe anteriore Rektumresektion eines lokal fortgeschrittenen Rektumkarzinoms durchgeführt. Es zeigen sich nun ein Lokalrezidiv sowie multiple Lungen- und Lebermetastasen. Klinisch besteht eine ausgeprägte Anämie sowie rezidivierende, peranale Blutabgänge mit progredienter Abdominalgie und Übelkeit.

Welche Aussage(n) ist/sind nicht korrekt?

a) Lebensqualität stellt im palliativen Setting ein anerkanntes Kriterium im Kontext von Therapieentscheidungen dar.
b) Dank moderner interventioneller und systemischer Therapiemodalitäten spielt die Chirurgie in der metastasierten Situation kaum noch eine Rolle.
c) Auch bei nicht resektabler Fernmetastasierung kann eine Resektion eines Lokalrezidivs/Primärtumors zur Vermeidung von Komplikationen indiziert sein.
d) Bei einem primär inoperablen lokoregionären Rezidiv kann durch eine (neuerliche) Radiatio versucht werden, eine Verkleinerung des Tumors zu erzielen, um eine sekundäre Resektion zu ermöglichen.
e) Neben der operativen Therapie stehen bei hepatalen und pulmonalen Metastasen lokal ablative Verfahren zur Verfügung.

Aussage b ist nicht korrekt.

Die **Palliativmedizin** ist definiert als die aktive, ganzheitliche Betreuung von Patienten mit einer progredienten, weit fortgeschrittenen Erkrankung und einer begrenzten Lebenserwartung zu der Zeit, in der die Erkrankung nicht mehr auf eine kurative Behandlung anspricht oder keine kurative Behandlung mehr durchgeführt werden kann. In dieser Situation besitzt die Beherrschung von Schmerzen, anderen Krankheitsbeschwerden, psychologischen, sozialen und spirituellen Problemen höchste Priorität.

MERKE

Die Palliativmedizin stellt die Lebensqualität von Patientinnen und Patienten mit einer nicht heilbaren Krebserkrankung ins Zentrum der therapeutischen Entscheidungen.

Für die Palliativbehandlung stehen medikamentöse, endoskopische, interventionell radiologische, strahlentherapeutische und chirurgische Maßnahmen zur Verfügung. Der Einsatz erfolgt individuell und abhängig von der vorliegenden Klinik und dem Allgemeinzustand betroffener Patienten. Der Einsatz **chirurgisch-palliativer**

Maßnahmen sollte sorgfältig abgewogen werden und unter der Prämisse erfolgen, Komplikationen zu vermeiden bzw. die Lebensqualität betroffener Patienten zu verbessern.

Vor der Entscheidung für ein rein palliatives Konzept sollte jedoch zunächst geklärt werden, ob durch eine primäre oder sekundäre Resektion der Metastasen (insbesondere Lebermetastasen, aber auch Lungen- und peritoneale Metastasen) eine Heilung möglich scheint. Patienten im Stadium IV sollten daher jedenfalls in einer interdisziplinären Tumorkonferenz vorgestellt werden. In dieser sollte ein Chirurg, welcher in der Metastasenchirurgie erfahren ist, vertreten sein.

Patienten mit resektablen Tumorformationen und prognostisch günstigen Kriterien sollen einer **primären Metastasenresektion** zugeführt werden. Aber auch Patienten mit Fernmetastasen, bei denen primär eine Chemotherapie eingeleitet wurde, sollen im Verlauf erneut in der Tumorkonferenz vorgestellt werden, um eine mögliche **sekundäre Resektabilität der Fernmetastasen** zu evaluieren. Von der Einholung einer Zweitmeinung, bevorzugt an ausgewiesenen Zentren und unter Miteinbeziehung multidisziplinärer Tumorkonferenzen, sollte auch im Bereich der Metastasenchirurgie großzügig Gebrauch gemacht werden.

LITERATUR

Leitlinienprogramm Onkologie (Deutsche Krebsgesellschaft, Deutsche Krebshilfe, AWMF): S3-Leitlinie Kolorektales Karzinom, Langversion 2.1 (Stand: 1/2019). AWMF Register-Nr. 021/007OL. www.leitlinienprogramm-onkologie.de/leitlinien/kolorektales-karzinom/ (letzter Zugriff: 4.10.2021).

Leitlinienprogramm Onkologie (Deutsche Krebsgesellschaft, Deutsche Krebshilfe, AWMF): Palliativmedizin für Patienten mit einer nicht-heilbaren Krebserkrankung, Langversion 2.2 (Stand: 9/2020). AWMF-Register-Nr. 128/001OL. www.leitlinienprogramm-onkologie.de/leitlinien/palliativmedizin/ (letzter Zugriff: 4.10.2021).

Takahashi H, Berber E. Role of thermal ablation in the management of colorectal liver metastasis. Hepatobiliary Surg Nutr. 2020; 9(1): 49–58.

5.11 Proktologie

Derek Zieker-Fischer und Xavier Delgadillo

THEMA

Genaue Kenntnisse der normalen Anatomie des Rektums und des Analsphinkters sind notwendig, um sorgfältige und präzise chirurgische Eingriffe vornehmen zu können.

Teilen Sie folgenden anatomischen Strukturen den zutreffenden Buchstaben in ➢ Abb. 5.29 zu:

1. Musculus sphincter ani externus
2. Linea dentata
3. Rektum
4. Musculus sphincter ani internus
5. Musculus levator ani
6. Columnae anales und Krypten (Morgagni)
7. Anoderma

Die korrekten Antworten sind 1-c, 2-f, 3-a, 4-d, 5-b, 6-g, 7-e.

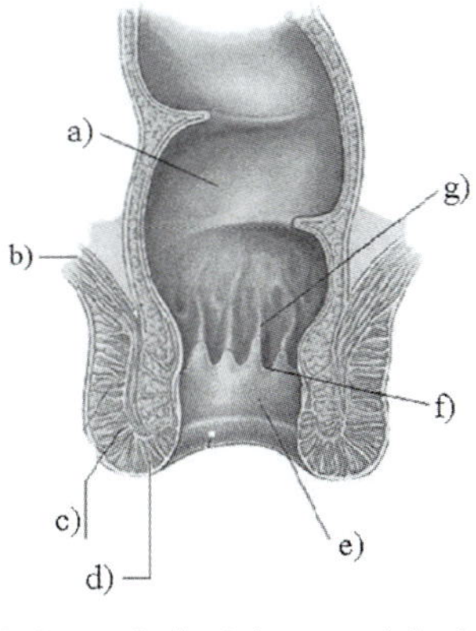

Abb. 5.29 Anatomie des Rektums und des Analsphinkters [R461]

THEMA

Die natürliche Kontinenz resultiert aus einem komplizierten Zusammenspiel mehrerer Strukturen. Man spricht auch vom Kontinenzorgan.

Welche anatomische(n) Struktur(en) spielt/spielen für die Kontinenzleistung eine Rolle?

a) Hämorrhoidalpolster
b) Innerer Schließmuskel
c) Puborektalschlinge
d) Äußerer Schließmuskel
e) Rektumampulle

Alle Antworten sind richtig.

Die genannten anatomischen Strukturen spielen alle eine Rolle in der Kontinenzleistung. Zentrale Bedeutung hat das **Schließmuskelsystem,** bestehend aus den Mm. sphincter ani internus und externus. Der innere Schließmuskel ist als Fortsetzung der Ringmuskulatur des Rektums anzusehen. Er ist ein glatter Muskel und zur Dauerkontraktion fähig. Der externe Schließmuskel besteht dagegen aus Skelettmuskulatur und wird willkürlich innerviert.

Oberhalb der Linea dentata (Grenze zwischen Ekto- und Endoderm) findet sich die Übergangs- oder **Hämorrhoidalzone.** Submuköse Schwellkörper sorgen für den Feinabschluss des Analkanals. Gespeist von den Endästen der A. rectalis superior finden sich diese Schwellkörper.

Die **Puborektalschlinge** ist die dritte Komponente des Kontinenzorgans. Sie verläuft von der Symphyse U-förmig um die Hinterwand des Mastdarms und bildet so den anorektalen Winkel.

Die **Rektumampulle** hat Reservoirfunktion. Bei der Defäkation erschlaffen die Sphinkteren, das Corpus cavernosum recti entleert sich und der anorektale Winkel ist aufgehoben, Stuhlgang wird abgesetzt.

LITERATUR

Ahmed A, Qureshi WA. Anatomy, Abdomen and Pelvis, Anal Canal. 2020 Jul 31. In: StatPearls [Internet]. Treasure Island (FL): StatPearls, 2022 Jan.
Barleben A, Mills S. Anorectal anatomy and physiology. Surg Clin North Am. 2010; 90(1): 1–15.
Mölle B, Ommer A, Lange J. (Hrsg.). Chirurgische Proktologie. 3. Aufl. Heidelberg: Springer, 2018.

THEMA

Die Anamnese und die klinische Untersuchung erlauben in den meisten Fällen eine genaue Diagnose und eine therapeutische Entscheidung. Jedoch sind gelegentlich Spezialuntersuchungen in der spezialisierten Proktologie notwendig.

Welche Punkte der folgenden Liste spielen eine Rolle in der proktologischen Anamnese?

a) Schmerz
b) Blutung
c) Nässen und Ausfluss
d) Pruritus ani
e) Schwellung und Tumor
f) Defäkationsprobleme
g) Alle

Die richtige Antwort ist g.

Die proktologische Anamnese ist besonders schwierig, weil die Analregion bei vielen Patienten von einem Tabu umgeben ist, vor allem, wenn die Beschwerden „nicht salonfähig" sind. Da die Anamnese von ausschlaggebender Bedeutung ist, muss sie taktvoll und gefühlvoll erhoben werden. Auch wenn die Anamnese auf das proktologische Leiden zugeschnitten ist, soll sie umfassend sein:

- Schmerz während, nach der Defäkation
- Blutung (Art der Blutung, z. B. nur beim Abwischen, Tropfen, Spritzblutung, …)
- Nässen und Ausfluss
- Pruritus ani
- Defäkationsprobleme, Inkontinenz, Prolaps
- Stuhlgewohnheiten (Frequenz/Konsistenz)

Wichtig ist auch, ob die Beschwerden im Zusammenhang mit der Defäkation stehen. Weiter interessieren generalisierte neurologische und psychische Erkrankungen, Veränderungen im Bereich des Rückenmarks, chronisch entzündliche Darmerkrankungen, Allergien sowie der Konsum von Alkohol, Nikotin, Medikamenten und Drogen. Um ein komplettes Bild der Erkrankung zu erhalten, muss der Patient gezielt auf einzelne Beschwerden befragt werden.

LITERATUR

Gingert C, Frei-Lanter C, Adamina M. Proktologie in Praxis und Notaufnahme: Für Ärzte aller Fachrichtungen. Heidelberg, Springer, 2018.

Kucera WB et al. Fundamentals of anorectal technical skills: A concise surgical skills course. Mil Med. 2020; 185(9–10): e1794–e1802.

Mölle B, Ommer A, Lange J (Hrsg.). Chirurgische Proktologie. 3. Aufl. Heidelberg: Springer, 2018.

Winkler R, Otto P, Schiedeck T. Proktologie: Ein Leitfaden für die Praxis. 2. Aufl. Stuttgart: Thieme, 2011.

Welche der folgenden Untersuchungen gehören zu den proktologischen Spezialuntersuchungen?

a) Anale Sphinkterdruckmessung
b) Elektromyografie
c) Biopsien
d) Defäkations-MRT/(Defäkografie)
e) Kolontransitzeit
f) Endosonografie

Alle Antworten sind richtig.

Es handelt sich dabei um Untersuchungen, die nicht in der allgemeinen Praxis durchgeführt werden und denen teilweise wissenschaftliches Interesse zugrunde liegt.

LITERATUR

Gingert C, Frei-Lanter C, Adamina M. Proktologie in Praxis und Notaufnahme: Für Ärzte aller Fachrichtungen. Heidelberg, Springer, 2018.

Mölle B, Ommer A, Lange J. (Hrsg.). Chirurgische Proktologie. 3. Aufl. Heidelberg: Springer, 2018.

Park DY, Park JH. Ultrasound-Guided Needle Electromyography of the External Anal Sphincter. PM R. 2019; 11(7): 731–736.

Reibetanz J., Isbert C. Proktologische Diagnostik: Proktoskopie, Rektoskopie und Endosonografie. In: Schwandner O. (Hrsg.). Proktologische Diagnostik. Heidelberg: Springer, 2020.

Winkler R, Otto P, Schiedeck T. Proktologie: Ein Leitfaden für die Praxis. 2. Aufl. Stuttgart: Thieme, 2011.

THEMA

Hämorrhoiden sind ein Leiden, dessen sich die meisten Betroffenen schämen. Oft scheuen sie deshalb sogar den Weg zum Arzt. Die Behandlung ist jedoch einfach und bringt in etwa zwei Dritteln der Fälle eine völlige Symptomfreiheit.

Welche der folgenden Aussagen zum Hämorrhoidalleiden ist nicht richtig?

a) Hämorrhoiden bluten häufig im Stadium I und II.
b) Durch eine Sphinkterotomie wird die Ursache der Erkrankung dauerhaft beseitigt.
c) Die Gummibandligatur ist in den frühen Stadien indiziert.
d) Kleine Hämorrhoiden sind nicht tastbar.
e) Im Stadium II prolabieren Hämorrhoiden beim Stuhlgang, die Reposition erfolgt spontan.

Die Aussage b ist nicht korrekt.

Die **Sphinkterotomie** soll weder in Kombination mit einer Hämorrhoiden-Operation noch als alleinige Therapie bei der Behandlung des Hämorrhoidalleidens eingesetzt werden (Empfehlungsgrad A, Evidenzstufe 2b).

Im **Stadium I** des Hämorrhoidalleidens handelt es sich lediglich um vergrößerte, nicht tastbare Schwellkörper, die aber häufig bluten. Im höheren Stadium kommt es zu einer Fibrosierung der Knoten und die Blutungsneigung nimmt ab. Im **Stadium II** prolabieren die Knoten mit dem Stuhlgang, reponieren sich aber wieder von allein. Im **Stadium III** müssen die Knoten reponiert werden und im **Stadium IV** sind die Schwellkörper so fixiert, dass eine Reposition nicht möglich ist.

Während symptomatische Hämorrhoiden im Stadium I sklerosiert werden, können Hämorrhoiden im Stadium II–III mittels **Gummibandligatur** behandelt werden.

Für die ausgeprägteren Befunde stehen **segmental-resezierende Verfahren** (offen, wie z. B. nach Milligan-Morgan, oder auch geschlossen, wie z. B. nach Ferguson) oder **zirkulär-resezierende Verfahren** (wie z. B. nach Longo oder Fansler-Anderson) zur Verfügung.

Aufgrund der vorliegenden Evidenz kann keine Empfehlung für andere Verfahren wie die dopplergesteuerte Hämorrhoidalarterienligatur (DGHAL), Radiofrequenzablation (RFA) und Lasertherapie ausgesprochen werden.

LITERATUR

Joos AK, Arnold R, Borschitz T, Zieker-Fischer D et al. S3-Leitlinie Hämorrhoidalleiden. Langfassung (Stand: 4/2019). AWMF-Register-Nr. 081-007. www.awmf.org/leitlinien/detail/ll/081-007.html (letzter Zugriff: 14.1.2022).

Ray-Offor E, Amadi S. Haemorrhoidal disease: Predilection sites, pattern of presentation, and treatment. Ann Afr. Med. 2019; 18(1): 12–16.

Trompetto M, Clerico G, Cocorullo GF et al. Evaluation and management of haemorrhoids: SICCR consensus statement. Tech Coloproctol. 2015; 19(10): 567–575.

KASUISTIK

Ein 42-jähriger Patient wird vorstellig, weil er nach Stuhlabgang Blutspuren auf dem Toilettenpapier festgestellt hat. Bei der klinischen Untersuchung erheben Sie den in ➤ Abb. 5.30 dargestellten Befund.

Wie würden Sie den Schweregrad des Hämorrhoidalleidens einschätzen?

a) Grad I
b) Grad II
c) Grad III
d) Grad IV

Die richtige Antwort ist wahrscheinlich d.
Hier zeigt sich ein Analprolaps mit fraglich prolabierender Hämorrhoide. Eine genaue Diagnose lässt sich aber erst durch die digitale sowie proktologische Untersuchung stellen. Hämorrhoiden werden durch Pressen während der Proktoskopie beurteilt.

Die Hämorrhoiden werden entsprechend ihrer Größenzunahme und nach dem Ausmaß des Vorfalls in den Analkanal bzw. vor den After eingeteilt. Am häufigsten verwendet wird die Einteilung in vier Grade nach Goligher:

- I°: nur proktoskopisch sichtbar vergrößerter Plexus haemorrhoidalis superior
- II°: Prolaps bei der Defäkation – retrahiert sich spontan
- III°: Prolaps bei der Defäkation – retrahiert sich nicht spontan; nur manuell reponibel
- IV°: Prolaps permanent fixiert – irreponibel

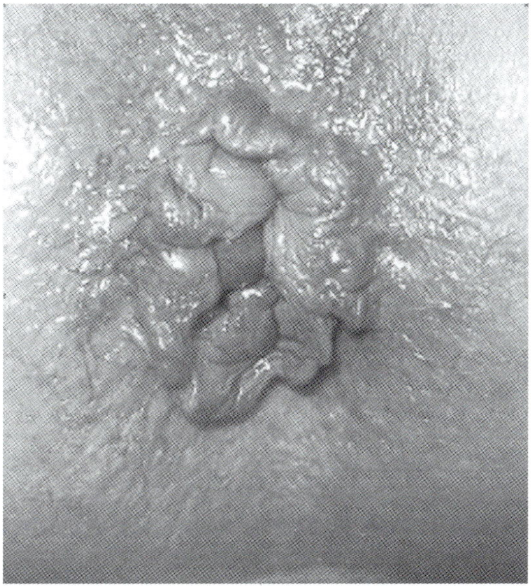

Abb. 5.30 Klinisches Bild eines Analprolaps [R461]

LITERATUR

Beck DE, Wexner SD. Fundamental of Anorectal Surgery. 4th ed. Philadelphia: Saunders, 2001.

Givel JC, Mortensen NJ, Roche B (Eds.). Anorectal & colonic Diseases. 3rd ed. Berlin – Heidelberg: Springer, 2010.

Goligher JC, Duthie HL, Nixon HH, Duthie H, Nixon H: Surgery of the anus, rectum and colon. 4th ed. London: Baillière Tindall, 1984.

van Tol RR, Kleijnen J, Watson AJM et al. European Society of Coloproctology: guideline for haemorrhoidal disease. Colorectal Dis. 2020; 22(6): 650–662.

KASUISTIK

Eine 28-jährige Patientin stellt sich in der proktologischen Sprechstunde vor aufgrund einer akut auftretenden Schwellung am Analrand mit einem starken Spannungsgefühl bzw. Druckschmerz. In der klinischen Untersuchung bemerken Sie einen prallelastischen, schmerzhaften, bläulichen Knoten am After (➤ Abb. 5.31). Die Diagnose ist eine Analthrombose.

Wie soll therapiert werden?

a) Sklerosierung mit Phenolmandelöl
b) Stichinzision und Drainage
c) Submuköse Hämorrhoidektomie nach Milligan-Morgan
d) Konservative Behandlung mit lokal topischer Therapie, nichtsteroidalem Antirheumatikum (NSAID) und Stuhlregulation
e) Digitale Reposition
f) Ausgedehnte Exzision

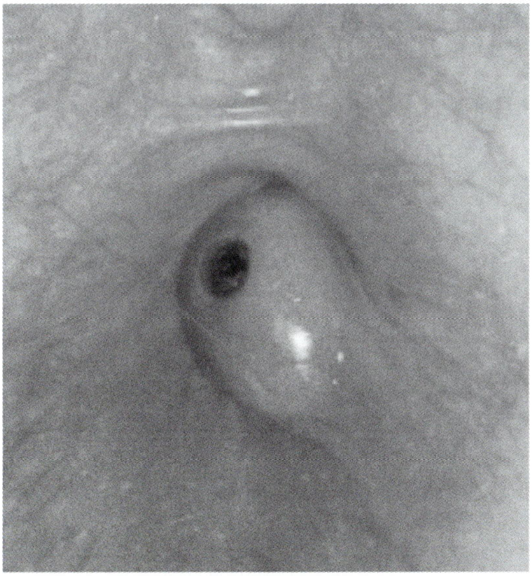

Abb. 5.31 Analthrombose [R461]

Korrekte Antworten sind b, d, f.

Die **Analthrombose** ist ein akut auftretendes, meist Schmerzen verursachendes Blutgerinnsel im Bereich der subkutan verlaufenden Venen des Plexus haemorrhoidalis caudalis. Die Ätiologie ist multifaktoriell. Häufige Auslöser sind thermische Einflüsse und körperliche Anstrengung. In der Regel klagen die Patienten über eine akut – innerhalb von Minuten bis Stunden – auftretende Schwellung am Analrand oder im After, die mit Juckreiz, Stechen, Brennen oder einem starken Spannungsgefühl bzw. Druckschmerz einhergeht. Bei der Inspektion und der digitalen Untersuchung finden sich im Analrand oder im Analkanal prall-elastische bis derbe, bläulich-rote Knoten von Buntstecknadelkopf- bis Pflaumengröße.

Die Therapie ist abhängig vom Leidensdruck des Patienten und vom Zeitpunkt der Konsultation: Bei nur geringen oder bereits abklingenden Beschwerden kann eine **konservative Behandlung** mit lokal topischer Therapie, NSAID und Stuhlregulation eingeleitet werden. Unter konservativer Therapie bildet sich die Analthrombose im Verlauf von Tagen bis Wochen spontan zurück.

Bei stark schmerzhaften Thrombosen empfiehlt sich ein **chirurgisches Vorgehen.** Hier bieten sich zwei Therapieformen an:

- Inzision und Exprimierung des Thrombus und eventuell Anlage eines Drainagedreiecks
- Exzision des gesamten Befundes unter Mitnahme des betreffenden Gefäßsegments

Die Exzision minimiert deutlich die Gefahr des postoperativen Rezidivs. Beide Verfahren können in lokaler Anästhesie durchgeführt werden. Die Wunden heilen sekundär ab. Eine **Reposition** ist sinnlos und nicht indiziert, da es sich nicht um prolabierte Hämorrhoiden handelt.

5

LITERATUR

Cohee MW, Hurff A, Gazewood JD. Benign anorectal conditions: evaluation and management. Am Fam Physician. 2020; 101(1): 24–33.

Mlitz H, Wienert V. S1-Leitlinie Analthrombose (Stand: 12/2002). AWMF-Register-Nr. 081/002. www.awmf.org/uploads/tx_szleitlinien/081-002.pdf (letzter Zugriff: 18.2.2022).

KASUISTIK

Ein chirurgischer Kollege kommt in die Notaufnahme wegen akuter Analschmerzen nach dem Stuhlgang. Bei der Anamnese berichtet er über eine chronische Obstipation. Bei der klinischen Untersuchung ist der Sphinktertonus deutlich erhöht, ein Rektalbefund wird vom Kollegen abgelehnt. Inspektorisch findet sich eine radiär verlaufende Läsion in der hinteren Kommissur, im Anoderm.

Welche Aussage über Analfissuren trifft nicht zu?

a) Analfissuren sind meist in der dorsalen Kommissur zu finden.
b) Die Therapie besteht in der lokalen Applikation von kortisonhaltigen Salben.
c) Die Patienten klagen über heftige Schmerzen, insbesondere nach dem Stuhlgang.
d) Die akute Fissur kann mit einem Sphinkterkrampf einhergehen.
e) Bei der chronischen Fissur ist oft eine so genannte Vorpostenfalte sichtbar.

Die Aussage b ist nicht korrekt.

Die Analfissur ist eine der häufigsten Pathologien, die sich dem Proktologen präsentieren. Die Heilung wird am besten durch die Einnahme von **ballaststoffreicher Ernährung** und eine **medikamentöse Relaxation** durch Kalziumkanal-Antagonisten (CCA) unterstützt. Die Analfissur ist eine radiär verlaufende **Läsion im Anoderm, distal der Linea dentata.** Man unterscheidet eine akute und eine chronische Verlaufsform.

- Die akute Fissur wird konservativ behandelt.
- Die chronische Form, nach konservativen Therapieversagen, wird exzidiert.

Die klassische Analfissur findet sich fast immer in der hinteren Kommissur. Bei Analfissuren an atypischen Stellen (außerhalb von 6 Uhr und 12 Uhr SSL) sollte auch an eine sekundäre Fissur aufgrund einer Begleiterkrankung (z. B. chronisch-entzündliche Darmerkrankung, HIV etc.) gedacht werden. Typisch für die Fissur sind die **Schmerzen nach dem Stuhlgang.** Reflektorisch kann es zum **Schließmuskelkrampf** kommen, dadurch verstärkt sich die Neigung zur Obstipation. Die akute Fissur zeigt noch keine Sekundärveränderungen. Bei der chronischen Form sind eine **Vorpostenfalte** und eine **hypertrophe Analpapille** regelmäßig nachweisbar.

Die Analfissur soll primär mit **topischen CCA** oder **Nitraten** behandelt werden („chemische Sphinkterotomie"). Bei Versagen dieser Therapie kann zur Relaxation des inneren Analsphinkters **Botulinumtoxin** injiziert werden. Eine **chirurgische Fissurektomie** soll, wie bereits erwähnt, erst nach erfolgloser medikamentöser Therapie erfolgen, kann aber auch im Einzelfall primär indiziert sein. Obwohl die laterale **Internus-Sphinkterotomie** die chronische Analfissur effektiver heilt, kann diese wegen des höheren Risikos für eine postoperative Stuhlinkontinenz nicht allgemein empfohlen werden.

LITERATUR

Marti L, Post S, Herold A et al. S3-Leitlinie Analfissur (Stand: 10/2019). AWMF-Register-Nr. 081-010. www.awmf.org/leitlinien/detail/ll/081-010.html (letzter Zugriff: 14.1.2022).

Newman M, Collie M. Anal fissure: diagnosis, management, and referral in primary care. Br J Gen Pract. 2019; 69(685): 409–410.

Schlichtemeier S, Engel A. Analfissuren. Aust Prescr. 2016; 39(1): 14–17.

5

KASUISTIK

Ein junger Mann stellt sich mit seit Monaten immer wiederkehrenden Schmerzen im Bereich des Steißbeins vor. Zudem berichtet der Patient über eine trübe-blutige Sekretion in diesem Bereich. Klinisch finden sich eine postentzündliche Wundöffnung im kranialen Bereich der Rima ani und ein aktuell reizloser Pit kaudal davon (➤ Abb. 5.32). Sie vermuten einen Sinus pilonidalis.

Welche Aussagen zum Sinus pilonidalis sind nicht zutreffend?

a) Der Sinus pilonidalis entsteht durch versprengte Schleimhaut.
b) Er wird durch einwachsende Haare verursacht.
c) Die Erkrankung betrifft meist Frauen.
d) Die Exzision hat die niedrigste das Rezidivrate.
e) Eine antibiotische Therapie ist meist nicht indiziert.

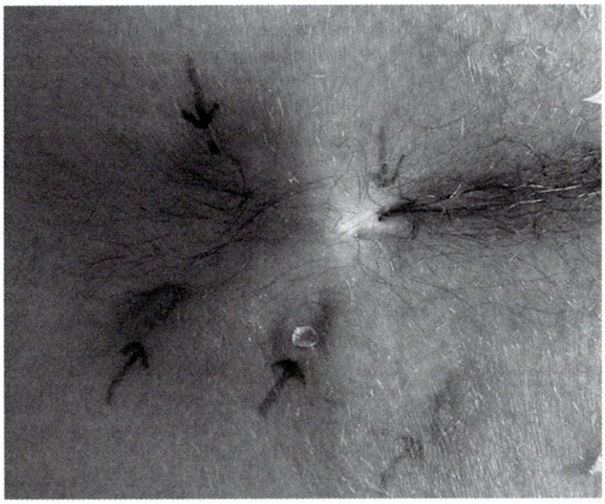

Abb. 5.32 Sinus pilonidalis [R461]

Die Aussagen a und c sind nicht korrekt.

Der Pilonidalsinus oder Sinus pilonidalis ist eine chronisch oder akut verlaufende Entzündung präsakral im subkutanen Fettgewebe, ausgehend von der Mittellinie der Kreuzbeinregion. Der Sinus pilonidalis wird meistens **bei jungen Männern mit starker Behaarung** symptomatisch und kann in Schmerzen, Abszessen und Fisteln resultieren. Die akute Form imponiert als Abszess in der Rima ani, in der chronischen Form als Steißbeinfistel, die Haare enthält. Die Ursache ist wahrscheinlich multifaktoriell mit einem **Durchdringen von Haar unterhalb der Haut,** wobei die Gründe dafür nicht ganz klar sind. Die Kreuzbeinfaszie wird von den Fisteln nie durchbrochen.

Die **Therapie** soll einfach sein, minimale Schmerzen verursachen und einen kurzen Krankenhausaufenthalt bedingen. Die Wundversorgung sollte mit wenig Aufwand möglich sein und die Arbeitsunfähigkeit sollte so kurz wie möglich gehalten werden. Leider erfüllt keine der verfügbaren Therapieformen all diese Kriterien.

Im akuten Stadium wird zunächst abgedeckelt. Die radikale **Exzision des Sinus** kann ein- oder zweizeitig erfolgen. In der Regel wird die Wunde offen behandelt, bei elektiven Eingriffen kann auch eine Exzision mit plastischer Rekonstruktion und primärem Wundverschluss vorgenommen werden. Die **minimalinvasiven Techniken,** wie z. B. das Pit-Picking, stellen ebenfalls eine Behandlungsoption mit allerdings erhöhter Rezidivrate im Vergleich zu den Exzisionstechniken dar. Sollten minimalinvasive Methoden nicht möglich sein, so sollten **plastische Techniken** (asymmetrisch), wie z. B. Limberg- oder Karydakis-Lappen, angewendet werden. Alternativ stehen auch neuere minimalinvasive Methoden, wie z. B. EPSiT (endoskopische Pilonidalsinustherapie) oder SiLaC (Sinus-Laser-Therapie bei Pilonidalsinus) zur Verfügung. Hier steht die entsprechende Evidenz noch aus.

LITERATUR

Ommer A, Doll D, Iesalnieks I. S3-Leitlinie Sinus pilonidalis. 2. revidierte Fassung (Stand: 6/2020). AWMF-Register-Nr. 081-009. www.awmf.org/leitlinien/detail/II/081-009.html (letzter Zugriff: 14.1.2022).
Buczacki S, Drage M, Wells A, Guy R. Sacrococcygeal pilonidal sinus disease. Colorectal Dis. 2009; 11(6): 657.
Lebo PB. et al. Sinus pilonidalis: Sekundäre Wundheilung vs. Limberg-Lappenplastik: Eine Zufriedenheits- und Kostenanalyse. Chirurg. 2017;88(3): 226–232.
Petersen S. Sinus pilonidalis: Die beste Therapie. Zentralbl Chir. 2019; 144(4): 341–348.

KASUISTIK

Bei einer jungen Frau traten in den letzten Jahren rezidivierende perianale Abszesse auf. Jetzt bestehen zahlreiche Fistelöffnungen, aus denen sich gelegentlich Eiter entleert (➤ Abb. 5.33).

Welche Erkrankung könnte hauptsächlich die Ursache sein?

a) Rezidivierende Entzündungen der Proktodealdrüsen
b) Colitis ulcerosa
c) Morbus Crohn
d) Condylomata acuminata
e) Fistelkarzinom

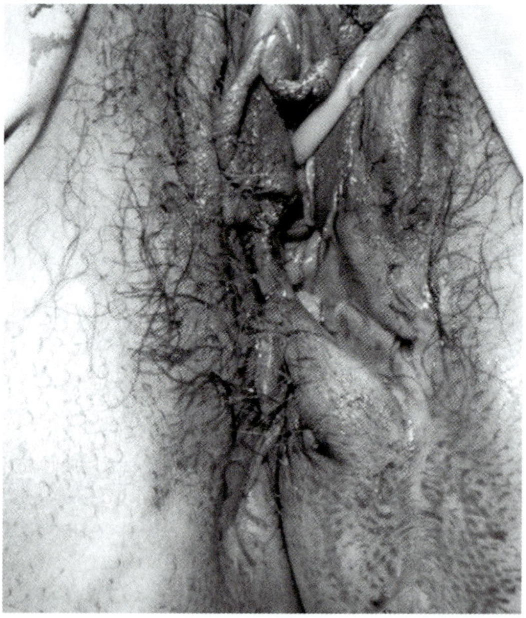

Abb. 5.33 Perianale Fisteln bei Morbus Crohn [R461]

Die richtige Antwort ist c.

Der Morbus Crohn, die Colitis ulcerosa sowie die seltenere entzündliche Darmerkrankungen der kollagenen Kolitis, werden unter dem Sammelbegriff der **chronisch-entzündlichen Darmerkrankungen (CED)** zusammengefasst. Diese zeichnen sich durch schubweise rezidivierende, kontinuierliche Entzündungen vom Darm ausgehend aus.

Der **perianal fistulierende Morbus Crohn** ist meist Ausdruck eines komplizierten Krankheitsverlaufs, der die Lebensqualität der Patienten erheblich beeinflusst. In diesen Fällen kommt der Diagnostik im Hinblick auf die zu wählenden Behandlungsstrategie eine Schlüsselrolle zu. Die Fisteltherapie sollte in interdisziplinärer Abstimmung erfolgen, wobei häufig ein kombinierter Ansatz (medikamentös und chirurgisch) indiziert ist.

Vor einer konservativen Therapie sollte der **Ausschluss oder eine Drainage perianaler Abszesse** erfolgen (Evidenzgrad 3). Symptomatische Analfisteln sollten primär durch Einlage einer Fadendrainage (Seton) nach Kürettage versorgt werden. Asymptomatische perianale Fisteln sollten nur im Ausnahmefall chirurgisch therapiert werden.

Der **TNF-α-Antikörper Infliximab** sollte als primäre Therapie bei komplexen perianalen Fisteln nach Abszessausschluss oder -drainage bei M. Crohn-Patienten eingesetzt werden (Evidenzgrad 1). Nachrangig kann der **TNF-α-Antikörper Adalimumab** verwendet werden (Evidenzgrad 2).

Bei fehlendem Ansprechen auf die medikamentöse Therapie bzw. stark eingeschränkter Lebensqualität sollte ein **Deviationsstoma** angelegt werden (Evidenzgrad 4).

Hinsichtlich des Einsatzes von Antibiotika, Thiopurinen, Vedolizumab und Ustekinumab zur Behandlung komplexer, perianaler Fisteln bei M. Crohn gibt es keine ausreichende Evidenz.

Die **Colitis ulcerosa** ist eine entzündliche Erkrankung des Dickdarms, die meist im Rektum beginnt und später auch den übrigen Dickdarm befällt. Sie geht nicht mit perianalen Läsionen einher, höchstens im Ausnahmefall. **Condylomata acuminata** sind blumenkohlartige Feigwarzen, die perianal, aber auch an den äußeren Geschlechtsorganen auftreten. Ursache ist eine Virusinfektion, die meist durch sexuellen Kontakt übertragen wird. Konservative Therapieversuche mit Podophyllin sind langwierig. Eine vollständige Abtragung oder Therapie mit dem Laser bringt oft bessere Ergebnisse. Das **Fistelkarzinom** ist sehr selten.

LITERATUR

Sturm A, Atreya R, Bettenworth D et al. Aktualisierte S3-Leitlinie „Diagnostik und Therapie des Morbus Crohn" der Deutschen Gesellschaft für Gastroenterologie, Verdauungs- und Stoffwechselkrankheiten (DGVS) (Stand: 8/2021). AWMF-Register-Nr. 021-004. www.awmf.org/leitlinien/detail/ll/021-004.html (letzter Zugriff: 14.1.2022).

Gecse K, Bemelman W, Kamm M et al.; World Gastroenterology Organization; International Organisation for Inflammatory Bowel Diseases (IOIBD); European Society of Coloproctology and Robarts Clinical Trials. A global consensus on the classification, diagnosis and multidisciplinary treatment of perianal fistulising Crohn's disease. Gut 2014; 63: 1381–1392.

Mowat C, Cole A, Windsor A et al; IBD-British Society of Gastroenterology. Guidelines for the management of IBD in adults. Gut. 2011; 60(5): 571–607.

Schwartz DA, Ghazi LJ, Regueiro M. Guidelines for medical treatment of Crohn's perianal fistulas: critical evaluation of trials. Inflamm Bowel Dis. 2015; 21(4): 737–752.

5

KASUISTIK

Ein junger Mann kann seit zwei Tagen nicht mehr sitzen. Er klagt über Schmerzen am After, zudem hat er erhöhte Temperatur. Neben dem After ist eine gerötete Schwellung sichtbar (➤ Abb. 5.34).

Welche Maßnahme sollte jetzt eingeleitet werden?

a) Rektoskopie zur Klärung der Diagnose
b) Lokale Kühlung
c) Operative Therapie
d) Punktion, Resistenzbestimmung und gezielte Antibiotikagabe
e) Abwarten, Kontrolle des Befundes in einigen Tagen

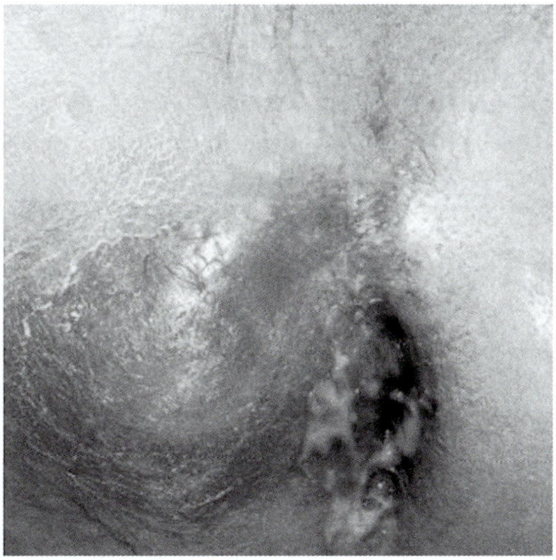

Abb. 5.34 Perianaler Abszess mit auffälliger Schwellung [R461]

Die richtige Antwort ist c.

Es handelt sich zweifellos um einen **perianalen Abszess,** es zeigen sich alle klassischen Entzündungszeichen. Einzig die **Operation des Eiterherds** ist ein Erfolg versprechend und sollte alsbald durchgeführt werden.

Die **Rektoskopie** ist schmerzhaft und bringt keine weiteren Informationen. Antibiotika sind bei einem lokalisierten Abszess nicht indiziert.

Eine **Verlaufskontrolle** des Befundes wird empfohlen, da sich häufig im Zuge der Wundheilung eine Analfistel demaskieren kann.

LITERATUR

Ommer A, Herold A, Berg E. et al. S3-Leitlinie Kryptoglanduläre Analfisteln. 2. revidierte Fassung (Stand: 6/2016). AWMF-Register-Nr. 088-003. www.awmf.org/leitlinien/detail/ll/088-003.html (letzter Zugriff: 14.1.2022).
Gingert C, Frei-Lanter C, Adamina M. Proktologie in Praxis und Notaufnahme: Für Ärzte aller Fachrichtungen. Heidelberg, Springer, 2018.
Mölle B, Ommer A, Lange J (Hrsg.). Chirurgische Proktologie. 3. Aufl. Heidelberg: Springer, 2018.
Winkler R, Otto P, Schiedeck T. Proktologie: Ein Leitfaden für die Praxis. 2. Aufl. Stuttgart: Thieme, 2011.

KASUISTIK

Bei einem jungen Patienten wurde vor einem Jahr ein perianaler Abszess inzidiert. Es zeigt sich jetzt eine Fistelöffnung 2 cm neben dem After mit eitriger Sekretion.

Welche Maßnahme sollte primär durchgeführt werden?

5

a) Fisteldarstellung mit einem Kontrastmittel
b) Proktoskopie
c) MRT des Beckens
d) Sondierung der Fistel
e) Resistenzbestimmung der Eitererreger

Die richtige Antwort ist d.
Wichtigste diagnostische Maßnahmen sind die digitale Untersuchung und die **Sondierung der Fistel.** Während unkomplizierte intersphinktäre Fisteln ihre äußere Öffnung direkt am Analkanal aufweisen, steigt die Anzahl komplexer (hoher) Analfisteln mit dem Abstand des äußeren Fistelostiums vom Analrand bzw. der Linea dentata.

Da mit dem Nachweis eines äußeren Fistelostiums meist die Operationsindikation gegeben ist, sind bei Ersteingriffen keine weiteren Untersuchungen präoperativ erforderlich. Eine **Prokto- oder Rektoskopie** lediglich zur Fistelsuche (inneres Fistelostium) ist nicht sinnvoll. Eine CED sollte bei entsprechendem Verdacht ausgeschlossen werden. Das **MRT des Beckens** ist bei Analfistel und CED sowie beim Rezidiv der Analfistel oder bei komplexem Fistelverlauf immer zu empfehlen. Alternativ kann bei entsprechender Expertise auch die Endosonografie durchgeführt werden. Eine Fisteldarstellung mit Kontrastmittel ist nicht mehr gängig.

Die Heilung einer perianalen Fistel ist nur operativ möglich. Ziel der Therapie ist die Fistelheilung ohne Beeinträchtigung der Analkontinenz. Das am häufigsten angewandte Verfahren stellt die **Spaltung der Fistel,** d. h. die Durchtrennung des zwischen Fistelgang und dem Analkanal gelegenen Gewebes, dar. Bei hohen Fisteln mit entsprechender Schließmuskelbeteiligung muss ein schließmuskelschonendes Verfahren angewandt werden, da nicht selten Rezidiv-Operationen auf den Patienten zukommen. Der plastische Verschluss hoher Analfisteln durch **plastische Techniken** (i. B. Vollwand-Flap) verspricht eine primäre Heilungsrate (60–80 %). Eine Beeinträchtigung der Kontinenz wird mit unterschiedlicher Häufigkeit beschrieben und muss Bestandteil der Aufklärung sein. Das neue LIFT-Verfahren *(„ligation of the intersphincteric fistula tract")* bei hohen Analfisteln erreicht ähnliche Ergebnisse wie die plastischen Verschlusstechniken.

Das **Fistelplug-Verfahren** ist eine weitere neue Therapieoption, mit jedoch einer niedrigeren Heilungsrate gegenüber den plastischen Verfahren. Ebenso soll die **Fibrinkleberanwendung** speziellen Fällen von hohen Analfisteln vorbehalten sein. Die Studienlage zur Anwendung von Kollagen oder von autologen Stammzellen bei Analfisteln lässt noch keine endgültigen Schlussfolgerungen zu. Weitere Verfahren wie der Einsatz einer Lasersonde (FiLaC®), die *„video-assisted anal fistula treatment"* (VAAFT) und der endoskopische Verschluss mittels OTSC-Clip konnten gegenüber den herkömmlichen Verfahren bisher keine Überlegenheit nachweisen.

LITERATUR

Ommer A, Herold A, Berg E. et al. S3-Leitlinie: Kryptoglanduläre Analfisteln. 2. revidierte Fassung (Stand: 6/2016). AWMF-Register-Nr. 088-003. www.awmf.org/leitlinien/detail/ll/088-003.html (letzter Zugriff: 14.1.2022).

Dubois A, Carrier G, Pereira B et al. Therapeutic management of complex anal fistulas by installing a nitinol closure clip – FISCLOSE Trial. BMJ. 2015; 5(12): e009884.

Sigmon DF, Emmanuel B, Tuma F. Perianal Abscess. 2021 Jun. In: StatPearls [Internet]. Treasure Island (FL): Stat Pearls Publishing; 2022 Jan.

KASUISTIK

Ein 50-jähriger Alkoholiker wird im septischen Zustand eingeliefert. Die Untersuchung zeigt ein nekrotisches, geschwollenes Skrotum. Die Analregion ist unauffällig.

Um welche Erkrankung handelt es sich?

a) Orchitis
b) Perianale Phlegmone
c) Fournier-Gangrän
d) Harnverhalt
e) Erysipeloid

Die richtige Antwort ist c.

Es handelt sich um eine **Fournier-Gangrän** des männlichen Genitales. Betroffen sind insbesondere Patienten mit geschwächtem Allgemeinzustand (z. B. Alkoholiker, Diabetiker). Diese progrediente Entzündung kann den gesamten Skrotal- und perianalen Bereich betreffen. Eine Ausbreitung in die Leisten und die Bauchdecke ist möglich. Die Hoden selbst sind nicht betroffen. Es bestehen Gemeinsamkeiten mit einer Fasziitis.

Die **Therapie** besteht in der radikalen Exzision der betroffenen Areale, eventuell sind die Hoden in gesunde Bereiche zu verlagern und ein Kolostoma vorzuschalten. Die Letalität beträgt bis zu 50 %. Eine intensivtherapeutische Behandlung ist notwendig.

Die **Orchitis** betrifft den Hoden, nicht die Skrotalhaut. Eine perianale **Phlegmone** geht vom After aus. **Harnverhalt** führt nicht zu einer Skrotalgangrän. Das **Erysipeloid** (Schweinerotlauf) ist eine Hautinfektion meist an den Fingern mit scharf begrenzter bläulicher Verfärbung. Betroffen sind meist Landarbeiter, Fleischer oder auch Tierärzte mit entsprechendem Kontakt.

LITERATUR

Engels L, Jakob L, Sattler E. Fournier-Gangrän. Hautarzt. 2020; 71(Suppl. 1): 10–13.

Hagedorn JC, Wessells H. A contemporary update on Fournier's gangrene. Nat Rev Urol. 2017; 14(4): 205–214.

Huang CS. Fournier's Gangrene. N Engl J Med. 2017; 376(12): 1158.

Rad J, Foreman J. Fournier gangrene. 2021 Aug. In: StatPearls [Internet]. Treasure Island (FL): Stat Pearls Publishing, 2022.

KASUISTIK

Bei einem 85-jährigen Patienten mit zahlreichen gesundheitlichen Risikofaktoren besteht eine Stuhlinkontinenz. Die Krankenschwester beschreibt einen immer wieder auftretenden Rektumprolaps.

Welches operative Vorgehen würden Sie vorschlagen?

a) Offene Rektopexie
b) Transanale Operation nach Altemeier oder Transtar
c) Sigmaresektion
d) Laparoskopische Rektopexie
e) Anlage eines Thiersch-Rings

Die richtige Antwort ist b.

Ein Rektumprolaps wird bei der Mehrheit der Patienten von Stuhlinkontinenz begleitet. Die transanale Abtragung kann bei alten Patienten empfohlen werden.

Die Therapie der Wahl bei gut anästhesiefähigen Patienten besteht aktuell in der **ventralen Rektopexie.** Die abdominale ventrale Rektopexie eignet sich für einen laparoskopischen Zugang besonders gut, da weder Resektion noch Anastomose notwendig sind. Kurzzeitergebnisse zeigen Vorteile des laparoskopischen Zugangs gegenüber dem offenen Zugang, was Schmerzen, postoperative Mobilisation, respiratorische Komplikationen und Stressantwort betrifft. Eine zusätzliche **Sigmaresektion** kann in Einzelfällen erwogen werden, ist jedoch mit den Risiken einer Anastomose verbunden. Deswegen wird sie in der Regel nicht primär empfohlen.

LITERATUR

Lee A, Kin C, Syan R et al. Surgical decision-making for rectal prolapse: one size does not fit all. Postgrad Med. 2020; 132(3): 256–262.

Loh KC, Umansky K. Ventral rectopexy. Clin Colon Rectal Surg. 2020; 34(1): 62–68.

Trompetto M, Tutino R, Realis Luc A et al. Altemeier's procedure for complete rectal prolapse; outcome and function in 43 consecutive female patients. BMC Surg. 2019; 19(1): 1.

Tsunoda A. Surgical treatment of rectal prolapse in the laparoscopic era; a review of the literature. J Anus Rectum Colon. 2020; 4(3): 8–99.

5

KASUISTIK

Ein 66-jähriger Patient stellt sich in der proktologischen Sprechstunde wegen Nässe, Stuhlschmieren und Juckreiz im Analbereich vor. Er berichtet über Blutspuren auf dem Toilettenpapier. Bei der klinischen Untersuchung stellen Sie nur Hämorrhoiden zweiten Grades und eine kleine, unregelmäßige Vernarbung des Analsphinkters fest (➤ Abb. 5.35).

Welche Aussage(n) trifft/treffen in diesem Zusammenhang nicht zu?

a) Eine kombinierte Radiochemotherapie sollte beim Analkanalkarzinom erwogen werden.
b) Tumoren des Analrands (außerhalb der Linea anocutanea) gehören zu den Hauttumoren.
c) Es handelt sich hier vielleicht um ein Plattenepithelkarzinom des Analkanals.
d) Der Analkanal erstreckt sich vom Oberrand der M. sphincter ani internus bis zur Linea anocutanea.
e) Bei „chronischem Ekzem", therapierefraktärer Analfissur, knotigen Veränderungen und jedem nicht völlig typischen Analbefund ist eine Biopsie indiziert.

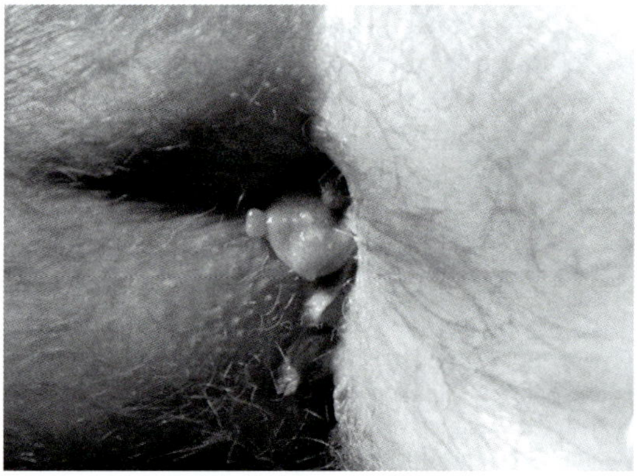

Abb. 5.35 Hämorrhoiden und Vernarbung des Analsphinkters [R461]

Alle Aussagen sind korrekt.

Dieser Patient leidet unter einem Plattenepithelkarzinom des Analkanals. Typische Hinweise auf ein **Analkarzinom** sind perianaler Blutabgang (50 %), perianale Schmerzen, Juckreiz, Stuhlunregelmäßigkeiten, Inkontinenzsymptome oder vergrößerte Leistenlymphknoten. **Cave:** Es liegen oft auch gleichzeitig benigne Erkrankungen vor (z. B. Hämorrhoiden, Fissur, Fistel oder Kondylom).

Die Abklärung und Behandlung sollte in einem spezialisierten Zentrum erfolgen. Ein multidisziplinärer Ansatz ist obligatorisch (unter Einbeziehung von Strahlentherapeuten, medizinischen Onkologen, Chirurgen, Radiologen und Pathologen).

Die notwendigen **präoperativen Untersuchungen** beinhalten neben der Anamnese und der klinischen Untersuchung (einschließlich Rektalbefund und gezielter Suche nach Leistenlymphknoten):

- Untersuchung des Analkanals mit analem Spreizspekulum, Rektoskopie und histologische Abklärung
- MRT des Beckens, ggf. Endosonografie
- Spiral-CT des Thorax- und Abdomens oder ggf. ein PET-CT.

Bei Verdacht auf das Vorliegen eines Analrand- oder Analkanalkarzinoms mit Infiltration des Sphinkterapparats oder benachbarter Organe soll lediglich eine **bioptische histopathologische Sicherung** erfolgen und keine Exzision durchgeführt werden. Bei bildgebendem Verdacht auf eine lokoregionäre Lymphknotenmetastase und geplanter definitiver Radiochemotherapie soll keine histopathologische oder zytopathologische Sicherung der suspekten Lymphknoten erfolgen.

LITERATUR

American Society of Clinical Oncology (ASCO). Anal cancer: stages and grades (Stand: 3/2021). www.cancer.net/cancer-types/anal-cancer/stages-and-grades (letzter Zugriff: 23.1.2022).

Leitlinienprogramm Onkologie (Deutsche Krebsgesellschaft, Deutsche Krebshilfe, AWMF):S3-Leitlinie Analkarzinom (Diagnostik, Therapie und Nachsorge von Analkanal- und Analrandkarzinomen), Kurzversion 1.1 (Stand: 11/2020). AWMF Register-Nr. 081/004OL. www.awmf.org/leitlinien/detail/ll/081-004OL.html (letzter Zugriff: 14.1.2022).

THEMA

Beim Analkarzinom stehen als Therapieverfahren mit kurativem Ziel die operative Entfernung des Tumors, die Radiotherapie und die Chemotherapie zur Verfügung.

Welche Aussage(n) ist/sind in diesem Zusammenhang nicht korrekt?

a) Die Therapie der Wahl ist die abdominoperineale Rektumamputation.
b) Anal*rand*karzinome mit einem Durchmesser < 2 cm ohne regionale oder Fernmetastasen (Stadium I) sollen unter Berücksichtigung eines adäquaten Sicherheitsabstands (0,5 cm) lokal exzidiert werden
c) Anal*kanal*karzinome mit einem Durchmesser < 2 cm ohne regionale oder Fernmetastasen (Stadium I) sollten mittels primärer kombinierter Radiochemotherapie behandelt werden.
d) Analkarzinome der Stadien II–III sollen mit einer kombinierten Radiochemotherapie behandelt werden.
e) Bei Residual- oder Rezidivtumor im Bereich des Primarius (anal/perianal) nach primärer Radiochemotherapie ohne Nachweis einer Fernmetastasierung soll in kurativer Intention die chirurgische Resektion durchgeführt werden.

Die Aussage a ist nicht korrekt.

Es gibt keine Indikation zur primären **abdominoperinealen Rektumamputation** beim Analkarzinom.

Das Plattenepithelkarzinom des Anus ist eine seltene Krebsart, aber ihre Inzidenz nimmt weltweit zu und ist besonders hoch in Humanen Immundefizienz-Virus positiven (HIV+) Bevölkerung. Das Analkarzinom ist mit einer Infektion mit humanen Papillomaviren (HPV) stark verbunden. Es breitet sich lokoregional innerhalb und außerhalb des Analkanals aus. Eine Lymphknotenbeteiligung bei der Diagnose wird in 30–40 % der Fälle beobachtet. Extrapelvine Metastasen sind selten (5–8 %).

Das primäre Behandlungsziel ist eine Heilung mit lokoregionaler Kontrolle und Erhaltung der Analfunktion bei bestmöglicher Lebensqualität.

Die Behandlung ist vom Ursprungsort (Analrand, Analkanal oder oberhalb der Linea dentatus) abhängig und unterscheidet sich dramatisch von Adenokarzinomen des unteren Rektums. Kombinationen aus 5FU-basierter Radiochemotherapie und anderen zytotoxischen Wirkstoffen (Mitomycin C) haben sich als Behandlungsstandard etabliert. Die Radiochemotherapie führt bei 80–90 % der Patienten zu einer vollständigen Tumorremission.

Die Chirurgie ist in zwei Situationen indiziert:

- **Lokale Exzision von Analrandkarzinomen** mit einem Durchmesser < 2 cm ohne regionale oder Fernmetastasen (Stadium I) unter Berücksichtigung eines adäquaten Sicherheitsabstands (0,5 cm),
- **Radikale chirurgische Resektion** bei Residual- oder Rezidivtumor im Bereich des Primarius (anal/perianal) nach primärer Radiochemotherapie ohne Nachweis einer Fernmetastasierung (in kurativer Intention).

LITERATUR

Leitlinienprogramm Onkologie (Deutsche Krebsgesellschaft, Deutsche Krebshilfe, AWMF): S3-Leitlinie Analkarzinom (Diagnostik, Therapie und Nachsorge von Analkanal- und Analrandkarzinomen), Kurzversion 1.1 (Stand: 10/2020). AWMF Register-Nr. 081/004OL. www.awmf.org/leitlinien/detail/ll/081-004OL.html (letzter Zugriff: 14.1.2022).

Benson AB 3rd et al. Anal Carcinoma. Version 2.2018, NCCN Clinical Practice Guidelines in Oncology. JNCCN. 2018; 16: 449–54.

Geh I et al. Association of Coloproctology of Great Britain & Ireland (ACPGBI): Guidelines for the management of cancer of the colon, rectum and anus (2017) – Anal cancer. Colorectal Dis. 2017; 19(Suppl 1): 82–97.

Glynne-Jones R et al. Anal cancer: ESMO-ESSO-ESTRO Clinical Practice Guidelines for diagnosis, treatment and follow-up. Ann Oncol. 2014; 25(Suppl 3): 10–20.

KASUISTIK

Bei einer jungen Frau kommt es im Rahmen eines Verkehrsunfalls zu einer schweren Verletzung im Dammbereich. Der Schließmuskel ist durchtrennt, im unteren Rektum zeigt sich dorsal eine extraperitoneale Läsion über eine Länge von 3 cm. Die Vagina ist an der Hinterwand ebenfalls verletzt mit Eröffnung des Rektums (➤ Abb. 5.36).

5

Welches Vorgehen ist empfehlenswert?

a) Es wird lediglich ein Anus praeter angelegt, da eine Inkontinenz ohnehin resultiert.
b) Die zerstörten Strukturen werden nach intraoperativer Säuberung des Rektums wieder rekonstruiert, eine parenterale Ernährung und antibiotische Abschirmung werden postoperativ durchgeführt.
c) Wie b), nur wird bei der Primärrekonstruktion zugleich ein Anus praeter vorgeschaltet, um eine ungestörte Wundheilung zu ermöglichen, der präsakrale Bereich kann drainiert werden.

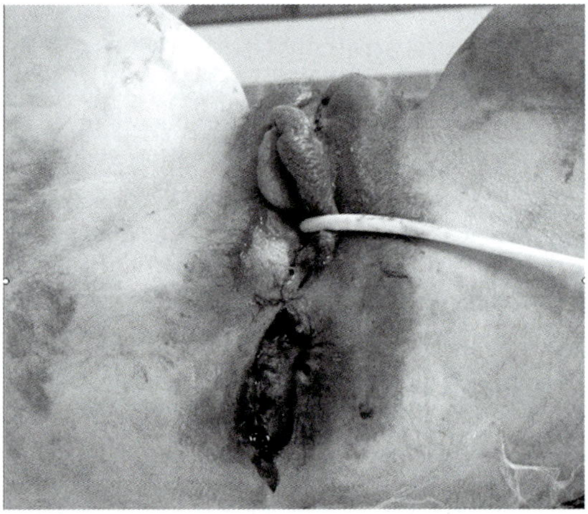

Abb. 5.36 Verletzung im Dammbereich mit extraperitonealer Läsion im unteren Rektum [R461]

Die richtige Antwort ist c.

Rektale Verletzungen sind mit einer signifikanten septischen Morbidität und Mortalität verbunden. Bei einer frischen Pfählungsverletzung im Dammbereich ist es vorteilhaft, die zerstörten Strukturen primär zu versorgen. Nach Säuberung des Mastdarms wird eine **Sigmoidostomie** (wenn möglich laparoskopisch) angelegt. Danach erfolgt die **Rekonstruktion von Vagina und Schließmuskel** und nach Möglichkeit auch die Versorgung der Mastdarmläsion. Es soll nach möglichen assoziierten urologischen, genitalen und vaskulären Läsionen gesucht werden, ggf. müssen diese Verletzungen durch Fachkollegen versorgt werden.

Während 20 % der Patienten mit extraperitonealen Verletzungen immer noch eine präsakrale Drainage und/oder eine distale Rektumspülung erhalten, sind diese zusätzlichen Manöver mit abdominalen Komplikationen verbunden und sollten nicht in die Behandlung extraperitonealer Rektumverletzungen einbezogen werden. Hat die Verletzung zu einer völligen Zerstörung des Kontinenzorgans geführt und ist der Mastdarm avital, kann in seltenen Fällen eine **primäre Rektumexstirpation** notwendig werden.

LITERATUR
Brown CVR et al. Contemporary management of rectal injuries at Level I trauma centers: The results of an American Association for the Surgery of Trauma multi-institutional study. J Trauma Acute Care Surg. 2018; 84: 225–233.
Uchino H et al. Contemporary management of rectal trauma – A South African experience. Injury. 2020; 51: 1238–1241.

KASUISTIK

Die 62-jährige Mutter von vier erwachsenen Kindern besucht Ihre Sprechstunde wegen zunehmendem, unkontrolliertem Luftabgang und Stuhlschmieren. Sie schäme sich, aber ihre Lebensqualität im Alltag sei inzwischen massiv beeinträchtigt, weswegen sie sich doch entschieden habe, ärztliche Hilfe zu suchen.

Was sind die möglichen Ursachen einer Stuhlinkontinenz?

a) Geburtstrauma, Episiotomie
b) Rektumprolaps
c) Paraplegie
d) Analfistel
e) Alles ist richtig

Die richtige Antwort ist e.
Die fäkale Inkontinenz ist die unfreiwillige Passage von Fäkalien durch den Anus oder die Unfähigkeit, den Ausfluss von Darminhalt und Gasen zu kontrollieren. Betroffen sind vor allem Frauen, die mehrfach geboren haben, Patienten nach Krebsoperationen und viele ältere Menschen. Stuhlinkontinenz kann unterschiedliche **Schweregrade** aufweisen: unkontrollierter Abgang von Luft, Stuhlschmieren bis zum vollständigen Kontrollverlust über den Stuhlgang. Ca. 6 % der Bevölkerung sind von einer Stuhlinkontinenz betroffen, mit einer Prävalenz von bis zu 50 % in der geriatrischen Bevölkerung, wo sie die zweithäufigste Aufnahmeursache in Pflegeheime ist.

Stuhlinkontinenz kann durch Hämorrhoiden, Rektumprolaps und Analfistel entstehen. Andere häufige Ursachen sind Sphinkterläsionen nach Geburtstrauma oder fehlerhafter Episiotomie, die Einnahme von Abführmitteln, entzündliche Darmerkrankungen und parasitäre Infektionen. Gelegentlich wird bei mangelnder Hygiene eine Verschmutzung der Wäsche von Patienten als Stuhlinkontinenz fehlinterpretiert.

Viele Patienten können durch vergleichsweise einfache, nichtinvasive Maßnahmen therapiert werden. Es sollte immer ein **konservativer Therapieversuch** unternommen werden, bestehend z. B. aus einer Änderung der Ernährung und des Lebensstils, einer medikamentösen Stuhlregulation und der sog. Biofeedback-Therapie (Beckenbodenschulung unter Anleitung eines Physiotherapeuten).

Manifeste Sphinkterläsionen und Versagen konservativer Maßnahmen bedürfen einer **chirurgischen Intervention.** Es sind folgende chirurgische Interventionen möglich:
- Bei einfachen strukturellen Sphinkteranomalien, beispielsweise nach einem Geburtstrauma, kann eine **überlappende Sphinkternaht** ausreichend sein.
- Bei anatomisch intaktem, aber schwachem Sphinkter wird ein postanaler Zugang zur **Augmentation des anorektalen Winkels** durchgeführt.
- Bei schweren strukturellen Schäden des Analsphinkters wird ein **Neosphinkter** entweder mit autologer Skelettmuskulatur (Gracilis oder Gesäßmuskel) oder mit künstlichem Darmsphinkter konstruiert.
- Eine **rektale Augmentation** (seitliche Ileorektaltasche oder Ileorektoplastik) wird bei Patienten mit Reservoir- oder rektaler sensomotorischer Dysfunktion in Betracht gezogen.
- **Künstlicher Schließmuskel:** Ersatz des defekten Muskels durch einen justierbaren Kunststoffring.
- Als Ultima Ratio kommt die Anlage eines **permanenten Stomas** infrage.

Neuere funktionelle Verfahren zur Wiederherstellung der Analkontinenz sind die Injektion von Silikon oder von kohlenstoffbeschichteten Mikrokügelchen in den internen Analsphinkter. Bei Patienten mit geringfügigen Defiziten aufgrund eines neurologischen Problems kann die Sakralnervenstimulation durch die minimalinvasive Implantation eines Schrittmachers hilfreich sein.

LITERATUR

Geng V, Böthig R, Hildesheim A, Kurze I, Leder ED. S2k-Leitlinie Neurogene Darmfunktionsstörung bei Querschnittlähmung (Langfassung, Stand: 8/2019). AWMF-Register-Nr. 179-004. www.awmf.org/leitlinien/detail/ll/179-004.html (letzter Zugriff: 14.1.2022).

Guillaume A, Salem AE, Garcia P, Chander Roland B. Pathophysiology and therapeutic options for fecal incontinence. J Clin Gastroenterol. 2017; 51: 324–330.

Sbeit W, Khoury T, Mari A. Diagnostic approach to faecal incontinence: What test and when to perform? World J Gastroenterol. 202121; 27(15): 1553–1562.

Shah R, Villanueva Herrero JA. Fecal incontinence. 2021 Sep 18. In: StatPearls [Internet]. Treasure Island (FL): StatPearls Publishing, 2022 Jan.

5.12 Schilddrüse/Nebenschilddrüse/Hals

Reto M. Kaderli

Welche Aussage zur Schilddrüsenfunktionsdiagnostik trifft nicht zu?

5

a) Die Bestimmung des thyreoideastimulierenden Hormons (TSH) ist der erste labordiagnostische Schritt im Rahmen der Funktionsdiagnostik der Schilddrüse.
b) Ein TSH-Wert im Normbereich schließt eine Funktionsstörung der Schilddrüse weitgehend aus.
c) Kennzeichen einer subklinischen Hypothyreose ist ein isoliert erhöhter TSH-Wert.
d) Mit steigendem Alter nehmen Schilddrüsenfunktionsstörungen signifikant ab.
e) Schwere akute Allgemeinerkrankungen können mit isoliert erniedrigten Spiegeln von Trijodthyronin einhergehen (Low-T3-Syndrom).

Die Aussage d ist nicht korrekt.

Im Rahmen der labordiagnostischen Beurteilung der Schilddrüsenfunktion ist die **Bestimmung des TSH-Werts** der erste wegweisende Schritt. Ein TSH-Wert im Normalbereich schließt bei fehlender klinischer Symptomatik eine Funktionsstörung der Schilddrüse weitgehend aus. Weiterführende labordiagnostische Untersuchungen sind in der Regel nicht erforderlich. Bei TSH-Werten außerhalb des Normalbereichs sollten im nächsten Schritt das freie Thyroxin (fT4) und das freie Trijodthyronin (fT3) bestimmt werden.

MERKE

Ein deutlich erniedrigter TSH-Wert und erhöhte fT4- und/oder fT3-Werte sprechen für eine **Hyperthyreose.** In seltenen Fällen bleibt bei einer Hyperthyreose der fT4-Anstieg aus und es werden nur erhöhte fT3-Spiegel beobachtet (T3-Hyperthyreose). Deutlich erhöhte TSH-Werte und niedrige fT4- und fT3-Werte sind die laborchemischen Kennzeichen einer **Hypothyreose.**

Mit zunehmendem Alter nehmen manifeste oder latente Störungen der Schilddrüsenfunktion signifikant zu. Relativ häufig lassen sich **latente Hypo- oder Hyperthyreosen** beobachten. Diese sind durch die isolierte Erhöhung oder Verminderung des TSH-Wertes bei normalen fT3- und fT4-Werten gekennzeichnet. In der Regel handelt es sich um laborchemische Auffälligkeiten, deren klinische Signifikanz und Therapiebedürftigkeit umstritten ist.

Im Rahmen von **schweren akuten Allgemeinerkrankungen** kann es zu einer verminderten Konversion von fT4 zu fT3 kommen *(Low-T3-Syndrom)*. Relativ häufig wird diese Wertekonstellation bei intensivmedizinischen Patienten beobachtet. Eine Therapie des Low-T3-Syndroms ist in der Regel nicht erforderlich. Bei prolongierter intensivmedizinischer Behandlung kann der fT3-Spiegel erniedrigt bleiben bei gleichzeitig ebenfalls erniedrigtem fT4- und TSH-Spiegel. Diese Konstellation entsteht durch eine reduzierte hypothalamische Expression des Thyreotropin-Releasing-Hormons (TRH).

LITERATUR

Langouche L, Jacobs A, Van den Berghe G. Nonthyroidal illness syndrome across the ages. J Endocr Soc. 2019; 3(12): 2313–2325.

Patel KN, Yip L, Lubitz CC et al. The American Association of Endocrine Surgeons guidelines for the definitive surgical management of Thyroid disease in adults. Ann Surg. 2020; 271(3): e21–e93.

KASUISTIK

Eine 39-jährige Frau stellt sich wegen einer vergrößerten Schilddrüse, Dyspnoe, Tachykardie, Schwäche und Gewichtsverlust vor. In der klinischen Untersuchung finden sich eine makroskopisch vergrößerte Schilddrüse sowie eine moderate endokrine Orbitopathie. Laborchemisch zeigen sich eine manifeste hyperthyreote Stoffwechsellage und eine Erhöhung der TSH-Rezeptor-Autoantikörper. Sonografisch stellt sich eine diffus vergrößerte Schilddrüse mit einem Gesamtvolumen von 100 ml dar.

Welche Therapie ist in dieser Situation primär indiziert?

a) Carbimazol
b) Carbimazol und Thyreoidektomie
c) Carbimazol und Radiojodtherapie
d) Steroide und Betablocker
e) Radiofrequenzablation

5

Die richtige Antwort ist b.

Die Patientin leidet unter einem **Morbus Basedow** mit einer manifesten Hyperthyreose. Hierfür gibt es drei Standardtherapien:

- Thyreostatika (z. B. Carbimazol)
- Thyreoidektomie
- Radiojodtherapie

In der Regel beginnt man initial mit einer **thyreostatischen Therapie** während 12–18 Monaten, gefolgt von einer definitiven Therapie (Thyreoidektomie oder Radiojodtherapie) bei fehlender Normalisierung der Schilddrüsenfunktion.

Eine **Thyreoidektomie** ist indiziert bei Kompressionssymptomen resp. einer großen Schilddrüse (> 80 ml), Knoten > 4 cm im Durchmesser, Verdacht auf Malignität, einer moderaten bis schweren endokrinen Orbitopathie, einem Schwangerschaftswunsch innerhalb von sechs Monaten und/oder bei einer relativ niedrigen Aufnahme von Radiojod.

Die Chirurgie kann in 40 % zu einer Verbesserung der Orbitopathie führen, während dem sich bei den übrigen 60 % keine Veränderung zeigt, insbesondere auch keine Verschlechterung. Demgegenüber kann es bei der **Radiojodtherapie** zu einem Anstieg der TSH-Rezeptor-Autoantikörper während den ersten sechs Monaten nach der Therapie kommen, was zu einer Verschlechterung der endokrinen Orbitopathie führen kann.

LITERATUR

Kautbally S, Alexopoulou O, Daumerie C et al. Greater efficacy of total thyroidectomy versus radioiodine therapy on hyperthyroidism and thyroid-stimulating immunoglobulin levels in patients with Graves' disease previously treated with antithyroid drugs. Eur Thyroid J. 2012;1(2): 122–128.

Ross DS, Burch HB, Cooper DS et al. 2016 American Thyroid Association guidelines for diagnosis and management of hyperthyroidism and other causes of thyrotoxicosis. Thyroid. 2016; 26(10): 1343–1421.

KASUISTIK

In einer Computertomografie zum Ausschluss einer Lungenembolie bei Dyspnoe findet sich als Zufallsbefund ein Schilddrüsenknoten von 2 cm im Durchmesser.

Welche diagnostischen Mittel sind in diesem Fall nicht zwingend indiziert?

a) Anamnese und klinische Untersuchung
b) Sonografie der Schilddrüse
c) Szintigrafie der Schilddrüse
d) Bestimmung von TSH
e) Bestimmung von Kalzitonin im Serum

Die richtige Antwort ist c.
Die Basisdiagnostik bei Schilddrüsenerkrankungen bildet nebst Anamnese und klinischer Untersuchung die **Sonografie von Schilddrüse und zervikalen Lymphknoten.** Ein sicherer Malignitätsausschluss ist mittels Ultraschall nicht möglich. Allerdings gehen unscharfe Randbegrenzung, Mikroverkalkungen und zentrale Hypervaskularisationen in Knoten mit einem erhöhten Malignitätsrisiko einher. Je nach Größe und Malignitätsverdacht eines Knotens besteht zusätzlich die Indikation für eine **Feinnadelpunktion.**

Die **Tc-99 m-Pertechnetat-Szintigrafie** ist bei euthyreoten Patienten nicht indiziert. Bei hyperthyreoten Patienten kann sie richtungsweisend sein für die Wahl der Therapie (konservative Therapie, Chirurgie, Radiojodtherapie).

Die initiale laborchemische Abklärung bei Patienten mit einer Schilddrüsenerkrankung sollte zumindest die **Bestimmung von TSH** beinhalten. Bei einem supprimierten TSH sollte zusätzlich fT3 und fT4 bestimmt werden mit anschließender Behandlung der Hyperthyreose. Die routinemäßige **Bestimmung von Calcitonin** als Screening für das medulläre Schilddrüsenkarzinom wird kontrovers beurteilt. Während die amerikanischen Guidelines keine Empfehlung (ATA) oder nur eine Empfehlung bei Risikopatienten (AAES) für die Bestimmung von Calcitonin geben, empfehlen die europäischen Guidelines (ESMO, deutsche Fachgesellschaften) eine routinemäßige Bestimmung.

LITERATUR

Dralle H, Musholt TJ, Schabram J et al.; German Societies of General and Visceral Surgery; Endocrinology; Nuclear Medicine; Pathology; Radiooncology; Oncological Hematology; and the German Thyroid Cancer Patient Support Organization Ohne Schilddrüse leben e.V. German Association of Endocrine Surgeons practice guideline for the surgical management of malignant thyroid tumors. Langenbecks Arch Surg. 2013; 398(3): 347–375.

Haugen BR, Alexander EK, Bible KC et al. 2015 American Thyroid Association Management guidelines for adult patients with thyroid nodules and differentiated thyroid cancer: The American Thyroid Association Guidelines Task Force on Thyroid Nodules and Differentiated Thyroid Cancer. Thyroid. 2016; 26(1): 1–133.

Pacini F, Castagna MG, Brilli L, Pentheroudakis G; ESMO Guidelines Working Group. Thyroid cancer: ESMO clinical practice guidelines for diagnosis, treatment and follow-up. Ann Oncol. 2012; 23(Suppl 7): vii110–119. Erratum in: Ann Oncol. 2018; 29(Suppl 4): iv257–iv258.

Patel KN, Yip L, Lubitz CC et al. The American Association of Endocrine Surgeons guidelines for the definitive surgical management of Thyroid disease in adults. Ann Surg. 2020; 271(3): e21–e93.

KASUISTIK

Bei einer 72-jährigen Patientin besteht seit acht Jahren eine Struma nodosa bds. mit euthyreoter Stoffwechsellage. Nach initialem Entscheid gegen eine Operation stellt sich die Patientin nun mit Dyspnoe und Schluckbeschwerden in der Sprechstunde vor. Sonografisch findet sich eine große Struma nodosa bds. mit Verdacht auf Trachealeinengung und nach kaudal fehlender Abgrenzbarkeit.

Welches weitere Vorgehen ist in dieser Situation primär indiziert?

a) Totale Thyreoidektomie
b) Röntgen Thorax
c) Spirometrie

d) Computertomografie ohne intravenöse Kontrastmittelapplikation
e) Computertomografie mit intravenöser Kontrastmittelapplikation

Die Aussage d ist korrekt.
Bei Patienten mit einer retrosternalen Struma und sonografisch fehlender Abgrenzbarkeit ist die Indikation für eine **Computertomografie** gegeben, um die Operation adäquat planen zu können. Alternativ kann eine Magnetresonanztomografie durchgeführt werden.

MERKE
Das Ausmaß der retrosternalen Ausdehnung muss präoperativ evaluiert werden, um u. a. das Risiko für eine Sternotomie abschätzen zu können. Risikofaktoren für eine Sternotomie bei mediastinaler Struma sind Rezidive, primär mediastinale Strumen, Lage im hinteren Mediastinum und aberrante Adenome mediastinal.

Patienten mit bekannter Schilddrüsenpathologie haben bei **Kontrastmittelapplikation** ein erhöhtes Risiko für eine Hypothyreose durch reduzierte Expression der Natrium-Jod-Symporter bzw. ein erhöhtes Risiko für Hyperthyreosen, typischerweise bei Vorliegen von autonomen Knoten, mit entsprechenden kardiovaskulären Risiken und damit assoziierter Mortalität. Zudem wird bei maligner Struma die postoperative Durchführung einer Radiojodablation durch die Interaktion mit I-131 verzögert. Eine Kontrastmittelapplikation im Rahmen einer präoperativen Computertomografie ist daher kontraindiziert.

LITERATUR
Hsieh MS, Chiu CS, Chen WC et al. Iodinated contrast medium exposure during computed tomography increase the risk of subsequent development of thyroid disorders in patients without known thyroid disease: a nationwide population-based, propensity score-matched, longitudinal follow-up study. Medicine (Baltimore). 2015; 94(50): e2279.
Park SM, Kim TH, Jin SM et al. The impact of iodinated contrast agent administered during preoperative computed tomography scan on body iodine pool in patients with differentiated thyroid cancer preparing for radioactive iodine treatment. Thyroid. 2014; 24(5): 872–877.

KASUISTIK
In der chirurgischen Sprechstunde wird ein ansonsten gesunder 43-jähriger Patient vorstellig, bei dem aufgrund eines solitären, suspekten Knotens im linken Schilddrüsenlappen von 25 mm im Maximaldurchmesser eine Feinnadelpunktion durchgeführt wurde. Die zytologische Untersuchung ergab den Verdacht auf Malignität (Bethesda V).

Welches Prozedere schlagen Sie dem Patienten vor?

a) Erneute Punktion zur Sicherung des Ergebnisses
b) Hemithyreoidektomie mit intraoperativem Schnellschnitt
c) Totale Thyreoidektomie
d) Totale Thyreoidektomie inkl. Lymphadenektomie
e) Totale Thyreoidektomie inkl. Lymphadenektomie und postoperativer Radiojodtherapie

Die richtige Antwort ist b.
Die **Zytologie von Schilddrüsenknoten** wird nach der Bethesda-Klassifikation rapportiert. Alternativ kann auch die weitestgehend äquivalente Thy-Klassifikation verwendet werden.

Malignitätswahrscheinlichkeit entsprechend der Bethesda-Klassifikation:
- Bethesda I – nicht-diagnostisch: 1–4 %
- Bethesda II – benigne: 0–3 %
- Bethesda III – Atypien unklarer Signifikanz oder follikuläre Läsion unklarer Signifikanz: 5–15 %

5

- Bethesda IV – follikuläre Neoplasie oder Verdacht auf follikuläre Neoplasie: 15–30 %
- Bethesda V – verdächtig auf Malignität: 60–75 %
- Bethesda VI – Malignität: 97–99 %

Bei Verdacht auf Malignität ist die Indikation zur Operation gegeben. Bei nur einseitigem Befund soll primär eine **Hemithyreoidektomie** erfolgen. Auch wenn es in den aktuellen internationalen Guidelines keine Empfehlung zur Verwendung des intraoperativen Schnellschnitts gibt, so kann dieser bei Patienten mit einer Bethesda-V-Zytologie hilfreich sein in der intraoperativen Diagnose von Malignität und damit die Ausdehnung des chirurgischen Eingriffes bestimmen. Damit kann gegebenenfalls eine Zweitoperation zur Komplettierung der Thyreoidektomie verhindert werden.

LITERATUR

Haugen BR, Alexander EK, Bible KC et al. 2015 American Thyroid Association Management guidelines for adult patients with thyroid nodules and differentiated thyroid cancer: The American Thyroid Association Guidelines Task Force on Thyroid Nodules and Differentiated Thyroid Cancer. Thyroid. 2016; 26(1): 1–133.

Patel KN, Yip L, Lubitz CC et al. The American Association of Endocrine Surgeons guidelines for the definitive surgical management of Thyroid disease in adults. Ann Surg. 2020; 271(3): e21–e93.

KASUISTIK

Bei einer 25-jährigen Frau wird sonografisch ein suspekter, 1,5 cm großer Schilddrüsenknoten festgestellt. Die anschließende Feinnadelpunktion ist vereinbar mit einem medullären Schilddrüsenkarzinom.

Welche Aussage(n) ist/sind in diesem Zusammenhang nicht korrekt?

a) Bei suspekten Schilddrüsenknoten sollte das Serum-Calcitonin bestimmt werden (ggf. zusätzlich unter Kalzium-Stimulation).
b) Die Familienanamnese sollte sorgfältig erhoben werden.
c) Ein Phäochromozytom muss präoperativ ausgeschlossen werden.
d) Da medulläre Schilddrüsenkarzinome oft multifokal sind, wird eine totale Thyreoidektomie empfohlen.
e) Eine zervikozentrale Lymphadenektomie ist immer ausreichend.

Die Aussage e ist nicht korrekt.

Medulläre Schilddrüsenkarzinome stellen ca. 5 % der malignen Schilddrüsenerkrankungen. Sie entstehen aus den parafollikulären C-Zellen und produzieren dementsprechend Calcitonin. Es muss zwischen der sporadischen und der hereditären Form (familiäre medulläre Schilddrüsenkarzinome und multiple endokrine Neoplasie Typ 2A und 2B) unterschieden werden. Die hereditäre Form macht ca. 25 % der medullären Schilddrüsenkarzinome aus.

Bei Patienten mit einer multiplen endokrinen Neoplasie kann gleichzeitig ein **Phäochromozytom** vorliegen. Ein Phäochromozytom muss vor einer allfälligen Schilddrüsenoperation chirurgisch angegangen werden. Bei einem neu diagnostizierten medullären Schilddrüsenkarzinom muss daher präoperativ zumindest ein Phäochromozytom durch Bestimmung der freien Plasmametanephrine und Normetanephrine ausgeschlossen werden, gefolgt von einer genetischen Abklärung im Verlauf.

Während das hereditäre medulläre Schilddrüsenkarzinom meist multizentrisch und bilateral auftritt, findet man auch bei der sporadischen Form in 10–20 % multizentrische und in 5 % bilaterale Manifestationen. Die **totale Thyreoidektomie** ist daher die Standardoperation beim medullären Schilddüsenkarzinom. Je nach Calcitoninwert bzw. präoperativ sonografisch/zytologisch diagnostizierten Lymphknotenmetastasen erfolgt beim medullären Schilddrüsenkarzinom zusätzlich zumindest eine **zentrale Lymphadenektomie** (Level VI [und VII]) und ggf. zusätzlich eine **beidseitige laterale Lymphadenektomie** (Level II–V).

LITERATUR

Essig GF Jr, Porter K, Schneider D et al. Multifocality in sporadic medullary thyroid carcinoma: An international multicenter study. Thyroid. 2016; 26(11): 1563–1572.

Niederle MB, Scheuba C, Riss P et al. Early diagnosis of medullary thyroid cancer: are calcitonin stimulation tests still indicated in the era of highly sensitive calcitonin immunoassays? Thyroid. 2020; 30(7): 974–984.

Viola D, Elisei R. Management of medullary thyroid Cancer. Endocrinol Metab Clin North Am. 2019; 48(1): 285–301.

Wells SA Jr, Asa SL, Dralle H et al.; American Thyroid Association Guidelines Task Force on Medullary Thyroid Carcinoma. Revised American Thyroid Association guidelines for the management of medullary thyroid carcinoma. Thyroid. 2015; 25(6): 567–610.

KASUISTIK

Im Rahmen einer Routineuntersuchung findet sich ein palpabler Schilddrüsenknoten. Der zytologische Befund der weiterführenden Abklärung mittels sonografisch gesteuerter Feinnadelpunktion ist vereinbar mit einem 2,5 cm großen papillären Schilddrüsenkarzinom (Bethesda VI). Ein ipsilateral vergrößerter Lymphknoten wird ebenfalls punktiert, wobei sich ein erhöhter Thyreoglobulinwert zeigt.

Welche Aussage(n) ist/sind in diesem Zusammenhang korrekt?

a) Bei papillären Schilddrüsenkarzinomen > 1 cm erfolgt eine totale Thyreoidektomie.
b) Bei papillären Schilddrüsenkarzinomen > 1 cm erfolgt eine zervikozentrale Lymphadenektomie beidseits.
c) Bei klinischem Verdacht oder bioptisch gesicherten lateralen Lymphknotenmetastasen erfolgt zusätzlich eine ipsilaterale Lymphadenektomie.
d) Postoperativ wird entsprechend dem Rezidivrisiko eine Schilddrüsenhormonsubstitution in Suppressionsdosis eingeleitet.
e) Bei aggressiver Histologie wird zusätzlich eine Radiojodtherapie durchgeführt.

Alle Aussagen sind korrekt.

Hier liegt ein papilläres Schilddrüsenkarzinom mit zumindest einer ipsilateralen Lymphknotenmetastase vor.

Bei papillären Schilddrüsenkarzinomen > 1 cm empfiehlt die deutsche Leitlinie eine **totale Thyreoidektomie.** Eine prophylaktische **zentrale Lymphadenektomie** ist gemäß deutscher Leitlinie unabhängig vom klinischen Verdacht auf Lymphknotenmetastasen indiziert, sofern die chirurgische Expertise vorhanden ist. Eine **laterale Lymphadenektomie** soll bei klinischem Verdacht oder bioptisch gesicherten Lymphknotenmetastasen durchgeführt werden. Entsprechend dem Rezidivrisiko des Schilddrüsenkarzinoms und dem individuellen Nebenwirkungsrisikoprofil wird postoperativ eine **Schilddrüsenhormonsubstitution** in Suppressionsdosis durchgeführt. Indikationen für eine postoperative adjuvante **Radiojodtherapie** beinhalten eine aggressive Histologie resp. laterale Lymphknotenmetastasen.

LITERATUR

Dralle H, Musholt TJ, Schabram J et al.; German Societies of General and Visceral Surgery; Endocrinology; Nuclear Medicine; Pathology; Radiooncology; Oncological Hematology; and the German Thyroid Cancer Patient Support Organization Ohne Schilddrüse leben e.V. German Association of Endocrine Surgeons practice guideline for the surgical management of malignant thyroid tumors. Langenbecks Arch Surg. 2013; 398(3): 347–375.

Patel KN, Yip L, Lubitz CC et al. The American Association of Endocrine Surgeons guidelines for the definitive surgical management of Thyroid disease in adults. Ann Surg. 2020; 271(3): e21–e93.

KASUISTIK

Bei einer 37-jährigen Patientin zeigt sich links lateral in Level IV ein 19 mm großer Lymphknoten. Zwei Jahre zuvor war bei einem linksseitigen papillären Schilddrüsenkarzinom mit Lymphknotenmetastasen eine totale Thyreoidektomie mit zentraler und linkslateraler Lymphadenektomie durchgeführt worden. Es besteht daher der hochgradige Verdacht auf eine persistierende oder rezidivierende Lymphknotenmetastase.

5

Welche Aussagen sind in diesem Zusammenhang richtig?

a) Zur Sicherung der Diagnose sollte eine Feinnadelpunktion durchgeführt werden.
b) Laborchemisch sollte das Thyreoglobulin bestimmt werden.
c) Bei rezidivierenden oder persistierenden papillären Schilddrüsenkarzinomen sind je nach Größe, Verlauf, Patientenwunsch und Komorbiditäten ein konservatives Vorgehen, eine Re-Operation oder andere Therapien mögliche Optionen.
d) Bei rezidivierenden oder persistierenden papillären Schilddrüsenkarzinomen sollte primär immer eine Radiojodtherapie durchgeführt werden.
e) Eine adjuvante externe Bestrahlung nach vollständiger Resektion erhöht die Rezidivfreiheit.

Antworten a, b und c sind richtig.
Ca. 30 % der Patienten mit differenzierten Schilddrüsenkarzinomen haben persistierende oder rezidivierende Lymphknotenmetastasen. Viele subklinische, sonografisch identifizierte Lymphknotenmetastasen zeigen keine Größenzunahme oder aggressives Verhalten im Langzeitverlauf. Ob eine Therapie indiziert ist, hängt daher u. a. von Größe, Verlauf, Entwicklung vom Thyreoglobulin, Patientenwunsch und Komorbiditäten ab. Generell kann ein konservatives Vorgehen, eine Re-Operation oder andere Therapien indiziert sein.

Da die Radiosensitivität dieser Karzinome limitiert ist, wird eine externe Radiatio des Halses nur empfohlen, wenn der Tumor chirurgisch nicht vollständig entfernt werden konnte. Von einer prophylaktischen, adjuvanten externen Strahlentherapie wird abgeraten.

5

LITERATUR

Dralle H, Musholt TJ, Schabram J et al.; German Societies of General and Visceral Surgery; Endocrinology; Nuclear Medicine; Pathology; Radiooncology; Oncological Hematology; and the German Thyroid Cancer Patient Support Organization Ohne Schilddrüse leben e.V. German Association of Endocrine Surgeons practice guideline for the surgical management of malignant thyroid tumors. Langenbecks Arch Surg. 2013; 398(3): 347–375.

KASUISTIK

Eine Patientin wird wegen eines 7 cm großen, solitären Schilddrüsenknotens auf der linken Seite mit Kompressionssymptomatik operiert. Der linke Schilddrüsenlappen wird intraoperativ nach vollständiger Resektion zum Schnellschnitt eingeschickt, wobei sich eine follikuläre Neoplasie zeigt. Am Schnellschnitt ist keine weitere Aussage möglich.

Welche Konsequenz ziehen Sie intraoperativ aus diesem Befund?

a) Abschluss der Operation nach erfolgter Hemithyreoidektomie links
b) Totale Thyreoidektomie
c) Totale Thyreoidektomie inkl. zervikozentraler Lymphadenektomie
d) Totale Thyreoidektomie inkl. zervikozentraler und einseitiger zervikolateraler Lymphadenektomie
e) Totale Thyreoidektomie inkl. zervikozentraler und beidseitiger zervikolateraler Lymphadenektomie

Die richtige Antwort ist a.
Die intraoperative Unterscheidung eines follikulären Adenoms von einem follikulären Karzinom setzt den definitiven Nachweis eines Kapseldurchbruchs und/oder einer Gefäßinvasion voraus. Da dieser Nachweis häufig erst nach kompletter Aufarbeitung der follikulären Tumoren im Paraffinschnitt gelingt, muss die endgültige Dignitätsbestimmung follikulärer Tumoren auch im Schnellschnitt häufig offen bleiben.

Follikuläre Schilddrüsenkarzinome sind mit einem Anteil von 10–15 % aller Schilddrüsenkarzinome weniger häufig als das papilläre Schilddrüsenkarzinom. Aufgrund der prognostischen und therapeutischen Konsequenz muss zwischen minimal invasiven und breit invasiven follikulären Schilddrüsenkarzinomen unterschieden werden.

Das **minimal invasive follikuläre Schilddrüsenkarzinom** hat eine exzellente Prognose. Bei fehlender Angioinvasion ist gemäß deutscher Leitlinie eine primäre oder sekundäre totale Thyreoidektomie nicht erforderlich. Bei Nachweis einer Angioinvasion wird die totale Thyreoidektomie mit anschließender Radiojodtherapie empfohlen. Aufgrund des fehlenden lymphogenen Metastasierungsrisikos besteht keine Indikation zur prophylaktischen Lymphknotendissektion.

Die Prognose des **breit invasiven follikulären Schilddrüsenkarzinoms** ist ungleich ungünstiger, da es nicht selten primär hämatogen metastasiert. Hier wird die Durchführung einer totalen Thyreoidektomie mit postoperativer Radiojoddiagnostik und -therapie empfohlen. Da Lymphknotenmetastasen beim breit invasiven follikulären Schilddrüsenkarzinom meist nur bei synchron vorliegender Fernmetastasierung vorkommen, ist die Durchführung einer prophylaktischen Kompartmentresektion nicht erforderlich.

LITERATUR

Dralle H, Musholt TJ, Schabram J et al.; German Societies of General and Visceral Surgery; Endocrinology; Nuclear Medicine; Pathology; Radiooncology; Oncological Hematology; and the German Thyroid Cancer Patient Support Organization Ohne Schilddrüse leben e.V. German Association of Endocrine Surgeons practice guideline for the surgical management of malignant thyroid tumors. Langenbecks Arch Surg. 2013; 398(3): 347–375.

KASUISTIK

Bei einer 75-jährigen Patientin zeigt sich eine beidseitige Rezidivstruma mit Kompressionssymptomatik. Sie wurde 25 Jahre zuvor wegen einer benignen Struma nodosa bds. operiert.

5

Welche Aussagen sind in diesem Zusammenhang richtig?

a) Primär sollten sämtliche verfügbaren Dokumente zur initialen Operation eingeholt werden.
b) Zur präoperativen laborchemischen Evaluation gehört u. a. die Bestimmung von Kalzium.
c) Bei Rezidiveingriffen sollte immer eine präoperative Laryngoskopie durchgeführt werden.
d) Intraoperativ kann es bei Rezidiveingriffen hilfreich sein, die gerade Halsmuskulatur nicht in der Mitte zu spalten, sondern einen lateralen Zugang zwischen dem M. sternocleidomastoideus und der geraden Halsmuskulatur zu wählen.
e) Die Komplikationsraten (Hypoparathyreoidismus, Recurrensparese) sind bei einem Rezidiveingriff signifikant erhöht.

Alle Antworten sind richtig.

Eine Reoperation nach initialer Schilddrüsenoperation kann aus drei Gründen notwendig sein:

1. Zentrale oder laterale Resektion aufgrund einer Persistenz oder einem Rezidiv eines Schilddrüsenkarzinoms oder Lymphknotenmetastasen
2. Resektion von verbliebenem Schilddrüsengewebe nach initial partieller Thyreoidektomie
3. Komplettierungsthyreoidektomie nach initialer Hemithyreoidektomie auf der Gegenseite

Beim vorliegenden Fall liegt eine beidseitige Rezidivstruma nach initial partieller Thyreoidektomie vor. Bei Reoperationen gilt es stets, sämtliche **Dokumente zur Voroperation** einzuholen. Diese geben Auskunft über das Ausmaß der Voroperation, die zugrundeliegende Erkrankung und allfällige Komplikationen. Falls vorhanden, sollten die Histologiepräparate für eine Reevaluation organisiert werden.

Zur Beurteilung der Größenausdehnung und den Bezug zu umliegenden Strukturen sollte eine **erneute Bildgebung** (Ultraschall, ggf. CT oder MRI) durchgeführt werden. Mittels **Bestimmung von Kalzium** sollte präoperativ die Nebenschilddrüsenfunktion beurteilt werden, da während der Erstoperation allenfalls Nebenschilddrüsen verletzt oder entfernt wurden. Standardmäßig gehört zum präoperativen Work-up auch eine **Laryngoskopie** zur Beurteilung der Funktion des N. laryngeus recurrens.

Der **Operationszugang** wird, wenn immer möglich, im Bereich der vorbestehenden Narbe gewählt. Im Bereich der Trachea kann die gerade Halsmuskulatur aufgrund der Voroperation nach dorsal vernarbt sein, sodass es hier hilfreich sein kann, die gerade Halsmuskulatur nicht in der Mitte zu spalten, sondern einen lateralen Zugang zwischen M. sternocleidomastoideus und gerader Halsmuskultur zu wählen.

Die Operation sollte stets auf der dominanten Seite begonnen werden. Eine der großen Herausforderungen bei Reoperationen ist die Identifikation und Verhinderung einer Verletzung des N. laryngeus recurrens. Das **intraoperative Neuromonitoring** kann hilfreich sein für ein Mapping bzw. zur Bestätigung eines intraoperativ identifizierten N. laryngeus recurrens.

Die **Risiken bei einem Rezidiveingriff** sind signifikant höher als bei einem Ersteingriff. Die Raten für einen persistierenden Hypoparathyreoidismus liegen bei 2,5–9,5 % (Ersteingriff: ca. 1 %) und für eine persistierende Recurrensparese bei 1,5–6,4 % (Ersteingriff: ca. 2,3 %).

LITERATUR

Dralle H, Musholt TJ, Schabram J et al.; German Societies of General and Visceral Surgery; Endocrinology; Nuclear Medicine; Pathology; Radiooncology; Oncological Hematology; and the German Thyroid Cancer Patient Support Organization Ohne Schilddrüse leben e.V. German Association of Endocrine Surgeons practice guideline for the surgical management of malignant thyroid tumors. Langenbecks Arch Surg. 2013; 398(3): 347–375.

Patel KN, Yip L, Lubitz CC et al. The American Association of Endocrine Surgeons guidelines for the definitive surgical management of Thyroid disease in adults. Ann Surg. 2020; 271(3): e21–e93.

5

KASUISTIK

Bei einer 72-jährigen Frau wird aufgrund einer Schenkelhalsfraktur eine Osteoporose diagnostiziert. Die weitere Abklärung zeigt ursächlich einen primären Hyperparathyreoidismus.

Welche Aussage(n) ist/sind in diesem Zusammenhang richtig?

a) Männer sind häufiger von einem primären Hyperparathyreoidismus betroffen als Frauen.
b) Die Diagnose erfolgt laborchemisch durch Nachweis eines erhöhten Serumkalziums und inadäquat erhöhtem intaktem Parathormon.
c) Das Serumphosphat ist beim primären Hyperparathyreoidismus erhöht.
d) Die Bestimmung der Kalziumausscheidung im 24-Stunden-Urin ist nur in Zusammenhang mit dem sekundären Hyperparathyreoidismus indiziert.
e) Typische Symptome des primären Hyperparathyreoidismus sind Nephrolithiasis, Osteoporose, peptische Ulzera und psychiatrische Auffälligkeiten

Die Aussagen b und e sind richtig.

Der **primäre Hyperparathyreoidismus** ist eine der häufigsten endokrinen Erkrankungen. Hierbei sind Frauen drei- bis viermal häufiger betroffen als Männer mit einer Zunahme der Erkrankungshäufigkeit mit steigendem Lebensalter.

Die **Diagnose** erfolgt laborchemisch durch Nachweis einer autonomen Sekretion des intakten Parathormons mit erhöhtem Serumkalzium. Zudem sollten Kreatinin und 25-OH-Vitamin D bestimmt werden zur differenzialdiagnostischen Abgrenzung eines sekundären Hyperparathyreoidismus. Das Serumphosphat ist beim primären Hyperparathyreoidismus niedrig normal oder erniedrigt. Die Bestimmung der Kalziumausscheidung im 24-Stunden-Urin bei Verdacht auf einen primären Hyperparathyreoidismus dient zum Ausschluss einer familiären hypokalziurischen Hyperkalzämie (FHH).

Die **Klinik** des primären Hyperparathyreoidismus reicht von subjektiver Beschwerdefreiheit bis hin zu deutlichen körperlichen und psychischen Symptomen. Bei vielen Patienten wird der primäre Hyperparathyreoidismus aufgrund einer Symptomfreiheit inzidentell über biochemische Routineuntersuchungen diagnostiziert. Klassische Symptome sind Nephrolithiasis, Osteoporose oder Osteofibrosis cystica, peptische Ulzera und kognitive bis psychiatrische Symptome (vermehrte Müdigkeit, Konzentrationsstörungen, Stimmungsschwankungen).

LITERATUR
Nilsson IL. Primary hyperparathyroidism: should surgery be performed on all patients? Current evidence and residual uncertainties. J Intern Med. 2019; 285(2): 149–164.
Vahe C, Benomar K, Espiard S et al. Diseases associated with calcium-sensing receptor. Orphanet J Rare Dis. 2017; 12(1): 19.
Wilhelm SM, Wang TS, Ruan DT et al. The American Association of Endocrine Surgeons guidelines for definitive management of primary hyperparathyroidism. JAMA Surg. 2016; 151(10): 959–968.

KASUISTIK

(Fortsetzung) Bei der Patientin mit laborchemisch gesichertem, symptomatischem primärem Hyperparathyreoidismus mit Osteoporose zeigt sich sonografisch der Verdacht auf ein Nebenschilddrüsenadenom links unten.

Welche Aussage(n) ist/sind in diesem Zusammenhang richtig?

a) Die Operationsindikation ergibt sich durch die erfolgreiche Lokalisation eines Nebenschilddrüsenadenoms.
b) Wenn ein Nebenschilddrüsenadenom sonografisch identifiziert werden kann, ist keine weitere Bildgebung indiziert.
c) Sonografisch wird im Rahmen der Abklärung der Nebenschilddrüse eine zusätzliche Beurteilung der Schilddrüse empfohlen.
d) Eine bilaterale Halsexploration wird auch bei bildgebend lokalisiertem Nebenschilddrüsenadenom empfohlen.
e) Bei fokussierten Nebenschilddrüseneingriffen sollte eine intraoperative Parathormonbestimmung erfolgen.

Die Antworten c und e sind richtig.

Die **präoperative Lokalisationsdiagnostik** hat keinen Einfluss auf die Diagnose eines primären Hyperparathyreoidismus resp. die Indikationsstellung zur Operation. Auch bei einer negativen Bildgebung bleibt eine Operationsindikation bestehen. Die Bildgebung ermöglicht lediglich die Wahl des richtigen Zugangswegs, erhöht die Heilungsraten und reduziert das Auftreten eines postoperativen Hypoparathyreoidismus.

Zur **Planung der Operation** erfolgen in der Regel eine Sonografie und eine Sestamibi-Szintigrafie mit Technetium 99 m in SPECT-Technik. Bei negativer präoperativer Lokalisationsdiagnostik kann eine ergänzende Positronenemissionstomografie (PET/CT) mit C11-Methionin oder 18F-Fluorcholin hilfreich sein, da diese eine höhere Sensitivität aufweisen. In der Schweiz erfolgt eine Kostenübernahme durch die Krankenkassen bei negativer Szintigrafie, in Deutschland nur nach Einzelfallprüfung, was die Anwendung limitiert.

Im Rahmen der bildgebenden Abklärung der Nebenschilddrüse wird ebenfalls eine **Beurteilung der Schilddrüse** empfohlen. Allfällige Schilddrüsenerkrankungen können damit gegebenenfalls in der gleichen Sitzung angegangen werden. Bei klinischem und bildgebendem Hinweis auf ein solitäres Nebenschilddrüsenadenom wird eine **fokussierte Halsexploration** (Darstellung von nur einer Nebenschilddrüse) empfohlen. Andernfalls sollte eine bilaterale Halsexploration mit Darstellung aller Nebenschilddrüsen erfolgen.

In 85–90 % wird der primäre Hyperparathyreoidismus durch ein solitäres Nebenschilddrüsenadenom verursacht. Da Mehrdrüsenerkrankungen mit den derzeitigen Lokalisationsmethoden präoperativ nicht sicher erkannt werden können, sollte zumindest bei fokussierten Eingriffen eine **intraoperative Parathormonbestimmung** erfolgen, um intraoperativ die vollständige Entfernung des überfunktionierenden Nebenschilddrüsengewebes sicherzustellen.

LITERATUR
Lorenz K, Dralle H. Intraoperative Parathormonbestimmung beim primären Hyperparathyreoidismus [Intraoperative parathyroid hormone determination for primary hyperparathyroidism]. Chirurg. 2010; 81(7): 636, 638–642.

5

Udelsman R, Lin Z, Donovan P. The superiority of minimally invasive parathyroidectomy based on 1650 consecutive patients with primary hyperparathyroidism. Ann Surg. 2011; 253(3):585–91
Weber T, Dotzenrath C, Dralle H et al. Management of primary and renal hyperparathyroidism: guidelines from the German Association of Endocrine Surgeons (CAEK). Langenbecks Arch Surg. 2021; 406(3): 571–585.
Wilhelm SM, Wang TS, Ruan DT et al. The American Association of Endocrine Surgeons guidelines for definitive management of primary hyperparathyroidism. JAMA Surg. 2016; 151(10): 959–968.

KASUISTIK

Bei einer im Übrigen gesunden 27-jährigen Patientin wird inzidentell laborchemisch ein primärer Hyperparathyreoidismus diagnostiziert.

Welche Aussage(n) ist/sind in diesem Zusammenhang richtig?

a) Bei Patienten mit primärem Hyperparathyreoidismus vor dem 30. Lebensjahr sollte eine genetische Abklärung durchgeführt werden.
b) Hyperplasien mehrerer oder aller vier Nebenschilddrüsen liegt häufig eine genetische Ursache zugrunde.
c) Die multiple endokrine Neoplasie Typ 1 (MEN 1) ist die häufigste Form des hereditären primären Hyperparathyreoidismus.
d) MEN 1 ist u. a. assoziiert mit Erkrankungen von Nebenschilddrüse, Pankreasinseln und Hypophyse.
e) Die Therapie der Wahl des primären Hyperparathyreoidismus bei MEN 1 ist die Chirurgie.

5

Alle Aussagen sind richtig.
Hyperplasien mehrerer oder aller vier Nebenschilddrüsen liegt häufig eine genetische Ursache zugrunde. Am häufigsten ist in diesem Zusammenhang die **multiple endokrine Neoplasie Typ 1 (MEN 1).** Sie ist assoziiert ist mit Tumoren der Nebenschilddrüsen, Pankreasinseln, vorderer Hypophyse und neuroendokrinen Tumoren von Thymus, Lunge und Magen. Nicht-endokrine Manifestationen beinhalten Angiofibrome, Kollagenome, Lipome, Leiomyome, Meningeome und Mammakarzinome. Der primäre Hyperparathyreoidismus ist die häufigste Manifestation des MEN-1-Syndroms.

MERKE

Generell sollte bei Patienten mit primärem Hyperparathyreoidismus ≤ 30 Jahren eine **genetische Abklärung** hinsichtlich MEN 1 erfolgen, da der Altersgipfel beim primären Hyperparathyreoidismus normalerweise deutlich höher liegt.

Beim MEN-1-Syndrom sollte eine subtotale **Parathyreoidektomie** mit zervikaler Thymektomie oder eine totale Parathyreoidektomie mit Thymektomie und Autotransplantation erfolgen. Alternativ kann eine ausschließliche Resektion der vergrößerten Nebenschilddrüse(n) vorgenommen werden. Hierbei ist allerdings das Rezidivrisiko hoch.

LITERATUR

Iacobone M, Carnaille B, Palazzo FF, Vriens M. Hereditary hyperparathyroidism – a consensus report of the European Society of Endocrine Surgeons (ESES). Langenbecks Arch Surg. 2015; 400(8): 867–886.
Lassen T, Friis-Hansen L, Rasmussen AK et al. Primary hyperparathyroidism in young people. When should we perform genetic testing for multiple endocrine neoplasia 1 (MEN-1)? J Clin Endocrinol Metab. 2014; 99(11): 3983–3987.
Weber T, Dotzenrath C, Dralle H et al. Management of primary and renal hyperparathyroidism: guidelines from the German Association of Endocrine Surgeons (CAEK). Langenbecks Arch Surg. 2021; 406(3): 571–585.

KASUISTIK

Bei einem 54-jährigen, dialysepflichtigen Patienten zeigen sich ein Parathormon von 833 pg/ml (Norm: 15–65 pg/ml) und ein Gesamtkalzium von 2,42 mmol/l (Norm 2,14–2,50 mmol/l). Der Patient ist für eine Nierentransplantation gelistet und derzeit unter medikamentöser Therapie mit einem Phosphatbinder sowie Cinacalcet 60 mg pro Tag.

Welche Aussage ist in diesem Zusammenhang nicht richtig?

a) Es liegt ein sekundärer Hyperparathyreoidismus vor.
b) Es liegt ein tertiärer Hyperparathyreoidismus vor.
c) Die medikamentöse Therapie besteht aus Phosphatbindern, Vitamin-D_3-Analoga und Kalzimimetika.
d) Bei diesem Patienten ist die subtotale Parathyreoidektomie mit bilateraler zervikaler Thymektomie eine Therapieoption.
e) Bei diesem Patienten ist die totale Parathyreoidektomie mit bilateraler zervikaler Thymektomie und Autotransplantation eine Therapieoption.

Die Aussage b ist nicht richtig.

Als **renaler Hyperparathyreoidismus** wird die Störung der Kalziumhomöostase und die reaktive Erhöhung des Parathormonlevels durch eine progrediente Nierenerkrankung bezeichnet. Es handelt sich dabei um einen sekundären Hyperparathyreoidismus.

Weitere Formen eines **sekundären Hyperparathyreoidismus** sind eine langfristige Lithiumtherapie, gastrointestinale Malabsorption, Vitamin-D-Mangel und Lebererkrankungen.

Unter einem **tertiären Hyperparathyreoidismus** versteht man die spontane autonome Entwicklung einer Hyperkalzämie nach erfolgreicher Nierentransplantation.

Die **medikamentöse Therapie der Niereninsuffizienz** besteht zunächst in der Behandlung mit Phosphatbindern. In einem zweiten Schritt werden Vitamin D3-Analoga oder Kalzimimetika eingesetzt.

Für die **Indikation zur Operation** gibt es keine allgemein verbindliche Empfehlung. Die KDIGO (Kidney Disease-Improving Global Outcomes) empfiehlt die Operation beim therapierefraktären symptomatischen Hyperparathyreoidismus bei einem auf das Neunfache erhöhten Parathormon. Die Leitlinien der National Kidney Foundation indizieren die Operation bei einem Parathormonwert von > 800 pg/ml.

Bei Patienten, bei denen eine Nierentransplantation geplant ist oder bereits durchgeführt wurde, sollte zur Behandlung des renalen Hyperparathyreoidismus eine subtotale **Parathyreoidektomie** oder eine totale Parathyreoidektomie mit Autotransplantation erfolgen.

Eine totale Parathyreoidektomie ohne Autotransplantation und ohne Thymektomie kann eine Therapieoption für ältere Patienten ohne geplante Nierentransplantation sein.

LITERATUR

Lorenz K, Bartsch DK, Sancho JJ et al. Surgical management of secondary hyperparathyroidism in chronic kidney disease – a consensus report of the European Society of Endocrine Surgeons. Langenbecks Arch Surg. 2015; 400(8): 907–927.

Ketteler M, Martin KJ, Wolf M et al. Paricalcitol versus cinacalcet plus low-dose vitamin D therapy for the treatment of secondary hyperparathyroidism in patients receiving haemodialysis: results of the IMPACT SHPT study. Nephrol Dial Transplant. 2012; 27(8): 3270–3278.

Weber T, Dotzenrath C, Dralle H et al. Management of primary and renal hyperparathyroidism: guidelines from the German Association of Endocrine Surgeons (CAEK). Langenbecks Arch Surg. 2021; 406(3): 571–585.

KASUISTIK

Ein 17-jähriges Mädchen stellt sich mit einer Raumforderung im medianen Hals vor. Die Ultraschalluntersuchung zeigt eine echoleere Raumforderung mit dorsaler Schallverstärkung unterhalb des Hyoids.

Welche Aussagen sind in diesem Zusammenhang richtig?

a) Durch den Ductus thyreoglossus steigt während der Embryonalentwicklung die Anlage für das Schilddrüsengewebe vom Foramen caecum am Zungengrund in den Hals hinab.
b) Mediane Halszysten gehen aus einem persistierenden Ductus thyreoglossus hervor.
c) Die mediane Halszyste kann Schilddrüsengewebe beinhalten.

d) Mediane Halszysten müssen mitsamt dem mittleren Zungenbein reseziert werden, sonst ist das Rezidivrisiko deutlich erhöht.
e) Eine mediane Halszyste kann maligne entarten.

Alle Antworten sind richtig.
Die Schilddrüsenanlage deszendiert in den ersten sieben Schwangerschaftswochen von der Zungenbasis zu ihrer endgültigen Position. Während dieser Migration ist sie durch den **Ductus thyreoglossus** mit der Zunge verbunden. In der 8.–10. Woche verkümmert dieser Gang normalerweise. Sofern Teile persistieren, können sich **mediane oder paramediane Zysten** ausbilden, die entweder suprahyoidal in der Höhe des Zungenbeins oder vor der Skalenusmuskulatur infrahyoidal liegen. Diese manifestieren sich in der Regel vor dem 20. Lebensjahr. Beim Herausstrecken der Zunge wandern sie typischerweise abwärts. Selten sind Ductus-thyreoglossus-Anomalien mit einem Schilddrüsenkarzinom (papillärer Typ) assoziiert.

Die Therapie besteht in einer **restlosen Entfernung der Zyste mitsamt dem medianen Zungenbein** und des ihr häufig anhaftenden Gangs, ggf. unter Einschluss ihres Ansatzes am Foramen caecum im Zungengrund.

Die Ursache der seitlich am Hals lokalisierten **lateralen Halszysten** ist nicht definitiv geklärt. Möglicherweise sind sie die Folge einer Fehlbildung bzw. Persistenz von Kiemenbogengewebe aus der Embryonalzeit. Alternativ wird eine Entstehung aus heterotopen Epitheleinschlüssen in Halslymphknoten als „tonsillogene Lymphknotenerkrankung" postuliert. Hierbei wird davon ausgegangen, dass es sich bei der lateralen Halszyste um einen zystisch veränderten Lymphknoten handelt.

Auch bei der lateralen Halszyste besteht die Therapie in der kompletten Resektion. Eine Entlastung durch Punktion ist nicht zweckmäßig, da sich die Zyste in kurzer Zeit wieder füllt.

LITERATUR
Abrams J, Guntinas-Lichius O, Windfuhr JP. Vorgehen bei Halszysten oder -fisteln. In: HNO-Operationslehre. Rettinger G, Hosemann W, Hüttenbrink KB, Werner JA (Hrsg.) 5. Aufl. Stuttgart: Thieme, 2018.
Oomen KP, Modi VK, Maddalozzo J. Thyroglossal duct cyst and ectopic thyroid: surgical management. Otolaryngol Clin North Am. 2015; 48(1): 15–27.

5.13 Nebenniere

Raoul Droeser, Gabriel Fridolin Hess und Jasmin Zeindler

KASUISTIK
Eine 38-jährige Patientin stellt sich wegen eines festen Knotens im Hals und Hypertension vor, die durch medikamentöse Therapie nicht gelindert werden konnte. Die nachfolgenden Untersuchungen ergeben ein Phäochromozytom als mögliche Ursache für die Hypertension und ein Carcinoma medullare der Schilddrüse, welches in Kombination mit einer multiplen endokrinen Neoplasie (MEN) Typ 2 auftritt.

Welche Aussage(n) ist/sind in diesem Zusammenhang richtig?

a) Sofortige Resektion des Phäochromozytoms und Resektion des medullären Karzinoms zu einem späteren Zeitpunkt
b) Kontrolle der Hypertension und Resektion des Phäochromozytoms und des medullären Karzinoms in der gleichen Sitzung
c) Kontrolle der Hypertension und Resektion des Phäochromozytoms gefolgt von der Resektion des medullären Karzinoms mit zentraler und lateraler Lymphadenektomie
d) Zuerst Resektion der kanzerösen Läsion und anschließende Resektion des Phäochromozytoms
e) Chirurgische Resektion des Phäochromozytoms in Kombination mit Radiojodtherapie

Die Antwort c ist richtig.

Bei Patienten mit MEN 2, die sowohl ein medulläres Schilddrüsenkarzinom als auch ein Phäochromozytom aufweisen, sollte das **Phäochromozytom** als erstes angegangen werden. Der präoperativen medikamentösen Behandlung der Hypertension (üblicherweise eine adrenerge Alpha1-Rezeptorenblockade mit oralem Phenoxybenzamin oder ein selektiver alpha-1 Antagonist) sollte sich eine **Adrenalektomie** anschließen.

Das medulläre Schilddrüsenkarzinom sollte zu einem späteren Zeitpunkt reseziert werden durch **totale Thyreoidektomie, zentrale und laterale Lymphadenektomie** auf der ipsi- und kontralateralen Seite. Zusätzlich kann eine **subtotale Parathyreoidektomie** erfolgen, wenn präoperativ neben der parathyreoidalen Hyperplasie eine Hyperkalzämie festgestellt wurde.

MEN 2 wird durch Mutationen von Protoonkogenen verursacht und hat eine starke Penetranz für ein medulläres Schilddrüsenkarzinom. Die Untergruppierungen werden je nach Vorhandensein oder Fehlen von Phäochromozytomen, Hyperparathyreoidismus und charakteristischen klinischen Zeichen definiert.

Ungefähr 25 % der Patienten mit **medullärem Schilddrüsenkarzinom** (MTC) können einem der drei klinisch unterschiedenen Syndrome zugeordnet werden:

- Familiäres MTC
- Multiple endokrine Neoplasie Typ 2a (MEN 2a)
- Multiple endokrine Neoplasie Typ 2b (MEN 2b).

Ca. 50 % der Patienten mit MEN 2a und MEN 2b entwickeln Phäochromozytome. Diese Tumoren sind zwar fast immer benigne, treten aber in 50–80 % der Fälle bilateral (synchron oder metachron) auf. Weiterhin entwickeln bis zu 25 % der Patienten mit MEN 2a einen primären Hyperparathyreoidismus. Bei Patienten mit MEN 2b treten ein marfanoider Habitus und eine Ganglioneuromatose auf.

75 % der medullären Karzinome sind sporadisch, das heißt, dass diese Patienten aus klinischer Sicht weder über eine Familienanamnese mit medullärem Schilddrüsenkarzinom verfügen noch irgendeine andere MEN-2-spezifische Erkrankung aufweisen.

LITERATUR

Castinetti F, Qi XP, Walz MK, et al. Outcomes of adrenal-sparing surgery or total adrenalectomy in phaeochromocytoma associated with multiple endocrine neoplasia type 2: an international retrospective population-based study. Lancet Oncol. 2014; 15: 648.

McDonnell JE, Gild ML, Clifton-Bligh RJ, Robinson BG. Multiple endocrine neoplasia: an update. Intern Med J. 2019; 49(8): 954–961.

KASUISTIK

Eine 35-jährige Patientin wird aufgrund von linksseitigen kolikartigen Flankenschmerzen vorstellig, welche in die Leiste ausstrahlen. Zudem berichtet sie über wiederkehrende Schwindelzustände und Übelkeit, welche sich nach Nahrungsaufnahme rasch bessern. Die Laboruntersuchungen ergeben eine Hyperkalzämie (3,2 mmol/l) sowie eine Hypoglykämie (2,4 mmol/l).

Welche Aussage(n) ist/sind in diesem Zusammenhang nicht korrekt?

a) Die Symptome und Zeichen deuten auf eine multiple endokrine Neoplasie Typ 1 (MEN 1) hin.
b) Eine Überproduktion von pankreatischem Polypeptid tritt häufig in Zusammenhang mit einem MEN-1-Syndrom auf.
c) MEN-1-Mutationen werden autosomal dominant vererbt und die Erstmanifestation tritt meistens vor dem 40. Lebensjahr auf.
d) Die frühzeitige chirurgische Behandlung eines Hyperparathyreoidismus ist weitgehend anerkannt.
e) Ein chirurgisches Vorgehen bei pankreatikoduodenalen Erkrankungen ist umstritten.
f) Ein chirurgisches Vorgehen ist bei Hypophysenerkrankungen meistens notwendig.

Die Aussage f ist nicht korrekt.

Patienten mit **multipler endokriner Neoplasie Typ 1** (MEN 1) stellen eine ungewöhnliche Herausforderung für den endokrinen Chirurgen dar. MEN 1 ist ein autosomal dominant vererbtes Syndrom mit sehr unterschiedlichen klinischen Erscheinungsbildern, trotz nahezu 100 % Penetranz. Charakteristisch für dieses Syndrom sind Tumoren der Nebenschilddrüsen, der Pankreasinseln und der Hypophyse. Andere Lokalisationen können betroffen sein, z. B. Thymus und Bronchus (Karzinoid), subkutanes Fett (Lipome), Schilddrüse, Nebenniere und Haut. Der primäre Hyperparathyreoidismus stellt die häufigste Manifestation bei Betroffenen dar, die resultierende Hyperkalzämie besteht meistens schon im Jugendalter und die Patienten werden häufig vor dem 40. Lebensjahr symptomatisch.

MERKE

Bei allen Patienten mit einer **Hyperplasie der Nebenschilddrüsen** ist die Parathyreoidektomie empfohlen. Eine **Hypophysenerkrankung** wird üblicherweise ohne Chirurgie behandelt.

Das Management dieser Patienten gestaltet sich sehr komplex durch den zugrunde liegenden Krankheitsprozess, welcher für die Patienten eine andauernde und rezidivierende Krankheit bedeutet. Aus diesem Grund kann die **chirurgische Therapie** bei MEN 1 und Hyperparathyreoidismus nur als palliativ betrachtet werden. Zu den Grundprinzipien der chirurgischen Therapie zählen:

- Erzielung und wenn möglich langfristige Beibehaltung einer Normokalzämie, Vermeidung von persistierender/rezidivierender Hyperkalzämie
- Vermeidung chirurgisch induzierter Hypokalzämie und
- Vereinfachung zukünftiger Operationen bei rezidivierender Krankheit. Die subtotale Parathyreoidektomie kann mit einer sehr niedrigen Rate von andauerndem Hyperparathyreoidismus und einer akzeptablen Rezidivrate durchgeführt werden.

Die Patientin leidet zusätzlich an einem **Insulinom.** Die Patienten zeigen klassischerweise die Symptome der Whipple-Trias:

- Nachweis einer Hypoglykämie (Blutzucker < 2,5 mmol/l)
- Symptome der Hypoglykämie (Schwindelanfälle, Bewusstseinsstörungen, Schweissausbrüche, Heisshungerattacken und daraus resultierende Gewichtzunahme)
- Rasche Besserung der Symptome durch Kohlehydrataufnahme.

Die Behandlung der Wahl besteht in der chirurgischen Resektion.

Am häufigsten tritt eine Überproduktion des pankreatischen Polypeptids im Rahmen der hormonaktiven Neoplasien der Inselzellen auf. Die zweithäufigste hormonproduzierende Neoplasie ist das **Gastrinom** (Zollinger-Ellison-Syndrom). Die klassische Trias des Zollinger-Ellison-Syndroms umfasst ein peptisches Ulkus, eine erhöhte Gastrinsekretion sowie einen Pankreastumor. Bei auftretendem Zollinger-Ellison-Syndrom sollte eine frühzeitige und aggressive chirurgische Behandlung in Betracht gezogen werden, um sowohl das hormonelle Syndrom als auch das maligne Potenzial der Pankreas- und Duodenaltumoren zu beherrschen. Ein solches Vorgehen umfasst die Pankreatektomie, Enukleation des Pankreaskopftumors und Duodenotomie mit Resektion des Gastrinoms. Viele Patienten können vollständig von ihrer Krankheit geheilt werden. Bei Diagnosestellung sind jedoch mehr als 60 % der Gastrinome bereits in Lymphknoten, Milz oder Leber metastasiert.

Aufgrund der Seltenheit von MEN 1 gibt es nur sehr wenige prospektiv randomisierte Daten, auf die man sich bei der chirurgischen Beurteilung und Entscheidungsfindung stützen kann.

LITERATUR

Falconi M, Eriksson B, Kaltsas G, Bartsch DK. Consensus guidelines update for the management of patients with functional pancreatic neuroendocrine tumors and non-functional pancreatic neuroendocrine tumors. Neuroendocrinology. 2016; 103(2): 153–171.

Ito T, Lee L, Jensen RT. Treatment of symptomatic neuroendocrine tumor syndromes: recent advances and controversies. Expert Opin Pharmacother. 2016; 17: 2191–2205.

Triponez F, Sadowski SM, Pattou F et al. Long-term follow-up of MEN1 patients who do not have initial surgery for small ≤2 cm nonfunctioning pancreatic neuroendocrine tumors; an AFCE and GTE Study: Association Francophone de Chirurgie Endocrinienne & Groupe d'Etude des Tumeurs Endocrines. Ann Surg. 2018; 268: 158–164.
Van Treijen MJC, van Beek DJ, van Leeuwaarde RS et al. Diagnosing nonfunctional pancreatic NETs in MEN1: the evidence base. J Endocr Soc. 2018; 2: 1067–1088.

KASUISTIK

Eine 34-jährige Frau kommt zu Ihnen in die Sprechstunde. Sie wirkt adynamisch und depressiv. In der Erhebung der Anamnese gibt die Frau Menstruationsstörungen an. Die Inspektion zeigt eine deutliche Adipositas. Die Fettleibigkeit ist vorwiegend am Stamm lokalisiert, die Arme und Beine wirken schmächtig. Die Patientin hat ein rundes Gesicht und einen auffällig breiten Nacken. An der Haut zeigen sich Akne, Striae und Gefäßfragilität. Sie stellen auch einen Hirsutismus fest.

Welche der folgenden Aussagen ist nicht korrekt?

a) 13 % der Frauen leiden an Adipositas. Zu dieser Gruppe gehört Ihre Patientin. Sie schlagen ihr eine Ernährungsberatung vor.
b) Die Symptome, die die Patientin aufweist, sprechen für einen Morbus Cushing.
c) Eine Steroidmedikation, evtl. wegen einer immunologischen Erkrankung, kann diese Erscheinungen hervorrufen.
d) Sie führen eine Überprüfung des Kortisolspiegels im Plasma durch, um eine Tagesrhythmik festzustellen.
e) Der ACTH-Blutspiegel muss überprüft werden.
f) Anschließend erfolgt ein Dexamethason-Hemmtest, um die Kortisolproduktion zu hemmen und um zu erkennen, ob es sich um einen primären oder sekundären Hyperkortisolismus handelt.

5

Die Aussage a ist nicht korrekt.

Die Symptome, die die Patientin angibt, weisen eindeutig auf einen **Morbus Cushing** bzw. auf das Cushing-Syndrom hin. Es muss eine spezifische Diagnostik erfolgen. Auch wenn die wichtigste Differenzialdiagnose die Abgrenzung zum metabolischen Syndrom mit diffuser Adipositas, arterieller Hypertonie und einem Diabetes mellitus Typ 2b ist, wäre eine alleinige Empfehlung zur diätetischen Therapie der Adipositas nicht korrekt.

Der Morbus Cushing wird am häufigsten durch ein Hypophysenadenom mit gesteigerter ACTH-Produktion und nachfolgender bilateraler Nebennierenhyperplasie hervorgerufen. Die Entstehung von primären, kortisolproduzierenden Nebennierenrindentumoren (Cushing-Syndrom) stellt mit 20–25 % die zweithäufigste Ursache dieses Krankheitsbildes dar. Diese Tumoren treten zumeist einseitig auf. Die paraneoplastische Produktion von ACTH durch Tumoren außerhalb des Hypothalamus-Hypophysen-Nebennieren-Systems ist in 5–10 % die Ursache der Entstehung einer bilateralen Nebennierenhyperplasie.

Frauen sind vom Morbus Cushing fünfmal häufiger betroffen als Männer. Der Altersgipfel liegt zwischen dem 3. und 5. Lebensjahrzehnt. **Leitsymptome** sind eine Adynamie und eine depressive Stimmungslage. Die Zeichen sind weiterhin Fettleibigkeit, die vorwiegend am Stamm lokalisiert ist, schmächtige Arme und Beine, ein „Vollmondgesicht" und ein „Stiernacken". An der Haut zeigen sich Akne, Striae und Gefäßfragilität. Des Weiteren können Menstruationsstörungen, intermittierende hypertone Phasen und ein latenter Diabetes mellitus assoziiert sein.

Eine **endokrinologische Funktionsdiagnostik** sollte vor einer chirurgischen Therapie in jedem Fall erfolgen. Eine Erhöhung des Glukokortikoidspiegels im Blut durch die Einnahme von Steroidpräparaten ist in jedem Fall vor Einleitung der Diagnostik auszuschließen. Eine Messung des Kortisolspiegels im Blut und im Urin über 24 h und die Durchführung des Dexamethason-Hemmtests steht am Anfang der diagnostischen Kette. Des Weiteren wird der ACTH-Plasmaspiegel vor und nach Dexamethasongabe untersucht, um eine Differenzierung zwischen primärem und sekundärem Cushing-Syndrom zu erzielen.

Bei einem adrenalen sowie hypophysären Cushing erfolgt die **bildgebende Diagnostik** mittels MRT oder Kontrastmittel-Spiral-CT. Die bildgebende Morphologie hat beim adrenalen Cushing-Syndrom eine große

Bedeutung in der präoperativen Differenzialdiagnose zwischen Adenom und Karzinom: ➤ Abb. 5.37 zeigt eine glatt begrenzte, 2,5 cm messende Raumforderung der linken Nebenniere, ohne Verdacht auf Malignität.

Bei einem **hypophysären Morbus Cushing** ist die neurochirurgische Entfernung des ACTH-produzierenden Hypophysenadenoms die erste Therapieoption. Nur bei erfolgloser neurochirurgischer Therapie oder Auftreten eines Rezidivs (40–50 %) ist eine Entfernung der Nebennieren in Erwägung zu ziehen.

Bei einem **adrenalen Cushing** ist die (minimalinvasive) Resektion des Nebennierenrindenadenoms indiziert.

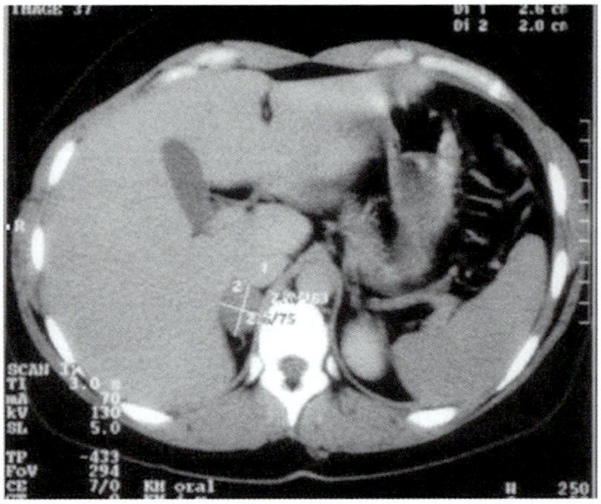

Abb. 5.37 Glatt begrenzte Raumforderung in der linken Nebenniere [R461]

LITERATUR

Nieman LK, Biller BM, Findling JW, et al. Treatment of Cushing's syndrome: an Endocrine Society clinical practice guideline. J Clin Endocrinol Metab. 2015; 100(8): 2807–2831.

KASUISTIK

Ein 57-jähriger Patient wird aufgrund eines neu diagnostizierten kleinzelligen Bronchialkarzinoms weiter abgeklärt. Der Patient leidet zusätzlich an stammbetonter Adipositas, Diabetes mellitus sowie einer Hypertonie. Es stellt sich in den weiteren Abklärungen der Verdacht auf eine paraneoplastische ACTH-Produktion durch das Bronchialkarzinom.

Welche pathologische(n) Veränderung(en) wird/werden von einer permanenten, nichtsupprimierbaren ACTH-Plasmaerhöhung verursacht?

a) Bilaterale Nebennierenrindenadenome
b) Bilaterale Nebennierenrindenhyperplasie
c) Unilaterales Nebennierenrindenadenom
d) Unilaterale Nebennierenrindenhyperplasie
e) Nelson-Tumor

Die Antwort b ist richtig.

Eine permanente, nichtsupprimierbare ACTH-Plasmaerhöhung provoziert in den meisten Fällen eine bilaterale **Nebennierenrindenhyperplasie.** Diese permanente, nichtsupprimierbare ACTH-Plasmaerhöhung resultiert in den meisten Fällen aus einem Hypophysenadenom. Andere Ursachen eines ACTH-abhängigen Cushing-Syndroms sind ein hypothalamischer CRH-Exzess, ein ektopes ACTH-Syndrom oder ein alkoholinduziertes Cushing-Syndrom (Pseudo-Cushing-Syndrom). Eine paraneoplastische ACTH-Produktion kann auch durch kleinzellige Bronchialkarzinome, ein Thymom oder Karzinoidtumoren hervorgerufen werden.

Bei der primären Nebennierenrindenhyperplasie und bei einem nach Behandlung eines hypophysären Morbus Cushing fortbestehenden Hyperkortisolismus oder bei nicht möglicher (kurativer) Entfernung eines ektopen ACTH-produzierenden Tumors ist eine **bilaterale Adrenalektomie** als Therapie des Erfolgsorgans angezeigt.

Die Indikation zu dieser Operation ist jedoch besonders sorgfältig abzuwägen, da die bilaterale Adrenalektomie mit der Notwendigkeit einer lebenslangen Hormonsubstitution verbunden ist. Darüber hinaus entsteht postoperativ in 10–20 % der Fälle die Gefahr der Entwicklung eines ACTH-bildenden Hypophysentumors (Nelson-Tumor), der Jahre nach einer bilateralen Adrenalektomie auftreten kann. Die Indikation zur bilateralen Adrenalektomie bei jungen Patienten muss daher besonders streng gestellt werden.

Eine **medikamentöse Behandlung** des Cushing-Syndroms ist nur bei metastasierenden Formen adrenaler bzw. extraadrenaler Karzinome mit Cushing-Syndrom indiziert.

LITERATUR

Caplin ME, Baudin E, Ferolla P et al. Pulmonary neuroendocrine (carcinoid) tumors: European Neuroendocrine Tumor Society expert consensus and recommendations for best practice for typical and atypical pulmonary carcinoids. Ann Oncol. 2015; 26(8): 1604–1620.

Nieman LK. Diagnosis of Cushing's syndrome in the modern era. Endocrinol Metab Clin North Am 2018; 47(2): 259–273.

THEMA

Der **primäre Hyperaldosteronismus** wurde erstmals 1955 von J.W. Conn bei einem Patienten beschrieben, bei dem sich ein Nebennierenrindenadenom entwickelt hatte. Leitsymptome sind Hypertonus, begleitet von Kopfschmerzen, Müdigkeit, Muskelschwäche und kardiovaskulären Folgeschäden. Laborchemisch bestehen eine Hypokaliämie, eine erhöhte Aldosteronkonzentration im Plasma und Urin und eine supprimierte Reninkonzentration im Plasma. Die wichtigste Differenzialdiagnose ist der **sekundäre Hyperaldosteronismus** mit hohem Aldosteron bei hohem Renin, z. B. bei Nierenarterienstenose, Leberinsuffizienz, postoperativ und in der Gravidität. Diese Differenzialdiagnose ist zur Therapieentscheidung von großer Bedeutung, da der sekundäre Hyperaldosteronismus in der Regel keine chirurgische Therapie bedingt.

Welches diagnostische Mittel ist entscheidend für diese Differenzierung?

a) Plasmakortisolspiegel
b) Plasmaaldosteronspiegel
c) Plasma-Renin-Angiotensin-Plasmaspiegel bzw. -aktivität
d) Abdominale Ultraschalluntersuchung mit Darstellung der Nebennieren bds.
e) Abdominale Kontrastmittel-CT-Untersuchung

Die Antwort c ist richtig.

Die Differenzierung zwischen primärem und sekundärem Hyperaldosteronismus bildet die Grundlage für die Therapieentscheidung. Die **Messung des Renin-Angiotensin-Plasmaspiegels** ist ein entscheidendes diagnostisches Mittel zur Differenzierung zwischen primärer oder sekundärer Genese. ➤ Abb. 5.38 stellt schematisch die Aldosteron-Regelmechanismen dar.

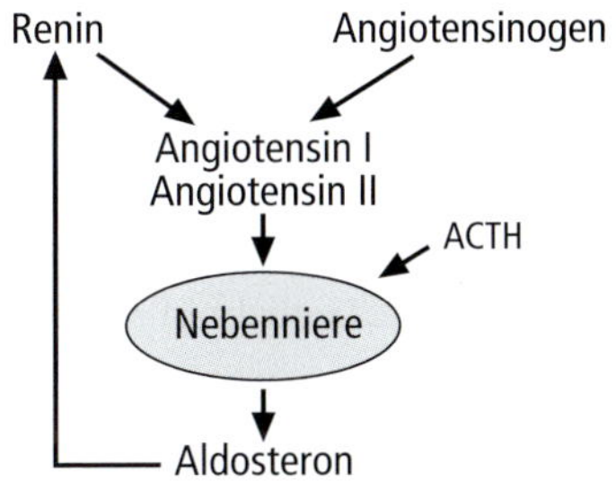

Abb. 5.38 Aldosteron-Regelmechanismen [R461]

Primärer Hyperaldosteronismus:

- Der primäre Hyperaldosteronismus resultiert aus einem Nebennierenrindenadenom. Die Adenomzellen produzieren Aldosteron unabhängig vom Renin-Angiotensin-System. Der erhöhte Aldosteronspiegel im Blut führt zu einer Verminderung der Reninproduktion. Sehr selten sind Nebennierenrindenkarzinome als Ursache für eine Aldosteronproduktion verantwortlich.
- Auch wenn unilaterale aldosteronproduzierende Adenome (sog. Conn-Syndrom) zwei Drittel der Fälle von primärem Hyperaldosteronismus erklären, wissen wir inzwischen, dass ein Drittel der Patienten nicht an einem Adenom leidet, sondern an einer mikronodulären Hyperplasie der Zona glomerulosa beider Nebennieren, dem sog. idiopathischen Hyperaldosteronismus (IHA).
- Folgende seltene Diagnosen müssen ggf. betrachtet werden:

- Ein- oder beidseitige makronoduläre autonome Hyperplasie der Nebennieren. Bei beidseitiger Veränderung ist eine Operationsindikation wie bei IHA nur ausnahmsweise gegeben, da nach bilateral-totaler Adrenalektomie eine adrenokortikale Substitutionspflicht besteht.
- Glukokortikoid-supprimierbarer Hyperaldosteronismus (GSH) ist eine seltene monogenetisch vererbbare Erkrankung, bei der aufgrund der Bilateralität eine Operationsindikation ebenfalls kaum gegeben ist und welche medikamentös behandelbar ist.

- Beim primären Hyperaldosteronismus sollte eine wirksame präoperative antihypertensive Behandlung eingeleitet und bis zum Operationszeitpunkt beibehalten werden. Empfehlenswert ist eine Behandlung mit Spironolacton 200–300 mg/d für 2–3 Wochen, außerdem die Normalisierung der Hypokaliämie.

Sekundärer Hyperaldosteronismus: Er basiert auf einer vermehrten Reninproduktion (z. B. durch eine Nierenarterienstenose), die die Nebennierenrinde beeinflusst.

LITERATUR

Funder JW, Carey RM, Mantero F et al. The management of primary aldosteronism: case detection, diagnosis, and treatment. An Endocrine Society clinical practice guideline. J Clin Endocrinol Metab. 2016; 101(5): 1889–1896.

Williams TA, Lenders JWM, Mulatero P et al. Outcomes after adrenalectomy for unilateral primary aldosteronism: an international consensus on outcome measures and analysis of remission rates in an international cohort. Lancet Diabetes Endocrinol. 2017; 5(9): 689–699.

Young WF Jr. Diagnosis and treatment of primary aldosteronism: practical clinical perspectives. J Intern Med. 2019; 285(2): 126–148.

5

KASUISTIK

Eine 39-jährige Frau wird Ihnen mit einem Conn-Syndrom überwiesen. Ein Tumor von 3 cm Durchmesser ist in der linken Nebenniere lokalisiert. Eine Tumorexstirpation ist notwendig.

Welche der folgenden Aussagen ist in diesem Zusammenhang nicht korrekt?

a) Es sollte eine präoperative antihypertensive Behandlung mit Spironolacton (200–300 mg/d) eingeleitet werden.
b) Bei der Diagnose eines Conn-Syndroms und einer Tumorgröße von 3 cm Durchmesser handelt es sich mit hoher Wahrscheinlichkeit um einen benignen Tumor. Eine laparoskopische, transperitoneale Adrenalektomie ist angezeigt.
c) Aufgrund der Tumorgröße kann nur ein konventionelles Verfahren zur Anwendung kommen.
d) Präoperativ sollte eine Normokaliämie erreicht werden.
e) Bei der Diagnose eines Conn-Syndroms und einer Tumorgröße von 3 cm Durchmesser handelt es sich mit hoher Wahrscheinlichkeit um einen benignen Tumor. Eine minimalinvasive Adrenalektomie ist durchzuführen.

Die Aussage c ist nicht korrekt.

Das Conn-Syndrom mit einem Nebennierentumor von 3 cm Durchmesser ist eine **Indikation für minimalinvasive Techniken.** Das operative Zugangstrauma durch einen konventionell-chirurgischen Zugangsweg kann bei diesem kleinen, benignen Tumor wesentlich durch die modernen endoskopischen Verfahren minimiert werden. Dabei können sowohl die laparoskopische transperitoneale als auch die retroperitoneoskopische Adrenalektomie durchgeführt werden. Es hat sich bisher kein Verfahren als überlegen herausgestellt. Die Wahl des Zugangswegs wird von folgenden Faktoren bestimmt:

- Tumoreigenschaften (Größe, Dignität, hormonelle Sekretion, einseitige oder beidseitige Lokalisation)
- Konstitution des Patienten
- Erfahrungen des chirurgischen Zentrums

Die Entscheidung über die Technik ist hauptsächlich von der Erfahrung des Chirurgen abhängig.

Beim primären Hyperaldosteronismus ist eine wirksame **präoperative antihypertensive Behandlung** indiziert, sie soll bis zum Operationszeitpunkt beibehalten werden. Die Behandlung mit Spironolacton (200–300 mg/d für 2–3 Wochen) ist in der Regel genügend, außerdem soll die Kaliämie normalisiert werden.

Bei gesichertem primärem Hyperaldosteronismus sollte eine **selektive Blutentnahme der Nebennierenvenen** durchgeführt werden, damit zwischen einer unilateralen oder bilateralen Aldosteronsekretion unterschieden werden kann. Gewisse Medikamente wie Spironolacton, Eplerenon, Amilorid und Drosperinon (Yasmin-Pille) sollten vier Wochen vor der Untersuchung abgesetzt werden, um die Untersuchung nicht zu verfälschen.

LITERATUR

Muth A, Ragnarsson O, Johannsson G, Wängberg B. Systematic review of surgery and outcomes in patients with primary aldosteronism. Br J Surg. 2015; 102(4): 307–317.

Velema M, Dekkers T, Hermus A et al. Quality of life in primary aldosteronism: a comparative effectiveness study of adrenalectomy and medical treatment. J Clin Endocrinol Metab. 2018; 103(1): 16–24.

KASUISTIK

Ein 29-jähriger Patient leidet an einer schwer einstellbaren Hypertonie. Trotz ausgebauter antihypertensiver Therapie treten immer noch regelmässig Bluthochdruckspitzen auf. Diese sind mit Kopfschmerzen, Schwindel und Herzrasen assoziiert. Zudem ist der Patient während dieser Attacken blass und teilweise kommt es auch zum Erbrechen. Bei diesem jungen Patienten mit therapieresistentem Hypertonus denken Sie an das Vorliegen eines Phäochromozytoms.

Welche der nachfolgend aufgeführten Symptome oder Krankheiten können mit einem Phäochromozytom assoziiert sein?

a) Blutdruckspitzenwerte von bis zu 300 mmHg
b) Intermittierende Kopfschmerzen
c) Von-Hippel-Lindau-Syndrom
d) Dauerhypertonus
e) Medulläres Schilddrüsenkarzinom

Alle Antworten sind richtig.
Alle aufgeführten Symptome und Krankheiten können mit einem Phäochromozytom assoziiert sein.

Die typischen **Hochdruckattacken** bei einem Phäochromozytom treten nur bei 50–60 % der Patienten auf. Die Attacken können durch körperlichen sowie psychischen Stress ausgelöst werden. Des Weiteren sind intermittierende Kopfschmerzen, Tachykardien, Zittern und Schwitzen mit einem Phäochromozytom assoziiert. Die Manifestation dieser Symptome unterliegt einer großen Variation. Deswegen sollte bei einem nicht einstellbaren Hypertonus das Phäochromozytom mit in die Differenzialdiagnostik einbezogen werden.

Zur Diagnosestellung erfolgt der laborchemische Nachweis der **Hyperkatecholaminämie** im Plasma oder heute seltener durch Messung der gesamten 24-h-Urinausscheidung von Adrenalin und Noradrenalin, Metanephrinen und Vanillinmandelsäure.

Nach einem endokrinologischen, biochemischen Nachweis erfolgt die **Lokalisationsdiagnostik,** die in der Regel mit einem Abdomen-CT beginnt. Die MRT erlaubt die spezifische Weichteildarstellung des Tumors und seiner Umgebungsbeziehungen. Beim Phäochromozytom kann die MRT aufgrund des spezifischen Signals in der T2-Wichtung die klinische Diagnose spezifisch ergänzen. Bei Phäochromozytomen ermöglicht die MIBG-Szintigrafie mit einer Sensitivität von 80–90 % und einer Spezifität von über 90 % eine funktionstopografische Ergänzung zur Schichtbilddiagnostik.

Die **Dignitätsbeurteilung** von Phäochromozytomen und Paragangliomen ist pathohistologisch in den meisten Fällen nicht sicher möglich. Bei sehr großen Tumoren, zentralen Nekrosen und einer hohen Proliferation ist eine Malignität jedoch sehr wahrscheinlich.

Die **Inzidenz** von Phäochromozytomen liegt bei 1–2 pro 100.000 Einwohner pro Jahr. Davon leiden etwa 0,1–1 % der Patienten an Hypertonie. 85 % der Phäochromozytome sind im Nebennierenmark lokalisiert, während seltenere Lokalisationen die thorakalen und abdominalen Paraganglien involvieren.

Phäochromozytome sind in etwa 10 % der Fälle hereditär bei multipler endokriner Neoplasie (MEN Typ 2a und 2b) und beim von-Hippel-Lindau-Syndrom. Hereditäre Phäochromozytome sind häufig bilateral und entstehen auf dem Boden einer erst diffusen, dann nodulären Nebennierenmarkshyperplasie.

Der **Nachweis der Heredität** erfolgt durch die Dokumentation einer Mutation im RET-Protoonkogen bei MEN 2, im VHL-Gen beim von-Hippel-Lindau-Syndrom. Die **Therapie** beinhaltet die Adrenalektomie bei einseitigen Tumoren sowie bei MEN2 Mutationen die beidseitige Resektion des Nebennierenmarks. Bei bis zu 80 % der Patienten kann dadurch der Blutdruck dauerhaft normalisiert werden.

LITERATUR

Gruber LM, Hartman RP, Thompson GB et al. Pheochromocytoma characteristics and behavior differ depending on method of discovery. J Clin Endocrinol Metab. 2019; 104(5): 1386–1393.

Lenders JW, Duh QY, Eisenhofer G, et al. Pheochromocytoma and paraganglioma: an endocrine society clinical practice guideline. J Clin Endocrinol Metab 2014; 99(6): 1915–1942.

5

KASUISTIK

Bei dem vorbekannten 29-jährigen Mann wurde ein 4 cm großer Tumor der linken Nebenniere diagnostiziert. Die endokrinologischen Funktionstests konnten ein Phäochromozytom nachweisen. Eine laparoskopische Adrenalektomie ist geplant. Sie denken über die präoperative Vorbereitung nach.

Welche der folgenden Aussagen ist in diesem Zusammenhang korrekt?

a) Eine präoperative Behandlung ist nicht notwendig. Der Patient sollte so schnell wie möglich einer operativen Therapie zugeführt werden, damit Blutdruckspitzen vermieden werden.
b) Eine präoperative Therapie ist erforderlich, um durch Gabe eines Diuretikums die Blutdruckoptimierung zu gewährleisten.
c) Die Gabe von α-Rezeptorenblockern ist zur Vorbehandlung erforderlich. Sie werden einmalig hochdosiert am Tage vor der Operation verabreicht.
d) Die Gabe von α-Rezeptorenblockern ist zur Vorbehandlung erforderlich. Phenoxybenzamin wird beginnend mit 20 mg in aufsteigender Dosierung bis 100 mg über 14 Tage verabreicht.
e) Neben einer α-Rezeptorenblocker-Behandlung sollte bei einer Tachykardie oder bei Arrhythmien zusätzlich ein Betablocker gegeben werden.
f) Betablocker sollten teilweise ohne α-Rezeptorenblocker verabreicht werden

Die korrekten Aussagen sind d und e.

Es besteht eine **dringliche, absolute Indikation zur Adrenalektomie** bei diesem Patienten. Jedoch darf eine sofortige Operation ohne Vorbehandlung nicht durchgeführt werden. Sie könnte sonst zur unkalkulierbaren Freisetzung von Katecholaminen durch den Tumor mit schwer therapierbaren Blutdruckspitzen und Tachykardien führen mit erhöhter Mortalität.

Die Katecholaminwirkung erfolgt über die sog. α- und β-Rezeptoren. Die Wirkung von Adrenalin und Noradrenalin auf die einzelnen Subtypen von Rezeptoren ist unterschiedlich, eine effiziente Blockierung der Katecholamineffekte wird überwiegend über die α-Rezeptoren erreicht. So wird **Phenoxybenzamin,** ein α-Blocker, präoperativ in aufsteigender Dosierung verabreicht (beginnend mit 20 mg/d bis 160–320 mg/d über 10–14 Tage unter ausreichender Volumenzufuhr). Die Nebenwirkungen der α-Rezeptorenblockade sind Orthostase, Tachykardie und Schwellung der Nasenschleimhaut; sie werden durch Aussetzen der Dosissteigerung bzw. symptomatisch behandelt.

Bei einigen Patienten ist bei Auftreten von Arrhythmien und Tachykardien neben der Gabe von α-Blockern eine zusätzliche Gabe von **unselektiven Betablockern** notwendig. Diese Medikation ist sehr vorsichtig vorzunehmen und sollte unter kardiologischer Überwachung erfolgen. Bei alleiniger Gabe von Beta-Blockern entfällt der vasodilatatorische Effekt der β2-Rezeptoren, dies würde konsekutiv zum Blutdruckanstieg führen.

LITERATUR

Hamidi O, Young WF Jr, Iñiguez-Ariza NM et al. Malignant pheochromocytoma and paraganglioma: 272 patients over 55 years. J Clin Endocrinol Metab. 2017; 102(9): 3296–3305.

Neumann HPH, Young WF Jr, Eng C. Pheochromocytoma and paraganglioma. N Engl J Med. 2019; 381(6): 552–565.

THEMA

Der US-Präsident J. F. Kennedy litt unter einer chronischen **Nebenniereninsuffizienz.** Auch wenn er selbst seine Krankheit immer geleugnet hat, lassen neuere historische Erkenntnisse jedoch wenig Zweifel übrig. Fest steht zum Beispiel, dass Präsident Kennedy jahrelang eine Hormonsubstitutionstherapie bekommen hat.

Welche Aussagen treffen auf eine Nebenniereninsuffizienz nicht zu?

a) Die Nebenniereninsuffizienz ist ein vollständiger oder teilweiser Verlust der Funktion der Nebennierenrinde.

b) Die Nebenniereninsuffizienz kann in eine primäre (z. B. nach Adrenalektomie) und sekundäre bzw. tertiäre Verlaufsform differenziert werden.

c) Eine Insuffizienz der Nebenniere wird auch als Addison-Krankheit bezeichnet.

d) Eine Nebenniereninsuffizienz ist nicht gefährlich. Nach einer vorsichtigen Flüssigkeitssubstitution kann abgewartet werden, bis sich die Glukokortikoidspiegel wieder normalisiert haben.

e) Eine Nebenniereninsuffizienz ist durch den Nachweis eines niedrigen morgendlichen Kortisolspiegels sowie eines nicht erhöhten Spiegels nach ACTH-Stimulation nachzuweisen.

Die Aussage d trifft nicht zu.

Eine akute Nebenniereninsuffizienz kann tödliche Folgen haben. Während einer **Addison-Krise** kann sich eine lebensbedrohliche Hypotension, Hypoglykämie oder Hyperkaliämie entwickeln. Die Standardtherapie beinhaltet die intravenöse Gabe von Hydrokortison, von natriumhaltigen Infusionen und von Dextrose. Diese Behandlung ist in der Regel rasch effektiv.

Eine Nebenniereninsuffizienz bedeutet eine **Einschränkung der Hormonproduktion** in der Nebenniere. Eine Nebenniereninsuffizienz wird auch im Zeitalter der modernen Medizin nicht selten erst im Spätstadium entdeckt. Die relativ unspezifischen Symptome führen nicht zu einer schnellen Diagnose dieser Erkrankung. So ist es nicht selten, dass die Erstmanifestation in einer Stresssituation klinisch relevant wird. Nach der pathophysiologischen Schädigung wird sie in eine primäre, sekundäre oder tertiäre Form eingeteilt:

- Bei der **primären Nebenniereninsuffizienz** liegt eine Störung auf der Basis der Nebenniere vor (z. B. Immunadrenalitis, Z. n. Adrenalektomie). Sie wird als Addison-Krankheit bzw. Addison-Krise bezeichnet.
- Eine **sekundäre Störung** wird durch eine Verminderung der hypophysären ACTH-Sekretion verursacht.
- Die **tertiäre Insuffizienz** ist bedingt durch eine Verminderung des hypothalamischen Releasing-Hormons. Diese Situation ist nach operativen Interventionen in die Differenzialdiagnose einzubeziehen.

Die alleinige Bestimmung der Steroidhormone ist nicht immer aussagekräftig. Der ACTH-Test führt ebenfalls zu keiner Steigerung des Kortisols im Plasma.

LITERATUR

Bornstein SR, Allolio B, Arlt W et al. Diagnosis and treatment of primary adrenal insufficiency: an endocrine society clinical practice guideline. J Clin Endocrinol Metab. 2016; 101(2): 364–389.

Hahner S, Spinnler C, Fassnacht M et al. High incidence of adrenal crisis in educated patients with chronic adrenal insufficiency: a prospective study. J Clin Endocrinol Metab. 2015; 100(2): 407–416.

5

KASUISTIK

Ein 54-jähriger Mann mit den klinischen Zeichen eines Cushing-Syndroms begibt sich in Ihre Behandlung. In der biochemischen Diagnostik (Kortisolmessung, Dexamethason-Hemmtest) bestätigt sich die Diagnose. In der abdominalen KM-CT-Untersuchung ist ein ca. 9 cm großer Nebennierentumor rechts festzustellen. Er infiltriert die angrenzende rechte Niere sowie die Leber.

Welche Therapie ist notwendig?

a) Aufgrund der Tumorgröße ist eine Bestrahlung durchzuführen.
b) Es handelt sich um einen kortisolproduzierenden Tumor, der durch die ACTH-Produktion der Hypophyse stimuliert wird. Daher ist eine Resektion der Hypophyse notwendig.
c) Eine chirurgische En-bloc-Resektion ist anzustreben.
d) Aufgrund der Tumorgröße ist eine palliative, symptomatische Therapie angezeigt.
e) Eine Chemotherapie mit Mitotan kann durchgeführt werden.

Die Antwort c ist richtig.

Die Anamnese und die klinischen Befunde weisen auf ein **adrenokortikales Karzinom** hin. Dieser Tumor ist sehr selten und tritt vorwiegend in der 4. und 5. Lebensdekade auf. Die Prognose der Erkrankung ist ungünstig, die 5-Jahres-Überlebensrate beträgt 20 %.

- **Chirurgie:** Derzeit ist der einzige kurative Therapieansatz des adrenokortikalen Karzinoms die radikale chirurgische R0-Resektion, ggf. die multiviszerale En-bloc-Resektion. Der Eingriff erfolgt immer transabdominal, evtl. auch thorakoabdominal. Die Tumoreröffnung mit Zellaussaat muss vermieden werden. Eine paraaortale/parakavale Lymphadenektomie wird empfohlen. Während die R0-Resektion einen deutlichen prognostischen Vorteil ergibt, kann ein Tumor-Debulking im Einzelfall, z. B. bei erheblicher hormoneller Symptomatik, sinnvoll sein. Laparoskopische Techniken zur Adrenalektomie sind beim adrenokortikalen Karzinom nicht indiziert.
- **Systemische Therapie:** Für die systemische Therapie des Nebennierenrindenkarzinoms stehen Inhibitoren der Steroidbiosynthese (Mitotan, Aminoglutethimid) und klassische Chemotherapeutika zur Verfügung. Durch Mitotan sind in 20–25 % der Patienten objektive Remissionen beobachtet worden. Ein biochemisch antihormonelles Ansprechen kann in 30–70 % erreicht werden. Von den klassischen Zytostatika sind vor allem Cisplatin, Doxorubicin und Etoposid als Kombination wirksam.
- **Strahlentherapie:** Der Wert einer adjuvanten/additiven Strahlentherapie ist weder nach R0- noch nach R1-Resektion ohne Tumorsymptomatik gesichert, die Indikation zur perkutanen Radiatio des Tumorbetts bleibt damit individuellen Indikationen vorbehalten. Eine palliative Strahlentherapie eines inoperablen Primärtumors oder von Metastasen sollte beim Auftreten einer klinischen Symptomatik durchgeführt werden.

LITERATUR

Fassnacht M, Dekkers O, Else T, et al. European Society of Endocrinology clinical practice guidelines on the management of adrenocortical carcinoma in adults, in collaboration with the European Network for the Study of Adrenal Tumors. Eur J Endocrinol. 2018; 179(4): G1-G46.

Iñiguez-Ariza NM, Kohlenberg JD, Delivanis DA et al. Clinical, biochemical, and radiological characteristics of a single-cetner retrospective cohort of 705 large adrenal tumors. Mayo Clin Proc Inn Qual Outcomes. 2018; 2(1): 30–39.

KASUISTIK

Im Rahmen eines Abdomen-CT wird bei einer 62-jährigen Patientin zufällig ein Nebennierentumor entdeckt. 4 % aller Erwachsenen weisen ein Inzidentalom der Nebenniere auf, wobei die Inzidenz mit zunehmendem Alter steigt.

Welche Abklärungen sind notwendig?

a) Die Hormonaktivität muss geklärt werden.
b) Eine bioptische Sicherung, um die Diagnose und Dignität klären zu können, ist zwingend.
c) Eine chirurgische Resektion ist generell indiziert.
d) Je nach Tumorgrösse und Hormonaktivität können auch nur Verlaufskontrollen indiziert sein.
e) Das Vorliegen eines Phäochromozytoms sollte immer ausgeschlossen werden.

Die Antwort a, d und e sind richtig.

Bei Inzidentalomen sollte primär die **Hormonproduktion des Tumors** ausgeschlossen oder verifiziert werden, wobei die meisten der Tumoren hormoninaktiv sind (80 %). Dazu werden neben einer ausführlichen Anamnese ein Dexamethason-Hemmtest durchgeführt und Katecholamine, Serumkalium, Sexualhormone und Steroidvorläufer sowie der Renin-Aldosteron-Quotient bestimmt.

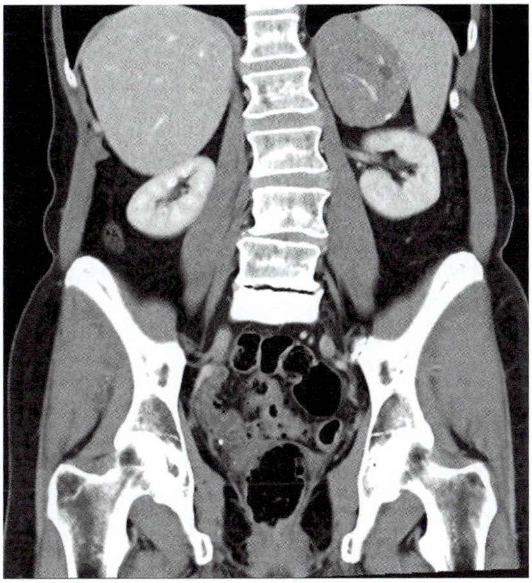

Abb. 5.39 Inzidentalom der linken Nebenniere [P1176]

Zur **Klärung der Dignität** ist zudem ein natives CT mit ggf. ergänzenden Untersuchungen bei V. a. Malignität indiziert (CT mit Kontrastmittel, MRI oder PET/CT). ➤ Abb. 5.39 zeigt ein Inzidentalom, welches in einem CT Abdomen aufgefallen ist.

Die **Differenzialdiagnosen** beinhalten hormonell inaktive Tumoren der Nebennierenrinde, hormonbildende Tumoren der Nebennierenrinde (v. a. Kortisol und Aldosteron), Phäochromozytome sowie Karzinome oder Metastasen der Nebenniere.

Hormonell aktive Tumoren werden durch die chirurgische Resektion behandelt, ebenso Malignome. Bei **fehlender Hormonproduktion** sowie einer Größe unter 4 cm sind engmaschige radiologische Verlaufskontrollen indiziert. Bei einer Größenprogredienz besteht ebenfalls die Indikation zur Adrenalektomie.

Je größer der Tumor, desto höher die Wahrscheinlichkeit für Malignität. So handelt es sich bei nur 2 % der Tumoren unter 4 cm um Karzinome, wogegen 25 % der Inzidentalome bei einer Größe über 6 cm maligne sind.

Bei in der Computertomografie **gutartig imponierenden Befunden** (homogene Raumforderung mit Hounsfield Units ≤ 10) sowie einer Größe unter 4 cm bedarf es gemäß aktuellen Leitlinien keiner weiteren Verlaufskontrollen mehr.

LITERATUR

Ball MW, Hemal AK, Allaf Me. International Consultation on Urological Diseases and European Association of Urology international consultation on minimally invasive surgery in urology: laparoscopic and robotic adrenalectomy. BJU Int. 2017; 119(1): 13–21.

Fassnacht M, Arlt W, Bancos I et al. Management of adrenal incidentalomas: European Society of Endocrinology clinical practice guideline in collaboration with the European Network for the Study of Adrenal Tumors. Eur J Endocrin. 2016; 175(2): G1–G34.

5.14 Retroperitoneale Tumoren

Kuno Lehmann

KASUISTIK

Ein 59-jähriger Mann erhält eine CT-Untersuchung bei neu aufgetretenen Magenschmerzen. Als Zufallsbefund findet sich ein retroperitonealer Befund, median der linken Niere (➤ Abb. 5.40). Der Mann ist bis auf die Magenschmerzen beschwerdefrei und hat gemäß seinen Aussagen bis auf eine COPD bei Nikotinabusus (20 Pack-Years) und einen oral eingestellten Diabetes mellitus keine Vorerkrankungen.

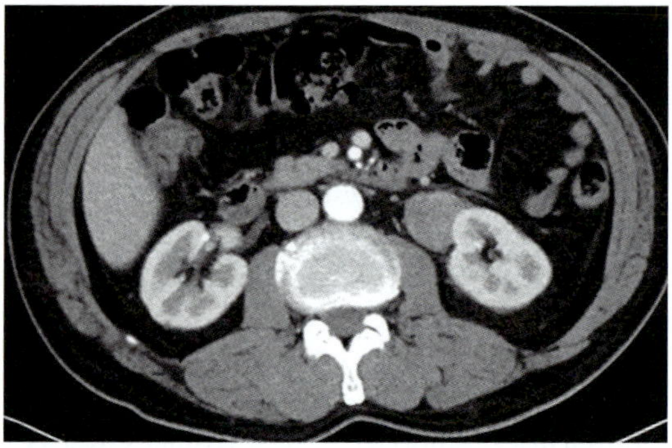

Abb. 5.40 Retroperitonealer Befund [P1163]

Welche der Untersuchungen würden Sie als nächstes anordnen?

a) 18FDG-PET/CT
b) Familienanamnese, genetische Testung
c) Tumorbiopsie
d) Tumormarker
e) Diagnostische Laparoskopie

Die richtige Antwort ist c.

Es handelt sich mit hoher Wahrscheinlichkeit um ein **Weichteilsarkom.** Unter den angegebenen Möglichkeiten ist daher die **Tumorbiopsie** *(core needle)* der nächste sinnvolle Schritt und sollte an demjenigen Zentrum erfolgen, welches auch die weitere Therapie durchführt. Das Risiko einer Tumordissemination bei korrekt durchgeführten Stanzbiopsien ist äußerst klein. Allerdings kann das histologische Resultat einen enormen Einfluss auf die weitere Therapieplanung bzw. die Wahl der Modalität haben. Die beiden Ausnahmen, bei denen bei retroperitonealen Tumoren eine Tumorbiopsie durchgeführt werden sollten, sind das adrenokortikale Karzinom und das Phäochromozytom.

Tumormarker (AFP, β-HCG) können differenzialdiagnostisch hilfreich sein für Lymphknotenmetastasen eines Hodentumors, und Marker wie CEA, CA-125 oder CA19–9 können Rezidive von Adenokarzinomen (Anamnese!) vermuten lassen; ansonsten haben Tumormarker aber einen limitierten Wert für die Diagnosestellung.

Die Erhebung der **Familienanamnese** ist immer vernünftig, allerdings sind genetische Syndrome auch bei retroperitonealen Tumoren selten (*TP53, RB-1, FAP, NF-1*). Als nächster Schritt ist dies daher nicht sinnvoll. Ebenso ist die Rolle des **FDG-PET/CT** bei retroperitonealen Tumoren nicht etabliert.

Eine diagnostische **Laparoskopie** zur weiteren Abklärung macht hier keinen Sinn. Auf *keinen* Fall sollte hier eine laparoskopische Biopsie erfolgen; damit würde potenziell Tumorgewebe im Abdomen verteilt.

LITERATUR

Berger-Richardson D, Swallow CJ. Needle tract seeding after percutaneous biopsy of sarcoma: Risk/benefit considerations. Cancer. 2017; 123: 560–567

Italiano A et al. Clinical effect of molecular methods in sarcoma diagnosis (GENSARC): a prospective, multicentre, observational study. Lancet Oncol. 2016; 17: 532–538.

Schütte J et al. Weichgewebssarkome (maligne Weichgewebstumoren) des Erwachsenen. www.onkopedia.com/de/onkopedia/guidelines/weichgewebssarkome-maligne-weichgewebstumoren-des-erwachsenen/ (letzter Zugriff: 18.8.2021).

KASUISTIK

(Fortsetzung) Beim selben Patient erhalten Sie nun die Biopsieresultate der Stanzbiopsie. Der Pathologe beurteilt die Biopsie als Liposarkom. Sie teilen die Diagnose dem Patienten mit und sind dabei unmittelbar mit seinen Fragen zur weiteren Therapie konfrontiert.

Welche Aussage bezüglich der multimodalen Therapie retroperitonealer Weichteiltumore ist falsch?

a) Vor Therapieeinleitung muss eine Tumorfallbesprechung an einem kompetenten Tumorboard erfolgen.
b) Die Tumorresektion muss en bloc erfolgen, in der Regel unter Mitnahme von benachbarten Strukturen, auch wenn sie nicht makroskopisch befallen sind.
c) Beim gut differenzierten Liposarkom ist die Tumorenukleation entlang der Kapsel ausreichend.
d) Die präoperative Radiotherapie sollte diskutiert werden, besonders bei Liposarkomen.
e) Eine präoperative Systemtherapie kann indiziert sein.

Aussage c ist falsch.

Das gut differenzierte Liposarkom besitzt keine eigentliche Tumorkapsel, daher sollte auch hier eine **En-bloc-Resektion unter Mitnahme benachbarter Strukturen** erfolgen. Häufig betrifft dies das Kolon, die Psoasfaszie und die Niere.

Die Rolle der **präoperativen Radiotherapie** wurde in der EORTC-62092:STRASS-Studie untersucht, welche als Schlussfolgerung keine generelle Empfehlung als Therapiestandard abgibt. Bei der Analyse der Subgruppe der Patienten mit Liposarkom fand sich aber ein Vorteil durch die Vorbestrahlung, sodass hier weitere Studien zur Klärung folgen dürften.

Die **Systemtherapie** hat eine zentrale Rolle bei bestimmten Tumortypen. Beispielsweise wird beim Ewing-Sarkom eine Kombinationstherapie (VIDE) routinemäßig angewandt. In Einzelfällen kann eine Systemtherapie eine radiologische Response mit Einfluss auf die Resezierbarkeit herbeiführen.

LITERATUR

Bonvalot S et al. Preoperative radiotherapy plus surgery versus surgery alone for patients with primary retroperitoneal sarcoma (EORTC-62092: STRASS): a multicentre, open label, randomized phase 3 trial. Lancet Oncol. 2020; 21: 1366–1377

Donahue TR et al. Evaluation of neoadjuvant therapy and histopathologic response in primary, high-grade retroperitoneal sarcoma using the sarcoma normogram. Cancer 2010; 116: 3883–3891.

Trans-Atlantic RPS Working Group – Management of primary retroperitoneal sarcoma (RPS) in the adult: a consensus approach from the trans-atlantic RPS working group. Ann Surg Oncol. 2015; 22: 256–263.

KASUISTIK

(Fortsetzung) Das Sarkomboard hat empfohlen, bei Ihrem Patienten eine präoperative Radiotherapie durchzuführen. Nachdem diese nun abgeschlossen ist, erscheint der Patient in Ihrer Sprechstunde. In der Abdomen-CT, welche der Patient Ihnen mitbringt, ist der Tumor in etwa gleich groß.

Welche Untersuchung(en) ist/sind empfohlen, bevor Sie die Operation dieses Liposarkoms planen?

a) Koloskopie
b) Seitengetrennte Bestimmung der Nierenfunktion
c) Rebiopsie des Tumors
d) CT Thorax
e) Kardiopulmonale Standortbestimmung

Antwort c ist falsch.

Die Biopsie eines retroperitonealen Tumors soll primär die Diagnose liefern. Es gibt keine Indikation für eine **Rebiopsie** in diesem Zusammenhang, etwa als Therapiekontrolle. Allerdings muss präoperativ sichergestellt sein, dass das **Tumorstaging** vollständig ist. Idealerweise erfolgt dies initial, also auch vor Einleitung der Radiotherapie. In der onkologischen Chirurgie sollte dies aber vor einer Operation immer prüfen.

Zum vollständigen Tumorstaging gehören in der Regel eine **Schnittbildgebung (MR/CT)** des Abdomens und eine **CT Thorax,** um Lungenmetastasen auszuschließen. Die **Koloskopie** ist nicht obligater Teil des Tumorstagings. Allerdings ist sie sinnvoll, um präoperativ andere Pathologien des Kolons auszuschließen, da das Kolon mitreseziert wird, wenn es dem Tumor anliegt. Für den Fall einer einseitigen Nephrektomie kann die postoperative Nierenfunktion kontralateral mithilfe einer seitengetrennten **Nierenfunktionsbestimmung** (Szintigrafie) abgeschätzt werden. Die Notwendigkeit einer **kardiopulmonalen Standortbestimmung** ist abhängig vom Risikoprofil des Patienten. Der Beispielpatient hat eine COPD und weitere kardiovaskuläre Risikofaktoren (Diabetes, Nikotin-Abusus) und damit ein erhöhtes Risikoprofil.

LITERATUR

Casali PB. Soft tissue and visceral sarcomas: ESMO-EURACAN clinical practice guidelines for diagnosis, treatment and follow-up. Ann Oncol 2018; 29: iv51–iv67.

Mullen JT et al. Clinical features, evaluation and treatment in retroperitoneal soft tissue sarcoma. www.uptodate.com/contents/clinical-features-evaluation-and-treatment-of-retroperitoneal-soft-tissue-sarcoma (letzter Zugriff: 18.8.2021).

Trans-Atlantic RPS Working Group. Management of primary retroperitoneal sarcoma (RPS) in the adult: a consensus approach from the trans-atlantic RPS working group. Ann Surg Oncol. 2015; 22: 256–263.

KASUISTIK

(Fortsetzung) Sie haben Ihren Patienten mit einem retroperitonealen Tumor erfolgreich operiert und eine vollständige Resektion (R0) erreicht. Sie planen nun die Nachsorge.

Welche Aussage(n) zur Nachsorge und zum Verlauf retroperitonealer Tumore ist/sind falsch?

a) Gut differenzierte Liposarkome haben eine gute Langzeitprognose, sie redizivieren in der Regel lokal.
b) Leiomyosarkome können lokal rezidivieren, häufig sind aber Lungenmetastasen.
c) Das dedifferenzierte Liposarkom verhält sich identisch wie das gut differenzierte, nur mit mehr Dynamik (schneller).
d) Systemische Optionen bei metastasierten retroperitonealen Sarkomen gibt es kaum.
e) Retroperitoneale Sarkome werden mittels abdominaler Schnittbildgebung nachkontrolliert.

Die Aussagen c, d und e sind falsch

Gut differenzierte Liposarkome des Retroperitoneums haben tatsächlich eine gute Langzeitprognose und metastasieren selten (< 10 %), allerdings sind lokale Rezidive relativ häufig, da die Tumore keine Kapsel aufweisen.

Die **dedifferenzierten Liposarkome** haben eine höhere Dynamik, sie metastasieren – im Gegensatz zu den gut differenzierten Liposarkomen – auch häufiger es, und es sind Zweittumore zu beobachten.

Bei **Leiomyosarkomen** finden sich die Rezidive häufig hämatogen, beispielsweise in der Lunge. Aus diesem Grund ist es wichtig, den Thorax in der Nachsorge nicht auszublenden.

Die **Bildgebung** richtet sich nach dem Tumortyp und dem Differenzierungsgrad. In der Regel werden aggressive Tumore initial in Abständen von 3–6 Monaten kontrolliert. Es ist wichtig in der Nachsorge die Lunge nicht zu vernachlässigen. Lungenmetastasen (besonders bei krankheitsfreiem Überleben > 1 Jahr, keine extrapulmonalen Metastasen) werden in der Regel reseziert. **Systemisch** ist eine Therapie mit Antrazyklinen erste Wahl. Vereinzelt gibt es spezifische molekulare Therapiemöglichkeiten.

LITERATUR

Casali PB. Soft tissue and visceral sarcomas: ESMO-EURACAN clinical practice guidelines for diagnosis, treatment and follow-up. Ann Oncol 2018; 29: iv51–iv67.

Gronchi A et al. Variability in patterns of recurrence after resection of primary retroperitoneal sarcoma (RPS). Ann Surg 2016; 263: 1002–1009.

Schütte J et al. Weichgewebssarkome (maligne Weichgewebstumoren) des Erwachsenen. www.onkopedia.com/de/onkopedia/guidelines/weichgewebssarkome-maligne-weichgewebstumoren-des-erwachsenen/ (letzter Zugriff: 18.8.2021).

Tap WD, Jones RL, Van Tine BA et al. Olaratumab and doxorubicin versus doxorubicin alone for treatment of soft-tissue sarcoma: an open-label phase 1b and randomised phase 2 trial. Lancet 2016; 388: 488–497.

5.15 Peritoneale Metastasen

Beate Rau

KASUISTIK

Bei dem Patienten wurde vor zwei Jahren eine Hemikolektomie rechts durchgeführt mit dem histologischen Ergebnis: Muzinöses Adenokarzinom pT4 pN0 (0/12) pM0 L0 V0 Pn0 R0. Der Tumormarker CEA lag vor der Operation bei 5,3 µg/l und 5 Tage postoperativ bei 1,5 µg/l. In der aktuellen Nachsorgeuntersuchung fällt ein steigender CEA-Wert auf (7,3 µg/l). Das daraufhin durchgeführte CT-Abdomen zeigt vereinzelte peritoneale Noduli mit einem geschätzten PCI von 8.

5

Welche weiteren Schritte würden Sie am ehesten umsetzen?

a) Sie gehen von einer CEA-Fehlbestimmung aus und empfehlen eine Kontrolle in sechs Monaten.
b) Sie empfehlen dringend ein PET-CT.
c) Aufgrund des steigenden CEA-Werts ist eine sofortige Chemotherapie dringend erforderlich.
d) Sie indizieren eine Staging-Laparoskopie, um eine peritoneale Metastasierung mit dem PCI-Wert anzugeben und eine histologische Sicherung durchzuführen.
e) Sie lassen die cfDNA bestimmen.

Die richtige Antwort ist d.

Eine **peritoneale Metastasierung** ist häufig mit einem rechtsseitigen Kolonkarzinom assoziiert und entwickelt sich nach kurativer Kolonkarzinomresektion in ca. 2–3 % innerhalb der ersten drei Jahre. Bei einem **CEA-Anstieg** ist häufig von einer Metastasierung auszugehen.

Nur eine **Staging-Laparoskopie** kann das Ausmaß der peritonealen Metastasierung sinnvoll einschätzen und beschreiben. Die peritoneale Tumorlast wird mit dem **Peritoneal Cancer Index (PCI)** angegeben und ist ein international anerkannter Wert mit prognostischem Einfluss. Der maximale Wert ist 39. Je höher der PCI ist, desto schlechter ist die Prognose für den Patienten.

Eine **zytoreduktive Chirurgie** mit parietaler Peritonektomie mit dem Ziel einer kompletten Entfernung der peritonealen Metastasen und Tumoranteilen kann eine 5-Jahres-Überlebensrate von 42 % erreichen. Eine zusätzliche **hypertherme intraperitoneale Chemotherapie (HIPEC)** über 30 Minuten mit Oxaliplatin 400 mg/m^2 konnte allerdings keinen signifikanten Vorteil (bis auf Patienten mit einem PCI von 11–15) demonstrieren und wird daher in dieser Form auch nicht empfohlen. Weitere Studien zu diesem Thema sind geplant. Dringend empfohlen wird bei peritonealer Metastasierung die chirurgische Behandlung in zertifizierten Zentren.

Eine **alleinige Chemotherapie** nur auf dem Boden eines CEA-Anstiegs ist derzeit kein Standard. Allerdings ist bei Nachweis einer Metastasierung der molekulare Fingerprint des Tumors von hohem Interesse, da hierauf eine individuelle medikamentöse Tumortherapie zielgerichtet angewendet werden kann. Die Basisdiagnostik beinhaltet den *RAS*-Status, *BRAF*- und den Mikrosatellitenstatus.

Der Nachweis im Blut von zellfreier DNA (cfDNA) ist derzeit noch kein Standard und steht im Fokus der Forschung.

LITERATUR

Brouwer NPM, van der Kruijssen DEW, Hugen N et al. The impact of primary tumor location in synchronous metastatic colorectal cancer: differences in metastatic sites and survival. Ann Surg Oncol. 2020; 27(5): 1580–1588.

Esquivel J, Chua TC, Stojadinovic A et al. Accuracy and clinical relevance of computed tomography scan interpretation of peritoneal cancer index in colorectal cancer peritoneal carcinomatosis: a multi-institutional study. J Surg Oncol. 2010; 102(6): 565–570.

Kyang LS, Alzahrani NA, Alshahrani MS et al. Early recurrence in peritoneal metastasis of appendiceal neoplasm: Survival and prognostic factors. Eur J Surg Oncol. 2019; 45(12): 2392–2397.

Ravn S, Heide-Jørgensen U, Christiansen CF et al. Overall risk and risk factors for metachronous peritoneal metastasis after colorectal cancer surgery: a nationwide cohort study. BJS Open. 2020; 4(2): 284–292.

Spiliotis J, Halkia EE, Kalantzi N et al. Mapping the location of peritoneal metastases using the peritoneal cancer index and the correlation with overall survival: a retrospective study. J BUON. 2015; 20(Suppl 1): S64–70.

Vogl TJ, Pereira PL, Helmberger T et al. Updated S3 Guidelines – diagnosis and treatment of colorectal carcinoma: relevance for radiological diagnosis and intervention. Rofo 2019; 191(4): 298–310.

KASUISTIK

Wegen Magenbeschwerden erfolgte eine Magenspiegelung mit dem histologischen Nachweis eines siegelringzelligen Adenokarzinoms des Magenantrums. Die Umfelddiagnostik erfolgte durch CT Thorax/Abdomen Becken und konnte Fernmetastasen in der Lunge und in der Leber ausschließen. Das klinische Tumorstadium wurde mit cT3 N(positiv) M0 angegeben. In der Tumorkonferenz wurde eine präoperative Chemotherapie mit vier Zyklen mit FLOT empfohlen. Nach Abschluss der Chemotherapie stellt sich der Patient mit einem Re-Staging (CT Thorax/Abdomen Becken) wieder bei Ihnen vor. Erneut konnten Fernmetastasen in Lunge und Leber ausgeschlossen werden. Der Primärtumor hat sich verkleinert und infiltriert keine Nachbarorgane. Wie ist das weitere Vorgehen?

Welche Aussage ist nicht richtig?

a) HER2/neu sollte initial am Primärtumor mitbestimmt werden, da die präoperative Therapie danach erfolgversprechend ausgerichtet werden kann.
b) Eine Staging-Laparoskopie im Rahmen der primären Umfelddiagnostik wäre sinnvoll gewesen.
c) Nach präoperativer Chemotherapie ist eine erneute Staging-Laparoskopie sinnvoll.
d) Eine Knochenszintigrafie ist Bestandteil des präoperativen Stagings.
e) Bei einem PCI < 7 wird die parietale Peritonektomie und HIPEC innerhalb von Studien empfohlen.

Aussage d ist nicht richtig.

Bei einem lokal fortgeschrittenen, nodal positiven siegelringzelligen Magenantrum ist die **Bestimmung des HER2/neu-Status** Standard. Bei Positivität ist eine gezielte präoperative Chemotherapie mit Trastuzumab empfohlen. Bei lokal fortgeschrittenen Magenkarzinomen wird eine **Staging-Laparoskopie** dringend empfohlen. In dieser Konstellation liegt das Risiko für den Nachweis einer peritonealen Metastasierung bei 30 %. Eine präzise Angabe des PCI mit Lokalisationsangabe peritonealer Tumorherde ist von hohem Wert. Es empfiehlt sich, eine kurze Videosequenz der Laparoskopie aufzuzeichnen.

Bei einem PCI größer 10 ist in aller Regel ein kuratives Therapiekonzept nicht mehr möglich. Eine palliative Gastrektomie ohne komplette Entfernung von Metastasen ist nicht sinnvoll. Wenn der PCI nach präoperativer Chemotherapie kleiner 10 ist, kann die Indikation zur **Gastrektomie, zytoreduktiven Chirurgie** und gegebenenfalls auch **HIPEC** sinnvoll sein, insbesondere, wenn nach Chemotherapie ein Ansprechen der peritonealen Metastasen zu erkennen ist.

Ziel der Chirurgie muss eine komplette Tumorentfernung sein. Daher ist es sinnvoll, vor einer explorativen Laparotomie oder dem Setzen aller Trokare zur laparoskopischen Gastrektomie zunächst erneut eine Staging-Laparoskopie voranzustellen.

Eine **Knochenszintigrafie** gehört zu den Staging-Untersuchungen beim Magenkarzinom nicht routinemäßig dazu, es sei denn, der Patient gibt Knochenschmerzen an.

LITERATUR

Beom SH, Choi YY, Baek SE et al. Multidisciplinary treatment for patients with stage IV gastric cancer: the role of conversion surgery following chemotherapy. BMC Cancer. 2018: 18(1): 1116.

Fujitani KH, Yang K, Mizusawa J et al. Gastrectomy plus chemotherapy versus chemotherapy alone for advanced gastric cancer with a single non-curable factor (REGATTA): a phase 3, randomised controlled trial. Lancet Oncol. 2016; 17(3): 309–318.

Rau B, Brandl A, Piso P et al. Peritoneal metastasis in gastric cancer: results from the German database. Gastric Cancer. 2020; 23(1): 11–22.

Rau B, Brandl A, Thuss-Patience P et al. The efficacy of treatment options for patients with gastric cancer and peritoneal metastasis. Gastric Cancer 2019; 22(6): 1226–1237.

Seshadri RA, Glehen O. (2016). Cytoreductive surgery and hyperthermic intraperitoneal chemotherapy in gastric cancer. World J Gastroenterol. 2016; 22(3): 1114–1130.

KASUISTIK

Bei der Laparotomie anlässlich einer akuten Appendizitis findet sich ein Appendixtumor.

Welche der folgenden Behauptungen würden Sie nicht akzeptieren?

a) Mukozele, lokalisiertes Pseudomyxoma peritonei, benigne Tumoren und appendizitische Karzinoide < 2 cm können allein mit der Appendektomie kurativ entfernt werden.
b) Eine Hemikolektomie rechts ist indiziert, wenn das Karzinoid dicht am Zökum lokalisiert ist.
c) Die Hemikolektomie rechts ist indiziert, wenn der Tumor die Lymphbahnen, die Serosa oder die Mesoappendix infiltriert.
d) Bei der Operation wird bei der Hälfte der Fälle die Diagnose nicht in Betracht gezogen.
e) Es macht keinen Sinn, Lebermetastasen von einem Karzinoidtumor zu resezieren.

Die Behauptung e dürfen Sie nicht akzeptieren.
Zu 0,5 % entstehen **Neoplasien in den Appendices.** Selten werden diese Neoplasien präoperativ erkannt. Bei der Operation wird die Diagnose bei nicht einmal der Hälfte der Fälle gestellt. Mukozele, lokalisierte Pseudomyxoma peritonei, benigne Tumoren und die meisten Appendixkarzinoide werden durch Appendektomie allein kurativ behandelt. Auch kleine muzinöse Karzinoide, auf die Mukosa beschränkte Adenokarzinome und Tumoren bei Kindern können durch Appendektomie allein geheilt werden.

Appendixkarzinoide metastasieren bei Tumorgrößen bis 1 cm so gut wie nie, bei Tumorgrößen bis 2 cm kaum und über 2 cm Tumorgröße häufiger. Die Therapie muss also ein Stufenkonzept enthalten, welches die Tumorgröße und die Lokalisation beinhaltet. Finden sich einzelne **Lebermetastasen,** sollten diese reseziert werden.
Indikationen für eine **rechte Hemikolektomie** sind:

- Invasive Adenokarzinome
- Dicht am Zökum lokalisierte Tumoren
- Läsionen > 2 cm
- Muzinproduktion
- Invasion der Lymphbahnen, der Serosa oder der Mesoappendix
- Zellulärer Polymorphismus mit einer hohen mitotischen Rate

Die 5-Jahres-Überlebensrate beträgt beim klassischen Appendixkarzinoid mehr als 90 %. Die Prognose für muzinöse Karzinoide liegt zwischen der des klassischen Karzinoids und der des gut differenzierten Adenokarzinoms. Die Prognose des Adenokarzinoms der Appendix wird durch das TNM-Stadium bestimmt und ähnelt der Prognose des kolorektalen Karzinoms.

LITERATUR

Bayhan Z, Yildiz JA, Akendiz Y et al. Appendix neuroendocrine tumor: retrospective analysis of 4026 appendectomy patients in a single center. Emerg Med Int. 2020; 2020: 4030527.

Boaudreaux JW, Klimstra D, Hassan M. The NANETS consensus guideline for the diagnosis and management of neuroendocrine tumors: well-differentiated neuroendocrine tumors of the jejunum, ileum, appendix, and cecum. Pancreas 2010; 29(6): 753–766.

Pape UF, Perren A, Niederle B. ENETS consensus guidelines for the management of patients with neuroendocrine neoplasms from the jejuno-ileum and the appendix including goblet cell carcinomas. Neuroendocrinology. 2012; 95: 135–156.

Rinke A, Wiedenmann B, Auernhammer C et al. Sk2-Leitlinie Neuroendokrine Tumore (Stand 3/2018). AWMF-Register-Nr. 021–026. www.awmf.org/leitlinien/detail/ll/021-026.html (letzter Zugriff: 5.10.2021).

5

5.16 Transplantationschirurgie

Hans-Michael Tautenhahn und Utz Settmacher

THEMA

In der von Ihnen geführten Sprechstunde sehen Sie häufiger Patienten, die an einer Lebererkrankung leiden. Die Klinik, in der Sie arbeiten, hat einen sehr guten Kontakt zum nächstgelegenen Transplantationszentrum.

Welche der folgenden ICD-Diagnosen stellt keine Indikation zur alleinigen Lebertransplantation dar?

a) C22.0 – hepatozelluläres Karzinom
b) K72.0 – akutes Leberversagen bei Amantadin Vergiftung
c) K74.72 – dekompensierte Leberzirrhose auf dem Boden einer nichtalkoholbedingten Steatohepatitis (NASH)
d) K76.1 – Cirrhose cardiaque bei terminaler Herzinsuffizienz
e) K83.0 – sekundär sklerosierende Cholangitis

Antwort d ist richtig.

Die **terminale Herzinsuffizienz** stellt eine relative Kontraindikation für eine Lebertransplantation dar. Grund hierfür ist ein deutlich erhöhter zentraler Venendruck (ZVD), welcher wiederum zu einem Rückstau in die Lebervenen führt. Die Lebertransplantation allein würde die Krankheit nicht kausal therapieren. Zum einen ist die Transplantation bei einem hohen ZVD eine technische Herausforderung sowohl für den Chirurgen als auch den Anästhesisten. Zum Zweiten führt der hohe ZVD innerhalb kürzester Zeit zur erneuten Schädigung des Empfängerorgans.

Eine Transplantation bei terminaler Herzinsuffizienz ist in den meisten Fällen nur in Kombination mit einer Herztransplantation sinnvoll. Alle anderen Erkrankungen stellen prinzipiell Indikationen für eine Lebertransplantation dar.

LITERATUR

Bundesärztekammer. Richtlinie gemäß § 16 Abs. 1 S. 1 Nrn. 2 u. 5 TPG für die Wartelistenführung und Organvermittlung zur Lebertransplantation. Dtsch Ärztebl. 2019; 116(38): A-1688/B-1396/C-1368.

Tacke F, Kroy DC et al. Liver transplantation in Germany. Liver Transplant. 2016; 22(8): 1136–1142.

KASUISTIK

Eine 31-jährige Patientin liegt aktuell auf Ihrer Station zur Implantation eines Peritonealdialysekatheters. Bei der Indikationsbesprechung am Morgen hat Ihr zuständiger Oberarzt gefragt, ob die Patientin bereits in einem Transplantationszentrum gelistet sei. Sie bereiten den Fall nun nochmals genauer auf, wobei sich Ihnen unweigerlich die Frage nach einer kombinierten Organtransplantation stellt. Kelly und Lillehei führten Ende der 1960er-Jahre die erste kombinierte Pankreas-Nieren-Transplantation (PNTx) durch, seither wurden weltweit fast 40.000 Transplantationen der Bauchspeicheldrüse durchgeführt.

Welche Aussage zur Pankreastransplantation ist am ehesten zutreffend?

a) Die Hauptindikation für eine PNTx ist der Diabetes mellitus Typ I.
b) Für die Indikationsstellung sind neben der terminalen Niereninsuffizienz mindestens zwei weitere Spätfolgen des Diabetes mellitus notwendig.
c) Obligate Voraussetzung für die Listung zur Transplantation ist ein Insulinbedarf von über 100 IE Basalinsulin/Tag.
d) Zur Sicherung des Diabetes mellitus Typ I wird der HbA1c-Wert genutzt.
e) Neuroendokrine Tumoren des Pankreas können bei einem hohen Ki67-Index eine Indikation zur PNTx darstellen.

Antwort a ist richtig.
Richtig, die Hauptindikation für die kombinierte Pankreas-Nieren-Transplantation ist der **Diabetes mellitus Typ 1 mit einer diabetischen Nephropathie.** Für die Langzeitprognose und die Lebensqualität des Organempfängers ist es wichtig, die Transplantation möglichst durchzuführen, bevor Schäden an weiteren Organen als Spätfolgen des Diabetes mellitus auftreten.

MERKE

Der **Gesamtbedarf an Insulin** hängt von vielen Faktoren ab und stellt keine Bedingung für die Indikation dar.

In Deutschland regeln die Richtlinien der Bundesärztekammer die Indikation zur PNTx. Hierbei besteht nur eine Indikation bei nachgewiesenen Antikörpern gegen Glutamat-Decarboxylase (GAD) und/oder Inselzellen (ICA) und/oder Tyrosin-Phosphatase (IA-A2) oder bei einem nach Stimulation C-Peptid-negativen Diabetes mellitus.

Solide Tumoren stellen, bis auf einige Ausnahmen, eine Kontraindikation gegen eine solide Organtransplantation dar. Neuroendokrine Tumoren des Pankreas, insbesondere bei Vorliegen eines hohen Ki76-Index, haben ein hohes Risiko zur Metastasierung und eine schlechte Gesamtprognose, sodass hier eine Organtransplantation mit der Notwendigkeit zur Immunsuppression kontraindiziert ist.

LITERATUR

Bundesärztekammer. Richtlinie gemäß § 16 Abs. 1 S. 1 Nrn. 2 u. 5 TPG für die Wartelistenführung und Organvermittlung zur Pankreastransplantation und kombinierten Pankreas-Nierentransplantation. www.bundesaerztekammer.de/fileadmin/user_upload/downloads/pdf-Ordner/RL/RiliOrgaWlOvPankreasTx20200714.pdf (letzter Zugriff: 29.10.2021).
White SA, Shaw JA, Sutherland DE. Pancreas transplantation. Lancet. 2009;373(9677): 1808–1817.

KASUISTIK

Über die Zentrale Notfallaufnahme wird ein 68-jähriger Patient eingewiesen, der klinisch die Symptome einer Sigmadivertikulitis aufweist. Die angeforderten Laborparameter zeigen neben der zu erwartenden Erhöhung der Entzündungswerte eine Niereninsuffizienz mit einer glomerulären Filtrationsrate (GFR) < 10 ml/min. Auf Nachfragen gibt der Patient an, bereits sehr mehreren Jahren dialysepflichtig zu sein.

5

Welche Angabe trifft für die Indikation zur Nierentransplantation zu?

a) Eine präemptive Nierentransplantation bereits vor einer bestehenden Dialysepflicht sollte unter allen Umständen vermieden werden.
b) Dialysepflichtige Patienten werden mit Erreichen des 65. Lebensjahrs von der Transplantationsliste abgemeldet.
c) Für die Listung ist eine HLA-Typisierung obligat.
d) Die Indikation zur Nierentransplantation kann nur vom behandelnden Nephrologen gestellt werden und muss von diesem auch juristisch getragen werden.
e) Eine der häufigsten Indikationen zur Nierentransplantation ist die passagere Dialyse nach einem Trauma oder einem operativen Eingriff.

Antwort c ist richtig.
Wissenschaftlich gut belegt und von den Richtlinien der Bundesärztekammer auch so übernommen ist eine **präemptive Nierentransplantation** unmittelbar vor der Notwendigkeit einer Dialysepflicht mit den besten Langzeitergebnissen für den Empfänger und das Organ verbunden. Zum Tragen kommt dieser Grundsatz jedoch ausschließlich im Rahmen der Nierenlebendspende, da im postmortalen Setting die Wartezeiten oft mehrere Jahre betragen und somit die Dialyse bereits erfolgt.

5

Mit der alternden Bevölkerung wurde der Bedarf an Spenderorganen für Patienten mit einem Alter über 65 Jahre stetig mehr, sodass EUROTRANSPLANT im Jahr 1999 das *Eurotransplant-Senior-Programm (ESP)* startete. In diesem Programm werden Patienten, die das 65. Lebensjahr bereits überschritten haben, bevorzugt mit Organen von Spendern, die das 65. Lebensjahr ebenfalls überschritten haben, versorgt. Vorteile sind eine schnelle Organzuteilung und eine lokale Allokation mit Verkürzung der Ischämiezeit.

Da bei der Nierentransplantation die **HLA-Merkmale** (humanes Leukozytenantigen) einen signifikanten Einfluss auf das Transplantatüberleben haben, ist eine Typisierung zur Aufnahme auf die Warteliste obligat. Im Falle eines Organangebotes werden die HLA-Merkmale von Spender und Empfänger dann miteinander verglichen und ein „cross match" durchgeführt. Im Falle eines positiven Testergebnisses oder bei bestimmten nicht akzeptablen Antigen-Konstellationen wird die Allokation für diesen Patienten abgebrochen.

Wie bei allen soliden Organtransplantationen entscheidet eine **interdisziplinäre Transplantationskonferenz,** zu der obligat ein Nephrologe gehört, über die Indikation zur Nierentransplantation. Eben diese Transplantationskonferenz trägt auch die juristische Verantwortung. Dieses System soll zum einen den individuellen Arzt schützen und zum anderen im Sinne eines Mehraugenprinzips gegen Fehlentscheidungen absichern.

MERKE
Nur **nicht rückbildbare, terminale Niereninsuffizienzen** stellen eine Indikation zur Nierentransplantation dar. Eine passagere Dialysepflicht, wie sie gelegentlich nach schweren Traumata oder nach ausgedehnten operativen Eingriffen auftreten kann, ist keine Indikation für eine Transplantation.

LITERATUR

Bundesärztekammer. Richtlinie gemäß § 16 Abs. 1 S. 1 Nrn. 2 u. 5 TPG für die Wartelistenführung und die Organvermittlung zur Nierentransplantation. Dtsch Ärztebl. 2021; 118(10): A-530/B-446.
Kallab S, Bassil N, Esposito L et al. Indications for and barriers to preemptive kidney transplantation: a review. Transplant Proc. 2010; 42(3): 782–784.

KASUISTIK

Das hepatozelluläre Karzinom (HCC) ist eine der wenigen malignen Tumorentitäten, die eine Indikation zur Lebertransplantation darstellen. Ein 58-jähriger Patient mit einer Leberzirrhose auf dem Boden einer nichtalkoholischen Steatohepatitis (NASH) wird zur Zweitmeinung im Transplantationszentrum vorgestellt. In der Routinesonografie durch die Hausärztin waren zwei neue Rundherde in der Leber aufgefallen, die sich im CT-Abdomen bestätigten. Bei einem Alpha-Fetoprotein (AFP) von 72 ng/ml und in Zusammenschau der Befunde ist ein hepatozelluläres Karzinom sehr wahrscheinlich. Unter bestimmten Umständen erhalten die Patienten mit einem HCC in Leberzirrhose Sonderpunkte auf der Warteliste bei EUROTRANSPLANT (ET).

Welche der folgenden Bedingungen führt zu Sonderpunkten (zum SE-Status) bei Eurotransplant?

a) Die Infiltration eines Pfortaderhauptastes (rechts oder links) stellt technisch kein Problem bei der Transplantation dar. Da dennoch ein ausreichender Sicherheitsabstand erreicht werden kann, erhält der Patient Sonderpunkte bei ET.

b) Die Madrid-Kriterien definieren die maximale Tumorgröße, hierbei darf ein einzelner HCC-Herd nicht größer als 7 cm sein, um Sonderpunkte zu erhalten.

c) Da Lungenmetastasen bei primären Lebertumoren prognostisch nicht relevant sind, stellen diese keine Kontraindikation gegen eine Listung zur Lebertransplantation dar, auch hier sind Sonderpunkte möglich.

d) Sonderpunkte können auch ohne eine histologische Sicherung erteilt werden, wenn zwei standardisierte Kontrastmittel-Bildgebungen (CT und MRT) HCC-typische Herde aufweisen.

e) Um einmal zugesprochene Sonderpunkte nicht zu verlieren, darf keine Behandlung (*Bridging*) der HCC-Herde zwischen dem Zeitpunkt der Listung und der Transplantation erfolgen.

Antwort d ist richtig.

Auch wenn die **Infiltration eines Pfortaderhauptstamms** bei einer Lebertransplantation technisch kein Problem darstellt, ist eine Makrogefäßinfiltration ein prognostisch ungünstiger Faktor. Sonderpunkte können somit nicht erteilt werden.

1996 von Mazzaferro erstmals beschrieben und wenig später auf einer Konsensuskonferenz in Mailand als Selektionskriterien festgelegt, bilden die **Milan-Kriterien** die Entscheidungsgrundlage für die Erteilung von Sonderpunkten auf der EUROTRANSPLANT Warteliste. Die Milan-Kriterien sind wie folgt definiert:

- Eine Läsion kleiner als 5 cm
- Bis zu drei Läsionen, jede kleiner oder nicht größer als 3 cm
- Keine extrahepatische Manifestation
- Keine vaskuläre Invasion (z. B. Tumorthrombose der Pfortader oder Lebervenen)

Lungenmetastasen zeigen bei primären Lebertumoren eine Systemerkrankung mit einer signifikanten Einschränkung der Langzeitprognose an, sodass hier keine Sonderpunkte vergeben werden.

Nach Richtlinien der Bundesärztekammer sind **zwei Bildgebungen** (vornehmlich CT und MRT) mit spezifischen Perfusionsphasen ausreichend, um die Diagnose eines HCC zu sichern und somit Sonderpunkte zu erlangen.

Zwischen der Listung des Patienten bei EUROTRANSPLANT und der Lebertransplantation können trotz Sonderpunkten unter Umständen zwei Jahre und mehr vergehen. Um einen Progress des Tumors während der Wartezeit zu verhindern, sind **Bridging-Verfahren** zugelassen und sollten, wenn möglich, auch genutzt werden.

LITERATUR

Bundesärztekammer. Richtlinie gemäß § 16 Abs. 1 S. 1 Nrn. 2 u. 5 TPG für die Wartelistenführung und Organvermittlung zur Lebertransplantation. Dtsch Ärztebl. 2019; 116(38): A-1688/B-1396/C-1368.

Mazzaferro V, Bhoori S, Sposito C et al. Milan criteria in liver transplantation for hepatocellular carcinoma: an evidence-based analysis of 15 years of experience. Liver Transpl. 2011; 17 (Suppl 2): S44–S57.

Mazzaferro V, Regalia E, Doci R et al. Liver transplantation for the treatment of small hepatocellular carcinomas in patients with cirrhosis. N Engl J Med. 1996; 334(11): 693–699.
Morgul MH, Felgendreff P, Kienlein A et al. Milan criteria in the MELD era – is it justifiable to extend the limits for orthotopic liver transplantation? World J Surg Oncol. 2020; 18(1): 158.

KASUISTIK

Im Rahmen eines Treppensturzes hat ein 72-jähriger männlicher Patient eine Hirnmassenblutung erlitten. Der Patient war aufgrund eines Vorhofflimmerns auf einen Vitamin-K-Antagonisten eingestellt. Trotz neurochirurgischer Entlastung und maximaler Ausschöpfung der intensivmedizinischen Maßnahmen kommt es zu einer zunehmenden zerebralen Einklemmung. Die Ehefrau des Patienten weist Sie auf den Organspendeausweis ihres Mannes hin.

Welcher im Rahmen der Fremdanamnese, der körperlichen oder der apparativen Untersuchung eines potenziellen postmortalen Spenders erhobene Befund stellt eine absolute Kontraindikation für die Organspende dar?

a) Alle soliden Tumoren unabhängig von der TNM-Klassifikation und dem Zeitpunkt ihrer Erstdiagnose
b) Nicht behandelbare Infektionskrankheiten (z. B. HIV, Prionenerkrankungen, Tollwut)
c) Erhebliche Atherosklerose bei einer anamnestisch bekannten pAVK
d) Alter des Spenders über 70 Jahre
e) Fehlende schriftliche Einwilligung des Spenders zur Organspende

Antwort b ist richtig.

Maligne Tumoren beim potenziellen Organspender sind eine relative Kontraindikation für eine Spende. Einige Tumoren mit einem geringen Risiko für eine Metastasierung (z. B. Hirntumoren) oder Tumoren im initial niedrigen Tumorstadium (z. B. T1a) nach einer rezidivfreien Zeit von über fünf Jahren stellen keine absolute Kontraindikation dar. Diese dann marginalen Organe können unter bestimmten Umständen und in Nutzen-Risiko-Abwägung sicher und erfolgreich transplantiert werden.

Nicht behandelbare Infektionskrankheiten würden im Organempfänger unter Wirkung der notwendigen Immunsuppression fatal verlaufen, diese stellen daher eine absolute Kontraindikation für eine Organspende dar.

Die **Atherosklerose** im potenziellen Organspender stellt sowohl das Entnahmeteam als auch das Transplantationsteam vor eine Herausforderung, jedoch sind zahlreiche Methoden und Variationen bekannt, um sowohl die Organspende als auch die Organtransplantation in den meisten Fällen erfolgreich durchführen zu können.

Im Jahr 2019 waren in Deutschland 32 % der Organspender 65 Jahre und älter. Eine strikte **Altersobergrenze für Organspender** gibt es nicht und ist auch nicht sinnvoll, viel entscheidender für die spätere Organfunktion im Empfänger sind die Komorbiditäten und die aktuelle Anamnese des Spenders.

Nur etwa 40 % der Bundesbürger besitzen einen Organspendeausweis. Die gesetzlichen Regelungen zur Organspende sind seit einigen Jahren in Diskussion. Aktuell gilt in Deutschland seit dem 16. Januar 2020 die **Entscheidungslösung.** Im Gegensatz zur reinen Zustimmungslösung soll die Entscheidung zur Organspende hierbei in regelmäßigen Abständen erfragt werden, z. B. im Rahmen der Beantragung von Ausweisdokumenten. Geplant ist zudem ein zentrales Register, in welchem die individuelle Entscheidung hinterlegt werden kann. Zudem sollen Hausärztinnen und Hausärzte vermehrt über Organspende informieren und ihre Patienten dazu ermutigen, eine Entscheidung zu dokumentieren. Eine Pflicht zur Entscheidung besteht in Deutschland weiterhin nicht. Auch wenn somit die Dokumentation der Entscheidung deutlich gestärkt ist, gilt für die Organspende weiter die **erweiterte Zustimmungsregelung,** welche besagt, dass eine Organspende nur dann durchgeführt werden kann/darf, wenn die oder der Verstorbene selbst zu Lebzeiten eine Entscheidung dokumentiert hat, oder wenn die Angehörigen nach dem Tod im mutmaßlichen Willen der/des Verstorbenen einer Organspende zustimmen.

LITERATUR

Deutsche Stiftung Organtransplantation. Jahresbericht Organspende und Transplantation in Deutschland 2019. www.dso.de/SiteCollectionDocuments/DSO-Jahresbericht%202019.pdf (letzter Zugriff: 29.10.2020).
European Association for the Study of the Liver. EASL Clinical Practice Guidelines: Liver transplantation. J Hepatol. 2016; 64(2): 433–485.

KASUISTIK

Aufgrund einer rezidivierenden Sigmadivertikulitis wird ein Patient, der vor vielen Jahren eine Lebertransplantation erhalten hat, stationär aufgenommen. Nach Sichtung der Befunde inklusive der aktuellen CT wird in der Indikationsbesprechung zugunsten einer frühelektiven minimalinvasiven Versorgung entschieden. Die Medikamentenanamnese beinhaltet mehrere Medikamente zur Verhinderung einer Transplantatabstoßung. Eine Vielzahl von Immunsuppressiva ist inzwischen für die solide Organtransplantation zugelassen.

Welche Aussage zur Substanzgruppe der Immunsuppressiva ist richtig?

a) Tacrolimus wird in höheren Dosen auch in der Tumortherapie eingesetzt.
b) Eine Induktionstherapie hat kaum Nebenwirkungen und kann daher bei allen Transplantationen bedenkenlos eingesetzt werden.
c) Eine Spiegelbestimmung der Immunsuppression ist obsolet, es können standardisierte Schemata verwendet werden.
d) Im Falle einer lebensbedrohlichen Infektion können die Immunsuppressiva reduziert oder kurzzeitig pausiert werden.
e) Insbesondere in der frühen Phase nach einer soliden Organtransplantation können m-TOR-Inhibitoren als Monotherapie eingesetzt werden.

Antwort d ist richtig.

Tacrolimus (auch FK506) ist ein Calcineurininhibitor und wurde spezifisch für die Immunsuppression nach solider Organtransplantation entwickelt. Im Gegensatz dazu wurden **m-TOR Inhibitoren** zunächst in hohen Dosen zur antitumoralen Therapie z. B. bei Nierenzellkarzinomen eingesetzt, ehe man auch deren immunsuppressive Wirkung nutzte.

Die **Induktionstherapie** kann je nach Wirkstoff mit teilweise erheblichen Nebenwirkungen einhergehen. Die Induktionstherapie sollte daher individuell angepasst erfolgen.

Aufgrund der geringen therapeutischen Breite der meisten Immunsuppressiva ist eine **regelmäßige Spiegelkontrolle und Dosisanpassung** obligat.

Bei **lebensbedrohlichen Infektionen** kann und sollte die Immunsuppression in Rücksprache mit dem behandelnden Transplantationszentrum reduziert oder in speziellen Fällen sogar vollständig pausiert werden.

Insbesondere in der initialen Phase nach einer soliden Organtransplantation macht man sich den synergistischen Effekt der Immunsuppressiva zunutze. Eine Kombination ermöglicht in dieser Phase einen adäquaten Schutz vor einer akuten Abstoßung bei vertretbarem Nebenwirkungsprofil. Eine **Monotherapie** erhöht das Risiko des Auftretens einer Abstoßungsreaktion signifikant und wird daher nicht empfohlen.

LITERATUR

Allison TL. Immunosuppressive therapy in transplantation. Nurs Clin North Am. 2016; 51(1): 107–120.
Beimler J, Morath C, Zeier M. Modern immunosuppression after solid organ transplantation. Internist (Berl). 2014; 55(2): 212–222.

THEMA

Die Lebertransplantation ist eine technisch sehr anspruchsvolle Operation.

Welche Aussage trifft nicht zu?

a) Die Lebertransplantation erfolgt orthotop.
b) Grundlegend hat sich die Technik seit der Erstbeschreibung durch Prof. Starzl nur wenig geändert.
c) Die Leberarterie wird in der Regel über ein Interponat direkt an die Aorta angeschlossen.
d) Die Vena-cava-Anastomose kann auch in der Piggy-Back-Methode in Seit-zu-Seit-Anastomosentechnik durchgeführt werden.
e) Spender- und Empfänger-Pfortader werden routinemäßig mit einer End-zu-End-Anastomose verbunden.

Aussage c trifft nicht zu.
Nach Entfernung der erkrankten Leber erfolgt die Implantation der Spenderleber wieder in den rechten oberen Abdominalquadranten, also **orthotop.**

1967 führte Prof. Starzl die erste erfolgreiche Lebertransplantation durch, seither hat sich an der Transplantationstechnik, neben einigen Modifikationsmöglichkeiten, kaum etwas geändert.

Die **Leberarterie des Spenders** wird in den meisten Fällen über einen Patch direkt mit der **Leberarterie des Empfängers,** bei welcher ebenfalls ein Patch gebildet wird, anastomosiert. In *seltenen* Fällen (z. B. Kompletter Verschluss des Truncus coeliacis) kann eine aortale Anastomose mit Interponat notwendig sein.

Insbesondere bei Patienten, die eine vollständige Ausklemmung der **Vena cava** nicht tolerieren (Kreislaufdepression), kann eine **Seit-zu-Seit-Anastomose** mit nur partieller Ausklemmung der Vena cava (sog. Piggy-Back-Technik) eine sinnvolle und hilfreiche Alternative sein.

5

Die **Spender- und Empfänger-Pfortader** werden in den meisten Fällen durch **End-zu-End-Anastomose** verbunden. Wichtig ist hierbei, eine Taillierung der Vene sicher zu vermeiden. Ausnahmen können komplexe Pfortaderthrombosen sein, die teilweise aufwendige Rekonstruktionen erforderlich machen können.

LITERATUR

Bodzin AS, Baker TB. Liver transplantation today: where we are now and where we are going. Liver Transpl. 2018; 24(10): 1470–1475.
Schöning W, Öllinger R, Schmelzle M, Pratschke J. Frontiers in liver transplantation in indication and techniques. Chirurg. 2019; 90(2): 102–109.
Starzl TE, Marchioro TL, Vonkaulla KN et al. Homotransplantation of the liver in humans. Surgery, Gynecology & Obstetrics 1963; 117: 659–676.

KASUISTIK

Eine 47-jährige Lehrerin wird aktuell bei einer präterminalen Niereninsuffizienz auf dem Boden einer Glomerulonephritis für eine Nierentransplantation evaluiert. Am Ende der Evaluationsuntersuchungen können keine absoluten Kontraindikationen festgestellt werden. Vor der Entlassung erfolgt das Aufklärungsgespräch zur Transplantation. Nierentransplantationen werden in Deutschland sowohl in chirurgischen als auch in urologischen Kliniken, die als Transplantationszentrum zugelassen sind, durchgeführt. Hinsichtlich der Technik der Nierentransplantation sind einige Varianten beschrieben und werden auch genutzt.

Welche Aussagen zur Nierentransplantation trifft am ehesten zu?

a) Atherosklerotische Veränderungen an den Empfängergefäßen können mitunter eine große Herausforderung für das Transplantationsteam sein und unter Umständen komplexe gefäßchirurgische Techniken notwendig machen.
b) Vor der eigentlichen Transplantation sollte back table das Spenderorgan vollständig dargestellt werden, hierzu ist in der Regel eine Dekapsulierung notwendig.
c) Möglichst viele Spenderarterien verbessern sowohl die Kurz- als auch die Langzeitprognose für die Transplantatniere, da so im Fall einer Thrombose einer Arterie noch genügend andere Arterien den Verlust kompensieren können.

d) Analog zur radikalen Zystektomie wird der Ureter im Rahmen der Nierentransplantation regelhaft in ein Ileumkonduit anastomosiert.
e) Wie die Lebertransplantation erfolgt auch die Nierentransplantation in der Regel orthotop.

Antwort a ist richtig.
Ausgeprägte **atherosklerotische Veränderungen der Gefäße,** wie sie bei langjährigen Dialysepatenten häufig auftreten, können das Transplantationsteam vor erhebliche Herausforderungen stellen. Wichtig ist es zum Ersten, präoperativ durch ein gezieltes Assessment ein klares Bild von der anatomischen Situation zu haben, um bereits vor der Transplantation eine bevorzugte Anastomosenregion festlegen zu können. Zum Zweiten ist es wichtig, über technische Fertigkeiten auf dem Gebiet der rekonstruktiven Gefäßchirurgie zu verfügen, um im Falle einer Komplikation rasch adäquat handeln zu können.

Partielle Dekapsulierungen sind im Rahmen der Organentnahme keine Seltenheit, sollten jedoch soweit wie möglich vermieden werden. Richtig ist, dass das Transplantat vollständig beurteilbar sein muss, um etwaige Tumoren zu erkennen und ggf. die Transplantation zu stoppen. Eine Dekapsulierung hingegen ist eher mit dem Risiko erheblicher Blutungskomplikationen verbunden und sollte vermieden werden. Sie kann unter bestimmten Umständen auch zur Ablehnung des Organs durch den Transplantationschirurgen/-urologen führen.

Je mehr **Spenderarterien** und insbesondere je mehr notwendige Anastomosen bestehen, umso mehr verlängert sich die warme Ischämiezeit. Des Weiteren führt die Thrombose in einem Gefäß bei einem gemeinsamem Patch oft zum Verschluss weiterer Gefäße auf demselben Patch. Einige Studien postulieren einen ähnlichen Verlauf nach Transplantation unabhängig von der Anzahl der Arterien, wobei nur wenige Patienten eingeschlossen wurden. Ein Vorteil von vielen Arterien gegenüber einer Hauptarterie besteht nach aktueller Literaturlage und klinischer Erfahrung nicht.

Ein **Ileumkonduit** ist in der Regel bei einer Nierentransplantation nicht notwendig. In der überwiegenden Mehrzahl der Fälle ist eine primäre Anastomose in die Harnblase im Sinne einer Ureterozystoneostomie möglich.

Für besondere Fälle kann eine **orthotope Nierentransplantation** sinnvoll und von Vorteil sein, in der Regel erfolgt die Transplantation jedoch in die Fossa iliaca mit Anastomosierung an die Beckengefäße.

5

LITERATUR

Felgendreff P, Tautenham HM, Lux S. Simultaneous right-sided nephrectomy with orthotopic liver and kidney transplantation – An alternative method for patients with autosomal dominant polycystic liver and kidney disease. Langenbeck's Arch Surg. 2021; 406: 2107–2115.
Harrison JH, Merrill JP, Murray JE. Renal homotransplantation in identical twins. Surg Forum. 1956; 6: 432–436.
Kroemer A. New frontiers in urologic organ transplantation. Am J Transplant. 2020; 20(12): 3283–3284.

THEMA
Zwei Organisationen sind mit der Allokation und Organisation/Infrastruktur der Organspende in Deutschland betraut.

Welche Aussage bezüglich Allokation und Infrastruktur trifft am ehesten zu?

a) EUROTRANSPLANT betreut aktuell 9 Staaten, die Benelux-Länder, Deutschland, Österreich, Slowenien, Kroatien, Großbritannien und Ungarn.
b) Die Deutsche Stiftung Organtransplantation wurde von der Bundesregierung 1984 mit der Allokation der Spenderorgane in Deutschland betraut.
c) Für den Transport der Organe aus dem Spenderkrankenhaus in das Empfängerkrankenhaus ist EUROTRANSPLANT zuständig.
d) Die Allokation postmortaler Spenderorgane wird in Deutschland nach Dringlichkeit und Erfolgsaussichten durchgeführt, diese Grundregeln sind im Transplantationsgesetz festgeschrieben.
e) Jedes Krankenhaus hält ein Team von Chirurgen und Urologen bereit, die im Fall einer Spendermeldung die Organentnahme durchführen können.

Antwort d ist richtig.

Zu den acht **Mitgliedsstaaten von EUROTRANSPLANT** gehören aktuell Belgien, die Niederlande, Luxemburg, Deutschland, Österreich, Slowenien, Kroatien und Ungarn. Großbritannien gehört nicht zu den Mitgliedsländern.

Die **Deutsche Stiftung Organtransplantation** (DSO) wurde 1984 gegründet und beschäftigt sich mit der **Organisation der Organspende.** Die **Allokation** ist davon streng getrennt, diese Aufgabe wird für potenzielle Organempfänger aus Deutschland von EUROTRANSPLANT übernommen.

Neben der Maßgabe, die Transplantationsmedizin immer nach dem Stand der aktuellen Wissenschaft durchzuführen, schreibt das Transplantationsgesetz in § 16 vor, die Transplantation immer nach **Dringlichkeit und Erfolgsaussichten** durchzuführen.

Laut Transplantationsgesetz und Handlungsanweisungen der DSO stellen die **Transplantationszentren** 24 Stunden am Tag für 365 Tage im Jahr mindestens ein Transplantationsteam. Ein Team für jedes Krankenhaus vorzuhalten, ist logistisch und wirtschaftlich weder sinnvoll noch durchführbar.

LITERATUR

Deutsche Stiftung Organtransplantation. Ablauf einer Organspende. www.dso.de/organspende/allgemeine-informationen/organspende-in-deutschland/ablauf-einer-organspende (letzter Zugriff: 29.10.2021).

Eurotransplant. Allocation. www.eurotransplant.org/professionals/allocation/ (letzter Zugriff: 29.10.2021).

Richter E. Organtransplantation: Gleiche Chancen für alle. Dtsch Arztebl. 2001; 98(6): A-285/B-245/C-229.

KASUISTIK

Auf Ihrer Intensivstation liegt ein 67-jähriger Patient nach einer stattgehabten Subarachnoidalblutung (SAB). In der von Ihnen durchgeführten klinisch-neurologischen Untersuchung sind die Hirnstammreflexe erloschen.

Welche Aussage zum irreversiblen Hirnfunktionsausfall (Hirntod) ist falsch?

a) Die Bedingungen zur Feststellung des irreversiblen Hirnfunktionsausfalls sind in den Richtlinien der Bundesärztekammer festgelegt.
b) Der irreversible Hirnfunktionsausfall muss von zwei Fachärzten, die über mehrjährige Erfahrung in der Intensivbehandlung von Patienten mit akuten schweren Hirnschädigungen verfügen, beurteilt werden, von denen einer Facharzt für Neurologie oder Neurochirurgie ist.
c) Der zerebrale Perfusionsstillstand, z. B. festgestellt in einer CT-Angiographie, kann zur Sicherung des irreversiblen Hirnfunktionsausfalls genutzt werden.
d) Vor der Feststellung des irreversiblen Hirnfunktionsausfalls muss eine Intoxikation ausgeschlossen werden.
e) Der irreversible Hirnfunktionsausfall kann für die Evaluation zur Organspende dem Locked-in-Syndrom gleichgesetzt werden.

Aussage e ist falsch.

In Deutschland ist eine postmortale Organspende nach **Richtlinien der Bundesärztekammer** nur zulässig, wenn zuvor der irreversible Hirnfunktionsausfall festgestellt wurde. Patienten, die einen Herz-Kreislaufstillstand (Herztod) ohne Nachweis des irreversiblen Hirnfunktionsausfalls erleiden, dürfen in Deutschland nicht für eine postmortale Organspende evaluiert werden. Der Begriff des **irreversiblen Hirnfunktionsausfalls** wurde speziell eingeführt und charakterisiert, um diesen von Begriffen wie dem **Locked-In-Syndrom** oder **Intoxikationen** zu differenzieren, welche prinzipiell als reversibel gelten.

LITERATUR

Brandt SA, Angstwurm H. The relevance of irreversible loss of brain function as a reliable sign of death. Dtsch Arztebl Int. 2018; 115: 675–81

Bundesärztekammer. Richtlinie gemäß § 16 Abs. 1 S. 1 Nr. 1 TPG für die Regeln zur Feststellung des Todes nach § 3 Abs. 1 S. 1 Nr. 2 TPG und die Verfahrensregeln zur Feststellung des endgültigen, nicht behebbaren Ausfalls der Gesamtfunktion des Großhirns, des Kleinhirns und des Hirnstamms nach § 3 Abs. 2 Nr. 2 TPG, vierte Fortschreibung. Dtsch Ärztebl. 2015; 112(27–28): A1256.

KASUISTIK

Aufgrund einer rezidivierenden abszedierenden Cholangitis stellt sich eine 32-jährige Patientin regelmäßig in der Klinik vor. Die Patientin erhielt bereits als Kind im Rahmen einer Lebendspende von ihrer Mutter eine Lebertransplantation. Die aktuelle Bildgebung zeigt das destruierte Gallengangsystem. Als Grund für das chronische Transplantatversagen zeigt sich eine verschlossene Leberarterie. Im Rahmen des aktuellen stationären Aufenthalts fragt ein Freund der Patientin, der diese schon seit dem Kindergarten kennt, nach den Möglichkeiten einer Leberlebendspende. Als Ausweg aus dem Mangel an Spenderorganen ist die Lebendspende eine der potentesten Optionen.

Welche Aussage zur Leberlebendspende trifft am ehesten zu?

a) Aus kulturellen und religiösen Gründen werden in Asien nahezu keine Leberlebendspenden durchgeführt.
b) Voraussetzung für die Leberlebendspende ist ein verwandtschaftliches Verhältnis oder eine enge emotionale Verbundenheit zwischen Spender und Empfänger.
c) Der nationale Ethikrat entscheidet im Einzelfall über die Eignung zur Lebendspende.
d) Bei Kindern erfolgt die Lebendspende in der Regel als Teilleberspende des links-lateralen Leberlappens, bei Erwachsenen wird standardmäßig die gesamte Leber gespendet.
e) Die Leberlebendspende hat sowohl im kurzzeitigen als auch im Langzeitverlauf signifikant schlechtere Ergebnisse im Vergleich mit der postmortalen Spende.

Antwort b ist richtig.

In vielen Ländern des asiatischen Kontinents ist die Leberlebendspende die vorherrschende Form der Organtransplantation. Aufgrund kultureller und religiöser Gründe findet in diesen Ländern fast keine postmortale Spende statt. Nach Richtlinien der Bundesärztekammer ist eine **Verwandtschaft** bzw. **Lebensgemeinschaft** oder eine **enge emotionale Verbundenheit** Grundvoraussetzung für eine Lebendspende.

Jedes Transplantationszentrum, welches Lebendspenden durchführt, wird hierbei von einer **lokalen Ethikkommission** unterstützt, die in der Regel von der zuständigen Landesärztekammer gestellt wird. Der **nationale Ethikrat** beschäftigt sich nicht mit individuellen Entscheidungen im Sinne der Lebendspende.

Eine **Vollleberspende** im Rahmen einer Lebendspende ist nicht möglich, da es sich bei der Leber um ein essenzielles Organ handelt. Bei einer Lebendspende für einen erwachsenen Empfänger wird beim Spender zumeist der rechte oder linke Leberlappen entfernt, sodass ca. 40 % des Restlebergewebes verbleiben. Der Schutz des Organspenders hat hierbei höchste Priorität.

Die Lebendspende hat, durchgeführt von einem erfahrenen Transplantationsteam, mindestens gleich gute und meist sogar bessere Ergebnisse als die postmortale Spende. Gründe für das gute Outcome sind vor allem die kurze Ischämiezeit sowie die gute Planbarkeit des Eingriffs.

LITERATUR

Bundesärztekammer: Richtlinie gemäß § 16 Abs. 1 S. 1 Nrn. 2 u. 5 TPG für die Wartelistenführung und Organvermittlung zur Lebertransplantation. Dtsch Ärztebl. 2019; 116(38): A-1688/B-1396/C-1368.
Tautenhahn HM, Rauchfuß F, Ali Deeb A et al. Living related liver transplantation. Chirurg. 2020; 91(11): 926–933.

THEMA

Die Zeit, in der ein Organ nicht mit Blut durchflossen ist, wird auch als Ischämiezeit bezeichnet. Hierbei kann man zwischen der kalten und der warmen Ischämiezeit unterscheiden.

Welche Aussage zur Ischämiezeit ist richtig?

a) Ansatzpunkte zur Verkürzung der Ischämiezeit sind z. B. das *Eurotransplant Senior Program (ESP)* oder die lokale Allokation im Rahmen einer *extended allocation.*
b) Die Gesamt-Ischämiezeit eines Organs darf sechs Stunden nicht überschreiten.
c) Zwischen den Organen gibt es keinen Unterschied in der Toleranz für die Ischämiezeit.
d) Als warme Ischämiezeit bezeichnet man die Transportzeit.
e) Die Ischämiezeit lässt sich inzwischen medikamentös gut beeinflussen.

Antwort a ist richtig.
Insbesondere bei älteren oder marginalen Organen ist die Ischämie-Toleranz deutlich herabgesetzt, sodass hier spezifische **Programme zur Verkürzung der Ischämiezeit** Anwendung finden.

Die **Toleranz für eine Ischämiezeit** hängt von vielen Faktoren ab und unterscheidet sich sowohl zwischen den Organsystemen als auch zwischen den individuellen Organen in Abhängigkeit vom Spender. Exakte Maximalzeiten für die Ischämietoleranz festzulegen ist sehr schwer. Spendernieren können z. B. unter bestimmten Voraussetzungen auch Ischämiezeiten von 24 h und mehr tolerieren. Wichtigstes Ziel ist es, die Ischämiezeit für die einzelnen Organe so kurz als möglich zu halten.

5

Die **warme Ischämiezeit** ist die Zeit, in der das Organ nicht mit Blut durchströmt ist, aber auch nicht physikalisch gekühlt wird. Hierzu zählen die Zeit während der Organentnahme und die Zeit während der Organtransplantation.

Weniger die Ischämiezeit an sich, sondern vielmehr der **Ischämie-Reperfusionsschaden,** der jedoch wesentlich von der Dauer der Ischämie abhängig ist, schädigt die Organe. Auch wenn immer mehr Erkenntnisse über den Mechanismus des Ischämie-Reperfusionsschadens bekannt sind, sind aktuell keine Medikamente für die Behandlung zugelassen. Die aktuell erfolgversprechendste und am schnellsten technisch umsetzbare Prozedur zur Minimierung des Ischämie-Reperfusionsschadens ist die Maschinenperfusion.

LITERATUR

de Groot H, Rauen U. Ischemia-reperfusion injury: processes in pathogenetic networks: a review. Transplant Proc. 2007; 39(2):481–484.
Fernández AR, Sánchez-Tarjuelo R, Cravedi P et al. Review: Ischemia reperfusion injury – a translational perspective in organ transplantation. Int J Mol Sci. 2020; 21(22): 8549.
Jamieson RW, Friend PJ. Organ reperfusion and preservation. Front Biosci. 2008; 13: 221–235.

KASUISTIK

Vor wenigen Stunden wurde bei einem Patienten auf der Intensivstation der irreversible Hirnfunktionsausfall festgestellt. Ein Mitarbeiter der Deutschen Stiftung Organtransplantation (DSO) ist bereits vor Ort und organisiert alles Notwendige. Ein wesentlicher Teil der Organisation ist die Planung der Operation. Die Organentnahme ist eine operative Prozedur, die Kenntnisse in der Transplantationsmedizin voraussetzt.

Welche Aussage über die Organentnahme ist nicht richtig?

a) Die Organentnahme findet möglichst in dem Krankenhaus statt, in dem der Patient verstorben ist.
b) Für die verschiedenen Organe (Herz, Lunge, Leber, Nieren) sind in der Regel verschiedene Entnahmeteams verantwortlich.
c) Für die Organisation und Infrastruktur der Organentnahme ist die Deutsche Stiftung Organtransplantation (DSO) zuständig.
d) Anatomische Besonderheiten, z. B. in der arteriellen Versorgung der Leber, können eine erhebliche Herausforderung für das Entnahmeteam darstellen.

e) Das jeweilige Entnahmeteam ist nur für das Organ verantwortlich, welches es selbst entnimmt. Nebenbefunde wie Tumoren oder Entzündungsherde spielen während der Organentnahme keine Rolle mehr.

Aussage e ist nicht richtig.

Nach der Feststellung des irreversiblen Hirnfunktionsausfall sollte im Falle einer Zustimmung zur Organspende diese **unverzüglich** initiiert werden. Eine Verlegung des Verstorbenen in ein anderes Krankenhaus ist logistisch und in Nutzen-Risiko-Abwägung nur in besonderen Ausnahmefällen indiziert.

Individuelle Besonderheiten des Spenders können den Entnahmechirurgen vor teilweise erhebliche Herausforderungen stellen. Neben der Adipositas und Voroperationen sind hier insbesondere anatomische Variationen in der Gefäßversorgung und ausgeprägte atherosklerotische Veränderungen zu nennen.

Das **Entnahmeteam** ist unabhängig vom zu entnehmenden Organ auch für den Ausschluss sicht- und tastbarer Tumoren sowie von Entzündungsherden verantwortlich.

LITERATUR

Deutsche Stiftung Organtransplantation. Verfahrensanweisung der DSO gemäß §11 des Transplantationsgesetzes. 6. Aktualisierung, Stand Oktober 2021. www.dso.de/SiteCollectionDocuments/DSO_Verfahrensanweisungen_Gesamt.pdf (letzter Zugriff: 29.10.2021).

Fernández ED, Schmid M, Schlosser K, Mauer D. Technical complications in organ procurement. Transplant Proc. 2007; 39(10): 2975–2976.

Goroll T, Gerresheim G, Schaffartzik W et al. Post-mortem organ donation. Anaesthesist. 2015; 64(7): 543–556; quiz 557–558.

KASUISTIK

Auf der Intensivstation wird eine 85-jährige Patientin betreut, die eine fulminante Subarachnoidalblutung erlitten hat. Die Patientin hatte bereits mehrere Myokardinfarkte in der Anamnese. Aktuell liegt die Patientin seit vier Tagen auf der Intensivstation, und im Röntgen-Thorax zeigt sich beidseitig eine typische Pneumonie. Die Kinder der Patientin kommen heute zu Besuch und haben vor einigen Tagen bereits ein Perspektivgespräch mit der Neurochirurgin geführt. Nach einer intensiven Beratung innerhalb der Familie stellt sich für die Angehörigen nun die Frage, ob ihre Mutter denn trotz einer Brustkrebserkrankung vor 20 Jahren eventuell für eine Organspende in Frage käme? Der Mangel an Spenderorganen hat in den letzten Jahren dazu geführt, dass der Spenderpol stetig erweitert wurde. Wenngleich es bisher keine einheitliche Definition für ein „marginales Spenderorgan" gibt, können einige Kriterien sicher als Marginalitätskriterien anerkannt werden.

Welches Merkmal gehört am ehesten nicht zu den Marginalitätskriterien?

a) Hohes Alter des Spenders
b) Maligne Vorerkrankungen in der Anamnese
c) CRP beim Spender über 100 nmol/l
d) Hepatitis B oder Hepatitis C in der Anamnese
e) Bekannte relevante Vorschädigungen des Organs (z. B. NASH oder Niereninsuffizienz)

Das in Antwort c genannte Merkmal gehört nicht dazu.

Ein erhöhter Wert des C-reaktiven-Proteins (CRP) kann zwar Ausdruck einer systemischen Entzündung sein, er kann jedoch auch viele andere Ursachen (z. B. Trauma) haben. Alleinig der CRP-Wert stellt somit kein Marginalitätskriterium für ein Organ dar.

Marginalitätskriterien sind bisher nicht einheitlich definiert und stellen somit auch keine unmittelbare Grundlage für die Allokation dar. Dem akzeptierenden Zentrum können Marginalitätskriterien jedoch eine Hilfestellung bei der Abschätzung des Transplantaterfolgs bieten.

LITERATUR

Abouna GM. The use of marginal-suboptimal donor organs: a practical solution for organ shortage. Ann Transplant. 2004; 9(1): 62–66.

European Association for the Study of the Liver. EASL Clinical Practice Guidelines: Liver transplantation. J Hepatol. 2016; 64(2): 433–485.
Eurotransplant. The Donor. Eurotransplant Manual – version 6.0, October, 2017, Chapter 9. www.eurotransplant.org/wp-content/uploads/2020/01/H9-The-Donor-Februar-2020.pdf (letzter Zugriff: 29.9.2021).

KASUISTIK

In der postoperativen Laborkontrolle zwei Tage nach einer Thyreoidektomie bei einer Patientin nach Lebertransplantation fallen 10-fach erhöhte Transaminasen auf. Die Patientin hatte postoperativ ein ausgeprägtes PONV *(postoperative nausea and vomiting)*.

Eine gefürchtete Komplikation nach einer Organtransplantation ist die Abstoßungsreaktion. Welche Aussage zu dieser Immunreaktion trifft am ehesten zu?

a) Anders als nach Knochenmarktransplantationen kann es nach der Transplantation solider Organe nur zur zellulären, nicht aber zur humoralen Abstoßung kommen.
b) Ursächlich für eine Abstoßung ist meist die Blutgruppeninkompatibilität von Spender und Empfänger.
c) Bei Verdacht auf eine akute Abstoßung sollte unmittelbar eine Punktion des Organs erfolgen, da nur so eine Behandlung überhaupt möglich ist.
d) Abstoßungsreaktionen werden initial meist mit einem Bolus von Glukokortikoiden und/oder einer Erhöhung der Immunsuppression behandelt.
e) Die meisten Abstoßungen treten innerhalb von wenigen Minuten nach einer Transplantation auf, diese Form wird auch als hyperakute Abstoßung bezeichnet.

Antwort d ist richtig.

Auch nach einer soliden Organtransplantation kann es sowohl zu humoralen als auch zellulären Abstoßungen kommen. In der überwiegenden Mehrzahl der Fälle erfolgt die solide Organtransplantation blutgruppenident oder zumindest blutgruppenverträglich. Der Sonderfall der AB0-inkompatiblen Organtransplantation ist nahezu ausschließlich der Lebendspende vorbehalten. Die **Blutgruppeninkompatibilität** ist somit nicht der führende Faktor für Abstoßungsreaktionen.

Eine **Organpunktion** zur Sicherung der Abstoßung kann durchgeführt werden. In Anbetracht des Risikos einer Organpunktion bis hin zum Verlust des Organs muss die Punktion jedoch in jedem Fall kritisch diskutiert und hinterfragt werden. An der initialen Therapie bei V. a. eine akute Abstoßung ändert das Ergebnis der Biopsie in der Regel nichts. Im Langzeitverlauf kann eine Biopsie hingegen hilfreich sein, um einen langfristigen Verlauf zu kontrollieren und ggf. die Therapie individuell anzupassen.

Auch wenn noch kein histologisches Ergebnis vorliegt, würde man bei klinisch hinreichendem Verdacht auf eine akute Abstoßung die Therapie mit einem **Glukokortikoid** beginnen.

Hyperakute Abstoßungen sind eher selten und haben, wenn sie auftreten, oft fatale Konsequenzen für das Organ. Wesentlich häufiger sind akute Abstoßungen Wochen bis Monate nach einer Transplantation sowie chronische Abstoßungen, die oftmals einen jahrelangen Krankheitsverlauf haben.

LITERATUR

Cozzi E, Colpo A, De Silvestro G. The mechanisms of rejection in solid organ transplantation. Transfus Apher Sci. 2017; 56(4): 498–505.
Nasr M, Sigdel T, Sarwal M. Advances in diagnostics for transplant rejection. Expert Rev Mol Diagn. 2016; 16(10): 1121–1132.

KASUISTIK

Ein Patient wurde vier Wochen nach einer Lebertransplantation nach einem unauffälligen Verlauf in die Rehabilitationseinrichtung verlegt. Nach initial auch hier unkompliziertem Verlauf entwickelte der Patient Fieber und eine allgemeine Schwäche. Zur weiteren Diagnostik wird der Patient ins nächstmögliche Akutkrankenhaus verlegt.

Welche Komplikation ist im frühen Verlauf nach einer Lebertransplantation eher unüblich?

a) Stenosen am Gallengang
b) Virale Infektionen wie CMV oder EBV
c) Wundheilungsstörungen
d) Passagere Einschränkung der Nierenfunktion
e) Dentogene Abszesse

Antwort e ist richtig.
Stenosen der Gallengänge und hierbei insbesondere in der Anastomosenregion können sowohl im frühen als auch im späten Zeitraum nach einer Lebertransplantation auftreten. Das Gallengangsgewebe ist sehr empfindlich für Ischämie und kann zudem als Endstromgebiet deutlichen Perfusionseinschränkungen unterliegen.

Virale Infektionen insbesondere mit Herpesviren und hier vor allem Zytomegalie-Viren (CMV) stellen eine Herausforderung in der Behandlung nach erfolgter Lebertransplantation dar.

Wundheilungsstörungen nach Lebertransplantation treten, bedingt durch die Umgehungskreisläufe bei portalem Hypertonus und die notwendige Immunsuppression, nach erfolgter Transplantation gehäuft auf.

Insbesondere bei Patienten die bereits vor der Transplantation nur über eine **eingeschränkte Nierenfunktion** verfügten, kann es post transplantationem zu einer deutlichen Verschlechterung der Nierenfunktion bis hin zur passageren Dialysepflichtigkeit kommen.

Da die zahnärztliche Behandlung zur Vorbereitung im Rahmen des Evaluationsprozesses vor einer Lebertransplantation gehört, sind **dentogene Abszesse** unmittelbar nach der Transplantation eher selten, wenn auch nicht gänzlich ausgeschlossen.

LITERATUR

Mueller AR, Platz KP, Kremer B. Early postoperative complications following liver transplantation. Best Pract Res Clin Gastroenterol. 2004; 18(5): 881–900.
Ricote GC, Sánchez AD. Early complications after liver transplant. May we go as far as to predict them? Rev Esp Enferm Dig. 2008; 100(3): 121–128.

KASUISTIK

Im Rahmen der Nierentransplantation kommt es bei einem 49-jährigen Patienten zum Verschluss des Cimino-Shunts (Hämodialyse-Zugang). Die Funktion des Transplantats ist primär sehr gut, sodass unmittelbar keine Hämodialyse notwendig ist.

Welches Vorgehen hinsichtlich des Cimino-Shunts ist dann zu bevorzugen?

a) Die Funktionsfähigkeit des Dialysezugangs sollte umgehend wiederhergestellt werden.
b) Der Dialysezugang kann bei Verschlechterung der Nierenfunktion und erneutem Bedarf einer Hämodialyse neu angelegt werden.
c) Ein Dialysezugang sollte nach Verringerung der Dosierung der Immunsuppression zur Sicherheit wieder angelegt werden.
d) Eine therapeutische Antikoagulation genügt in der Regel, um das Problem zu lösen.
e) Zunächst sollte ein Shaldon-Katheter angelegt werden, unabhängig davon, ob eine Dialyse notwendig wird oder nicht, um im Bedarf darauf zugreifen zu können.

Antwort a ist richtig.
Da die Prognose der Transplantatfunktion kurz nach der Transplantation nicht abgeschätzt werden kann, sollte die **Funktionsfähigkeit eines Hämodialysezugangs** auf jeden Fall wiederhergestellt werden. Nur bei guter Langzeitfunktion und ausreichenden anatomischen Reserven (suffiziente eigene Venen und gut geeignete Arterien) kann auf Wunsch des Patienten der Dialysezugang verschlossen werden.

LITERATUR
Scholz H. AV-Shuntchirurgie. Der adäquate Gefäßzugang für die Hämodialyse. Berlin–Heidelberg: Springer, 2012.
Sohaib KM, Aryal P, Gardezi A et al. Vascular access in kidney transplant recipients. Transplant Rev (Orlando). 2020; 34(3): 100544.

KASUISTIK

Die Sigmadivertikulitis gehört zu einem der häufigsten Krankheitsbilder in der akuten Viszeralchirurgie. 10 Jahre nach einer Nierentransplantation stellt sich ein Patient in der allgemeinchirurgischen Sprechstunde vor. In den letzten Monaten habe er immer wieder einmal linksseitige Unterbauchbeschwerden gehabt. Der Stuhlgang neige eher zur Obstipation. In der CT-Untersuchung beschreibt der diensthabende Radiologe eine Sigmadivertikulitis Grad IIb nach Hansen und Stock.

Welche Aussage zur Sigmadivertikulitis in der besonderen Situation nach solider Organtransplantation trifft zu?

a) Da die Rückverlagerung eines Stomas nach einer Organtransplantation mit erheblichen Komplikationen behaftet ist, sollte im Rahmen einer im Notfall durchgeführten perforierten Sigmadivertikulitis kein Stoma angelegt werden.
b) Spiegelkontrollen der Immunsuppression sind nicht notwendig, da im Rahmen der Darmresektion nicht mit einer Malabsorption gerechnet werden muss.
c) Aufgrund der potenziellen Gefahr der Darmperforation im Falle eines Rezidivs sollte bei Patienten unter Immunsuppression/nach Organtransplantation auch im Stadium Ib nach Hansen und Stock die elektive Sigmaresektion empfohlen werden.
d) Die klinische Einteilung der Sigmadivertikulitis nach einer Organtransplantation erfolgt nach Rouviere.
e) Die minimalinvasive Sigmaresektion nach einer Organtransplantation ist kontraindiziert, da das CO_2-Gas die Organe schädigen kann.

Antwort c ist richtig.

Auch nach einer Organtransplantation sollte die **Kontinuität der Darmpassage,** wenn immer möglich, wiederhergestellt werden. Im Falle einer perforierten Sigmadivertikulitis mit Peritonitis ist jedoch eine **Hartmann-Situation** in jedem Fall mit ins Kalkül zu ziehen, da eine Darmanastomoseninsuffizienz für das transplantierte Organ und den Patienten unter Umständen letale Folgen haben kann.

Insbesondere nach Eingriffen am Verdauungstrakt mit nachfolgenden gastrointestinalen Komplikationen wie Obstipation, Diarrhö oder Erbrechen ist die Resorption der immunsuppressiven Medikation nicht sicher abschätzbar, daher sind **Spiegelkontrollen der Immunsuppression** obligat.

Die aktuellen Leitlinien empfehlen aufgrund des hohen Komplikationspotenzials nach einer stattgehabten Sigmadivertikulitis nach einer Organtransplantation, die **frühelektive operative Versorgung** auch bereits im Stadium Ib nach Hansen und Stock.

Für die klinische Einteilung der Sigmadivertikulitis eignet sich die **Stadieneinteilung nach Hansen und Stock** aufgrund bildmorphologischer Kriterien. Eine spezifische Stadieneinteilung nach Organtransplantation existiert nicht.

Auch nach solider Organtransplantation ist die **minimalinvasive Sigmaresektion** unter Beachtung der individuellen Besonderheiten möglich. Wichtig ist hierbei zum einen das Maß an Adhäsionen und zum anderen die möglicherweise veränderte anatomische Situation, z. B. nach einer Nierentransplantation in die linke Fossa iliaca zu beachten.

LITERATUR
Peery AF, Shaukat A, Strate LL. AGA clinical practice update on medical management of colonic diverticulitis: expert review. Gastroenterology. 2021; 160(3): 906–911.e1.
Swanson SM, Strate LL. Acute colonic diverticulitis. Ann Intern Med. 2018;168(9): ITC65–ITC80.

5

KASUISTIK

In einem Konsil zu einer bereits mehrfach operierten Patientin wird explizit die Frage nach einer Dünndarmtransplantation gestellt, da die Patientin inzwischen dauerhaft auf eine parenterale Zusatzernährung angewiesen ist. Die Multiviszeraltransplantation ist eine seltene Indikation für spezifische Krankheitsbilder.

Welche Aussage zu diesem Verfahren trifft nicht zu?

a) Die Multiviszeraltransplantation ist Kindern und Jugendlichen vorbehalten.
b) Bei der Multiviszeraltransplantation werden die viszeralen Organe in der Regel *en bloc* (als Organpaket) transplantiert.
c) Da der Dünndarm über eine hohe immunogene Potenz verfügt, ist nach einer Multiviszeraltransplantation eine geringfügig höhere Immunsuppression als nach Einzelorgantransplantation notwendig.
d) Eine klassische Indikation zur Multiviszeraltransplantation ist das Kurzdarmsyndrom, z. B. im Rahmen einer Morbus-Crohn-Erkrankung, mit Spätfolgen im Sinne einer Leberfibrose sowie einer Pankreasinsuffizienz.
e) Zur Sicherung einer Abstoßung können mittels Endoskopie Biopsien aus der Darmmukosa genutzt werden.

Aussage a trifft nicht zu.

Eine **Multiviszeraltransplantation** wird üblicherweise bei Erwachsenen durchgeführt, eine Beschränkung der Indikation auf Kinder ist nicht gegeben. Die Transplantation der viszeralen Organe erfolgt zumeist **en bloc,** dies erspart zusätzliche Anastomosen und Ischämiezeit.

Nach einer Multiviszeraltransplantation wird die **Immunsuppression** zum einen höher dosiert und zum zweiten auch länger auf höherem Niveau gehalten um eine Abstoßung zu verhindern.

Das **Kurzdarmsyndrom** z. B. bei Morbus Crohn oder nach einem Trauma und Verschlüsse viszeraler Gefäße aufgrund von Gerinnungsstörungen sind die typischen Indikationen für eine Multiviszeraltransplantation.

Mit Hilfe einer **Endoskopie und Mukosabiopsie** kann eine Abstoßungsreaktion nach Multiviszeraltransplantation relativ einfach gesichert bzw. ausgeschlossen werden.

LITERATUR

Bharadwaj S, Tandon P, Gohel TG et al. Current status of intestinal and multivisceral transplantation. Gastroenterol Rep (Oxf). 2017; 5(1): 20–28.
Kaufmann SS, Avitzur Y, Beath SV. New insights into the indication for intestinal transplantation. Consensus in the year 2019. Transplantation. 2020; 104(5): 937–946.
Kesseli S, Sudan D. Small bowel transplantation. Surg Clin North Am. 2019; 99(1): 103–116.

KASUISTIK

Die Verunsicherung bezüglich Impfungen vor und insbesondere nach Organtransplantationen ist hoch. Im Rahmen eines Polytraumas, hervorgerufen durch einen Verkehrsunfall, muss bei einem 62-jährigen Patienten die Milz operativ entfernt werden. Aus der Anamnese ist bekannt, dass der Patient vor vier Jahren nierentransplantiert wurde. Nach der Entlassung meldet sich der Hausarzt, den Entlassungsbrief in den Händen haltend, telefonisch bei Ihnen. Bisher habe er die Impfungen immer dem Transplantationszentrum überlassen, und er wisse nun nicht wie er sich bezüglich der Asplenie-Impfung und der sonstigen Impfungen bei diesem Patienten verhalten soll.

Welcher Aussage können Sie am ehesten zustimmen?

a) Die Impfung mit Lebendimpfstoff ist unbedenklich möglich.
b) Eine Impfung gegen SARS-CoV II darf nach einer soliden Organtransplantation nicht durchgeführt werden, da keine Langzeitergebnisse hierzu vorliegen.

c) Vakzine gegen Hepatitis B dürfen nach einer Organtransplantation nicht mehr verabreicht werden, da sie unter Immunsuppression die Reaktivierung einer durchgemachten Hepatitis begünstigen können.
d) Insbesondere für Patienten nach einer Organtransplantation, die in bewaldeten Gebieten wohnen, sollte eine Impfung gegen Hepatitis E dringend empfohlen werden.
e) Die Ständige Impfkommission des Robert Koch-Instituts hat eigene Empfehlungen für die Impfung nach einer Organtransplantation herausgegeben.

Antwort e ist richtig.
Patienten unter Immunsuppression sollten, wenn möglich, nicht mit einem **Lebendimpfstoff** behandelt werden, das Risiko einer Erkrankung steigt hierbei signifikant an.

Es ist richtig, dass aktuell noch keine Langzeitergebnisse zur **Impfung gegen SARS-CoV II** vorliegen, dennoch empfehlen sowohl das Robert Koch-Institut als auch die Deutsche Transplantationsgesellschaft (DTG) in Nutzen-Risiko-Abwägung die Impfung gegen SARS-CoV-2 vor und insbesondere nach Organtransplantation.

Die **Impfung gegen Hepatitis B** ist sowohl vor als auch nach einer Organtransplantation möglich und sinnvoll. Zum aktuellen Zeitpunkt existiert keine wirksame Impfung gegen das **Hepatitis-E-Virus.**

Es wurden eigene Empfehlungen für Patienten nach solider Organtransplantation durch das Robert Koch-Institut ausgegeben.

LITERATUR

Laws, HJ., Baumann, U., Bogdan, C. et al. Impfen bei Immundefizienz. Bundesgesundheitsbl. 2020; 63: 588–644.

KASUISTIK

Die zuständige Labormedizinerin ruft Sie kurz vor 16 Uhr am Freitag an und teilt Ihnen mit, dass die CMV-Viruslast bei einem Ihrer Patienten nach Nierentransplantation vor fünf Jahren von „unter der Nachweisgrenze" auf 6×10^3 Kopien/ml angestiegen ist.

Eine Zytomegalievirusinfektion nach Transplantation kann sich klinisch typischerweise folgendermaßen manifestieren:

a) Pyelonephritis
b) Gastrointestinale Blutung und Ulzerationen
c) Cholezystitis
d) Intraabdominale Abszesse
e) Parotitis

Antwort b ist richtig.
Über 30 % aller Infektionen nach Transplantation sind **viraler Genese.** Sehr verbreitet sind DNA-Virusinfektionen der Herpesfamilie. Dazu gehören die Zytomegalie-, Epstein-Barr-, Herpes-simplex- und Varicella-Zoster-Viren.

Zytomegalievirusinfektionen treten neu auf oder können reaktiviert werden. Am häufigsten sind sie etwa sechs Wochen nach einer Transplantation. Klassische Symptome sind Fieber, Gelenk- und Muskelschmerzen sowie eine Leukopenie. Das Zytomegalievirus kann verschiedene Organsysteme befallen und zur Pneumonie, blutendem Magenulkus, Duodenalulkus, Hepatitis, Enzephalitis oder Pankreatitis führen. Das **Risiko einer Infektion** hängt vom Status des Organempfängers und -spenders zum Zeitpunkt der Transplantation ab.

Intraabdominale Abszesse, eine Parotitis, Cholezystitis oder Pyelonephritis werden eher durch **bakterielle Erreger** verursacht.

LITERATUR
Hellemanns R, Abramowicz D. Cytomegalovirus after kidney transplantation in 2020: moving towards personalized prevention. Nephrol Dial Transplant. 2020; gfaa249 (online ahead of print. DOI: 10.1093/ndt/gfaa249.
Limaje AP, Babu TM, Boeckh M. Progress and challenges in the prevention, diagnosis, and management of cytomegalovirus infection in transplantation. Clin Microbiol Rev. 2021; 34(1): e00043-19.

THEMA
Die Transplantationsmedizin entwickelt sich rasant weiter.

Welche Aussage zur Innovation in der Transplantationsmedizin ist richtig?

a) Die Zulassung der Checkpoint-Inhibitoren eröffnet neue Möglichkeiten in der Immunsuppression nach solider Organtransplantation.
b) Die Maschinenperfusion ist eine der erfolgversprechendsten Neuerungen auf dem Gebiet der soliden Organtransplantation.
c) Die Indikationen zur Lebertransplantation werden sich voraussichtlich auch in den nächsten Jahrzehnten kaum ändern.
d) Die Leberlebendspende ist streng standardisiert, sodass hier kaum Innovationen möglich und sinnvoll sind.
e) „Organ Engineering“ ist ein Begriff aus dem Science Fiction-Genre und beschreibt den Ersatz von Organen durch Maschinen.

5

Antwort b ist richtig.
Die **Checkpoint-Inhibitoren** haben einen Durchbruch in der Behandlung einiger solider und hämatopoetischer Tumorentitäten errungen. In der **Immunsuppression** nach solider Organtransplantation können Checkpoint-Inhibitoren nach dem aktuellen Kenntnisstand nicht eingesetzt werden. Die derzeitig vorliegenden Daten von Patienten, die mit Checkpoint-Inhibitoren aufgrund einer malignen Grunderkrankung behandelt wurden und gleichzeitig auf eine Immunsuppression nach solider Organtransplantation angewiesen waren, legen vielmehr nahe, dass es zu vermehrten und schwerwiegenderen Abstoßungsreaktionen unter dieser Kombination kommen kann.

Die Verlängerung der möglichen Ischämiezeit sowie die Möglichkeit der Intervention an einem Organ vor der Transplantation durch eine **Maschinenperfusion** sind äußerst erfolgversprechende Ansätze auf dem Gebiet der Transplantationsmedizin.

Die **Indikation zur Lebertransplantation** bzw. deren Häufigkeit wandelt sich ständig, im Folgenden seien zwei Beispiele erwähnt: Während um die Jahrtausendwende noch die Hepatitis C eine der Hauptindikationen für eine Lebertransplantation war, wird diese voraussichtlich nach der Einführung der potenten antiviralen Therapie nur noch in Ausnahmefällen notwendig sein. Andererseits hat die individualisierte onkologische Behandlung des kolorektalen Karzinoms zu einer erheblichen Verbesserung des Langzeitüberlebens geführt, sodass inzwischen im Rahmen von Studien die Lebertransplantation bei auf die Leber beschränkten Metastasen erfolgversprechende Ergebnisse liefert.

Auch auf dem Gebiet der Lebendspende werden immer wieder **technische Varianten** beschrieben. Eine dieser Varianten ist beispielsweise der Duograft, dabei werden die jeweils linkslateralen Segmente von zwei Lebendspendern entnommen und in einen Empfänger transplantiert. Somit verringert sich das operative Trauma für den Spender, und gleichzeitig verringert sich das Risiko einer Leberinsuffizienz für den Organempfänger.

Organ Engineering ist keinesfalls ein Begriff aus der Science Fiction. Mehrere Gruppen arbeiten derzeit an einer klinischen Anwendung von **synthetisierten Organen** mit bisher sehr guten Ergebnissen im Tiermodell.

LITERATUR
Edgar L, Pu T, Porter B et al. Regenerative medicine, organ bioengineering and transplantation. Br J Surg. 2020; 107(7): 793–800.
Fishman JA, Greenwald M. Innovation in organ transplantation: A meeting report. Am J Transplant. 2018; 18(8):1875–1878.
Nasralla D, Coussios CC, Mergental H et al. Consortium for Organ Preservation in Europe. A randomized trial of normothermic preservation in liver transplantation. Nature. 2018; 557(7703): 50–56.

THEMA

Für die Anlage einer distalen radiozephalen Dialysefistel (Cimino-Brescia) eignen sich bei Patienten mit terminaler Niereninsuffizienz regionale Anästhesieverfahren.

Welche Nerven müssen hierzu blockiert werden?

a) N. radialis
b) N. medianus
c) N. ulnaris
d) N. musculocutaneus
e) N. intercostobrachialis

Die Antworten a–d sind richtig.

Der **Axillarisblock** anästhesiert den brachialen Plexus und eignet sich gut für gefäßchirurgische Eingriffe bei Patienten mit terminaler Niereninsuffizienz, aufgrund der Vasodilatation, welche ausgelöst wird. Die Offenheitsrate von Fisteln konnte dadurch gesteigert werden.

Mit Ausnahme der Nn. musculocutaneus und intercostobrachiales können die drei Hauptnerven der oberen Extremität (N. radialis, N. medianus und N. ulnaris) beim Axillarisblock mit einer Injektion anästhesiert werden.

Der **N. musculocutaneaus** verlässt in variabler Häufigkeit den Plexus cervicobrachialis schon vor dem Durchtritt des Nervengeflechts durch die Achselhöhle und benötigt oft eine separate Injektion. Sein sensibler Endast, N. cutaneus antebrachii lateralis, versorgt das Operationsgebiet bei Anlage einer Cimino-Brescia-Fistel (radiozephale Fistel am distalen Unterarm).

Die **Nn. intercostobrachiales** müssen zwecks Anästhesie des medialen Oberarms separat mittels Ringwall-Blockade ausgeschaltet werden, z. B. bei geplanter Operation in Blutleere.

6

LITERATUR

Leng CL, Rosenblatt MA. Upper extremity nerve blocks: Techniques. UpToDate. Waltham, MA: UpToDate Inc. www.uptodate.com/contents/upper-extremity-nerve-blocks-techniques/ (letzter Zugriff: 16.02.2021).

Schmidli J, Widmer MK, Basile C et al. Editor's choice – vascular access: 2018 clinical practice guidelines of the European Society for Vascular Surgery (ESVS). Eur J Vasc Endovasc Surg. 2018; 55(6): 757–818.

KASUISTIK

Es ist 23 Uhr und Sie haben gerade Dienst auf der Intensivstation. Vor Kurzem hat ein unruhiger, 54-jähriger Patient, der vor zwei Tagen gastrektomiert wurde, seinen zentralvenösen Katheter (links) selbst gezogen. Die Intensivpflegefachperson komprimiert gerade und bittet Sie, einen neuen zentralen Katheter zu legen, da sie über keinen weiteren venösen Zugang verfügt.

Welche Aussage(n) zur Anlage eines zentralvenösen Katheters ist/sind korrekt?

a) Der Punktionsort der V. jugularis interna liegt auf der Strecke zwischen Processus mastoideus und Sternoklavikulargelenk.
b) Tunnelierte Katheter sind infektanfälliger und können weniger lang belassen werden.
c) Die ultraschallkontrollierte Gefäßpunktion erhöht die Sicherheit.
d) Subkutane Portsysteme sollten alle sechs Monate gewechselt werden.

Die richtigen Antworten sind a und c.

Zentralvenöse Katheter haben ihre Spitze in der V. cava superior, dem rechten Vorhof oder der V. cava inferior. Sie werden u. a. für die Volumentherapie, antimikrobielle Therapie, Chemotherapie, parenterale Ernährung, Hämodialyse und das hämodynamische Monitoring eingesetzt.

Der wesentliche Vorteil des zentralvenösen Zugangs durch Direktpunktion der V. subclavia, Vv. jugularis interna/externa und V. femoralis gegenüber dem hochgeschobenen peripheren Venenkatheter ist die kürzere Verlaufsstrecke des Katheters in der Vene. Dieses führt zur Verlagerung von Infektionen auf einen späteren Zeitpunkt und damit zu einer längeren Liegezeit.

Tunnelierte Katheter können durch den langen subkutanen Verlauf (z. B. tunnelierter Hämodialysekatheter) meistens mehrere Monate genutzt werden, da das Infektionsrisiko niedrig ist. Weitere Varianten sind die *„peripherally inserted central catheters"* (PICC), welche mit geringem Risiko eingelegt werden können und ebenfalls einen Zugang für einige Wochen sichern. Einen langfristig, über Jahre hinweg, nutzbaren zentralen Venenzugang ermöglicht die Implantation eines **subkutanen Portsystems,** was häufig für die Chemotherapie verwendet wird.

Die **ultraschallkontrollierte Einlage** eines zentralvenösen Katheters ist heutzutage Standard und hat die Rate an Punktionskomplikationen (z. B. Pneumothorax und arterielle Punktion) reduziert.

Die **V. jugularis interna** verläuft mit großer Konstanz unter dem Musculus sternocleidomastoideus. Sie liegt lateral der A. carotis communis und etwas oberflächlicher als diese. Die rechtsseitige V. jugularis interna sollte wegen des kürzeren und geradlinigeren Weges zur oberen Hohlvene gegenüber der linksseitigen bevorzugt werden. Der Punktionsort liegt in der Mitte der Strecke zwischen Processus mastoideus und Sternoklavikulargelenk, wobei man sowohl transmuskulär als auch am Vorderrand des Musculus sternocleidomastoideus eingehen kann.

Die **V. subclavia** verläuft vom lateralen Rand der 1. Rippe nach dorsal zum medialen Drittel der Klavikula. Die A. subclavia liegt dorsokranial bzw. dorsolateral der V. subclavia. Da die V. subclavia aufgrund ihrer bindegewebigen Fixation selbst im Schock nicht kollabiert, ist sie für den zentralvenösen Zugang in Notfallsituationen geeignet.

Die **V. femoralis** ist aufgrund ihres großen Lumens insbesondere für einen schnellen Volumenersatz geeignet, auch unter Reanimationsbedingungen. Sie verläuft in der Leistenbeuge parallel zur A. femoralis communis und medial von dieser. Der bevorzugte Punktionsort befindet sich 2–3 cm distal des gut palpablen Leistenbands und medial der palpablen A. femoralis communis.

LITERATUR

Chopra V. Central venous access devices and approach to device and site selection in adults. UpToDate. Waltham, MA: UpToDate Inc. www.uptodate.com/contents/central-venous-access-devices-and-approach-to-device-and-site-selection-in-adults (letzter Zugriff: 16.9.2021).

KASUISTIK

Eine 47-jährige Frau erlitt bei einem Autounfall mehrere Verletzungen: Eine Milzruptur, die durch eine Splenektomie behandelt wurde; eine Thoraxkontusion; eine Beckenringfraktur, die mit einer Beckenklemme stabilisiert wurde; eine rechtsseitige Femurschaftfraktur, die mit einem externen Fixateur behandelt wurde, sowie eine Fraktur der anterioren Wand des L1. Ein zentralvenöser Katheter wurde über die linke V. subclavia angelegt.

Welche der folgenden Aussagen zu mechanischen Komplikationen von zentralvenösen Kathetern sind nicht korrekt?

a) Arterielle (Fehl-)Punktionen kommen häufig vor.
b) Relevante Blutungskomplikationen sind selten.
c) Pneumothoraces treten häufiger nach Punktionsversuch der V. jugularis interna als der V. subclavia auf.
d) Arrhythmien sind keine zu erwartende Komplikation
e) Die beidseitige Kathetereinlage ist problemlos/gefahrenlos.

Die Aussagen c, d und e sind nicht korrekt.

Verschiedene Komplikationen sind mit der Einlage von zentralvenösen Kathetern assoziiert. Diese sind unter anderen abhängig von der Erfahrung der ausführenden Person, der anatomischen Lokalisation der Kathetereinlage, von Patientenfaktoren und ob die Einlage ultraschallkontrolliert durchgeführt wurde oder nicht. Die Anzahl der Katheterlumina hat keinen direkten Einfluss auf die Rate katheterassoziierter Komplikationen. Mögliche mechanische Komplikationen sind:

- Pneumothorax
- Arterienverletzung/Hämatome
- Luftembolie
- Arrhythmie

Die Einlage eines zentralvenösen Katheters ist der häufigste Grund für einen iatrogenen **Pneumothorax.** Die Punktion der V. subclavia hat eine höhere Rate an Pneumothoraces als die Punktion der V. jugularis interna. **Bilaterale supradiaphragmale Punktionen** (V. jugularis interna oder V. subclavia) in kurzen Zeitabständen sollten vermieden werden, wegen der Gefahr eines möglichen bilateralen Pneumothorax.

Die **akzidentelle arterielle Punktion** ist relativ häufig (bis 12 %). Die Druckmessung via Katheter oder Kontrastmitteldarstellung unter Durchleuchtung sind Möglichkeiten zur Lagekontrolle (intraarteriell versus intravenös).

Die Entfernung der Punktionskanüle und die manuelle Kompression vermeiden eine **relevante Blutung** in den meisten Fällen (Cave: Koagulopathien). Wird die arterielle Fehlpunktion jedoch nicht realisiert und kommt es zur intraarteriellen Einlage einer großlumigen Schleuse oder eines Katheters, können relevante Blutungen (insbesondere bei der Entfernung der jeweiligen Instrumente), ein Pseuodaneurysma, arterielle Thrombosen oder ein Hirnschlag auftreten.

Arrhythmien entstehen aufgrund des zu weiten Vorschiebens des Führungsdrahtes oder des Katheters in die rechte Herzkammer.

Relevante **Luftembolien** sind eine potenziell lebensbedrohliche, aber sehr seltene Komplikation, welche bei der Einlage, während der Benutzung oder bei der Entfernung des Katheters entstehen können. Die meisten modernen Materialsets, welche bei der Einlage großlumiger Katheter verwendet werden, verfügen über ein Rückschlagventil, welches eine Luftaspiration verhindert. Die Vermeidung von Hypovolämie und die Trendelenburglagerung verringern das Risiko einer Luftaspiration.

6

LITERATUR

Young MP, You TH. Overview of complications of central venous catheters and their prevention. UpToDate. Waltham, MA: UpToDate Inc. www.uptodate.com/contents/overview-of-complications-of-central-venous-catheters-and-their-prevention (letzter Zugriff: 16.9.2021).

KASUISTIK

Sie werden als Konsiliarius auf die kardiologische Station gerufen, wo Ihnen ein 68-jähriger Patient vorgestellt wird, der am Vortag eine Koronarangiografie zum Ausschluss einer koronaren Herzerkrankung erhalten hatte. Nach Entfernung des Druckverbands in der Leiste vor zwei Stunden klagt der Patient nun über Schwellung und Schmerzen im Bereich der Punktionsstelle. Bei der klinischen Untersuchung zeigt sich ein großes Hämatom im Oberschenkelbereich. Aufgrund der ausgeprägten Schwellung können Sie keinen Leistenpuls tasten.

Welche Aussage (n) ist/sind richtig?

a) Der Patient hat möglicherweise eine Nachblutung aus der Punktionsstelle erlitten.
b) Eine Hämoglobinkontrolle ist angezeigt.
c) Der Patient muss sofort operiert werden.
d) Eine Ultraschalluntersuchung zum Ausschluss eines Aneurysma spurium und/oder einer persistierenden Blutung sollte rasch erfolgen.
e) Ein erneuter Druckverband ist nicht sinnvoll.

Die Aussagen a, b und d sind richtig

Der Patient hat vermutlich eine **Nachblutung aus der arteriellen Punktionsstelle.** Iatrogene Gefäßverletzungen machen 6–25 % aller Gefäßverletzungen aus. Das Risiko einer Nachblutung ist insbesondere erhöht, wenn Patienten nicht nur eine diagnostische Angiografie, sondern auch eine Katheterintervention erhalten haben, da hier einerseits zum Einführen der entsprechenden Katheter ein größeres Punktionsloch notwendig ist und andererseits die Patienten postinterventionell mit gerinnungshemmenden Substanzen oder Thrombozytenaggregationshemmern (in der Regel mit Acetylsalicylsäure oder Clopidogrel), behandelt werden.

Es existieren verschiedene Systeme zum perkutanen Verschluss der Punktionsstelle. Wird kein Verschlusssystem verwendet, ist eine manuelle Kompression der Punktionsstelle und im Anschluss die Anlage eines Druckverbands für 4–6 Stunden nötig, abhängig von der Größe des Punktionsdefekts.

Der **Blutverlust** bei derartigen Nachblutungen kann sehr viel höher liegen, als es die klinische Symptomatik zunächst vermuten lässt, da sich Blut auch nach kranial in das Retroperitoneum ausdehnen kann. Dies ist der Fall bei Punktionen oberhalb des Ligamentum inguinale und führt zu Hypotonie und Flankenschmerzen. Bei sehr großen Hämatomen kann die operative Ausräumung und Blutstillung (Naht des Punktionslochs) notwendig werden. Insbesondere Patienten mit kardialer Grunderkrankung sind durch den Blutverlust gefährdet.

Nicht nur bei großen Hämatomen, welche die klinische Untersuchung erschweren, sondern bei allen Patienten sollte eine rasche **sonografische Untersuchung der Leiste** erfolgen, um ein großes Hämatom oder eine persistierende Blutung (= Aneurysma spurium) diagnostizieren zu können. Kleine Aneurysmen sind oft schwer zu tasten und nur sonografisch sicher von einem Hämatom zu unterscheiden.

Bei einem **Aneurysma spurium** erfolgt die erneute Anlage eines Druckverbands, am besten unter sonografischer Kontrolle, für 24 Stunden. Danach sollte eine erneute sonografische Kontrolle erfolgen. Ist die Blutung zum Stillstand gekommen bzw. das Aneurysma spurium thrombosiert, kann der Patient mobilisiert werden. Bei Persistenz der Blutung sollte interveniert werden. Dies kann in geeigneten Fällen mittels sonografisch gesteuerter/kontrollierter Thrombininjektion erfolgen. Bei einem großen Punktionsdefekt ist eine operative Sanierung notwendig.

Eine weitere mögliche Komplikation nach Angiografie ist die Bildung einer **arteriovenösen Fistel.** Dies geschieht vor allem bei einer Punktion unterhalb der A. femoralis communis. Pathognomonisch ist das sogenannte Maschinengeräusch, das sich über der Fistel auskultieren lässt. Bei großen oder oberflächlich gelegenen arteriovenösen Fisteln lässt sich ein Schwirren tasten. Die Diagnose wird duplexsonografisch gesichert. Arteriovenöse Fisteln bleiben oft lange asymptomatisch, nehmen aber mit der Zeit an Größe zu. Die Indikation zur operativen Versorgung ist bei kardialer Dekompensation, aufgrund des hohen Fistelvolumens, oder lokalen Komplikationen (Blutung, ischämische Nekrose) gegeben. Das Abdecken der Verbindung zwischen Arterie und Vene kann manchmal auch mittels Stentgraft erfolgen. Der Stentgraft sollte dann in der Arterie platziert werden.

LITERATUR

Carrozza JP, MD. Complications of diagnostic cardiac catheterization. UpToDate. Waltham, MA: UpToDate Inc. www.uptodate.com/contents/complications-of-diagnostic-cardiac-catheterization (letzter Zugriff: 16.9.2021)

KASUISTIK

Ein 72-jähriger ehemaliger Maschineningenieur wird zur operativen Versorgung einer großen Leistenhernie aufgenommen. Bei der Erhebung der Anamnese berichtet der Patient über eine kurze neurologische Ausfallsymptomatik mit transitorischer Lähmung des rechten Arms vor etwa drei Monaten. Der Patient ist jetzt beschwerdefrei.

Welche Aussagen sind in diesem Zusammenhang richtig?

a) Die Hernienoperation sollte verschoben werden, da der Verdacht auf eine symptomatische Karotisstenose besteht.

b) Zuerst sollte eine Auskultation der Karotisbifurkation durchgeführt werden.

c) Das Schlaganfallrisiko einer symptomatischen Karotisstenose beträgt in den ersten zwei Wochen bis zu 25 %.
d) Symptomatische Karotisstenosen beinhalten ipsilaterale Hirninfarkte, transitorische ischämische Attacken und retinale Ischämien.
e) Bei der Verdachtsdiagnose der Karotisstenose sollte eine Duplexsonografie durchgeführt werden.

Aussagen a, c, d, und e sind richtig.
Die Hernienoperation sollte verschoben werden, da bei einer gleichzeitig bestehenden symptomatischen Karotisstenose das **perioperative Schlaganfallrisiko** deutlich erhöht ist. Das Risiko für einen erneuten Schlaganfall beträgt bei bereits symptomatischen Stenosen in den ersten zwei Wochen 11–25 %. Deshalb sollte eine Intervention innerhalb von 3–14 Tagen nach dem Indexereignis stattfinden, um das Schlaganfallrisiko zu reduzieren.

Eine **symptomatische Stenose** liegt vor, wenn es innerhalb der vergangenen sechs Monate zu einem ipsilateralen Ereignis gekommen ist: Hirninfarkt, transitorische ischämische Attacke (TIA) oder retinale Ischämie. **Asymptomatische Stenosen** der A. carotis interna führen demgegenüber nur zu einem gering erhöhten Schlaganfallrisiko.

Eine alleinige **Auskultation** wird zur Detektion einer Karotisstenose nicht empfohlen. Als erste Untersuchung wird eine **Duplexsonografie** zur Abschätzung des Stenosegrades durchgeführt. Eine zweite Bildgebung (CT- oder MR-Angiografie) oder eine erneute Duplexsonografie wird vor einer allfälligen Intervention empfohlen.

Empfehlungen zur konservativen und (bei Interventionen) begleitenden **Therapie von Karotisstenosen** beinhalten eine Thrombozytenaggregationshemmung, Statinmedikation und die leitliniengerechte Behandlung von Diabetes und Hypertonie.

Patienten mit symptomatischer Karotisstenose von 50–69 % kann und von 70–99 % sollte eine Karotisendarteriektomie empfohlen werden, um das Risiko eines erneuten Schlaganfalls zu minimieren. Die perioperative Komplikationsrate für einen Hirnschlag oder Tod sollte < 6 % liegen.

Patienten mit asymptomatischer Karotisstenose von 60–99 % kann in gefäßchirurgischen Zentren mit einer perioperativen Komplikationsrate für einen Hirnschlag oder Tod von < 3 % eine Karotisendarteriektomie empfohlen werden. Voraussetzungen sind eine Lebenserwartung > 5 Jahre und das Vorliegen klinischer oder bildgebender Befunde, die ein erhöhtes Schlaganfallrisiko bedeuten (z. B. Alter < 75 Jahre, kontralaterale Symptomatik, stumme Hirninfarkte, vulnerable Plaquemorphologie, Progression der Stenosierung).

LITERATUR
Deutsche Gesellschaft für Gefäßchirurgie und Gefäßmedizin – Gesellschaft für operative, endovaskuläre und präventive Gefäßmedizin e.V. (DGG) et al. S3-Leitlinie zur Diagnostik, Therapie und Nachsorge der extracraniellen Carotisstenose. AWMF, 2. Aufl. (Stand: 2/2020). AWMF-Register-Nr. 004-028. www.awmf.org/leitlinien/detail/ll/004-028.html (letzter Zugriff: 17.9.2021)
Naylor AR, Ricco JB, deBorst GJ et al. Editor's choice – management of atherosclerotic carotid and vertebral artery disease: 2017 clinical practice guidelines of the European Society for Vascular Surgery (ESVS). Eur J Vasc Endovasc Surg. 2018; 55(1), 3–81.

KASUISTIK
Bei einem Patienten wurde eine hochgradige (= 60–99 %) Abgangsstenose der linken A. carotis interna festgestellt.

Welche Aussagen sind in diesem Zusammenhang richtig?

a) Bei hochgradiger Karotisstenose kann eine Operationsindikation unabhängig von der neurologischen Symptomatik bestehen.
b) Die Thrombendarteriektomie (TEA) und das Stenting (CAS) sind etablierte Behandlungsmethoden.
c) Neben der klassischen Thrombendarteriektomie (TEA) der A. carotis interna wird auch die Eversions-Thrombendarteriektomie angewendet.

d) Bei der klassischen Thrombendarteriektomie wird die Verwendung eines Patches empfohlen.
e) Die Operation kann in Vollnarkose oder Regionalanästhesie durchgeführt werden.

Alle Aussagen sind richtig.
Bei hochgradiger Karotisstenose besteht sowohl bei symptomatischer als auch bei asymptomatischer Stenose eine **Operationsindikation.** Dies trifft jedoch nur auf Zentren zu, die eine niedrige Operationskomplikationsrate haben. Patienten mit asymptomatischer Stenose profitieren von dem Eingriff, wenn die Komplikationsrate für Hirnschlag/Tod $< 3\,\%$ liegt. Die *number needed to treat,* um einen Schlaganfall zu vermeiden, ist bei asymptomatischen Stenosen höher als bei symptomatischen.

Als **Operationsverfahren** kommen die klassische Thrombendarteriektomie mit Patch oder die Eversions-Thrombendarteriektomie zum Einsatz. Beim wachen Patienten (in Regionalanästhesie) kann der Effekt des Abklemmens der A. carotis interna direkt neurologisch überwacht werden. In Vollnarkose sollte ein **intraoperatives Neuromonitoring** eingesetzt werden. Varianten des Monitorings:

- Hämodynamisch (z. B. Stumpfdruckmessung, transkranielle Dopplersonografie)
- Zerebrale Oxygenation (z. B. Nahinfrarot-Spektroskopie)
- Zerebrale Funktion (z. B. Elektroenzephalogramm)

Das Monitoring hilft, um bei ungenügender Kollateralperfusion über das Anheben des Blutdrucks und die allfällige Verwendung eines Shunts zu entscheiden.

Die **Verwendung eines intraluminalen Shunts** während der Operation hat Vor- und Nachteile. Zu den Vorteilen gehört die kontinuierliche Blutversorgung der zu operierenden Hemisphäre. Zu den möglichen Nachteilen des Shunts zählen die mögliche Embolisierung von ulzerierten Plaqueanteilen oder auch eine Dissektion der A. carotis interna. Es konnten keine Outcome-Unterschiede zwischen Regional- oder Vollnarkose gezeigt werden. Patientenwunsch, -compliance und Erfahrungen der Anästhesie/Gefäßchirurgie spielen bei dieser Entscheidung eine wichtige Rolle.

Die Regionanlanästhesie beinhaltet die ultraschallkontrollierte Blockade des Plexus cervicalis.

Die **Karotisangioplastie** sollte immer mit dem Stenting kombiniert werden. Idealerweise kommt diese Katheterintervention bei Rezidivstenosen, radiogenen Stenosen, anatomisch schwierig zugänglichen Stenosen oder Patienten mit einem sehr hohen Operationsrisiko (z. B. kardial) zum Zuge.

LITERATUR
Deutsche Gesellschaft für Gefäßchirurgie und Gefäßmedizin – Gesellschaft für operative, endovaskuläre und präventive Gefäßmedizin e.V. (DGG) et al. S3-Leitlinie zur Diagnostik, Therapie und Nachsorge der extracraniellen Carotisstenose. AWMF, 2. Aufl. (Stand: 2/2020). AWMF-Register-Nr. 004-028. www.awmf.org/leitlinien/detail/ll/004-028.html (letzter Zugriff: 17.9.2021)
Naylor AR, Ricco JB, deBorst GJ et al. Editor's choice – management of atherosclerotic carotid and vertebral artery disease: 2017 clinical practice guidelines of the European Society for Vascular Surgery (ESVS). Eur J Vasc Endovasc Surg. 2018; 55(1), 3–81.

KASUISTIK

Ein 58-jähriger männlicher Patient berichtet über krampfartige Schmerzen in der rechten Wade nach ca. 100 m Gehstrecke. Hält er an, gehen die Schmerzen rasch zurück, und er kann erneut eine Strecke von ca. 100 m zurücklegen, bis die Beschwerden wieder auftreten. Bei der körperlichen Untersuchung sind auf der rechten Seite die Fußpulse sowie der Puls der A. poplitea nicht palpabel. Leistenpulse sind beidseits gut tastbar.

Welche Aussage ist in diesem Zusammenhang nicht richtig?

a) Bei dem Patienten besteht eine Claudicatio intermittens rechts im Stadium IIb.
b) Die Messung des Knöchel-Arm-Index ist der erste apparative Abklärungsschritt.
c) Die klinische Untersuchung weist auf eine Stenose/einen Verschluss im Bereich des Oberschenkels hin.

Tab. 6.1 Einteilung der chronisch arteriellen Durchblutungsstörung nach Fontaine

Stadium	Symptome	
Stadium I	Beschwerdefreiheit	
Stadium II	Belastungsschmerz, Claudicatio intermittens	
	IIa	Beschwerdefreie Gehstrecke über 200 m
	IIb	Beschwerdefreie Gehstrecke unter 200 m
Stadium III	Ruheschmerz der betroffenen Extremität	
Stadium IV	Nekrosen	

d) Der Patient benötigt eine invasive Therapie.
e) Die Duplexsonografie wird als erste bildgebende Abklärung empfohlen.

Die Aussage d ist nicht richtig.
Chronisch arterielle Durchblutungsstörungen werden klinisch nach Fontaine eingeteilt (➤ Tab. 6.1). Im vorliegenden Fall handelt es sich somit um ein Stadium IIb.

Neben der klinischen Untersuchung (fehlender Puls) weist ein erniedrigter **Knöchel-Arm-Index** (engl. *ankle brachial index,* ABI) von < 0,9 auf eine periphere arterielle Verschlusskrankheit hin. Der ABI ist der Quotient des Verschlussdrucks der Knöchelarterien und der Armarterien. Bei normalen Gefäßen und nichtsignifikanten Stenosen liegt der Wert bei 1. Verfälscht werden kann die Messung bei Diabetikern, bei denen die Mediakalzinose zu falsch hohen Werten führt (ABI > 1,3). Zudem ist ein pathologischer ABI (< 0,9 oder > 1,3) ein Prädiktor für die kardiovaskuläre Mortalität und Morbidität. Ein **fehlender Puls** weist auf eine Stenose oder einen Verschluss in der arteriellen Strombahn proximal davon hin.

6

Als **bildgebendes Verfahren** kommt zuerst eine Duplexsonografie zum Einsatz. Bestätigt sich der Verdacht auf eine periphere arterielle Verschlusskrankheit, kommen CT- oder MR-Angiografien hinzu, um die exakte Ausdehnung zu bestimmen. Weiterführende diagnostische, und auch therapeutische, Möglichkeiten, ergeben sich durch eine digitale Subtraktionsangiografie, welche aber invasiv ist.

Zur **Therapie** einer Claudicatio intermittens wird, nebst einer medikamentösen Therapie mit einem Thrombozytenaggregationshemmer und einem Statin, ein supervidiertes Gehtraining empfohlen, um die freie Gehstrecke und Lebensqualität zu steigern. Gelingt eine Verbesserung der Lebensqualität nicht und sind die Aktivitäten des täglichen Lebens trotz Gehtraining eingeschränkt, wird eine Revaskularisation empfohlen.

LITERATUR

Aboyans V et al. 2017 ESC guidelines on the diagnosis and treatment of peripheral arterial diseases, in collaboration with the European Society for Vascular Surgery (ESVS). Eur Heart J. 2018; 39(9): 763–816.
Deutsche Gesellschaft für Angiologie – Gesellschaft für Gefäßmedizin e.V. (DGA) et al. S3-Leitlinie zur Diagnostik, Therapie und Nachsorge der peripheren arteriellen Verschlusskrankheit (Stand: 9/2015). AWMF-Register-Nr. 065-003. www.awmf.org/leitlinien/detail/ll/065-003.html (letzter Zugriff: 17.9.2021).

KASUISTIK

Ein 63-jähriger Patient wird wegen intermittierender Belastungsschmerzen in der Gesäß- und Oberschenkelmuskulatur (Gehstrecke 30 m) vorstellig. Er ist starker Raucher. Auf Ihre gezielte Frage hin gibt er auch Potenzschwierigkeiten an. Bei der klinischen Untersuchung fehlt der Leistenpuls beidseitig.

Welche Aussage ist in diesem Zusammenhang nicht richtig?

a) Der Patient leidet unter Lumboischialgien und sollte mit nichtsteroidalen Entzündungshemmern behandelt werden.

b) Fehlende Leistenpulse beidseits deuten auf arterielle Verschlüsse im Beckenbereich oder in der Aorta hin.
c) Nach einer Duplexsonografie sollte zur weiteren Diagnostik eine Gefäßdarstellung mittels CT- oder MR-Angiografie durchgeführt werden.
d) Eine Revaskularisationsindikation besteht relativ ab Stadium IIa/b und absolut bei Stadien III und IV nach Fontaine.
e) Kurzstreckige Verschlüsse können interventionell mit Dilatation und Stent behandelt werden. Langstreckige Verschlüsse bedürfen in der Regel einer Bypassanlage.

Die Aussage a ist nicht richtig.
Auch wenn differenzialdiagnostisch bei den meist älteren Patienten eine Lumboischialgie durchaus infrage kommt, so besteht bei diesen Patienten bei der Symptomkombination Claudicatio intermittens, Pulslosigkeit der unteren Extremität und Impotenz der hochgradige Verdacht auf eine **arterielle Verschlusskrankheit.**

Während einseitige Beckenarterienverschlüsse zum Teil gut kompensiert werden, manifestieren sich beidseitige Beckenarterienverschlüsse oder ein Leriche-Syndrom (Verschluss der infrarenalen Aorta) schneller mit Claudicatio-Beschwerden oder einer Muskelschwäche. Die Symptome betreffen in der Regel das Gesäß und die Oberschenkel. Bei ausgeprägten Verschlussprozessen können auch Schmerzen im Unterschenkel auftreten. Bilaterale aortoiliakale Verschlüsse, welche eine Claudicatio verursachen, sind bei Männern durch die reduzierte Durchblutung via A. iliaca interna auch für eine erektile Dysfunktion verantwortlich.

In der überwiegenden Zahl der Fälle liegt dem Verschlussprozess eine **Arteriosklerose** zugrunde. Als Hauptrisikofaktoren sind hier Rauchen, arterielle Hypertonie und Dyslipidämie zu nennen. Verschlussprozesse der aortoiliakalen Strombahn treten häufig in Verbindung mit Verschlussprozessen des Oberschenkels (A. femoralis communis und superficialis) auf. Eine entsprechende **Gefäßdarstellung** nicht nur des aortoiliakalen Stromgebietes, sondern eben auch der Extremitäten ist daher vor einer Revaskularisation unabdingbar, um den genauen Gefäßstatus der Peripherie zu kennen.

Eine **Indikation für eine Revaskularisation** besteht im Stadium IIa/b abhängig von der Einschränkung der Lebensqualität und zwingend im Stadium III und IV nach Fontaine (➤ Tab. 6.1).

Kurzstreckige iliakale Verschlüsse lassen sich interventionell mit **Dilatation und Stentimplantation** gut behandeln. Hier sind die Langzeitergebnisse dem chirurgischen Verfahren gleichwertig.

Bilaterale, langstreckige Beckenarterienverschlüsse oder ein Leriche-Syndrom werden in der Regel mit einem **Bypass** (aortoiliakal oder aortobifemoral) versorgt. Hierbei sind zentral sowohl eine End-zu-End- als auch eine End-zu-Seit-Anastomose der Prothese mit der Aorta möglich. Der zentrale End-zu-Seit-Anschluss beinhaltet ein geringeres Präparationstrauma und die Möglichkeit, den orthograden Einstrom in die terminale Aorta und die Beckenarterien sowie ggf. die A. mesenterica inferior und Lumbalarterien zu gewährleisten.

Die Kombination von aortoiliakalem bzw. aortobifemoralem Bypass mit einem femoropoplitealen Bypass kann im Einzelfall in der gleichen Sitzung durchgeführt werden. Bei einer Vielzahl der Patienten kann jedoch bereits durch eine Einetagenkorrektur die Beschwerdesymptomatik so verbessert werden, dass eine Verlängerungsoperation nur selten notwendig wird, z. B. im Stadium IV.

LITERATUR

Aboyans V et al. 2017 ESC guidelines on the diagnosis and treatment of peripheral arterial diseases, in collaboration with the European Society for Vascular Surgery (ESVS). Eur Heart J. 2018; 39(9): 763–816.
Deutsche Gesellschaft für Angiologie – Gesellschaft für Gefäßmedizin e.V. (DGA) et al. S3-Leitlinie zur Diagnostik, Therapie und Nachsorge der peripheren arteriellen Verschlusskrankheit (Stand: 9/2015). AWMF-Register-Nr. 065-003. www.awmf.org/leitlinien/detail/II/065-003.html (letzter Zugriff: 17.9.2021).
Neschis GD, Golden MA. Clinical features and diagnosis of lower extremity peripheral artery disease. UpToDate. Waltham, MA: UpToDate Inc. www.uptodate.com/contents/clinical-features-and-diagnosis-of-lower-extremity-peripheral-artery-disease (letzter Zugriff: 17.9.2021)

THEMA

Die exakte Darstellung von Lokalisation, Ausdehnung und Schweregrad der Gefäßveränderung ist unabdingbare Voraussetzung für eine Revaskularisation, sei dies operativ oder interventionell. Es kommen die **CT- oder MR-Angiografie** und die **intraarterielle digitale Subtraktionsangiografie (DSA)** zum Einsatz.

Welche Aussage ist in diesem Zusammenhang nicht richtig?

a) Die MR-Angiografie kann u. U. ableitende Gefäße darstellen, die mit der DSA nicht sichtbar sind.
b) Für Patienten mit Kontrastmittelallergie (jodhaltig) ist die CT-Angiografie nicht geeignet.
c) Die MR-Angiografie wird häufig zur Diagnostik intrakranieller Gefäßveränderungen durchgeführt.
d) Bei der CT-Angiografie wird jodhaltiges Kontrastmittel verwendet.
e) Die CT-Angiografie ist nicht geeignet für die Diagnostik peripher-arterieller Verschlusskrankheiten.

Die Aussage e ist nicht richtig.

Intraarterielle digitale Substraktionsangiografie (DSA)

Goldstandard bezüglich Gefäßdarstellung und Möglichkeit der Kombination mit einer gleichzeitigen Intervention. Nachteile: Invasivität, Strahlenbelastung, meistens jodhaltiges Kontrastmittel. Darum als rein diagnostisches Verfahren zunehmend verdrängt durch die CT- und MR-Angiografie.

CT-Angiografie

6

Die Vorteile der CT-Angiografie gegenüber der DSA liegen in der geringeren Invasivität, der schnellen Untersuchungsdauer und der Möglichkeit, Gefäßdarstellungen mit Schnittbildern zu kombinieren, was die Beurteilung extravaskulärer morphologischer Befunde erlaubt. Diese Analyse der Lagebeziehung zu umgebenden Organen und von Verkalkungen ist insbesondere bei der Aneurysmadiagnostik von großer Bedeutung. Im Gegensatz zur MR-Angiografie müssen jedoch bei der CT-Angiografie jodhaltige Kontrastmittel verwendet werden, und die Untersuchung ist mit einer Röntgenstrahlenbelastung verbunden. Bei schmalen und verkalkten Gefäßen kann der Stenosegrad in der CT-Angiografie überschätzt werden.

MR-Angiografie

Durch die Verwendung von intravenös verabreichtem, nichtjodhaltigem Kontrastmittel stellt die MR-Angiografie insbesondere für Patienten mit Kontrastmittelallergie eine Alternative zu kontrastmittelassoziierten radiologischen Untersuchungsmethoden (DSA und CT-Angiografie) dar. Die MR-Angiografie ist eine Untersuchung ohne Röntgenstrahlenbelastung. Ein weiterer Vorteil liegt in der Erfassung von Gefäßen mit sehr langsamen Flussgeschwindigkeiten, die sich der Darstellung durch die DSA entziehen können. So ist insbesondere unter Low-Flow-Bedingungen die MR-Angiografie bei der Darstellung der peripheren Gefäßachse im Unterschenkelbereich der DSA überlegen. Nachteile: Überschätzung des Stenosegrades bei schmalen und verkalkten Gefäßen.

Durch die Kombination mit Schnittbildern und der Möglichkeit der Darstellung ischämischer Bezirke im Gehirn bereits 1–2 Stunden nach dem Infarktereignis hat sich die MR-Angiografie rasch zur klinischen Diagnostik intrakranieller Gefäßprozesse etabliert. Hier gelingt zuverlässig und nichtinvasiv die Darstellung von Stenosen, Aneurysmata oder Gefäßmalformationen.

Im Bereich der extrakraniellen Hirngefäße ist die MR-Angiografie der DSA unterlegen, da insbesondere Strömungsturbulenzen und Wirbelbildung, z. B. im Bulbusbereich der Carotis interna, zu umschriebenen Signalausfällen und damit zu falsch positiven Resultaten führen können.

LITERATUR

Aboyans V et al. 2017. ESC guidelines on the diagnosis and treatment of peripheral arterial diseases, in collaboration with the European Society for Vascular Surgery (ESVS). Eur Heart J. 2018; 39(9): 763–816.

Deutsche Gesellschaft für Angiologie – Gesellschaft für Gefäßmedizin e.V. (DGA) et al. S3-Leitlinie zur Diagnostik, Therapie und Nachsorge der peripheren arteriellen Verschlusskrankheit (Stand: 9/2015). AWMF-Register-Nr. 065-003. www.awmf.org/leitlinien/detail/ll/065-003.html (letzter Zugriff: 17.9.2021).
Neschis GD, Golden MA. Clinical features and diagnosis of lower extremity peripheral artery disease. UpToDate. Waltham, MA: UpToDate Inc. www.uptodate.com/contents/clinical-features-and-diagnosis-of-lower-extremity-peripheral-artery-disease (letzter Zugriff: 17.9.2021)

KASUISTIK

Ein 66-jähriger Patient wird mit interskapulären Vernichtungsschmerzen in die Notfallstation eingeliefert. Bei der klinischen Untersuchung ist der Allgemeinzustand schwer beeinträchtigt, der Patient ist kaltschweißig. Der Blutdruck beträgt 220/150 mmHg.

Welche Aussagen sind in diesem Zusammenhang richtig?

a) Die klinische Differenzialdiagnose zwischen einer akuten Aortendissektion und einem akuten Myokardinfarkt ist schwierig.
b) Die akute Aortendissektion ist häufiger als die akute Ruptur von abdominalen und thorakalen Aortenaneurysmen (zusammen).
c) Durch die Dissektion kann es zu einer Minderperfusion von abgehenden Arterien und dadurch zur Ischämie der versorgten Organe kommen
d) Eine Aortendissektion kann eine Paraparese/-plegie auslösen.

Alle Antworten sind richtig.
Akute interskapuläre Schmerzen sind für eine **akute Aortendissektion** charakteristisch und meist stärker ausgeprägt als beim akuten Herzinfarkt. Bei fortschreitender Aortendissektion kommt es im Rücken zum sukzessiven Absteigen des Schmerzes. In der Regel ist eine hypertensive Krise mit der Dissektion verbunden. Kommt es zur Dissektion des Sinus aortae, können eine akute Aortenklappeninsuffizienz und/oder auch ein akuter Verschluss der Koronararterien auftreten.
Grundsätzlich werden zwei Formen von Aortendissektionen unterschieden (nach Stanford):

- **Typ A nach Stanford (zwei Drittel der Fälle):** Die Eintrittsstelle der Dissektion liegt im Bereich der Aorta ascendens; der Typ A kann die Aorta ascendens bis zum Aortenbogen, darüber hinaus auch den Aortenbogen selbst und die gesamte Aorta descendens bis in die Becken-Beinarterien befallen. Er stellt fast immer eine absolute dringliche Operationsindikation dar, unter Einsatz der Herz-Lungen-Maschine mit Ersatz der dissezierten Aorta ascendens und evtl. auch von Anteilen des Aortenbogens. Gelegentlich ist zusätzlich ein Aortenklappenersatz oder ein aortokoronarer Bypass nötig.
- **Typ B nach Stanford (ein Drittel der Fälle):** Die Aorta ascendens ist nicht betroffen, die Dissektion beginnt distal der A. subclavia sinistra, das heißt in der Aorta descendens oder noch distaler. Die Aorta ascendens und der Aortenbogen sind nicht disseziert. Akute Aortendissektionen des Typs B werden primär konservativ mittels Blutdrucksenkung und Schmerztherapie behandelt, außer es kommt zu Komplikationen (Malperfusion, Blutung, persistierende Schmerzen und therapierefraktärer Bluthochdruck). Dann wird meistens mit einem Stentgraft die Stelle des Einrisses abgedeckt, um den Blutfluss im falschen Lumen zu reduzieren.
- Zusätzlich wird neuerdings ein **„Typ non-A-non-B"** differenziert. Dabei handelt es sich um einen Dissektionsbeginn im Aortenbogen oder eine retrograde Dissektionsausweitung in den Aortenbogen.

Durch den Längsriss in der Intima der Aortenwand kommt es zu einem falschen Lumen, in dem das Blut nach distal wühlt und die Schichten voneinander trennt. Dies wiederum kann dazu führen, dass das wahre/richtige Lumen komprimiert wird und darum die aus der Aorta abgehenden Äste (supraaortale Äste, Spinalarterien, viszerale Arterien, Becken-/Beinarterien) nicht mehr ausreichend perfundiert werden. Daraus kann eine entsprechende Organischämie resultieren: Hirnschlag, Armischämie, spinale Ischämie mit Paraparese/-plegie, viszerale Ischämie, Beinischämie. Die notfallmäßige EKG-getriggerte **CT-Angiografie** ist die primäre Maßnahme zur Sicherung der Diagnose und Feststellung des Dissektionstyps. Die **transösophageale Echokardiografie** kann eine Dissektion sowohl in der Aorta ascendens als auch in der Aorta descendens darstellen. Auch eine Aortenklappeninsuffizienz kann nachgewiesen werden.

LITERATUR

Böckler D et al. Management of descending thoracic aorta diseases: clinical practice guidelines of the European Society for Vascular Surgery (ESVS). Eur J Vasc Endovasc Surg. 2017; 53: 4–52.

Czerny M et al. Current options and recommendations for the treatment of thoracic aortic pathologies involving the aortic arch: An expert consensus document of the European Association for Cardio-Thoracic Surgery (EACTS) & the European Society for Vascular Surgery (ESVS). Eur J Vasc Endovasc Surg. 2019; 57: 165–198.

KASUISTIK

Bei einem 70-jährigen Patienten wird im Rahmen einer Routine-Ultraschalluntersuchung des Abdomens zufällig ein 6,2 cm großes Aneurysma der infrarenalen Aorta entdeckt. Der Patient ist asymptomatisch und steht einer Operation sehr ablehnend gegenüber.

Welche Aussagen sind in diesem Zusammenhang richtig?

6

a) Die Rupturgefahr eines > 5,5 cm großen Aneurysmas wird auf > 10 % pro Jahr geschätzt, weshalb Sie den Patienten über die Indikation einer Behandlung ausführlich informieren sollten.
b) Eine notfallmäßige Operation bei einem rupturierte Aortenaneurysma ist mit einer hohen Mortalität vergesellschaftet.
c) Möglicherweise käme bei diesem Patienten ein endovaskuläre Aneurysmaversorgung mittels Stentgraft infrage.
d) Obwohl in zunehmendem Maße die endovaskuäre Aneurysmenversorgung Anwendung findet, ist der offene Aortenersatz oft indiziert.
e) Die ausführliche Aufklärung des Patienten u. a. über das Rupturrisiko sollte insbesondere bei Ablehnung einer Behandlung schriftlich dokumentiert werden.

Alle Aussagen sind richtig.

Die **Prävalenz für Bauchaortenaneurysmen** wird für über 65-Jährige Männer zwischen 1,3–3,3 % angegeben. Frauen sind bis zu viermal weniger betroffen. Die **Rupturgefahr** steigt mit zunehmendem Durchmesser und beträgt bei > 5,5 cm wahrscheinlich > 10 % pro Jahr. Da die meisten Patienten mit großen Bauchaortenaneurysmen aber operiert werden, ist die Rupturrate schwierig zu erfassen. Ätiologisch stehen die degenerativen Aortenwanderkrankungen (Arteriosklerose) im Vordergrund. Der infrarenale Abschnitt ist am häufigsten betroffen und umfasst 95 % aller Aortenaneurysmen.

Der überwiegende Teil der Aneurysmen ist asymptomatisch. Meistens wird die Diagnose bei Abklärungen anderer Erkrankungen bzw. im Rahmen von Vorsorgeuntersuchungen mit Ultraschall gestellt. Rückenschmerzen und diffuse Abdominalbeschwerden, die in das Becken ausstrahlen, sind typisch für das symptomatische Aneurysma. Nicht selten werden die Beschwerden fehlgedeutet. Der tiefe abdominale Schmerz mit Rückenschmerzen, die in die Flanke und das Becken ausstrahlen, ist typisch für das rupturierte Aneurysma. Hinzu können Schockzeichen als Folge des Blutverlustes kommen. Bei Rupturen in den Gastrointestinaltrakt (aortoduodenale Fistel) kann es zu einer intestinalen Blutung kommen.

Bei Vorliegen eines Aortenaneurysmas sollten zur weiteren Therapieplanung eine **CT-Angiografie** durchgeführt werden. Diese gibt morphologisch präzise und geometrisch reproduzierbar die Größe des Aneurysmas, den Bezug des Aneurysmas zu den Nachbarorganen sowie die Wandbeschaffenheit (Verkalkungen etc.) wieder.

Behandelt werden sollten Bauchaortenaneurysmen mit einem Durchmesser von > 5,5 cm bei Männern und > 5,0 cm bei Frauen. Aneurysmen mit einer raschen Wachstumsprogredienz sowie alle symptomatischen Aneurysmen werden entsprechend schon früher behandelt, da deren Rupturrisiko höher gewertet wird.

Die **30-Tage-Mortalität** nach Aneurysmaruptur beträgt bis zu 70 %, weil viele Patienten vor dem Eintreffen in das Spital versterben. Auch wenn ein notfallmäßige Aneurysmaauschaltung stattfindet, beträgt die Rupturmortalität noch bis 50 %. Die Mortalität nach elektivem Eingriff ist bedeutend kleiner (1–2 %).

Grundsätzlich gibt es zwei Operationsverfahren:

- **Offen chirurgische Therapie** mit Ausschaltung des Bauchaortenaneurysmas und Rekonstruktion der Aorta mittels Kunststoffprothese (Rohrprothese oder, bei Befall der Iliakalarterien, eine Bifurkation-/Y-Prothese)
- **Endovaskuläre Aneurysmaausschaltung** mittels Stentgraft, welcher minimalinvasiv über die A. femoralis communis eingebracht wird. Die Vorteile liegen in der geringeren Invasivität sowie in der schnelleren Rekonvaleszenz.

Die Stentgraftimplantation ist jedoch nicht bei allen Aneurysmamorphologien (Nähe zu den viszeralen Abgängen, ausgeprägtes Kinking der Gefäße, stenosierte Iliakalarterien) und Patientenfaktoren (Alter, Bindegewebserkrankungen) geeignet. Diese Entscheidung muss von mit beiden Techniken erfahrenen Ärzten zusammen mit den Patienten getroffen werden. Die Langzeitresultate bezüglich Gesamtmortalität zeigen in randomisiert kontrollierten Studien ähnliche Resultate nach beiden Verfahren.

LITERATUR

Debus ES et al. S3-Leitlinie zu Screening, Diagnostik, Therapie und Nachsorge des Bauchaortenaneurysmas (Stand: 7/2018). AWMF Register-Nr. 004-014. www.awmf.org/leitlinien/detail/ll/004-014.html (letzter Zugriff: 17.9.2021).

Patel R et al. Endovascular versus open repair of abdominal aortic aneurysm in 15-years' follow-up of the UK endovascular aneurysm repair trial 1 (EVAR trial 1): a randomised controlled trial. Lancet. 2016; 388(10058): 2366–2374.

Wanhainen A et al. European Society for Vascular Surgery (ESVS) 2019 clinical practice guidelines on the management of abdominal aorto-iliac artery aneurysms. Eur J Vasc Endovasc Surg. 2019; 57: 8–93.

KASUISTIK

Ein 68-jähriger Mann mit bekannter Sigmadivertikulose stellt sich in der Notaufnahme mit seit dem Nachmittag bestehenden heftigen linksseitigen Unterbauchbeschwerden vor. Bei der klinischen Untersuchung zeigt sich ein akutes Abdomen, sodass die Indikation zur Computertomografie gestellt wird. Es findet sich überraschenderweise ein gedeckt rupturiertes Iliakalaneurysma links.

Welche Aussage ist in diesem Zusammenhang nicht richtig?

a) Analog zu den infrarenalen Bauchaortenaneurysmen bleiben die Iliakalarterienaneurysmen bis zur Ruptur häufig asymptomatisch.

b) Beckenarterienaneurysmen rupturieren selten, asymptomatische Aneurysmen stellen daher keine Operationsindikation dar.

c) Beckenarterienaneurysmen werden am besten mit der CT-Angiografie dargestellt.

d) Beckenarterienaneurysmen betreffen überwiegend die A. iliaca communis und die A. iliaca interna, während Aneurysmen der A. iliaca externa selten sind.

e) Beckenarterienaneurysmen treten überwiegend im Zusammenhang mit infrarenalen Aortenaneurysmen auf.

Die Aussage b ist nicht richtig.

Wie bei den infrarenalen Aortenaneurysmen entwickeln sich Aneurysmen der Beckenarterien in über 90 % auf dem Boden einer Arteriosklerose. Aneurysmen der Beckenarterien können isoliert auftreten, werden aber überwiegend in Kombination mit infrarenalen Aortenaneurysmen angetroffen. Beckenarterienaneurysmen bedrohen, wie Aortenaneurysmen, den Patienten vornehmlich durch die Ruptur.

Die meisten Beckenarterienaneurysmen sind asymptomatisch und werden zufällig im Rahmen von Routinesonografien entdeckt. Das **klinische Beschwerdebild** symptomatischer Beckenarterienaneurysmen kann außerordentlich variabel sein. So können die Aneurysmata durch Kompression des Plexus ein Ischiassyndrom hervorrufen und durch Kompression des Harnleiters einen Nierenstau bewirken. Ebenso werden venöse Abflussstörungen durch Kompression der Iliakalvenen beobachtet. **Rupturen von Beckenarterienaneurysmen** werden zum Teil verkannt, da die klinische Symptomatik wie im vorliegenden Fall uncharakteristisch ist.

Gemäß den aktuellen Guidelines werden Beckenarterienaneurysmen ab einem Durchmesser von 3,5 cm ausgeschaltet. Im Rahmen der präoperativen Diagnostik hat sich die **Computertomografie** als Standard durchgesetzt, da sie neben der exakten Aneurysmamorphologie auch die Lagebeziehungen gut darstellt. Bei auf die Iliakalarterien begrenzten eher kurzstreckigen Aneurysmen kann ein isolierter Iliakalarterieneingriff (offen oder endovaskulär) ausreichen. Bei langstreckigen oder auf die Aorta übergreifenden Veränderungen, muss dies Aorta mitbehandelt werden, um eine suffiziente Ausschaltung zu gewährleisten.

LITERATUR

Debus ES et al. S3-Leitlinie zu Screening, Diagnostik, Therapie und Nachsorge des Bauchaortenaneurysmas (Stand: 7/2018). AWMF Register-Nr. 004-014. www.awmf.org/leitlinien/detail/ll/004-014.html (letzter Zugriff: 17.9.2021).

Wanhainen A et al. European Society for Vascular Surgery (ESVS) 2019 clinical practice guidelines on the management of abdominal aorto-iliac artery aneurysms. Eur J Vasc Endovasc Surg. 2019; 57: 8–93.

KASUISTIK

Ein 54-jähriger Raucher klagt über Schmerzen in der rechten Kniekehle mit lokaler Schwellung und Wadenschmerzen, insbesondere nach einer Gehstrecke von rund 250 m. Bei der klinischen Untersuchung findet sich eine pralle Raumforderung in der Kniekehle. Die Fußpulse sind beidseits nicht tastbar.

Welche Aussagen sind in diesem Zusammenhang richtig?

a) Dieser Patient hat eine Baker-Zyste und sollte an den orthopädischen Chirurgen überwiesen werden.
b) Der Patient hat eine periphere arterielle Verschlusskrankheit im Stadium IIa.
c) Zur weiteren Abklärung sollte eine Duplexsonografie durchgeführt werden.
d) Die Raumforderung in der Kniekehle könnte ein Poplitealaneurysma sein.
e) Poplitealaneurysmen sollen nur bei rezidivierenden Embolien operiert werden.

Die Aussagen b, c und d sind richtig.
Bei dem hier vorgestellten Fall handelt es sich um einen Patienten mit einer chronisch arteriellen Verschlusskrankheit im Stadium IIa und einem **Poplitealaneurysma.** Ätiologisch dominiert bei den Aneurysmen der unteren Extremität die Arteriosklerose.

Bei der **klinischen Untersuchung** sind Poplitealaneurysmen manchmal als verbreiterte, gut palpable Poplitealpulse oder etwa pralle pulsierende Massen wahrnehmbar. Sie machen > 80 % der peripheren Aneurysmen aus. Patienten mit Bauchaortenaneurysma sollten aufgrund der erhöhten Prävalenz auf das Vorhandensein von femoropoplitealen Aneurysmen untersucht werden. Die **Duplexsonografie** ist das erste bildgebende Verfahren der Wahl. Differenzialdiagnostisch kann eine **Baker-Zyste** duplexsonografisch ausgeschlossen werden.

Im Gegensatz zu aortoiliakalen Aneurysmen ist die **Rupturrate** bei Poplitealaneurysmen eher zu vernachlässigen. Hier stehen rezidivierende **crurale Embolien** aus teilthrombosierten Aneurysmen oder die akute **Aneurysmathrombose** mit konsekutiver Beinischämie im Vordergrund.

Aufgrund des Embolierisikos sollten teilthrombosierte Poplitealaneurysmen auch bei asymptomatischen Patienten ausgeschaltet werden. Über die Indikationsgröße (Durchmesser) herrschen kontroverse Angaben: meistens ab 2–3 cm. Die 30-Tage-Unterschenkelamputationsrate bei symptomatischen Patienten liegt trotz raschem Eingreifen bei bis zu 16 %.

Bei symptomatischem Aneurysma kommt der **femoropopliteale/femorokrurale Bypass** zum Zug. Der Stellenwert einer präoperativen interarteriellen Lyse bei akut thrombosierten Unterschenkelgefäßen wird kontrovers diskutiert. Bei asymptomatischen kurzstreckigen Pathologien genügt oft ein **Poplitealinterponat** von dorsal; bei langstreckigen oder zusätzlich cruralen Arteriopathien aber wiederum der femoropopliteale/femorocrurale Bypass. Manchmal werden komplett thrombosierte asymptomatische Aneurysmen gefunden. Bei guter Gehstrecke muss die popliteale Strombahn dann nicht wiederhergestellt werden.

Bei dem hier beschriebenen Patienten mit chronischem Verschluss und Belastungsischämie ist die Indikation zur Operation gegeben. Als Standardverfahren gilt die Ausschaltung des Aneurysmas und Rekonstruktion der Arterie mit einem Gefäßersatz., vornehmlich einer autologen Vene. Präoperativ muss mittels Bildgebung festgestellt werden, welche cruralen Gefäße betroffen sind, damit klar ist, wo die distale Bypassanastomose erfolgen kann.

LITERATUR

Grip O et al. Contemporary treatment of popliteal artery aneurysms in 14 countries: a vascunet report. Eur J Vasc Endovasc Surg. 2020; 60(5): 721–729.

Jungi S et al. Limb salvage by open surgical revascularisation in acute ischaemia due to thrombosed popliteal artery aneurysm. Eur J Vasc Endovasc Surg. 2019; 57(3): 393–398.

KASUISTIK

Eine 87-jährige Patientin mit bekanntem Vorhofflimmern wird wegen akuter Ischämie der rechten unteren Extremität vom Hausarzt eingewiesen. Es besteht keine Claudicatio-Anamnese. Die Patientin berichtet über einen vor zwei Stunden plötzlich einsetzenden quälenden Schmerz im rechten Bein, gefolgt von Taubheits- und Schwächegefühl. Bei der klinischen Untersuchung ist das rechte Bein ab dem distalen Oberschenkel blass und pulslos. Die Motorik ist aufgehoben. Die Patientin kann das linke Bein bewegen, und hier sind die peripheren Pulse gut tastbar. Die notfallmäßige Duplexsonografie bestätigt einen Femoralgabelverschluss. Es werden sofort 5.000 Einheiten Heparin intravenös verabreicht.

Welche Aussagen sind in diesem Zusammenhang richtig?

a) Alle Kriterien sprechen für einen rein embolischen Gefäßverschluss. Auf eine weitergehende Diagnostik kann verzichtet und die Patientin sofort embolektomiert werden.
b) Das Ausmaß der Einschränkung von Sensibilität und Motorik ist wichtig für die Einteilung des Schweregrades der akuten Extremitätenischämie.
c) Bei der arteriellen Embolie kommt die chirurgische Embolektomie oder Katheteraspiration zum Zuge, abhängig von der Lokalisation und Ausdehnung.
d) Im Anschluss an die Embolektomie kann eine prophylaktische Fasziotomie erforderlich sein, um ein Kompartmentsyndrom zu verhindern.
e) Arterielle Embolien führen am häufigsten im Bereich der Femoralgabel zu einem Verschluss.

Alle Aussagen sind richtig.

Akute arterielle Verschlüsse zählen zu den gefäßchirurgischen Notfällen. Diagnostik und Therapie stehen meist unter großem Zeitdruck. Das klinische Bild der **arteriellen Embolie** einer Extremität ist in den meisten Fällen durch einen plötzlichen Schmerz gekennzeichnet. Die Minderdurchblutung führt zu einem Symptomenkomplex, der 1954 von Pratt mit dem sog. „6 P“ charakterisiert wurde:

- Schmerz (Pain)
- Blässe (Paleness)
- Gefühlsstörung (Paresthesia)
- Pulslosigkeit (Pulselessness)
- Lähmung (Paralysis)
- Erschöpfung (Prostration)

Tab. 6.2 Einteilung der akuten Ischämie nach Rutherford

Stadium	Klinische Veränderungen
Stadium I	Sensibilität und Motorik intakt → nicht sofort gefährdet
Stadium IIa	Sensibilität an den Zehen vermindert → Gefährdung → zeitnahe Revaskularisation nötig
Stadium IIb	Sensibilität zehenüberschreitend, leichte bis mäßige Motorikstörung → sofortige Revaskularisation nötig
Stadium III	ausgedehnter Sensibilitätsverlust, Lähmung/Rigor → Amputation unvermeidbar (Nekrose, irreversible Schädigung)

Häufigste Ursache für den plötzlichen Verschluss einer Extremitätenschlagader ist die arterielle Embolie (ca. 70 %), meist vom linken Herzen ausgehend bei Vorhofflimmern, Herzwandaneurysma oder Endokarditis. In bis 10–20 % handelt es sich um einen arterio-arterielle Embolie (z. B. aus Aneurysmen, Plaques). Eine lokale arterielle Thrombose liegt ebenfalls in 10–20 % der Fälle vor. Sie entsteht auf dem Boden einer vorbestehenden arteriellen Verschlusskrankheit (akut-auf-chronische Ischämie). Seltene Ursachen sind Gefäßrupturen oder Gefäßdissektionen wie z. B. im Rahmen eines Traumas (Knieluxation).

Wie im oben beschriebenen Fall sind für die Diagnose einer **arteriellen Embolie** folgende Punkte wegweisend:

- Vorhandensein eines Ischämiesyndroms
- Nachweis eines Embolus-Ursprungs Embolus Ursprungs
- Fehlende Hinweise auf eine vorbestehende arterielle Verschlusskrankheit.

Im Gegensatz dazu ist bei der **arteriellen Thrombose** in der Vorgeschichte meistens eine Claudicatio eruierbar. Somit stellen die exakte Anamnese und eine gründliche klinische Untersuchung wichtige Voraussetzungen für die Unterscheidung zwischen Embolie und Thrombose dar.

6

Sind sowohl die Anamnese als auch der klinische Befund für eine Embolisation typisch, ist eine weiterführende Diagnostik nicht unbedingt erforderlich. Sie ist nur indiziert bei embolischen Verschlüssen lebenswichtiger Viszeralarterien und bei unsicherer Emboliediagnose mit Verdacht auf eine andere Verschlussursache.

Der Schweregrad des Erkrankungsbildes (Einteilung nach Rutherford, ➤ Tab. 6.2) entscheidet über die Prognose bzgl. Erhalt der Extremität und quoad vitam. Einteilung der akuten Ischämie nach Rutherford:

Das Ziel der Therapie ist die möglichst schnelle Revaskularisation der betroffenen Extremität sowie die Abwendung der unmittelbaren Lebensgefahr. Bei der arteriellen Embolie besteht die Methode der Wahl in der **chirurgischen Embolektomie.** Eine intraoperative Angiografie wird nach Embolektomie empfohlen, um den peripheren Gefäßstatus zu evaluieren. Handelt es sich primär um distale (= popliteocrurale) Verschlüsse kommt bereits initial eine **Katheterintervention** in Frage.

Bei lang andauernder Ischämie kann es nach Freigabe des Blutstroms zum **Reperfusionssyndrom** mit konsekutivem Anstieg des Logendrucks kommen. Entsprechend ist in Abhängigkeit von Ausmaß und Dauer der Ischämie u. U. eine **Fasziotomie** notwendig, um ein Kompartmentsyndrom zu vermeiden.

Eine konservative, medikamentöse Therapie – in der Regel mit systematischer **Heparinisierung** – ist nur bei sehr peripheren Embolien unter laufender Beobachtung der geringen klinischen Symptomatik ratsam.

LITERATUR

Björck M et al. Editor's choice: European Society for Vascular Surgery (ESVS) 2020 clinical practice guidelines on the management of acute limb ischaemia. Eur J Vasc Endovasc Surg. 2020; 59: 173–218.

KASUISTIK

Eine Patientin hat sich für eine Krampfaderoperation entschieden. Sie besteht jedoch auf einer ambulanten Operation.

Welche Aussage ist in diesem Zusammenhang nicht richtig?

a) Varizenoperationen dürfen nur stationär durchgeführt werden.
b) Patienten der Risikogruppen ASA I und ASA II kommen grundsätzlich für eine ambulante Behandlung in Betracht.
c) Das soziale Umfeld des Patienten spielt bei der Entscheidung für einen ambulanten Eingriff eine wichtige Rolle.
d) Die ständige telefonische Erreichbarkeit eines betreuenden Arztes für die ersten 24 Stunden postoperativ muss gesichert sein.

Die Aussage a ist nicht richtig.

Varizenoperationen gehören in Deutschland und in der Schweiz inzwischen zu den **grundsätzlich ambulant** durchzuführenden Leistungen und werden nur noch in begründeten Ausnahmefällen von den Kassen als stationäre Leistungen anerkannt. Grundsätzlich sind Patienten der Risikogruppen ASA I und ASA II für ambulante Operationen geeignet. Patienten der Risikogruppe ASA III können im Einzelfall ebenfalls ambulant operiert werden.

Das **soziale Umfeld des Patienten** spielt beim ambulanten Operieren eine wichtige Rolle. So ist eine zuverlässige familiäre oder häusliche Betreuung in den ersten 24 h postoperativ ebenso notwendig wie das Vorhandensein eines Telefons. Patienten ohne ausreichende Deutschkenntnisse sollten ebenfalls nicht ambulant operiert werden, da im Notfall die Kommunikation mit dem betreuenden Arzt schwierig sein kann. Eine **stationäre Versorgung** von Varizenpatienten sollte ebenfalls bevorzugt werden bei Rezidiveingriffen, insbesondere im Bereich der Fossa inguinalis sowie der Fossa poplitea, bei erheblicher Befundausdehnung oder wenn ein überdurchschnittlicher Blutverlust zu erwarten ist. Ebenfalls scheidet ein ambulanter Eingriff aus bei unzuverlässiger Compliance, bei eingeschränkter Kooperationsfähigkeit oder bei eingeschränkter Einwilligungsfähigkeit.

Grundsätzlich unterscheidet sich das operative Vorgehen beim ambulanten Eingriff nicht vom Eingriff bei stationären Bedingungen. Hinzuweisen sei hierbei noch auf die Notwendigkeit, die Patienten nicht nur über die Operation, sondern auch über postoperative Verhaltensweisen und das Vorgehen beim Auftreten von Komplikationen aufzuklären.

LITERATUR

Bundesärztekammer (BÄK): Richtlinien der Bundesärztekammer zur Qualitätssicherung ambulanter Operationen. Dtsch Ärztebl. 1994; 91(9): 2509–2511

Deutsche Gesellschaft für Phlebologie e.V. (DGP) et al. S2k-Leitlinie Diagnostik und Therapie der Varikose (Stand: 3/2019). AWMF-Register-Nr. 037-018. www.awmf.org/leitlinien/detail/ll/037-018.html (letzter Zugriff: 17.9.2021).

Kassenärztliche Bundesvereinigung (KBV). Vereinbarung von Qualitätssicherungsmaßnahmen nach § 135 Abs. 2 SGB V zum ambulanten Operieren (Qualitätssicherungsvereinbarung ambulantes Operieren) vom 28.11.2011. Dtsch Ärztebl. 2011; 108(49): A2678-2682.

KASUISTIK

Eine 82-jährige Patientin liegt seit vier Wochen zur stationären Behandlung eines Ulcus cruris in der Klinik für Dermatologie. Sie werden als chirurgischer Konsiliarius mit der Frage nach operativen Sanierungsmöglichkeiten hinzugerufen. In der Krankengeschichte findet man die Angabe einer vorausgegangenen tiefen Venenthrombose vor 12 Jahren. Bei der klinischen Untersuchung finden sich neben dem Ödem sklerotische Veränderungen der Haut, des Subkutangewebes und der Faszie zirkulär am Unterschenkel mit einer ausgedehnten hemizirkulären Ulzeration.

6

Tab. 6.3 Schweregrade der chronisch-venösen Insuffizienz

Stadium	Klinische Veränderungen
C 0	Keine sichtbaren Zeichen einer Venenerkrankung
C 1	Besenreiser, Teleangiektasien oder retikuläre Venen
C 2	Varikose ohne klinische Zeichen einer CVI
C 3	Varikose mit Ödem
C 4	Varikose mit trophischen Hautveränderungen, wie z. B. Hyperpigmentation, Dermatoliposklerose oder Atrophie blanche
C 5	Varikose mit abgeheiltem Ulkus
C 6	Varikose mit floridem Ulkus

Welche Aussagen sind in diesem Zusammenhang richtig?

a) Die Patientin leidet an einer chronisch-venösen Insuffizienz.
b) Hauptvoraussetzung für die invasive Behandlung einer Varikosis ist die Durchgängigkeit des tiefen Venensystems.
c) In der Mehrzahl der Fälle können Varizen heutzutage mit minimalinvasiven Verfahren wie der endovenösen Ablation sowie der Sklerotherapie behandelt werden.
d) Kompressionsregime ist der Standard der Ulkusbehandlung mit Schwerpunkt auf der Ulkusvorbeugung.
e) Zur modernen Wundversorgung gehören Hydrokolloidverbände sowie ggf. Vakuumverbände.

6

Alle Aussagen sind richtig.
Die Patientin leidet an einer **chronisch-venösen Insuffizienz** (CVI) im fortgeschrittenen Stadium. Ursächlich ist hier ein postthrombotisches Syndrom auf dem Boden der anamnestisch beschriebenen tiefen Venenthrombose zu sehen. Der Schweregrad einer chronisch venösen Insuffizienz wird anhand der CEAP Klassifikation eingeteilt (➤ Tab. 6.3). Der Begrifft stammt aus dem Englischen und ist ein Akronym für „Klinischer Befund" (C – clinical), „Ätiologie" (E – etiology), „Lokalisation" (A – anatomic location) und „Pathophysiologie" (P – pathophysiology).

Bei der **klinischen Untersuchung** muss neben der Abklärung einer arteriellen Durchblutungsstörung, die ebenfalls zu Ulzera führen kann, besondere Aufmerksamkeit auf das Ödem und die typischen Hautveränderungen gelegt werden. Bei ausgeprägten sklerotischen Veränderungen ist ein Ödem nicht immer nachweisbar, der Unterschenkel kann ggf. sogar deutlich umfangsvermindert gegenüber der kontralateralen Extremität sein.

Die Behandlung chronisch-venöser Ulzera ist primär konservativ. Die Basis ist die adäquate **Kompressionstherapie** mit Kompressionstrümpfen mindestens der Klasse II. Außerdem ist eine gute Aufklärung der Patienten zur Verbesserung der Compliance und zur Verringerung der Rezidive wichtig. Bei den Verbandstechniken haben sich **Hydrokolloid- und Vakuumverbände** etabliert.

Um Rezidiven vorzubeugen, sollten auslösende Faktoren wie Perforansinsuffizienz diagnostiziert und möglichst im Intervall saniert werden. Wenn trophische Hautveränderungen vorliegen, sind Inzisionen in den betroffenen Bereichen mit einer höheren Rate von Wundheilungsstörungen behaftet, sodass indirekte Verfahren wie die **subfasziale endoskopische Perforansdissektion** bevorzugt infrage kommen. In gleicher Technik kann eine zusätzliche **paratibiale Fasziotomie** zur Verbesserung der Mikrozirkulation durchgeführt werden.

LITERATUR

Deutsche Gesellschaft für Phlebologie e. V. (DGP) et al. S2k-Leitlinie Diagnostik und Therapie der Varikose (Stand: 3/2019). AWMF-Register-Nr. 037/018. www.awmf.org/leitlinien/detail/ll/037-018.html (letzter Zugriff: 17.9.2021).
Sidawy A, Perler B (eds.). Rutherford's Vascular Surgery, 9th ed., chapter 154: Varicose veins: surgical treatment. Philadelphia: Elsevier, 2018.

KASUISTIK

Ein 44-jähriger Asylbewerber wird Ihnen mit V. a. eine arteriovenöse Fistel im Poplitealbereich vorgestellt. 2012 wurde er während des Bürgerkriegs in Syrien durch einen Granatsplitter am linken Knie verletzt, die Läsion wurde operativ versorgt. Bei der klinischen Untersuchung sind die oberflächlichen Venen im linken Unterschenkel prall und dilatiert. Die Haut am Fuß und Unterschenkel ist warm, zyanotisch und pigmentiert. Hingegen erscheinen die Zehen minderdurchblutet. Im Poplitealbereich ist ein kontinuierliches Geräusch mit systolischer Betonung auskultierbar und sogar ein Schwirren zu palpieren. Wenn die Fistel durch lokale Kompression verschlossen wird, wird eine reaktive Bradykardie beobachtet.

Welche Aussage(n) ist/sind in diesem Zusammenhang nicht korrekt?

a) Arteriovenöse Fisteln können erworben (traumatisch, ein Drittel der Fälle) oder angeboren sein (zwei Drittel der Fälle).
b) Durch invasive Kathetermaßnahmen (Angiografie, Koronarangiografie, zentralvenöse Katheter, perkutane Angioplastie) ist die Zahl der iatrogen verursachten arteriovenösen Fisteln erheblich angestiegen.
c) Die arteriovenösen Fisteln tendieren im Allgemeinen zur Progredienz und können im Spätstadium eine kardiale Dekompensation verursachen.
d) Der Shunt-Effekt kann auch zu einer peripheren Ischämie, ggf. Nekrose, führen.
e) Die definitive Unterbrechung des pathologischen arteriovenösen Kurzschlusses kann mit chirurgischen Maßnahmen oder mit Kathertertechniken erreicht werden.

Alle Aussagen sind korrekt.

Arteriovenöse Fisteln können erworben (traumatisch, ein Drittel der Fälle) oder angeboren sein (zwei Drittel der Fälle). Durch invasive Kathetermaßnahmen (Angiografie, Koronarangiografie, zentralvenöse Katheter, perkutane Angioplastie) ist die Zahl der iatrogen verursachten arteriovenösen Fisteln erheblich angestiegen. Arteriovenöse Fisteln können jahrelang asymptomatisch bleiben.

Arteriovenöse Fisteln tendieren im Allgemeinen zur Progredienz und können im Spätstadium eine **kardiale Dekompensation** verursachen. Der Shunt-Effekt kann auch zu einer **peripheren Ischämie** führen (Steal-Phänomen), was zu einer kritischen Perfusionseinschränkung bis hin zu Nekrosen der Akren führen kann.

Die **Indikation zur Fistelausschaltung** ergibt sich beim Auftreten einer Herzinsuffizienz, bei Ruptur eines Aneurysmas, bei Entwicklung lokaler Komplikationen („*hot ulcer*", ischämische Nekrosen, Blutung, arterielle Thrombose) oder bei Auftreten einer therapieresistenten bakteriellen Endokarditis bzw. Arteriitis.

Die definitive Unterbrechung des pathologischen arteriovenösen Kurzschlusses kann mit chirurgischen oder kathetertechnischen Maßnahmen erreicht werden.

Folgende **offen chirurgische Operationsverfahren** stehen zur Verfügung (in erster Linie bei traumatischen arteriovenösen Fisteln):

- Separationsmethode mit Trennung der kurzgeschlossenen Gefäße und Verschluss der seitlichen Wanddefekte (Ligatur der Gefäßbrücke, seitliche Naht, Patch)
- Transvenöser Verschluss des Wanddefekts
- Kontinuitätsresektion der Arterie (evtl. auch der Vene) mit Wiederherstellung der Strombahn durch direkte End-zu-End-Anastomose oder durch Transplantatinterposition

Die **Katheterembolisation** oder die kathetertechnische Ausschaltung mittels beschichteter Stents kommt in folgenden Indikationen zum Einsatz:

- Lokalisierte arteriovenöse Fisteln im Versorgungsgebiet der A. iliaca interna
- Gezielte Blockade der zuführenden Hauptarterie peripher des Ellenbogen- bzw. Kniegelenks, evtl. in Kombination mit Skelettierungsoperation
- Blockade der Fistelarterien in chirurgisch schwer zugänglichen Körperregionen (z. B. Äste der A. carotis externa, der A. vertebralis, der A. pulmonalis und der Viszeralarterien)

LITERATUR

Kim YW et al (eds.). Congenital Vascular Malformations. Berlin–Heidelberg: Springer, 2017.

Sidawy A, Perler B (eds.). Rutherford's Vascular Surgery, 9th ed., chapter 154: Varicose veins: surgical treatment. Philadelphia: Elsevier, 2018.

THEMA

Bei verschiedenen Krankheitsbildern wie akuten Koronarerkrankungen, peripherem Arterienverschluss, ischämischem Schlaganfall, tiefer Venenthrombose und Lungenembolie spielt die **Thrombolyse** eine sehr wichtige Rolle.

Welche Aussage ist in diesem Zusammenhang nicht richtig?

a) Zurzeit stehen drei Thrombolytika zur Verfügung: Streptokinase, Urokinase und rt-PA. Alle wirken durch Umwandlung von Plasminogen zu Plasmin.
b) Eine eindeutige Indikation zur Thrombolyse besteht bei Patienten mit zentraler Lungenarterienembolie mit Zeichen der Rechtsherzbelastung.
c) Im Hinblick auf die frühe Venendurchgängigkeit und die Risikominderung für ein postthrombotisches Syndrom ist die Thrombolyse bei tiefen Venenthrombosen im Oberschenkel- und Beckenbereich vorteilhafter als die Antikoagulation.
d) Bei einem arteriellen Verschluss mit dekompensierter Ischämie mit sensomotorischem Defizit sollte aufgrund des Zeitlimits ein offen-chirurgischer Eingriff die Methode der ersten Wahl sein.
e) Bei Thrombolyse der tiefen Beinvenenthrombose ist das Blutungsrisiko nicht wesentlich erhöht.

6

Die Aussage e ist nicht richtig.
Zur **Fibrinolyse** stehen derzeit drei Substanzen zur Verfügung. Sie alle wandeln körpereigenes Plasminogen in Plasmin um, welches seinerseits das Fibrin des Thrombus in lösliche Produkte spaltet. Die Empfehlungen zur Wahl des Fibrinolytikums sind eher empirisch. Zu berücksichtigen ist, dass Streptokinase – produziert von β-hämolysierenden Streptokokken C – eine hohe antigene Potenz besitzt. Das teure rt-PA *(recombinant tissue plasminogen activator)* hat den Vorteil der geringsten systemischen Blutung, da die Aktivierung des Plasminogens an das Vorhandensein von Fibrin gebunden ist und die Wirkung damit nur direkt am Thrombus stattfindet.
Bei folgenden Erkrankungen besteht die **Indikation zur Thrombolyse:**

- Foudroyante Lungenarterienembolie
- Tiefe Beinvenenthrombose
- Arterielle Embolie

Foudroyante Lungenarterienembolie

Während bei kleineren Lungenarterienembolien die Antikoagulation Therapie der Wahl ist, ist bei massiven und foudroyant verlaufenden Embolien mit hämodynamischer Instabilität die Thrombolyse mit rt-PA indiziert. Bei schwerer Rechtsherzbelastung durch eine zentrale Lungenembolie kann bei massiver hämodynamischer Instabilität eine offene Embolektomie (Trendelenburg-Operation) notwendig sein.

Tiefe Beinvenenthrombose

Hier ist die Thrombolyse den Verschlüssen der Oberschenkel und der Beckenetage vorbehalten. Erfolge sind bis zu einem Thrombosealter von fünf Wochen möglich. Isolierte Unterschenkelvenenthrombosen werden nicht lysiert. Dem positiven Effekt der Lyse tiefer Beinvenenthrombosen hinsichtlich der frühen Venendurchgängigkeit und der Risikominderung für ein postthrombotisches Syndrom stehen gefährliche Komplikationen wie z. B. starke Blutungen gegenüber. Zu den **absoluten Kontraindikationen** zählen:

- Aktive hämorrhagische Diathese
- Kürzlich stattgehabter zerebraler Insult

- Gravidität im ersten Trimenon
- Sepsis
- Linksventrikulärer Thrombus
- Floride Endokarditis
- Manifeste Hämorrhagien

Bei **relativen Kontraindikationen** wie Magenulzera, dem Vorliegen eines Malignoms, kürzlich erfolgten chirurgischen Eingriffen oder einer ausgeprägten arteriellen Hypertonie muss im Einzelfall über Nutzen und Risiko der Thrombolyse entschieden werden.

Arterielle Thrombosen

Die Thrombolyse im arteriellen System ist bei akuten thrombotischen oder embolischen Verschlüssen, iatrogenen embolischen Verschlüssen nach Angiografie oder Dilatation sowie bei subakuten und chronischen arteriellen Verschlüssen indiziert. Die Domäne der lokalen Fibrinolyseverfahren liegt vor allem bei den kleineren Gefäßen, wie z. B. den Unterschenkelgefäßen. Auch embolische Unterarm- und Fingerarterien sind in den ersten Tagen gut lysierbar. Bei einer dekompensierten Ischämie sollte jedoch aufgrund des Zeitdrucks der offen-chirurgische Eingriff die Methode der ersten Wahl sein. Auch hier gelten die genannten Kontraindikationen.

LITERATUR

Deutsche Gesellschaft für Angiologie – Gesellschaft für Gefäßmedizin e. V. (DGA). S2k-Leitlinie zur Diagnostik und Therapie der Venenthrombose und der Lungenembolie (Stand: 10/2015). AWMF-Register-Nr. 065-002. www.awmf.org/leitlinien/detail/ll/065-002.html (letzter Zugriff: 17.9.2021).

6

KASUISTIK

Eine 66-jährige Patientin stellt sich in der onkologischen Sprechstunde wegen einer akuten, schmerzhaften Schwellung des linken Arms vor. Sie klagt auch über Parästhesien und Muskelschwäche in dieser Extremität. Vor etwa einem Jahr wurde bei dieser Patientin ein invasives duktales Karzinom der linken Mamma durch Tumorektomie und Axillarevision entfernt, es erfolgte eine adjuvante Radiotherapie. Bei der klinischen Untersuchung dokumentieren Sie eine Zyanose der linken oberen Extremität, mit vermehrter Venenzeichnung im Schulterbereich. Die peripheren Pulse sind vorhanden.

Welche Aussage(n) ist/sind in diesem Zusammenhang nicht korrekt?

a) Es handelt sich um ein postoperatives Lymphödem.
b) Diese Patientin leidet an einem akuten arteriellen Verschluss des linken Arms.
c) Die wahrscheinlichste Diagnose ist eine Thrombose der V. subclavia links (Paget-von-Schroetter-Syndrom).
d) Ist die V. cava superior auch thrombosiert, kann dies zu einem Gesichtsödem, zu prall gefüllten Venen am Schultergürtel und an der Thoraxwand sowie zu zunehmender Dyspnoe führen.
e) Als nächster diagnostischer Schritt sollte eine farbkodierte Duplexsonografie durchgeführt werden.
f) Therapeutische Optionen bei Thrombose der V. subclavia umfassen die Antikoagulation, Thrombolyse, endovaskuläre Sanierung und das direkte chirurgische Vorgehen.

Die Aussagen a und b sind nicht korrekt.

Wahrscheinlicher als ein Lymphödem oder ein arterieller Verschluss erscheint hier eine **Thrombose der V. subclavia links** (Paget-von-Schroetter-Syndrom) bei vorausgegangenem chirurgischem Eingriff und lokaler Bestrahlung. Die weiterführenden Untersuchungen zur Bestätigung der Thrombose sind die **Duplexsonografie** sowie ggf. eine **Spiral-CT** bei Tumorverdacht.

Ist die V. cava superior ebenfalls thrombosiert, bildet sich das **V.-cava-superior-Syndrom** mit Gesichtsödem, zu prall gefüllten Venen am Schultergürtel und an der Thoraxwand sowie zunehmender Dyspnoe.

Ziele der Therapie sind die Vermeidung einer Lungenembolie und das Verhindern eines postthrombotischen Syndroms. **Therapeutische Optionen** bei Thrombose der V. subclavia umfassen die Antikoagulation, Thrombolyse, endovaskuläre Sanierung und das direkte chirurgische Vorgehen. Patienten mit segmentweisen venösen Strikturen nach erfolgreicher Lyse und Thoracic-outlet-Dekompression können mittels Stent der V. subclavia sicher behandelt werden. Eine Langzeitdurchgängigkeit ist dabei zu erwarten.

Eine **Indikation zur chirurgischen Thrombektomie** ist gegeben, wenn Kontraindikationen gegen die Lyse bestehen und beim Vorliegen einer Phlegmasia caerulea dolens. Kontraindikationen für ein operatives Vorgehen sind ein stark verschlechterter Allgemeinzustand, tumorbedingte Thrombosen, Thrombosen durch intravenöse Dauerimplantate (z. B. Port-Katheter, Herzschrittmacher) und zu alte Thrombosen (anamnestisch über 14 Tage).

Die **Prognose** einer Thrombose der V. subclavia ist wesentlich günstiger als die der Iliofemoralvenenthrombose.

LITERATUR

Mumme A, Hummel T. Paget-von-Schroetter-Syndrom und Thoracic-inlet-Syndrom. Gefässchirurgie. 2013; 18: 196–200.
Sidawy A, Perler B (eds.). Rutherford's Vascular Surgery, 9th ed., chapter 154: Varicose veins: surgical treatment. Philadelphia: Elsevier, 2018.

KASUISTIK

Es ist Februar und Sie arbeiten als Assistenzarzt auf der Notfallstation eines Krankenhauses in den Schweizer Bergen. Per Hubschrauber wird ein verletzter Skifahrer eingeliefert. Bei der Untersuchung des vor Schmerzen schreienden Patienten diagnostizieren Sie eine bislang nicht reponierte Luxation des Kniegelenks. Der Fuß ist kalt, und die Fußpulse sind nicht palpabel. Notfallmäßig wird eine Narkose eingeleitet und Sie reponieren das Gelenk.

Welche Aussage ist in diesem Zusammenhang nicht richtig?

a) Die Rekonstruktion des Bandapparats muss dringend erfolgen.
b) Fehlt der Puls auch nach der Reposition, besteht der Verdacht auf eine Gefäßverletzung.
c) Die Beurteilung der Durchblutung des Beins sollte immer auch im Seitenvergleich erfolgen.
d) Ist die Durchblutungssituation nicht zweifelsfrei zu beurteilen, kann die Prüfung der Pulse mittels Dopplersonde hilfreich sein.
e) Das Risiko eines Kompartmentsyndroms am Unterschenkel nach Revaskularisation muss bei jeder Gefäßrekonstruktion bedacht werden, ggf. muss eine Fasziotomie durchgeführt werden.

Die Aussage a ist nicht richtig.

Die Rekonstruktion des Bandapparates hat keine Priorität. Bei Luxationen und/oder dislozierten Frakturen muss immer an eine begleitende Gefäßverletzung gedacht werden. Häufiger sind hierbei **stumpfe Gefäßverletzungen** (z. B. durch Überdehnung des Gefäßes). Bei diesen Verletzungen ist im Gegensatz zu den penetrierenden Verletzungen die Gefäßwand von innen nach außen betroffen:

- Je nach Ausmaß der Verletzung kommt es zunächst zu einem Einriss der Intima (Stadium I nach Linder und Vollmar), der thrombogen wirken kann. Bei zirkulärem Einriss der Intima kann sich diese einrollen und das Gefäß okkludieren.
- Bei zweitgradigen Verletzungen ist auch die Media betroffen
- Bei drittgradigen stumpfen Verletzungen ist nur noch die Adventitia intakt.

Stumpfe Gefäßverletzungen können leicht übersehen werden, da sie in der Regel nicht mit einer akuten Blutung einhergehen. Aufgrund der möglichen desaströsen Folgen einer unerkannten und unbehandelten Gefäßverletzung ist die **klinische Untersuchung der peripheren Durchblutungssituation** (Hautkolorit, Pulsstatus, Sensibilität, Motorik) vor und nach Reposition sowie nach Kreislaufstabilisierung unabdingbar. Zu beachten ist, dass ein fehlender Puls nicht zwangsläufig auf eine Gefäßverletzung hinweist, sondern z. B. auch Folge eines Volumenmangels oder eines Kompartmentsyndroms sein kann. Im dargestellten Fall kann die Erhebung des Pulsstatus bei einem ausgekühlten Patienten ebenfalls schwierig sein. Hilfreich ist die Verwendung einer Dopplersonde. Besonders wichtig ist bei allen Untersuchungstechniken der Seitenvergleich.

Bei Verdacht auf eine Gefäßverletzung ist eine unverzügliche **notfallmäßige CT-Angiografie** durchzuführen. Die Interpretation der CT-Angiografie kann schwierig sein, im Zweifelsfall muss das Gefäß operativ freigelegt werden.

Ziel der Behandlung ist die Wiederherstellung der Durchblutung der betroffenen Extremität. Die Gefäßrekonstruktion muss so früh als möglich durchgeführt werden, um eine Restitutio ad integrum erreichen zu können. Folgende Grundsätze sollten bei der **Gefäßrekonstruktion** beachtet werden:

- Der betroffene Gefäßabschnitt sollte großzügig freigelegt werden.
- Wenn möglich, sollte eine End-zu-End-Rekonstruktion erfolgen.
- Bei Gefäßersatz ist autologer Vene (z. B. V. saphena) der Vorzug vor Prothesenmaterial zu geben.
- Insbesondere bei offenen und somit kontaminierten Frakturen sollte kein Kunststoffmaterial eingesetzt werden.
- Die Indikation zur Fasziotomie sollte großzügig gestellt werden.
- Falls vorhanden, ist eine intraoperative Angiografie zur Kontrolle der Gefäßrekonstruktion sinnvoll.

LITERATUR

Vorstand der Deutschen Gesellschaft für Gefäßchirurgie (Hrsg.). Leitlinien zu Diagnostik und Therapie in der Gefäßchirurgie. Kap. 20, Gefäßverletzungen. Berlin–Heidelberg: Springer, 2010. S. 161–165.

KASUISTIK

Ein 72-jähriger Mann stellt sich mit belastungsabhängigen Wadenschmerzen auf der linken Seite sowie Kältegefühl im linken Fuß vor. Bei der klinischen Untersuchung lassen sich beidseits die Femoralpulse palpieren, am linken Bein sind jedoch weder Popliteapuls noch Fußpulse tastbar. Der linke Fuß ist etwas kühler als der rechte, Sensibilität und Motorik sind vollständig erhalten.

Welche Aussage ist in diesem Zusammenhang nicht richtig?

a) Ihre Verdachtsdiagnose lautet: Verschluss der linken A. poplitea.
b) Die A. femoralis und die A. poplitea sind die häufigsten Lokalisationen von Stenosen und Verschlüssen der unteren Extremität.
c) Ursächlich ist meist eine Arteriosklerose.
d) Eine Operationsindikation besteht ab Stadium IIa nach Fontaine.
e) Eine arterielle Ausmessung mit Erfassung des Knöchel-Arm-Index sowie eine farbkodierte Duplexsonografie gehören zum Standard der präinterventionellen/präoperativen Diagnostik.

Die Aussage d ist nicht richtig.

Der Patient leidet unter einer chronisch arteriellen Verschlusskrankheit der Oberschenkeletage. Die A. femoralis und die A. poplitea sind mit Abstand die häufigsten Lokalisationen von Stenosen und Verschlüssen der unteren Extremität. Ursächlich ist bei über 90 % der Patienten eine **Arteriosklerose.** Da die Arteriosklerose eine Systemerkrankung ist, ist bei etwa 40 % der Patienten auch mit arteriosklerotischen Veränderungen in anderen Gefäßprovinzen (A. carotis, Koronararterien) zu rechnen.

Zur **Diagnosestellung** sollte daher bei diesen Patienten neben der farbkodierten Duplexsonografie sowie einer arteriellen Ausmessung mit Erfassung des Knöchel-Arm-Index sowie der Kontrastmitteldarstellung der arteriellen Strombahn stets auch eine Duplexuntersuchung der Karotiden sowie eine Vorstellung in der Kardiologie erfolgen.

6

Die **Therapie** orientiert sich am Stadium nach Fontaine (➤ Tab. 6.1): Patienten im Stadium IIa sollten primär nicht operiert, sondern einer konservativen Therapie zugeführt werden. Allerdings kann bei relevanter Einschränkung der Lebensqualität auch eine Behandlung im Stadium IIa erfolgen. Im Stadium IIb besteht eine relative, ab Stadium III eine absolute Indikation zur Intervention. Die Art des Vorgehens ist von der anatomischen Lokalisation und Ausdehnung des Verschlusses, vom Beschwerdebild und der Komorbidität der Patienten abhängig:

- Kurzstreckige Stenosen oder Verschlüsse der A. femoralis superficialis und der A. poplitea können interventionell dilatiert und ggf. gestentet werden. Allerdings ist hier mit einer hohen Restenoserate zu rechnen.
- Bei langstreckigen Verschlüssen ist die Anlage eines femoropoplitealen Bypass die dauerhaftere Option.
- Bei supragenualer Anschlussmöglichkeit können sowohl Kunststoffprothesen als auch autologe Venen als Bypassmaterial zur Anwendung kommen, da die Offenheitsraten vergleichbar sind.
- Demgegenüber sollte bei infragenualem Anschluss autologes Material bevorzugt werden, da die Offenheitsraten von Venenbypässen hier deutlich höher als die der Prothesenbypässe sind.

Postoperativ müssen Patienten mit femoropoplitealen Bypässen nicht zwingend marcumarisiert werden. Bei gutem Abstrom reicht hier eine Therapie mit Thrombozytenaggregationshemmern aus. In Einzelfällen, insbesondere bei schlechtem „Run-off" oder rarefiziertem peripheren Gefäßbett, kann eine Marcumarisierung jedoch auch nach femoropoplitealer Bypassanlage indiziert sein.

LITERATUR

Deutsche Gesellschaft für Angiologie – Gesellschaft für Gefäßmedizin e.V. (DGA) et al. S3-Leitlinie zur Diagnostik, Therapie und Nachsorge der peripheren arteriellen Verschlusskrankheit. (Stand: 9/2015). AWMF-Register-Nr. 065-s003. www.awmf.org/leitlinien/detail/ll/065-003.html (letzter Zugriff: 17.9.2021).

Vorstand der Deutschen Gesellschaft für Gefäßchirurgie (Hrsg.). Leitlinien zu Diagnostik und Therapie in der Gefäßchirurgie. Kapitel 13: Erkrankungen der Arteria poplitea. Berlin–Heidelberg: Springer, 2010. S. 101–109.

KASUISTIK

Ein 36-jähriger rauchender Gärtner besucht Ihre Sprechstunde wegen eines Kältegefühls im rechten Fuß. Während seiner Arbeit sind auch krampfartige Schmerzen im Fußrist, in den Fußsohlen und im Wadenbereich aufgetreten. Bei der klinischen Untersuchung beobachten Sie trophische Hautveränderungen am Fußrücken, eine Kuppenatrophie sowie eine begleitende, oberflächliche Venenentzündung. Die femoralen und poplitealen Pulse sind gut zu palpieren, die Fußpulse allerdings nicht.

Welche Aussage(n) ist/sind in diesem Zusammenhang nicht korrekt?

a) Dieser Patient leidet unter einer obliterierenden Arteriosklerose.
b) Die distale Lokalisation der Beschwerden mit normaler proximaler Gefäßanatomie spricht für einen Morbus Bürger.
c) Eine konservative Therapie (Iloprost) sollte versucht werden.
d) Interventionelle Verfahren (z. B. perkutane Angioplastie) sind bei Morbus Bürger besonders wirksam.
e) Bei den operativen Maßnahmen stehen die thorakale und lumbale Sympathektomie im Vordergrund.

Die Aussagen a und d sind nicht korrekt.

Dieser junge, männliche Patient stellt ein typisches Bild der **Thrombangiitis obliterans** (Morbus Bürger) dar. Die Thrombangiitis obliterans ist eine nichtsegmentäre Entzündung, welche meistens die kleinen und mittelgroßen Arterien, Venen und Nerven der Arme und Beine befällt. Die Ursache für Morbus Bürger ist unbekannt. Dennoch begünstigt aktiver und passiver Tabakgenuss das Auslösen und Fortschreiten der Krankheit maßgeblich. Ein wichtiger Unterschied zur **obliterierenden Arteriosklerose** ist der übermäßige Befall der peripheren Gefäße, wohingegen die zentralen und intermediären Gefäßsegmente normal betroffen sind. Es wurde festgestellt, dass bei zunehmendem Nikotinabusus bei Frauen diese häufiger unter Thrombangiitis obliterans leiden.

Kennzeichen einer Akute-Phase-Läsion ist ein okklusiver, zellulärer und entzündlicher Thrombus mit geringerer Entzündung in den Blutgefäßwänden. Es können polymorphkernige Leukozyten, Mikroabszesse und multinukleäre Riesenzellen vorkommen.

Bei der Thrombangiitis obliterans sind **interventionelle Verfahren** (Angioplastie, Laser usw.) nicht indiziert. Im Gegenteil, sie könnten wegen der Fibrinolyse zu einer akuten Verschlechterung der Erkrankung führen. Es gibt nur sehr wenige Informationen über die Verwendung intraarterieller thrombolytischer Therapien.

Die **arterielle Angiografie** (z. B. die selektive Feinnadel-Digital-Subtraktionsangiografie der A. femoralis communis) zeigt multiple segmentale oder fokal periphere Läsionen. Eine frische, fokale Thrombose ist für ein florides Stadium der Erkrankung typisch. Ein kollaterales Gefäßnetzwerk, das sich um die verschlossenen Arterien windet (korkenzieherartige Kollateralen), ist ebenfalls pathognomonisch.

Die einzige bewährte Strategie, um ein Fortschreiten der Krankheit und eine Amputation zu verhindern, ist das **Abgewöhnen jeglichen Tabakgenusses.** Eine **intravenöse Iloprosttherapie** hilft Patienten mit einer kritischen Extremitätenischämie, die erste Zeit nach Abbruch des Tabakgenusses zu überstehen, und senkt somit die Amputationsrate.

In der Regel ist eine **chirurgische Revaskularisation** bei Patienten mit Morbus Bürger aufgrund des diffusen Segmentbefalls und des distalen Charakters der Erkrankung nicht möglich. Häufig ist kein distales Gefäß für eine Bypassoperation verfügbar.

Die Rolle der **Sympathektomie** bei der Vermeidung einer Amputation oder bei der Schmerzbehandlung bleibt weiterhin unklar. Die Indikation zur lumbalen Sympathektomie wird im Stadium III und IV gestellt. Der Erfolg der Therapie kann mit Laser-Doppler-Flux und/oder mit Messung des transkutanen Sauerstoffpartialdrucks geprüft werden. Die Exstirpation von mindestens drei Ganglien in Höhe L2/L3 erfolgt durch einen retroperitonealen Zugang oder neuerdings durch CT-gesteuerte Alkohol-Ablation, allerdings mit schlechteren Langzeitergebnissen.

Die Thrombangiitis obliterans kann auch die oberen Extremitäten betreffen. Die thorakale Sympathektomie (CT-gesteuert oder thorakoskopisch) kommt hier bei Ruheschmerzen und normalen Ober- und Unterarmstrombahnen zur Anwendung.

LITERATUR

Piazza G, Creager M. Thromboangiitis obliterans. Circulation. 2010; 121(16): 1858–1861.

THEMA

Bei der **primären Varikosis** handelt es sich um eine degenerative, nicht heilbare Erkrankung. Zu den therapeutischen Zielen gehören die Verbesserung der venösen Hämodynamik, die Vermeidung eines hydrostatischen Ödems und die Verhinderung einer Krankheitsverschlimmerung. Die therapeutischen Möglichkeiten beinhalten konservative Kompressionsbehandlung, Verödungsmaßnahmen und operative Methoden.

Welche Aussagen sind in diesem Zusammenhang richtig?

a) Die konservative Therapie von Varizen umfasst vor allem die Behandlung mit medizinischen Kompressionsstrümpfen.
b) Bei gleichzeitig bestehender peripherer arterieller Verschlusskrankheit ist in der Regel eine operative Therapie der Varikosis kontraindiziert.
c) Die operative Therapie zielt auf die Entfernung möglichst des gesamten epifaszialen Venensystems, um einem Rezidiv vorzubeugen.
d) Die wesentliche Bedeutung der Verödungstherapie liegt in der Behandlung von Seitenastvarizen.
e) Therapiebedürftig sind Varizen erst beim Auftreten von trophischen Hautveränderungen.

Die Aussagen a, b und d sind richtig.

Der primären Varikosis liegt ein **Elastizitätsverlust der venösen Gefäßwand** zugrunde. Durch die Dilatation des Venenlumens kommt es zur Klappeninsuffizienz und zum zentrifugal gerichteten Refluxphänomen in der Vene. Hierdurch kommt es schließlich zur Ausbildung von Rezirkulationskreisläufen, was letztlich zu einer Volumenbelastung und progredienten Dekompensation des tiefen Venensystems führen kann.

Ziele der Behandlung der Varikose sind:

- Normalisierung oder Besserung der venösen Hämodynamik
- Besserung oder Beseitigung von Stauungsbeschwerden (Schwere, Spannungsgefühl, Hitze, Schmerzen) und/oder eines dauerhaften Ödems
- Abheilung oder Senkung der Rezidivrate von venösen Ulzera und anderen Formen trophischer Störungen
- Verhinderung von weiteren Komplikationen wie z. B. oberflächliche Venenthrombose, Leitveneninsuffizienz, arthrogenes Stauungssyndrom, Varizenblutung

Neben **konservativen Maßnahmen** (Kompressionstherapie, physikalische Maßnahmen, medikamentöse Therapie) spielt die **operative Sanierung** eine entscheidende Rolle. Hierbei kommen zum einen stammvenenausschaltende oder -erhaltende Verfahren sowie zur Anwendung. Zum anderen stehen endovenöse minimalinvasive Verfahren zur Verfügung (thermische Verfahren wie Lasertherapie und Radiofrequenztherapie oder chemische Verfahren wie die Sklerosierungstherapie).

Eine **Indikation zur operativen Behandlung** der primären Varikosis besteht, wenn durch Insuffizienz der Venenklappen eine Verbindung zwischen epifaszialem und tiefem Venensystem nachweisbar ist. Während Komplikationen der Varikosis wie Phlebitiden, Varizenblutungen, trophische Hautveränderungen und Ulzerationen absolute Operationsindikationen darstellen, ergibt sich bei Varizenträgern mit gelegentlichen Beschwerden wie Schweregefühl eine relative Operationsindikation. Kosmetische Aspekte und ausdrücklicher Patientenwunsch sollten bei der Entscheidung für eine Operation durchaus eine Rolle spielen.

MERKE

Bei gleichzeitig bestehender arterieller Verschlusskrankheit verbietet sich in der Regel eine Varizenoperation.

Eine Operation der Varizen sollte zur zuverlässigen Unterbrechung der Rezirkulationskreisläufe der venösen Hypertension führen, Varizen dauerhaft beseitigen, mit geringen Komplikationsraten behaftet sein und zu guten kosmetischen Ergebnissen führen.

Das **Prinzip der Varizenoperation** besteht in der Entfernung der insuffizienten und varikös veränderten Venenanteile und der Unterbrechung der insuffizienten Verbindung des epifaszialen Venensystems zum tiefen Venensystem. Die operative Entfernung sollte sich gezielt auf die erkrankten Venenanteile beschränken, da auch radikale operative Verfahren nicht zu einem rezidivfreien Verlauf führen.

Zur Minimierung der Invasivität kann eine **Kombination von Operation und Nachverödung von Seitenästen** geboten und sinnvoll sein. Die Verödungstherapie in der Behandlung von Seitenastvarizen sowie Besenreisern und retikulären Varizen besteht aus der Injektion einer gewebetoxischen Flüssigkeit in eine Varize, um durch einen lokalen Endothelschaden eine Thrombosierung des Venenabschnitts zu erreichen. Der nach der Injektion angelegte Kompressionsverband mit zusätzlicher lokaler Kompression soll das Ausmaß des Thrombus möglichst klein halten, um eine Rekanalisierung der Vene zu verhindern.

Auch unmittelbar an eine Operation der Varizen hat sich eine **externe Kompressionstherapie** – zunächst mit elastischen Kompressionsverbänden, dann mit Kompressionsstrümpfen – anzuschließen. Dabei wird üblicherweise die Kompressionsklasse II angewendet. Die externe Kompression hat als Ziel, die postoperative Hämatombildung und damit verbundene postoperative Beschwerden zu minimieren, das operative Ergebnis zu sichern und zugleich die Thromboseprophylaxe zu intensivieren. Die Kompressionstherapie sollte mind. vier Wochen, möglichst aber drei Monate postoperativ durchgeführt werden.

LITERATUR

Deutsche Gesellschaft für Angiologie – Gesellschaft für Gefäßmedizin e.V. (DGA) et al. S2k-Leitlinie Diagnostik und Therapie der Varikose (Stand: 3/2019).. AWMF-Register Nr. 037-018. www.awmf.org/leitlinien/detail/ll/037-018.html (letzter Zugriff: 18.9.2021).

KASUISTIK

Eine 30-jährige Patientin stellt sich in Ihrer Ambulanz mit Schmerzen im rechten Arm und nächtlichen Kribbelparästhesien vor. Die Beschwerden nehmen bei Hyperabduktion des Arms zu. Bei der klinischen Untersuchung ist die betroffene Hand etwas kühler als die Gegenseite. Zusätzliche zeigen sich punktförmige Nekrosen an den Fingerkuppen.

Welche Aussagen sind in diesem Zusammenhang richtig?

a) Differenzialdiagnostisch muss man an ein Karpaltunnelsyndrom, an ein Thoracic-outlet-Syndrom und an eine Stenose der A. subclavia denken.
b) Die punktförmigen Nekrosen an den Fingern könnten Hinweise auf rezidivierende Mikroembolien sein.
c) Zum Nachweis eines Kompressionssyndroms der oberen Thoraxapertur sollte eine DSA in Provokationsstellung durchgeführt werden.
d) Je länger die neurologischen Ausfallserscheinungen bestehen, desto geringer sind die Chancen einer Restitutio ad integrum.

Alle Aussagen sind richtig.

Bei der Patientin besteht der Verdacht auf ein Kompressionssyndrom der oberen Thoraxapertur i. S. eines **Thoracic-outlet-Syndroms (TOS).** Pathologisch-anatomisch liegt dem TOS eine Enge des kostoklavikulären Raums zugrunde. Typischerweise treten die klinischen Beschwerden zwischen dem 20. und 30. Lebensjahr nach Abschluss des Körperlängenwachstums auf. In der überwiegenden Zahl der Fälle stehen neurologische Beschwerden im Vordergrund. Die **Schmerzsymptomatik** kann sehr variabel sein, wird in der Regel aber durch Heben und Außenrotation des Armes verstärkt.

Nächtliche Kribbelparästhesien der Hand können auch durch ein **Karpaltunnelsyndrom** verursacht werden. Hierbei fehlt jedoch die Schmerzverstärkung beim Anheben des Arms. Ebenso untypisch sind Mikroembolien in den Händen. Beim TOS hingegen kann es aufgrund der dauerhaften mechanischen Irritation der Gefäßwand zur **Thrombenbildung** und **Mikroembolien** kommen. Nicht selten entwickelt sich eine aneurysmatische Dilatation des poststenotischen Anteils der A. subclavia. Auch dies kann der Ausgangspunkt für rezidivierende Embolien sein. Differenzialdiagnostisch kommt bei dem beschriebenen Fall auch eine **Stenose der A. subclavia** infrage. Diese ist in der Regel aber nicht mit neurologischen Ausfallserscheinungen kombiniert.

Die **Diagnose** eines Kompressionssyndroms der oberen Thoraxapertur ist nicht einfach. Neben der ausführlichen Anamnese und sorgfältigen klinischen Untersuchung können eine digitale Subtraktionsangiografie (DSA) sowie eine farbcodierte Duplexsonografie in normaler, adduzierter und elevierter Armposition die vaskulären Kompressionsinfekte nachweisen.

Die **Indikation zum operativen Vorgehen** ergibt sich bei anhaltenden, konservativ nicht zu beeinflussenden Beschwerden und bei vaskulären Komplikationen. Das Ziel der Operation besteht in der Dekompression des Gefäßnervenbündels durch Erweiterung der oberen Thoraxapertur. Hierfür ist die transaxilläre oder die thorakoskopische Resektion der 1. Rippe erforderlich und in der Regel ausreichend.

MERKE

Bei lang bestehendem TOS kann die Dauerirritation zur bindegewebigen Fibrosedurchsetzung des Nervengewebes führen, was die Möglichkeit einer Restitutio ad integrum ausschließt. Bei frühzeitiger Operation sind die Patienten bereits nach wenigen Tagen beschwerdefrei und rasch wieder arbeitsfähig.

Die Aussage d ist nicht richtig.
Die Prävalenz von **Nierenarterienstenosen** liegt bei etwa 4 %. Diabetiker haben in 8,3 % der Fälle und Patienten mit Bauchaortenaneurysma in über 20 % relevante Nierenarterienstenosen. Zahlreiche Erkrankungen und Verletzungen kommen als Ursache infrage. Am häufigsten sind arteriosklerotische Veränderungen, an zweiter Stelle liegt ursächlich eine fibromuskuläre Dysplasie zugrunde. Bei Patienten mit arteriosklerotischer Nierenarterienstenose liegen in über 90 % der Fälle auch obliterierende Veränderungen in anderen Gefäßprovinzen vor.

Die Verminderung der Nierendurchblutung führt zu einer Abnahme der Filtrationsrate und zum Rückgang der tubulären Natriumkonzentration. In der Folge wird vermehrt Renin freigesetzt, was zu einem Angiotensin-II-Anstieg und einer Konstriktion des Vas afferens führt. Daraus resultiert eine **Blutdrucksteigerung** (Renin-Angiotensin-System). Die Nierenarterienstenose führt jedoch nicht nur zur Entwicklung eines renovaskulären Hochdrucks, sondern kann auch eine progrediente Niereninsuffizienz bewirken. So liegt bei ca. 15 % aller dialysepflichtigen Patienten als Ursache des terminalen Nierenversagens ein Nierenarterienverschluss vor.

Als Screeningmethode bei Verdacht auf Nierenarterienstenose steht die Ultraschalluntersuchung an erster Stelle. Hierbei wird neben der Nierengröße und -form mithilfe der **farbkodierten Duplexsonografie** die Beurteilung der Nierendurchblutung vorgenommen (Flussgeschwindigkeit, Fließeigenschaften, Turbulenzen). Für die Indikationsstellung des therapeutischen Vorgehens ist eine Gefäßdarstellung unverzichtbar. Der Goldstandard ist die **intraarterielle DSA der Nierenarterien.** Wenngleich die DSA bereits Rückschlüsse auf die Nierenfunktion zulässt (Minderung der Parenchymgröße, verspätete Parenchymfärbung als Folge einer hämodynamisch wirksamen Nierenarterienstenose), so sollten jedoch weitere Funktionsuntersuchungen wie die **Nierenszintigrafie** mit seitengetrennter Clearance durchgeführt werden. Die Indikationsstellung zu einer invasiven Therapie muss das Risiko einer Behandlung gegenüber dem Spontanverlauf bei konservativer Therapie abwägen.

Ziel der Therapie ist die Ausschaltung der Hochdruckursache sowie der Erhalt der Nierenfunktion und die Beseitigung von Folgezuständen akuter oder chronischer Ischämie. So wird insbesondere bei Patienten mit hämodynamisch signifikanter Nierenarterienstenose und beschleunigter Hypertonie, therapieresistenter Hypertonie, maligner Hypertonie oder Hypertonie mit Intoleranz gegenüber der Medikation eine Revaskularisation empfohlen. Eine Revaskularisation wird ebenfalls bei Patienten mit einer Nierenarterienstenose und progressiver Nierenerkrankung, bei Patienten mit bilateraler Nierenarterienstenose oder bei Patienten mit einer Nierenarterienstenose bei einer funktionierenden solitären Niere empfohlen. Bei einer asymptomatischen unilateralen, hämodynamisch signifikanten Stenose ist die Wirksamkeit einer **endovaskulären Therapie** klinisch nicht bewiesen und wird nicht empfohlen.

Für die Therapie der Nierenarterienstenose kommen grundsätzlich offene chirurgische Rekonstruktionsverfahren sowie interventionelle Verfahren (PTA, Stent) infrage. Hauptindikation für **interventionelle Methoden** sind die uni- oder bilaterale Stammstenose und die fibrodysplastische Stenose.

Für die **chirurgische Therapie** gelten folgende Indikationen:

- PTA aus anatomischen Gründen nicht möglich (Ostiumstenose, Nierenarterienverschluss, Nierenarterienaneurysma, Knickstenose)
- Geplante Simultanoperation z. B. bei infrarenalem Aortenaneurysma
- Nicht gelungene PTA oder Komplikationen bei PTA.

Die wichtigsten Operationsindikationen sind die arteriosklerotische Ostiumstenose und der Totalverschluss der Nierenarterie.

Alle Patienten müssen regelmäßig nachuntersucht werden, da bei frühzeitiger Erfassung einer Funktionsstörung die **Möglichkeit der Reintervention** gegeben ist. Bei der Nachkontrolle sollten neben der Bestimmung des arteriellen Blutdrucks die Retentionswerte im Serum erfasst werden. Ebenfalls ist die Rekonstruktion in regelmäßigen Abständen duplexsonografisch zu überprüfen.

LITERATUR

Anderson JL et al. Management of patients with peripheral artery disease (compilation of 2005 and 2011 ACCF/AHA guideline recommendations): A report of the American College of Cardiology Foundation/American Heart Association Task Force on practice guidelines. Circulation. 2013; 127(13): 1425–1443.

Jungi S, Bühlmann R, Wyss T, Schmidli J. Nierenarterienstenose. Update chirurgische Therapie. Medizinonline. 2017, pp. 2–5. PPM Medic.

KASUISTIK

Auf der internistischen Intensivstation liegt ein 64-jähriger Diabetiker mit beginnender Sepsis. Bei dem Patienten findet sich neben einer basalen Verschattung rechts im Thoraxbild eine feuchte Vorfußgangrän auf der rechten Seite. Sie werden konsiliarisch mit der Frage nach einer Notfallamputation an das Bett geholt. Bei der Untersuchung sind die peripheren Pulse bds. gut tastbar.

Welche Aussagen sind richtig?

a) Fokus der Sepsis kann sowohl die feuchte Gangrän als auch die basale Pneumonie sein.
b) Eine weitere Gefäßdiagnostik ist unabdingbare Voraussetzung für eine Amputation. Eine Angiografie ist wünschenswert.
c) Bei der Behandlung eines diabetischen Fußes sollten vor Indikationsstellung für eine Amputation zunächst die antibiotische Therapie, das aggressive chirurgische Débridement sowie, wenn möglich, die arterielle Revaskularisierung erfolgen.
d) Bei einer feuchten Vorfußgangrän beim Diabetiker sollte die Amputationshöhe nicht distal des Kniegelenks liegen.

Die Aussagen a bis c sind richtig.

Hauptursache der Durchblutungsstörung beim diabetischen Fuß ist die **diabetische Mikroangiopathie.** Verletzungen werden durch die zusätzlich bestehende Polyneuropathie von den Patienten oft erst spät bemerkt und begünstigen das Auftreten von Infektionen. Bei einem nicht unerheblichen Teil der diabetischen Patienten besteht zusätzlich eine **Makroangiopathie.**

Die Pfeiler der Behandlung des diabetischen Fußes sind:

- Antibiotische Therapie
- Aggressives chirurgisches Débridement
- Revaskularisation
- Amputation

Eine wie im oben geschilderten Fall geforderte Notfallamputation ist nur in den seltensten Fällen ohne vorherige **Gefäßdiagnostik** indiziert. Auch in dem hier dargelegten Fall sollte die Reihenfolge der Behandlungsschritte eingehalten werden. So sollte zunächst eine antibiotische Abdeckung erfolgen und gleichzeitig eine invasive Gefäßdiagnostik (DSA) durchgeführt werden. Eine frühzeitige Amputation ist nur bei fehlender Revaskularisationsmöglichkeit indiziert. Ansonsten sollte vor Amputation immer eine **Revaskularisation** erfolgen, um die Amputationshöhe so weit distal wie möglich festlegen zu können (Grenzzonenamputation).

Die **Feststellung fehlender Rekonstruktionsmöglichkeiten** sollte nur durch einen qualifizierten Gefäßchirurgen durchgeführt werden. Im vorliegenden Fall ist jedoch eine für die Amputation relevante Durchblutungsstörung aufgrund der bis in die Peripherie tastbaren Pulse eher unwahrscheinlich.

LITERATUR

Schaper NC et al. Diagnosis and treatment of peripheral arterial disease in diabetic patients with a foot ulcer. A progress report of the International Working Group on the Diabetic Foot. Diabetes Metab Res Rev. 2012; 28(Suppl 1): 218–224.

6

KASUISTIK

Ein 62-jähriger Diabetiker wird Ihnen von den Dermatologen vorgestellt, weil trotz sechswöchiger Therapie einer Nekrose des rechten großen Zehs keine Heilungstendenz zu erkennen ist. Der Patient hat keine Schmerzen. Bei der klinischen Untersuchung können Sie am betroffenen Bein einen Popliteapuls palpieren, aber keine Fußpulse.

Welche Aussagen sind in diesem Zusammenhang richtig?

a) Isolierte Verschlüsse einer Unterschenkelarterie verursachen in der Regel keine Symptome.
b) Bei Stenosen und Verschlüssen von Unterschenkelarterien hat die endovaskuläre Therapie keinen Stellenwert.
c) Im Stadium IV ist eine Revaskularisierung meist erfolglos.
d) Bei hohem allgemeinen Risiko oder fortschreitender Infektion kann eine primäre Amputation ohne vorangegangene Revaskularisierung zur Erhaltung des Lebens notwendig sein.
e) Zur Indikationsstellung von rekonstruktiven Maßnahmen ist die Dopplersonografie ausreichend.

Die Aussagen a und d sind richtig.
Bei dem beschriebenen Fall handelt es sich um einen Patienten mit einer chronisch arteriellen Verschlusskrankheit (AVK) im Stadium IV nach Fontaine.

Der klinische Untersuchungsbefund weist auf einen arteriellen Verschluss der Unterschenkelarterien hin. Während der isolierte Verschluss einer Unterschenkelarterie in der Regel keine Symptome verursacht, kommt es bei Verschlüssen von mehreren Unterschenkelarterien zu ischämiebedingten Beschwerden bis hin zur Nekrose. Die meisten Patienten mit ischämisch bedingten peripheren Nekrosen leiden unter ausgeprägten Ruheschmerzen. Diabetiker sind allerdings durch die begleitende Polyneuropathie oft trotz bestehender Nekrosen weitgehend schmerzfrei.

Revaskularisierungsmaßnahmen bei peripherer AVK sind ab dem Stadium IIb indiziert (relative Indikation). In den Stadien III und IV ist die Indikation zur Behandlung als dringlich anzusehen (absolute Indikation), um die Extremität zu erhalten. Eine Revaskularisierung ist auch indiziert, wenn dadurch lediglich die Amputationshöhe verringert werden kann.

MERKE

Grundsätzlich gilt die Regel: Revaskularisierung vor Amputation. Bei hohem Operationsrisiko oder feuchter Gangrän mit septischem Krankheitsbild kann allerdings eine primäre Amputation *(„life before limb")* zur Infektkontrolle indiziert sein.

Um die Durchführbarkeit rekonstruktiver revaskularisierender Maßnahmen abschätzen zu können, ist eine **präoperative Gefäßdarstellung** unbedingt notwendig. Der diagnostische Goldstandard ist die intraarterielle Subtraktionsangiografie. CT-Angio und MR-Angio sind bei kruralen Verschlüssen in ihrer Aussagekraft der DSA noch deutlich unterlegen. Außerdem kann anlässlich einer Angiografie nicht nur die Diagnostik komplettiert werden, sondern es können zugleich die Unterschenkelarterien endovaskulär rekanalisiert werden. Die Verbesserung der Kathetertechniken hat zu einer hohen Erfolgsrate von Rekanalisationen auch von längerstreckigen (> 10 cm) infrapoplitealen Verschlüssen im Stadium der kritischen Ischämie beigetragen, sodass diese heutzutage i. d. R. einer primären Bypassanlage vorgezogen wird.

Die endovaskuläre Rekanalisation darf jedoch die Möglichkeiten einer späteren Bypassanlage nicht beeinträchtigen. Die **offen chirurgischen Revaskularisierungoptionen** sollen bei komplexeren, langstreckigen Verschlussprozessen der infrapoplitealen Arterien, bei Versagen der endovaskulären Behandlung oder bei Persistenz der klinischen Symptome zum Einsatz kommen.

Bei mindestens einer distal perfundierten Unterschenkelarterie besteht die Möglichkeit der **femorokruralen oder femoropedalen Bypassanlage.** Aufgrund der besseren Offenheitsraten im Vergleich zu Prothesenbypässen sollte bei femorokruralen Bypässen bevorzugt autologe Vene als Bypassmaterial verwendet werden. Dies ist möglich bei Anlage eines In-situ-Venenbypasses, bei dem die V. saphena magna als Bypassmaterial verwendet, dabei aber in situ belassen wird. Nach Zerstörung der Klappen und Ligatur der Seitenäste kann die Vene proximal und distal mit der Arterie verbunden werden.

Ebenfalls möglich ist es, einen **Reversed-Venenbypass** anzulegen. Hier wird die V. saphena magna entweder vom betroffenen oder vom kontralateralen Bein entnommen, umgedreht und so in Flussrichtung proximal und distal an die Arterie angeschlossen. Eine Zerstörung der Klappen ist hierbei nicht notwendig. Der Reversed-Venenbypass hat den Nachteil, dass die Vene aus dem sie ernährenden umgebenden Gewebe entfernt wird und so zu Vernarbungen und Stenosen neigt. Außerdem muss der proximal großlumigere Abschnitt der Vene mit der zarten Unterschenkelarterie anastomosiert werden und das kleinkalibrige distale Ende der Vene mit dem großlumigeren zuführenden Gefäß.

Steht keine geeignete Vene zur Verfügung, kann auch ein **femorokruraler Prothesenbypass** angelegt werden. Proximaler Anschluss ist hier in der Regel die A. femoralis communis. Die Prothese wird subkutan platziert und distal mit der Unterschenkelarterie verbunden. Zur Verbesserung der Offenheitsrate kann die distale Anastomose mit einem Venen-Cuff oder einem Venen-Patch versehen werden.

Patienten mit kruralen Prothesenbypässen und schlechten Abstromverhältnissen sollten postoperativ **marcumarisiert** werden. Nach Anlage eines kruralen Venenbypasses ist eine Thrombozytenaggregationshemmung meist ausreichend. Die Entscheidung über die Antikoagluation hängt entscheidend vom Abstrom ab, was den Bypassfluss entscheidend beeinflusst.

LITERATUR

Deutsche Gesellschaft für Angiologie – Gesellschaft für Gefäßmedizin e.V. (DGA) et al. S3-Leitlinie zur Diagnostik, Therapie und Nachsorge der peripheren arteriellen Verschlusskrankheit. (Stand: 09/2015). AWMF-Register-Nr. 065-003. www.awmf.org/leitlinien/detail/ll/065-003.html (letzter Zugriff: 17.09.2021).

KAPITEL

7

Morris Beshay

Thoraxchirurgie

KASUISTIK

Einem kachektischen Patienten wird bei Anästhesieeinleitung zur Operation eines blutenden Magenkarzinoms ein zentralvenöser Katheter in die Vena jugularis interna dextra gelegt. Dabei bemerkt der Anästhesist die Aspiration von Luft. Zur Durchführung einer Röntgenthoraxuntersuchung bleibt aufgrund der akuten Blutung keine Zeit.

Was ist zu tun?

a) Der entsprechende Hemithorax ist unter dem Verdacht auf einen Pneumothorax präoperativ zu drainieren.

b) Nach der Operation sollte die Röntgenthoraxuntersuchung erfolgen und die Entscheidung über eine Drainage gefällt werden.

c) Ein Pneumothorax bei zentralvenöser Katheteranlage über die Vena jugularis interna dextra ist nahezu unmöglich. Deshalb erübrigt sich eine Röntgenthoraxuntersuchung.

d) Ein Mantelpneumothorax stellt kein Problem bei einer offenen Operation dar, da der Patient sowieso beatmet wird. Hingegen sollte bei Pleuraeröffnung während einer Laparoskopie wegen des erhöhten intraabdominalen Drucks die Thoraxhöhle sofort drainiert werden.

Die richtige Antwort ist a.

Vor einer mechanischen Beatmung sollte ein Pneumothorax auf jeden Fall ausgeschlossen werden, da es dann durch die Beatmung zu einem Spannungspneumothorax kommen kann. Dieser ist aufgrund der Mediastinalverdrängung lebensgefährlich. Sollte ein definitiver Nachweis oder Ausschluss eines Pneumothorax vor Beatmung nicht möglich sein, so ist die **prophylaktische Drainage des entsprechenden Hemithorax** anzustreben, um einen Spannungspneumothorax unbedingt zu vermeiden. Auch ein kleiner Mantelpneumothorax kann nach Intubation bedrohlich werden.

Diese großzügige Indikation zur Thoraxdrainage gilt auch nach der **Notfallintubation** von Schwerverletzten, z. B. nach Verkehrsunfall. Es ist nicht unüblich, dass ein akuter Blutdruckabfall kurz nach der Intubation eines polytraumatisierten Patienten durch einen Spannungspneumothorax verursacht wird. Da bei Patiententransporten die Lungenauskultation schwierig (im Krankenwagen) oder sogar unmöglich (im Hubschrauber) ist, sollte der Notarzt schon am Unfallort ein Thoraxtrauma so weit wie möglich ausgeschlossen haben. Bei Zweifeln (z. B. bei Rippenserienfrakturen ohne klinisch einseitige Hypoventilation) ist die sorgfältige Anlage einer prophylaktischen Thoraxdrainage, auch ohne Röntgenbild, indiziert. Achtung: Die notfallmäßig eingelegten Thoraxdrainagen liegen oft falsch, und ein Spannungspneumothorax kann trotz Drainage weiter bestehen! (➤ Abb. 7.1).

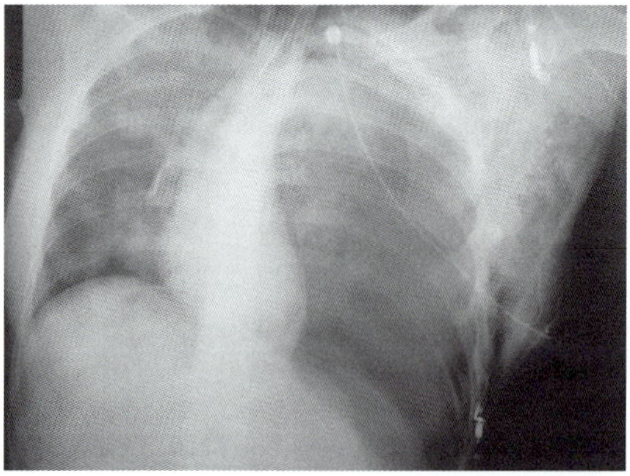

Abb. 7.1 Röntgen Thorax mit persistierendem Spannungspneumothorax trotz liegender Drainage, die Drainage liegt hier extrapleural. [R461]

Intraoperativ kann der Abdominalchirurg einen Pneumothorax an einer abnormen Mobilität des Zwerchfells erkennen, gelegentlich sind auch subseröse Luftblasen zu sehen. Auch hier ist eine intraoperative Thoraxdrainage indiziert.

Hingegen ist bei **Laparoskopien** (z. B. bei Fundoplikatio) eine Pleuraeröffnung meistens nicht drainagewürdig. In der Regel genügt eine leichte Erhöhung der Beatmungsdrücke, um die Lage zu kontrollieren. Das CO_2 wird dann vom Körper zügig resorbiert.

LITERATUR

Cui F, Xu L, Liang H, Liang W et al. Spontaneous ventilation versus mechanical ventilation during video-assisted thoracoscopic surgery for spontaneous pneumothorax: a study protocol for multicenter randomized controlled trial. J Thorac Dis. 2020;12(4):1570–1581.

Roberts DJ, Leigh-Smith S, Faris PD et al. Clinical presentation of patients with tension pneumothorax: a systematic review. Ann Surg. 2015; 261(6): 1068–1078.

KASUISTIK

Sie werden als Notarzt zu einem 47-jährigen Sportler gerufen, der beim Jogging über akut aufgetretene Luftnot und Thoraxschmerzen links klagt. Bei der Untersuchung stellen Sie ein reduziertes bis aufgehobenes Atemgeräusch auf der linken Seite fest.

Wie lautet Ihre Diagnose?

a) Spontaner Pneumothorax links
b) Spannungspneumothorax rechts
c) Muskelriss
d) Myokardinfarkt
e) Rippenfrakturen

Die richtige Antwort ist a.

Das klinische Bild ist mit einem **spontanen Pneumothorax** vereinbar (➤ Abb. 7.2).

Bei einem **Spannungspneumothorax** wären zusätzlich Zyanose, Einflussstauung, überblähter Thorax, aufgehobene Atemexkursion, gespreizter ICR und ggf. kardiale Symptome vorhanden. Bei V. a. Spannungspneumothorax ist eine **sofortige Entlastungspunktion** noch am Unfallort indiziert, ggf. auch ohne vorherige Röntgen-Thorax-Übersicht. Hierfür sollte die Einlage einer Drainage oder mindestens einer Kanüle im 2. bis 3. Interkostalraum (ICR) ventral oder auf der Medioklavikularlinie links erfolgen. Die Einlage der Thoraxdrainage erfolgt in Lokalanästhesie. Bei einer jungen Patientin wäre ein Zugang im **4. oder 5. ICR an der vorderen Axillarlinie** aus kosmetischen Gründen zu bevorzugen, mit Einlage einer Drainage (16–18 Ch). Dabei sollte auf eine mögliche Zwerchfellparese mit chronischem Zwerchfellhochstand geachtet werden, um eine Verletzung der Bauchorgane bei der Drainage-Anlage zu verhindern.

Größere Drainagen werden nur gelegt, wenn eine **bronchopleurale Fistel** besteht oder erwartet wird, oder eine Beatmung mit positivem Druck erforderlich wird. Am Unfallort würden Sie die Drainage an ein Heimlich-Ventil anschließen, welches Sie in der Klinik durch ein Wasserschloss mit Sog mit 20 cm Wassersäule ersetzen. Der Sog sollte über 3–5 Tage bzw. bis zum Sistieren der Luftleckage belassen werden. Ein Röntgenbild 5–12 h nach Sogentfernung sollte vor Drainageentfernung bestellt werden. Die Notwendigkeit eines vierstündigen Abklemmens vor Ziehen der Drainage ist umstritten.

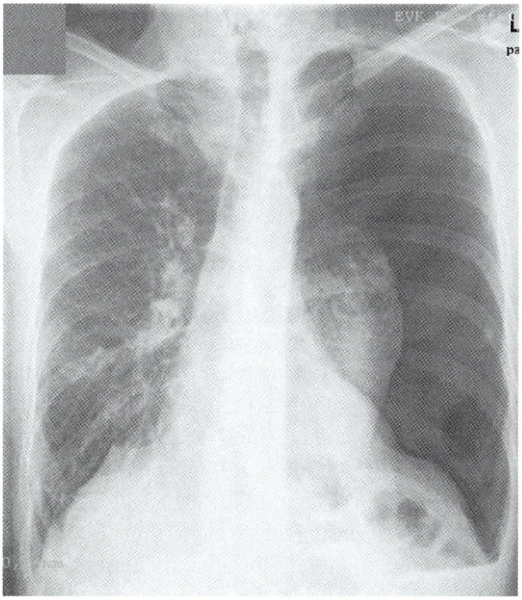

Abb. 7.2 Röntgen-Thorax mit einem großen Pneumothorax und komplettem Lungenkollaps links [R461]

7

MERKE

Nur bei kleinen Pneumothoraces und klinisch stabilen Patienten darf auf eine Drainage und auf eine stationäre Aufnahme verzichtet werden. Allerdings soll dann der Patient 3–6 h in der Notfallambulanz bleiben, und ein zweites Röntgenbild soll eine Verschlechterung des Befundes ausgeschlossen haben.

Eine Indikation zur **operativen Sanierung eines spontanen Pneumothorax** ist beim Erstereignis mit radiologisch oder thorakoskopisch erkennbaren Bullae gegeben sowie beim ersten Rezidiv nach Drainagebehandlung, bei beidseitigem synchron auftretendem Pneumothorax (Stabilisierung einer Seite durch Operation), beim Spannungspneumothorax (auch Erstereignis) und beim Hämatopneumothorax. Die operative Sanierung erfolgt durch **videoassistierte Thorakoskopie, ggf. Thorakotomie.** Sie beinhaltet eine komplette Inspektion der Lunge, einen Verschluss der Leckagestelle bzw. Entfernung der blasentragenden Lungenareale (Bullektomie) sowie eine partielle parietale Pleurektomie, Pleurodese oder Abrasio (mechanisch, mit Argon-Beamer, usw.).

LITERATUR

Deutsche Gesellschaft für Thoraxchirurgie e.V. (DGT). S3-Leitlinie Diagnostik und Therapie von Spannungspneumothorax und postinterventionellem Pneumothorax (Stand 03/2018). AWMF-Register-Nr. 010-007. www.awmf.org/leitlinien/detail/ll/010-007.html (letzter Zugriff: 31.10.2021).

MacDuff A, Arnold A, Harvey J, BTS Pleural Disease Guideline group. Management of spontaneous pneumothorax: British Thoracic Society Pleural Disease Guideline 2010. Thorax. 2010; 65(Suppl 2): 18–31

KASUISTIK

Eine 76-jährige Patientin liegt wegen perforierter Cholezystitis auf der chirurgischen Intensivstation. Sie wurde vor fünf Tagen laparotomiert, cholezystektomiert, lavagiert und drainiert. Ihr Zustand bleibt aber kritisch, die Entzündungsparameter sind hoch, das Thoraxbild zeigt eine Transparenzverminderung rechts basal.

Welche der folgenden Aussagen sind korrekt?

a) Ein Pleuraempyem soll bei dieser Patientin ausgeschlossen werden.
b) Es werden drei Stadien des Pleuraempyems beschrieben: exsudativ, fibrinös-purulent und Vernarbung/Verschwartung.
c) Die Therapie erfolgt stadienadaptiert.
d) Eine transthorakale Sonografie kann Aufschluss über Ergussmenge, Konsistenz sowie evtl. bestehende Septierungen geben.
e) Die Pleuraflüssigkeit soll für die Erregersuche und für ein Antibiogramm asserviert und untersucht werden.

Alle Aussagen sind korrekt.

Diese Patientin leidet unter einem Pleuraempyem, das als eitriger Erguss der Pleurahöhle definiert wird. Die häufigste Ursache eines Pleuraempyems ist eine Pneumonie. Andere Ursachen sind Lungenabszess, Bronchiektasen, Ösophagusruptur, septische intraabdominelle Prozesse (per continuitatem oder reaktiv, wie bei dieser Patientin), postoperative Infektionen und bronchopleurale Fisteln.

Es werden **drei Stadien des Pleuraempyems** beschrieben: Exsudativ, fibrinös-purulent und Vernarbung/Verschwartung. Die Therapie erfolgt stadienadaptiert:

- **Exsudative Phase:** Einlage einer Thoraxdrainage mit weitlumiger Saug-/Spüldrainage (Charr 28–32, Doppellumen) und diskontinuierliche Spülung mit physiologischer NaCl-Lösung (ca. 4-mal täglich mit 600–1000 ml, abgeklemmt für ca. 30 min).
- **Fibrinös-purulente Phase:** Der Spüldrainage wird eine Lysetherapie zugefügt, ggf. ist eine Thorakoskopie vor der Spülbehandlung indiziert. Die Lysetherapie erfolgt mit Streptokinase (pro Tag 100.000 IU in

100 ml physiologischer NaCl-Lösung, Einwirkdauer ca. 1 h) oder Urokinase (pro Tag 150.000 IU in 100 ml physiologischer NaCl-Lösung, Einwirkdauer ca. 1 h). Der Vergleich unterschiedlicher Therapieverfahren in der fibrinös-purulenten Phase weist einen Vorteil für die primäre videoskopische Therapie auf, da sofort sämtliche Kammerbildungen gelöst werden können.
- **Vernarbung/Verschwartung:** Nach 4–6 Wochen Verlauf erfolgt die Thorakotomie mit Dekortikation, im Idealfall als Exstirpation der gesamten geschlossenen Empyemtasche und Mobilisation des Zwerchfells.

Die CT-Untersuchung kann Aufschluss über die topografische Ausdehnung des Empyems geben und führt zur sofortigen Erkennung eines intrapulmonalen Tumors oder intrapulmonalen Prozesses als eventuelle Ursache. Gleichzeitig kann die erforderliche Stelle für Punktion und ggf. Einlage einer Thoraxdrainage markiert werden.

LITERATUR

Cremonesini D, Thomson AH. How should we manage empyema: antibiotics alone, fibrinolytics, or primary video-assisted thoracoscopic surgery (VATS)? Semin Respir Crit Care Med. 2007; 28(3): 322–332.

Hecker E, Hecker HC, Hecker KA. Pleuraempyem – Behandlungsstrategien unter Berücksichtigung der Ätiologie [Pleural empyema - treatment strategies in light of etiology]. Zentralbl Chir. 2013; 138(3):353–377; quiz 378–379.

KASUISTIK

Ein 63-jähriger Vertreter, der Raucher ist und an einer chronisch-obstruktiven Lungenerkrankung leidet, fällt die Treppe herunter und bricht sich die 7., 8. und 9. Rippe des linken anterolateralen Thorax. Ansonsten zeigt die Thorax-Röntgenaufnahme keine weiteren Besonderheiten.

Das geeignete Behandlungskonzept könnte enthalten:

a) Thoraxdrainage
b) Chirurgische Stabilisierung der Thoraxwand
c) Ultraschall des Abdomens
d) Bettruhe und Schmerztherapie
e) Strapping der Thoraxwand zur Schmerzlinderung

7

Die richtigen Antworten sind c und d.

Rippenfrakturen sind häufig vergesellschaftet mit intraabdominalen Läsionen, besonders mit Milzeinrissen bei linksseitigem Trauma. Hauptziel der Behandlung ist die Prävention von Komplikationen (z. B. Atelektase und Pneumonie), insbesondere bei Patienten mit bereits bestehender Lungenerkrankung, bei denen die Gefahr fortschreitender Erkrankung bis hin zum Lungenversagen besteht. Versuche, die Schmerzen durch Immobilisierung und Schienung zu lindern (z. B. Strapping der Thoraxwand), können eine ungenügende Ventilation noch verschlimmern.

Die **Schmerztherapie** spielt eine zentrale Rolle: Leichte Schmerzen können mit oraler Analgetikagabe kontrolliert werden, und die Patienten können unter engmaschiger Kontrolle zu Hause behandelt werden. Analgesie kann durch die Applikation systemischer Opioide, PDK-Analgesie, transkutane elektrische Nervenstimulation oder nicht steroidale Entzündungshemmer erzielt werden.

Ältere Patienten und Patienten mit beträchtlichem Trauma sollten ins Krankenhaus aufgenommen werden. Regionäre Schmerzlinderungsverfahren, u. a. die interkostale Nervenblockade, die epidurale Analgesie, intrathekale Opioide oder eine interpleurale Analgesie können wirksam eingesetzt werden. Invasive, in der Regel regionäre Blockaden sind wirksamer als systemische Opioide und rufen weniger systemische Nebenwirkungen hervor. In Kombination mit Physiotherapie wirken sie dem Auftreten pulmonaler Komplikationen entgegen. Rippenfrakturen heilen spontan, ohne dass sie chirurgisch fixiert werden müssen. Lediglich im Fall eines instabilen Thorax *(flail chest)* ist die frühe Stabilisierung notwendig und sollte frühzeitig durchgeführt werden. Viele Patienten können dann schneller geweant werden.

LITERATUR

Beshay M, Mertzlufft F, Kottkamp HW et al. Analysis of risk factors in thoracic trauma patients with a comparison of a modern trauma centre: a mono-centre study. World J Emerg Surg. 2020; 15(1): 45.

Kalverkamp S, Spillner J, Kobbe P et al. Stabilisierung der Thoraxwand mithilfe der Plattenosteosynthese [Stabilization of the chest wall with plate osteosynthesis]. Unfallchirurg. 2018; 121(5): 413–418. German.

THEMA

Im Jahr 1924 hat W. Marchesani in einer deutschen Zeitschrift die vier wichtigsten Typen des Lungenkarzinoms beschrieben. Die aktuelle WHO-Klassifikation stützt sich weiterhin auf diese Klassifikation.

Welche Aussage ist nicht korrekt?

a) Adenokarzinome, einschließlich der bronchioalveolären Karzinome, sind typischerweise periphere Tumoren mit kleinem Durchmesser. Sie machen ca. 31 % aller Lungenkarzinome aus.

b) 30 % aller Lungenkarzinome bestehen aus squamösen Zellen. Diese Karzinome sind gewöhnlich zentral lokalisiert und meistens sehr groß.

c) Kleinzellige Lungenkarzinome repräsentieren 18 % aller Lungenkarzinome. In vielen Fällen findet sich bei der Vorstellung bereits eine großräumige Lymphadenopathie im Bereich des Hilus und des Mediastinums.

d) Großzellige Karzinome sind schlecht differenzierte Tumoren, die sich typischerweise als große periphere Masse darstellen. Sie machen ca. 9 % aller Lungenkarzinome aus.

e) Adenosquamöse Karzinome stellen 20 % aller Lungenkarzinome dar.

Die Aussage e ist nicht korrekt.

Adenosquamöse Karzinome zählen nicht zu den vier häufigsten Kategorien, die von Marchesani beschrieben wurden. Sie repräsentieren nur 2 % aller Lungenkarzinome. Diese Tumoren sind oft mit parenchymatösen Vernarbungen verbunden. **Adenokarzinome,** einschließlich der bronchioalveolären Karzinome, machen ca. 31 % aller Lungenkarzinome aus. Adenokarzinome sind typischerweise periphere Tumoren mit einem Durchmesser < 4 cm. In 50 % der Fälle weist die diagnostische Röntgenaufnahme des Brustraums eine Lymphadenopathie im Bereich des Hilus und des Mediastinums auf. In der CT können Adenokarzinome entweder als lokalisierte milchglasartige Trübung mit langsamer Verdopplungszeit (> 1 Jahr) oder als feste Raumforderung mit einer schnellen Verdopplungszeit (< 1 Jahr) charakterisiert werden.

Bronchioalveoläre Karzinome (Adenokarzinom mit lipidischem Wachstum) machen ca. 2–10 % aller Lungenkarzinome aus. In den meisten Fällen stellen sie sich als solitärer Lungenrundherd (41 %) dar, bei 36 % als multizentrische oder diffuse Erkrankung und bei 22 % als persistierende Verschattung. Eine Lymphadenopathie im Bereich des Hilus und des Mediastinums ist bei dieser Karzinomart eher unüblich. Blasenartige Areale innerhalb der Läsionen sind ein üblicher Befund der CT.

30 % aller Lungenkarzinome sind **Plattenepithelkarzinome.** Typischerweise sind diese Karzinome zentral lokalisiert und haben meistens einen Durchmesser von > 4 cm. Eine Hohlraumbildung ist in 82 % sichtbar. Aufgrund der zentralen Lage der Karzinome kommt es häufig zu einem Lungensegment- oder Lungenlappenkollaps.

Kleinzellige Lungenkarzinome stellen 18 % aller Lungenkarzinome dar. In vielen Fällen findet sich bereits bei der Vorstellung eine großräumige Lymphadenopathie im Bereich des Hilus und des Mediastinums. In der CT erkennt man eine nicht zusammenhängende parenchymatöse Raumforderung in 41 % der Fälle. Eine Hohlraumbildung ist selten, während ein Befall des Mediastinums häufig vorkommt.

Großzellige Karzinome sind schlecht differenzierte Tumoren, die nicht das typische Erscheinungsbild eines kleinzelligen Karzinoms haben. Sie machen ca. 9 % aller Lungenkarzinome aus. Üblicherweise stellen sie sich als große periphere Raumforderung dar. Diese Karzinome wachsen oft sehr rasch und metastasieren frühzeitig in das Mediastinum und Gehirn.

LITERATUR

Kutob L, Schneider F. Lung cancer staging. Surg Pathol Clin. 2020;13(1): 57–71.

Nicholson AG, Chansky K, Crowley J et al.; Staging and Prognostic Factors Committee, Advisory Boards, and Participating Institutions. The IASLC lung cancer staging project: proposals for the revision of the clinical and pathologic staging of small cell lung cancer in the forthcoming eighth edition of the TNM classification for lung cancer. J Thorac Oncol. 2016; 11(3):300–311.

THEMA

Aufgrund der hohen Proliferationsrate (Tumorverdopplungszeit 10–50 Tage) und der frühzeitigen Disseminationstendenz hat das unbehandelte nicht-kleinzellige Lungenkarzinom eine sehr ungünstige Prognose.

Welche der folgenden Aussagen sind korrekt?

a) Als operative Standardverfahren gelten die Lobektomie, die Bilobektomie, die Pneumonektomie und die erweiterte Pneumonektomie.
b) Segment-, Bisegment- und Trisegmentresektionen werden nur in Ausnahmefällen vorgenommen.
c) Es muss bei der Operation immer eine systematische interlobäre und mediastinale Lymphknotendissektion durchgeführt werden.
d) Bei Tumorblutungen, poststenotischen Komplikationen, unbeeinflussbaren Schmerzen und symptomatischen Metastasen (z. B. Osteolysen im Bereich der Extremitäten) kommen auch palliative chirurgische Verfahren zum Einsatz.
e) Die Radiotherapie wird in den Stadien I und II mit kurativer Intention eingesetzt, wenn eine operative Kontraindikation vorliegt.

Alle Aussagen sind korrekt.

Vor einer kurativ intendierten Behandlung beinhaltet die **Diagnostik des Lungenkarzinoms** eine Spiral-CT mit Kontrastmittel des Thorax unter Einschluss der Oberbauchregion (inkl. Nebennieren). Bei V. a. N2 (d. h. mediastinale Lymphknoten im CT $\geq$ 1 cm Durchmesser) sollte eine Mediastinoskopie erfolgen. Die positive Mediastinoskopie erfordert eine multimodale Behandlung. Eine mediastinale *„bulky disease"* sollte primär nicht operiert werden.

Das **Staging der Fernmetastasen** konzentriert sich auf die Prädilektionsorgane Skelett, Gehirn, Nebennieren und Leber. Solche Metastasen müssen vor einer Operation, Chemotherapie oder Radiotherapie ausgeschlossen werden. Wird eine Operation geplant, erfolgt eine komplette kardiorespiratorische Funktionsdiagnostik.

Eine **primäre Operation** ist nur bei 25–30 % aller Patienten möglich. Sie ist die Therapie der Wahl in den Stadien I und II und, in Verbindung mit neoadjuvanter Chemotherapie und postoperativer Strahlentherapie, auch im Stadium IIIA.

Im Stadium IIIA mit Lymphknotenmetastasen sowie im Stadium IIIB dominiert die **Radiotherapie.** Der Primärtumor wird mit 60–70 Gy bei einer Einzeldosis von nicht mehr als 2 Gy oder dem biologischen Äquivalent einer modifizierten Fraktionierung bestrahlt. Das Mediastinum wird in der Regel mit 50 Gy bestrahlt (nicht bei kleinem Primärtumor und schlechter Lungenfunktion).

Der Stellenwert der **Chemotherapie** ist im Behandlungskonzept des nicht-kleinzelligen Lungenkarzinoms in den vergangenen Jahren gestiegen. Cisplatinhaltige Chemotherapiekombinationen gelten als Therapiestandard des fortgeschrittenen nicht-kleinzelligen Bronchialkarzinoms. Große Metaanalysen zeigen, dass unabhängig von der Art des Protokolls die maximal erreichbare Verlängerung der medianen Überlebenszeit ca. zwei Monate beträgt. Im frühen Stadium gibt es keine Indikation zur Chemotherapie.

Bei Obstruktionen der zentralen Atemwege stehen mehrere Möglichkeiten der interventionellen endoskopischen Maßnahmen zur Verfügung, zum Teil ergänzt durch eine endoluminale Radiotherapie.

Seit einigen Jahren nimmt die **neoadjuvante Therapie** an Bedeutung zu und hat sich in der fortgeschrittenen N2-Situation (bulk N2) bzw. im Stadium IIIB weitestgehend durchgesetzt. Im disseminierten Stadium IV dominiert die Chemotherapie als palliative Behandlung, zum Teil ergänzt durch die Radiotherapie.

LITERATUR

Deutsche Gesellschaft für Pneumologie und Beatmungsmedizin e.V. (DGP), Deutsche Krebsgesellschaft (DKG). S3-Leitlinie Prävention, Diagnostik, Therapie und Nachsorge des Lungenkarzinoms (Stand 2/2018). AWMF-Register-Nr. 020-007OL. www.awmf.org/leitlinien/detail/ll/020-007OL.html (letzter Zugriff: 31.10.2021).

Hao Z, Liang H, Zhang Y et al. Surgery for advanced-stage non-small cell lung cancer: lobectomy or sub-lobar resection? Transl Lung Cancer Res. 2021; 10(3):1408–1423.

KASUISTIK

Ein 71-jähriger, pensionierter Patient wird von seinem Hausarzt eingewiesen, weil er unter einer Pneumonie leidet, die trotz empirischer Breitspektrum-Antibiotikatherapie nicht abheilt. In der Anamnese berichtet der Patient über einen langjährigen Tabakgenuss, den er in letzter Zeit jedoch gestoppt hat. Im Thoraxbild zeigt sich eine Vergrößerung des linken Hilus mit Atelektase.

Welche Aussage ist nicht korrekt?

a) Dieser Patient leidet wahrscheinlich unter einer poststenotischen Pneumonie bei zentralem Bronchialkarzinom.
b) Die Spiral-CT des Thorax erlaubt am besten die Beurteilung der Tumorausdehnung (T-Kategorie) und des möglichen Lymphknotenbefalls (N-Kategorie).
c) Die Bronchoskopie erlaubt eine histologische Sicherung der Diagnose, eine endobronchiale Beurteilung des Tumorbefalls und damit eine genaue Operationsplanung.
d) Der Nachweis von ipsilateralen (N2) oder kontralateralen (N3) mediastinalen Lymphknoten (N2) verschlechtert die Prognose drastisch.
e) Etwa 10 % der Patienten mit Bronchialkarzinom weisen zum Zeitpunkt der Diagnose bereits Fernmetastasen auf.

Die Antwort e ist nicht korrekt.

Etwa 40–50 % der Patienten mit einem Bronchialkarzinom weisen zum Zeitpunkt der Diagnose bereits Fernmetastasen (Stadium IV) auf. Das Bronchialkarzinom kann zurzeit nur durch eine **kurative Resektion** geheilt werden. Leider sind nur etwa 15 % der Tumoren zum Zeitpunkt der Diagnose lokal (Stadien I und II). Chirurgisch entfernt wird der Tumor mittels Lobektomie oder bei zentralen Tumoren mittels Pneumonektomie mit ausgedehnter zentraler Lymphadenektomie. Auch bei kleinen Tumoren (T1, < 3 cm) ist die Lobektomie der Segmentresektion überlegen. Im Stadium I (T1 oder T2, N0) beträgt die Überlebensrate nach R0-Resektion 50–80 %, im Stadium II (T1 N1, T2 N1 oder T3 N0) 40–60 %. Eine besondere Situation bieten nodal-negative Patienten im Stadium II mit Brustwandinfiltration: Hier ist u. a. eine kurative En-bloc-Resektion des Tumors samt Thoraxwand sinnvoll.

Der Nachweis von ipsilateralen (N2) oder kontralateralen (N3) **mediastinalen Lymphknoten** (N2) verschlechtert die Prognose drastisch, mit einer postoperativen Überlebensrate von 20 % bei operablen Tumoren und unter 5 % bei inoperablen Karzinomen. Drei von vier Phase-III-Studien, die eine kombinierte Behandlung (neoadjuvante Chemotherapie gefolgt von Chirurgie) mit der Chirurgie allein beim Bronchialkarzinom im Stadium III verglichen haben, konnten einen Überlebensvorteil bei kombinierter Behandlung zeigen.

Mittels **adjuvanter Radio- und/oder Chemotherapie** wurde versucht, die Tumorrezidivrate nach Resektion zu senken. Vergleiche zwischen alleiniger Operation und Operation plus Chemotherapie ergaben eine Senkung des Sterberisikos um 13 %, entsprechend einem absoluten Vorteil von 5 % nach fünf Jahren für die kombinierte

Gruppe. Eine adjuvante Radiotherapie kann mit einer akzeptablen Morbidität und Mortalität angewendet werden und steigert offensichtlich die lokale Kontrolle nach kompletter Resektion eines Bronchialkarzinoms. Es konnten jedoch keine Auswirkungen der Radiotherapie auf die Überlebensrate festgestellt werden.

LITERATUR

Rajdev L, Keller SM. Neoadjuvant and adjuvant therapy of non-small cell lung cancer. Surg Oncol. 2002; 11(4): 243–253.
Wittekind C. TNM-Klassifikation maligner Tumoren 8. Auflage (2017), korrigierter Nachdruck. Weinheim: Wiley-VCH 2020.

KASUISTIK

Vor 12 Monaten wurde bei einer 62-jährigen Kinderärztin eine Tumorektomie mit Axillarevision bei einem invasiven duktalen Mammakarzinom links durchgeführt. Postoperativ wurden die Brustwand und die Axillaregion bestrahlt. Seit der Operation hat die Patientin mit dem Rauchen aufgehört. Im Rahmen der Kontrolluntersuchung wird ein Thoraxbild veranlasst, das einen 2 cm großen Rundherd im rechten mittleren Lungenfeld zeigt.

Welche Aussage(n) ist/sind nicht korrekt?

a) Da die Diagnose nur histologisch gesichert werden kann, muss der Rundherd reseziert werden.
b) Die Wahrscheinlichkeit, dass ein Lungenrundherd bösartig ist, sinkt mit dem Alter.
c) Bestimmte Formen von Kalkablagerungen sind verbunden mit einer sehr hohen Wahrscheinlichkeit für eine benigne Erkrankung.
d) Die Definition pulmonaler Rundherde schließt infektiöse Läsionen aus (z. B. Kavernen, Infiltrate).
e) Die videounterstützte Thoraxchirurgie hat sich zu einem hervorragenden diagnostischen und therapeutischen Werkzeug entwickelt, mit dessen Hilfe die Inzidenz der Thorakotomie gesenkt werden kann.

Die Antwort b ist nicht korrekt.

Die Wahrscheinlichkeit, dass ein Lungenrundherd bösartig ist, steigt mit dem Alter (15 % mit 40, 40 % mit 55 und 70 % mit 75 Jahren).

Lungenrundherde werden als Hyperdensitäten mit einem Durchmesser < 4 cm definiert, sind meistens rund und frei von entzündlichen Zeichen wie Kavitationen oder Infiltraten.

Die **Differenzialdiagnose solitärer Lungenrundherde** umfasst primäre Lungenkarzinome, metastatische und gutartige Läsionen (z. B. Granulome, Hamartome, Chondrome, Fibrome, vaskuläre Fehlbildungen). Auch Aspergillome können sich als Lungenrundherde manifestieren, sie liegen meistens in den oberen Lungenfeldern und können ein typisches radiologisches Bild (Glockenklöppel) zeigen.

Für den optimalen Nachweis von Rundherden bietet die **Spiral-CT** deutliche Vorteile, da sie den gesamten Thorax während eines Atemzugs darstellen kann. Eine **CT** kann ebenso verwendet werden, um den Rundherd zu charakterisieren und die Wahrscheinlichkeit der Malignität zu beurteilen.

Der **Nachweis einer Kalkablagerung** ist sehr wichtig, da bestimmte Kalkablagerungsformen mit sehr hoher Wahrscheinlichkeit mit Benignität verbunden sind. Organisierte Kalkablagerungsformen, wie z. B. das „Popcorn" (bei Hamartomen), lamelläre konzentrische Kalziumringe, zentrale Kalkablagerungen oder eine homogene Kalkablagerungsdichte bergen eine sehr geringe Wahrscheinlichkeit der Malignität in sich. Dennoch kann nicht bei allen Rundherden mit Kalkablagerungen von Benignität ausgegangen werden. Eine CT ermöglicht eine sehr gute Planung des Punktionswegs und somit eine sichere Biopsie von Läsionen, die in der Nähe von Gefäßstrukturen und Nerven lokalisiert sind. Die Ergebnisse einer transthorakalen Nadelbiopsie haben in ca. 50 % der Fälle einen Einfluss auf das Krankheitsmanagement.

Mit einer **Positronen-Emissions-Tomografie** mit 18-Fluorodeoxyglukose (FDG-PET) kann die Wahrscheinlichkeit für eine Malignität abgeschätzt werden und man erhält somit zusätzliche Informationen für das Management solitärer Lungenrundherde. Die MRT ist für den Nachweis von Lungenrundherden nicht so sensitiv wie die CT.

Die **videounterstützte Thoraxchirurgie,** die sich zu einem hervorragenden diagnostischen und therapeutischen Werkzeug entwickelt hat, trägt zur Senkung der Inzidenz der Thorakotomie bei benignen Rundherden bei und erlaubt gleichzeitig eine schnelle Behandlung von Malignomen im Frühstadium.

LITERATUR

Chilet-Rosell E, Parker LA, Hernandez-Aguado I et al. The determinants of lung cancer after detecting a solitary pulmonary nodule are different in men and women, for both chest radiograph and CT. PLOS ONE. 2019; 14(9): e0221134.

Groheux D, Quere G, Blanc E et al. FDG PET-CT for solitary pulmonary nodule and lung cancer: Literature review. Diagn Interv Imaging. 2016; 97(10): 1003–1017.

THEMA

Trotz der Fortschritte in der Patientenauswahl und der perioperativen Versorgung ist die postoperative Morbidität nach pulmonaler Resektion immer noch ein Problem. In spezialisierten Zentren liegt die Mortalität nach Pneumonektomie zwischen 3 % und 6 %, nach Lobektomie zwischen 1 % und 3 %. Die meisten retrospektiven Studien zeigen, dass ca. 30 % der Patienten, die sich solchen Resektionen unterziehen, von einer schweren (10 %) oder leichten (20 %) Komplikation betroffen sein werden.

Was ist die häufigste Komplikation nach pulmonaler Lobektomie?

a) Bronchopleurale Fistel
b) Persistierendes Luftleck aus der operierten Lungenoberfläche
c) Sekretverhalt und Atelektase
d) Empyem
e) Persistierender, symptomatisch residueller Luftraum

7

Die richtige Antwort ist c.
Morbidität und Mortalität bei pulmonaler Resektion sind abhängig vom Resektionsausmaß, dem Alter des Patienten und Komorbiditäten, hier besonders die chronisch-obstruktive Lungenerkrankung. Die häufigste Komplikation nach pulmonaler Lobektomie ist die **Retention bronchialen Sekrets** mit daraus resultierender **Atelektase.** Dies geschieht bei 10–30 % der Patienten und wird durch eine gestörte Atemmechanik und einen insuffizienten Hustenmechanismus verursacht. Eine Atelektase ist oft das Ergebnis von signifikantem postoperativem Schmerz kombiniert mit einer vorher bestehenden Bronchitis. In vielen Fällen ist diese Erkrankung vermeidbar durch eine angemessene präoperative pulmonale Physiotherapie und ein sorgfältiges postoperatives Schmerzbehandlungskonzept.

Luftlecks sind unvermeidbare Komplikationen bei pulmonaler Resektion, die am häufigsten bei Patienten mit chronisch-obstruktiver Lungenerkrankung auftreten. Eine sorgfältige Operationstechnik und ein vorsichtiger Umgang bzw. Resektion des Lungenparenchyms sind eine wichtige Voraussetzung, um persistierende Luftlecks zu vermeiden. Die derzeit verfügbaren Abdichtungen helfen hier nicht weiter. Eine Insuffizienz der Bronchialnaht sollte bei persistierenden Luftlecks ausgeschlossen werden. Effektiver als ein fortlaufendes Absaugen ist der Anschluss einer Thoraxdrainage an eine Bülau-Flasche (Ablaufdrainage).

Bronchopleurale Fisteln und **Empyeme** treten nach Lobektomie selten, nach Pneumonektomien jedoch deutlich häufiger auf. Die Mortalität nach Pneumonektomie wird hauptsächlich durch Pneumonien und respiratorische Insuffizienzen verursacht.

Supraventrikuläre Arrhythmien, insbesondere Vorhofflimmern, treten bei 10–20 % der Patienten postoperativ auf. Die Gabe von Digoxin nach Pneumonektomie hat keine senkende Wirkung auf die Inzidenz supraventrikulärer Arrhythmien gezeigt, könnte jedoch die ventrikulären Response-Raten verringern, wenn der Patient ein Vorhofflimmern entwickeln sollte. Kontrollierte randomisierte Studien haben gezeigt, dass sich Diltiazem und niedrig dosiertes Amiodaron positiv bei der Vermeidung vieler dieser Arrhythmien auswirken können.

Die **postoperative Lungenembolie** bleibt eine selten auftretende, aber tödliche Komplikation. In den meisten Zentren wird ein niedrig dosiertes Heparin in der perioperativen Phase verabreicht. Obwohl diese Maßnahme sich in anderen chirurgischen Spezialgebieten, wie z. B. Orthopädie, bewährt hat, gibt es bisher keine kontrollierte Studie im Bereich der Thoraxchirurgie.

Ein kleiner persistierender Luftraum in der Thoraxhöhle kann vorkommen, ist aber selten symptomatisch und verschwindet mit der Zeit spontan.

LITERATUR

Bédat B, Abdelnour-Berchtold E, Perneger T et al. Comparison of postoperative complications between segmentectomy and lobectomy by video-assisted thoracic surgery: a multicenter study. J Cardiothorac Surg. 2019; 14(1): 189.

French DG, Plourde M, Henteleff H et al. Optimal management of postoperative parenchymal air leaks. J Thorac Dis. 2018; 10(Suppl 32): S3789-S3798.

Ginsberg RJ. Lung cancer surgery: acceptable morbidity and mortality, expected results and quality control. Surg Oncol. 2002; 11(4): 263–266.

Rice TW, Okereke IC, Blackstone EH. Persistent air-leak following pulmonary resection. Chest Surg Clin N Am. 2002;12(3): 529–539.

KASUISTIK

Bei einem 47-jährigen Elektriker wurde vor 18 Monaten eine kurative (R0) anteriore Rektumresektion bei einem Adenokarzinom pT3 N1 M0 G2 durchgeführt. Es sind auf dem aktuellen Thoraxbild zwei metastasenverdächtige Strukturen in der rechten Lunge zu sehen.

Welche der folgenden Aussagen ist/sind nicht korrekt?

a) Der Patient leidet unter einem systemischen Krebsleiden, es besteht keine Indikation zur Lungenresektion.
b) Die Metastasen sollten chirurgisch entfernt werden, da keine weiteren Metastasen diagnostiziert worden sind.
c) Der Patient hat eine Langzeit-Überlebenschance von 10–30 % nach kurativer Metastasenresektion.
d) Die präoperative Diagnostik umfasst eine Bronchoskopie, eine Thorax-CT (nach Möglichkeit Spiral-CT mit Kontrastmittel) und eine kardiopulmonale Funktionsdiagnostik.
e) Die Darstellung einer isolierten Lebermetastase wäre eine absolute Kontraindikation zur Lungenresektion.

Die Antworten a und e sind nicht korrekt.

Fernmetastasen sind die häufigste Todesursache bei Patienten mit kolorektalen Karzinomen. Abhängig vom primären Tumorstadium entwickeln 10–20 % der Patienten Lungenmetastasen. Im Gegensatz zu anderen Krebsarten schließt das Vorhandensein von Lungenmetastasen eines kolorektalen Karzinoms eine kurative Therapie nicht aus. Es kann davon ausgegangen werden, dass ca. 10–30 % der Patienten mehr als 10 Jahre nach Thorakotomie rezidivfrei überleben. Isolierte Leber- und Lungenmetastasen sollten chirurgisch angegangen werden, wenn es der Allgemeinzustand des Patienten erlaubt.

Die Einschlusskriterien für einen solchen chirurgischen Eingriff sind:

- Der Primärtumor ist unter Kontrolle, möglichst keine extrapulmonalen Metastasen.
- Die Metastasen erscheinen technisch komplett resezierbar.
- Es bestehen ausreichend funktionelle Reserven.
- Die systemische Chemotherapie ist nicht Erfolg versprechend, ist bereits ausgeschöpft oder erfolgt lediglich im Rahmen eines adjuvanten Behandlungskonzepts.

Die **präoperative Diagnostik** umfasst eine Bronchoskopie, eine Thorax-CT (nach Möglichkeit Spiral-CT mit Kontrastmittel) und eine kardiopulmonale Funktionsdiagnostik.

Die Wahl des Zugangs sollte individuell erfolgen, unter Berücksichtigung folgender Kriterien:

- Anzahl und Lokalisation der Metastasen
- Erforderliches Resektionsausmaß
- Persönliches Risikoprofil des Patienten

Die Lungenmetastasen sollten mittels **parenchymsparenden Resektionen** sicher im gesunden Gewebe mit den in der Thoraxchirurgie gebräuchlichen Resektionsverfahren und Techniken entfernt werden. Die **Lymphknotendissektion** sollte Bestandteil des Eingriffs sein.

LITERATUR

Cheung FP, Alam NZ, Wright GM. The past, present and future of pulmonary metastasectomy: a review article. Ann Thorac Cardiovasc Surg. 2019; 25(3): 129–141.

Rzechonek A, Błasiak P, Muszczyńska-Bernhard B et al. Metachronous lung cancer: clinical characteristics and effects of surgical treatment. Adv Exp Med Biol. 2018; 1039: 9–17.

KAPITEL

8 Unfallchirurgie

8.1 Wirbelsäule und Becken

Valentin Neuhaus

KASUISTIK

Eine 27-jährige Patientin wird mit der Ambulanz in die Notaufnahme gebracht. Sie berichtet von einem Auffahrunfall an einer Straßenkreuzung. Ein nachfolgendes Auto sei mit ca. 30 km/h auf ihr stehendes Auto gefahren. Sie klagt nun über zunehmende Nackenschmerzen. Klinisch imponieren eine lokale Druckdolenz über den Dornfortsätzen sowie eingeschränkte Bewegungsausmaße. Die übrige klinische und neurologische Untersuchung ist unauffällig.

Aufgrund welches Faktors ist eine Röntgendiagnostik indiziert?

a) Alter
b) Geschlecht
c) Unfallmechanismus
d) Zunehmende Nackenschmerzen
e) Lokale Druckdolenz über den Dornfortsätzen

Die richtige Antwort ist e.

Patienten mit einem **HWS-Schleudertrauma** sollten initial in der Notaufnahme mittels Halskragen ruhiggestellt werden. Es erfolgt eine Erstuntersuchung *(primary survey)* und im Verlauf eine eingehendere Zweituntersuchung *(secondary survey)*. Viele Kliniken wenden die **„Canadian C-Spine Rule“** an, um die Indikation für eine Immobilisation und radiologische Diagnostik zu klären. Man unterscheidet dabei hohe (Alter > 65 Jahre, gefährlicher Unfallmechanismus oder Parästhesien in den Extremitäten) und niedrige Risikofaktoren (einfacher Auffahrunfall, Gehfähigkeit, keine Nackenschmerzen am Unfallort, kein Druckschmerz über den Dornfortsätzen). Bei Vorhandensein eines hohen Risikofaktors muss eine **Röntgendiagnostik** erfolgen. Bei Vorhandensein der niedrigen Risikofaktoren sowie problemloser aktiver Rotation von 45° ist keine weitere Diagnostik notwendig.

Bei Verdacht auf eine Fraktur oder Dislokation in der konventionellen Röntgenaufnahme muss eine weitere **CT-Diagnostik erfolgen,** wobei die primäre CT-Diagnostik zunehmend als Standard angesehen wird. Bei neurologischen Ausfällen oder rein diskoligamentären Verletzungen sollte man eine **MRT-Untersuchung** in die Wege leiten. Passive dynamische Bildwandlerdurchleuchtung kann zudem hilfreich sein, um Instabilitäten zu diagnostizieren.

Ähnlich zu den Canadian C-Spine Rules verhält es sich mit den **Kriterien der National Emergency X-Radiography Utilization Study (NEXUS)**: Bei Vorhandensein von Druckschmerzen über den Dornfortsätzen erfolgt auch hier eine Röntgendiagnostik. Hier werden zusätzlich die normale Bewusstseinslage und das Fehlen einer Intoxikation aufgeführt.

LITERATUR

Michaleff ZA, Maher CG, Verhagen AP et al. Accuracy of the Canadian C-spine rule and NEXUS to screen for clinically important cervical spine injury in patients following blunt trauma: a systematic review. CMAJ. 2012; 184(16): E867–E876.
Schleicher P et al. Leitliniengerechte Diagnostik bei Verletzungen der subaxialen Halswirbelsäule. Unfallchirurg. 2020; 123: 641–652.

KASUISTIK

Eine 71-jährige Patientin klagt seit sechs Tagen über plötzlich auftretende Kreuzschmerzen. Ein Trauma ist nicht erinnerlich. Sie leidet an einer Osteoporose, an einer Hypothyreose sowie an einer chronischen Gastritis. Klinisch findet sich eine lokale Druckdolenz beidseits im Sakrumbereich. Die übrige klinische und neurologische Untersuchung ist unauffällig. Die Beckenübersicht ist unergiebig, daher wurden zusätzlich eine Computertomografie sowie Magnetresonanztomografie des Beckens durchgeführt.

Welche Therapieoption ist aktuell indiziert?

a) Analgesie und Physiotherapie
b) Einseitige Iliosakralverschraubung
c) Beidseitige Iliosakralverschraubung
d) Anlage eines anterioren Fixateur interne
e) Plattenosteosynthese des hinteren Beckenrings

Die richtige Antwort ist a.

Die Vignette beschreibt einen typischen Fall einer Patientin mit einer **Fragilitätsfraktur des Beckens.** Typischerweise beschreiben die Patienten ein Bagatelltrauma und konsekutiv immobilisierende Beschwerden. Teilweise ist kein Unfall erinnerlich. Die klinische Untersuchung ist bis auf eine lokale Druckdolenz meist unergiebig. Anamnestisch liegen häufig andere klassische osteoporotische Frakturen oder eine bekannte Osteoporose vor.

Die **Screening-Untersuchung** ist eine Röntgenübersicht des Beckens (➤ Abb. 8.1). Falls diese Untersuchung keine klaren Hinweise für die Beschwerden gibt, ist die **Computertomografie** der nächste notwendige Schritt. Mit diesem Schichtbildverfahren kann dann meist die Verletzung genau diagnostiziert und klassifiziert werden. Besonderes Augenmerk sollte man dabei auf das Sakrum lenken, da hier der größte Knochenschwund zu verzeichnen ist und konsekutiv die Frakturlinien meist hier zu finden sind (➤ Abb. 8.2). Die **MRT** ist die sensitivste Methode, um okkulte Frakturen darzustellen (➤ Abb. 8.3). Man unterscheidet isolierte vordere (uni- oder bilateral), und nicht dislozierte hintere (häufigste Form) sowie dislozierte hintere Beckenringfrakturen (uni- oder bilateral).

Hier liegt eine **undislozierte bilaterale hintere Beckenringfraktur** vor *(fragility fracture of the pelvis, FFP Type IIA),* welche konservativ behandelt werden kann. Eine adäquate Schmerztherapie und Physiotherapie in einem multidisziplinären Setting kann zielführend sein. Falls damit keine Linderung erzielt werden kann, sollte man nach ein paar Tagen ein operatives Vorgehen mit dem Patienten besprechen, wobei eine perkutane, minimalinvasive iliosakrale Verschraubung indiziert wäre. In diesem Fall erfolgte bei ausbleibender Besserung nach zwei Wochen eine transsakrale Verschraubung S1 und S2 (➤ Abb. 8.4).

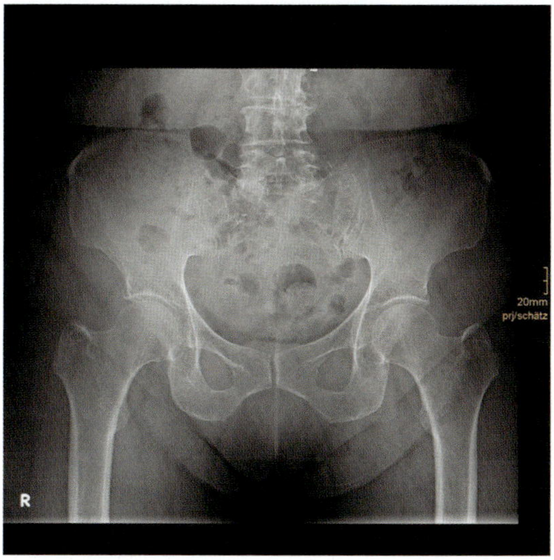

Abb. 8.1 Die Beckenübersicht lässt keine klaren Frakturen erkennen. [P1164]

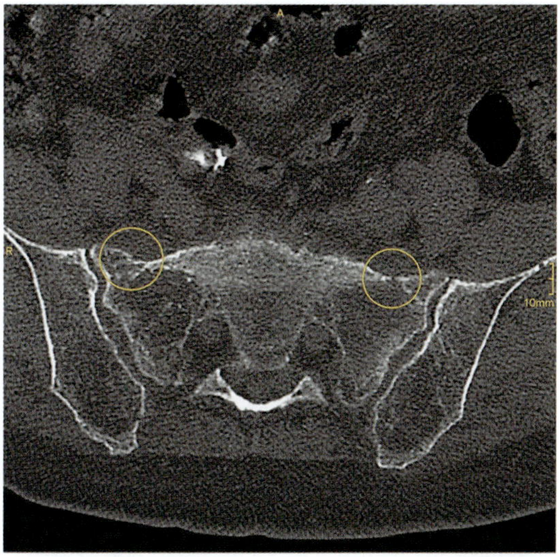

Abb. 8.2 Die Computertomografie des Beckens zeigt nebst der osteoporotischen Knochenstruktur eine beidseitige inkomplette Fraktur des Sakrums. [P1164]

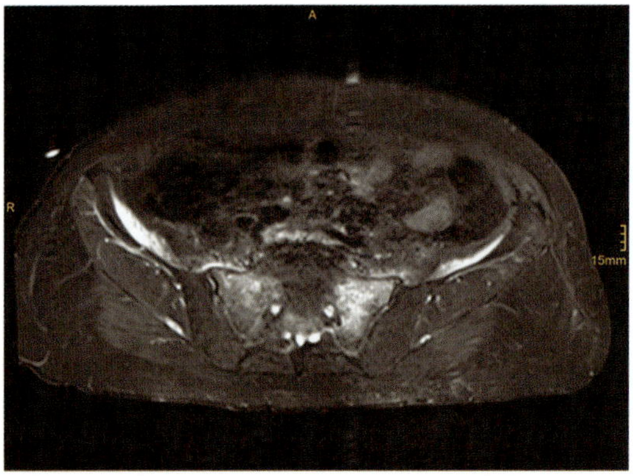

Abb. 8.3 Die Magnetresonanztomografie des Beckens zeigt in der TIRM-Sequenz ein beidseitiges hyperintenses Signal in der Massa lateralis des Sakrums. [P1164]

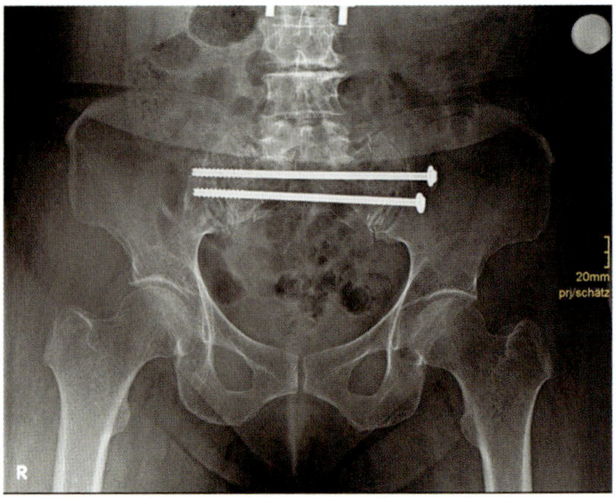

Abb. 8.4 In der postoperativen Beckenübersicht erkennt man zwei transsakrale Schrauben in S1 und S2 mit je einer Unterlagsscheibe. [P1164]

Eine **Instabilität der Fraktur** führt zu einer Dislokation und muss meist operativ versorgt werden. Die hintere Beckenringverletzung wird dabei perkutan/minimal-invasiv verschraubt, verplattet oder lumbopelvin fixiert. Liegt zudem eine vordere Beckenringinstabilität vor, dann sollte auch diese mitversorgt werden.

LITERATUR

Rommens PM et al. Fragilitätsfrakturen des Beckens. Unfallchirurg. 2019; 122: 469–482.

KASUISTIK

Ein 38-jähriger Patient wird mit der Ambulanz in den Schockraum zugewiesen. Er ist auf der Baustelle von einem rückwärtsfahrenden Lkw im Beckenbereich überrollt worden. Er war initial ansprechbar, musste jedoch im Verlauf bei GCS-Abfall unter 8 intubiert werden. Im Schockraum zeigt sich ein intubierter, beidseits ventilierter Patient mit einem Blutdruck systolisch von 70 mmHg und einer Tachykardie von 134/min. Die eFAST-Untersuchung ist unergiebig.

Welche Verletzung erklärt am ehesten den hämodynamischen Zustand des Patienten?

a) Spannungspneumothorax
b) Massiver Hämatothorax
c) Leberruptur
d) Milzruptur
e) Verletzung im Bereich der Iliakalgefäße

Die richtige Antwort ist e.

Das Outcome von Beckenüberrolltraumata kann dem Unfallchirurgen Probleme bereiten. Eine frühzeitige, meist externe, Stabilisierung von Beckenringfrakturen sowie eine proaktive Blutstillung sind dringend. Es ist jedoch wichtig, dass man bei der Erstuntersuchung mögliche andere **Schockursachen** (Spannungspneumthorax, offener Pneumothorax, Perikardtamponade, massiver Hämatothorax, relevante intraabdominale Blutung, Verletzungen der langen Röhrenknochen) aktiv sucht und gemäß den ATLS-Richtlinien (Advanced Trauma Life Support) behandelt.

Die wahrscheinlichste Schockursache bei diesem Patienten ist eine **Blutung im Beckenbereich.** Häufig liegen mehrere Blutungsquellen vor. Bei Beckenverletzungen können der frakturierte Knochen, Muskelverletzungen und Verletzungen von venösen oder arteriellen Beckengefäßen relevant bluten. Typ-C- (komplette Rotations- und Translations-Instabilität) und Typ-B-Verletzungen (rotationsinstabile Frakturen) sind am ehesten mit intrapelvinen Blutungen assoziiert:

- **Außenrotationsverletzungen** (z. B. Open-Book-Verletzungen) gehen primär mit Verletzungen der posterioren Anteile der A. iliaca interna (vorwiegend der A. glutea superior) einher.
- **Innenrotationsverletzungen** sind primär mit Verletzungen der anterioren Anteile der A. iliaca interna (vorwiegend Art. obturatoria und A. pudenda) sowie der A. epigastrica inferior verbunden.

Eine **klinische Untersuchung** des Beckens fokussiert auf Wunden, Blutungen aus Körperöffnungen, Beinlängendifferenzen sowie periphere Durchblutung, Motorik und Sensibilität. Die **Stabilitätsprüfung** wird kontrovers diskutiert. Gerade bei intubierten Patienten ist eher eine rasche apparative Diagnostik indiziert.

Zur **Bildgebung** ist eine Computertomografie mit i. v.-Kontrastmittel bei solchen Verletzungen als Standard anzusehen. Bei hämodynamischer Instabilität jedoch erfolgt lediglich eine sonografische (eFAST) und radiologische Untersuchung (a. p.-Beckenübersicht und evtl. eine Thoraxaufnahme).

Zur **Therapie** sollte man als Erstmaßnahme einen Beckengurt anlegen, sofern noch keiner angelegt wurde. Nach Diagnostizierung und Identifikation der Blutungsquelle erfolgt als nächstes Ziel das Stoppen der Blutung sowie präliminäre Stabilisierung einer allfälligen Beckenringverletzung. Hierfür gibt es mehrere Algorithmen, wobei Fixationstechniken des Beckens (Schaffen eines guten Widerlagers), das Austamponieren des Retzius oder die angiografische Embolisation/Ligatur von arteriellen Gefäßen zum Zuge kommen.

LITERATUR

Culeman U, Oestern HJ, Pohlemann T. Aktuelle Behandlung der Beckenringfraktur. Unfallchirurg. 2014; 117:145–161.

Metz CM et al. Pelvic fracture patterns and their corresponding angiographic sources of hemorrhage. Orthop Clin N Am. 2004; 35(4): 431–437.

KASUISTIK

Die 75-jährige Rentnerin stellte sich in unserer Notfallstation vor, nachdem sie eine Stufe übersehen und einen Sturz auf den frontalen Kopf erlitten hatte. Dabei hatte sie sich eine kleine Kopfplatzwunde frontal zugezogen. Seit dem Sturz bestanden deutliche Nackenschmerzen. Schmerzbedingt konnte die Patientin den Kopf nicht mehr bewegen. Keine Bewusstlosigkeit, Übelkeit oder Erbrechen. Es erfolgte eine Schädel- und HWS-CT-Untersuchung.

Welche Therapieoption ist aktuell indiziert?

a) Frühfunktionelle Nachbehandlung
b) Analgesie und Physiotherapie
c) Ruhigstellung mittels hartem Halskragen
d) Osteosynthese mittels einer Zugschraube von anterior
e) C1/2-Stabilisierung nach Magerl oder Harms

Die richtige Antwort ist e.

Es handelt sich hierbei um eine **Densfraktur** (➤ Abb. 8.5). Dies ist die häufigste Fraktur im oberen Halswirbelsäulenbereich. Gemäß Anderson D'Alonzo werden drei Frakturtypen unterschieden:

- Typ I: Hier ist lediglich die Spitze betroffen, pathomechanisch handelt es sich um eine Scherfraktur oder einen ossären Ligamentausriss.
- Typ II: Die Fraktur läuft quer durch die Basis vom Dens, jedoch nicht in den Korpus C2.
- Typ III: Die Fraktur läuft unterhalb vom Dens in den Korpus C2

Diese Klassifikation hat relevanten Einfluss auf die Behandlung. Während Typ-I- oder Typ-III-Verletzungen meist konservativ behandelt werden können, sollte die Typ-II-Verletzung operativ stabilisiert werden, da die kleine Frakturfläche häufig zu einer Pseudarthrose führt. Funktionsaufnahmen können zusätzlich stabile von instabilen Verletzungen differenzieren.

Die **konservative Behandlung** besteht aus einer Ruhigstellung der Halswirbelsäule mittels hartem Halskragen sowie einer Röntgen-Verlaufskontrolle nach 1–2 Wochen.

Die **operative Stabilisierung** kann von anterior oder posterior erfolgen. Von anterior kann eine Osteosynthese der Densfraktur mit einer oder zwei kanülierten 3,5 mm-Zugschrauben erfolgen. Die Anzahl der Schrauben hängt vom Dens-Durchmesser ab, wobei die Verwendung nur einer Schraube eine gewisse Rotationsinstabilität hinterlässt. Eine Dens-Schraubenosteosynthese bedingt jedoch eine gute Knochenqualität sowie eine einfache quere Frakturzone.

Bei osteoporotischem Knochen oder mehrfragmentärer Bruchzone sollte eine **C1/2-Stabilisierung** mit oder ohne Fusion erfolgen. Dies kann in Rückenlage von anterior (transartikulär; vor allem wenn Bauchlage nicht möglich) sowie von posterior erfolgen. Posterior unterscheidet man:

- C1/2-Stabilisierung nach Magerl (zwei transartikuläre Schrauben von C2 nach C1)
- C1/2-Stabliisierung nach Harms (zwei Schrauben in C1 und zwei Schrauben in C2, verbunden mit zwei Längsstangen)
- Okzipitozervikale Stabilisierung C0 auf C2 oder C3/4 (könnte im Verlauf teilweise auch wieder entfernt werden)

Wichtig zu beachten ist, ob die atlantoaxialen Gelenke C1/C2 korrekt stehen (➤ Abb. 8.6), da es sich ggf. um eine **transdentale Luxationsverletzung** handelt, welche operativ behandelt werden sollte. Ebenso sollte eine schmerzhafte **Pseudarthrose** operativ angegangen werden. Wir empfehlen in diesen beiden Fällen ein posteriores Zugehen. Eine präoperative CT-Diagnostik mit i. v. Kontrastmittel zur Darstellung der Vertrebralarterien ist unerlässlich.

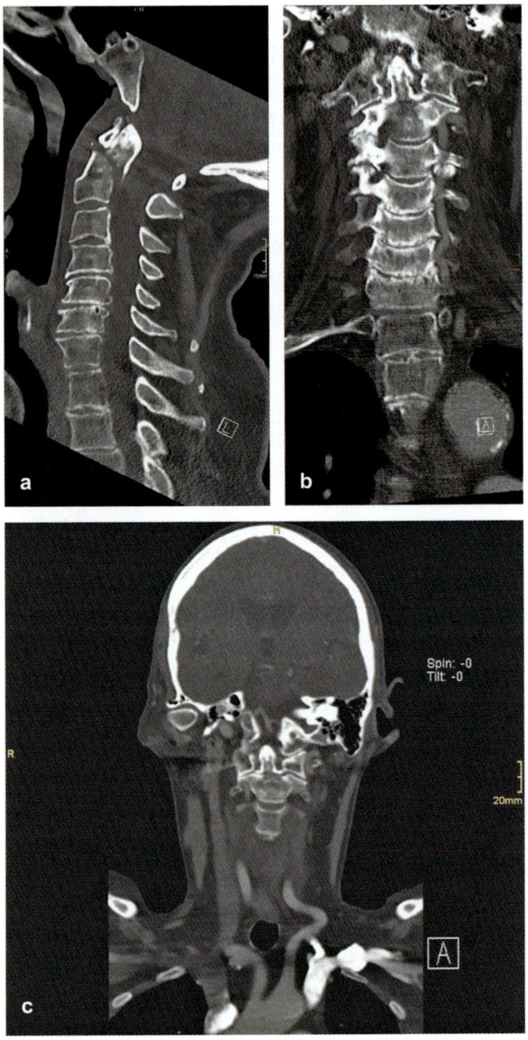

Abb. 8.5 a-c Die Computertomografie der Halswirbelsäule zeigt eine Fraktur im Bereich der Dens-Basis, wobei der Frakturverlauf von ventral/kranial nach dorsal/kaudal verläuft. [P1164]

LITERATUR

Schleicher P et al. Leitliniengerechte Diagnostik bei Verletzungen der subaxialen Halswirbelsäule. Unfallchirurg. 2020; 123: 641–652.

Scholz M et al. Verletzungen der oberen Halswirbelsäule. Unfallchirurg. 2017; 120: 683–700.

KASUISTIK

Der 25-jährige männliche Patient wurde von der Rettung gebracht. Er sei unter Alkoholeinfluss unbeobachtet aus ca. 5 m gestürzt und wurde auf dem Boden liegend in Bauchlage vorgefunden. Im Schockraum zeigt sich ein kreislaufstabiler Patient mit einem GCS von 14. Er klagt über starke Rückenschmerzen. Er kann alle Extremitäten bewegen. Es wird eine „Traumaspirale" (Computertomografie von Kopf bis Fuß, ➤ Abb. 8.7) gefahren.

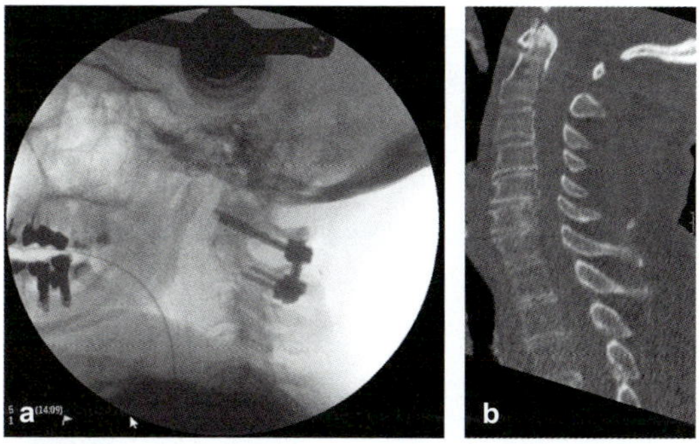

Abb. 8.6 C1/C2-Stabilisierung der Halswirbelsäule a) Die intraoperative Durchleuchtung zeigt gehörige Reposition sowie gute Lage der dorsalen Instrumentierung. b) Die postoperative Computertomografie der Halswirbelsäule bestätigt die korrekte Reposition. [P1164]

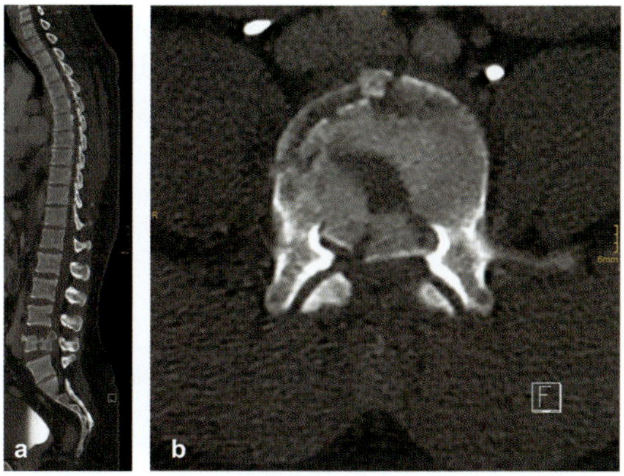

Abb. 8.7 Verletzung der Wirbelsäule in der Computertomografie [P1164]

Welche Verletzung ist im CT ersichtlich?

a) Deckplattenimpressionsfraktur LWK 1
b) Typ B Verletzung des LWK 1
c) Komplette Berstungsfraktur LWK 4
d) Typ C Verletzung des LWK 4
e) Sakrumfraktur

Die richtige Antwort ist c.
Der Patient muss immer klinisch (*primary* und *secondary survey* gemäß ATLS-Richtlinien), neurologisch (International Standards for Neurological Classification of Spinal Cord Injuries – INSCI-Protokoll –; Sensibilität, Motorik, Reflexe, Sphinktertonus und sakrale Aussparung) und radiologisch beurteilt werden. Besonders zu erwähnen sind Patienten mit einer ankylosierenden Begleiterkrankung (Morbus Bechterew oder Morbus Forestier). Aufgrund der eingeschränkten Elastizität kommt es häufiger zu instabilen Verletzungen. Die Indikation zu einer CT- oder MRI-Diagnostik ist großzügig zu stellen. Ebenso bedarf es in der Regel längerstreckigen Stabilisierungsoperationen bei diesen Patienten.

Eine klare Klassifikation einer Wirbelsäulenverletzung ist essenziell, damit man einen Therapieplan aufstellen kann. Thorakolumbale Verletzungen werden am häufigsten nach AO (Arbeitsgemeinschaft für Osteosynthesefragen) eingeteilt. Man unterscheidet Typ-A-, Typ-B- und Typ-C-Verletzungen.

Bei den **Typ-A-Verletzungen** kommt es durch eine axiale Krafteinwirkung zu Kompressionsfrakturen. Dies kann zu Deck- oder Bodenplattenimpressionsfrakturen führen (Typ A1). Falls die Boden- und die Deckplatten betroffen sind, die Wirbelkörperhinterkante jedoch steht, spricht man von Typ-A2-Verletzungen, eine besondere Form ist die Kneifzangenfraktur. Sobald die Hinterkante betroffen ist, spricht man von inkompletter (nur die Deck- oder die Bodenplatte sind betroffen, Typ A3) oder kompletter Berstungsfraktur, Typ A4. Bei letzterer Verletzung sind also die Boden- und Deckplatten sowie die Hinterkante betroffen. Im vorliegenden Fall zeigt das CT eine **komplette Berstungsfraktur LWK4** (Typ A4) mit fast kompletter **Verlegung des Spinalkanals** (➤ Abb. 8.7).

Durch eine Hyperflexion oder Hyperextension kann es zu den **Typ-B-Verletzungen** (auch Distraktionsverletzungen genannt) kommen. Die Typ-B1-Verletzung ist eine rein ossäre monosegmentale Verletzung. Dabei kommt es zu einer posteroanterioren Spaltung, auch „Chance Fracture" genannt. Bei der Typ-B2-Verletzung ist durch eine Hyperflexion das hintere Längsband zerrissen (hinten klafft es) und vorne kommt es meist zu einer inkompletten Berstungsverletzung. Diese muss von einer Typ-A3-Verletzung unterschieden werden! Bei der Typ-B3-Verletzung liegt eine Hyperextension vor mit Zerreißung des vorderen Längsbandes (vorne klafft es) und einer Destruktion der Bandscheibe.

8

Typ-C-Verletzungen sind translationale Verletzungen. Sowohl die vordere als auch die hintere Komponente sind immer verletzt. Der Grad der Instabilität nimmt grundsätzlich von A1 (stabil) nach C (hochgradig instabil) zu. Typ B2, B3 und Typ C sind immer segmentale Verletzungen (z. B. Typ B2 L2/L3 [L3:A3]).

LITERATUR

Vaccaro A et al. Thoracic and lumbar trauma. https://surgeryreference.aofoundation.org/spine/trauma/thoracolumbar (letzter Zugriff: 19.9.2021).

KASUISTIK

Der 49-jährige Patient ist heute beim Landeanflug mit seinem Gleitschirm aus ca. 20 m Höhe auf sein Gesäß gestürzt. Keine Bewusstlosigkeit, kein Kopfanprall. Bei Eintreffen des Notarztes GCS 15 und orientiert. Der Patient kann alle vier Extremitäten bewegen, gibt jedoch perianale Gefühlsstörungen sowie verminderte Sensibilität an den Beinen an. In der CT-Traumaspirale zeigen sich wenig Lungenkontusionen sowie die abgebildete Verletzung (➤ Abb. 8.8).

Welche Therapieoption ist aktuell indiziert?

a) Analgesie und Physiotherapie
b) Laminektomie L1
c) Anteriore Stabilisierung Th12/L1
d) Anteriore und posteriore Stabilisierung Th12/L1
e) Laminektomie L1, anteriore und posteriore Stabilisierung Th12/L2

Die richtige Antwort ist e.
Die meisten Wirbelkörperfrakturen sind in der thorakolumbalen Region Th10-L4 lokalisiert. Sie werden meist nach AO klassifiziert. Hier dargestellt ist eine hochgradig instabile Wirbelkörperverletzung Typ C Th12/L1 (Th12:A1, L1:A4) mit neurologischem Defizit.

Stabile A1- und A2-Verletzungen können konservativ mittels guter Analgesie und später im Verlauf Physiotherapie behandelt werden. Es sollten Röntgen-Verlaufskontrollen im Stehen nach 1–2 Wochen erfolgen. **Kneifzangenverletzungen** werden eher operativ angegangen, da es zu Pseudarthrosen und sekundärer Kyphosierung kommen kann.

Typ-A3 und -A4-Frakturen werden kontrovers diskutiert, wobei ein klarer Trend zu operativer Stabilisierung (dorsale Instrumentierung mit/ohne Rekonstruktion der vorderen Säule) auszumachen ist (deutlich weniger kyphotische Deformierung sowie Schmerzen).

Instabile Verletzungen (B- und C-Verletzungen) sowie **Frakturen mit neurologischem Defizit** sollten reponiert und stabilisiert werden. Dadurch werden die Deformität korrigiert, eine frühfunktionelle Mobilisation ermöglicht sowie Malalignement und neurologische Schäden vermindert.

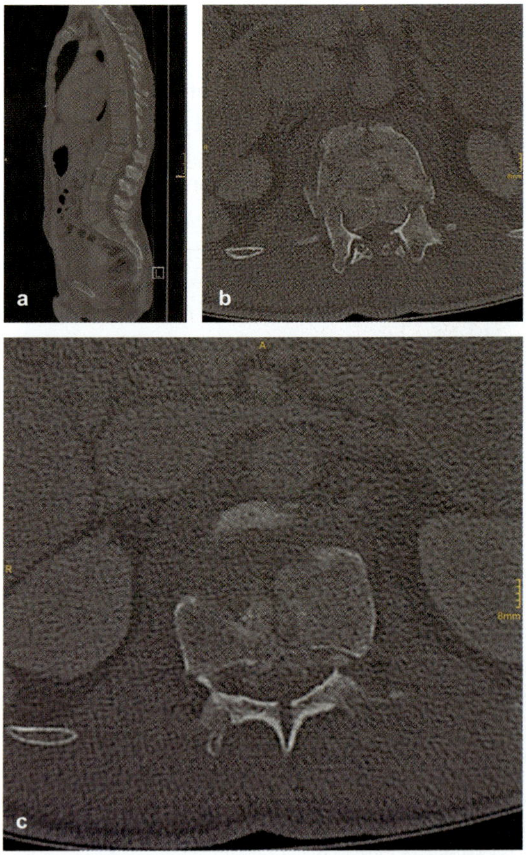

Abb. 8.8 a–c Die Computertomografie der Wirbelsäule zeigt eine hochgradig instabile Fraktur im Bereich L1 und Th12, wobei der Spinalkanal fast vollständig verlegt ist. Man beachte die Laminafraktur L1, welche auf ein Durasack- oder Nervenwurzelentrapement in diesem Bereich hinweisen könnte. [P1164]

Es gibt anteriore und posteriore, offene und minimalinvasive **Stabilisierungsverfahren,** mit oder ohne Fusion. Eine Fusionierung ist bei A2-, B2-, B3- und C-Verletzungen indiziert. Bei einer kompletten oder inkompletten neurologischen Ausfallsymptomatik sollte zudem eine Dekompression meist via Laminektomie erfolgen. Hier erfolgte notfallmäßig die posteriore, offene Stabilisierung mit Fusion und Laminektomie. Der Durasack und Nervenwurzeln waren in der Laminafraktur gefangen; dies verlangte eine besonders sorgfältige Präparation in diesem Bereich. Im weiteren Verlauf erfolgte die anteriore Komplettierung mittels Cage-Einlage (➤ Abb. 8.9).

LITERATUR

Gonschorek O et al. Frakturen der Brust- und Lendenwirbelsäule. Chirurg. 2015; 86: 901–916.

Wood KB, Li W, Lebl DR, Ploumis A. Management of thoracolumbar spine fractures. Spine J. 2014; 14(1): 145–164.

KASUISTIK

Ein 63-jähriger Patient wird notfallmäßig aus einem externen Spital mittels Ambulanz zugewiesen. Der Patient ist beim Skifahren mit einem anderen Skifahrer kollidiert und durch die Luft geschleudert worden. Aufprall mit dem Becken. Es findet sich eine isolierte Beckenverletzung (➤ Abb. 8.10).

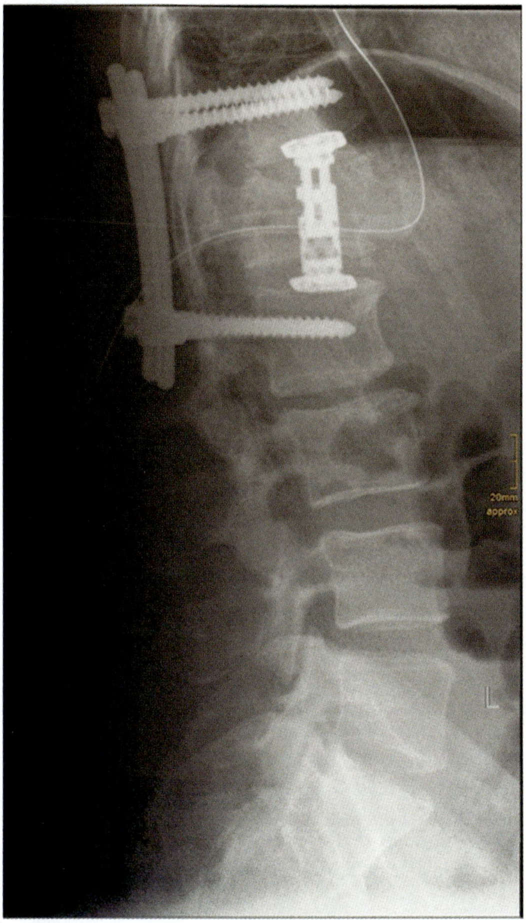

Abb. 8.9 In der postoperativen Röntgenübersicht erkennt man die dorsale Spondylodese Th12/L2 sowie ventrale Cage-Einlage Th12/L2. [P1164]

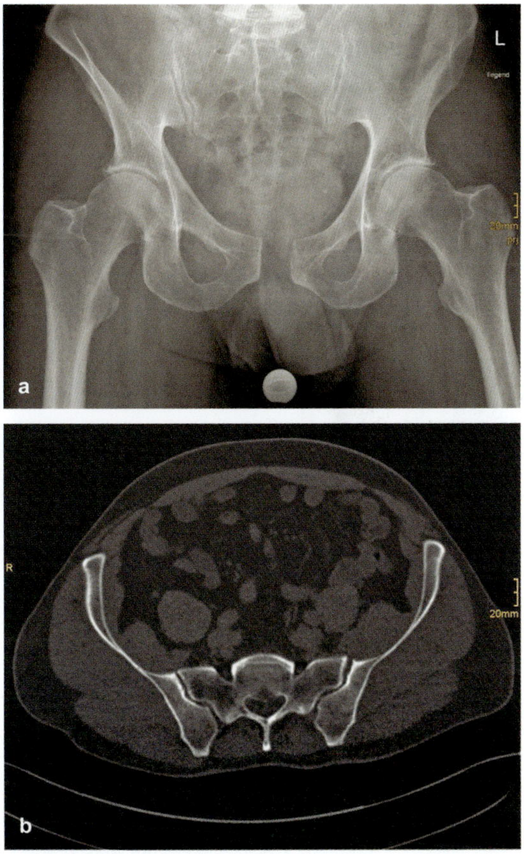

Abb. 8.10 Darstellung der Beckenverletzung.
a) Die Beckenübersicht zeigt eine Open-Book-Verletzung.
b) Die Computertomografie des Beckens zeigt zudem eine leichte Erweiterung des Iliosakralgelenks links und eine kleine Luftblase ebenda. [P1164]

8

Welche Verletzung ist in der Bildgebung ersichtlich?

a) Beckenringverletzung Typ A
b) Beckenringverletzung Typ B
c) Beckenringverletzung Typ C
d) Azetabulumfraktur
e) Sakrumfraktur

Die richtige Antwort ist b.
Die (ossäre und ligamentäre) Stabilität hat Einfluss auf die Frakturklassifikation. Man unterscheidet nach AO stabile (Typ A), partiell instabile (Typ B, rotationsinstabil) und komplett instabile Beckenringverletzungen (Typ C):

- **Typ A**: Abrissfrakturen der Spina iliaca anterior superior oder inferior, Frakturen der Crista iliaca durch direktes Trauma oder transverse Sakrumfrakturen unterhalb von S2
- **Typ B**: rotationsinstabil bezüglich Innenrotation = laterale Beckenkompressionsfraktur; rotationsinstabil bezüglich Außenrotation = Open-Book-Verletzungen, typischerweise mit einer Symphysenruptur
- **Typ C**: Vertical-Shear-Verletzung, wobei die hintere Verletzung durch das Sakrum, das Iliosakralgelenk oder das Ilium gehen kann

Young and Burgess unterscheiden:

- **Außenrotationsverletzungen** (*Anterior Posterior Compression,* APC) mit den Subtypen APC1 (Symphysenruptur)APC2 (Symphysenruptur und anteriore sakroiliakale Erweiterung) APC3 (APC2 plus posteriore sakroiliakale Erweiterung),
- **Innenrotationsverletzungen** (*Lateral Compression,* LC) mit den Subtypen LC1 (ipsilaterale Sakrumfraktur und ipsilaterale Schambeinastfrakturen) LC2 (LC1 mit ipsilateraler Iliumfraktur oder posteriore sakroiliakale Verletzung) LC3 (LC2 plus kontralaterale ISG-Erweiterung)
- **Vertical-Shear-Verletzungen** (VS)

Typ-A-Verletzungen werden bei nicht oder kaum dislozierten Verletzungen vorwiegend konservativ behandelt. Außenrotationsverletzungen werden eher ventral mittels Platte stabilisiert. Innenrotationsverletzungen werden eher konservativ behandelt, außer es liegt eine größere Deformierung des Beckenrings vor oder eine Unmöglichkeit zur Mobilisation.

MERKE
Es ist wichtig, eine C-Verletzung von einer B-Verletzung zu unterscheiden, da bei der C-Verletzung immer auch eine posteriore Fixation notwendig ist. Im Zweifelsfall sollte man bei B-Verletzungen eine sakroiliakale Fixation vornehmen.

Bei diesem Patienten lag eine **Symphysenruptur** (Open-Book-Verletzung) vor. Diese wurde offen reponiert und mittels Platte stabilisiert. Die Platte erhöht die Beckenringstabilität und erlaubt eine rasche Mobilisation. Der Vorteil der Platte gegenüber einem Fixateur externe ist die anatomische Reposition. Man sollte mindestens eine 4-Loch-Platte verwenden, da bei 2-Loch-Platten häufiger Lockerungen/Plattenbrüche, rekurrente Diastase oder Malunion auftreten. Da das Iliosakralgelenk links ebenfalls erweitert war (APC2), wurde bei diesem kräftigen Patienten zudem das Iliosakralgelenk links perkutan verschraubt (➤ Abb. 8.11).

LITERATUR

Putnis SE et al. Open reduction and internal fixation of a traumatic diastasis of the pubic symphysis. J Bone Joint Surg Br. 2011; 93(1): 78–84.
Sagi C, Papp S. Comparative radiographic and clinical outcome of two-hole and multi-hole symphyseal plating. J Orthop Trauma. 2008; 22(6): 373–378.

KASUISTIK

Eine 71-jährige Patientin klagte seit 10 Tagen über plötzlich auftretende Kreuzschmerzen. Ein Trauma war nicht erinnerlich. Klinisch fand sich eine lokale Druckdolenz beidseits im Sakrumbereich. In der Computertomografie sowie Magnetresonanztomografie des Beckens zeigte sich eine bilaterale undislozierte Sakrumfraktur Typ FFP IIA. Ein konservativer Therapieversuch scheiterte, sodass eine perkutane, minimalinvasive transsakrale Verschraubung S1 und S2 erfolgte.

Welche Komplikation tritt bei dem gewählten Verfahren am häufigsten auf?

a) Wundinfekt
b) Blutungsanämie
c) Schraubenfehllage
d) Neuropraxie
e) Sakrale Pseudarthrose

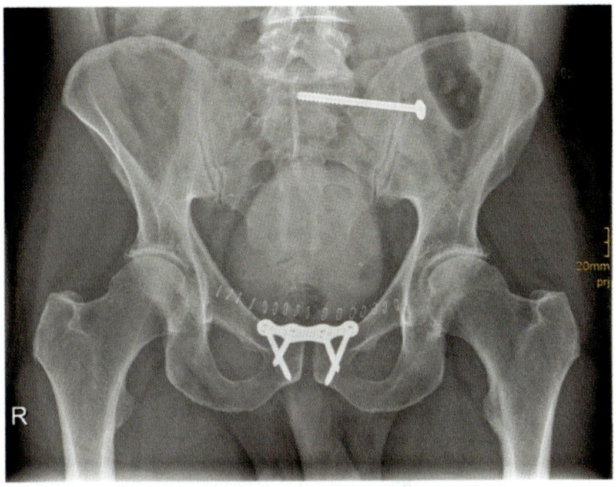

Abb. 8.11 In der postoperativen Beckenübersicht erkennt man eine iliosakrale S1-Schraube links sowie eine 4-Loch-Symphysenplatte. [P1164]

Die korrekte Antwort lautet d.

Perkutane Schraubentechniken am Beckenring und Azetabulum kommen immer häufiger zur Anwendung. Sie reduzieren die Weichteilschädigung und somit das Blutungs- und Infektrisiko, gewähren aber trotzdem eine adäquate Stabilisierung. Teilweise werden sie in Ergänzung zu offenen Verfahren eingesetzt. Typische Indikationen sind Iliosakralgelenkssprengungen, Sakrumfrakturen oder kaum/undislozierte Azetabulumfrakturen.

Die Anatomie des Beckens muss präoperativ gut studiert werden. Standardisierte Techniken und Einstellungen bei der Durchleuchtung erlauben meist eine sichere Platzierung dieser Schrauben. Die **Schraubenpositionierung** muss allenfalls mittels Navigation vorgenommen oder mittels intraoperativer 3D-Darstellung kontrolliert werden. Dadurch lassen sich Schraubenfehllagen vermindern. In bis zu 20 % kommt es jedoch zu Nervenschäden. Die **transiente L5-Neuropraxie** wird am häufigsten beobachtet. Sie zeichnet sich durch reduzierte Sensibilität am dorsomedialen Fuß sowie eingeschränkte Dorsalextension der Großzehe aus.

Die Rate an L5-Neuropraxien lässt sich durch eine saubere Einstelltechnik bei der Iliosakralgelenksverschraubung vermindern:

- Bei der **Inlet-Aufnahme** will man die anterioren Kortices von S1 (moustache-artig) und S2 (meist gerade) gerade überlagert sehen.
- Bei der **Outlet-Aufnahme** sollte die kraniale Begrenzung der Symphyse mittig auf S2 zu liegen kommen.
- Ebenso braucht es eine saubere **laterale Einstellung,** bei welcher die Bodenplatte L5/Deckplatte S1 als gerade Linie zur Darstellung kommen und die Hüftgelenke/Foramina ischiadica majus genau überlagert sind.

LITERATUR

Gardner M et al. Percutaneous placement of iliosacral screws without electrodiagnostic monitoring. J Trauma. 2009; 66: 1411–1415.
Lichte P et al. Perkutane Schraubentechniken an Beckenring und Azetabulum. Unfallchirurg. 2019; 122: 387–403.

KASUISTIK

Notfallmäßige Zuweisung aus einem externen Spital bei dorsal luxierter linken Hüfte mit Azetabulumfraktur. Beim Eishockeyspielen ist der 49-jährige Patient gestürzt und gegen eine Bande geprallt. Seither gibt er starke Schmerzen und Bewegungseinschränkungen in der linken Hüfte an. Keine weiteren Beschwerden. Die Beckenübersicht zeigt eine dorsale Hüftluxation mit Azetabulumhinterwandfraktur. Nach geschlossener Reposition und Anlage von axialer Extension zeigt das 3D-CT das Ausmaß der Hinterwandfraktur. Die Hinterwandfraktur wurde offen reponiert und mittels zweier Reko-Platten stabilisiert.

8

Welcher Zugang wurde für die Versorgung der Hinterwandfraktur verwendet?

a) Ilioinguinaler Zugang
b) Zugang nach Olerud
c) Zugang nach Kocher-Langenbeck
d) Zugang nach Watson-Jones
e) Zugang nach Smith-Petersen

Die richtige Antwort ist c.
Azetabulumfrakturen werden nach Judet und Letournel eingeteilt in:
- Vordere Pfeilerfraktur
- Vorderwandfraktur
- Hintere Pfeilerfraktur
- Hinterwandfraktur
- Quere Azetabulumfraktur
- Kombinationsverletzungen

Die **Basisdiagnostik** besteht aus einer Beckenübersicht (> Abb. 8.12), Ala-Aufnahme (zur Beurteilung des hinteren Pfeilers) sowie Obturatoraufnahme (Beurteilung des vorderen Pfeilers). In der Regel wird zudem eine 2D- und 3D-Computertomografie (> Abb. 8.13) angefertigt. Am häufigsten sind, wie in diesem Beispiel, Hinterwandfrakturen zu finden.

Es handelt sich bei den **Azetabulumfrakturen** um Gelenkfrakturen. **Operationsindikationen** sind somit intraartikuläre Dislokationen (Stufe oder Gap, wobei die Lokalisation im *Roof Arc* besondere Bedeutung zukommt), intraartikuläre Fragmente und instabile Hüftdislokationen bei Azetabulumfrakturen. Die Knochenqualität sowie das Vorhandensein von Komorbiditäten spielen jedoch eine wichtige Rolle. Die Behandlung besteht meist in offener Reposition der Gelenkfläche (Ziel

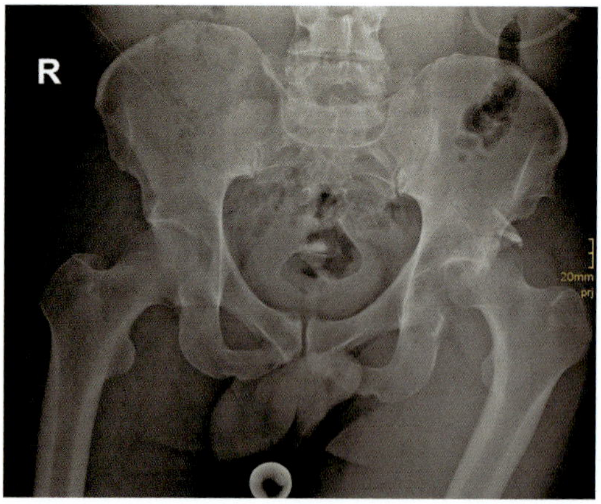

Abb. 8.12 Die Beckenübersicht lässt eine dorsale Hüftluxation sowie eine Azetabulumhinterwandfraktur links erkennen. [P1164]

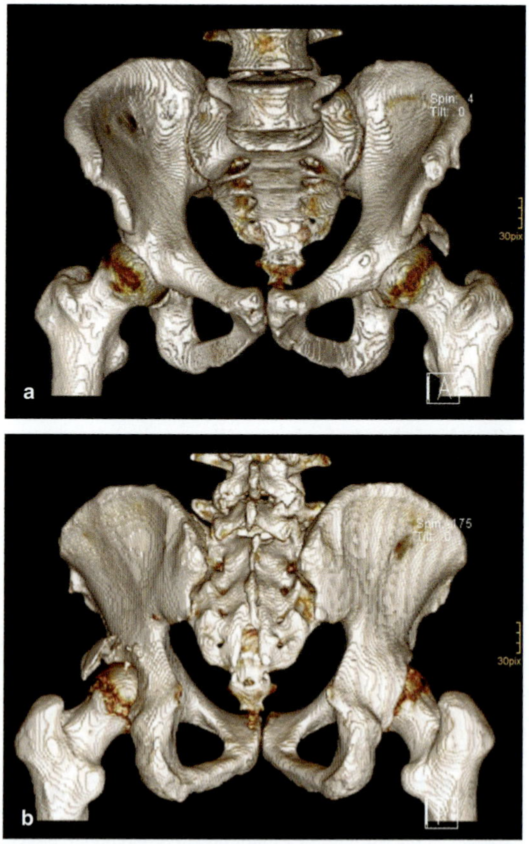

Abb. 8.13 Die 3D-Computertomografie des Beckens zeigt die gehörige Reposition der Hüfte links sowie das Ausmaß der Hinterwandfraktur. [P1164]

8

ist die anatomische Reposition mit < 1 mm Stufe/Gap), Platten- und Schraubenosteosynthese (➤ Abb. 8.14) sowie frühfunktionelle Nachbehandlung.

Hinterwand- und hintere Pfeilerfrakturen werden in der Regel durch einen Kocher-Langenbeck-Zugang versorgt. Eine Trochanterosteotomie erlaubt es zudem, den supraazetabulären Anteil besser darzustellen.

Vorderwand- und vordere Pfeilerverletzungen werden meist durch einen modifizierten Stoppa- (entspricht dem dritten Fenster des ilioinguinalen Zugangs) oder ilioinguinalen Zugang angegangen.

Nachteil von anterioren Zugängen ist, dass die innere Gelenkfläche nicht visualisiert werden kann. Besonders erwähnenswert ist der **Blutverlust** bei solchen Operationen, welcher rasch 1.000 ml übersteigt.

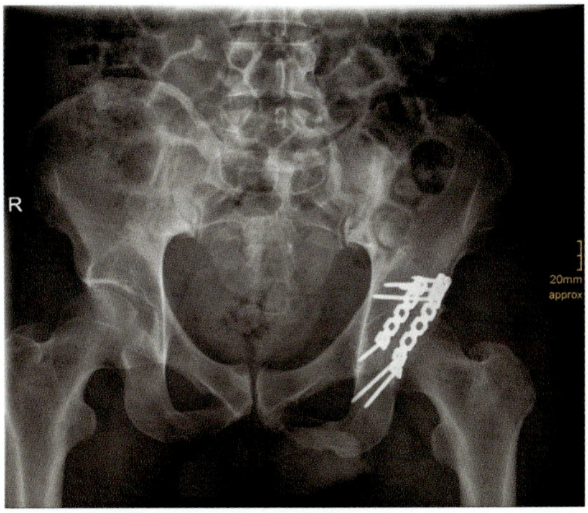

Abb. 8.14 In der postoperativen Beckenübersicht erkennt man, dass die Hinterwand mit zwei 3,5 mm-Rekostahlplatten osteosynthetisch versorgt wurde. [P1164]

LITERATUR

Ferguson T, Forward D. Decision making: nonoperative vs surgical treatment. https://surgeryreference.aofoundation.org/orthopedic-trauma/adult-trauma/acetabulum/further-reading/decision-making-nonoperative-vs-surgical-treatment (letzter Zugriff: 20.9.2021).

Wu H, Zhang LJ, Guo XM, Jiang XJ. Meta-analysis of modified Stoppa approach and ilioinguinal approach in anterior pelvic ring and acetabular fractures. Medicine (Baltimore). 2020; 99(4): e18395.

KASUISTIK

Eine 75-jährige Patientin meldet sich mit lumbalen Rückenschmerzen in der Notfallaufnahme. Die Schmerzen seien spontan vor fünf Tagen aufgetreten. Die Patientin leidet an einer Osteoporose. Konventionell-radiologisch lässt sich eine doch deutliche Deformität mit ausgeprägter Hinterkantenbeteiligung des ersten Lendenwirbelkörpers erkennen. Zur genauen Bilanzierung wird eine Computertomografie der Wirbelsäule durchgeführt.

Das CT lässt in der Regel folgende Information nicht einfach erkennen:

a) Ausmaß der Hinterkantenbeteiligung
b) Spinalkanalkompression
c) Pedikeldurchmesser
d) Alter der Fraktur
e) Fischwirbelbildung

Die richtige Antwort ist d.

Unfallchirurgen sind immer häufiger mit altersbedingten Frakturen konfrontiert. **Osteoporotische Wirbelsäulenfrakturen** stellen hierbei einen Großteil dar. Fast 50 % aller geriatrischen Patienten sind davon betroffen, wobei jedoch viele Frakturen klinisch stumm sind. Es kommt zu einer zunehmenden Kyphosierung, was wiederum die Entstehung neuer Frakturen begünstigt.

Gerade bei älteren Patienten mit Rückenschmerzen kann eine **Computertomografie** das Ausmaß der osteoporotischen Frakturen zeigen und wichtige therapeutische Möglichkeiten aufzeigen. So erkennt man neben der Wirbelkörperdeformation unter anderem auch den Grad der Spinalkanalkompression sowie Pedikeldurchmesser. Gelegentlich ist jedoch das Alter der Frakturen unklar. Hier kann eine **Magnetresonanztomografie** ein akutes Knochenmarksödem in der STIR-Sequenz zeigen als Zeichen einer frischen (< 6 Wochen) Fraktur.

Osteoporotische Wirbelkörperfrakturen (OF) werden unterteilt in:

8

- OF 1 (keine Deformität, lediglich Knochenmarksödem)
- OF 2 (Deckplattenimpression)
- OF 3 (Deformität mit ausgeprägter Hinterkantenbeteiligung)
- OF 4 (Wirbelkörperkollaps, Kneifzangenfraktur)
- OF 5 (Distraktions-/Rotationsverletzungen)

OF 1 und OF 2 werden in der Regel konservativ behandelt. Frische OF 3–5 werden in der Regel operativ angegangen. Zementaugmentation (Vertebroplastie oder Kyphoplastie), dorsale Instrumentierung (perkutan oder offen) mit oder ohne Augmentation kommen dabei zum Einsatz. Je höher die OF (und somit je instabiler die Fraktur), desto eher kommt es zu einer dorsalen und längeren Stabilisierung.

LITERATUR

Schnake KJ. Thorakolumbale Wirbelsäulenfrakturen beim alten Menschen. Unfallchirurg. 2017; 120: 1071–1085.

8.2 Obere Extremität und Hand

Elisabeth Böhm und Christian Kammerlander

KASUISTIK

Ein 22-jähriger Fahrradkurier ist gestürzt und seitlich direkt auf die rechte Schulter geprallt. Er stellt sich mit Bewegungsschmerzen im rechten Schultergelenk vor. Bei der Inspektion bemerken Sie außer einer Prellmarke keine Hautverletzungen. Die Durchblutung, Sensibilität und Motorik des rechten Arms sind nicht beeinträchtigt. Sie lassen Röntgenaufnahmen der Schulter anfertigen (➤ Abb. 8.15).

Wie behandeln Sie Ihren Patienten?

a) Operative Versorgung mittels Plattenosteosynthese
b) Konservative Therapie in einer Armschlinge, Gilchrist- oder Rucksackverband
c) Operative Versorgung mittels elastischer intramedullären Nagelung (ESIN)
d) Operative Therapie mittels korakoklavikulärer Stabilisation
e) Keine Behandlung notwendig

Die richtige Antwort ist b.

Es handelt sich um eine geschlossene, kaum dislozierte Klavikulafraktur im mittleren Drittel ohne Nerven- oder Gefäßläsion. Ein konservatives therapeutisches Vorgehen ist daher möglich mit einer initialen beschwerdeadapatierten Ruhigstellung, gefolgt von einer progredienten Aktivitätssteigerung.

Die **Indikationen für eine konservative Therapie** umfassen Frakturen ohne Dislokation, unauffällige Weichteile, intakte periphere Durchblutung, Motorik und Sensibilität (pDMS) und einen geringen funktionellen Anspruch. Die Ruhigstellung kann dabei in

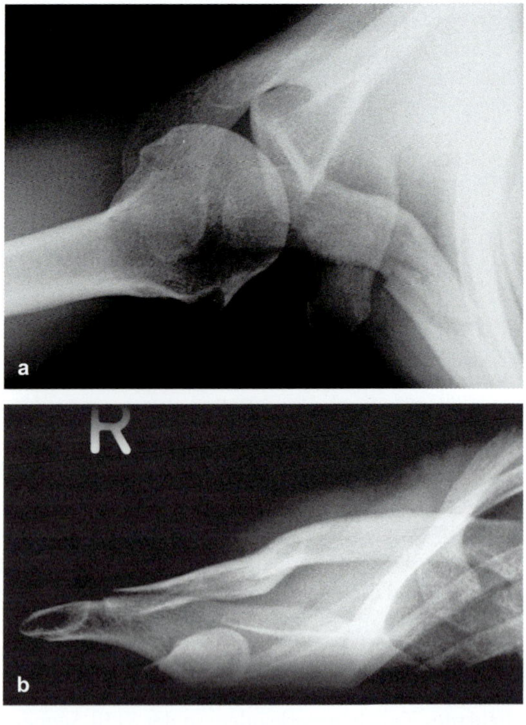

Abb. 8.15 a) und b) Röntgenaufnahme der Klavikulafraktur [R461]

einer Armschlinge, im Gilchrist- oder Rucksackverband für eine Dauer von circa 3–4 Wochen in Abhängigkeit von der Beschwerdesymptomatik des Patienten und der Frakturheilung erfolgen.

Nachteile des Rucksackverbands sind eine höhere Komplikationsrate inkl. Hautverletzungen, Nervenkompression mit Hyp- und/oder Parästhesien, Schwellung, tiefe Armvenenthrombose und ein erhöhtes Risiko einer Pseudarthrose. Eine Überlegenheit gegenüber der komplikationsärmeren Armschlinge und Gilchrist-Verband ist nicht erwiesen. Nach Anlage und Anpassen des Verbands muss die pDMS inkl. venöser Stauungszeichen geprüft werden. Ebenso ist der Patient aufzuklären, dass er den Verband bei im Verlauf auftretenden Gefühlsdefiziten, Schwellung oder Lähmungserscheinungen lösen und sich umgehend zur Kontrolle vorstellen soll.

MERKE

Die Klavikulafraktur gilt innerhalb der ersten zwei Wochen nach dem Trauma als lagerungsstabil, in der 2.–4. Woche als bewegungsstabil und in der 4.–8. Woche als belastungsstabil. Bis zur 12. Woche können eine Eingliederung in den Alltag, ab dem 4. Monat *Low-Impact*-Sportarten und ab dem 6. Monat Kontaktsportarten wieder aufgenommen werden.

Die **Reposition von Klavikulafrakturen** erfolgt in der Regel nur im Ausnahmefall einer posterioren Dislokation der proximalen Klavikula mit resultierender Verletzungsgefahr der retrosternalen und retroklavikulären Organe. Eine solche Dislokation stellt eine Lebensgefahr dar und sollte in Anwesenheit eines Thoraxchirurgen im OP reponiert werden. Die Reposition weiterer Klavikulafrakturen kann auch in Ruhigstellung des Arms meist nicht erhalten werden und wird daher nicht durchgeführt. Im kurzfristigen Verlauf werden klinische und radiologische Kontrollen nach 1, 3 und 6 Wochen empfohlen. Eine **operative Versorgung einer Klavikulafraktur** muss bei offenen oder hochgradig dislozierten Frakturen, Durchspießung der Haut, Nerven- und Gefäßverletzungen, einer Floating Shoulder, einem Pneumothorax oder gestörter Knochenheilung erfolgen. Bei einer summierten Dislokation von > 4 cm bzw. Verkürzung von > 2 cm kann eine OP erwogen werden.

LITERATUR

Andermahr J, McKee M, Nam D. Non-operative treatment – medial, extraarticular clavicle fracture. AO-Foundation Surgery Reference. https://surgeryreference.aofoundation.org/orthopedic-trauma/adult-trauma/clavicle-fractures/medial-articular/nonoperative-treatment (letzter Zugriff: 20.9.20201).

Lehmann LJ, Loew M. Skapula, Klavikula und Akromioklavikulargelenk. Schulter. Berlin–Heidelberg: Springer, 2018.

Schmidt J et al. Nachbehandlungsempfehlungen 2020. Arbeitskreis Traumarehabilitation Sektion Physikalische Therapie und Rehabilitation der Deutschen Gesellschaft für Orthopädie und Unfallchirurgie (DGOU). https://dgou.de/fileadmin/dgou/dgou/Dokumente/News/News/2020/2020_Nachbehandlungsempfehlungen.pdf (letzter Zugriff: 21.9.2021).

van der Meijden OA, Gaskill TR, Millett PJ. Treatment of clavicle fractures: current concepts review. J Shoulder Elbow Surg. 2012; 21(3): 423–429.

KASUISTIK

Ein 25-jähriger Patient stellt sich mit Schmerzen im Bereich des rechten Akromioklavikulargelenks (ACG) vor. Den rechten Arm hält er schmerzbedingt in einer Adduktions-Schonhaltung. Er berichtet, vor zwei Stunden beim Skateboardfahren gestürzt und direkt auf die rechte Schulter aufgeprallt zu sein. Sie fertigen eine Röntgenaufnahme an (➤ Abb. 8.16).

Welchem Schweregrad nach Rockwood würden Sie die vorliegende ACG-Luxation zuteilen?

a) Typ Rockwood I
b) Typ Rockwood II
c) Typ Rockwood III
d) Typ Rockwood IV
e) Typ Rockwood V

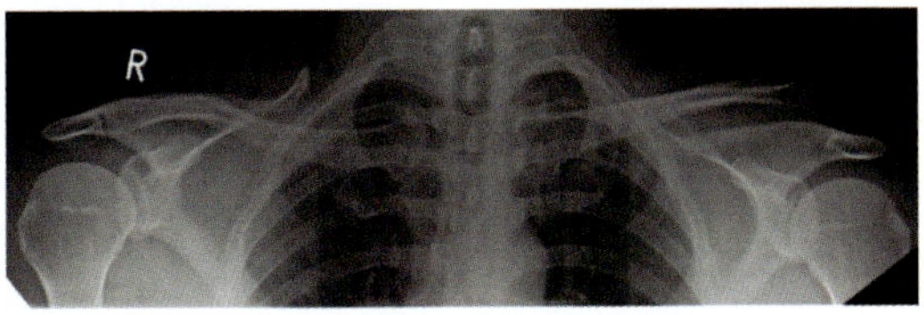

Abb. 8.16 Panoramaaufnahme der ACG-Luxation der rechten Schulter[P1165, P1166]

Die richtige Antworten ist e.

Die Luxation des Akromioklavikulargelenk (ACG) entsteht meist durch einen direkten seitlichen Sturz auf die Schulter bei adduziertem Arm, seltener durch Sturz auf den abduzierten Arm. Bei der klinischen Untersuchung findet sich neben einer lokalen Druckdolenz und Schwellung über dem AC-Gelenk ggf. das sog. „Klaviertastenphänomen" (v. a. bei Rockwood Typ III und V) welches einen federnden Widerstand bei einem Hochstand der lateralen Klavikula beschreibt.

Die **Klassifikation der ACG-Luxation** erfolgt nach Tossy (Grad I–III) und Rockwood (Grad I–VI). In der klinischen Praxis wird inzwischen jedoch vorranging die Rockwood-Klassifikation (➤ Abb. 8.17) verwendet.

- **Tossy I**: Zerrung/Teilruptur der Ligg. acromiolaviculare (AC), Ligg. coracoclaviculare (CC) intakt, korakoklavikuläre Distanz (CC-Distanz) normal
- **Tossy II**: Ruptur AC-Bänder und Zerrung/Teilruptur der CC-Bänder, CC-Distanz < 25 % erhöht
- **Tossy III**: Ruptur AC-Bänder und Teil-/Ruptur CC-Bänder, CC-Distanz 25–100 % erhöht
- **Rockwood I-III**: entspricht Tossy I–III
- **Rockwood IV**: wie Tossy III, zusätzliche posteriore Translation der lateralen Klavikula, CC-Distanz variierend
- **Rockwood V**: Ruptur AC- und CC-Bänder, zusätzlich Beteiligung der deltotrapezoidalen Faszie, CC-Distanz > 100 % erhöht
- **Rockwood VI**: wie Rockwood V, zusätzlich kaudale Translation der lateralen Klavikula unter den Processus coracoideus oder das Akromion, Cave: Frakturen der Klavikula/Skapula/Thorax

Zur **Beurteilung der vertikalen und horizontalen ACG-Instabilität** werden Röntgenaufnahmen in zwei Ebenen angefertigt. Die Panorama-Aufnahme ermöglicht die Beurteilung der vertikalen Instabilität der Klavikula als anteroposteriore, bilaterale Belastungsaufnahme. Hierfür wird eine Zugbelastung durch Befestigung von Gewichten (10 kg) an den Handgelenken der herabhängenden Arme des Patienten ausgeübt. Der korakoklavikuläre Abstand wird im Seitenvergleich bestimmt. Zur Beurteilung der horizontalen Instabilität werden Alexander-Aufnahmen beider AC-Gelenke angefertigt. Liegt eine horizontale Instabilitätskomponente am ACG vor, so schiebt sich das Akromion nach vorne unter das laterale Klavikulaende. Die horizontale Instabilität wird instabil, partiell disloziert und komplett disloziert graduiert.

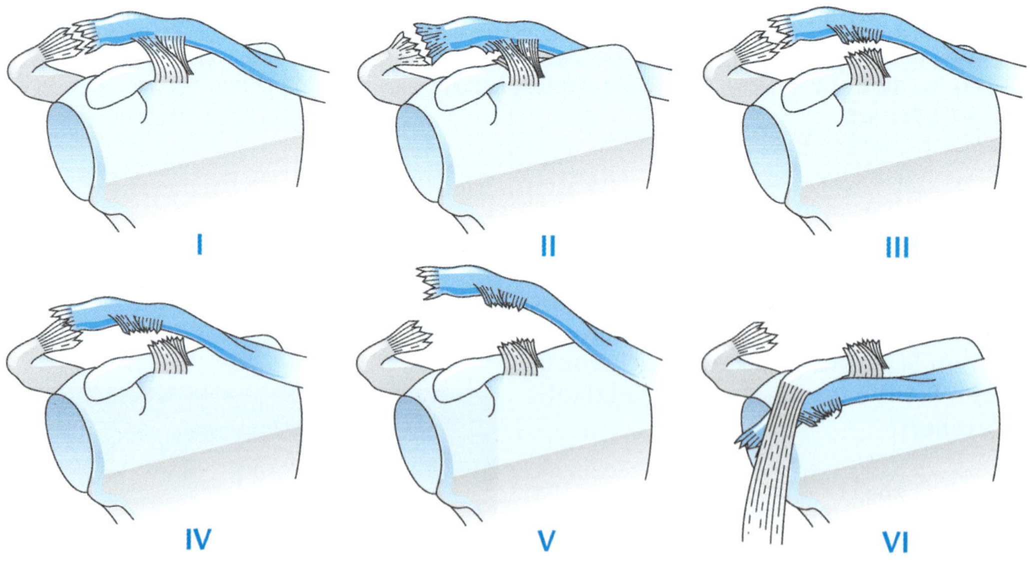

Abb. 8.17 Klassifikation der akromioklavikulären Gelenkluxation nach Rockwood [R461].

Die **Therapie der Rockwood-I–II-Verletzungen** ist konservativ mit kurzfristiger Ruhigstellung im Gilchrist-Verband und anschließender schmerzadaptierter, physiotherapeutischer Bewegung des betroffenen Schultergelenks.

Die **Versorgung von Rockwood-III-Verletzungen** wird kontrovers diskutiert. Nach den Kriterien der evidenzbasierten Medizin wäre die konservative Behandlung der Rockwood-III-Verletzung die Therapie der Wahl. Nachteil der konservativen Therapie kann der verbleibende Klavikulahochstand sein. Bei der operativen Versorgung hingegen wird eine anatomische Reposition erreicht.

Rockwood-IV–VI-Verletzungen stellen aufgrund der hohen Instabilität Operationsindikationen dar.

LITERATUR

Alexander OM. Radiography of the acromioclavicular articulation. Med Radiogr Photogr. 1954; 30(2): 34–39.

Gallatz LM et al. Acromicoclavicular joint injuries. In: Buchholz RW et al. Rockwood and Green's Fractures in adults. 7th ed., Vol. 1 – Fractures. Philadelphia: Lippinkott, Williams and Wilkins; 2010, Chapter 39.

Tauber M. Schultereckgelenksprengung akut und chronisch. Obere Extremität. 2017; 12: 34–35.

KASUISTIK

Eine 45-jährige Frau stellt sich in der Ersten Hilfe vor. Sie unterstützt ihren rechten, leicht außenrotierten und abduzierten Arm mit der linken Hand und klagt über Schmerzen im Bereich der rechten Schulter. Diese könne sie nicht mehr bewegen, seit ihr vor rund einer Stunde bei einem Handtaschendiebstahl der rechte Arm brutal von dem Dieb verdreht worden war. Schon bei der Inspektion des Schulterreliefs fällt Ihnen im Seitenvergleich die fehlende Rundung der betroffenen Schulter auf. Außerdem können Sie eine feste Vorwölbung unterhalb der rechten lateralen Klavikula tasten. Die Patientin hatte noch nie eine Verletzung der betroffenen Schulter erlitten.

Wie lautet Ihre Verdachtsdiagnose?

a) Laterale Klavikulafraktur rechts
b) Luxation des Akromioklavikulargelenks rechts
c) Vordere Schulterluxation rechts
d) Hintere Schulterluxation rechts
e) Luxatio erecta rechte Schulter

Die richtige Antwort ist b.

Aufgrund der typischen Veränderung des Schulterreliefs und einer (in der Beschreibung nicht erwähnten) palpatorisch leeren Cavitas glenoidalis bei einer Bewegungseinschränkung besteht der Verdacht einer Schultergelenksluxation. Die beschriebene tastbare Vorwölbung entspricht dem Humeruskopf. Es handelt sich somit um eine anteriore Dislokation, der mit über 90 % häufigsten Form der Schulterluxation.

Des Weiteren wird ein adäquates Trauma angegeben mit einer typischen forcierten Abduktionsaußenrotationsbewegung. Die Patientin verneint vorhergehende Schulterverletzungen, es handelt sich also um eine traumatische Erstluxation des rechten Schultergelenks. Hintere, nach infraglenoidal gerichtete und multidirektionale Schulterinstabilitäten kommen seltener vor.

In welcher Reihenfolge führen Sie die unten genannten Maßnahmen bei dieser Patientin durch?

a) Reposition
b) Konventionelle Röntgenbildgebung der rechten Schulter
c) Kontrolle des N. axillaris bzw. der peripheren Durchblutung, Motorik und Sensibilität
d) Anlage eines Gilchrist-Verbands

8

Die richtige Reihenfolge ist c – b – a – c – d
Im Rahmen des initialen Managements ist eine zeitnahe Reposition zur Linderung der Schmerzen und Minimierung von Folgeschäden anzustreben. Trotzdem sollte vor Reposition eine kurze Anamnese sowie eine klinische und radiologische Untersuchung erfolgen zur Sicherung der Diagnose, der Luxationsrichtung und zur frühzeitigen Identifikation möglicher Nervenschäden.

Die **Kontrolle der peripheren Motorik, Sensibilität und Durchblutung (pDMS)** sollte vor jeglicher Manipulation geprüft und dokumentiert werden, insbesondere die sensomotorische Funktion des N. axillaris. Eine **nativradiologische Diagnostik** in zwei Ebenen (true-a. p.- und Y-Aufnahme) ist zur Bestimmung der Luxationsrichtung und Frakturausschluss obligat.

Für die **Reposition** ist auf eine genaue Aufklärung des Patienten über das geplante Vorgehen und eine suffiziente Analgesie sowie falls notwendig Sedierung zu achten. Unterschiedliche Repositionstechniken sind beschrieben und sollten entsprechend der eigenen Erfahrung angewendet werden. Zur Prävention von iatrogenen Verletzungen sollten ruckartige und kraftvolle Bewegungen vermieden werden.

- Die **Selbstreposition nach Stimson** wird in Bauchlage des Patienten durchgeführt unter gleichmäßigem Zug durch ein am Handgelenk fixiertes Gewicht.
- Die **Techniken nach Hippokrates oder v. Arlt** verwenden den Fuß des Therapeuten bzw. eine Stuhllehne als Hypomochlion in der Achselhöhle. Die Technik nach Hippokrates wird aufgrund des Risikos einer iatrogenen Nervenverletzung bis hin zur Fraktur heute nicht mehr empfohlen.
- Bei dem **Manöver nach Matsen et al.** wird eine Schlinge um den Brustkorb zur Stabilisierung des Patienten in Rückenlage auf der Liege angelegt. Mit einer zweiten Schlinge um den Patientenarm wird ein axialer Zug bei im Ellenbogen flektiertem Arm ausgeübt. Unter konstantem Zug wird aus der Innenrotationsposition eine Außenrotation durchgeführt.
- Selten verhindern interponierende Weichteile oder Knochenfragmente die erfolgreiche Reposition, und eine **offene Reposition** mit Adressierung der Begleitverletzungen ist ggf. notwendig.

Nach Reposition ist die erneute Kontrolle der pDMS obligat. Traumatische Rupturen der Rotatorenmanschette, insbesondere der Subscapularissehne als ventraler Stabilisator, sollten abgeklärt werden. Rotatorenmanschettenläsionen kommen insbesondere bei Patienten ab dem 40. Lebensjahr vor. Zur Sicherung der erfolgreichen Reposition schließt sich eine erneute Röntgenbildgebung in zwei Ebenen an. Zur Diagnostik potenzieller Begleitverletzungen und zur Beurteilung des Rezidivrisikos ist ggf. eine ergänzende Computertomografie oder Magnetresonanztomografie notwendig.

Eine konservative versus operative Therapie erfolgt in Abhängigkeit der Begleitpathologien, des Patientenalters und des funktionellen Anspruchs. Zur initialen Ruhigstellung kann ein Gilchrist-Verband oder eine Schulterschlinge schmerzadaptiert angelegt werden.

8

LITERATUR

Kroner K, Lind T, Jensen J. The epidemiology of shoulder dislocations. Arch Orthop Trauma Surg. 1989; 108(5): 288–290.

Matsen F, Lippit S, Sidles J, Harryman D. Practical evaluation and management of the shoulder. Philadelphia: Saunders, 1994.

Minkus M, Bohm E, Moroder P, Scheibel M. [Initial management of traumatic ventral shoulder dislocation]. Unfallchirurg. 2018; 121(2): 100–107.

Stimson L. An easy method of reducing dislocations of the shoulder and hip. Med Rec. 1900; 57: 356–357.

KASUISTIK

Ein 18-jähriger Patient erscheint in der Notaufnahme mit deutlich schmerzhafter rechter Schulter. Er berichtet, während des Handballspiels von einem gegnerischen Spieler gefoult worden zu sein. Dieser habe ihm in den rechten Arm gegriffen, als der Patient gerade auf das Tor werfen wollte. In der Vorgeschichte sei es bereits zu fünf Schulterluxationen gekommen, welche der Patient teilweise selbstständig habe reponieren können.
Bei der klinischen Untersuchung fällt neben der schmerzhaft eingeschränkten Beweglichkeit eine leere Schultergelenkspfanne auf.

Welche der folgenden Aussagen sind richtig?

a) Der klinische Aspekt deutet auf eine vordere Schulterluxation hin.
b) Die sofortige Reposition ist indiziert, um Knorpel- und Nervenschäden zu verhindern oder zu minimieren.
c) Neben der Reposition besteht grundsätzlich kein weiterer Behandlungsbedarf.
d) Voraussetzung für eine Schulterluxation unter oben beschriebenem Unfallmechanismus ist eine kongenitale Disposition.
e) Eine native Röntgenbildgebung ist zur Planung der Therapie über die Akutsituation hinaus ausreichend.

Die richtigen Antworten sind a und b.
Es besteht der hochgradige Verdacht auf eine **vordere Schulterluxation rechts.** Dieser klinische Verdacht muss jedoch vor Reposition radiologisch bestätigt und die Luxationsrichtung identifiziert werden. Nach Prüfung der pDMS ist eine zeitnahe Reposition anzustreben, um die Schmerzen zu lindern und Folgeschäden zu minimieren. Anteroinferiore Luxationen stellen die häufigste Luxationsrichtung der Schulter dar. Junge und körperlich aktive Männer haben das höchste Risiko, eine Schulterluxation zu erleiden. Mit zunehmendem Patientenalter sinkt das Rezidivrisiko mit deutlicher Abnahme vor allem ab dem 30. Lebensjahr.

In dem oben geschilderten Szenario handelt es sich um ein adäquates Trauma mit typsicher forcierter Abduktionsaußenrotationsbewegung. Eine **kongenitale Disposition** ist also keine pathomechanische Voraussetzung. Es handelt sich jedoch bereits um die sechste Schulterluxation, deshalb wird bei einem jungen Patienten mit einem hohen funktionellen Anspruch und dementsprechend hohem Rezidivrisiko eine weitere Diagnostik zur Abklärung von Begleitpathologien und ggf. eine operative Behandlung empfohlen.

MERKE
Bei der traumatischen anteroinferioren Erstluxation treten in bis zu 90 % der Fälle Läsionen des Kapsel-Labrum-Komplexes auf. Bei ausbleibender Heilung oder in Fehlposition verheiltem Kapsel-Labrum-Komplex kann eine persistierende Instabilität mit rezidivierenden (Sub-)Luxationen die Folge sein.

Neben Abrissverletzungen des Labrums wie der Bankart-, Perthes-, GLAD *(glenoid labral articular disruption)* oder ALPSA-Läsion *(anterior labroligamentous periostal sleeve avulsion)* können Verletzungen der Rotatorenmanschette (insbesondere ab dem 40. Lebensjahr), der langen Bizepssehne als SLAP-Läsion *(superior labral tear from anterior to posterior)*, der Gelenkkapsel, der Bänder als HAGL-Läsion *(humeral avulsion of glenohumeral ligament)* oder des Knorpels resultieren. Zudem erhöhen knöcherne Defekte des Humeruskopfes (Hill-Sachs-Defekt) und des Glenoids das Risiko für eine Rezidivinstabilität. Begleitende nicht-dislozierte Tuberculum-majus-Frakturen stellen hingegen einen protektiven Faktor für erneute Luxationen dar.

Rupturen der Rotatorenmanschette treten vor allem ab dem 40. Lebensjahr im Rahmen von Schulterluxationen auf. Bei Verdacht auf weichteilige Verletzungen sollte ein MRT ergänzt werden. Innerhalb der ersten drei Wochen nach der Luxation fungiert das Hämatom als körpereignes Kontrastmittel und ein natives MRT ist meist ausreichend. Anschließend wird eine MRT-Arthrografie empfohlen. Zur Diagnostik von Glenoidranddefekten sollte eine CT-Bildgebung erfolgen.

Die **konservative Therapie** findet nach primärtraumatischer Schulterluxation insbesondere in einer Abduktions-Außenrotationsstellung aufgrund guter Ergebnisse eine zunehmende Anwendung. Die Ruhigstellung erfolgt dabei für drei Wochen in einer Schulterorthese mit anschließender physiotherapeutischer Beübung. In diesem Fallbeispiel einer Rezidivluxation ist in Abhängigkeit der weiteren Diagnostik jedoch eine operative Versorgung zu erwägen.

Bei der **operativen Behandlung** sind Verfahren zur weichteiligen Schulterstabilisierung von knöchernen Augmentationstechniken zur Therapie von substanziellen Glenoidranddefekten zu unterscheiden. Die weichteiligen Stabilisierungen werden heutzutage arthroskopisch durchgeführt, die knöchernen Augmentationsverfahren in Form eines Korakoidtransfers nach Latarjet oder einer Beckenkammspanplastik können im arthroskopischen oder offenen Vorgehen durchgeführt werden.

LITERATUR

Böhm E, Minkus M, Moroder P, Scheibel M. Therapiekonzepte bei der ventralen Schulterinstabilität. Chirurgische Praxis. 2018: 387–399.
Kralinger FS, Golser K, Wischatta R et al. Predicting recurrence after primary anterior shoulder dislocation. Am J Sports Med. 2002; 30: 116–120.
Minkus M, Bohm E, Moroder P, Scheibel M. [Initial management of traumatic ventral shoulder dislocation]. Unfallchirurg. 2018; 121(2): 100–107.

Welche Aussagen treffen hinsichtlich der Frakturen des Humeruskopfs zu?

a) Ein Großteil der Humeruskopffrakturen kann konservativ ausbehandelt werden.
b) Die Klassifikation nach Neer beruht auf einer Vier-Segment-Einteilung und bietet für die verschiedenen Gruppen Therapierichtlinien.
c) Die Humeruskopffrakturen der Gruppe I nach Neer umfassen alle nicht oder nur gering dislozierten Frakturen.
d) Auch eine stabil impaktierte Fraktur im Collum chirurgicum ist eine primäre Operationsindikation.
e) Bei dislozierten Frakturen im Collum anatomicum besteht eine große Gefahr der Humeruskopfnekrose. Eine sofortige Reposition und Stabilisierung ist anzustreben.

Die Antworten a, b, c und e sind richtig.

Die Klassifikation proximaler Humerusfrakturen nach Neer hat sich klinisch etabliert (➤ Abb. 8.18, ➤ Abb. 8.19). Sie differenziert nach Zwei-, Drei- und Vier-Segment-Frakturen, wobei neben dem Humeruskopf und Schaft auch das Tuberculum majus und minus ein Segment bilden. Ebenso findet der Grad der Dislokation der Fragmente Berücksichtigung. Die an der Prognose orientierte Klassifikation bietet Therapierichtlinien für die sechs Untergruppen.

- **Gruppe I:** In dieser Gruppe werden alle nicht oder nur gering dislozierten bzw. angulierten Frakturen zusammengefasst. Geringe Dislokation ist definiert als < 1 cm, geringe Angulation als < 45°. Eine konservative Therapie ist anzustreben (d ist falsch).
- **Gruppe II:** Dislozierte Frakturen des Collum anatomicum. Relativ seltene Verletzung, Gefahr der Humeruskopfnekrose. Es sollte eine sofortige Reposition allgemein mit Osteosynthese erfolgen (e ist richtig).
- **Gruppe III:** Dislozierte Frakturen des Collum chirurgicum. Bei eingestauchtem Schaft (impaktierter Fraktur) und bei der dynamischen Untersuchung mit unter dem Bildwandler stabilen Verhältnissen kann eine konservative Therapie erfolgen. Ansonsten ist die operative Therapie mit Plattenosteosynthese oder intramedullärer Schienung von distal anzustreben.
- **Gruppe IV:** Dislozierte Frakturen des Tuberculum majus. Dislokation durch den Zug der Mm. supra- und infraspinatus nach kranio-dorsal. Operationsindikation bereits ab einer Dislokation von 5 mm, da es sonst zu einer Impingementsymptomatik subakromial kommen kann. Bei der Zwei-Segment-Fraktur (isolierter Tuberculum-majus-Ausriss) kann bei erfolgreicher, geschlossener Reposition eine perkutane Schraubenosteosynthese durchgeführt werden. Bei der Drei- bzw. Vier-Segment-Fraktur erfolgt die offene Reposition und Fixation mit Platten- und Schraubenosteosynthese.
- **Gruppe V:** Dislozierte Frakturen des Tuberculum minus. Dislokation durch den Zug des M. subscapularis nach medial. Isolierter Tuberculum-minus-Ausriss (selten): Wie beim Ausriss des Tuberculum. majus auch hier OP-Indikation ab 5 mm Dislokation. Drei- und Vier-Segment-Frakturen wie vor (Vier-Segment-Fraktur Gruppe V ist identisch mit Vier-Segment-Fraktur Gruppe IV).
- **Gruppe VI:** Luxationsfrakturen. Alle oben beschriebenen Frakturformen mit zusätzlich vorliegender anteriorer oder posteriorer Schulterluxation. Zunächst Versuch der geschlossenen Reposition, dann Vor-

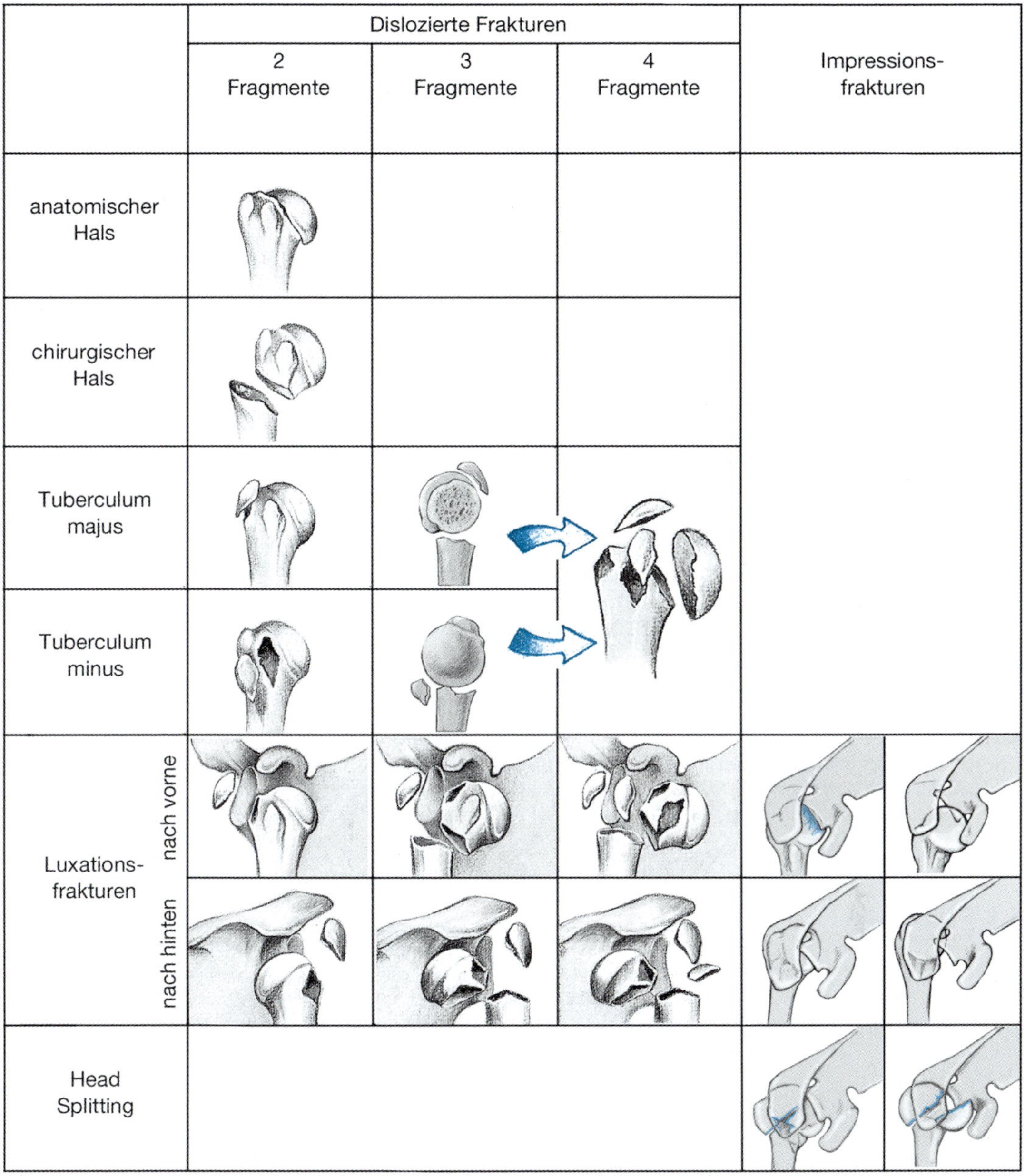

Abb. 8.18 Klassifikation der Frakturen des proximalen Humerus nach Neer [R461]

gehen je nach Frakturtyp. Bei nicht geschlossen reponierbarer Luxation offene Reposition und Frakturversorgung. Luxationsfrakturen haben bei entsprechender Frakturform (Fraktur im Collum anatomicum, Drei- und Vier-Segment-Frakturen) durch die Weichteilschädigung während der Luxation ein noch höheres Risiko der Humeruskopfnekrose (e ist richtig).

Bei insgesamt ca. 60–70 % der Humeruskopffrakturen handelt es sich um nicht oder nur gering dislozierte Frakturen, welche konservativ ausbehandelt werden können. Die **konservative Therapie** besteht in einer

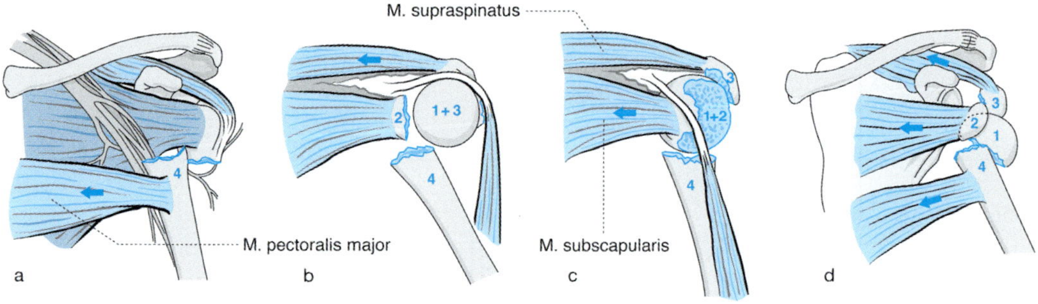

Abb. 8.19 Einfluss der Muskelansätze an den vier Hauptfragmenten auf deren Luxationsrichtung.
(1 = Kalotte, 2 = Tuberculum minus, 3 = Tuberculum majus, 4 = Schaft)
a) Subkapitale Fraktur
b) Dreifragmentfraktur mit Abriss des Tuberculum minus
c) Dreifragmentfraktur mit Abriss des Tuberculum majus
d) Vierfragmentfraktur [R461]

Ruhigstellung der betroffenen Extremität in einem Gilchrist-Verband für drei Wochen zur Prävention einer sekundären Frakturdislokation. Die Fraktur ist in dieser Zeit lagerungsstabil und eine nativradiologische Stellungskontrolle in der Ruhigstellung wird z. B. am 4., 7. und 11. Tag nach dem Trauma empfohlen. In der 4–6. Woche erfolgen passiv-assistierte Bewegungsübungen. Ab der 8. Woche nach dem Trauma Beginn mit aktiven Bewegungsübungen und ab der 12. Woche mit Kräftigungsübungen im Rahmen einer Physiotherapie. Röntgenkontrollen zur Kontrolle der Stellung und Konsolidierung erfolgen im Verlauf.

LITERATUR

Schmidt J et al. Nachbehandlungsempfehlungen 2020. Arbeitskreis Traumarehabilitation Sektion Physikalische Therapie und Rehabilitation der Deutschen Gesellschaft für Orthopädie und Unfallchirurgie (DGOU). https://dgou.de/fileadmin/dgou/dgou/Dokumente/News/News/2020/2020_Nachbehandlungsempfehlungen.pdf (letzter Zugriff: 21.9.2021)
Wirth CJ, Mutschler W, Kohn D, Pohlemann D (Hrsg.) Praxis der Orthopädie und Unfallchirurgie. 3. Aufl. Stuttgart: Thieme, 2013.

KASUISTIK

Eine 82-jährige Patientin klagt über Schmerzen in der rechten Schulter, nachdem sie zu Hause gestürzt war. Die klinische Untersuchung zeigt eine deutliche, schmerzbedingte Bewegungseinschränkung der rechten Schulter. Das rechte Ellenbogen- und Handgelenk sind klinisch unauffällig. Durchblutung, Sensibilität und Motorik der rechten Extremität sind intakt. Die nativradiologische Untersuchung der rechten Schulter zeigt eine Humeruskopffraktur.

Welche der folgenden Aussage(n) ist/sind richtig?

a) Humeruskopffrakturen treten entgegen dem o. g. Beispiel häufiger bei jungen Menschen auf.
b) Humeruskopffrakturen müssen immer operativ versorgt werden.
c) In aller Regel lässt sich der Humeruskopf nicht erhalten, es muss eine endoprothetische Versorgung erfolgen.
d) Eine Röntgenuntersuchung des Schultergelenks in zwei Ebenen ist zur Therapieplanung essenziell.
e) Bei konservativer Therapie erfolgt die Ruhigstellung mithilfe eines 30°-Abduktionskissens.

Die richtige Antwort ist d.
Die Humeruskopffraktur ist eine **häufige Verletzung des älteren Menschen.** Neben der Häufigkeit nimmt auch die Frakturschwere im Alter zu. Typischerweise treten diese Frakturen im Rahmen eines Sturzes, einer direkten Gewalteinwirkung auf die Schulter oder einer Luxation auf.

Obligater Bestandteil der Diagnostik ist die **Röntgenbildgebung** der Schulter und des proximalen Humerus in zwei Ebenen. Diese beinhalten eine true-a. p. sowie eine axiale oder Y-Aufnahme je nach Bewegungsumfang des Patienten. Besteht der Verdacht auf distale Frakturausläufer, so empfiehlt sich eine zusätzliche Darstellung des gesamten Oberarms und/oder des Ellenbogens. Fakultativ kann eine CT-Bildgebung zur Beurteilung der Tubercula, Kalotte, glenohumeralen Zentrierung, einer Head-Split-Situation und der Knochenstruktur mit ggf. zusätzlicher 3D-Rekonstruktion ergänzt werden. In Ausnahmefällen ist eine MRT- und/oder sonografische Bildgebung bei dem Verdacht einer pathologischen Fraktur, Plexusaffektion oder Rotatorenmanschettenläsion notwendig. Auch eine Bildwandler-Untersuchung kann erfolgen. Abhängig von den Begleitpathologien können die Dopplersonografie, Aniografie oder fachneurologische Untersuchung notwendig werden.

Neben den verschiedenen Frakturklassifikationen gilt es grundsätzlich zwischen den **Abrissfrakturen** mit einer Varustendenz und den **Impaktionsfrakturen** mit einer Valgustendenz des Humeruskopfes zu differenzieren. Hinsichtlich der Entscheidung zwischen einem konservativen und operativen therapeutischen Vorgehens sind vor allem die Knochenqualität mit einer möglichen Osteoporose, das biologische Alter, der Funktionsanspruch und die Begleitpathologien bestimmend. Ein Großteil der Humeruskopffrakturen können konservativ behandelt werden. Für eine operative Therapie stehen die Techniken der winkelstabilen Plattenosteosynthese, Marknagelosteosynthese und der endoprothetischen Versorgung je nach Frakturmorphologie, Knochenqualität, Funktionsanspruch und Alter des Patienten sowie Erfahrung des Operateurs zur Auswahl.

Indikationen der konservativen Therapie:
- Nicht- oder gering dislozierte, geschlossene Frakturen
- Allgemeine Kontraindikationen für eine operative Versorgung

Indikationen zur operativen Versorgung:
- Dislozierte Fraktur
- Offene Fraktur
- Luxationsfraktur
- Pathologische Fraktur
- Mehrfragmentäre Fraktur
- Sekundäre Dislokation nach konservativer Therapie
- Serienverletzung der oberen Extremität
- Nerven- oder Gefäßschäden
- Humeruskopfnekrose mit Gelenkdestruktion

LITERATUR

Frosch KH, Kammerlander C, Helfen T et al. S1-Leitlinie Oberarmkopffraktur. Deutsche Gesellschaft für Unfallchirurgie (DGU) (Stand:10/2017). AWMF-Register-Nr. 012-023. www.awmf.org/leitlinien/detail/ll/012-023.html (letzter Zugriff: 21.9.2021).

Welche Aussagen zu den operativen Zugangswegen bei Frakturen des distalen Humerus sind zutreffend?

a) Der ulnare Zugang dient zur Darstellung des ulnaren Gelenkanteils und ist z. B. bei Frakturen des Epicondylus lateralis geeignet.
b) Der radiale Zugang dient neben der Darstellung und Versorgung von radialen Gelenkfrakturen auch zur operativen Versorgung von Radiusköpfchen- oder -halsfrakturen.
c) Der dorsale Zugang nach Kocher sollte bei intraartikulären und Mehrfragmentfrakturen gewählt werden, da er eine gute Übersicht über das Gelenk bietet.
d) Im Fall intraartikulärer Trümmerfrakturen ist zur genauen Rekonstruktion der Gelenkfläche eine zusätzliche Olekranonosteotomie indiziert.
e) Risiko des radialen Zugangs ist die Schädigung des N. ulnaris.

Die richtigen Antworten sind b, c und d.

Der **ulnare Zugang** bietet sich bei isolierten Verletzungen des ulnaren Anteils des Ellenbogengelenks an (z. B. Frakturen, Abriss des Epicondylus medialis oder der Trochlea), ferner zur Entfernung freier Gelenkkörper und Versorgung eines Sulcus-ulnaris-Syndroms. Als anatomische Landmarken dienen das Septum intermusculare brachii mediale, Epicondylus medialis und Vorderrand des M. flexor carpi ulnaris. Der Hautschnitt von ca. 8–10 cm Länge erfolgt leicht bogenförmig in der Mitte zwischen dem Epicondylus medialis und der Olekranonspitze. Der N. ulnaris ist bei diesem Zugang an der Vorderkante des M. triceps aufzusuchen und darzustellen. Der Zugang sollte aufgrund eines mangelnden Überblicks über das Gelenk nur bei sicher isoliert ulnar lokalisierten Verletzungen gewählt werden.

Der **radiale Zugang** dient neben dem Zugang zum radialen Abschnitt des Ellenbogengelenks auch zur direkten Versorgung einer Radiusköpfchen- oder -halsfraktur und bei einer Ellenbogenluxation. Als Landmarken dienen der Epicondylus lateralis, Radiusköpfchen und der M. extensor carpi ulnaris. Der Hautschnitt erfolgt leicht geschwungen, S-förmig beginnend von ca. 4 cm oberhalb des Epicondylus lateralis, dorsal des Epicondylus lateralis nach distal entlang des Radiusköpfchens und M. extensor carpi ulnaris bis ca. 3 cm unterhalb des Epicondylus verlaufend. Der radiale Zugang bietet eine bessere Übersicht über das Gelenk im Vergleich zu dem ulnaren Zugang.

Bei intraartikulären und Mehrfragmentfrakturen ist der **dorsale Zugang nach Kocher** zu wählen, da dieser einen fast vollständigen Einblick in das Gelenk gewährt mit Ausnahme der ventralen Gelenkanteile. Zur besseren Visualisierung im Rahmen einer Rekonstruktion der Gelenkfläche bei intraartikulären Trümmerfrakturen kann außerdem die **Olekranonosteotomie** indiziert sein, welche die beste Übersicht über das Gelenk ermöglicht. Die Olekranonosteotomie wird V-förmig mit der oszillierenden Säge durchgeführt und abschließend mit einer Zuggurtungsosteosynthese versorgt.

LITERATUR

Quack V. Offene Zugägne zum Ellenbogengelenk. In: Lüring C, Tingart M (Hrsg.). Operative Zugangswege in Orthopädie und Unfallchirurgie. Berlin–Heidelberg: Springer; 2015. S. 220–246.

Welche der folgenden Verletzungskombinationen wird als Monteggia-Fraktur bezeichnet?

a) Radiusschaftfraktur und Luxation der Ulna im distalen Radioulnargelenk
b) Ulnafraktur und Luxation des Radiusköpfchens
c) Radiusschaftfraktur und Luxation der distalen Ulna
d) Ellenbogenluxation und Radiusköpfchenfraktur
e) Skaphoidfraktur und distale Radiusfraktur

Die richtige Antwort ist b.

Die **Monteggia-Fraktur** bezeichnet eine Kombinationsverletzung mit einer Ulnaschaftfraktur im mittleren bis proximalen Abschnitt und einer Luxation des Radiusköpfchens. Sie entsteht meist durch Sturz auf die hyperpronierte und hyperextendierte Hand (Typ I–IV nach Bado, ➤ Abb. 8.20). Monteggia-Frakturen Typ II können zudem typischerweise durch eine direkte Krafteinwirkung mit einer Rotationsbewegung (Supination) oder eine direkte medialisierende Krafteinwirkung entstehen.

Typischerweise handelt es sich um eine **proximale Ulnaschaftfraktur mit einer Luxation des Radiusköpfchens nach ventral.** Diese volare Monteggia-Verletzung ist mit 60–80 % der Fälle die häufigste Form. Nach Bado werden drei weitere Typen der Monteggia-Verletzung unterschieden:

- Bei der zweithäufigsten Form, der dorsalen Monteggia-Verletzung, ist das Radiusköpfchen nach dorsal luxiert (10–20 %).

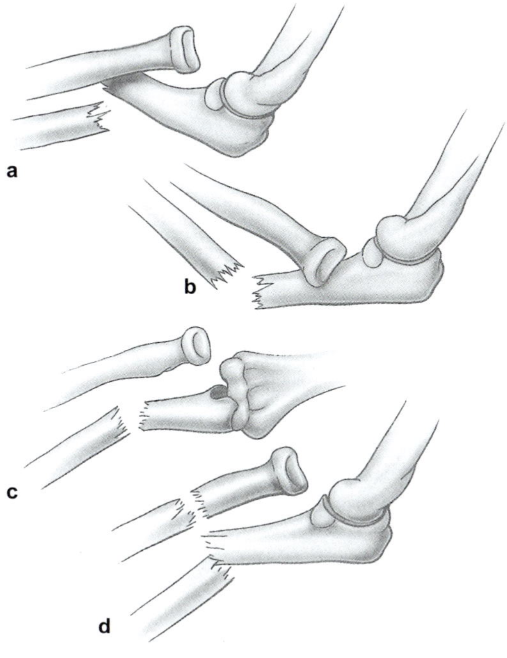

Abb. 8.20 Einteilung der Monteggia-Verletzungen nach Bado [R461]
a) Typ I
b) Typ II
c) Typ III
d) Typ IV

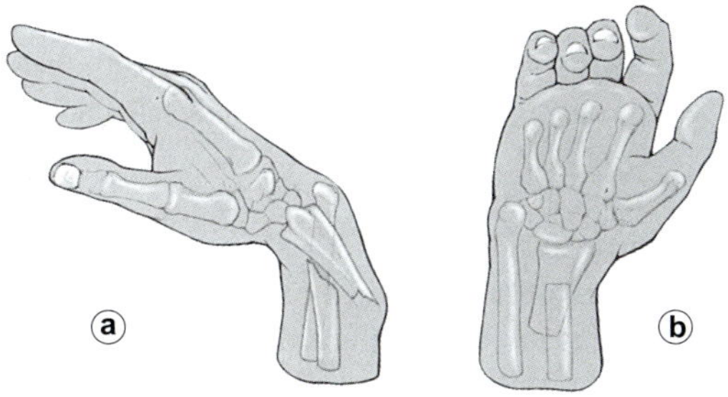

Abb. 8.21 Galeazzi-Verletzung. Kombination einer (a) Radiusschaftfraktur (typischerweise in der Nähe der distalen Drittelgrenze) mit einer (b) Luxation der Ulna im distalen Radioulnargelenk [R461]

- Die laterale Monteggia-Verletzung beschreibt entsprechend die Luxation des Radiusköpfchens nach lateral (ca. 15 %).
- Die Kombination des nach ventral luxierten Radiusköpfchens mit einer proximalen Radiusfraktur und einer Ulnafraktur ist die seltenste Form der Monteggia-Verletzung (ca. 1 %).

Durch eine **Plattenosteosynthese der Ulna** und somit der Wiederherstellung der anatomischen Verhältnisse am proximalen Radioulnargelenk wird in der Regel eine spontane Reposition des Radiusköpfchens erzielt. Die Stabilität dieser Reposition wird in Supination und Pronation unter Bildwandlerkontrolle geprüft. Bleibt das Radiusköpfchen nach der Osteosynthese luxiert oder zeigt sich bei dieser Testung eine Instabilität, so muss eine offene Reposition mit Naht des Lig. anulare radii erfolgen. Eine **Radiusschaftfraktur und Luxation der Ulna im distalen Radioulnargelenk** treten auch bei einer **Galeazzi-Verletzung** auf (> Abb. 8.21).

8

LITERATUR

Buckley R, Moran CG, Apivatthakakul T. AO Principles of Fracture Management. 3. Aufl. Stuttgart: Thieme 2017.
Mütze M, Hepp P, Josten C. Monteggia-fractures and Monteggia-like Lesions. Z Orthop Unfall. 2021; 159(1): 102–119.
Scharf H, Rüter A, Pohlemann T, Marzi I, Kohn D, Günther K. Orthopädie und Unfallchirurgie. 20. Aufl. München: Elsevier Urban & Fischer 2014.
Wirth CJ, Mutschler W, Kohn D, Pohlemann D (Hrsg.) Praxis der Orthopädie und Unfallchirurgie. 3. Aufl. Stuttgart: Thieme, 2013.

KASUISTIK

Eine 65-jährige Patientin wird in der Notaufnahme vorstellig, nachdem sie auf Glatteis ausgerutscht und in dem Versuch, sich abzustützen, auf die linke Hand gestürzt war. Seitdem leidet sie unter einer starken Schwellung und immobilisierenden Schmerzen im linken Handgelenk. Sie vermuten eine distale Radiusfraktur.

Welche Aussagen zur distalen Radiusfraktur treffen zu?

a) Nach der AO-Klassifikation beschreiben A-Verletzungen extraartikuläre Frakturen des distalen Radius.
b) Die A3-Fraktur ist die klassische Indikation für ein konservatives Vorgehen.

c) Die Colles-Fraktur ist häufiger als die Smith-Fraktur.
d) Ein begleitendes, traumatisches Karpaltunnelsyndrom stellt eine Operationsindikation dar.
e) Zur operativen Versorgung von distalen Radiusfrakturen wird vorrangig ein palmarseitiger Zugang gewählt.

Die richtigen Antworten sind a, c und d.

Die **distale Radiusfraktur** ist die häufigste Frakturform des Menschen. Typischer Auslöser ist ein Sturz auf die dorsalextendierte Hand mit der Folge einer Extensionsfraktur (sog. **Colles-Fraktur**). Weitere Formen können auf Basis des Unfallhergangs differenziert werden:

- Smith-Fraktur (Flexionsfraktur)
- Barton-Fraktur (partiell artikulär mit dorsalem Kantenfragment)
- Punch-Fraktur (intraartikulär mit Sprengung der intermediären, Gewicht tragenden Säule)
- Chauffeur-Fraktur (intraartikulär mit keilförmigem Abbruch des Processus styloideus radii)

Im klinischen Vorgehen wird die AO-Klassifikation verwendet. Der Radius wird als Regio „2R3" bezeichnet und nach A-, B-, und C-Verletzungen unterteilt:

- A-Verletzungen beschreiben extraartikuläre Frakturen,
- B-Verletzungen stellen partiell intraartikuläre Frakturen und
- C-Verletzungen komplett intraartikuläre Frakturen dar.

Weitere Subdifferenzierungen sind ➤ Abb. 8.22 zu entnehmen.

Wenn keine sofortige Operationsindikation besteht, umfasst die Akutversorgung ggf. eine **Reposition im Aushang** sowie die Anlage eines Stützverbandes. Die Wahl der weiteren Behandlung richtet sich nach der Frakturmorphologie, Funktionsanspruch, Begleitverletzungen, Begleiterkrankungen (Osteoporose, Operationsrisiko) und dem biologischem Alter des Patienten.

Indikationen zur konservativen Therapie:

- Stabile, extraartikuläre Frakturen (A2-Fraktur)
- Gering dislozierte intraartikuläre Frakturen (B1- und C1-Fraktur), wenn sich diese nach Reposition mit einer Gipsschiene halten lassen.

Die A3-Fraktur mit einer dorsalen Trümmerzone ist aufgrund ihrer Instabilität keine klassische Indikation zur konservativen Therapie.

Für die **operative Versorgung von distalen Radiusfrakturen** stehen die Spickdrahtosteosynthese (in Kombination mit Fixateur externe/Schiene) und Plattenosteosynthese zur Auswahl. Je nach Frakturmorphologie und Fragmentlokalisation wird am häufigsten der volare Zugang nach Henry verwendet. Ein Fixateur externe kommt zum Einsatz, wenn eine zweizeitige Versorgung erforderlich ist.

Indikationen zur operativen Therapie:

- Instabile Frakturen (Instabilitätskriterien: Tendenz zur Redislokation, Dorsalkippung des peripheren Fragments über 20°, Palmarkippung des peripheren Fragments bei schrägem Frakturverlauf, Abbruch einer beugeseitigen Gelenklippe, dorsale und/oder palmare dislozierte Kantenfragmente,

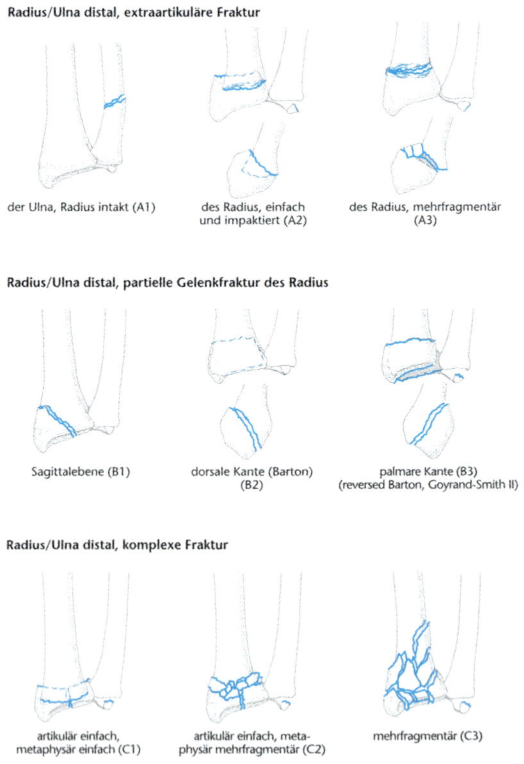

Abb. 8.22 AO-Klassifikation der distalen Radiusfrakturen [R461]

Trümmerzonen mit relevanter Verkürzung des Radius, basisnaher Abbruch des Processus styloideus ulnae und/oder dislozierte Trümmerfraktur, radioulnare Dissoziation)
- Dislozierte intraartikuläre Frakturen
- Frakturen mit 2- bis 3-gradigem Weichteilschaden
- Begleitendes, traumatisches Karpaltunnelsyndrom (d ist richtig)
- Dislozierte Smith-Frakturen
- Dislozierte Barton-Frakturen (intraartikuläre, dorsale Kantenfragmente)
- Gefäß- oder Nervenverletzung
- Komplexe Verletzungen des Handgelenk oder der Handwurzel.
- Sekundär nach erfolglosen Repositionsversuchen
- Serienverletzung der oberen Extremität

LITERATUR

Buckley R, Moran CG, Apivatthakakul T. AO Principles of Fracture Management. 3. Aufl. Stuttgart: Thieme 2017.

Dresing K et al.; Deutsche Gesellschaft für Unfallchirurgie (DGU) e.V. S2e-Leitlinie Distale Radiusfraktur (Stand: 10/2015). AWMF-Register-Nr. 012-015. www.awmf.org/leitlinien/detail/ll/012-015.html (letzter Zugriff: 21.9.2021).

Stürmer KM; im Auftrag der Deutschen Gesellschaft für Unfallchirurgie (DGU) e.V. Leitlinien Unfallchirurgie. 4. Aufl. Göttingen: Cuvillier 2018.

Wirth CJ, Mutschler W, Kohn D, Pohlemann D (Hrsg.) Praxis der Orthopädie und Unfallchirurgie. 3. Aufl. Stuttgart: Thieme, 2013.

KASUISTIK

Eine 45-jährige Patientin stellt sich bei ihrem ambulanten Orthopäden vor. Sie berichtet über zunehmende nächtliche Schmerzen und Parästhesie im Bereich des Daumens, Zeige- und Mittelfingers. Als Nebendiagnose ist bei der Patientin Rheuma bekannt. Der Orthopäde vermutet ein Karpaltunnelsyndrom.

Welche Aussagen zur Ätiologie und Diagnostik des Karpaltunnelsyndroms sind zutreffend?

a) Es kann akut oder chronisch auftreten.
b) Zur Sicherung der Diagnose kann die Messung der Nervenleitgeschwindigkeit dienen.
c) Es betrifft zumeist Frauen im Alter von 18 bis 25 Jahren.
d) Die Beschwerdesymptomatik ist tagsüber besonders ausgeprägt.
e) Im Verlauf kann es zu einer Atrophie der Thenarmuskulatur kommen.

Die richtigen Antworten sind a, b und d.

Das Karpaltunnelsyndrom ist definiert als **Kompression des Nervus medianus** im Karpaltunnel. Ursächlich können akute oder rezidivierende Schwellungszustände im Bereich des Karpaltunnels sein. Diese können infolge traumatischer (z. B. Luxationen im Bereich der Handwurzelknochen, distale Radiusfrakturen, Beugesehnenrupturen mit Einblutung), posttraumatischer (z. B. Heilung in Fehlstellung nach distaler Radiusfraktur), entzündlicher (z. B. rheumatischer Formenkreis), hormoneller (z. B. Akromegalie, Schwangerschaft) oder raumfordernder Prozesse (z. B. Ganglion) sowie idiopathisch auftreten. Sensible und motorische Ausfälle des Nervs sind die langfristige Folge.

Die Inzidenz wird auf ca. 1 % geschätzt. Das Karpaltunnelsyndrom tritt gehäuft bei Frauen zwischen dem 40. und 60. Lebensjahr auf. Es äußert sich typischerweise in einer **Brachialgia paraesthetica nocturna** (nächtliche Schmerzen und Sensibilitätsstörungen) im Versorgungsgebiet des N. medianus (Dig I-III, Dig IV radial), **Handschwäche** und einer **Thenaratrophie.** Die Beschwerden treten vor allem nachts und am frühen Morgen auf.

Neben der typischen Beschwerdesymptomatik in der Anamnese ist die klinische Diagnosestellung mittels spezifischer Tests möglich.

- Beim **Phalen-Test** führt eine Palmarflexion der Handgelenke zu einem erhöhten Druck im Karpaltunnel und in Folge treten bei zwei Drittel der Patienten innerhalb von einer Minute verstärkte Parästhesien im Bereich des Versorgungsgebietes des N. medianus auf.
- Das **Hoffmann-Tinel-Zeichen** erzeugt durch Beklopfen des N. medianus im Verlauf des Karpaltunnels eine Verstärkung der Beschwerden bei drei Viertel der Patienten.
- Die apparative **Messung der Nervenleitgeschwindigkeit** zeigt eine Reduktion der sensiblen Nervenleitgeschwindigkeit und distalen motorischen Latenz im Vergleich zur Gegenseite bzw. im Vergleich zum N. ulnaris.

Differenzialdiagnostisch gilt es an eine proximal gelegene Kompromittierung der Nerven (HWS-Pathologie, Pronator-teres-Syndrom, Thoracic-outlet-Syndrom, Halsrippe) zu denken.

Die Wahl des Behandlungsverfahrens erfolgt unter Beachtung der Ätiologie und der Beschwerdeintensität. Bei nächtlichen Schmerzen und geringer Symptomatik kann eine **konservative Therapie** in Form einer nächtlichen Ruhigstellung in einer gepolsterten palmaren Unterarmschiene, oralen Glukokortikoidtherapie für zwei Wochen, einer kurzzeitigen Einnahme von nichtsteroidalen Antiphlogistika und/oder Kühlung erfolgen.

Eine Therapieresistenz gegenüber konservativen Maßnahmen, Hinweise auf eine Nervenschädigung und die Beseitigung ursächlicher Faktoren, wie z. B. ein Tumor oder posttraumatische Fehlstellungen, stellen **Indikationen zur operativen Therapie** dar. Operativ erfolgt dabei eine offene oder endoskopische Spaltung des Retinaculum flexorum. Ein offenes Vorgehen ist bei motorischen Ausfällen zur Neurolyse oder bei Notwendigkeit einer Synovektomie der Beugesehnen ratsam. Bei isolierten Sensibilitätsstörungen ist die therapeutische Prognose gut. Problematisch ist jedoch eine bereits existente Muskelatrophie.

LITERATUR

Deutsche Gesellschaft für Handchirurgie (DGH). S3-Leitlinie Diagnostik und Therapie des Karpaltunnelsyndroms (Stand: 6/2012). AWMF-Register-Nr. 005-003. www.awmf.org/leitlinien/detail/ll/005-003.html (letzter Zugriff: 21.9.2021).

Wülker N, Roetman B, Rehart S. Karpaltunnelsyndrom. In: Wülker N, Kluba T, Roetman B et al. (Hrsg.) Taschenlehrbuch Orthopädie und Unfallchirurgie. 3. Aufl. Stuttgart: Thieme; 2015.

KASUISTIK

Ein 25-jähriger Student wird in der Notaufnahme vorstellig nach einem Sturz beim Skateboardfahren auf die rechte Hand. Er berichtet über augenblicklich einschießende Schmerzen. Sie stellen einen Druckschmerz im Bereich der Tabatiere fest und vermuten eine Kahnbeinfraktur.

Welche Aussagen zur Kahnbeinfraktur treffen zu?

a) Es handelt sich um die häufigste Fraktur der Handwurzelknochen.
b) Die Fraktur im mittleren Drittel ist am häufigsten.
c) Die konservative Therapie erfordert eine Ruhigstellung von mindestens sechs Wochen im Unterarmgips/-cast.
d) Die operative Versorgung stabiler, nicht dislozierter Frakturen führt in der Regel zu einer schnelleren Funktionsfähigkeit und somit Arbeitsfähigkeit als die konservative Ausbehandlung derselben.
e) Die höchste Rate an Pseudarthrosen findet sich bei den distalen Kahnbeinfrakturen.

Die richtigen Antworten sind a, b, c und d.

Die Häufigkeit der Kahnbeinfraktur (Skaphoid-, Navikularefraktur) wird in der Literatur mit 1–4 % aller Frakturen angegeben, wobei sie mit ca. 70 % die häufigste Fraktur der Handwurzelknochen darstellt. Der Sturz auf die dorsal extendierte Hand stellt den typischen Unfallmechanismus dar.

Die **klinische Symptomatik** einer Kahnbeinfraktur besteht in einer Druckdolenz über dem radialseitigen Handgelenk und der Tabatiere. Sie ist mitunter jedoch nur gering ausgeprägt.

Zur nativradiologischen **Diagnostik** sollte neben einer posterior-anterioren und lateralen Aufnahme eine Stecher-Projektion als Skaphoidzielaufnahme angefertigt werden. In der Röntgenbildgebung ist die Fraktur in den ersten Tagen jedoch oft nicht abgrenzbar, weshalb bei entsprechender Klinik ggf. ergänzend eine CT- oder MRT-Bildgebung erfolgen sollte.

Mit ca. 70 % ist die Fraktur am häufigsten im mittleren Drittel des Os scaphoideum lokalisiert, gefolgt von Frakturen im proximalen (ca. 20 %) und distalen Drittel (ca. 10 %). Die **Pseudarthroserate** ist bei Frakturen des proximalen Drittels mit ca. 50 % am höchsten, da das Kahnbein vaskulär von retrograd versorgt wird.

Die Klassifikation nach Herbert und Fischer berücksichtigt neben dem anatomischen Erscheinungsbild auch die Stabilität der Fraktur, woraus sich entsprechende Therapiekonzepte ableiten lassen (➤ Abb. 8.23). Eine weitere mögliche Einteilung ist die AO-Klassifikation (➤ Abb. 8.24).

Eine **konservative Therapie** ist nur bei stabilen und nicht dislozierten Frakturen indiziert. Dieses trifft nach der Klassifikation von Herbert und Fischer nur auf A1- und A2-Frakturen zu. Die konservative Therapie besteht in einer Ruhigstellung der betroffenen Fraktur im Unterarmgips/-cast mit Daumeneinschluss bei freiem Endglied in Oppositionsstellung für mindestens sechs Wochen. Anschließend sollten Röntgenkontrollen mit der Frage nach dem Durchbau der Fraktur erfolgen (ohne Gips/Cast). Lassen sich hierbei noch keine Konsolidierungszeichen erkennen, ist die Zeit der Immobilisierung zu verlängern und ggf. eine CT-Kontrolle zu ergänzen. Bei fehlenden Durchbauungszeichen nach zwölf Wochen im CT ist eine operative Versorgung zu erwägen.

Auch die **primäre operative Versorgung** (perkutane Verschraubung) einer stabilen nicht dislozierten Fraktur des Kahnbeins ist hinsichtlich einer sicheren Frakturheilung und einer früheren Mobilisierung und somit Arbeitsfähigkeit mit dem Patienten zu diskutieren.

Klare Operationsindikationen sind die dislozierten und instabilen Frakturen. Je nach Frakturtyp und möglichen Begleitverletzungen, wie z. B. ligamentären Verletzungen, ist ein perkutanes oder offenes Vorgehen indiziert und wird je nach Lokalisation von palmar oder dorsal durchgeführt.

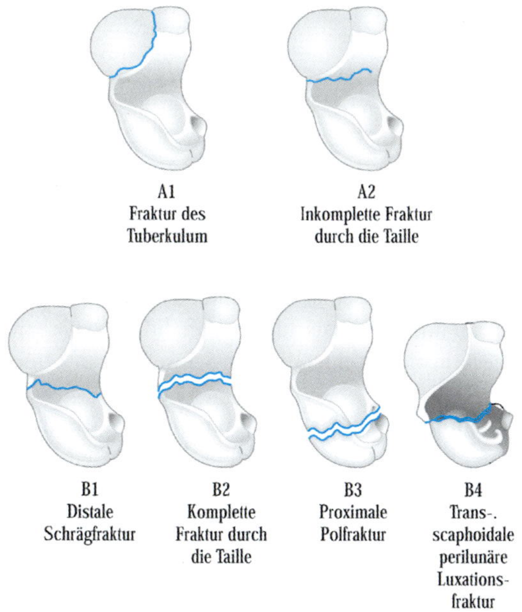

Abb. 8.23 Klassifikation der Kahnbeinfrakturen nach Herbert und Fischer [R461]

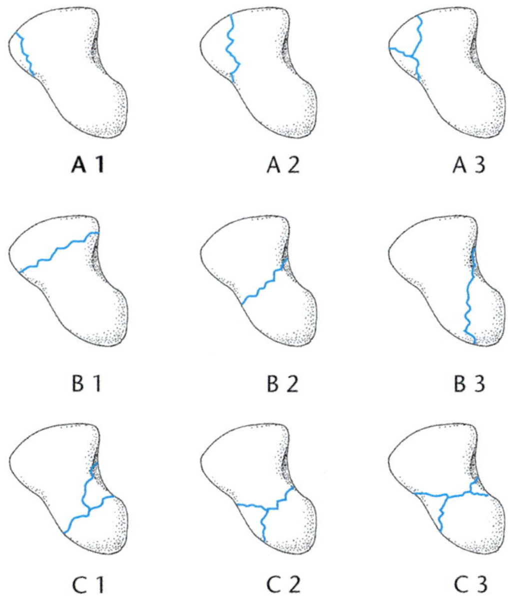

Abb. 8.24 AO-Klassifikation der Kahnbeinfrakturen [R461]

8

Die **Schraubenosteosynthese** ist das etablierte Verfahren zur Stabilisierung der Kahnbeinfraktur. Neben der Kleinfragmentschraube stehen kanülierte Schraubensysteme und die Herbert-Schraube zur Verfügung. Bei Letzterer handelt es sich um eine kopflose Doppelgewindeschraube, mit welcher die Fraktur aufgrund unterschiedlicher Gewindesteigungen unter Kompression gebracht werden kann.

Auch nach der operativen Versorgung kann je nach Frakturtyp eine Ruhigstellung notwendig sein. Diese ist individuell zu bestimmen, liegt aber unter den Ruhigstellungszeiten der konservativen Therapie. Bleibt eine Heilung nach operativer Versorgung aus, so ist eine **Re-Osteosynthese** und **Spongiosaplastik** (z. B. Matti-Russe) indiziert.

LITERATUR

Fischer S, Bickert B, Radu CA. Aktuelle Therapie der Skaphoidfraktur. Trauma und Berufskrankheit. 2017; 19: 1–6.

Schmidt J et al. Nachbehandlungsempfehlungen 2020. Arbeitskreis Traumarehabilitation Sektion Physikalische Therapie und Rehabilitation der Deutschen Gesellschaft für Orthopädie und Unfallchirurgie (DGOU). https://dgou.de/fileadmin/dgou/dgou/Dokumente/News/News/2020/2020_Nachbehandlungsempfehlungen.pdf (letzter Zugriff: 21.9.2021).

Wülker N, Roetman B, Rehart S. Skaphoidfraktur. In: Wülker N, Kluba T, Roetman B et al. (Hrsg.) Taschenlehrbuch Orthopädie und Unfallchirurgie. 3. Aufl. Stuttgart: Thieme; 2015.

KASUISTIK

Eine 57-jährige Patientin wird in Ihrer Sprechstunde vorstellig. Sie habe vor 9 Monaten eine distale Radiusfraktur erlitten und klagt über persistierende Schmerzen. Durch einen ärztlichen Kollegen sei ein komplexes regionales Schmerzsyndrom festgestellt worden, die Patientin möchte nun erfahren, wie sich dieses entwickelt habe.

Welche Aussage zum komplexen regionalen Schmerzsyndrom (CRPS; Morbus Sudeck, sympathische Reflexdystrophie, Algodystrophie) trifft zu?

a) Beim CRPS Typ 1 liegt eine Nervenläsion vor.
b) Das CRPS wird anhand von Laborwerten diagnostiziert.
c) Das CRPS kann in drei Phasen verlaufen.
d) Eine Ruhigstellung der Extremität ist zu empfehlen.
e) Blockaden des Parasympathikus können indiziert sein.

8

Die richtige Antwort ist c.

Das komplexe regionale Schmerzsyndrom (CRPS) kann in zwei Gruppen klassifiziert werden:

- CRPS Typ 1: Es liegt eine Verletzung einer Extremität ohne nachweisbare Nervenschädigung vor, z. B. nach Distorsion oder Operation.
- CRPS Typ 2: Eine nachweisbare Schädigung der peripheren Nerven an einer Extremität liegt vor.

In beiden Fällen treten die Schmerzen zu Beginn sporadisch auf und gehen anschließend in diffuse dauerhafte Schmerzen über. Typisch sind hierbei auch stechende Schmerzen, die mit einer distalen Schwellung an Armen oder Beinen einhergehen.

Diagnostizieren lässt sich das CRPS mittels ausführlicher **Schmerzanamnese.** Hier werden häufig Traumata genannt. Außerdem besteht eine Bewegungseinschränkung der betroffenen Gelenke, die sich nicht allein durch Schmerzen oder eine Schwellung erklären lässt. Die Diagnose wird auf Basis anamnestischer und klinischer Kriterien gestellt. Begleitend liegt häufig eine Osteoporose vor.

Das CRPS betrifft überwiegend die obere Extremität. Der klassische Fall ist das Auftreten der Erkrankung nach wiederholter Reposition einer distalen Radiusfraktur.

Das Krankheitsbild verläuft in drei Stadien, die sich jedoch teilweise überlagern:

- **Stadium I** – Entzündung (1–8 Wochen): Gespannte, feuchte Haut, Ödem, Hyperhidrosis/Hypertrichosis, Ruhe- und Nachtschmerz, Funktionseinschränkung schmerzbedingt

- **Stadium II** – Dystrophie (2–12 Monate): Livide, kühle, trockene Haut, Nachlassen der Schmerzen, Muskelatrophie, radiologische Zeichen einer diffusen Entkalkung des Knochens
- **Stadium III** – Atrophie (> 1 Jahr): Keine Schmerzen, atrophes Stadium mit begleitenden. Muskelkontrakturen, atrophe, trockene, dünne Haut, progrediente Entkalkung

Die **Therapie** erfolgt phasengerecht und stellt eine Kombination aus einer medikamentösen, physio- und ggf. psychotherapeutischen Behandlung dar. Primär sollte eine Schmerzbehandlung bis zur Schmerzfreiheit erfolgen. Gemäß dem WHO-Stufenschema sind ggf. auch Antikonvulsiva und trizyklische Antidepressiva gegen neuropathische Schmerzen zu verabreichen. Zudem können Bisphosphonate zur Osteoporosebehandlung/-prophylaxe gegeben werden. Eine Ruhigstellung ist nicht indiziert. Bei therapieresistenten Situationen können invasive Maßnahmen wie eine Sympathikusblockade, elektrische Stimulation des Rückenmarkes oder ein intrathekale Baclofentherapie unter strenger Indikationsstellung notwendig sein. Physio-, Ergotherapie, Lymphdrainage und psychotherapeutische Behandlungsformen sind begleitend zu empfehlen.

LITERATUR

Deutsche Gesellschaft für Neurologie (DGN) e.V. S1-Leitlinie Diagnostik und Therapie komplexer regionaler Schmerzsyndrome (CRPS) (Stand: 01/2018). AWMF-Register-Nr. 030/116; www.awmf.org/leitlinien/detail/ll/030-116.html (letzter Zugriff: 21.9.2021).

Masuhr K, Masuhr F, Neumann M (Hrsg.) Duale Reihe Neurologie. 7. Aufl. Stuttgart: Thieme; 2013.

Schumpelick V, Bleese N, Mommsen P (Hrsg.) Kurzlehrbuch Chirurgie. 8. Aufl. Stuttgart: Thieme; 2010.

KASUISTIK

Ein 18-jähriger Patient war in eine Schlägerei mit einem Mitschüler involviert und zog sich dabei eine Fraktur der Basis des ersten Mittelhandknochens zu.

Welche Aussagen zu den Frakturen der Basis des ersten Mittelhandknochens treffen zu?

a) Bei der Bennett-Fraktur verbleibt ein radiales Fragment aus der Basis des Os metacarpale I in situ, während die Schaftkomponente disloziert.
b) Bei der Bennett-Fraktur disloziert das Os metacarpale I nach proximal und radial aus dem Daumensattelgelenk hinaus.
c) Die Rolando-Fraktur beschreibt eine extraartikuläre Fraktur an der Basis des Os metacarpale I.
d) Die Winterstein-Fraktur ist eine basisnahe, extraartikuläre Schräg- oder Querfraktur.
e) Die Frakturen der Basis des I. Metakarpalknochens lassen sich unproblematisch reponieren und konservativ behandeln.

8

Die richtigen Antworten sind b und d

Grundlegend ist zu unterscheiden, ob es sich bei den basisnahen Frakturen im Bereich des Metakarpale I um intra- oder extraartikuläre Frakturen handelt. Im Rahmen der intraartikulären Frakturen ist zwischen nachfolgenden Formen zu unterscheiden:

- **Bennett-Fraktur:** Schrägbruch mit Gelenksbeteiligung. Gewöhnlich kommt es zur Fraktur mit ulnarem Basisfragment. Durch ligamentäre Verbindungen zum Trapezoideum verbleibt dieses in anatomischer Stellung, während die Schaftkomponente des Os metacarpale I aufgrund des Muskelzugs des M. adductor pollicis in die Hohlhand und aufgrund des axialen Zugs durch den M. abductor pollicis longus nach proximal-radial disloziert.
- **Rolando-Fraktur:** Y- oder T-förmige intraartikuläre Fraktur. Es entsteht ein ulnares und radiales Fragment an der Basis des Os metacarpale I.
- **Winterstein-Fraktur:** Extraartikuläre Schräg- bzw. Querfraktur der Basis des ersten Mittelhandknochens.

Bei allen drei Frakturtypen droht die beschriebene Dislokation des Mittelhandknochens durch Zug der oben erwähnten Muskeln. Eine Reposition und konservative Behandlung ist daher sehr schwierig und oftmals mit einem nicht ausreichenden Ausheilungsergebnis einhergehend. Insbesondere bei den beiden intraartikulären Frakturformen kann dies durch eine posttraumatische Arthrose zur Funktionseinschränkung bzw. zum Funktionsverlust im Daumensattelgelenk führen.

Zu empfehlen ist die exakte geschlossene oder offene Reposition und Fixierung einer stufenlosen Gelenklinie durch die perkutane Spickdraht- oder Zugschraubenosteosynthese, bei der Winterstein-Fraktur ggf. sogar durch die Miniplattenosteosynthese. Zusätzlich zur Osteosynthese kann eine Ruhigstellung im Daumen-Unterarmgips für ca. 4–6 Wochen notwendig werden.

LITERATUR

Martini AK, Daecke W: Traumatologische Handchirurgie. Berlin–Heidelberg Springer; 2011.
Niethard F, Pfeil J, Biberthaler P (Hrsg.). Duale Reihe Orthopädie und Unfallchirurgie. 8. Aufl. Stuttgart: Thieme; 2017.
Thelen S, Windolf J. Finger- und Mittelhandfrakturen. Orthop Unfallchir up2date. 2019; 14(5): 495–514.
Wirth CJ, Mutschler W, Kohn D, Pohlemann D (Hrsg.) Praxis der Orthopädie und Unfallchirurgie. 3. Aufl. Stuttgart: Thieme, 2013.

KASUISTIK

Ein junger Mann hat aus Liebeskummer mit der linken Faust gegen eine Wand geschlagen. Er stellt sich mit Schmerzen im Bereich des fünften Strahls der linken Hand in der Rettungsstelle vor. Klinisch imponiert ein Innenrotationsfehler des Kleinfingers unter den Ringfinger beim Faustschluss. Eine operative Versorgung lehnt der Patient schon von vornherein kategorisch ab.

Wie behandeln Sie Ihren Patienten?

a) Dorsale Gipsschiene des Unterarms bis knapp proximal der Metakarpophalangealgelenke bei 40–45° Dorsalextension im Handgelenk
b) Palmare Gipsschiene mit ca. 40–45° Dorsalextension im Handgelenk, 80–90° Flexion im Metakarpophalangealgelenk und Extension in den Interphalangealgelenken
c) Keine Ruhigstellung
d) Geschlossener Unterarmgips bis proximal der Metakarpophalangealgelenke mit Ruhigstellung des Handgelenks in 25° Palmarflexion

8

Die richtige Antwort ist b.

Die Röntgenbilder zeigen eine distale, nach palmar abgekippte **Metakarpale-V-Schaftfraktur** (> Abb. 8.25). Die volare Abkippung entsteht durch den Zug der beugeseitigen Handbinnenmuskulatur.

Dem Patienten muss bei rotationsinstabiler Situation (Innenrotationsfehlstellung des Kleinfingers mit Funktionsbeeinträchtigung der Hand) zur operativen Korrektur geraten werden. Da der Patient diese jedoch ablehnt, ist zumindest eine **Ruhigstellung** indiziert.

Eine **Reposition** der Fraktur mit anschließender Röntgenkontrolle vor Anlage der Schiene ist zu überlegen. Es empfiehlt sich eine Ruhigstellung der Finger

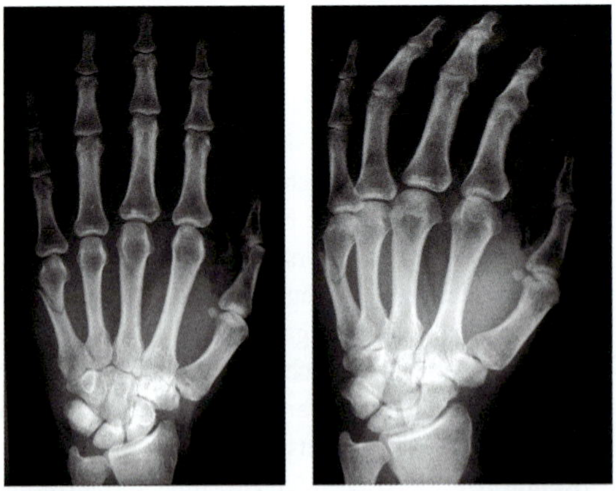

Abb. 8.25 Distale, nach palmar abgekippte Metakarpale-V-Schaftfraktur [R461]

in **Intrinsic-Plus-Position,** wie in Antwort b beschrieben. Hierdurch soll eine Zugbelastung auf die Fragmente vermieden werden.
Als **Operationsindikation** bei Schaftfrakturen der Metakarpalia sind zu nennen:
- Nicht reponible Frakturen
- Mehrfragmentfrakturen
- Offene Frakturen
- Intraartikuläre Frakturen
- Begleitende Sehnen-/Weichteilverletzungen
- Rotationsfehlstellung (beim Faustschluss testen)
- Starke volare Abkippung (> 30°)
- Starke Verkürzung (> 5–8 mm)
- Begleitverletzungen der distalen Handknochen oder Luxation in Articulationes carpometacarpales

Als **Operationsverfahren** stehen grundsätzlich zur Verfügung:
- Basisfrakturen/Subkapitale Frakturen: Kirschner-Draht-, Plattenosteosynthese
- Schaftfrakturen: Zugschrauben-, Plattenosteosynthese
- Mehrfragmentfrakturen: Kirschner-Draht-Osteosynthese
- Bei schweren Weichteilverletzungen der Fixateur externe

In der **Nachsorge** ist neben allgemeinen Maßnahmen wie dem Weiterführen der schmerzadaptierten Analgesie, Kühlung, Schonung und Hochlagerung der betroffenen Extremität auch ggf. trotz operativer Versorgung eine Ruhigstellung in Intrinsic-Plus-Stellung mit Unterarmgipsschiene vorgesehen – speziell nach einer Kirschner-Draht-Osteosynthese für ca. 3 Wochen. Nach einer Schraubenosteosynthese und Plattenosteosynthese besteht in der Regel eine bewegungsstabile Situation. Bei erheblichen Weichteilverletzungen erfolgt eine Ruhigstellung zur Abschwellung für acht Tage. Regelmäßige Gipskontrollen mit der Überprüfung auf Druckstellen sowie der peripheren Durchblutung, Motorik und Sensibilität und regelmäßige Röntgenkontrollen sind indiziert. Kirschner-Drähte können meist nach etwa sechs Wochen entfernt werden. Platten und Schrauben können auch belassen werden.

LITERATUR

Siemers F. Konservative und operative Therapie von Mittelhandfrakturen. Trauma und Berufskrankheit. 2016; 18: 366–371.
Weigel B, Nerlich M: Praxisbuch Unfallchirurgie. Berlin–Heidelberg: Springer, 2011.

KASUISTIK

Eine 20-jährige Patientin wird bei Ihrem Hausarzt vorstellig bei einer Schwellung, Rötung und Schmerzen im Bereich des Nagels des Mittelfingers. Sie habe sich wenige Tage zuvor die Nägel geschnitten.

Welche Aussagen zur Paronychie treffen zu?

a) Es handelt sich um eine Nagelwallentzündung.
b) Es handelt sich um eine Nagelbettentzündung.
c) Bei operativem Vorgehen soll ein radiärer Hautschnitt in Richtung Nagelbett erfolgen.
d) Bei fortgeschrittenen Befunden ist immer eine systemische Antibiotikatherapie erforderlich.

Die richtigen Antworten sind a und d.

Bei der **Paronychie** handelt es sich um eine Entzündung des Nagelwalls. Die Patienten stellen sich meist mit einer Schwellung und Rötung sowie pulsierenden Schmerzen im Bereich des Endglieds vor.

Bei weniger fortgeschrittenen Befunden ist der Versuch der **konservativen Therapie** mit Ruhigstellung, Hochlagerung, kühlenden Verbänden und Antibiose indiziert. Hierbei sollten zunächst tägliche engmaschige Verlaufskontrollen erfolgen.

Eine **chirurgische Sanierung** ist bei fortgeschrittenem Befund und einer Abszedierung indiziert. Hierbei sollte über eine parallel zur Nagelmatrix ausgeführte Inzision eine Entlastung erfolgen. Keinesfalls sollte eine radiäre Inzision erfolgen, da diese die Nagelmatrix beschädigen könnte. Auch ist eine partielle Nagelentfernung bei Panaritium subunguale (Nagelbettinfektion) möglich. Wichtig ist, dass eine **systemische Antibiose** verabreicht wird. Die Gefahr der subkutanen Weichteilinfektion besteht im Übergreifen auf Knochen, Gelenke und Sehnen.

LITERATUR

Harrasser N, Von Eisenhart-Rothe R, Biberthaler P (Hrsg.): Facharztwissen Orthopädie Unfallchirurgie. Berlin–Heidelberg: Springer, 2016.

KASUISTIK

Ein 25-jähriger Patient stellt sich in der Notaufnahme vor mit ausgeprägten Schmerzen im rechten Ellenbogengelenk. Der Patient berichtet, die letzten drei Stufen einer Treppe hinabgestürzt zu sein. Er habe sich im Fall vornüber mit vollem Körpergewicht auf dem rechten Arm abfangen können. In der klinischen Untersuchung zeigt sich neben einer schmerzhaften Bewegungseinschränkung eine fixierte, federnde Beugestellung des Gelenks.

Welche der folgenden Aussagen sind richtig?

a) Die Ellenbogenluxation ist die zweithäufigste Luxationsform des Menschen.
b) Typischer Unfallmechanismus der Ellenbogenluxation ist ein direktes Ellenbogentrauma.
c) Die knöcherne Ellenbogenluxation wird als „einfache", die ligamentäre als „komplexe" Luxation bezeichnet.
d) Die häufigste Luxationsrichtung des Ellenbogens ist nach anterior.
e) Der klinische Untersuchungsbefund ist hinweisend für eine Ellenbogenluxation

Die richtigen Antworten sind a und e.

Die Luxation des Ellenbogens ist nach dem Schultergelenk die zweithäufigste Luxationsform des Menschen.

Die akute Ellenbogenluxation tritt typischerweise als **Folge eines indirekten Traumas** mit Sturz auf die Hand bei initial extendiertem Ellenbogengelenk auf. Aufgrund der axialen Krafteinwirkung erfährt der Ellenbogen eine Flexion und einen Valgusstress, sodass der distale Humerus gegen den am Boden fixierten Unterarm rotiert. Dies führt zu einer Supinationsbewegung des Unterarms relativ zum Humerus und meist zu einer posterioren Luxation.

Zur **Klassifikation der Ellenbogenluxation** kann einerseits zwischen ligamentären (sog. „einfachen") und knöchernen (sog. „komplexen") Luxationen sowie auf Basis der Luxationsrichtung differenziert werden.

- Bei der „einfachen" Luxation liegt entgegen der Terminologie eine komplizierte Weichteilverletzung vor.
- Bei einer „komplexen" Luxation liegt eine Verletzung der Gelenkfläche (u. a. Coronoid-, Radiuskopf- und Transolekranonluxations-Frakturen) und der ligamentären Strukturen vor.
- Die posteriore Gelenksluxation ist mit einem Anteil von circa 80–85 % die weitaus häufigste Luxationsrichtung, gefolgt von posterolateralen sowie posteromedialen Luxationen.
- In seltenen Fällen treten anteriore oder divergierende Luxationen auf.

Neben der schmerzhaften Bewegungseinschränkung ist eine fixierte, federnde Beugestellung des Ellenbogengelenks typisches Symptom einer Luxation. Zudem sollten im Rahmen der **klinischen Untersuchung** die peripheren Durchblutung, Motorik und Sensibilität (pDMS) die Luxationsrichtung, die Ellenbogenfunktion sowie mögliche weichteilige und knöcherne Begleitverletzungen untersucht werden. Die Diagnose wird mittels anteroposteriorer (a. p.) und seitlicher **Röntgenbildgebung** des Ellenbogengelenks gesichert.

Liegt kein knöchernes Repositionshindernis vor, so sollte eine möglichst zeitnahe **Reposition** angestrebt werden. Nach der Reposition erfolgt die erneute Prüfung der pDMS und eine radiologische Re-Evaluation zur Sicherung der zentrierten Gelenkstellung. Die Ruhigstellung erfolgt anschließend mittels Oberarmgipsschiene bei 90° flektiertem Ellenbogen. Im Hinblick auf die weitere Therapie und Prognose sind die vorliegenden Begleitpathologien entscheidend:

- **Weichteilige Verletzungen** umfassen unidirektionale und bidirektionale ligamentäre Läsionen, Verletzungen der Extensoren- und/oder Flexorensehnen und Seitenbandrupturen. Eine ergänzende MRT-Bildgebung ist ggf. indiziert.
- **Knöcherne Verletzungen** des Radiuskopf- oder Halses, Processus coronoideus, medialen und/oder lateralen Epicondylus humeri und des Capitulum humeri können als Luxationsfolge vorkommen.
- **Frakturen** können eine direkte OP-Indikation darstellen. Zudem können **Knorpelschäden** entstehen.
- Im Rahmen des Luxationsereignisses, aber auch iatrogen durch das Repositionsmanöver können **Gefäß- und Nervenverletzungen** (N. ulnaris, N. medianus, N. radialis, Nn. cutanei brachii und Nn. cutanei antebrachii) entstehen und sind durch Prüfung der pDMS zu detektieren bzw. auszuschließen.

LITERATUR

Hackl M und Siebenlist S et al.; Deutsche Gesellschaft für Unfallchirurgie (DGU) e.V. S2e-Leitlinie Ellenbogen Erstluxation (Stand: 7/2018). AWMF-Register-Nr. 012-034. www.awmf.org/leitlinien/detail/ll/012-034.html (letzter Zugriff: 21.9.2021).

Schnetzke M, Guehring T, Grützner PA. Diagnostik und Therapie der akuten und chronischen Ellenbogeninstabilität. Trauma und Berufskrankheit. 2016; 18:332–339.

KASUISTIK

Ein 42-jähriger Patient stellt sich in der Notaufnahme vor. Der Patient berichtet, während der Bauarbeiten auf einem Gerüst ausgerutscht und nach vorn gefallen zu sein. Er habe sich im letzten Moment noch mit der rechten Hand am Geländer festhalten können. Der Patient verspürte dabei jedoch einen plötzlichen Schmerz in der rechten Schulter und kann diese seitdem nur eingeschränkt bewegen. Sie vermuten eine traumatische Ruptur der Subscapularissehne (SSC).

Welche gezielten diagnostischen Untersuchungen sind zur Evaluation dieser Verdachtsdiagnose sinnvoll?

a) Klinische Prüfung des Bewegungsumfangs und der Kraft, insbesondere der Innenrotation
b) Klinische Prüfung des Bewegungsumfangs und der Kraft, insbesondere der Außenrotation
c) Klinische Prüfung der SSC-Funktion mittels des *Jobe*-Tests
d) Klinische Prüfung der SSC-Funktion mittels des *Belly-press*-Test, *Belly-off*-Zeichen, *Lift-off*-Test und dem *Innenrotations-Lag*-Zeichen
e) Bildgebung mittels MRT (ggf. Arthro-MRT)

Die richtigen Antworten sind a, d und e

Der **Musculus subscapularis (SSC)** ist der größte und stärkste Muskel der Rotatorenmanschette und spielt eine wichtige Rolle in der Funktion der Schulter. In Abhängigkeit von der Gelenkstellung ermöglicht der SSC die Innenrotations-, Adduktions- sowie Abduktionsbewegung, zentriert den Humeruskopf in der Gelenkpfanne und stabilisiert die Schulter. Im Vergleich zu anderen Rotatorenmanschettenläsionen wird die **traumatische SSC-Ruptur** in einem relativ jungen Patientenkreis beobachtet, vorrangig im Alter von 40–50 Jahren. Ursächlich ist eine exzentrische Sehnenbelastung bei einer simultanen, reflektorischen Muskelkontraktion. Wie auch in diesem Fallbeispiel, tritt dies häufig im Rahmen eines Außenrotationstraumas bei gleichzeitig fixierter Hand auf. Weiterhin können SSC-Rupturen als Folge von Schulterluxationen entstehen.

Insbesondere die Abduktions- und Anterversionsbewegung der Schulter können jedoch bei einer isolierten SSC-Ruptur oftmals kompensiert werden. Daher besteht die Gefahr, eine solche Ruptur klinisch zu übersehen. Bei einem entsprechenden Traumamechanismus ist die gezielte **Diagnostik der SSC-Funktion** essenziell. Diese beinhaltet die Prüfung des Bewegungsumfangs und der Kraft in Innenrotation. Zu den spezifischen

8

Funktionstests zählen der *Belly-press*-Test, *Belly-off*-Zeichen, *Lift-off*-Test und der *Innenrotations-Lag*-Zeichen. Bei klinischem Verdacht sollte eine MRT-Bildgebung der Subscapularissehne erfolgen. Bei traumatischen SSC-Rupturen sind häufig mindestens zwei Drittel des Sehnenansatzes verletzt. Aufgrund des hohen Risikos einer Sehnenretraktion sollte die **operative Versorgung** möglichst frühzeitig, jedoch mindestens in einem Intervall von sechs Wochen nach dem Trauma erfolgen.

LITERATUR

Gerber C, Hersche O, Farron A. Isolated rupture of the subscapularis tendon. J Bone Joint Surg Am. 1996; 78(7):1015–1023.

Gerber C, Krushell RJ. Isolated rupture of the tendon of the subscapularis muscle. Clinical features in 16 cases. J Bone Joint Surg Br. 1991; 73(3): 389–394.

Scheibel M, Habermeyer P. Subscapularis dysfunction following anterior surgical approaches to the shoulder. J Shoulder Elbow Surg. 2008; 17(4): 671–683.

Wellmann M. Traumatische Subskapularissehnenruptur beim jungen Patienten. Arthroskopie. 2017; 30: 189–193.

KASUISTIK

Einem 28-jährigen Bauarbeiter ist auf der Baustelle ein Ziegelstein auf den rechten Unterarm gefallen. Neben Schürfwunden und einem ausgeprägten Hämatom volarseitig fällt eine Schwellung des Unterarms auf. Der Patient ist stark schmerzgeplagt.

Welche Aussagen zum Kompartmentsyndrom bei Unterarmfrakturen treffen zu?

a) Es handelt sich um die häufigste Lokalisation des Kompartmentsyndroms.
b) Das Kompartmentsyndrom kann sich über mehrere Tage entwickeln.
c) Die Diagnose ist mithilfe eines Messfühlers für Gewebsdrücke zu stellen.
d) Eine Fasziotomie der Kompartimente ist sowohl von volar als auch von dorsal bei klinischem Verdacht auf ein Kompartmentsyndrom durchzuführen.
e) Ausgeprägte Kompartmentsyndrome können zur Amputation führen.

Die richtigen Antworten sind b, d und e.

Im Rahmen des **Kompartmentsydroms** besteht ein erhöhter Gewebedruck, der die Durchblutung in diesem Bereich kritisch herabsetzt. Es kommt bei unzureichender Sauerstoffzufuhr zu einer Ischämie des Nerven- und des Muskelgewebes mit ggf. irreversiblen neuromuskulären Schäden

Hauptursache sind Frakturen (Brüche des Radius oder Ulna, ggf. auch suprakondyläre Humerusfrakturen). Quetschverletzungen und Schusswunden sind wie intravenöse Medikamenten- oder Volumengabe mit einhergehender Hämatombildung seltenere Ursachen. Bei rund 1,22 % der Unterarmfrakturen wird eine Fasziotomie durchgeführt. Am Unterschenkel ist dies hingegen bei 3,79 % der Fall.

Klinisch äußert sich das Kompartmentsyndrom des Unterarms durch übermäßigen Analgetikabedarf, Schwellung und verhärtete Muskellogen. Eine schmerzhafte passive Streckung der Finger kann bereits ein Hinweis auf ein mögliches Kompartmentsyndrom im Bereich der tiefen Flexoren des Unterarms sein. Das Kompartmentsyndrom muss dabei nicht im unmittelbaren zeitlichen Zusammenhang zum Trauma stehen, sondern kann bis zu 48 Stunden verzögert auftreten und sich durch das Fortschreiten von motorischen Defiziten äußern.

Die **Diagnose** des Kompartmentsyndroms wird klinisch gestellt. Die radiologische Diagnostik kann neben einer Röntgenaufnahme der betroffenen Regionen um eine Computertomografie-Angiografie (CTA) ergänzt werden. Dies erlaubt es, neben den ossären Traumafolgen auch die Gefäße auf ihre Durchgängigkeit zu überprüfen und Hämatome darzustellen. Eine **Messung des Gewebedrucks** mittels Messfühler erhöht die Spezifizität der Diagnose. Während normale Gewebsdrücke zwischen 0 und 8 mmHg schwanken, werden Absolutwerte von > 30 mmHg als kritisch angesehen beim Differenzdruck zwischen diastolischem Blutdruck und Kompartmentdruck < 30 mmHg. Da sich die Gewebsdrücke in einer Muskelloge mit dem Abstand zum Frakturspalt erheblich unterscheiden können, wird das mehrmalige Platzieren der Sonden mit anschließender Druckmessung empfohlen.

Die apparative Diagnostik darf eine operative Entlastung des manifesten Kompartmentsyndroms nicht verzögern. **Konservative Begleitmaßnahmen** sind eine flache Lagerung der Extremität frei von komprimierenden Verbänden oder Schienen, Schmerztherapie, Volumengabe, ggf. Hämofiltration bei Crush Syndrom und regelmäßige klinische Kontrollen.

Bei manifester Situation ist eine **operative Therapie** mittels Gewebe- und Faszienspaltung und anschließender offener Wundbehandlung indiziert. Begleitende Frakturen sind durch einen Fixateur externe anatomisch bestmöglich zu stellen oder primär zu versorgen. Es muss eine Fasziotomie der fünf Kompartimente am Unterarm sowohl volar- als auch dorsalseitig erfolgen.

Die eröffneten Kompartimente werden mit sterilen Verbänden abgedeckt. Nach 48–72 Stunden werden im Rahmen einer *Second-Look*-OP Nekrosen entfernt. Ist ein primärer Verschluss der Wunden nicht möglich, sollte ein Unterdruckverband in Betracht gezogen werden. Eine Spalthauttransplantation kann dann zu einem späteren Zeitpunkt erfolgen.

MERKE

Prognostisch günstig wirkt sich bei Unterarmfraktur mit manifestem Kompartmentsyndrom die zeitnahe operative Versorgung aus. Eine verzögerte Diagnosestellung kann zu Nervenschäden, irreversible Muskelkontrakturen, Gewebsnekrosen und einer begleitenden Rhabdomyolyse führen. Selbst eine Amputation kann somit notwendig werden.

LITERATUR

Hanandeh A, Mani VR, Bauer P et al. Identification and surgical management of upper arm and forearm compartment syndrome. Cureus. 2019; 11(10): e5862.

Ipaktchi K, Wingfield J, Colakoglu S. Fasciotomy: upper extremity. In: Mauffrey C, Hak DJ, Martin III MP (eds.). Compartment Syndrome: A Guide to Diagnosis and Management. Berlin–Heidelberg: Springer; 2019, pp. 59–66.

Jimenez A, Marappa-Ganeshan R. Forearm Compartment Syndrome. StatPearls [Internet]. Treasure Island (FL), 2021.

KASUISTIK

Ein 53-jähriger Mann ist im Garten von der Leiter aus ca. zwei Meter Höhe auf die rechte Schulter gestürzt. Der Patient stellt sich bei stabilen Vitalparametern mit Schmerzen im Bereich der Schulter fußläufig in der Notaufnahme vor. Nach der körperlichen Untersuchung haben Sie den Verdacht auf eine Verletzung des Schultergürtels.

Welche Aussagen zu Schulterblattfrakturen treffen zu?

a) Skapulafrakturen sind selten, können aber eine große Krafteinwirkung bezüglich des Trauma-Mechanismus anzeigen.
b) Skapulafrakturen lassen sich klinisch gut diagnostizieren.
c) Zur Einteilung hinsichtlich Skapulafrakturen existieren unterschiedliche Klassifikationen.
d) Eine Ruhigstellung der Schulter sollte für sechs Wochen erfolgen.
e) Bei einer Floating Shoulder ist die operative Versorgung der Skapula indiziert.

Die richtigen Antworten sind a und c.

Skapulafrakturen entstehen meist durch direkte Krafteinwirkung. Dies kann bspw. bei Hochrasanztraumata oder Stürzen aus großer Höhe der Fall sein. Mit 3–5 % der Schulterverletzungen sind Skapulafrakturen eher selten.

Klinisch äußert sich eine Skapulafraktur durch Druckschmerzen, Schwellung mit Hämatom, aber auch durch mögliche Begleitverletzungen wie Rippenfrakturen, Pneumothorax, Nerven- oder Gefäßverletzungen. Der Patient hält den Arm in Schonhaltung, und die Bewegung im Schultergelenk ist vor allem anfangs sehr schmerzhaft; die Symptome sind jedoch meist sehr unspezifisch.

Radiologisch lässt sich die Skapulafraktur in Röntgen und CT diagnostizieren. Dem CT kommt dabei mit Rotationsdarstellung und 3D-Rekonstruktion eine besondere Rolle zu. Neben der **AO-Klassifikation** lässt sich

8

die Fraktur der Skapula auch nach der Euler- und Rüedi-Klassifikation oder der darauf aufbauenden Ideberg-Klassifikation für Glenoidfossafrakturen bzw. nach Scheibel für Glenoiddefekte einteilen.

Ein Großteil der Skapulafrakturen wird konservativ behandelt. Eine Ruhigstellung soll dabei jedoch für maximal 1–2 Wochen bestehen, um ein Einsteifen der Schulter zu vermeiden. Pendelübung sowie schmerzadaptierte Bewegungsübungen sind empfohlen, während Belastungen bis zu Knochenheilung nach vier bis sechs Wochen zu vermeiden sind.

- **Korpusfrakturen** des Schulterblatts (Typ A nach Euler) sind unabhängig von der Zahl an Fragmenten konservativ zu behandeln.
- **Instabile oder verschobene Frakturen** sind hingegen operativ zu versorgen – auch wenn die Rotatorenmanschette hierdurch geschädigt werden könnte. Dies betrifft auch die **Fortsatzfrakturen** (Typ B nach Euler) mit dislozierter Fraktur der Spina scapulae, instabiler zentraler Fraktur des Processus coracoideus oder eine Akromionfraktur.
- **Pfannenhalsbrüche** (Typ C) können konservativ therapiert werden, sofern die Fehlstellung < 1 cm bzw. der glenopolare Winkel > 25° beträgt.
- Bei **kombinierten Verletzungen** mit bspw. zusätzlicher **Klavikulafraktur** existiert keine knöcherne Verbindung des Arms zum Thorax. Zuerst wird die Klavikulafraktur versorgt. Im zweiten Schritt wird geprüft (sofern keine Nervenläsion vorliegt), ob eine Osteosynthese des Schulterblatts noch nötig ist.
- **Intraartikuläre Frakturen** (Typ D) können im Rahmen ihrer Glenoiddefekte weiter subklassifiziert werden. Prinzipiell besteht bei konservativer Therapie ein erhöhtes Luxationsrisiko des Humeruskopfes im Verlauf, sodass eine operative Versorgung indiziert sein kann.

Kombinationsbrüche von Schulterblatt und Humeruskopf (Typ E) gehen mit einem erhöhten Risiko einer avaskulären Humeruskopfnekrose einher. Gleichzeitig kann eine ausbleibende Osteosyntheseversorgung der Skapula die Nachbehandlung der Oberarmfraktur negativ beeinflussen. Arthroskopische Eingriffe an der Skapula können eine Alternative darstellen.

LITERATUR

Konigshausen M et al. Results of non-operative treatment of fractures of the glenoid fossa. Bone Joint J. 2016; 98-B(8): 1074–1079.

Lehmann L, Wiedemann E. Skapulafraktur. In: Habermeyer P et al. (Hrsg.): Schulterchirurgie. 5. Aufl. München: Elsevier; 2017. S. 558–578.

Lewis S, Argintar E, Jahn R et al. Intra-articular scapular fractures: outcomes after internal fixation. J Orthop. 2013; 10(4): 188–192.

KASUISTIK

Eine 86-jährige alleinlebende Patientin stolpert auf der Straße über den Bordstein und stürzt auf die linke Schulter. In der klinischen Untersuchung in der Notaufnahme fällt eine schmerzhaft eingeschränkte Beweglichkeit der rechten Schulter auf. Sie veranlassen eine Röntgendiagnostik, bei der sich eine Vierfragmentfraktur des Humeruskopfes zeigt.

Welche Aussagen zu Endoprothesenversorgung und Humerkopffrakturen treffen zu?

a) Humeruskopffrakturen mit Läsion des N. axillaris äußern sich häufig durch ein alleiniges Sensibilitätsdefizit.
b) Bei jüngeren Patienten (< 65 Jahren) ist eine primäre Endoprothesenversorgung, soweit möglich, zu vermeiden.
c) Frakturverläufe durch das Collum anatomicum ohne Dislokation können die Vaskularisierung des Humeruskopfs gravierend beeinflussen.
d) Für den Fall einer Endoprothesenversorgung ist bei dieser Patientin die anatomische Endoprothesenversorgung die Therapie der Wahl.
e) Inverse Schulterprothesen luxieren seltener als anatomische Prothesen.

Die richtigen Antworten sind b und c.
In der klinischen Untersuchung ist bei Frakturen des Humeruskopfes eine ausführliche **sensomotorische Funktionsüberprüfung** der Nerven obligat, denn in nur 7 % der Fälle besteht bei vorhandener Läsion des Nervus axillaris ein sensibles Defizit. Motorisch innerviert der Nervus axilliaris den Musculus deltoideus und Musculus teres minor.

Bei dislozierten und multifragmentären Brüchen des Humeruskopfs besteht im Verlauf das Risiko einer Humeruskopfnekrose. Dennoch sollte in den meisten Fällen ein Humeruskopf-erhaltendes Vorgehen mittels **Plattenosteosynthese** angestrebt werden. Meist ist erst bei sekundärer Dislokation eine Endprothesenversorgung zu planen.

Im Fokus der primären **Endoprothesenversorgung** stehen hauptsächlich geriatrische Patienten mit nachfolgenden Frakturen:

- Vierfragmentfraktur valgisch impaktiert mit Horizontalverschiebung des Kopfes
- Vierfragmentluxationsfraktur mit Kopffragmentluxation nach medial/inferior
- Impressionsfraktur mit Zerstörung der Kalotten zu über 40 %
- Nicht rekonstruierbare Head-Split-Fraktur der zentralen Gelenkfläche
- Geriatrische Begleitfaktoren: Pflegbedürftigkeit bei über 75 Jahren, vorbestehende Rotatorenmanschettenruptur, kritische Refixierbarkeit von mehrfachfragmentierten Tubercula bei ausgeprägter Osteoporose

Die **Durchblutung des Humeruskopfs** wird u. a. durch das Periost gewährleistet. War früher noch die Anzahl der Fragmente für die Frakturschwere relevant, wird heute zwischen Distraktions- und Kompressionsfrakturen unterschieden. Bei Letzteren kann unter Umständen die Gefäßversorgung über das Periost aufrechterhalten werden. Als kritisch sind Frakturverläufe durch das Collum anatomicum und eine Verschiebung des Schafts gegenüber dem Kopfsegment nach medial oder nach lateral zu werten.

Bei der Prothesenversogung sollte auf eine ausreichende Längenwiederherstellung geachtet werden und der Prothesenkopf zentral im Glenoid zum Liegen kommen. Außerdem spielt die regelgerechte Position des Kopfdrehzentrums eine zentrale Rolle, damit die Spannung der Rotatorenmanschette korrekt eingestellt wird.

Neben der **anatomischen Endoprothese** steht die **inverse Schulterprothese** zur Verfügung. Diese kommt vor allem bei geriatrischen Patienten zum Einsatz. Aufgrund des Alters und Knochenqualität mit einer möglichen Osteoporose stellt eine gestörte Einheilung der Tubercula bei begleitender Rotatorenmanscheteninsuffizienz ein Revisionsrisiko dar. Beim Einsatz einer inversen Schulterprothese ist die Elevation tuberculaunabhängig. Nachteilig wirkt jedoch eine fehlende Muskelspannung im Bereich des Schultergelenks, was mit einer erhöhten Luxationsrate einhergeht. Regelmäßige Röntgenkontrollen in der Nachbehandlung sind bei beiden Prothesenarten indiziert, um mögliche Dislokationen der Prothese oder der Tubercula rechtzeitig zu erkennen.

LITERATUR

Burkhart K, Dietz S, Bastian L et al. Behandlung der proximalen Humerusfraktur des Erwachsenen. Dtsch Arztebl Int. 2013; 110: 35–36.

Frosch KH, Kammerlander C, Helfen T et al. Deutsche Gesellschaft für Unfallchirurgie (DGU) e.V. S1-Leitlinie Oberarmkopffraktur (Stand: 10/2017). AWMF-Register-Nr. 012-023. www.awmf.org/leitlinien/detail/ll/012-023.html (letzter Zugriff: 21.9.2021).

Tauber M, Habermeyer P. Frakturprothetik. In: Habermeyer P et al. (Hrsg.). Schulterchirurgie. 5. Aufl. München Elsevier; 2017. p. 583–625.

8.3 Untere Extremität

Rohit Arora, Peter Kaiser und Tobias Kastenberger

KASUISTIK

Sie haben bei einem 75-jährigen Patienten eine moderne Hüfttotalendoprothese implantiert. Der Eingriff verlief unkompliziert und ohne Zwischenfälle. Postoperativ wollen Sie den Patienten mobilisieren und schreiben hierfür eine Physiotherapie aus.

Welche der folgenden Aussagen ist/sind korrekt?

a) Bei einer entlastenden Mobilisation ist es zulässig, das betroffene Bein mit bis zu 15 kg zu belasten.
b) Patienten mit einer modernen Hüfttotalendoprothese sollten abrollend mobilisiert werden, da die Prothese frühzeitig postoperativ noch nicht fest verankert ist.
c) Ältere Patienten sind problemlos imstande, mit Krücken zu gehen und teilzubelasten.
d) Patienten mit einer modernen Hüfttotalendoprothese dürfen vollbelastend mobilisiert werden.

Die richtige Antwort ist d.
Bei einer **entlastenden Mobilisation** darf das Bein nur in der Luft gehalten und nicht am Boden abgestellt werden. Bei der **abrollenden Mobilisation** darf das Bein hingegen den Boden berühren, aber es darf keine wesentliche Belastung ausgeübt werden. Erst die **teilbelastende Mobilisation** erlaubt eine gewisse Belastung des Beins. In der Regel sind dies 15–20 kg. Dies sollte mit einer Waage geprüft, um keine Überbelastung durchzuführen. Die Vorteile gegenüber dem entlastenden oder abrollenden Gang sind eine bessere

Thromboseprophylaxe, die Erhaltung des physiologischen Gangbilds und eine geringere Immobilisationsosteoporose. Es kann jedoch, vor allem für ältere Patienten, sehr schwierig sein, eine entlastende, abrollende, oder teilbelastende Mobilisation mit Krücken durchzuführen, sodass diese Patienten in der Regel immer vollbelasten. Moderne nicht-zementierte und zementierte Endoprothetikverfahren an Hüft- und Kniegelenk sind sofort fest verankert und erlauben daher eine **sofortige postoperative Vollbelastung.**

LITERATUR

Grifka J, Kuster M (Hrsg.). Orthopädie und Unfallchirurgie. Berlin–Heidelberg: Springer, 2011.
Miller MD, Thompson SR (eds.). Miller's Review of Orthopedics. 7th (ed.). Philadelphia: Elsevier, 2016.
Scharf HP, Rüter A, Pohlemann T et al. (Hrsg.). Orthopädie und Unfallchirurgie. 2. Aufl. München: Elsevier Urban und Fischer, 2011.

KASUISTIK

Bei einer 27-jährigen Skifahrerin aus Großbritannien wurde vor zwei Wochen eine Sprunggelenksfraktur offen reponiert und eine bewegungsstabile Osteosynthese durchgeführt. Nach erfolgter Wundheilung kann nun mit der Physiotherapie begonnen werden, jedoch ist das Sprunggelenk noch deutlich geschwollen.

Was stellt keine absolute Kontraindikation einer physiotherapeutischen Lymphdrainage dar?

a) Dekompensierte Herzinsuffizienz
b) Akute tiefe Beinvenenthrombose
c) Erosive Dermatosen
d) Akutes schweres Erysipel
e) Periphere arterielle Verschlusskrankheit Grad I/II

Die richtige Antwort ist e.
Absolute Kontraindikationen für eine Lymphdrainage sind: dekompensierte Herzinsuffizienz, akute tiefe Beinvenenthrombosen, erosive Dermatose, akutes, schweres Erysipel, periphere arterielle Verschlusskrankheit Grad III/IV. **Relative Kontraindikationen** sind: malignes Lymphödem, Hautinfektionen, Hauterkrankungen (z. B. blasenbildende Dermatosen), periphere arterielle Verschlusskrankheit Grad I/II.

LITERATUR

Gesellschaft Deutschsprachiger Lymphologen e.V. (GDL). S2k-Leitlinie Diagnostik und Therapie der Lymphödeme (Stand: 5/2017). AWMF-Register.-Nr. 058-001. www.awmf.org/leitlinien/detail/ll/058-001.html (letzter Zugriff: 24.1.2022)

KASUISTIK

Ein 30-jähriger Rennskifahrer zog sich im Rahmen eines spektakulären Sturzes eine Luxation des rechten Hüftgelenks zu. Er kommt schmerzgeplagt mit innenrotiertem und flektiertem rechtem Bein zu Ihnen zur Behandlung in den Schockraum.

Was sind typische Komplikationen einer traumatischen vorderen oder hinteren Hüftgelenksluxation?

a) Verletzung des Nervus ischiadicus
b) Hüftkopfnekrose
c) Posttraumatische Koxarthrose
d) Kompartmentsyndrom
e) Verletzung des Nervus femoralis

Die richtigen Antworten sind a, b, c und e.

Hüftkopfnekrosen und die spätere Entwicklung einer posttraumatischen **Koxarthrose** sind die häufigsten Komplikationen nach Hüftluxationen. Eine Hüftkopfnekrose tritt bei ca. 20 % der Patienten nach Hüftgelenksluxation auf und steht in direktem Bezug zu einer verspäteten Reposition. Ungefähr die Hälfte der Patienten, die eine Hüftgelenksluxation erlitten, bilden später eine posttraumatische Arthrose aus.

Nervenschädigungen wie Verletzung des N. ischiadicus bei der posterioren Hüftgelenkluxation und Verletzung des N. femoralis bei der ventralen Luxation sind typische (Früh-)Komplikationen der Hüftgelenksluxation.

Bei der Hüftgelenksluxation ist die Luxationsrichtung in 90 % aller Fälle nach hinten und in 10 % nach vorn. Nicht selten sind Hüftgelenksluxationen mit Azetabulumfrakturen kombiniert. Typischer **Unfallmechanismus** ist eine direkte starke Gewalteinwirkung, zumeist bei Verkehrsunfällen der Anprall des in der Hüfte gebeugten Beines gegen das Armaturenbrett mit daraus resultierender hinterer Luxation *(„dashboard injury")*. Bei abgespreiztem Bein kommt es zur vorderen Luxation.

Zur **Diagnostik** gehört eine Beckenübersichtsaufnahme. Der Status von Nerven und Gefäßen (N. ischiadicus, N. femoralis und A. femoralis) muss vor und nach Reposition dokumentiert werden.

Die **Reposition** muss notfallmäßig erfolgen (in Allgemeinnarkose). Bei der häufigeren hinteren Luxation werden Knie und Hüfte rechtwinklig gebeugt und in Längsrichtung am Femur gezogen. Bei Instabilität muss das Repositionsergebnis durch Anlage einer Tibiakopfextension gesichert werden. Bei jeder geschlossen nichtreponierbaren Luxation muss eine offene Reposition erfolgen.

Außerdem ist die **Indikation zum offenen Vorgehen** bei operationspflichtigen Begleitverletzungen indiziert, insbesondere bei Azetabulumfrakturen, Schenkelhalsfrakturen, Femurkopffrakturen (Typ Pipkin II), und bei der primären Ischiadikusläsion bei großem dorsalen dislozierten Pfannenrandfragment.

LITERATUR

Grifka J, Kuster M (Hrsg.). Orthopädie und Unfallchirurgie. Berlin–Heidelberg: Springer, 2011.
Miller MD, Thompson SR (eds.). Miller's Review of Orthopedics. 7th (ed.). Philadelphia: Elsevier, 2016.
Scharf HP, Rüter A, Pohlemann T et al. (Hrsg.). Orthopädie und Unfallchirurgie. 2. Aufl. München: Elsevier Urban und Fischer, 2011.

KASUISTIK

Eine 90-jährige Patientin aus dem Seniorenwohnheim, die am Gehwagen noch mobil war, ist gestürzt und wird zu Ihnen in die chirurgische Rettungsstelle gebracht. Das rechte Bein erscheint klinisch stark verkürzt und deutlich nach außen rotiert.

Welche Aussagen zu der erwartenden Fraktur treffen zu?

a) Es kann sich sowohl um eine petrochantäre Femurfraktur als auch um eine Schenkelhalsfraktur handeln.
b) Schenkelhalsfrakturen werden in den meisten Fällen osteosynthetisch versorgt.

c) Pertrochantäre Femurfrakturen werden heute primär durch Endoprothesen versorgt.
d) Nach osteosynthetischer Versorgung muss eine Teilbelastung des verletzten Beins für die ersten Wochen unbedingt gewährleistet werden, da sonst ein Implantatversagen droht.
e) Die gebräuchlichen Klassifikationen der pertrochantären Femurfraktur (AO-Klassifikation und Evans-Klassifikation) beschreiben die Morphologie und Stabilität der Frakturen.

Die richtigen Antworten sind a und e.
Aufgrund der Fraktur und der einwirkenden Muskelkräfte liegt das Bein in einer verkürzten und außenrotierten Stellung. Die Patientin kann somit sowohl an einer pertrochantären Femurfraktur als auch an einer Schenkelhalsfraktur leiden, was ohne Röntgenbild nicht eindeutig differenziert werden kann.

MERKE
Als Faustregel gilt: Schenkelhalsfrakturen sind Frakturen des älteren Menschen, pertrochantäre Femurfrakturen sind Frakturen des sehr alten Menschen, wobei im Einzelfall ohne Röntgenbild keine eindeutige Schlussfolgerung gezogen werden kann.

Der **Altersdurchschnitt** von weiblichen Patientinnen mit pertrochantären Femurfrakturen liegt um fünf Jahre höher als der von Patientinnen mit einer Schenkelhalsfraktur. Der Altersdurchschnitt für das Auftreten pertrochantärer Frakturen liegt bei Frauen um die 80 Jahre, bei Männern um die 70 Jahre. Der **Osteoporosegrad** ist bei Patienten des höheren Lebensalters mit pertrochantären Femurfrakturen oder Schenkelhalsfrakturen sehr stark ausgeprägt.

Zurzeit kommen für die operative Versorgung von **pertrochantären Femurfrakturen** hauptsächlich das „Femoral Neck System" (FNS), die dynamische Hüftschraube (DHS), der Gammanagel sowie der proximale Femurnagel (PFN) bzw. Trochanter-Fixationsnagel (TFN) zur Anwendung.

Schenkelhalsfrakturen werden in der Regel endoprothetisch mittels einer Hemiprothese (selten Totalprothese) operativ versorgt. Ein osteosynthetisches Verfahren wie beispielsweise eine Verschraubung (FNS, DHS) wird nur in ausgewählten Fällen durchgeführt (junger Patient, unverschobener bzw. valgisch eingestauchter Bruch).

Eine Teilbelastung kann bei alten (und oft auch verwirrten) Patienten nicht erwartet werden. Die Mobilisation muss daher mit **Vollbelastung** erfolgen. Selbst bei „entlastetem" Bein wirken Druckkräfte von bis zu 180 % des Köpergewichts auf das Hüftgelenk ein. Die Benutzung von Unterarmgehstützen hat somit hauptsächlich stabilisierende und unterstützende Funktion. Jede Osteosynthese der hüftgelenksnahen Frakturen sollte eine Stabilität besitzen, die in etwa das doppelte Körpergewicht aufnehmen kann.

Die **AO-Klassifikation** ist im deutschsprachigen Raum die zurzeit bevorzugte Klassifikation. Sie berücksichtig entscheidende Parameter bezüglich der Instabilität infolge der medialen Abstützung (A1.1–A3.3) (➤ Abb. 8.26).

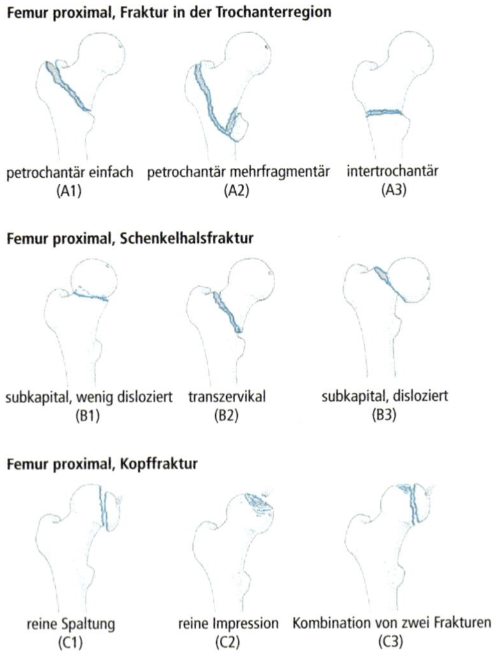

Abb. 8.26 AO-Klassifikation der proximalen Femurfrakturen [R462]

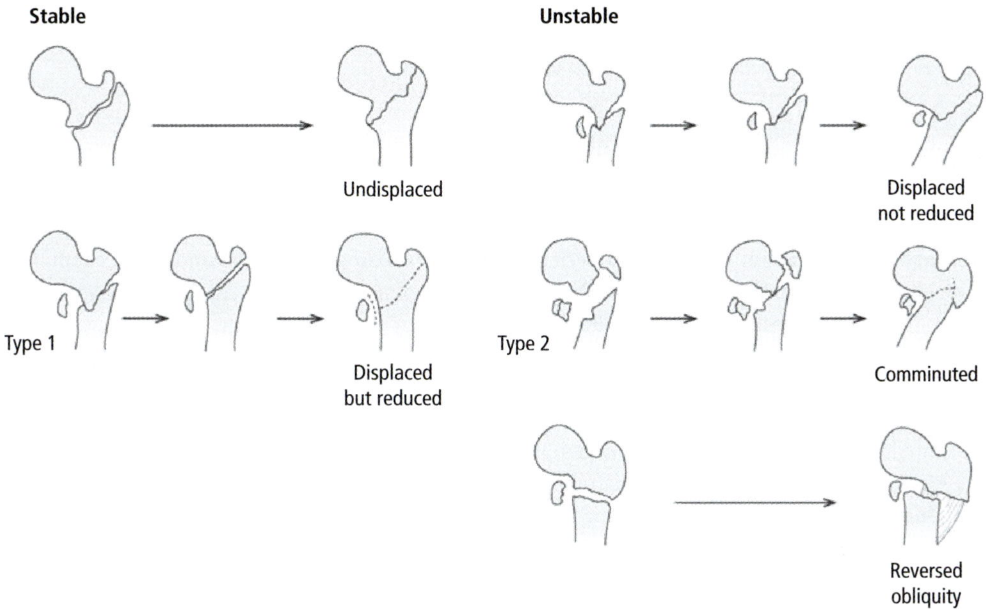

Abb. 8.27 Klassifikation der proximalen Femurfrakturen nach Evans [R461]

Die **Klassifikation nach Evans** beschreibt anhand des Frakturverlaufes den Grad der möglichen Instabilität (Typ I–V) (➤ Abb. 8.27).

LITERATUR

Grifka J, Kuster M (Hrsg.). Orthopädie und Unfallchirurgie. Berlin–Heidelberg: Springer, 2011.
Miller MD, Thompson SR (eds.). Miller's Review of Orthopedics. 7th (ed.). Philadelphia: Elsevier, 2016.
Scharf HP, Rüter A, Pohlemann T et al. (Hrsg.). Orthopädie und Unfallchirurgie. 2. Aufl. München: Elsevier Urban und Fischer, 2011.

8

KASUISTIK

Eine 72-jährige Patientin wird mit der Rettung in die chirurgische Notaufnahme gebracht. Sie sei zu Hause in der Küche ausgerutscht und auf die rechte Seite gestürzt, danach habe sie nicht mehr aufstehen können. Nachbarn hätten dann die Rettung alarmiert. Sie sind der diensthabende Chirurg in der Notaufnahme. Sie sehen eine vorgealterte Frau in mäßigem AZ und EZ mit leicht verwahrlostem Habitus. Beim Nähertreten nehmen Sie den charakteristischen „foetor ex ore aethylicus" wahr. Die Patientin berichtet, dass sie in ihrer Küche schon häufiger ausgerutscht, aber noch nie so schlimm gestürzt sei. Das rechte Bein steht in charakteristischer Fehlstellung und es besteht ein deutlicher Druckschmerz über dem Trochanter major. Die weitere grob orientierende Untersuchung des Bewegungsapparats ist ohne Frakturhinweis.

Welche Aussagen zur Schenkelhalsfraktur treffen zu?

a) Jede Schenkelhalsfraktur erkennt man klinisch an der Verkürzung und Außenrotation des betroffenen Beins.
b) Neben a. p.-Röntgen und axialem Röntgen sollte stets eine CT-Diagnostik durchgeführt werden, um die OP genau zu planen.
c) Die Klassifikation der Schenkelhalsfraktur kann nach Pauwels oder nach Garden erfolgen. Die größte klinische Relevanz wird jedoch durch die AO-Klassifikation vorgegeben.

d) Bei kopferhaltender Therapie sollte die Operation notfallmäßig möglichst in den ersten 8 h nach dem Trauma durchgeführt werden.
e) Unverschobene, eingestauchte Adduktionsfrakturen sollten wegen der Gefahr einer sekundären Dislokation prophylaktisch osteosynthetisch versorgt werden.

Die richtigen Antworten sind d und e.
Zwar präsentieren sich dislozierte Schenkelhalsfrakturen mit einer **Verkürzung und Außenrotation** des betroffenen Beins, jedoch können sich eingestauchte, stabile Schenkelhalsfrakturen unspektakulär darstellen, und die Patienten können sich gelegentlich ohne Gehstützen vollbelastend mobil in der Klinik vorstellen.

Standardaufnahmen bei Verdacht auf Verletzungen des proximalen Femurs sind die Beckenübersichtsaufnahmen in a. p.-Projektion sowie eine Aufnahme der betroffenen Hüfte in axialer Projektion. Die a. p.-Aufnahme sollte als so genannte „tiefe Einstellung" („tiefes Becken") erfolgen, sodass beide Hüftgelenke und die proximalen Femuranteile im a. p.-Strahlengang dargestellt werden. Nur so kann eine exakte Operationsplanung erfolgen. CT-Aufnahmen empfehlen sich nur bei V. a. eine nicht dislozierte, okkulte Fraktur (Stressfraktur). In unklaren Fällen kann eine MRT oder Knochenszintigrafie ebenfalls in Ausnahmefällen durchgeführt werden.

Die Einteilungen nach Pauwels oder Garden haben durchaus klinische Relevanz, wohingegen die zurzeit gültige AO-Klassifikation für Schenkelhalsfrakturen eine geringe klinische Relevanz aufweist.

- **Einteilung nach Pauwels:** Klassifizierung in drei Gruppen (I–III), entsprechend dem Neigungswinkel der Frakturebene zur Horizontalebene (I: < 30°), (II: 30–50°), (III: > 70°). Die wesentliche Aussage dieser Klassifikation ist, dass mit zunehmender Steilheit der Fraktur die Stabilität bei axialer Belastung abnimmt.
- **Einteilung nach Garden:** I – IV berücksichtigt den Grad der Dislokation im a. p.-Röntgenbild. (I: inkomplett, valgisch eingestaucht; II: komplett, undisloziert; III: komplett, partiell disloziert; IV: komplett, ausgeprägte disloziert)

Insgesamt ist die Kombination aus Garden-Klassifikation und axialem Alignement-Index nach Garden für die therapeutische Entscheidung im klinischen Gebrauch am bedeutendsten und weit verbreitet. Die **AO-Klassifikation** ist für die Therapieentscheidung und Prognose von Schenkelhalsfrakturen hingegen nicht hilfreich.

Mit der Dislokation einer Schenkelhalsfraktur und intrakapsulärer Einblutung verbunden ist eine Zunahme der Kapselspannung und damit eine Elongation der ernährenden Gefäße. Dies gefährdet die Blutversorgung des Hüftkopfs. Deshalb sollte bei kopferhaltender Therapie die **Operation** notfallmäßig, wenn möglich innerhalb der ersten 8 h nach dem Trauma durchgeführt werden. Die Rate der Pseudarthrosen und Femurkopfnekrosen ist hierdurch im Vergleich zum späteren Handeln deutlich vermindert.

MERKE
Bei Kindern und Jugendlichen sind Schenkelhalsfrakturen unfallchirurgische Notfälle und bedürfen der schnellstmöglichen Druckentlastung im Hüftgelenk durch eine Punktion, Kapsulotomie und Reposition sowie der definitiven chirurgischen Versorgung mittels Osteosynthese.

Ein **konservatives Vorgehen** hat, mit Ausnahme der Pauwels-I-Frakturen, aufgrund der langen Immobilitätszeiten eine Mortalitätsrate von bis zu 60 % zur Folge. Selbst stabile, eingestauchte Adduktionsfrakturen mit optimalem axialem Alignement dislozieren in 10–30 % der Fälle sekundär und sollten daher prophylaktisch mit einer **Osteosynthese** versorgt werden. Dies kann durch kanülierte Spongiosa-Zugschrauben-Osteosynthese, durch DHS oder FNS erfolgen.

LITERATUR
Grifka J, Kuster M (Hrsg.). Orthopädie und Unfallchirurgie. Berlin–Heidelberg: Springer, 2011.
Miller MD, Thompson SR (eds.). Miller's Review of Orthopedics. 7th (ed.). Philadelphia: Elsevier, 2016.
Scharf HP, Rüter A, Pohlemann T et al. (Hrsg.). Orthopädie und Unfallchirurgie. 2. Aufl. München: Elsevier Urban und Fischer, 2011.

KASUISTIK

Eine 76-jährige Patientin mit endoprothetischer Versorgung der rechten Hüfte kommt in die Notaufnahme, nachdem sie zu Hause gestürzt war. Sie klagt über Schmerzen im Bereich des rechten Oberschenkels. Die radiologische Diagnostik zeigt eine Femurschaftfraktur rechts, die im unteren Drittel des Prothesenschafts lokalisiert ist.

Welche Aussage(n) ist/sind richtig?

a) Periprothetische Frakturen werden nach der Vancouver-Klassifikation klassifiziert.
b) Periprothetische Frakturen nach Stürzen sind primär durch Fehler während der Implantation oder nach Prothesenlockerung verursacht.
c) Periprothetische Frakturen müssen mittels einem Wechsel des Prothesenschaftes auf einen Langschaft versorgt werden.
d) Die Komplikationsrate bei der operativen Versorgung periprothetischer Frakturen ist erhöht.
e) Die beschriebene periprothetische Fraktur der Patientin kann mit einem guten Ergebnis konservativ behandelt werden.

Die richtigen Antworten sind a und d.
Bei der beschriebenen Verletzung handelt es sich um eine periprothetische Fraktur. Diese Frakturformen werden lokalisationsabhängig nach der **Vancouver-Klassifikation** eingeteilt:

- Typ A_G: Trochanter-major-Fraktur
- Typ A_L: Trochanter-minor-Fraktur
- Typ B1: Fraktur auf Schafthöhe mit stabilem Prothesensitz
- Typ B2: Fraktur auf Schafthöhe mit instabilem Prothesensitz
- Typ B3: Fraktur auf Schafthöhe mit instabilem Prothesensitz und schlechter Knochenqualität
- Typ C: Fraktur unterhalb der Prothesenspitze

In diesem Fall handelt es sich um eine **Typ-B-Fraktur.**

Die Prothesenlockerung oder Fehlimplantation *kann* eine Ursache der periprothetischen Fraktur sein, jedoch sind Stürze im Alter ein adäquates Trauma, bei dem der Knochen aufgrund der Osteoporose einfach so brechen kann.

Die operative Versorgung ist häufig sehr schwierig. Die Therapie richtet sich primär nach der Stabilität der Prothese. Fälle mit einem stabilen Prothesensitz können mittels **Osteosynthese** mit einem guten Ergebnis operativ versorgt werden. Im Falle eines lockeren Prothesensitzes bleibt oft nur der **Schaftwechsel** auf einen langen sog. Revisionsschaft. Der Aufwand zur Entfernung des primären Schafts und die Versorgung mit dem Langschaft ist durch Zugang, Weichteiltrauma, Gefahr des Rotationsfehlers, Beinlängenveränderung mit einem deutlich erhöhten perioperativen Komplikationsrisiko verbunden.

Insbesondere bei den Typ-C-Frakturen kann ein **winkelstabiles Osteosyntheseverfahren,** wie z. B. das LISS-System, eine Therapiealternative darstellen. Die monokortikale Schraubenimplantation macht es möglich, den alten Prothesenschaft bei korrekter Lage und fehlenden Lockerungszeichen zu belassen. Eine **konservative Behandlung** ist jedoch in keiner Weise zielführend. Auch demente Patienten, die gebrechlich sind, profitieren von einer operativen Versorgung zur Pflegestabilisierung.

LITERATUR
Grifka J, Kuster M (Hrsg.). Orthopädie und Unfallchirurgie. Berlin–Heidelberg: Springer, 2011.
Miller MD, Thompson SR (eds.). Miller's Review of Orthopedics. 7th (ed.). Philadelphia: Elsevier, 2016.
Scharf HP, Rüter A, Pohlemann T et al. (Hrsg.). Orthopädie und Unfallchirurgie. 2. Aufl. München: Elsevier Urban und Fischer, 2011.

Welche Aussagen zur Anlage einer Extension an den unteren Extremitäten trifft zu?

a) Bei der Tibiakopfextension wird der Steinmann-Nagel von lateral nach medial vorgetrieben.
b) Bei der suprakondylären Femurextension wird der Steinmann-Nagel von medial nach lateral vorangetrieben.
c) Bei der suprakondylären Femurextension sollte der Steinmann-Nagel so weit anterior im Femurschaft wie möglich positioniert werden.
d) Eine Tibiakopfextension wird dann angewendet, wenn eine zusätzliche Knieverletzung vorliegt.
e) Bei Azetabulumfrakturen sollte eine Tibiakopfextension bis zur definitiven operativen Versorgung angelegt werden.

Die richtigen Antworten sind a und b.
Für die Anlage einer Extension an den unteren Extremitäten können **Steinmann-Nägel** nach Lokalanästhesie leicht sowohl in die proximale Tibia als auch proximal der Femurkondylen eingebracht werden. Die Positionierung der Nägel erfolgt am Eintrittspunkt mit größerer Genauigkeit als am Austrittspunkt, daher sollte die Seite, auf der die gefährdeten Strukturen sind (Nerven und Gefäße), zuerst penetriert werden.

Bei der **suprakondylären Positionierung** im Femur sollte man so weit wie möglich von der suprapatellaren Vertiefung (Patellarsehnenansatz) entfernt sein und daher den Steinmann-Nagel möglichst weit posterior von medial nach lateral einbringen (zur Vermeidung von Verletzungen der femoralen Gefäße). An der proximalen Tibia wird der Steinmann-Nagel von lateral nach medial eingebracht (zur Vermeidung von Verletzungen des N. peroneus). Hierbei wird der Pin auch eher weiter anterior im Bereich der Tuberositas tibiae eingebracht.

Wenn eine **zusätzliche Knieverletzung** vorliegt, wird der Steinmann-Nagel oberhalb des Knies, also femoral eingebracht, damit kein Zug auf das verletzte Gelenk ausgeübt wird. Nicht bei allen **Azetabulumfrakturen** ist eine (vorübergehende) Extensionsbehandlung indiziert. Bei dislozierten Frakturen des dorsalen Pfeilers, Quer- und T-Frakturen, sowie Zwei-Pfeiler-Frakturen und jeweils subluxiert stehendem Gelenk sollte, falls eine begleitende Hüftgelenksluxation vorlag, nach Reposition eine suprakondyläre Femurextension mit ca. $^1/_{10}$ bis $^1/_7$ des Körpergewichts bis zur elektiven, möglichst früh durchzuführenden Operation, angelegt werden. Eine Tibiakopfextension wird lediglich bei Frakturen des Oberschenkelschafts angelegt.

LITERATUR
Grifka J, Kuster M (Hrsg.). Orthopädie und Unfallchirurgie. Berlin–Heidelberg: Springer, 2011.
Miller MD, Thompson SR (eds.). Miller's Review of Orthopedics. 7th (ed.). Philadelphia: Elsevier, 2016.
Scharf HP, Rüter A, Pohlemann T et al. (Hrsg.). Orthopädie und Unfallchirurgie. 2. Aufl. München: Elsevier Urban und Fischer, 2011.

Welche der nachfolgenden Aussagen zur Femurschaftfraktur trifft zu?

a) Bei einer Femurschaftfraktur liegt in 50 % der Fälle eine Knieverletzung und in 20 % eine begleitende Schenkelhalsfraktur als Begleitverletzung vor.
b) Operationsbedingte Komplikationen sind Nervenschäden durch Lagerung oder Traktion, wobei am häufigsten der N. ischiadicus betroffen ist.
c) Eine Kompartmentspaltung wird (falls erforderlich) durch Spaltung der Fascia lata durchgeführt.
d) Die Metallentfernung (z. B. unaufgebohrter Femurnagel) kann in der Regel nach einem Jahr erfolgen.
e) Bei einer kindlichen Femurschaftfraktur, die mit Titanelastnägeln stabilisiert wurde, sollte eine sechswöchige postoperative Teilbelastung eingehalten werden.

Die richtige Antwort ist c.
An **Begleitverletzungen** der angrenzenden Gelenke muss immer gedacht werden. In der Literatur werden 10–20 % begleitende Knieverletzungen sowie 10 % begleitende Schenkelhalsfrakturen bei Femurfrakturen beschrieben.

Lagerungs- und Traktionsschäden (brüske Reposition) betreffen zumeist Nerven. Der N. pudendus und N. femoralis sind hiervon mit 5–9 %, der N. ischiadicus in bis zu 1–2 % der Fälle betroffen.

Bei einem manifesten **Kompartmentsyndrom** am Oberschenkel muss das Oberschenkelkompartment durch Spaltung der Fascia lata in ihrer ganzen Länge vom Trochanter major bis zum Knie eröffnet werden. Intramuskuläre Hämatome werden ausgeräumt, Muskelblutungen ligiert und nekrotische Muskelanteile entfernt. Hierbei muss angemerkt werden, dass ein echtes Oberschenkel-Kompartmentsyndrom eine Seltenheit darstellt.

Die **Metallentfernung** nach Osteosynthesen des Femurs sollte erst nach vollständigem Remodeling, frühestens nach 1,5 Jahren erfolgen, da sonst die Gefahr einer Refraktur gegeben ist.

Kindliche Frakturen heilen wesentlich schneller und brauchen in der Regel keine Entlastung, zumal eine Teilbelastung einem 5-jährigen Patienten auch schwer beizubringen ist.

LITERATUR

Grifka J, Kuster M (Hrsg.). Orthopädie und Unfallchirurgie. Berlin–Heidelberg: Springer, 2011.

Miller MD, Thompson SR (eds.). Miller's Review of Orthopedics. 7th (ed.). Philadelphia: Elsevier, 2016.

Scharf HP, Rüter A, Pohlemann T et al. (Hrsg.). Orthopädie und Unfallchirurgie. 2. Aufl. München: Elsevier Urban und Fischer, 2011.

KASUISTIK

Ein 17-jähriger Schüler ist bei dem Versuch, einen schmiedeeisernen Zaun zu überklettern, abgerutscht. Dabei spießte er sich am rechten Oberschenkel auf und konnte von der Rettung durch Absägen des entsprechenden Zaunstücks befreit werden. Er wird mit noch in situ liegendem Fremdkörper (schmiedeeiserne Zaunspitze) in die chirurgische Rettungsstelle eingeliefert (➤ Abb. 8.28). Dort fällt auf, dass er am rechten medialen Oberschenkel ein großes Hämatom entwickelt hat. Außerdem klagt der Patient über Parästhesien in seinem rechten Fuß. Bei der klinischen Untersuchung lassen sich schwache Pulse tasten. Zudem kann der Patient seinen Fuß nicht bewegen.

Wie gehen Sie vor?

a) Die Diagnostik erfordert es, eine Angiografie durchzuführen.
b) Eine sofortige Exploration im OP und Versorgung verletzter Strukturen nach Entfernung des Fremdkörpers ist indiziert.
c) Eine Fasziotomie des anterioren Kompartments am Oberschenkel muss als erste Maßnahme zur Druckentlastung durchgeführt werden.
d) Als Behandlung sollte die kompromittierende Zaunspitze sofort entfernt und ein Druckverband angelegt werden.
e) Offensichtliche Fremdkörper im Körper sollten wenn möglich noch an der Rettungsstelle entfernt werden, damit das Infektionsrisiko verringert wird.

Die richtige Antwort ist b.

Der Fall stellt eine mögliche arterielle Verletzung durch den penetrierenden Gegenstand dar. Die „5 Ps" charakterisieren eine arterielle Verletzung: Pain (Schmerz), Parästhesie, Pallor (Blässe), Pulslosigkeit und Paralyse. Früh auftretende Parästhesien und Lähmungen können ein Anzeichen für eine vorliegende Ischämie sein. Daher ist eine **sofortige Exploration und Wiederherstellung der Blutversorgung** unumgänglich.

Auch bei tastbaren schwachen Pulsen ist eine arterielle Verletzung nicht auszuschließen, da eine Pulsation auch über einen Thrombus fortgeleitet werden kann. Bei einer schweren Ischämie muss die Versorgung innerhalb der ersten 6–8 h erfolgen, damit irreversible Schäden verhindert werden können. Eine vorgeschobene Angiografie oder unzureichende Wundexploration ist daher nicht empfehlenswert, da dies die Zeit bis zur definitiven Versorgung nur verlängert. Zur **Diagnostik** kann noch eine Kontrastmittelcomputertomografie zur besseren Beurteilung der Lage des penetrierenden Gegenstands und der Verletzung der Strukturen durchgeführt werden. Eine Angiografie hat hierbei jedoch zunächst gar keinen Stellenwert.

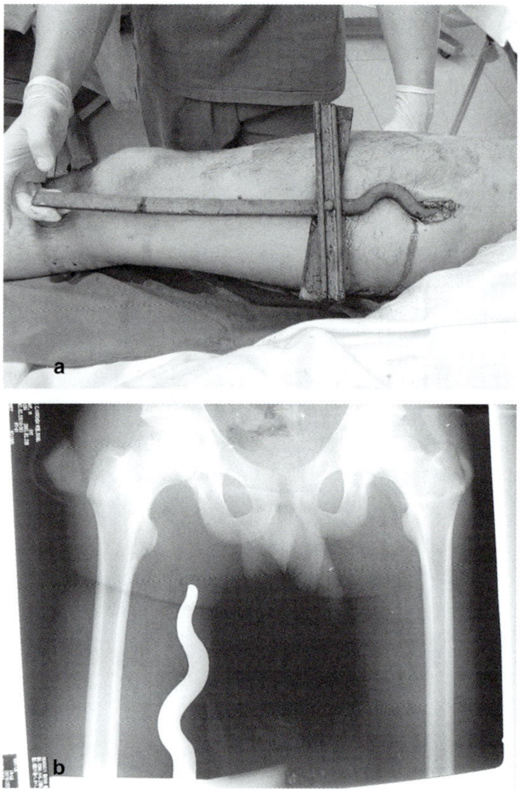

Abb. 8.28 Penetrierende Verletzung des Oberschenkels
a) Klinisches Bild des Patienten bei Einlieferung, b) Lage der Zaunspitze im Röntgenbild [R461]

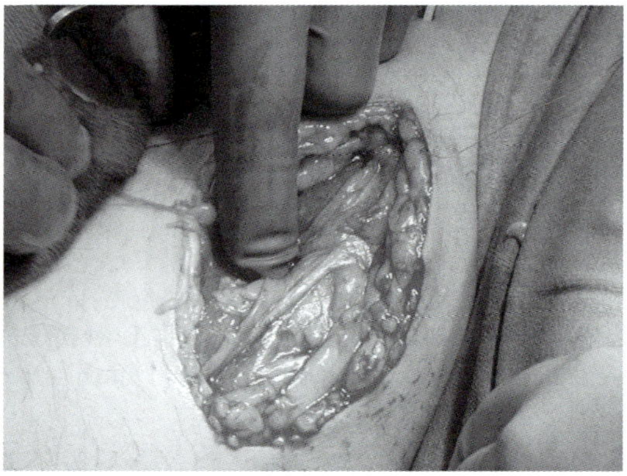

Abb. 8.29 Fasziotomie und Versorgung des Gefäßdefekts [R461]

Die **Entfernung des Fremdkörpers,** bevor kontrollierbare Verhältnisse unter OP-Bereitschaft geschaffen wurden, ist kontraindiziert. Der Gegenstand kann eine mögliche Gefäßverletzung noch komprimieren und dadurch eine größere Blutung verhindern. Durch Entfernung des Gegenstandes könnte eine noch stehende Blutung schnell zur massiven Blutung führen. Daher sollte jeder Gegenstand im Körper erstmals bis zur adäquaten Diagnostik bzw. im Falle Versorgung im OP in situ belassen werden und nicht an der Rettungsstelle entfernt werden. Eine **Fasziotomie** könnte in Kombination mit einer primären Versorgung eines Gefäßdefekts notwendig werden (➤ Abb. 8.29), aber eben erst, wenn der arterielle Blutfluss wiederhergestellt wurde.

8

LITERATUR

Grifka J, Kuster M (Hrsg.). Orthopädie und Unfallchirurgie. Berlin–Heidelberg: Springer, 2011.
Miller MD, Thompson SR (eds.). Miller's Review of Orthopedics. 7th (ed.). Philadelphia: Elsevier, 2016.
Scharf HP, Rüter A, Pohlemann T et al. (Hrsg.). Orthopädie und Unfallchirurgie. 2. Aufl. München: Elsevier Urban und Fischer, 2011.

KASUISTIK

Ein 24-jähriger sportlich aktiver Patient kommt in die Sprechstunde und berichtet über gelegentliche Schmerzen im rechten Kniegelenk. Die Beschwerden gehen manchmal mit einem Blockierungsgefühl einher. Zudem bemerkt er besonders nach körperlicher Belastung eine Schwellung des Kniegelenks, insbesondere der Kniekehle. Ein Trauma ist ihm nicht erinnerlich. Die klinische Untersuchung zeigt einen leichten Kniegelenkserguss, freie Beweglichkeit, stabile Bandverhältnisse sowie einen deutlichen Druckschmerz im Bereich des posteromedialen Gelenkspalts. In der Fossa poplitea lässt sich ein ca. 4 × 4 cm großer Tumor tasten. Die konventionelle radiologische Diagnostik ist unauffällig.

Welche Aussage(n) ist/sind richtig?

a) Die Symptome sind typisch für eine Verletzung des Innenmeniskus.
b) Die Anamnese legt den Verdacht auf eine Korbhenkelläsion des Meniskus nahe.

c) Operativ kann je nach intraoperativem Befund eine Teilresektion des Meniskus oder eine Meniskusnaht erfolgen.
d) Eine Baker-Zyste sollte simultan zur Meniskusoperation entfernt werden.
e) Die aufwändige Meniskusnaht einer Korbhenkelläsion ist nur bei Kindern indiziert.

Die richtigen Antworten sind a, b und c.

Das Beschwerdebild ist typisch für eine **Innenmeniskusläsion.** Die beschriebenen Blockierungen können durch ein weit eingerissenes, zeitweise umschlagendes Hinterhorn oder typischerweise durch einen luxierenden **Korbhenkelriss** verursacht werden. Sollte die Blockierung mit einem akuten Trauma korrelieren und das Knie nicht frei beweglich sein, so ist dies eine Indikation zur sofortigen arthroskopischen Versorgung und Rekonstruktion, da so Folgeschäden vermieden und Heilungschancen erhalten werden können.

Im oben beschriebenen Fall sollte eine **arthroskopische Versorgung** erfolgen. Dabei sollte wenn möglich die Meniskusanatomie durch arthroskopische Nahttechniken erhalten werden. Zur Verfügung steht die Inside-out-, Outside-in- und All-inside-Technik. Die arthroskopische **Meniskusnaht** sollte unabhängig vom Alter erfolgen, jedoch ist sie im höheren Alter nicht mehr erfolgsversprechend. Größe, Ausdehnung und Lokalisation der Verletzung sowie der Grad der Degeneration sind die wesentlichen limitierenden Faktoren. Eine sparsame Resektion erfolgt bei nicht rekonstruierbaren Verhältnissen.

Eine **Baker-Zyste** ist häufig nur Symptom der eigentlichen Verletzung. Sie ist als Ausdruck eines chronischen Entzündungsreizes mit Erguss und Erweiterung der Gelenkskapsel nach dorsal zu interpretieren. Bei kausaler Therapie der Meniskusläsion wird der Entzündungsreiz beseitigt, und es kommt häufig zu einer spontanen Rückbildung der Baker-Zyste. Deshalb ist eine aufwändige Entfernung zunächst nicht indiziert.

LITERATUR

Grifka J, Kuster M (Hrsg.). Orthopädie und Unfallchirurgie. Berlin–Heidelberg: Springer, 2011.
Miller MD, Thompson SR (eds.). Miller's Review of Orthopedics. 7th (ed.). Philadelphia: Elsevier, 2016.
Scharf HP, Rüter A, Pohlemann T et al. (Hrsg.). Orthopädie und Unfallchirurgie. 2. Aufl. München: Elsevier Urban und Fischer, 2011.

KASUISTIK

Eine 22-jährige Patientin kommt in die Notfallaufnahme und berichtet über ein plötzliches Verdrehtrauma des linken Knies während eines Basketballspiels. Bei der klinischen Untersuchung zeigen sich eine deutliche Bewegungseinschränkung des linken Knies, ein deutlicher Kniegelenkserguss, stabile Kollateralbänder sowie ein positiver Lachmann-Test.

Welche der folgenden Antworten sind richtig?

a) Die Symptome sind typisch für eine Ruptur des vorderen Kreuzbands (VKB).
b) Eine Patellaluxation muss differenzialdiagnostisch ausgeschlossen werden.
c) Es sollte sofort eine Kniegelenksarthroskopie zur Sicherung der Diagnose und Gelenkspülung durchgeführt werden.
d) In gleicher Sitzung sollte der Kreuzbandersatz erfolgen, um die Trainings- und Spielpause möglichst kurz zu halten.
e) Ein VKB-Ersatz ist nicht notwendig, da die Patientin aufgrund ihrer sportlichen Aktivität über ausreichende Muskulatur verfügt, das Knie zu stabilisieren.

Die richtigen Antworten sind a und b.

Die **Ruptur des vorderen Kreuzbands** geht mit einem typischen Kniegelenkserguss einher, der Ursache für die Schmerzen und Bewegungseinschränkungen ist. Der **Lachmann-Test** ist der präziseste Test zur Prüfung einer VKB-Ruptur. Ein erfahrener Untersucher kann hierbei auch den Grad der Instabilität beurteilen. Bei der klinischen Untersuchung müssen andere akute Verletzungen des Kniegelenks und Begleitverletzungen bei VKB-Ruptur ausgeschlossen werden. Dazu gehören Frakturen, Patellaluxation, Ruptur des hinteren Kreuzbandes, Außen- und Innenbandrupturen und Meniskusverletzungen.

Eine sofortige **Kniegelenksarthroskopie** zur Diagnosesicherung und Gelenkspülung ist kontraindiziert. Es kann zwar eine frühzeitige operative Versorgung erfolgen, jedoch ist die **VKB-Rekonstruktion** keine dringende OP-Indikation. Zudem kommen viele Patienten ohne VKB-Ersatz gut zurecht, sodass zunächst eine Physiotherapie durchgeführt werden kann. Nach einem konservativen Intervall können der Patientenbedarf und die Kniefunktion nochmals beurteilt werden.

Der **Zeitpunkt der operativen Versorgung** scheint keinen Einfluss auf das operative Ergebnis zu haben. Vor einer operativen Versorgung sollte das Kniegelenk eine freie Beweglichkeit aufweisen. (Profi-)Sportler benötigen jedoch ein sehr stabiles Kniegelenk, sodass oftmals eine frühzeitige operative Versorgung durchgeführt wird. Abweichend davon erfolgt die direkte operative Versorgung bei knöchernem Ausriss des vorderen Kreuzbands durch eine entsprechende Osteosynthese oder bei Begleitverletzungen (z. B. Meniskusluxation, komplexe Kniebandläsion, Kniegelenksluxation), die eine frühzeitige Versorgung notwendig machen.

MERKE

Ein Kniegelenk ohne VKB weist eine höhere Anfälligkeit für Meniskusläsionen auf. Eine alleinige VKB-Ruptur kann zu einer Gonarthrose führen, unabhängig davon, ob eine VKB-Rekonstruktion durchgeführt wird oder nicht.

LITERATUR

Grifka J, Kuster M (Hrsg.). Orthopädie und Unfallchirurgie. Berlin–Heidelberg: Springer, 2011.

Miller MD, Thompson SR (eds.). Miller's Review of Orthopedics. 7th (ed.). Philadelphia: Elsevier, 2016.

Scharf HP, Rüter A, Pohlemann T et al. (Hrsg.). Orthopädie und Unfallchirurgie. 2. Aufl. München: Elsevier Urban und Fischer, 2011.

KASUISTIK

Ein Patient hat als Fahrer eines Pkws eine Oberschenkelschaftfraktur erlitten. Nach entsprechender Diagnostik soll die operative Versorgung noch am gleichen Tag erfolgen.

8

Was ist in Bezug auf den Verdacht einer Kniebinnenverletzung ipsilateral zu beachten?

a) Die Untersuchung des Kniegelenks bei Oberschenkelschaftfraktur ist erschwert.
b) Gehaltene Knieröntgenaufnahmen sollten zur Diagnose einer hinteren Kreuzbandverletzung vor der Versorgung einer Femurschaftfraktur durchgeführt werden.
c) Eine Femurschaftfraktur mit Ruptur des hinteren Kreuzbands ist eine häufige Verletzungskombination.
d) Die Verletzung des hinteren Kreuzbandes lässt sich gut vor der Versorgung des Oberschenkels in Narkose evaluieren.
e) Bei Ruptur des hinteren Kreuzbands (HKB) sollte diese in einer Sitzung mit der Oberschenkelfraktur versorgt werden.

Die richtigen Antworten sind a und c.

Aufgrund des instabilen Oberschenkels und der Schmerzen lässt sich das Knie nur eingeschränkt oder gar nicht klinisch untersuchen. Die **Untersuchung in Narkose** hat den Vorteil, dass der Patient entsprechend relaxiert werden kann, löst aber nicht das Problem der Instabilität.

Gehaltene Knieröntgenaufnahmen sind bei V. a. eine hintere Kreuzbandverletzung zwar zur Quantifizierung der Instabilität erforderlich und können bei singulärer hinterer Kreuzbandverletzung durchgeführt werden.

Aufgrund der Femurinstabilität und der Schmerzen sind sie in diesem akuten Setting jedoch nicht möglich. Eine suffiziente Untersuchung des Knies ist daher erst nach Stabilisierung der Oberschenkelfraktur (z. B. durch eine intramedulläre Marknagelung) möglich. Dies gilt insbesondere für die Untersuchung des hinteren Kreuzbandes.

Nach Stabilisierung des Oberschenkels lässt sich eine hintere Schublade des Knies, falls vorhanden, gut provozieren und mittels Bildwandler noch im OP dokumentieren. Das Gleiche gilt für eine weitere häufige Begleitverletzung, die **laterale Instabilität.** Die Diagnostik und Dokumentation einer posterolateralen Instabilität ist insofern wichtig, als das Knie anschließend für sechs Wochen in einer sog. **PTS-Schiene** ruhiggestellt werden sollte. Die PTS-Schiene verhindert aufgrund ihres Aufbaus eine dorsale Translation der Tibia und damit eine Fehlverheilung des hinteren Kreuzbands.

Die **konservative Therapie** frischer HBK-Rupturen mittels PTS-Schiene zeigt gute Ergebnisse und ist, wenn die Möglichkeit besteht, der operativen Versorgung im Intervall vorzuziehen. Oftmals benötigen Patienten keine HKB-Rekonstruktion nach einer erfolgreichen konservativen Therapie. Eine nach Behandlung mit der PTS-Schiene eventuell persistierende laterale Instabilität kann isoliert einfacher versorgt werden als in Kombination mit einem HKB-Ersatz. Eine gleichzeitige Versorgung der Femurschaftfraktur und der HKB-Ruptur in einer Sitzung ist daher nicht zu empfehlen.

LITERATUR

Grifka J, Kuster M (Hrsg.). Orthopädie und Unfallchirurgie. Berlin–Heidelberg: Springer, 2011.Miller MD, Thompson SR (eds.). Miller's Review of Orthopedics. 7th (ed.). Philadelphia: Elsevier, 2016.

Scharf HP, Rüter A, Pohlemann T et al. (Hrsg.). Orthopädie und Unfallchirurgie. 2. Aufl. München: Elsevier Urban und Fischer, 2011.

KASUISTIK

Ein 32-jähriger Patient kommt in die Sprechstunde und berichtet über chronische Schmerzen im rechten Knie und Schwellung bei Belastung seit einem Autounfall vor 11 Monaten. Seine vorher vielfachen sportlichen Aktivitäten musste er komplett einstellen. Damals hatte er eine Oberschenkelschaftfraktur rechts erlitten, die mit einer Marknagelosteosynthese versorgt worden war und ohne Komplikationen ausheilte. Die klinische Untersuchung zeigt einen mäßigen Erguss, einen endgradig eingeschränkten Bewegungsumfang verglichen mit der kontralateralen Seite, keine Meniskuszeichen, eine deutliche laterale Aufklappbarkeit, aber keine vermehrte Translation der Tibia im Schubladentest. Vielmehr erscheint die rechte Tibia im Seitenvergleich bei 90°-Beugung weiter dorsal zu stehen.

Welche der folgenden Aussagen sind richtig?

a) Die Beschwerden sind auf eine vordere Kreuzbandruptur zurückzuführen.
b) Ein Achsenfehler des Femurs nach Osteosynthese ist ursächlich für die Beschwerden.
c) Zur weiteren Diagnostik sind gehaltene Aufnahmen beider Knie in 90°-Beugung im Seitenvergleich in vorderer und hinterer Schublade nützlich.
d) Der beschriebene Verletzungsmechanismus führt häufig zu den beschriebenen Beschwerden im Knie und wird auch als „Dashboard Injury“ bezeichnet.
e) Aufgrund der übersehenen Verletzung ist die sofortige operative Versorgung erforderlich.

Die richtigen Antworten sind c und d.

Anamnese und klinische Untersuchung legen den Verdacht einer **Verletzung des hinteren Kreuzbands** (nicht des vorderen) nahe. Diese tritt häufig in Kombination mit einer Femurfraktur auf und ist entsprechend dem Unfallhergang als **Dashboard Injury** bekannt. Dabei erfolgt beim Anprall an das Armaturenbrett eine massive Translation der Tibia nach dorsal. Oft wird die ligamentäre Verletzung des Knies, insbesondere bei zusätzlichen gravierenden knöchernen oder vital bedrohlichen Organverletzungen, verkannt. Bei chronischer Instabilität des hinteren Kreuzbands kann es dann zur Fixation des Knies in der hinteren Schublade kommen. Auch die Kombination der Ruptur des hinteren Kreuzbands mit Verletzung des posterolateralen Band- und Kapselapparates ist typisch.

Neben der klinischen hat die **radiologische Untersuchung** mit gehaltenen Aufnahmen einen sehr hohen diagnostischen Stellenwert und gibt wichtige Informationen bezüglich fixierter oder nicht fixierter hinterer Schublade sowie zum Ausmaß der Instabilität bzw. Subluxation.

Eine **operative Stabilisierung** zur Verhinderung von sekundären Knorpelschäden und mittelfristig einer Gonarthrose ist erforderlich. Dazu muss das Knie jedoch zuerst aus seiner fixierten hinteren Schublade mobilisiert werden. Dies geschieht mit einer so genannten **PTS-Schiene,** wobei ein Schaumstoffkeil im Bereich des dorsalen Unterschenkels für kontinuierlichen Druck in die vordere Schublade sorgt. Erst bei freier Knietranslation (radiologische Kontrolle) kann die OP erfolgen. Zeitgleich mit der Rekonstruktion des hinteren Kreuzbands hat die Stabilisierung der posterolateralen Ecke zu erfolgen. Weiters ist anzumerken, dass das Übersehen einer Verletzung an sich keine OP-Indikation darstellt. Maßgeblich ist die Art der Verletzung.

LITERATUR

Grifka J, Kuster M (Hrsg.). Orthopädie und Unfallchirurgie. Berlin–Heidelberg: Springer, 2011.
Miller MD, Thompson SR (eds.). Miller's Review of Orthopedics. 7th (ed.). Philadelphia: Elsevier, 2016.
Scharf HP, Rüter A, Pohlemann T et al. (Hrsg.). Orthopädie und Unfallchirurgie. 2. Aufl. München: Elsevier Urban und Fischer, 2011.

KASUISTIK

Ein adipöser 14-jähriger Patient kommt in die Notaufnahme mit starken Schmerzen im linken Knie. Er hatte Fußball gespielt und bei einer Drehung des Oberkörpers einen plötzlichen Schmerz im linken Knie verspürt. Die klinische Untersuchung zeigt einen Kniegelenkserguss, eine eingeschränkte Beweglichkeit mit voller Streckung und max. Beugung bis 70°, einen positiven Druckschmerz im Bereich des medialen Patellarands und des lateralen Femurkondylus sowie einen positiven Apprehension-Test. Die radiologische Untersuchung des linken Knies ist unauffällig.

Welche der folgenden Aussagen ist/sind richtig?

a) Eine Diagnose ist zu diesem Zeitpunkt nicht zu stellen. Die Resorption des Kniegelenksergusses ist zunächst abzuwarten.
b) Am ehesten handelt es sich um eine Bagatellverletzung bzw. Verstauchung. Der unauffällige radiologische Befund unterstützt diese Vermutung.
c) Die Beschwerden und die klinische Untersuchung lassen eine Patellaluxation vermuten.
d) Eine Patellaluxation ist sehr unwahrscheinlich, da diese Verletzung durch ein Hochenergie-Trauma entsteht.
e) Eine operative Versorgung im zeitlichen Intervall ist bei primärerer Patellaluxation indiziert.

Die richtige Antwort ist c.

Häufig wird die **primäre klinische Diagnostik** des Kniegelenks durch einen Kniegelenkserguss behindert. Neben Schmerzen verursacht dieser oft eine massive Bewegungseinschränkung. Wichtig ist in dem Fall, Verletzungen, die eine kurzfristige Therapie benötigen (Frakturen, Luxationen, luxierter, eingeklemmter Meniskus, Infekt) auszuschließen und das Knie nach Ruhigstellung im zeitlichen Intervall erneut zu evaluieren.

In diesem Fall wecken die klinischen Zeichen und Beschwerden jedoch deutlich den eindeutigen Verdacht auf eine stattgehabte **Patellaluxation.** Die Patienten erreichen die Rettungsstelle selten mit noch luxierter Patella. In solchen Fällen ist die klinische Diagnose aufgrund der offensichtlichen Fehlstellung einfach.

Weitaus häufiger ist die Patella bereits wieder reponiert. Der Patient hat dann einen Kniegelenkserguss, Druckschmerz im Bereich des gerissenen medialen Retinaculum patellae (Ligamentum patellofemorale mediale) sowie im Bereich des medialen Patellarands (oder medialen Femurkondylus – in Abhängigkeit von der Ruptur des Ligamentum patellofemorale mediale) und des lateralen Femurkondylus. In diesem Bereich bestand während der Luxation ein schmerzhafter Kontakt zwischen Patella und Femurkondylus.

Weiterhin zeigen die Patienten einen **positiven Apprehension-Test.** Dabei wird in Kniestreckung leichter Druck von medial auf die Patella ausgeübt, sodass diese leicht lateralisiert. Patienten mit bereits durchgemachter

Patellaluxation werden den Quadrizeps in Erwartung einer Luxation anspannen. Dieser Test kann im akuten Setting auch schmerzhaft für den Patienten sein, sodass dieser schwer durchzuführen ist.

MERKE

Röntgenaufnahmen sind bei V. a. eine Patellaluxation obligat. Zudem muss frühzeitig eine MRT- oder CT-Untersuchung erfolgen, da die Luxation oftmals mit einem osteochondralen oder chondralen Flake einhergeht, was zu sofortigen therapeutischen Konsequenzen führt.

Patellaluxationen ohne direktes Trauma erfordern oftmals eine **kongenitale Disposition** des Patienten. Dazu gehören in erster Linie eine dysplastische Trochlea klassifiziert nach Dejour, eine Patella alta, ein erhöhter Abstand zwischen der Trochlea und der Tuberositas tibiae (*tibial tuberosity/trochlea groove,* TTTG), eine erhöhte Tibiaaußentorsion oder Femurinnentorsion, eine erhöhte Valgusfehlstellung und eine laxe Bandsituation. Typisch ist das vergleichsweise geringe Trauma, häufig im Sinne einer Distorsion. Nur in Ausnahmefällen ist ein Hochenergietrauma für diese Verletzung ursächlich.

Die **Indikation für eine operative Versorgung** ist sehr differenziert zu sehen. Bei Vorliegen von osteochondralen oder chondralen Flakes ist eine sehr zeitnahe Versorgung durchzuführen, damit das Fragment wieder refixiert wird. Simultan wird das mediale patellofemorale Ligament (MPFL) refixiert oder öfters rekonstruiert.

Im Falle einer primären Patellaluxation ohne Flake wird jedoch stets ein **konservativer Therapieversuch** gestartet. Es ist nämlich so, dass lediglich 30–40 % aller Patienten ein zweites Luxationsereignis im Leben erleiden. Lediglich bei rezidiverenden Luxationen erfolgt eine **Rekonstruktion des MPFL.** Dabei müssen die beschriebenen Risikofaktoren eruiert und simultan mitversorgt werden, da ansonsten ein Operationsversagen droht. Ein früher oftmals durchgeführtes „Lateral Release" ist heutzutage kontraindiziert, da es die Patellaführung noch weiter destabilisiert.

LITERATUR

Dejour D, Zaffagnini S, Arendt E et al. (Hrsg.) Patellofemoral pain, instability, and arthritis. Berlin–Heidelberg: Springer, 2020.
Grifka J, Kuster M (Hrsg.). Orthopädie und Unfallchirurgie. Berlin–Heidelberg: Springer, 2011.
Miller MD, Thompson SR (eds.). Miller's Review of Orthopedics. 7th (ed.). Philadelphia: Elsevier, 2016.
Scharf HP, Rüter A, Pohlemann T et al. (Hrsg.). Orthopädie und Unfallchirurgie. 2. Aufl. München: Elsevier Urban und Fischer, 2011.

KASUISTIK

Eine 62 Jahre alte Frau wird aus Spanien per ADAC-Transport zurück nach Deutschland in ihre wohnortnahe Klinik gebracht. Wegen eines Fluglotsenstreiks in Spanien und eines nicht unerheblichen Kommunikationsproblems bei mangelnden Sprachkenntnissen hatte die Patientin in Madrid sechs Stunden in einem Rollstuhl sitzend auf ihren Weiterflug warten müssen. Einen Tag zuvor hatte sie sich bei einem Treppensturz eine Tibiakopfluxationsfraktur zugezogen, welche in einem Krankenhaus vor Ort zunächst mit einem geschlossenen Oberschenkelgips ruhiggestellt worden war. Obwohl der Patientin während des Rückflugs mehrfach Dipidolor als Kurzinfusion und Tramal-Tropfen verabreicht wurden, gibt sie bei Ankunft in der Notaufnahme starke Schmerzen im betroffenen Bein an; am Fußrücken habe sie zudem kein Gefühl mehr.

Welche der folgenden Aussage ist/sind richtig?

a) Da eine Tibiakopfluxationsfraktur als instabil angesehen werden kann, muss diese zur adäquaten Retention für den Patiententransport mittels Flugzeug in einem geschlossenen Oberschenkelgips gelagert werden.
b) Die beschriebenen Schmerzen sind direkt auf die Bewegungen der Frakturfragmente zurückzuführen, sodass eine Schmerzmittelgabe die Primärtherapie darstellt.
c) Der geschlossene Oberschenkelgips sollte sofort zur Entlastung eröffnet und die Weichteile beurteilt werden.

d) Nach dem Lösen des Gipses und der Weichteilbeurteilung (glänzende, gespannte, druckempfindliche Haut an der Wade mit Spannungsblasen) erfolgt eine exakte Erhebung des neurologischen Status des Beins.
e) Bei oben beschriebener Anamnese und unter d) geschilderter Weichteilsituation muss sofort eine osteosynthetische Ausversorgung mit offener Reposition und Schraubenosteosynthese erfolgen.

Die richtigen Antworten sind c und d.

Bei jeglichem Flug verbietet es sich, einen geschlossenen Gips anzulegen. Oftmals verbieten sogar die Fluglinien selber den Transport in solchen Fällen. Es kann nämlich durch die Verletzung, aber auch durch den Druckunterschied während des Flugs, zu einer massiven Schwellung kommen, wodurch ein **Kompartmentsyndrom** mit konsekutiver Nerven- und Muskelschädigung entstehen kann. Bei „geschlossenem" Gips sollte dieser daher so schnell wie möglich geöffnet werden, um eine weitere Schädigung der Weichteile zu verhindern.

Nach Beurteilung der Weichteile und Röntgendiagnostik muss das weitere Prozedere festgelegt werden. Bei den geschilderten Weichteilverhältnissen (mindestens Präkompartmentsyndrom!!!) verbietet sich eine weitere Ruhigstellung im Gips. Eine **Eröffnung möglicher Spannungsblasen** kann intraoperativ erfolgen.

Es muss ein genauer **neurologischer Status** vor einer weiteren operativen Versorgung des Beines erfolgen und dokumentiert werden. Bei diesem geschilderten Fall ist von einem Nervenschaden infolge unsachgemäßer Ruhigstellung und Lagerung der Extremität auszugehen. Zwar können Schmerzen durch instabile Frakturfragmente entstehen, jedoch sind die beschriebenen Schmerzen in erster Linie auf die **Schwellung und Druckzunahme im Gips** zurückzuführen, sodass die verabreichte Medikation keinen wesentlichen Effekt aufzeigt.

MERKE

Die primäre Therapie bei einschnürenden Gipsen ist immer zuerst das Eröffnen des Gipses, wodurch die Schmerzsymptomatik sogleich zurückgeht.

Die geschilderte Weichteilsymptomatik lässt eine definitive Versorgung nicht zu. Nach Röntgendiagnostik und Erhebung des neurologischen Status sollte eine **Ruhigstellung per Fixateur externe** (kniegelenksübergreifend) sowie gegebenenfalls eine **Kompartmentspaltung** am Unterschenkel durchgeführt werden.

Eine Tibiakopfluxationsfraktur gilt als **instabile Verletzung** und muss entweder im Oberschenkelspaltgips oder Fixateur externe in anatomischer Position bis zur definitiven Ausversorgung gehalten werden, um die Weichteile nicht zu kompromittieren. Die definitive Versorgung der Fraktur sollte erst nach Optimierung der Weichteilverhältnisse erfolgen.

LITERATUR

Grifka J, Kuster M (Hrsg.). Orthopädie und Unfallchirurgie. Berlin–Heidelberg: Springer, 2011.
Miller MD, Thompson SR (eds.). Miller's Review of Orthopedics. 7th (ed.). Philadelphia: Elsevier, 2016.
Scharf HP, Rüter A, Pohlemann T et al. (Hrsg.). Orthopädie und Unfallchirurgie. 2. Aufl. München: Elsevier Urban und Fischer, 2011.

KASUISTIK

Ein Patient hat sich als Motorradfahrer eine drittgradig offene Unterschenkelschaftfraktur rechts zugezogen (➤ Abb. 8.30).

Welche der folgenden Aussagen ist/sind richtig?

a) Die Einteilung offener Frakturen erfolgt nach Gustilo/Anderson.
b) Bei dieser Verletzung ist ein mehrzeitiges Vorgehen angezeigt. Initial steht die schnelle Frakturstabilisierung und Sicherung der Durchblutung im Vordergrund.
c) Das Hauptproblem von komplexen, offenen Unterschenkelfrakturen ist das drohende Kompartmentsyndrom.

d) Offene Frakturverletzungen sollten mit einer Hochdruck-Lavage gespült werden, damit es zu einer Keimreduktion kommt.
e) Eine antibiotische Prophylaxe sollte so frühzeitig wie möglich verabreicht werden.

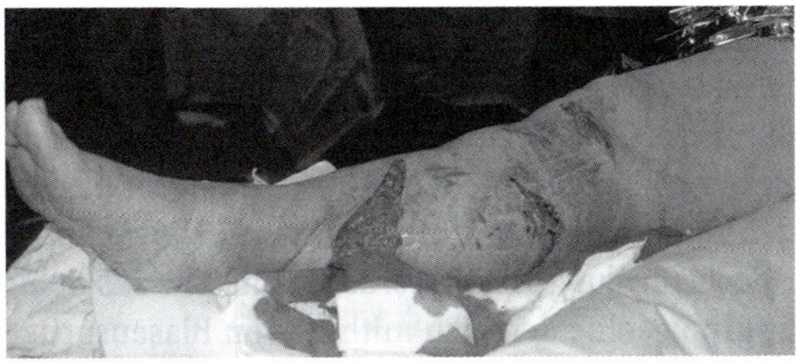

Abb. 8.30 Patient mit drittgradig offener Unterschenkelschaftfraktur [R461]

Die richtigen Antworten sind a, b und e.

Die **Einteilung offener Frakturen nach Gustilo/Anderson** in drei Grade hat sich in der Praxis bewährt. Je höher der Verletzungsgrad, desto höher das Infektionsrisiko und desto schlechter das Outcome. Drittgradig offene Frakturen werden noch einmal in a, b und c unterteilt. Zur weiteren Erläuterung vgl. ➤ Kap. 8.4, ➤ Tab. 8.1).

Therapieansatz ist zunächst selbstverständlich die **Extremitäterhaltung.** Eine Amputation kann jedoch wegen eines bereits fortgeschrittenen Perfusionsschadens, langstreckigen Gewebeverlustes, ausgedehnter Wundkontamination oder Infektion nach initialer Stabilisierung erforderlich werden.

Bei drittgradig offenen Frakturen sollte primär schnell eine **Frakturstabilisierung** (z. B. Fixateur externe, ➤ Abb. 8.31) erfolgen und die **Perfusion** gewährleistet werden (ggf. durch Gefäßrekonstruktion). Erst im weiteren Verlauf erfolgt in mehreren Schritten die Konsolidierung und Stabilisierung der Weichteile.

Stark kontaminierte Wunden können ein wiederholtes Débridement erforderlich machen. **Große Weichteildefekte** werden zunächst mit Epigard gedeckt. In einem späteren, weiteren Schritt erfolgt die definitive Stabilisierung. Je nach Frakturmorphologie bietet sich ein intramedullärer Nagel, eine Plattenosteosynthese oder ein Ringfixateur-System an. Vorteil von Letzterem sind die Variabilität, die langstreckige Stabilisierungsmöglichkeit und die weichteilschonende Montage. Weiterhin kann das System auch im Heilungsverlauf für z. B. Achsenkorrekturen, Distraktionsosteogenese o. Ä. benutzt werden. Nach Konsolidierung der Weichteile können abschließend der sekundäre Hautverschluss, Meshgraft-Deckung oder diverse Lappenplastiken erfolgen.

Ein ausgeprägtes **Kompartmentsyndrom** ist bei Frakturen mit schwerem offenen Weichteilschaden eher unwahrscheinlich und äußerst selten, da häufig die Muskellogen mit eröffnet sind. Geachtet werden muss aber auf einzelne noch intakte Muskellogen und die distalen Fragmente, die bei einer Minderdurchblutung einen Perfusionsschaden erleiden können.

Tab. 8.1 Gustilo-Klassifikation

Grad	Wundgröße	Kontamination	Fraktur	Gefäßverletzungen mit Rekonstruktionsbedarf	Weichteildeckung
I	< 1 cm	Minimal	Kein Periost-Stripping, einfache Fraktur mit geringer Trümmerzone	Nein	Ausreichend
II	> 1 cm	Mäßig	Minimales Periost-Stripping, mäßige Trümmerzone	Nein	Ausreichend
IIIa	Jede Größe	Schwer	Periost-Stripping, ausgedehnte Trümmerzone oder Segmentfraktur	Nein	Ausreichend, nach Débridement evtl. nicht mehr ausreichend
IIIb	Jede Größe	Schwer	Periost-Stripping, ausgedehnte Trümmerzone oder Segmentfraktur	Nein	Bedarf Lappendeckung
IIIc	Jede Größe	Schwer	Periost-Stripping, ausgedehnte Trümmerzone oder Segmentfraktur	Ja	Bedarf Lappendeckung

ggf. noch andere Verletzungen zu versorgen. Die Reposition mithilfe des Fixateurs ist relativ einfach, und letztlich kann man jederzeit die Weichteile gut beurteilen.

Ein weiterer Vorteil besteht in der Möglichkeit, den Fixateur auch nach der definitiven Osteosynthese je nach Fall zur Ruhigstellung und Schonung der Weichteile noch zu belassen. Wiederum ist die Beurteilung der Wund- und Weichteilverhältnisse dabei weitaus einfacher als bei der Ruhigstellung im Gips.

Die **operative Ausversorgung** darf im beschriebenen Fall nicht sofort durchgeführt werden. Die Schwellung ist viel zu stark. Dadurch würde man am Ende einer Osteosynthese die Haut nicht mehr oder nur mit sehr viel Spannung verschließen können, was in beiden Fällen zu schweren Wundheilungsstörungen führen kann. Dies kann letztendlich zu schweren Infektion führen und plastisch-chirurgische Deckungen erforderlich machen.

Bei der definitiven Operation hängt eine **Mitversorgung des Volkmann-Dreiecks** von der Größe des Fragments ab. Die Diskussion über die Indikation der operativen Versorgung des Volkmann-Dreiecks ist noch nicht zu Ende. Momentan wird eher eine operative Versorgung angestrebt. Erreicht oder überschreitet die Größe im seitlichen Röntgenbild ¼–⅓ der Gelenkfläche, so sollte eine indirekte oder direkte **Osteosynthese** (in der Regel Schraubenosteosynthese, aber auch Plattenosteosynthese), erfolgen.

LITERATUR

Grifka J, Kuster M (Hrsg.). Orthopädie und Unfallchirurgie. Berlin–Heidelberg: Springer, 2011.

Miller MD, Thompson SR (eds.). Miller's Review of Orthopedics. 7th (ed.). Philadelphia: Elsevier, 2016.

Scharf HP, Rüter A, Pohlemann T et al. (Hrsg.). Orthopädie und Unfallchirurgie. 2. Aufl. München: Elsevier Urban und Fischer, 2011.

Welche Aussagen zur Frakturklassifikation der langen Röhrenknochen durch die Arbeitsgemeinschaft für Osteosynthesefragen (AO) treffen zu?

a) Die Bezeichnung 42.C3 beschreibt eine diaphysäre Trümmerfraktur der Tibia.
b) Der Oberarm ist durch die Ziffer „2" kodiert.
c) Der Buchstabe A beschreibt eine Trümmerfraktur.
d) Die zweite Ziffer bezeichnet den Abschnitt des frakturierten Röhrenknochens.

Die richtigen Antworten sind a und d.

Mit der Idee, Frakturen systematisch zu dokumentieren, um diese und auch das Resultat einer osteosynthetischen Stabilisierung derselben miteinander vergleichbar zu machen sowie allgemeingültige Behandlungskonzepte zur Qualitätssicherung abzuleiten, entwickelten Maurice E. Müller et al. im Namen der Arbeitsgemeinschaft für Osteosynthesefragen (AO) eine Frakturklassifikation. Diese war zunächst nur für die langen Röhrenknochen aufgebaut und wurde/wird zunehmend erweitert.

Die Klassifikation basiert auf einem alphanumerischen Kode, welcher neben der Frakturlokalisation auch die Verletzung morphologisch widerspiegelt. Eine Behandlungsstrategie ist jedoch allein aus der Klassifikation nicht ableitbar. Die ersten beiden Ziffern dienen der Lokalisation der Fraktur.

- **Die erste Ziffer** steht für den betroffenen Knochen: 1 = Humerus 2 = Unterarm 3 = Femur 4 = Tibia
- **Die zweite Ziffer** kodiert einen Abschnitt des betroffenen Knochens. Bei den langen Röhrenknochen beschreibt z. B. die „1" eine proximale, die „2" eine diaphysäre und die „3" eine distale Fraktur. Als Ausnahme hat der Malleolarbereich aufgrund der Komplexität der möglichen Frakturen eine „4" zugeordnet bekommen (also 44 …).
- **An dritter Stelle** folgt eine alphabetische Kodierung (A–C). Sie beschreibt den Frakturtyp.
- **An vierter Stelle** steht erneut eine Zahl (1–3). Sie beschreibt Frakturgruppen.

Für das **proximale und distale Segment** gilt:

- A = extraartikuläre Frakturen
- B = partiell intraartikuläre Frakturen

- C = komplett intraartikuläre Frakturen.

Für das **diaphysäre Segment** (➤ Abb. 8.32) gilt:

- A = einfache Fraktur (A1 = Spiral-, A2 = Quer-, A3 = Schrägfraktur)
- B = Keilfraktur (B1= Drehkeil, B2 = Biegungskeil, B3 = multifragmentierter Keil)
- C = komplexe Frakturen (C1 = spiralförmig, C2 = etagenförmig, C3 = irregulär).

Zuletzt kann durch eine weitere Ziffer (1–3) eine zusätzliche Subklassifizierung erfolgen.

Somit kodiert die in Antwort a beschriebene Fraktur: **42.** (diaphysäre Tibia/Tibiaschaft), **C** (komplexe Fraktur), **3** (irreguläre Fraktur/Trümmerfraktur).

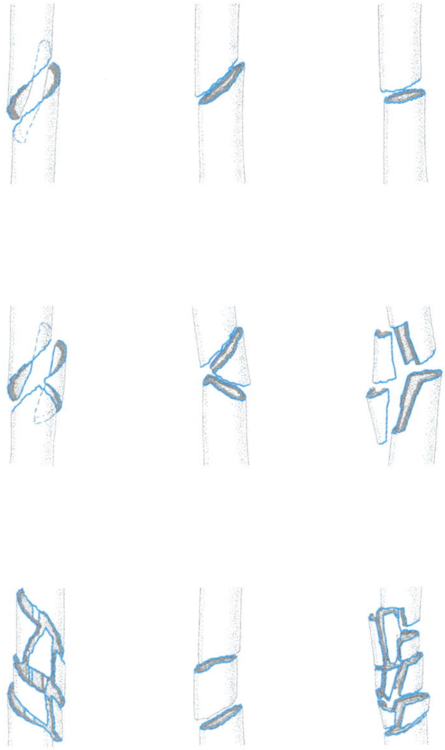

Abb. 8.32 AO-Klassifikation der diaphysären Tibiafrakturen [R461]

LITERATUR

Grifka J, Kuster M (Hrsg.). Orthopädie und Unfallchirurgie. Berlin–Heidelberg: Springer, 2011.

Miller MD, Thompson SR (eds.). Miller's Review of Orthopedics. 7th (ed.). Philadelphia: Elsevier, 2016.

Ruedi TP et al. AO-Prinzipien des Frakturmanagements. Kapitel 1.5 Frakturklassifikation. Stuttgart: Thieme, 2008. Online-Bildmaterial unter https://bilder.buecher.de/zusatz/20/20911/20911939_lese_1.pdf (letzter Zugriff: 23.9.2021).

Scharf HP, Rüter A, Pohlemann T et al. (Hrsg.). Orthopädie und Unfallchirurgie. 2. Aufl. München: Elsevier Urban und Fischer, 2011.

Welche der hier beschriebenen Frakturen sollten mit folgenden Osteosyntheseverfahren primär versorgt werden?

a) Einem Motorradfahrer stürzt seine Harley Davidson beim Putzen auf den rechten Unterschenkel. Er zieht sich eine geschlossene diaphysäre Tibiafraktur (AO-Klassifikation 42 B2) zu.

b) Ein 11-jähriger Schüler zieht sich beim Fußballspielen eine undislozierte Tibiafraktur (AO-Klassifikation 42 A2) zu.

c) Ein 20-jähriger Fahrradfahrer wird von einer Straßenbahn erfasst und zieht sich neben einem Thoraxtrauma mit Hämatothorax rechts und einem Schädel-Hirn-Trauma zweiten Grades eine geschlossene Unterschenkelschaftfraktur (AO 42 B2 II) zu.

d) Ein 30-jähriger Skiläufer zieht sich bei einem Hochgeschwindigkeitssturz eine zweitgradig offene Unterschenkelfraktur (AO-Klassifikation 42 B2) zu (Monotrauma).

e) Einem 45-jährigen Bauarbeiter fällt ein tonnenschwerer Stahlträger auf den Unterschenkel, dabei erleidet er eine offene Unterschenkelschaftfraktur (AO-Klassifikation 42 C2;Weichteilklassifikation Grad IIIa).

Osteosyntheseverfahren:

1. Verriegelungsmarknagel (z. B. UTN oder ETN)
2. Plattenosteosynthese
3. Fixateur externe
4. Oberschenkelliegegips

Die richtigen Antworten sind a-1, b-4, c-3, d-1 und e-3.

Die **geschlossene, diaphysäre Tibiafraktur** des Motorradfahrers ist eine klassische Indikation für die Marknagelung. Gegebenenfalls ist eine Kompartmentspaltung bei drohendem Kompartmentsyndrom erforderlich, die Indikation hierfür ist großzügig zu stellen. Wichtig zu wissen ist, dass einfache Querfrakturen das höchste Risiko für ein Kompartmentsyndrom aufweisen, da in solchen Fällen die Faszien und die Muskulatur nicht zerrissen sind.

Die Behandlung der **undislozierten Tibiafraktur** des Schülers kann konservativ ambulant erfolgen. Nach drei und sieben Tagen müssen Röntgenkontrollen im Gips erfolgen. Fehlstellungen können in dieser Phase gegebenenfalls noch durch eine Gipskeilung korrigiert werden.

Als Primärversorgung der **Unterschenkelschaftfraktur** des Fahrradfahrers sollte die Ruhigstellung mittels Fixateur externe erfolgen. Die OP-Zeit sollte so kurz wie möglich gehalten werden und eine Erhöhung des intrakraniellen Drucks (Risiko der Marknagelung) unbedingt vermieden werden. Ein schweres Thoraxtrauma stellt ebenfalls eine relative Kontraindikation zur primären Marknagelung dar, da es durch die Marknagelung zu möglichen Fettembolien kommen kann.

Bei **offenen Frakturen I. und II. Grades,** wie im Fall des Skiläufers, stellt der unaufgebohrte Tibianagel eine Alternative zum Fixateur externe dar. Da in diesem Fall ein Monotrauma mit vergleichsweise geringem Weichteilschaden vorliegt, ist eine primäre definitive Versorgung anzustreben.

Auch bei dem Bauarbeiter liegt ein Monotrauma vor, allerdings mit **schwerster Weichteildestruktion des Unterschenkels.** Hier kann daher primär keine definitive Versorgung der Extremität erfolgen. Zunächst müssen die Weichteile konditioniert werden und eine Ruhigstellung mit Fixateur externe bis zur definitiven osteosynthetischen Versorgung durchgeführt werden.

LITERATUR

Grifka J, Kuster M (Hrsg.). Orthopädie und Unfallchirurgie. Berlin–Heidelberg: Springer, 2011.
Miller MD, Thompson SR (eds.). Miller's Review of Orthopedics. 7th (ed.). Philadelphia: Elsevier, 2016.
Scharf HP, Rüter A, Pohlemann T et al. (Hrsg.). Orthopädie und Unfallchirurgie. 2. Aufl. München: Elsevier Urban und Fischer, 2011.

Welche Aussagen zum Kompartmentsyndrom treffen zu?

a) Ein Frühzeichen für das Kompartmentsyndrom des Unterschenkels sind Parästhesien am Fußrücken.
b) Ein progredienter Schmerz ohne Besserung auf Schmerzmittel ist das sicherste Zeichen eines Kompartmentsyndroms bei geschwollenem Unterschenkel
c) Bei offenen Unterschenkelfrakturen kann kein Kompartmentsyndrom auftreten, da infolge der Faszienzerreißung eine ausreichende Druckentlastung vorhanden ist.
d) Nur die Kompartmentdruckmessung liefert die Indikation für eine Kompartmentspaltung.
e) Bei der Kompartmentspaltung am Unterschenkel muss eine Faszienspaltung aller vier Kompartimente mit einer bilateralen Faszienspaltung erfolgen.

Die richtige Antwort ist b.

Beim wachen Patienten ist ein **starker progredienter Schmerz,** der nicht in Einklang mit dem Verletzungsausmaß zu bringen ist, wegweisend für ein Kompartmentsyndrom. Die Schmerzen sind auch unter einer adäquaten Schmerztherapie nicht zu beherrschen. **Parästhesien** oder eine **Störung der Rekapillarisierung** stellen sich erst bei einem fortgeschrittenem Kompartmentschaden (Spätzeichen) ein. Die peripheren Pulse sind auch bei einem voll entwickelten Kompartmentsyndrom erhalten.

Beim einem **offenen Weichteilschaden** kann trotz Faszienzerreißung, welche meist in transversaler Richtung und somit unvollständig erfolgt, ein Kompartmentsyndrom auftreten.

Die isolierte Betrachtung der **Höhe des Gewebedrucks** ist kein Indikator für eine Kompartmentspaltung. Die Charakterisierung des drohenden Kompartmentsyndroms bei einem Gewebedruck von > 30 mmHg sowie des manifesten Kompartmentsyndroms bei einem Gewebedruck von > 40 mmHg ist nur bei stabilen Kreislaufverhältnissen zu rechtfertigen. Bei einem Schockzustand ist die Bestimmung der Differenz zwischen dem arteriellen Mitteldruck und dem Gewebedruck vorzuziehen. Liegt der Differenzdruck unter 40 mmHg, ist eine **Kompartmentspaltung** indiziert.

MERKE

Prinzipiell gilt: Wenn man klinisch das Gefühl hat, dass die Weichteile stark spannen und der Gedanke an ein Kompartmentsyndrom aufkommt, dann sollten die gemessenen Gewebedrücke nur eine Bestätigung zur Indikation der Kompartmentspaltung sein. Vermeintlich niedrige Drücke dürfen die Spaltung nicht hinauszögern!!!

Es existieren zwei Zugänge zur Faszienspaltung: einerseits die bilaterale Faszienspaltung und andererseits die parafibuläre Fasziotomie. Bei beiden Verfahren werden alle vier Kompartimente komplett der Länge nach gespalten.

Die komplette **parafibuläre Fasziotomie** beginnt mit einem langen Hautschnitt 2 cm unterhalb des Fibulaköpfchens und verläuft bis 2 cm oberhalb der distalen Fibulaspitze. Man spaltet zunächst das anteriore Kompartment, dann schrittweise das laterale, das tiefe posteriore und das oberflächlich posteriore Kompartment. Im Zugangsbereich muss auf den Nervus fibularis superficialis geachtet werden.

LITERATUR

Grifka J, Kuster M (Hrsg.). Orthopädie und Unfallchirurgie. Berlin–Heidelberg: Springer, 2011.
Miller MD, Thompson SR (eds.). Miller's Review of Orthopedics. 7th (ed.). Philadelphia: Elsevier, 2016.
Scharf HP, Rüter A, Pohlemann T et al. (Hrsg.). Orthopädie und Unfallchirurgie. 2. Aufl. München: Elsevier Urban und Fischer, 2011.

KASUISTIK

Eine 17-jährige Patientin wird von ihren Eltern in die chirurgische Rettungsstelle gebracht. Sie kann, seit sie auf dem Heimweg von der Schule mit ihrem rechten Sprunggelenk mit ihren neuen hochsohligen Sportschuhen (Buffalos) umgeknickt ist, nur noch humpeln. Bei der klinischen Untersuchung stellen Sie eine starke Schwellung unterhalb des Malleolus lateralis fest. Dort besteht ebenfalls ein deutlicher Druckschmerz. Stabilitätsüberprüfungen wie Aufklappbarkeit und Schubladentest lassen sich aufgrund einer erheblichen Schmerzsymptomatik nicht durchführen.

Welche weiteren Aussagen sind (diesen Fall betreffend) richtig?

a) In erster Linie muss bei dem Fall an eine Maisonneuve-Verletzung gedacht werden.
b) Zum Frakturausschluss reicht in der Regel eine Sprunggelenksröntgenaufnahme in zwei Ebenen.
c) Zur Diagnosesicherung sollte eine standardisierte gehaltene Röntgenaufnahme (in diesem Fall mit Peroneusblockade) erfolgen.
d) Die operative Behandlung der Außenbandruptur stellt heute den Goldstandard dar.
e) Eine semirigide Orthese sollte Tag und Nacht getragen werden, damit die Bänder in ihrer anatomischen Position ausheilen können.

Die richtigen Antworten sind b und e.

Im Anschluss an die klinische Untersuchung erfolgt eine **Röntgendiagnostik des Sprunggelenks in zwei Ebenen,** um eine mögliche Fraktur auszuschließen. Entsprechend den Ottawa Ankle Rules ist dies jedoch nur indiziert, falls ein Druckschmerz über den distalen 6 cm des posterioren Außenknöchels oder posterioren Innenknöchels besteht, und falls der Patient nicht vollbelastend mobilisierbar ist.

Die Anamnese, der klinische Befund und die Röntgenaufnahmen ohne Anzeichen für eine Fraktur deuten in dem Fall auf die Diagnose einer **Außenbandruptur** hin. Die früher oft durchgeführten gehaltenen Aufnahmen sind obsolet, da sie nur schmerzhaft sind und keine Therapieentscheidung liefern.

Sowohl mit der konservativ-funktionellen als auch mit der operativen Behandlung können durchgehend gute Resultate erreicht werden. Heutzutage wird nahezu in allen akuten Fällen eine **konservative Therapie** begonnen. Die operative Behandlung ist nur bei kompletter Zerreißung des Bandapparats bei Profisportlern anzudenken. Zwar muss bei einem Umknickereignis auch an eine **Maisonneuve-Verletzung** gedacht werden, der beschriebene Fall liefert hierfür jedoch keine Hinweise. In erster Linie wären dies ein Druckschmerz über der Syndesmose mit möglicher Schwellung, ein Druckschmerz unterhalb oder über dem Innenknöchel, ein Druckschmerz des Fibulaköfpchens, ein positiver Frick- und Squeeze Test.

LITERATUR

Grifka J, Kuster M (Hrsg.). Orthopädie und Unfallchirurgie. Berlin–Heidelberg: Springer, 2011.

Miller MD, Thompson SR (eds.). Miller's Review of Orthopedics. 7th (ed.). Philadelphia: Elsevier, 2016.

Scharf HP, Rüter A, Pohlemann T et al. (Hrsg.). Orthopädie und Unfallchirurgie. 2. Aufl. München: Elsevier Urban und Fischer, 2011.

KASUISTIK

Freitag Nacht 1:30 Uhr. Ein 35-jähriger Patient wird von der Rettung in die chirurgische Notaufnahme gebracht, in der Sie der diensthabende Chirurg sind. Der Patient ist deutlich alkoholisiert. Er war auf dem Rückweg von einer Betriebsfeier über einer Bordsteinkante umgeknickt und hatte sich danach noch in eine nahe gelegene Kneipe geschleppt, wo die Rettung alarmiert wurde. Der Patient liegt auf der Trage und gibt den Rettungssanitätern lauthals Anweisungen. Die Stellung des rechten Sprunggelenks ist bizarr, ähnlich einer Bajonettfehlstellung. Die Rettungssanitäter berichten, dass der Patient sie nicht an das verletzte Bein gelassen hätte.

Was tun Sie jetzt?

a) Aufgrund des alkoholisierten Zustands des Patienten rufe ich als Erstes meinen Hintergrunddienst an.
b) Ich sage den Schwestern, dass sie zunächst alle Formalitäten erledigen, dann das Bein in Gips packen und mich dann erst wieder holen sollen.
c) Ich lasse den OP vorbereiten, sodass ich nach einer Blitzintubation die Extremität des Patienten mit einer Sprunggelenksosteosynthese retten kann.
d) Ungeachtet des alkoholisierten Zustands des Patienten reponiere ich das Sprunggelenk sofort.
e) Natürlich veranlasse ich als Erstes ein Röntgen des Sprunggelenks in zwei Ebenen, bevor ich mir einen weiteren Plan überlege.

Die richtige Antwort ist d.

Natürlich kann man seinen Hintergrunddienst anrufen, dies sollte im beschriebenen Fall jedoch keinesfalls die erste Tat darstellen. Selbstverständlich müssen auch die Aufnahmeformalitäten geregelt werden, aber das ist in diesem Fall von sekundärer Priorität.

Die Fehlstellung lässt auf eine **Sprunggelenksluxationsfraktur** schließen, welche zur Vermeidung von inneren Druckschäden **sofort notfallmäßig reponiert** gehört (ggf. nach intravenöser Analgetikagabe). Danach sollte das Sprunggelenk stabil gelagert werden, und erst jetzt sollten Röntgenbilder durchgeführt werden.

Bei bizarrer Fehlstellung ist auch eine **primäre Gipsruhigstellung** vor der Reposition falsch. Außerdem sollten Sie in so einem Fall anwesend sein. Erst nach erfolgter Reposition und Röntgendiagnostik kann über die Dringlichkeit einer OP nachgedacht werden.

Falls die **Fraktur ohne Subluxation** im Gips steht, kann abgewartet werden, bis der Patient ausgenüchtert ist. Im seltenen Fall einer **irreponiblen Fraktur** oder eines **subluxierten Talus** im Gips sollte unabhängig vom alkoholisierten Zustand des Patienten die Reposition im OP durchgeführt werden und ein Fixateur externe angelegt bzw. bei fehlender oder geringer Schwellung die Fraktur ausversorgt werden.

LITERATUR

Grifka J, Kuster M (Hrsg.). Orthopädie und Unfallchirurgie. Berlin–Heidelberg: Springer, 2011.

Miller MD, Thompson SR (eds.). Miller's Review of Orthopedics. 7th (ed.). Philadelphia: Elsevier, 2016.

KASUISTIK

Ein 41-jähriger Bahnangestellter stemmt beim Verladen eine Kiste hoch. Dabei verspürt er einen deutlichen Schlag an der rechten Ferse. Er habe sich noch umgedreht, um zu sehen, wer ihn da von hinten getreten habe. Es sei aber niemand da gewesen. Danach kann er nicht mehr richtig laufen. Mit Schmerzen im Bereich der Achillessehne stellt er sich bei Ihnen in der Rettungsstelle vor. Sie tasten eine deutliche Delle ca. 4 cm proximal des Kalkaneus. Der Thompson-Test ist positiv.

Welche Aussagen zur Achillessehnenruptur treffen zu?

a) Die statische Reißfestigkeit der Achillessehne ist fast doppelt so hoch wie die dynamische Reißfestigkeit.
b) In der Diagnostik der Achillessehnenruptur zeigt sich die Kernspintomografie der Sonografie deutlich überlegen und sollte daher routinemäßig erfolgen.
c) Bei immunsupprimierten Patienten mit Achillessehnenrupturen empfiehlt sich eine primär operative Versorgung, da die Heilung bei der primär funktionellen Behandlung wesentlich länger dauert.
d) Sowohl beim operativ-funktionellen als auch beim konservativ-funktionellen Behandlungskonzept ist die Sportfähigkeit des Patienten in der Regel zwischen der 13. und 16. Woche wiederhergestellt.
e) Die operative Behandlung zeigt ein niedrigeres Rerupturrisiko als die konservative Behandlung, jedoch ist die Rate an Wundheilungsstörungen höher.

Die richtigen Antworten sind d und e.

Die statische **Reißfestigkeit der Achillessehne** beträgt nur bis 400 kp, die dynamische hingegen 930 kp. Beim athletischen Hoch- und Weitsprung wurden Belastungen bis zu 1.500 kp gemessen.

Die **Sonografie** gilt immer noch als Methode der Wahl, insbesondere zur Beurteilung von Teilrupturen, veralteten Zerreißungen, Rerupturen oder in der Diagnostik des sogenannten Tennis Leg (Ruptur am muskulotendinösen Übergang). Ein MRT kann lediglich in zweifelhaften Fällen als zusätzliche Informationsquelle gesehen werden und ist keinesfalls zur Routinediagnostik geeignet.

Bei immunsupprimierten Patienten, alten Menschen, multimorbiden Patienten und Diabetikern sowie bei schlechten Hautverhältnissen sollte auch bei sonografisch nachweisbaren größeren Diastasen von bis zu 1 cm die **konservative primär-funktionelle Behandlung** durchgeführt werden. Eine potenzielle Kraftminderung wird als geringerer Nachteil gegenüber dem hohen Infektionsrisiko und Risiko für Wundheilungsstörungen bei einer primär operativen Behandlung angesehen.

Generell ist die primär-funktionelle Behandlung bei allen subkutanen Rupturen indiziert, bei denen sich trotz totaler Zerreißung in 20°-Plantarflexion des Fußes eine vollständige Adaptation (Hochleistungssportler) oder eine partielle Adaptation bis 3 mm (alle anderen) erkennen lässt.

Die **primär operative Behandlung** ist bei allen offenen Rupturen angezeigt und bei sonografisch nicht vollständiger Adaptation in 20°-Spitzfußstellung, wenn es sich um einen Hochleistungssportler handelt. Das **Rerupturrisiko** erscheint etwas höher bei der konservativen als bei der operativen Therapie. Das postoperative Nachbehandlungsregime ist in der Literatur sehr inhomogen dargestellt. Die **Sportfähigkeit** sollte jedoch nach der Sehnenheilung nach etwa 3–4 Monaten wieder gegeben sein.

LITERATUR

Grifka J, Kuster M (Hrsg.). Orthopädie und Unfallchirurgie. Berlin–Heidelberg: Springer, 2011.

Miller MD, Thompson SR (eds.). Miller's Review of Orthopedics. 7th (ed.). Philadelphia: Elsevier, 2016.

Scharf HP, Rüter A, Pohlemann T et al. (Hrsg.). Orthopädie und Unfallchirurgie. 2. Aufl. München: Elsevier Urban und Fischer, 2011.

KASUISTIK

Ein 45-jähriger Maurer ist während seiner Arbeitszeit auf der Baustelle ausgerutscht, von einer ca. 2 m hohen Mauer gefallen und mit der linken Ferse aufgeprallt. Er klagt über Schmerzen im Rückfußbereich, in welchem neben einer deutlichen Schwellung auch ein Hämatom sichtbar ist. Sie lassen Röntgenbilder anfertigen (➤ Abb. 8.33).

Welche Aussagen zu dieser Fraktur treffen zu?

a) Bei der Verletzung handelt es sich um die häufigste Fraktur im Bereich der Fußwurzel .
b) Zur weiteren Beurteilung und Therapieplanung ist eine CT-Untersuchung notwendig
c) Die Fraktur wird anhand von sagittalen CT-Bildnern nach Sanders klassifiziert.
d) Eine Arthrose des unteren Sprunggelenks ist eine häufige Langzeitfolge dieser Verletzung.

Die richtigen Antworten sind a, b und d.

Die Fallvignette beschreibt eine **Kalkaneusfraktur,** welche die häufigste Fraktur der Fußwurzel darstellt.

Neben der klinischen Untersuchung ist beim Fersenbeinbruch heutzutage nach einer primären Röntgenabklärung, mittels Aufnahmen des Sprunggelenks und Fersenbeins in zwei Ebenen, die Anfertigung eines CT zur weiteren Diagnostik und operativen Planung indiziert. Die **Klassifikation der Kalkaneusfraktur nach Sanders** erfolgt dann auf koronaren Schnittbildern. Hierbei erfolgt die Einteilung anhand der Dislokation in der posterioren Gelenkfacette und der Anzahl der Frakturlinien. Zudem sollte (wenn möglich, da in ca. 15 % der Fälle eine beidseitige Kalkaneusfraktur besteht) eine **Röntgenaufnahme des gesunden Fersenbeins** in zwei Ebenen angefertigt werden, da sich hier die physiologischen Achsen zur Orientierung bei der Rekonstruktion des frakturierten Fersenbeins bestimmen lassen (Rückfußachse/Böhlerwinkel/talometatarsale Achse).

Bei der Kalkaneusfraktur treten bis zu fünf Hauptfragmente (➤ Abb. 8.34) in unterschiedlicher Kombination auf. Es werden extraartikuläre von intraartikulären Kalkaneusfrakturen unterschieden.

8

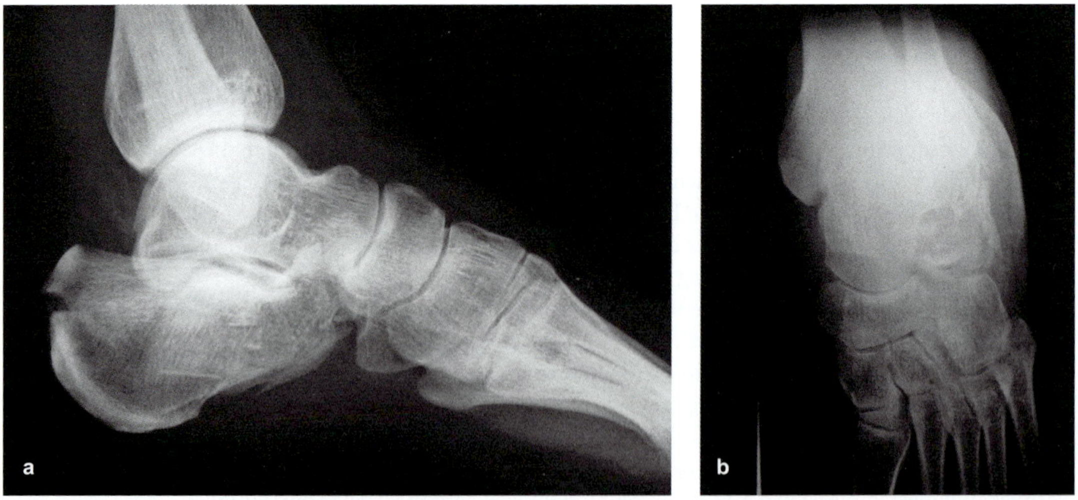

Abb. 8.33 Die Röntgenaufnahmen zeigen die Verletzung der Fußwurzel. [R461]

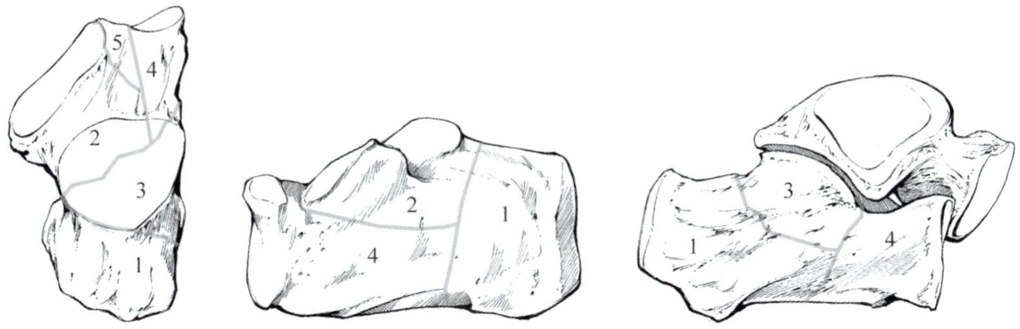

Abb. 8.34 Die fünf Hauptfragmente bei Kalkaneusfrakturen [R303] 1 Tuberositas-Fragment 2 Sustentaculum-Fragment 3 posteriores Facetten-Fragment 4 anteriores Haupt-Fragment 5 anteriores Facetten-Fragment

Therapieziel ist die **Rekonstruktion der Rückfußform und Gelenkfunktion.** Grundsätzlich lässt sich dies bei **extraartikulären Frakturen** ohne wesentliche Fehlstellung konservativ erzielen, während bei dislozierten extraartikulären Frakturen, wie z. B. dem so genannten „Entenschnabelbruch" des Tuberositas-Fragments eine perkutane Verschraubung anzustreben ist.

Bei **intraartikulären Frakturen** bedarf die Wiederherstellung der Gelenkflächen eines offenen operativen Vorgehens. Über den lateralen Zugang erfolgt nach Reposition und ggf. Spongiosaunterfütterung die Stabilisierung durch eine übungsstabile Plattenosteosynthese. Dislozierte Frakturen des sustentakulären Fragments machen ein zusätzliches offenes Vorgehen von medial über einen minimalen Hautschnitt (mini-open) und eine Schraubenosteosynthese notwendig.

Bei intraartikulären Frakturen mit lokalen **Kontraindikationen gegen ein offenes Vorgehen** (z. B. massive Weichteilschwellung, Hautnekrosen) sollte zumindest eine Rekonstruktion des Rückfußes durch eine perkutane Spickdraht- oder Schraubenosteosynthese erzielt werden.

Nach initialer, dem Rückgang der Weichteilschwellung angepasster Bettruhe und Kühlung sowie Antiphlogistikagabe wird der mit Plattenosteosynthese versorgte Patient gipsfrei unter 15 kg **Teilbelastung an Unterarmgehstützen** mobilisiert. Je nach Frakturtyp bzw. dem Einsatz von Spongiosa ist diese Teilbelastung für 10–12 Wochen beizubehalten. Bei der Nachbehandlung ist besonders auf die Durchblutungsverhältnisse im Wundbereich zu achten. Bei konservativer Therapie im Gips/Cast ist ebenso mit einer 10- bis 12-wöchigen Zeit der Teilbelastung zu rechnen.

Bei intraartikulären Frakturen ist die häufigste Langzeitkomplikation die **Degeneration des unteren Sprunggelenks,** welche mit höherem Grad nach Sanders-Klassifikation zunimmt.

MERKE

Ca. 30 % der Patienten mit einer Kalkaneusfraktur haben weitere Verletzungen, z. B. nach Auffahrunfällen eine Kettenverletzung der betroffenen unteren Extremität (Tibiakopf/Azetabulum) oder nach Stürzen aus der Höhe Frakturen der thorakolumbalen Wirbelsäule und des Sakrums!

LITERATUR

Grifka J, Kuster M (Hrsg.). Orthopädie und Unfallchirurgie. Berlin–Heidelberg: Springer, 2011.

Miller MD, Thompson SR (eds.). Miller's Review of Orthopedics. 7th (ed.). Philadelphia: Elsevier, 2016.

Scharf HP, Rüter A, Pohlemann T et al. (Hrsg.). Orthopädie und Unfallchirurgie. 2. Aufl. München: Elsevier Urban und Fischer, 2011.

Welche Aussagen zu der auf den Röntgenbildern (➤ Abb. 8.35) gezeigten Verletzung treffen zu?

a) Die Verletzung entsteht durch ein Supinationstrauma bzw. ein Inversionstrauma.
b) Es handelt sich um eine knöcherne Ausrissfraktur der Sehne des M. peroneus longus.
c) Zunächst ist eine konservative Therapie angezeigt.
d) Es sollte eine frühzeitige Verschraubung oder Zuggurtungsosteosynthese durchgeführt werden.
e) Es handelt sich bei der Verletzung um eine Jones-Fraktur.

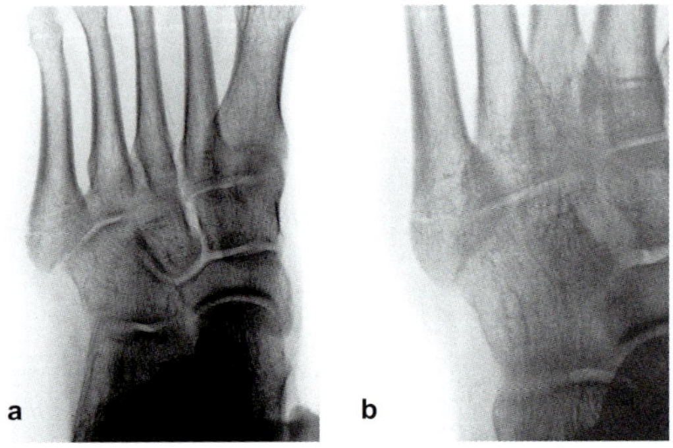

Abb. 8.35 Verletzung des Fußes im Röntgenbild in dorsoplantarer (a) und dorsoplantar-schräger Projektion (b) [R461]

Die richtigen Antworten sind a und c.

Es handelt sich um eine nicht dislozierte, **knöcherne Ausrissfraktur der Sehne des M. peroneus brevis,** welche an der Basis des Metatarsale V ansetzt. Der M. peroneus brevis wirkt pronatorisch; durch seinen plötzlichen Gegenzug bei einem Supinations- oder Inversionstrauma kommt es zu einem knöchernen Ausriss der Sehne. Die Sehne des M. peroneus longus hingegen zieht zum Os cuneiforme mediale bzw. Metatarsale I.

Nur sehr selten ist diese Verletzung so weit disloziert, dass sie durch **eine Schrauben- oder Zuggurtungsosteosynthese** zu refixieren ist. In dem demonstrierten Fall ist es zu keiner Dislokation gekommen. Zunächst ist daher eine **konservative Therapie** indiziert. Diese besteht aus der Ruhigstellung des Fußes in einem Caststiefelchen oder Geishaschuh für sechs Wochen unter Teilbelastung. Im Verlauf sollten Röntgenkontrollaufnahmen des Fußes zum Ausschluss einer sekundären Dislokation des Fragments durchgeführt werden.

Bei der **Jones-Fraktur** handelt es sich um eine basisnahe Fraktur im proximalen metadiaphysären Übergang ohne intraartikuläre Beteiligung.

LITERATUR

Grifka J, Kuster M (Hrsg.). Orthopädie und Unfallchirurgie. Berlin–Heidelberg: Springer, 2011.
Miller MD, Thompson SR (eds.). Miller's Review of Orthopedics. 7th (ed.). Philadelphia: Elsevier, 2016.
Scharf HP, Rüter A, Pohlemann T et al. (Hrsg.). Orthopädie und Unfallchirurgie. 2. Aufl. München: Elsevier Urban und Fischer, 2011.

Welche Aussagen zu Pseudarthrosen sind zutreffend?

a) Bleibt eine belastungsstabile Heilung einer Fraktur nach 3–4 Monaten aus, so handelt es sich um eine Pseudarthrose.
b) Pseudarthrosen treten häufiger an der unteren als an der oberen Extremität auf.
c) Die Ursache vaskularisierter, vitaler, hypertropher Pseudarthrosen ist eine fehlende mechanische Stabilität im betroffenen Bereich.
d) Avitale, atrophe Pseudarthrosen benötigen neben stabilen mechanischen Verhältnissen eine lokale Anfrischung bzw. ein Débridement und ggf. Spongiosaanlagerung zur Heilung.

Die richtigen Antworten sind b, c und d.

Bei einer ausbleibenden belastungsstabilen Knochenheilung nach 3–4 Monaten wird noch von einer **verzögerten Frakturheilung** *(delayed union)* gesprochen. Erst nach 6–8 Monaten wird der Begriff der Pseudarthrose (Falschgelenk bzw. *non-union*) verwendet.

Pseudarthrosen können nach operativer und konservativer Frakturbehandlung auftreten. Die untere Extremität ist aufgrund der mechanischen Verhältnisse dabei verstärkt betroffen, insbesondere nach Unterschenkelfrakturen. Pseudarthrosen entstehen seltener im epi- oder metaphysären als im diaphysären Bereich, da die Blutversorgung dort besser und die spongiöse Kontaktfläche größer ist.

Als **Ursachen von Pseudarthrosen** sind zu nennen:

- Lokale Minderdurchblutung (z. B. Weichteilschaden, offene Frakturen, avitale Knochenfragmente, iatrogene Deperiostierung)
- Systemische Minderdurchblutung (pAVK)
- Instabilität im Frakturbereich
- Infektion
- Medikamente (Steroide, Zytostatika)
- „Unbiologische" Osteosynthese mit Kompromittierung der ossären Perfusionsverhältnisse (auftragende Platten).

Eine **Einteilung der Pseudarthrosen** kann erfolgen in:

- Epi-, metaphysäre und diaphysäre Pseudarthrose der langen Röhrenknochen
- Pseudarthrose der platten und kurzen Knochen (Scaphoid)
- Aktive (vaskuläre) Pseudarthrose
- Inaktive (avaskuläre, atrophe) Pseudarthrose

Bei der **aktiven Pseudarthrose** (weitere Unterteilung in 1. hypertrophe Form – „Elefantenfuß", 2. vitale kallusarme Form – „Pferdefuß" und 3. die kalluslose Form) besitzen die durchbluteten Knochenenden noch osteogene Heilungspotenz. Der Grund für die nicht einsetzende ossäre Überbrückung liegt in einer Instabilität im Frakturbereich (ungenügende osteosynthetische Versorgung bzw. Implantatversagen). Ziel der Therapie muss eine **osteosynthetische Stabilisierung** der betroffenen Region sein (Marknagel, Ringfixateur oder Plattenosteosynthese; winkelstabile, nicht auftragende Implantate). Eine Anfrischung der Pseudarthrosenregion oder Spongiosaanlagerung ist nicht zwingend indiziert, da der Knochen eine osteogene Potenz besitzt.

Bei der **atrophen, avaskulären** Form hingegen sind aufgrund der fehlenden, lokalen osteogenen Heilungspotenz das **Débridement** (Abtragen von Bindegewebe aus dem Frakturspalt und Anfrischen der Pseudarthrose) sowie eine **Spongiosaanlagerung** zur Stimulierung der ossären Heilung indiziert.

Zur Verhinderung oder Reduzierung **iatrogen induzierter Pseudarthrosen** durch auftragende Platten sind winkelstabile „Plattensysteme" entwickelt worden, welche dem Periost nicht mehr direkt aufliegen (somit entsprechen diese eigentlich vielmehr einem Fixateur interne als einer Platte) und die periostale Durchblutung der Frakturregion bei gleicher, wenn nicht sogar größerer Stabilität weniger kompromittieren als die bisherigen Systeme (biologische Osteosynthese). Daneben spielt eine weichteilschonende Operationstechnik eine Hauptrolle in der Vermeidung von Pseudarthrosen.

LITERATUR

Grifka J, Kuster M (Hrsg.). Orthopädie und Unfallchirurgie. Berlin–Heidelberg: Springer, 2011.
Miller MD, Thompson SR (eds.). Miller's Review of Orthopedics. 7th (ed.). Philadelphia: Elsevier, 2016.
Scharf HP, Rüter A, Pohlemann T et al. (Hrsg.). Orthopädie und Unfallchirurgie. 2. Aufl. München: Elsevier Urban und Fischer, 2011.

8.4 Konservatives Management und Weichteile

Nicole M. van Veelen, Isabelle R Bünter, Frank J. P. Beeres

KASUISTIK

Ein 32-jähriger Fußgänger wurde beim Überqueren der Straße von einem Motorrad angefahren. Er wird mit einer offenen Unterschenkelfraktur ins Krankenhaus gebracht. Es zeigt sich eine 12 cm lange, quer verlaufende Wunde anterior und eine zirka 3 × 3 cm große Wunde mit hervorstehendem Knochen und flächiger Kontusionsmarke medial. Das Periost ist am herausstehenden Knochen nicht mehr sichtbar (➤ Abb. 8.36). Die Fußpulse sind gut tastbar und die distale Motorik und Sensibilität sind erhalten.

Wie klassifizieren Sie diese offene Fraktur?

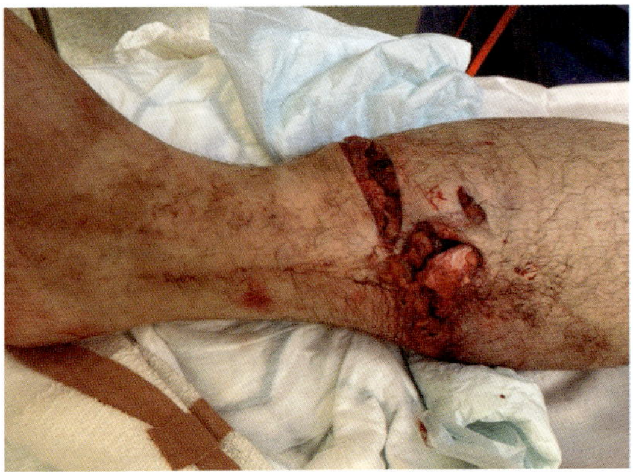

Abb. 8.36 Offene Unterschenkelfraktur [P1199]

a) Gustilo I
b) Gustilo II
c) Gustilo IIIa
d) Gustilo IIIb
e) Gustilo IIIc

Die richtige Antwort ist d.

Offene Frakturen werden nach **Gustilo/Anderson** klassifiziert. Diese Klassifikation berücksichtigt nicht nur die Wundgröße, sondern auch die Verletzung von Nerven und Gefäßen sowie das Ausmaß der Kontamination (➤ Tab. 8.1). Die Klassifizierung ist am genauesten, wenn sie intraoperativ erfolgt. Die Infektions- und Amputationsrate korreliert mit dem Grad der Klassifikation, das heißt, je höhergradig die Verletzung, desto höher die Infektions- und Amputationsrate.

Eine weitere Klassifikation für Weichteilverletzungen ist die **Tscherne-Klassifikation.** Sie wird vor allem bei geschlossenen Frakturen verwendet. Es gibt auch eine Tscherne-Klassifikation für offene Frakturen, die Gustilo-Anderson-Klassifikation ist aber verbreiteter. Bei geschlossenen Frakturen ist davon auszugehen, dass die Energie, welche auf den Knochen gewirkt hat, der Energie entspricht, welche auf die Weichteile gewirkt hat. Je höher die Energie, desto schwerer der Weichteilschaden. Somit werden in der Tscherne-Klassifikation vier Gruppen unterschieden (➤ Tab. 8.2).

LITERATUR

Ibrahim DA, Swenson A, Sassoon A, Fernando N. Classifications in brief: The Tscherne classification of soft tissue injury. Clin Orthop Relat Res. 2017; 475(2): 560–564.
Rasmussen TE, Koelling EE. Surgical management of severe lower extremity injury. www.uptodate.com/contents/surgical-management-of-severe-lower-extremity-injury (letzter Zugriff: 24.9.2021).

8

KASUISTIK

Eine 40-jährige Frau wird auf die Notfallstation gebracht, nachdem sie von einer Kuh gegen den linken Unterschenkel getreten wurde. Im Röntgen zeigt sich eine mehrfragmentäre, intraartikuläre, distale Tibiafraktur. Auf Höhe der Fraktur besteht eine zirka 5 cm große, verschmutzte Wunde.

Welche der folgenden Schritte leiten Sie ein? Mehrere Antworten sind möglich.

a) Wunde auf der Notfallstation nähen
b) Präemptive antibiotische Behandlung starten
c) Tetanus-Impfstatus prüfen
d) Operationsanmeldung für Débridement und Fixateur externe
e) Operationsanmeldung für Débridement und Plattenosteosynthese

Die richtigen Antworten sind b, c und d.

Eine offene Fraktur soll nicht auf der Notfallstation genäht werden. Sie bedarf eines gründlichen Débridements und einer ausgiebigen Spülung, da solche Frakturen als kontaminiert gelten. Die Wunde soll auf der Notfallstation inspiziert und fotodokumentiert sowie anschließend mit einem feuchten Verband (z. B. betadinegetränkte Gaze) bis zur operativen Versorgung verbunden werden. Bereits auf der Notfallstation soll die **antibiotische**

Behandlung begonnen werden. Bei stark kontaminierten Wunden, wie nach einem Unfall auf einem Bauernhof oder bei Wassersportunfällen zu erwarten ist, muss die antibiotische Therapie entsprechend dem erwarteten Keimspektrum angepasst werden.

Die **operative Erstversorgung** beinhaltet eine ausgiebige Wundspülung mit NaCl-Lösung (niedriger Druck, keine Jetlavage) und ein Débridement. Hierzu muss die Wunde oft erweitert werden. Sollte ein Wundverschluss nicht möglich sein, erfolgt eine vorläufige Deckung mit Vakuum-Verband, Kunsthaut oder feuchten Kompressen. Die Wunde sollte in diesem Fall nach 24–48 Stunden erneut im Operationssaal beurteilt werden (sogenannter Second Look). Auf Grund der Weichteilverletzung und insbesondere bei polytraumatisierten Patienten erfolgt im Rahmen der Erstversorgung meist eine **Frakturstabilisierung mittels Fixateur externe.** Dies ermöglicht eine Erholung und Abschwellung der Weichteile, um eine spätere definitive Versorgung mit Platte oder Nagel zu erlauben.

Bei sämtlichen Patienten mit Wunden muss der **Tetanusimpfstatus** überprüft und bei Bedarf eine Auffrischimpfung mit oder ohne Tetanus-Immunglobulinen verabreicht werden. Die jeweils aktuellen Empfehlungen zur Tetanusimpfung sind auf den Internetseiten der nationalen Gesundheitsbehörden abrufbar:

- Deutschland: www.rki.de
- Schweiz: www.bag.admin.ch
- Österreich: www.sozialministerium.at

LITERATUR

Rasmussen TE, Souza JM. Severe lower extremity injury in the adult patient. www.uptodate.com/contents/severe-lower-extremity-injury-in-the-adult-patient (letzter Zugriff: 24.9.2021).

Rasmussen TE, Koelling EE. Surgical management of severe lower extremity injury. www.uptodate.com/contents/surgical-management-of-severe-lower-extremity-injury (letzter Zugriff: 24.9.2021).

KASUISTIK

Eine 24-jährige Patientin, welche sich beim Skifahren eine Unterschenkelschaftfraktur zugezogen hatte, wurde noch am Unfalltag mittels intramedullärem Nagel versorgt. Einige Stunden postoperativ beklagt sie massive Schmerzen. Die Abteilungspflege ruft Sie als Dienstarzt an und fragt, was sie der Patientin zusätzlich an Schmerzmittel geben könne, da das Oxycodon keine genügende Wirkung zeige.

Welche der folgenden Aussagen treffen zu?

a) Starke Schmerzen sind nach einer Osteosynthese zu erwarten, Sie verschreiben eine PCA *(patient controlled analgesia)* mit Morphin.
b) Sie entfernen die Bandagen, mit welchen das Bein postoperativ eingebunden wurde.
c) Solange die Patientin tastbare Fußpulse hat, ist ein Kompartmentsyndrom ausgeschlossen.
d) Um die Diagnose eines Kompartmentsydroms zu stellen, muss der gemessene Logendruck > 60 mmHg sein.
e) Passiver Dehnungsschmerz ist sehr suggestiv für ein Kompartmentsyndrom

Die richtigen Antworten sind b und e.

Ein **Kompartmentsyndrom** kann verschiedene Ursachen haben. Am häufigsten wird es durch ein Trauma verursacht. Weitere Ursachen sind einengende, zirkuläre Verbände (z. B. Gips, Bandagen), Reperfusion nach Ischämie, Verbrennungen oder Extravasate von Infusionen. 1–10 % der Patienten mit Tibiafrakturen entwickeln ein Kompartmentsyndrom. Das klassische Leitsymptom des Logensyndroms ist ein inadäquater Schmerz, welcher nicht auf Analgetika anspricht.

Bei der klinischen Untersuchung zeigen sich die Weichteile gespannt, die Muskulatur verhärtet und druckdolent, und es besteht ein typischer, **passiver Dehnungsschmerz** der betroffenen Muskulatur. Ferner gehören

Parästhesie/Hypästhesie und Muskelschwäche zu den möglichen klinischen Befunden. Ein Verlust der tastbaren Pulse oder verzögerte Rekapillarisationszeit sind keine typischen Symptome des Kompartmentsyndroms.

Die Diagnose kann rein klinisch bereits gestellt werden. Zur Diagnosesicherung kann bei Bedarf (z. B. bei bewusstlosen Patienten) eine **Logendruckmessung** erfolgen. Der zuverlässigste Schwellenwert bei der Messung ist der Unterschied (Delta) zwischen diastolischem Blutdruck und gemessenem Logendruck. Ist dieses Delta < 30 mmHg, besteht die **Indikation zur sofortigen Fasziotomie.**

MERKE

Am Unterschenkel gibt es vier Logen, welche bei einem Kompartmentsyndrom gespaltet werden müssen (anterior, lateral, oberflächliche Flexoren, tiefe Flexoren), was über eine oder zwei Inzisionen erfolgen kann.

Am häufigsten ist der Unterschenkel von einem Kompartmentsyndrom betroffen. Es kann aber auch am Oberschenkel, Fuß, Unterarm, Hand, Oberarm oder Gesäß auftreten, wobei Oberarm und Gesäß selten betroffen sind. Das Kompartmentsyndrom kann außer an den Extremitäten auch am Abdomen auftreten, wenn der intraabdominale Druck stark ansteigt. Die Diagnostik und Therapie sind jedoch anders und werden in diesem Kapitel nicht weiter besprochen.

Nach erfolgter Fasziotomie bleiben die Wunden vorübergehend offen, da ein sofortiger Hautverschluss das Risiko eines Rezidivs mit sich bringt. Die Wunde wird mit Hautersatz oder feuchten Kompressen bedeckt und die Wundränder werden mit Gummizügel schnürsenkelartig approximiert oder aber die Wunde wird mit einem Vakuumverband versorgt. Nach 48–72 Stunden sollte der Verband im Operationssaal gewechselt und nach Wundreinigung bei genügender Abschwellung der **sekundäre Hautverschluss** erfolgen. Falls im Verlauf ein sekundärer Wundverschluss nicht möglich ist, bedarf es einer **Spalthauttransplantation** zur Wunddeckung.

LITERATUR

Stracciolini A, Hammerberg EM. Acute compartment syndrome of the extremities. www.uptodate.com/contents/acute-compartment-syndrome-of-the-extremities (letzter Zugriff: 24.9.2021).

von Keudell AG, Weaver MJ, Appelton PT et al. Diagnosis and treatment of acute extremity compartment syndrome. Lancet. 2015; 386: 1299–1310.

8

KASUISTIK

Nach einem Sturz auf den rechten Arm stellt sich ein 63-Jähriger auf der Notfallstation vor. Er gibt Schmerzen im Bereich des rechten Oberarms an. Im Röntgenbild sehen Sie die in ➤ Abb. 8.37 dargestellte Fraktur.

Welcher Nerv ist bei diesem Frakturverlauf besonders gefährdet?

a) N. medianus
b) N. ulnaris
c) N. radialis
d) N. axillaris
e) N. interosseus

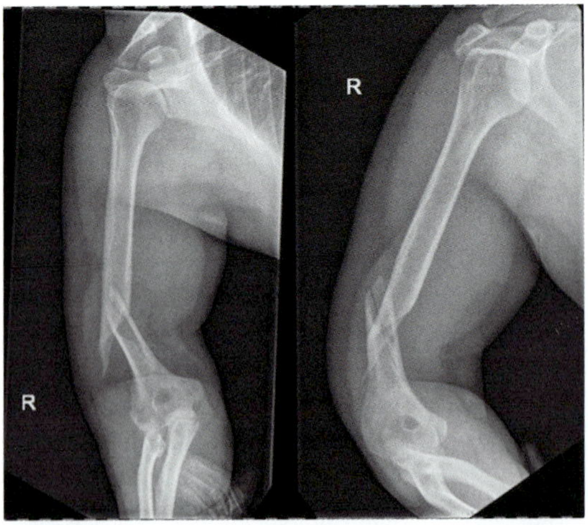

Abb. 8.37 Röntgenaufnahmen der Oberarmfraktur [P1199]

Die richtige Antwort ist c.

Der N. radialis liegt im Bereich des mittleren Oberarmdrittels dorsalseitig im Suclus nervi radialis direkt dem Knochen an und perforiert anschließend durch das Septum intermusculare von dorsal nach anterior. Bei Frakturen auf dieser Höhe sowie am Übergang zum distalen Drittel ist er durch diese relative Fixierung im

Septum intermusculare besonders gefährdet. Schrägfrakturen in diesem Bereich werden als Holstein-Lewis-Typ bezeichnet. Es wird eine primäre von einer sekundären Radialisparese unterschieden. Die typische Klinik umfasst die Fallhand und eine Parästhesie über dem Handrücken.

Primäre Radialisparese

Die primäre Radialisparese hat eine Inzidenz von 8–16 %, wovon sich > 90 % spontan, mit oder ohne operative Nervenexploration, innerhalb von 12 Monaten erholen. Die Therapie der primären Radialisparese besteht in einer **Radialislagerungsschiene** in Funktionsstellung des Handgelenks, die bis zur Erholung der Nervenfunktion getragen werden sollte. Zudem empfehlen sich intensive Ergotherapie zur Kontrakturverminderung sowie Elektrotherapie zur Muskelstimulation.

Die Integrität des Nervs kann ohne Exploration mittels Sonografie oder MRI beurteilt werden. Frühestens nach einer Woche kann eine **neurophysiologische Diagnostik** mittels Elektromyogramm und einer Nervenleitgeschwindigkeit Hinweise auf die Lokalisation und Art des Nervenschadens geben. Die Untersuchung muss im Verlauf wiederholt werden, um eine Aussage bezüglich Prognose zu ermöglichen. Bei ausbleibender Erholung sollte die Möglichkeit einer **operativen Behandlung** (z. B. Nerventransplantation oder motorische Ersatzplastik) mit einem entsprechenden Spezialisten besprochen werden.

Sekundäre Radialisparese

Sekundäre Radialisparesen machen 10–20 % aller Radialisparesen aus und treten hauptsächlich nach operativer Frakturversorgung auf. Der Nerv kann durch Aufspießung, Dehnung oder Einklemmung bei Plattenosteosynthesen (offen oder minimal-invasiv) als auch bei intramedullären Fixationsverfahren oder bereits durch unachtsame Manipulation anlässlich der Abdeckung des Patienten zur Operation geschädigt werden.

Von den sekundären Radialisparesen erholen sich > 90 % ohne Intervention. Wurde der Nerv bei der Frakturversorgung nicht dargestellt, erfolgt bei fehlendem bildgebenden Nachweis der Integrität des Nervs meist eine Exploration, um eine mechanische Ursache auszuschließen.

Weitere Nervenläsionen

Der N. radialis ist nicht der einzige Nerv, welcher im Rahmen einer Fraktur verletzt werden kann. Der **N. medianus** kann bei dislozierten distalen Radiusfrakturen komprimiert werden und eine Verletzung des **N. ischiadicus** kann bei hinteren Hüftluxationen mit oder ohne Azetabulumfraktur auftreten. Ferner kann bei Schulterluxationen der **N. axillaris** verletzt werden. Diese Beispiele machen es deutlich, weshalb die Beurteilung und Dokumentation der peripheren Sensibilität und Motorik bei Frakturen und Luxationen vor und nach Interventionen wichtig ist.

LITERATUR

Atef a, El-Tantawy A, Gad H, Hefeda M. Prevalence of associated injuries after anterior shoulder dislocation: A prospective study. Int Orthop. 2016; 40(3): 519–524.

Biber R, Bail HJ, Geßlein M. [Humeral shaft fractures]. Unfallchirurg. 2018; 121(9): 747–758.

Hendrickx LAM, Hilgersom NFJ, Alkaduhimi H et al. Radial nerve palsy associated with closed humeral shaft fractures: a systematic review of 1758 patients. Arch Orthop Trauma Surg. 2020

Liechti R, Mittas S, Lorenzana D et al. Evaluation of radial nerve continuity early after humeral shaft fracture fixation using high-resolution nerve ultrasonography: a pilot study of feasibility. J Shoulder Elbow Surg. 2019; 28(6): 1033–1039.

Simionescu L, Elkwood AI, Kaufman MR. Traumatic Mononeuropathies. www.uptodate.com/contents/traumatic-peripheral-neuropathies (letzter Zugriff: 24.9.2021).

KASUISTIK

Ein 32-jähriger Patient stellt sich auf der Notfallstation vor, nachdem er beim Snowboarden auf die ausgestreckte linke Hand gestürzt ist. Seither hat er Schmerzen im Handgelenk, und es ist ihm eine Fehlstellung aufgefallen. Neurologisch hat er keine Ausfälle und die Haut ist intakt. Im Röntgen sehen Sie eine extraartikuläre, 20° nach dorsal abgekippte distale Radiusfraktur mit kleiner Avulsionsfraktur des Processus styloideus ulnae. Es bestehen keine weiteren Verletzungen.

Wie gehen Sie weiter vor?

a) Sie rufen Ihren Hintergrunddienst an, denn diese Fraktur muss direkt mit einer Plattenosteosynthese versorgt werden.
b) Sie gehen selber in den Operationsaal, reponieren die Fraktur und stellen sie mittels Fixateur externe ruhig.
c) Sie bitten die Notfallpflege, einen zirkulären Oberarmgips zu applizieren.
d) Sie legen einen gespaltenen Vorderarmgips an und klären den Patienten über die Operation auf, damit er in den nächsten Tagen operiert werden kann.
e) Sie führen eine geschlossene Reposition unter adäquater Analgesie durch und legen dann einen gespaltenen Vorderarmgips an.

Die richtige Antwort ist e.
Einfache, geschlossene Frakturen mit weniger als drei Instabilitätskriterien können primär geschlossen reponiert und mittels gespaltenem Gips ruhiggestellt werden. Nach Lafontaine werden fünf Instabilitätskriterien beschrieben:

- Dorsale Abkippung > 20°
- Dorsale Trümmerzone
- Radiokarpale Gelenksbeteiligung
- Assoziierte Frakturen der Ulna
- Alter > 60 Jahre

Wenn drei oder mehr dieser Instabilitätskriterien vorliegen, besteht eine hohe Wahrscheinlichkeit, dass die Fraktur nach erfolgter Reposition trotz Gipsruhigstellung wieder dislozieren wird. Weiter gelten Flexionsfrakturen als äußerst instabil. Sie sollten grundsätzlich operativ versorgt werden.

Die **Reposition** kann mit oder ohne vorgängiges Aushängen erfolgen, wobei das Aushängen mit Hilfe von „Mädchenfängern" das Reponieren etwas erleichtert. Für die **Analgesie** gibt es diverse Möglichkeiten. Welches Verfahren verwendet wird, ist oft krankenhausabhängig. Mögliche Optionen sind beispielsweise intravenöse Analgetika, Regionalanästhesien, inhalative Anästhesien (wie z. B. 50 % Lachgas, Methoxyfluran) oder Bruchspaltanästhesien. Die Frakturstellung muss nach erfolgter Gipsanlage radiologisch in zwei Ebenen kontrolliert werden. Zudem ist die nachfolgende Gipskontrolle durch den Arzt obligat.

Bei zufriedenstellender Reposition sollten nach etwa 7 und 14 Tagen radiologische **Stellungskontrollen** erfolgen, um eine erneute Dislokation auszuschließen. Der Gips sollte im Rahmen der Kontrolle nach 7 Tagen zirkularisiert werden, um die Stabilität zu erhöhen.

Für **geriatrische Patienten** mit dislozierten, distalen Radiusfrakturen gibt es bisher noch keine klaren Richtlinien zur Behandlung. Daher müssen die Vor- und Nachteile der operativen versus konservativen Therapie gut besprochen werden. Einerseits neigen Frakturen in osteoporotischem Knochen dazu, nach erfolgter Reposition und Ruhigstellung erneut zu dislozieren, was eher für eine operative Stabilisierung spricht, und anderseits haben ältere Patienten meist einen geringeren Anspruch an die Funktion des Handgelenks als jüngere und haben auch mit in Fehlstellung verheilter Fraktur eine gute Lebensqualität. Somit empfiehlt es sich bei älteren Patienten ihren Anspruch an das Handgelenk wie auch ihre Komorbiditäten für die Therapieentscheidung mitzuberücksichtigen.

LITERATUR

Bruyere A, Vernet P, Botero SS et al. Conservative treatment of distal fractures after the age of 65: a review of literature. Eur J Orthop Surg Traumatol. 2018; 28(8): 1469–1475.
Deutsche Gesellschaft für Unfallchirurgie e.V. (DGU). S2e-Leitlinie Distale Radiusfraktur (Stand: 2/2015). AWMF-Register-Nr. 012-015. www.awmf.org/leitlinien/detail/ll/012-015.html (letzter Zugriff: 24.9.2021).
Nesbitt KS, Failla JM, Les C. Assessment of instability factors in adult distal radius fractures. J Hand Surg Am. 2004; 29(6): 1128–1138.

Petron DJ. Distal radius fracture in adults. www.uptodate.com/contents/distal-radius-fractures-in-adults (letzter Zugriff: 24.9.2021).
Unglaub F, Langer MF, Hohendorff B et al. Distale Radiusfraktur: Diagnostik und Therapie beim Erwachsenen [Distal radius fracture of the adult : Diagnostics and therapy]. Orthopäde. 2017; 46(1): 93–110.

KASUISTIK

Sie arbeiten in einem Regionalspital, wo am Nachmittag bei einem sechsjährigen Kind eine distale Radiusfraktur in einem zirkularisierten Vorderarmgips ruhiggestellt wurde. Sie haben Nachtdienst und werden von der Notfallpflege geweckt. Das Kind kommt in Begleitung seiner Mutter erneut auf die Notfallstation, da es wegen Schmerzen im Gips nicht schlafen konnte.

Was ist Ihre Reaktion?

a) Dies ist kein Notfall, weshalb Sie eine Wiedervorstellung am Folgetag empfehlen.
b) Sie fragen, ob das Kind sich mit einem Bleistift oder ähnlichem unter dem Gips gekratzt hat.
c) Sie schließen eine sekundäre Dislokation radiologisch aus und entlassen das Kind wieder.
d) Sie untersuchen das Kind und entfernen den Gips.
e) Da Sie wissen, dass Kleinkinder den Schmerz nicht genau beschreiben können, stehen Sie auf, untersuchen das Kind und gehen wieder schlafen.

Die richtige Antwort ist d.
Unabhängig davon, was Ihr Untersuchungsergebnis ergibt, muss bei neuen bzw. vermehrten Schmerzen davon ausgegangen werden, dass unter dem Gips die Weichteile zu fest angeschwollen sind, was ein **Kompartmentsyndrom** verursachen kann, und/oder der Gips an einer bestimmten Stelle drückt.

Der Gips sollte bei Schmerzen, mit oder ohne Zeichen einer Druckerhöhung (Schwellung, Verfärbung der Finger), immer entfernt werden, egal ob beim Kleinkind oder Erwachsenen. Die Weichteile und Druckstellen können nicht von außen beurteilt werden.

MERKE

Bis zum Beweis des Gegenteils hat der Gipsträger immer recht.

Grundsätzlich gilt, dass bei frischen Frakturen kein zirkulärer Gips angelegt werden darf, da bei frischen Frakturen oder nach Operationen die Weichteile im Verlauf meist vermehrt anschwellen. Daher wird in diesem Fall der Gips nach Abhärtung in Längsrichtung gespalten. Unabhängig davon, ob Sie den Gips selber anlegen oder nicht, sind Sie dafür verantwortlich, diesen nach der Anlage zu kontrollieren. Sie müssen überprüfen, ob der korrekte Gips angelegt wurde, ob er korrekt sitzt und dass keine neuen neurologischen Ausfälle bestehen.

Kinder kratzen wegen des Juckreizes häufig mit Hilfsmitteln (wie Bleistiften u. Ä.) unter dem Gips. Dabei können Fremdkörper liegen bleiben und Druckstellen verursachen.

LITERATUR
Beutler A, Titus S. General principles of definitive fracture management. www.uptodate.com/contents/general-principles-of-definitive-fracture-management (letzter Zugriff: 24.9.2021).

KASUISTIK

Ein 28-jähriger Mann kommt zu Ihnen auf die Notfallstation. Er hat beim Basketballspielen versucht, einen Sturz mit der ausgestreckten Hand abzufangen. Seither kann er den rechten Ellbogen nicht mehr bewegen und hat starke Schmerzen. Neurovaskulär zeigen sich keine Ausfälle, und im Röntgen sehen Sie eine posteriore Ellbogenluxation ohne Fraktur.

Wie gehen Sie weiter vor?

a) Der Ellbogen muss im Operationssaal offen reponiert werden.
b) Der Arm kann mittels Oberarmgipsschiene ruhiggestellt und die Reposition in den folgenden Tagen geplant werden.
c) Nach der geschlossenen Reposition muss ein Fixateur externe angelegt werden.
d) Sie reponieren den Ellbogen unter Analgosedation oder Narkose geschlossen.
e) Sie veranlassen sofort ein MRI, um die Weichteile besser beurteilen zu können.

Die richtige Antwort ist d.

Ellbogenluxationen werden in zwei Gruppen eingeteilt. Solche ohne zusätzliche Fraktur werden als einfach und solche mit Fraktur als komplex klassifiziert. Weiter werden sie nach Luxationsrichtung unterteilt. Beide Gruppen können primär unter Analgosedation oder in Vollnarkose **geschlossen reponiert** werden. Dies erfolgt möglichst unter Bildverstärker-Kontrolle, damit im Anschluss die Stabilität und Reluxationstendenz überprüft werden können. Hierzu muss in Pro- und Supination sowie in Neutralstellung des Unterarms der Ellbogen von der Flexion in eine extensionsnahe Stellung (ca. 30 Grad) gebracht werden, um eine Reluxationstendenz auszuschließen. Die seitliche Stabilität wird durch Varus- und Valgusstress überprüft.

Nach erfolgreicher Reposition erfolgt die temporäre **Ruhigstellung in einer Oberarmgipsschiene.** Die Stabilitätsprüfung unter Bildverstärker sollte nach einigen Tagen am wachen Patienten wiederholt werden, da der Muskeltonus ebenfalls zur Stabilisierung des Gelenkes beiträgt. Zur besseren Beurteilung von Weichteilbegleitverletzungen und Gelenkskongruenz kann eine MR-Untersuchung in extensionsnaher Stellung erfolgen.

Um eine **konservative Therapie** zu erlauben, darf das Gelenk in einem funktionellen Bogen zwischen Flexion/Extension 130/30/0° keine Reluxationstendenz zeigen. Besteht unter Varus- oder Valgusstress eine Aufklappbarkeit von >10° (Winkel zwischen distalen Humerus- und proximalen ulnoradialen Gelenkfläche) im Vergleich zur Gegenseite, sollte eine operative Rekonstruktion der Seitenbänder in Betracht gezogen werden. Ebenso gilt ein positives Drop-Sign in der seitlichen oder ein River-Delta-Sign in der anteroposterioren Röntgenaufnahme als Hinweis für eine Instabilität, welche operativ angegangen werden sollte.

Eine erfolgreich reponierte einfache Ellbogenluxation, ohne Hinweise für eine Instabilität und ohne begleitende Gefäß-Nerven-Verletzung, kann konservativ behandelt werden. Dies umfasst eine **frühfunktionelle Nachbehandlung** unter physiotherapeutischer Anleitung, die innerhalb der ersten Woche begonnen werden sollte. Hier haben sich Überkopfübungen im Liegen, welche sich die Schwerkraft zunutze machen, bewährt. Eine Ruhigstellung zeigte in Studien keine Vorteile, sondern kann zu Steifigkeit des Gelenkes führen. In der ersten posttraumatischen Woche kann eine Ruhigstellung mittels Gipsschiene jedoch aus analgetischen Gründen nützlich sein. Um Varus- und Valgusstress auf das Gelenk zu minimieren, kann eine Bewegungsorthese angepasst werden.

Es sollten **engmaschige klinische Verlaufskontrollen** (Bewegungsausmaß, Stabilität) und individuelle radiologische Kontrollen stattfinden. Nach 6–8 Wochen kann der Belastungsaufbau begonnen werden. Kontaktsportarten und solche mit hoher Belastung des Ellbogens dürfen frühestens nach 12 Wochen durchgeführt werden.

LITERATUR

Deutsche Gesellschaft für Unfallchirurgie e.V. (DGU) S2e-Leitlinie Ellenbogen Erstluxation (Stand: 07/2018). AWMF-Register-Nr. 012-034. www.awmf.org/leitlinien/detail/ll/012-034.html (letzter Zugriff: 24.9.2021).

Grazette AJ, Aquilina A. The assessment and management of simple elbow dislocations. Open Orthop J. 2017; 11: 1373–1379.

Iordens GI, Van Lieshout EM, Schep NW et al. Early mobilisation versus plaster immobilisation of simple elbow dislocations: results of the FuncSiE multicentre randomised clinical trial. Br J Sports Med. 2017; 51(6): 531–538.

Schnetzke M, Aytac S, Studier-Fischer S et al. Initial joint stability affects the outcome after conservative treatment of simple elbow dislocations: a retrospective study. J Orthop Surg Res. 2015; 10: 128.

Siebenlist S, Lenich A, Imhoff AB: Simple elbow dislocation – a systematic approach. OUP. 2016; 3: 132–138.

KASUISTIK

Sechs Wochen nach konservativ therapierter distaler Radiusfraktur mit Ruhigstellung im Gips stellt sich eine 70-jährige Patientin bei Ihnen in der ambulanten Sprechstunde zur Verlaufskontrolle vor. Sie beklagt starke Schmerzen sowie eine Bewegungseinschränkung sämtlicher Finger der betroffenen Hand. Klinisch fällt Ihnen eine ödematöse Schwellung der gesamten Hand auf. Zudem ist die Hand wärmer und die Haut feuchter als auf der Gegenseite. Im Röntgen zeigen sich keine Auffälligkeiten.

Was könnte die Ursache der Beschwerden sein?

a) Die Beschwerden und Befunde sind normal sechs Wochen nach konservativer Behandlung einer Radiusfraktur.
b) Die Beschwerden und Befunde sind typisch für eine periphere Nervenläsion, welche durch eine Druckstelle im Gips verursacht wurde.
c) Die Beschwerden und Befunde sind typisch für ein komplexes regionales Schmerzsyndrom.
d) Ohne MRI können Sie noch keine Aussage bezüglich der Ursache machen.
e) Die Beschwerden sind typisch für ein Karpaltunnelsyndrom.

Die richtige Antwort ist c.

Das **komplexe regionale Schmerzsyndrom** (*complex regional pain syndrome,* CRPS) ist ein Schmerzsyndrom, welches hauptsächlich nach einem Trauma der distalen Extremitäten (distal von Ellbogen- oder Kniegelenk) auftritt. Selten kommt es auch ohne Trauma, zum Beispiel nach einem Schlaganfall, vor. Die Pathogenese des CRPS ist noch ungeklärt. Es ist charakterisiert durch disproportionale Schmerzen, Schwellung, Bewegungseinschränkung, Hautveränderungen und fleckige Demineralisierung des Knochens. Weiter können Störungen der Vasomotorik mit Veränderung der Hauttemperatur und -farbe auftreten. Die Beschwerden sind nicht auf ein Dermatom oder das Versorgungsgebiet eines peripheren Nervs begrenzt. Typischerweise treten die ersten Symptome innerhalb von einem bis drei Monaten nach dem auslösenden Ereignis auf. Risikofaktoren für die Entwicklung eines CRPS sind das weibliche Geschlecht und vorbestehende chronische Schmerzen.

Es werden **zwei Typen von CRPS** unterschieden. Beim Typ I gibt es keine nachgewiesene Nervenschädigung. Beim Typ II liegt eine bestätigte periphere Nervenläsion vor, welche aber allein die Beschwerden nicht erklärt.

Zur **Diagnose eines CRPS** müssen sämtliche Budapest-Kriterien erfüllt sein (➤ Tab. 8.3). Bevor die Diagnose gestellt werden darf, müssen andere Ursachen wie Neuropathie (z. B. Karpaltunnelsyndrom), ossäre bzw. mecha-

8

Tab. 8.3 Die Budapest-Kriterien

1. **Anhaltender Schmerz, welcher unverhältnismäßig ist zum möglichen auslösenden Ereignis**
2. **Der/die Patient/in berichtet mind. ein Symptom aus drei der folgenden vier Kategorien:** – Sensibel: Hyperästhesie und/oder Allodynie – Vasomotorisch: Asymmetrie von Temperatur und/oder Veränderung/Asymmetrie der Hautfarbe – Sudomotorisch/Ödem: Ödem und/oder Veränderung/Asymmetrie der Schweißsekretion – Motorisch/trophisch: Bewegungseinschränkung und/oder motorische Dysfunktion (Schwäche, Tremor, Dystonie) und/oder trophische Veränderungen (Haare, Nägel, Haut)
3. **Zum Untersuchungszeitpunkt liegt mind. je ein Befund aus ≥ zwei der folgenden Kategorien vor:** – Sensibel: Hyperästhesie und/oder Allodynie – Vasomotorisch: Temperaturseitendifferenz (> 1 °C) und/oder Veränderung/Asymmetrie der Hautfarbe – Sudomotorisch/Ödem: Ödem und/oder Veränderung/Asymmetrie der Schweißsekretion – Motorisch/trophisch: Bewegungseinschränkung und/oder motorische Dysfunktion (Schwäche, Tremor, Dystonie) und/oder trophische Veränderungen (Haare, Nägel, Haut)
4. **Es gibt keine alternative Diagnose, welche die Symptome und Befunde besser erklärt.**

nische Ursachen (z. B. störendes Osteosynthesematerial, Frakturdislokation, Frakturheilung in Fehlstellung), entzündliche Erkrankungen (z. B. Tendinitis, Arthritis) oder eine Infektion ausgeschlossen werden.

Es gibt keine spezifischen Tests oder Bildgebung, welche ein CRPS beweisen. Die **Bildgebung** dient dem Ausschluss von Differenzialdiagnosen. Konventionelle Röntgenbilder können eine fleckige Osteopenie der betroffenen Extremität nachweisen, was aber auch durch eine Inaktivitätsosteopenie bedingt sein kann. Eine 3-Phasen-Knochenszintigrafie kann eine erhöhte Aufnahme des Tracers in den betroffenen Arealen zeigen. Diese Untersuchung hat zwar eine hohe Spezifität, jedoch eine schlechte Sensitivität und kann ein CRPS daher nicht ausschließen.

Die **Behandlung eines CRPS** sollte früh begonnen werden, da es Hinweise darauf gibt, dass damit die Dauer der Beschwerden verkürzt werden kann. Physio-, Ergo- und Verhaltenstherapie sind wichtige Pfeiler in der Behandlung, obwohl die Datenlage für die meisten Therapieformen schwach ist. Um einem Fortschreiten der Bewegungseinschränkung und Atrophie entgegenzuwirken, sollte eine **aktive und passive Bewegungstherapie** erfolgen. Weitere Therapieformen, welche häufig angewendet werden, sind Graded Motor Imagery und Spiegeltherapie.

Begleitend sollte eine **systemische analgetische Therapie** erfolgen. Hierzu können nichtsteroidale Antirheumatika (NSAR), Opioide, Antineuropathika und Steroide verwendet werden.

- Es liegen nur wenige Daten bezüglich medikamentöser Analgesie bei CRPS vor, es wird jedoch empfohlen, mit NSAR, allenfalls in Kombination mit einem Antineuropathikum wie Tripramin oder Pregabalin, zu beginnen.
- Dimethylsulfoxid (DMSO) ist ein Radikalfänger, welcher als Gemisch mit fettiger Crème (im Verhältnis 1:1) fünfmal am Tag topisch aufgetragen werden kann. Die Datenlage ist zwar schwach, aber eine Studie von 1996 konnte einen signifikanten Effekt aufzeigen.
- Lidocain kann ebenfalls topisch aufgetragen werden, um die Schmerzen lokal zu lindern.
- Kalzitonin wird teilweise angewendet, da es die Osteoklastenaktivität hemmt und einen analgetischen Effekt besitzt. Die Rolle von Kalzitonin bei CRPS wird aber kontrovers diskutiert, und die Ergebnisse sind uneinheitlich.

Bei fehlendem Ansprechen auf konservative Maßnahmen wird eine **Zuweisung an einen Schmerzspezialisten** empfohlen. Dort können weitere Therapieoptionen wie sympathische Grenzstrangblockade oder die Implantation eines *„spinal cord stimulator"* evaluiert werden. Die Rolle von **Vitamin C als CRPS-Prophylaxe** bei distalen Radiusfrakturen ist aktuell umstritten. Sie birgt jedoch kaum Risiken und kann daher insbesondere bei Patienten mit schlechtem Ernährungsstatus während sechs bis acht Wochen verschrieben werden.

LITERATUR

Goebel A, Barker C, Birklein F et al. Standards for the diagnosis and management of complex regional pain syndrome: Results of a European Pain Federation task force. Eur J Pain. 2019; 23(4): 641–651.

Harnik M, Streitberger K, Brunner F et al. Komplexes regionales Schmerzsyndrom (CRPS) – Teil 1. Swiss Medical Forum. 2021; 21 (1314): 209–213.

Harnik M, Streitberger K, Brunner F et al. Komplexes regionales Schmerzsyndrom (CRPS) – Teil 2. Swiss Medical Forum. 2021; 21(1516): 245–250.

Salahadin A. Complex regional pain syndrome in adults: Pathogenesis, clinical manifestations, and diagnosis. www.uptodate.com/contents/complex-regional-pain-syndrome-in-adults-pathogenesis-clinical-manifestations-and-diagnosis (letzter Zugriff: 24.9.2021).

Salahadin A. Complex regional pain syndrome in adults: Treatment, prognosis, and prevention www.uptodate.com/contents/complex-regional-pain-syndrome-in-adults-treatment-prognosis-and-prevention (letzter Zugriff: 24.9.2021).

KASUISTIK

Sie arbeiten auf der Notfallstation eines Traumazentrums. Eine 19-jährige Patientin hat im Fußballtraining einen Fußtritt direkt in die linke Flanke erhalten. Seither hat sie dort persistierende Schmerzen. In der klinischen Untersuchung des Abdomens zeigt sich eine Druckdolenz im linken oberen Quadranten und Klopfdolenz über der linken Flanke. Der Blutdruck ist 93/52 mmHg und die Herzfrequenz beträgt 102/min. Sonografisch sehen Sie freie Flüssigkeit im Koller-Pouch. Im CT zeigt sich ein Kapselriss der Milz von 2 cm mit einem subkapsulären Hämatom von 2 × 3 cm ohne Kontrastmittelaustritt.

Was sind Ihre nächsten Schritte?

a) Verabreichung von 1 Liter Ringer-Laktat intravenös und bei Anstieg des Blutdrucks und schmerzkompensierter Patientin Entlassung nach Hause mit Verlaufskontrolle am Folgetag beim Hausarzt.
b) Stationäre Aufnahme zur Kreislaufüberwachung auf die Normalstation mit Laborkontrolle und erneutem CT nach 24 Stunden.
c) Sofort den Hintergrunddienst informieren, dass eine notfallmäßige Splenektomie durchgeführt werden muss.
d) Beizug der interventionellen Radiologen zur Angioembolisation, um eine Nachblutung zu vermeiden.
e) Stationäre Aufnahme zur konservativen Therapie mit kontinuierlicher Kreislaufüberwachung.

Die richtige Antwort ist e.
Die meisten **Verletzungen der Milz** entstehen durch stumpfe abdominale Traumata wie Verkehrsunfälle, Sportaktivitäten oder tätliche Angriffe. Penetrierende Traumata wie Messerstich- oder Schussverletzungen sind seltener. Die Anamnese und Klink sind meist hinweisend auf eine Milzverletzung. Die Milzverletzungen werden gemäß der AAST (American Association for the Surgery of Trauma) in fünf Schweregrade eingeteilt (➤ Tab. 8.4).

- Bei stabilen Patienten gelten AAST I–II als leichte und III–V als moderate Milzverletzungen.
- Bei instabilen Patienten gelten AAST I–V als schwere Milzverletzungen.

Zur **bildgebenden Diagnostik** bei Verdacht auf eine Milzverletzung gehört das eFAST *(Extended Focused Assessment with Sonography for Trauma)* und bei stabilen oder stabilisierten Patienten ist das CT mit intravenösem Kontrastmittel der Goldstandard.

Die **Therapie einer Milzverletzung** ist abhängig von der Kreislaufsituation und den Begleitverletzungen des Patienten. Grundsätzlich kann zwischen operativer und nichtoperativer Therapie unterschieden werden, wobei zur nichtoperativen Therapie auch die Angioembolisation mittels interventioneller Radiologie gehört.

Kreislaufstabile Patienten, inklusive solcher, die sich nach Volumengabe stabilisieren, qualifizieren unabhängig vom Grad der Milzverletzung für ein sogenanntes **NOM** *(non-operative management)*. Die meisten Milzverletzungen können so behandelt werden. NOM beinhaltet eine klinische und laborchemische Überwachung mit Bettruhe in den ersten 24–72 Stunden mit kontinuierlicher Kreislaufüberwachung. Dazu gehören regelmäßige klinische Untersuchungen des Abdomens in den ersten 24 Stunden und routinemäßige Kontrollen des Hämoglobins (meist sechsstündlich) sowie Nahrungskarenz.

Tab. 8.4 Einteilung der Milzverletzung nach AAST (American Association for the Surgery of Trauma)

Grad	Parenchymverletzung	Hämatom
I	Parenchymlazeration < 1 cm tief	Subkapsuläres Hämatom < 10 % der Milzoberfläche.
II	Parenchymlazeration 1–3 cm tief	Subkapsuläres Hämatom 10–15 % der Milzoberfläche; intraparenchymales Hämatom < 5 cm.
III	Parenchymlazeration > 3 cm tief	Subkapsuläres Hämatom > 50 % der Milzoberfläche; rupturiertes subkapsuläres oder intraparenchymales Hämatom ≥ 5 cm.
IV	Parenchymlazeration mit Beteiligung der segmentalen oder hilären Blutgefäßen, die > 25 % Devaskularisation verursachen.	Jede Läsion mit Verletzung von Milzgefäßen oder einer aktiven Blutung innerhalb der Milzkapsel.
V	Jede Verletzung mit Gefäßbeteiligung mit aktiver Blutung ins Peritoneum. Vollständige Zerstörung der Milz.	

Nichtoperatives Management

NOM soll nur in Zentren durchgeführt werden, in welchen nebst der intensiven Überwachung auch die Möglichkeit zur zügigen Intervention bei instabilen Patienten besteht. Eine standardmäßige Verlaufskontrolle mittels CT wird kontrovers diskutiert und meist nicht empfohlen. Die Indikation zur Verlaufsbildgebung sollte sich nach der Klinik richten. Die Gesamtdauer der posttraumatischen Überwachung bei NOM wird kontrovers diskutiert. Gemäß aktueller Studienlage können mit einer vier- bis fünftägigen Überwachung bis zu 95 % aller NOM-Versager erkannt werden. Selten erleiden Patienten aber eine zweizeitige Milzruptur, welche im Verlauf auftreten kann.

Bei Nachweis von aktivem Kontrastmittelaustritt oder Pseudoaneurysmen der Milz ist bei kreislaufstabilem oder -stabilisierbarem *(responder)* Patienten eine **Angioembolisation** indiziert. Dies trifft meistens auf Milzverletzungen AAST III–V zu.

Indikationen für die operative Therapie

Die Versagensrate der NOM beträgt 6–20 % und ist in der Regel auf eine andauernde Blutung zurückzuführen, welche sich als persistierende Tachykardie und Hypotonie trotz adäquater Volumenzufuhr präsentiert. Die Häufigkeit des Versagens ist abhängig von Alter, ISS (Injury Severity Score), Grad der Milzverletzung und Erfahrung in der Angioembolisation. Patienten über 55 Jahre mit hohem ISS und moderater bis schwerer Milzverletzung haben ein höheres Risiko, dass NOM fehlschlägt.

Bei kreislauf-instabilen bzw. nicht stabilisierbaren Patienten *(non-responder)* oder fehlender Möglichkeit zur raschen Angioembolisation ist die Indikation zur notfallmäßigen Laparotomie gegeben, wobei das genaue operative Vorgehen abhängig ist vom Verletzungsgrad. Gemäß S3-Leitlinen sollte bei Grad I–III nach AAST eine milzerhaltende und bei Grad IV–V nach AAST die **Splenektomie** gegenüber dem Erhaltungsversuch bevorzugt werden.

Overwhelming post-splenectomy infection (OPSI)

Nach erfolgter Splenektomie oder funktioneller Asplenie (zentrale Angioembolisation) besteht das Risiko für eine sogenannte OPSI. Dies ist eine fulminante Sepsis, Meningitis oder Pneumonie, welche hauptsächlich durch Streptokokken (50 %), *Haemophilus influenzae* Typ B und *Neisseria meningitidis* verursacht wird. Das Risiko für ein OPSI-assoziiertes Versterben ist innerhalb des ersten Jahrs nach Splenektomie am höchsten, und die meisten OPSI ereignen sich innerhalb der ersten zwei Jahre nach Splenektomie.

8

Um das Risiko einer OPSI zu minimieren, ist nach erfolgter Splenektomie eine **Impfung gegen bekapselte Bakterien** *(Streptococcus pneumoniae, Haemophilus influenzae* Typ B und *Neisseria meningitidis)* notwendig. Diese sollte frühestens 14 Tage postoperativ erfolgen, um eine optimale Immunantwort zu erhalten. Zusätzlich ist die jährliche Grippeimpfung empfohlen. Ob diese Impfungen nach NOM mit Angioembolisation, partieller Splenektomie oder Milz erhaltenden Operationen ebenfalls notwendig sind, wird noch kontrovers diskutiert, aktuell jedoch meist durchgeführt.

Bei funktionell asplenischen Patienten sollte (sowohl nach Splenektomie wie auch nach NOM) bei plötzlich auftretendem Fieber, Schüttelfrost oder anderen systemischen Reaktionen eine **antibiotische Prophylaxe** in Betracht gezogen werden. Diese Patienten sollen auch dementsprechend geschult werden und beispielsweise auf Reisen eine Prophylaxe mitnehmen.

Körperliche Schonung, hauptsächlich das Vermeiden von Kontaktsportarten, ist bei leichteren Verletzungen für zwei bis sechs Wochen und bis zu zwei bis vier Monaten bei moderaten bis schweren Milzverletzungen nach NOM empfohlen. Die genaue Zeitdauer ist umstritten, sollte jedoch mindestens zwei Wochen sein. Wie nach sonstigen abdominalen Eingriffen sollte auch nach totaler Splenektomie die Wundheilung vor der Wiederaufnahme von körperlichen Tätigkeiten abgewartet werden.

LITERATUR

Deutsche Gesellschaft für Unfallchirurgie e.V. (DGU). S3-Leitlinie Polytrauma/Schwerverletzten-Behandlung (Stand: 7/2016). AWMF-Register-Nr. 012-019. www.awmf.org/leitlinien/detail/ll/012-019.html (letzter Zugriff: 24.9.2021).

Coccolini F et al. Splenic trauma: WSES classification and guidelines for adult and pediatric patients. World J Emerg Surg. 2017;12: 40.

Liechti R, Fourie L, Stickel M et al. Routine follow-up imaging has limited advantage in the non-operative management of blunt splenic injury in adult patients. Injury. 2020; 51(4): 863–870.

Maung AA, Kaplan LJ. Management of splenic injury in the adult trauma patient. www.uptodate.com/contents/management-of-splenic-injury-in-the-adult-trauma-patient (letzter Zugriff: 24.9.2021).

KAPITEL

9 Kinderchirurgie

9.1 Allgemeinchirurgie beim Kind

Verena Ellerkamp, Jörg Fuchs, Andreas Schmidt

KASUISTIK

In der Ambulanz wird Ihnen ein dreijähriger Junge vorgestellt. Nach Aussagen der Mutter habe diese schon seit der frühen Kindheit bei ihrem Jungen in Höhe des Zungenbeins einen kleinen Knoten bemerkt. Vor vier Wochen habe sich dieser Knoten entzündet. Unter Kälteapplikation sei die Entzündung aber wieder abgeklungen. Jetzt habe sich der Knoten deutlich vergrößert. Schmerzen habe der Junge nicht. Bei der Untersuchung finden Sie in der Mittellinie kurz oberhalb des Schildknorpels eine ca. 3 × 3 × 3 cm große, prall-elastische Raumforderung, die sich beim Schlucken mitbewegt (➤ Abb. 9.1).

Welche Aussagen, die von Ihnen erhobenen Untersuchungsbefunde betreffend, sind richtig?

a) Die Zysten sind Relikte von Anteilen des Ductus thyreoglossus.
b) Die Zysten entwickeln sich aus den embryonalen Kiemenbögen.
c) Entstehende Fisteln münden am Vorderrand des M. sternocleidomastoideus.
d) Therapie der Wahl ist die Operation.
e) Anteile des Zungenbeins müssen bei der Operation mit entfernt werden.

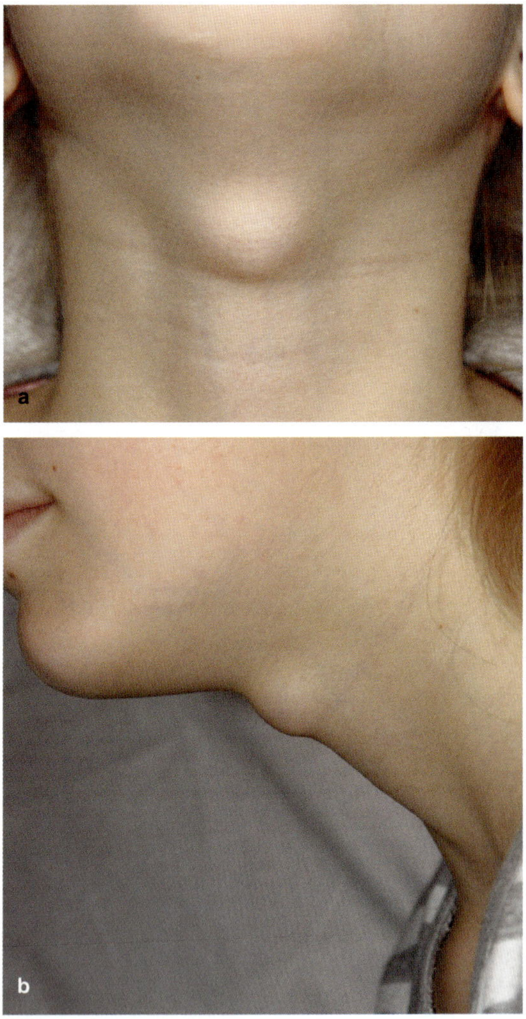

Abb. 9.1 Mediane Halszyste: a) frontal, b) seitlich [P1167]

Die richtigen Antworten sind a, d und e.

Mediane Halszysten sind ektodermale Relikte des Ductus thyreoglossus. Dementsprechend sind sie in der vorderen Mittellinie des Halses zwischen Zungengrund und Jugulum, am häufigsten im Bereich des Zungenbeins, lokalisiert. Sie sind meist haselnuss- bis pflaumengroß, prall-elastisch und, sofern keine Entzündungen vorausgegangen sind, mit der Haut nicht verwachsen. Aufgrund der Verbindung zum Zungenbein und zum Foramen caecum linguae ist es möglich, dass sich die Zyste beim Schlucken oder Herausstrecken der Zunge mit bewegt. Die häufigsten Differenzialdiagnosen sind eine Dermoidzyste sowie ektopes Schilddrüsengewebe. Die Zysten manifestieren sich meist im Kindesalter, werden aber teilweise erst beim Erwachsenen diagnostiziert. Beschwerden treten in der Regel erst dann auf, wenn sie sich infizieren. Dies ist bei etwa einem Drittel aller Patienten der Fall.

Mediane Halsfisteln haben eine Verbindung zur Haut, über die eine Sekretion bestehen kann. Sie entstehen oft nach Inzision einer abszedierten Zyste oder dann, wenn es infolge der Entzündung sekundär zum Durchbruch durch die Haut kommt. Die Fistelöffnungen sind immer in der Mittellinie des Halses lokalisiert. Befinden sie sich am Vorderrand des M. sternocleidomastoideus, handelt es sich um **laterale Halsfisteln.**

9

Die **Exstirpation der Zyste bzw. der Fistel** im entzündungsfreien Zustand ist die Therapie der Wahl. Hierbei müssen der mittlere Anteil des Zungenbeins sowie der derbe, bindegewebsartige Strang, der von der Zyste zum Zungenbein und von dort bis zum Zungengrund zieht; mit entfernt werden (Sistrunk-Operation). Ein Belassen des zentralen Zungenbeinkörpers erhöht das Rezidivrisiko deutlich.

LITERATUR

Chou J, Walters A, Hage R et al. Thyroglossal duct cysts: anatomy, embryology and treatment. Surg Radiol Anat. 2013; 35(10): 875–881.

Danau T, Verfaillie G, Gordts F et al. Thyroglossal duct cysts in children: a 30-year survey with emphasis on clinical presentation, surgical treatment, and outcome. Acta Chir Belg. 2019; 119(6): 357–362.

LaRiviere CA, Waldhausen JH. Congenital cervical cysts, sinuses, and fistulae in pediatric surgery. Surg Clin North Am. 2012; 92(3): 583–597, viii.

KASUISTIK

In der Ambulanz wird Ihnen ein fünfjähriges Mädchen vorgestellt. Nach Aussagen der Mutter bemerkte diese in den letzten zwei Monaten eine zunehmend größer werdende, schmerzlose Tumorbildung am Hals. Bei der Untersuchung finden Sie eine ca. 3 × 4 × 3 cm große, prall-elastische Raumforderung am Vorderrand des rechten M. sternocleidomastoideus und teils auch unter dem rechten M. sternocleidomastoideus, welche in der Tiefe fixiert erscheint.

Welche Aussagen zu den von Ihnen erhobenen Untersuchungsbefunden sind richtig?

a) Es handelt sich um eine mediane Halszyste.
b) Es handelt sich um eine laterale Halszyste.
c) Die Zyste leitet sich vom Ductus thyreoglossus ab.
d) Bei der Operation kann der N. hypoglossus geschädigt werden.
e) Die Behandlung erfolgt operativ.

Die richtigen Antworten sind b, d und e.

Es handelt sich um eine **laterale Halszyste.** Wie die mediane Halszyste ist dies eine kongenitale Fehlbildung. Laterale Halszysten/-fisteln entstehen aus Resten des zweiten Kiemenbogengangs. Sie können als indolente Schwellung (Zyste) oder als derbe Resistenz (kartilaginärer Rest) am seitlichen Hals oder als Fistelöffnung an den unteren zwei Dritteln des Vorderrands des M. sternocleidomastoideus imponieren. Ein beidseitiges Auftreten ist in 10 % der Fälle beschrieben. Beschwerden bestehen meist keine. Bei Vorliegen einer Fistel wird oft über eine Sekretion von klarer Flüssigkeit über den Porus berichtet. Differenzialdiagnostisch kommen ein zystisches Lymphangiom sowie bei einer infizierten Halszyste eine purulente Lymphadenitis in Frage. Die häufigste Komplikation ist eine sekundäre Infektion. Diese führt teilweise erst zur Diagnosestellung und erhöht das Rezidivrisiko.

Die Therapie der lateralen Halszyste/-fistel besteht in der **Resektion.** Bei der Operation ist die enge Lagebeziehung zu den umgebenden Nerven, vor allem dem N. hypoglossus und N. vagus, sowie zur A. carotis zu berücksichtigen

LITERATUR

Bajaj Y, Ifeacho S, Tweedie D, Jephson CG, Albert DM, Cochrane LA, et al. Branchial anomalies in children. Int J Pediatr Otorhinolaryngol. 2011; 75(8): 1020–10233.

Goff CJ, Allred C, Glade RS. Current management of congenital branchial cleft cysts, sinuses, and fistulae. Curr Opin Otolaryngol Head Neck Surg. 2012; 20(6): 533–539.

KASUISTIK

In Ihrer Ambulanz wird Ihnen ein achtjähriger Junge aus Albanien vorgestellt. Im Schulsport hat er plötzlich einen heftigen Hustenanfall mit blutigem Sputum bekommen. Pulmonale oder andere Vorerkrankungen bestehen nicht. Die klinische Untersuchung, auch der Lunge, ist unauffällig. Die Röntgen-Thoraxaufnahme zeigt eine Verschattung im Bereich der Lunge links. Die CT des Thorax bildet eine glatt begrenzte, flüssigkeitsgefüllte Raumforderung im linken Oberlappenbereich ab. Differenzialblutbild: Hb 11,3 g/100 ml, Leukozyten 9.000, davon 10 % Eosinophile.

Wie lautet Ihre Verdachtsdiagnose?

a) Es handelt sich im einen Lungenabszess bei Bronchopneumonie.
b) Es handelt sich um eine angeborene Lungenzyste.
c) Es handelt sich um eine Echinokokkuszyste.
d) Es handelt sich um eine tuberkulöse Kaverne.

Die richtige Antwort ist c.

Die **Echinokokkose** ist die chirurgisch wichtigste parasitäre Erkrankung des Menschen in Deutschland. Man unterscheidet die zystische Echinokokkose, die durch den Hundebandwurm (*E. granulosus*), und die alveoläre Echinokokkose, die durch den Fuchsbandwurm (*E. multilocularis*) hervorgerufen wird. Die Infektion des Menschen erfolgt durch eine orale Aufnahme von Wurmeiern.

Bei der **zystischen Echinokokkose,** die in Europa vor allem auf dem Balkan und in Mittelmeerländern vorkommt, bildet sich in der Regel nur eine oder wenige Zysten, die eine stabile Wand aufweisen. Sie kann in jeder Altersgruppe vorkommen. Meist ist nur ein Organ betroffen, überwiegend die Leber, aber auch die Lunge. Die lange Inkubationszeit von mehreren Monaten bis mehreren Jahren sowie das langsame Wachstum der Zysten führen dazu, dass Patienten über lange Zeit symptomlos sein können. Beschwerden entstehen durch Kompression benachbarter Organe, eine sekundäre Infektion der Zyste oder Fisteln zu den Galle- oder Atemwegen und sind sehr unspezifisch.

Das Erscheinungsbild der **alveolären Echinokokkose,** die in Europa insbesondere in Süddeutschland, der Nordschweiz, Westösterreich und Ostfrankreich anzutreffen ist, ist geprägt von einem invasiven, destruierenden Wachstum des Larvengewebes. Es ist fast ausschließlich die Leber betroffen. Kinder und Jugendliche erkranken äußerst selten. Auch hier besteht eine lange Inkubationszeit von bis zu 15 Jahren. Anfangs treten in der Regel nur unspezifische Oberbauchschmerzen auf. Mit der Zeit kann es durch eine raumfordernde Wirkung zur portalen Hypertension, Cholestase und sekundären Leberzirrhose kommen. Die Lunge oder das Gehirn können ebenfalls beteiligt sein.

Zur **Diagnostik** dienen radiologische Verfahren wie Sonografie, Röntgen-Thorax und CT. In dieser ist die gut abgrenzbare Zyste bei der zystischen Echinokokkose deutlich zu erkennen. Mittels verschiedener serologischer Methoden lassen sich Antikörper nachweisen und die beiden Echinokokkus-Formen unterscheiden. Jedoch schließt eine negative Serologie eine Echinokokkose nicht aus. Aus Punktions- und Resektionsmaterial kann die Diagnose ebenfalls gestellt werden.

Die **Therapie** der zystischen Echinokokkose richtet sich nach Zystenstadium und Erkrankungsbild. Sie reicht von Zuwarten über eine alleinige antihelminthische Therapie, bis hin zur Operation. Bei Befall der Leber wird in die Zyste 20%-ige Kochsalzlösung instilliert, um noch vitale Skolizes abzutöten. Anschließend wird die sogenannte Endozyste reseziert. Perioperativ erfolgt eine Therapie mit Albendazol. In manchen Fällen ist auch eine Leberteilresektion notwendig. Bei Befall der Lunge muss fast immer eine komplette Resektion der Zyste erfolgen.

Bei Patienten mit alveolärer Echinokokkose ist eine kurative Operation oft nicht möglich, sodass eine lebenslange antihelminthische Therapie erforderlich ist.

LITERATUR

Banderker E, Cox S, Gaxa L. Imaging and management of abdominal echinococcosis in children. J Ped Infect Dis. 2017; 12(01): 030–039.

Petropoulos AS, Chatzoulis GA. Echinococcus Granulosus in Childhood: A retrospective study of 187 cases and newer Data. Clin Pediatr (Phila). 2019; 58(8): 864–888.
Robert Koch-Institut. Infektionskrankheiten A–Z: Echinokokkose (Hunde-, Fuchsbandwurm-Infektion). www.rki.de/DE/Content/InfAZ/E/Echinokokkose/Echinokokkose.html (letzter Zugriff: 26.9.2021).

KASUISTIK

Die Mutter eines jetzt 23 Monate alten Mädchens berichtet, dass das Kind von Geburt an nach dem Stillen häufig erbrochen und gehustet habe. Einmalig sei im Alter von acht Monaten eine „Darmgrippe" vorgekommen, seither sei der Stuhl jedoch immer unauffällig. Allerdings sei das Mädchen nur langsam und schlecht gediehen. Nach dem Übergang auf feste Kost seien das Erbrechen und die Hustenattacken wesentlich seltener geworden. Seit dem 12. Lebensmonat leidet die Patientin an rezidivierenden Bronchopneumonien. Bei der klinischen Untersuchung fällt ein außerordentlich stark geblähtes und gespanntes Abdomen auf mit ausgeprägtem Tympanismus. Tee trinkt das Mädchen nur widerwillig und nach einigem Zureden. Unmittelbar nach dem Herunterschlucken kommt es zu einer anfallsartigen Hustenattacke.

Wie lautet Ihre Diagnose und welche Aussagen treffen auf die kurative Therapie zu?

a) Es handelt sich um eine chronische Bronchopneumonie.
b) Es handelt sich um Aspiration bei gestörtem Schluckreflex.
c) Es handelt sich um einen gastroösophagealen Reflux bei angeborener Hiatushernie.
d) Es handelt sich um eine isolierte ösophagotracheale Fistel.
e) Eine Spontanheilung unter konservativer Therapie (Zufuhr von angedickter bzw. fester Nahrung) ist bis zum Abschluss des Wachstums in den meisten Fällen möglich.
f) Nur durch eine Operation kann in dieser Situation eine definitive Heilung erreicht werden.

Die richtigen Antworten sind d und f.

Die angeborene Unterbrechung der Speiseröhre, als **kongenitale Ösophagusatresie** in Europa und Tracheoesophageal Fistula (TEF) in den USA bezeichnet, ist eine seltene Fehlbildung und kommt nur einmal auf 3.500 Lebendgeburten vor. Die Ätiologie ist nicht geklärt, familiäres Vorkommen ist bekannt.

Für klinische Belange bewährt sich die **Einteilung nach Vogt** in vier Typen (> Abb. 9.2):

- Vogt Typ I: Das obere Ösophagussegment endet als Blindsack, Häufigkeit ca. 1 %.
- Vogt Typ II: Atresie ohne ösophagotracheale Fistelbildung, Häufigkeit ca. 6 %.
- Vogt Typ IIIa: ösophagotracheale Fistel am oberen Segment, das untere Segment endet im Blindsack, Häufigkeit ca. 1 %.
- Vogt Typ IIIb: ösophagotracheale Fistelbildung am unteren Segment, das obere Segment endet im Blindsack, Häufigkeit ca. 85 %.

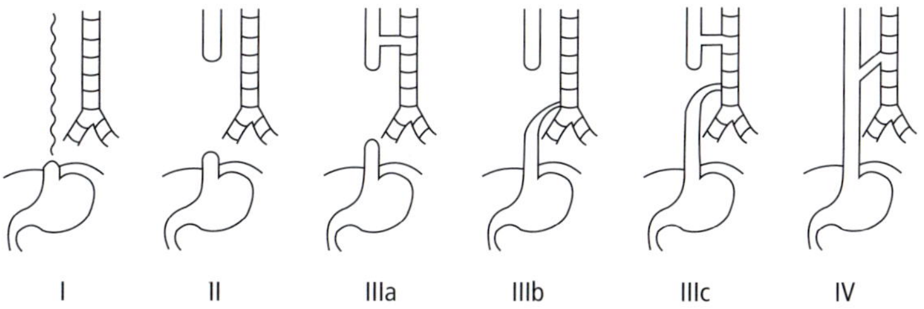

Abb. 9.2 Einteilung der kongenitalen Ösophagusatresien nach Vogt [R461]

- Vogt Typ IIIc: ösophagotracheale Fistelbildung mit Doppelfistel, Häufigkeit ca. 5 %.
- Vogt Typ IV: ösophagotracheale Fistel ohne Atresie (sog. „H-Fistel"), Häufigkeit: ca. 2–4 %.

Wegen der Seltenheit ihres Vorkommens ist die Diagnosestellung bei den Fisteln ohne Kontinuitätsunterbrechung des Ösophagus, den sog. H-Fisteln, oft schwierig und erfolgt in vielen Fällen erst verspätet. Fisteln dieses Typs ziehen grundsätzlich von proximal der Trachea nach distal zur Speiseröhre. Begleitfehlbildungen am Aortenbogen und den Aortenbogengefäßabgängen sind häufig.

Leitsymptom ist der Reizhusten mit Luftnot unmittelbar nach der Nahrungsaufnahme, meist schon beim ersten Trinkversuch nach der Geburt. Bei kleineren Fisteln, oder wenn Narben und Schleimhautfalten die Aspiration über die Fistel verhindern, können Symptome lange Zeit fehlen. Die Erkrankung manifestiert sich dann erst später durch Husten bei der Nahrungsaufnahme, Aushusten von Speiseanteilen oder rezidivierende Aspirationspneumonien sowie Gedeihstörungen.

Als **diagnostische Verfahren** kommen die Röntgendarstellung (Kontrastfüllung vom Ösophagus aus unter Verwendung von wässrigem Kontrastmittel, ➤ Abb. 9.3; Hypopharyngo-Ösophagografie mit Video) und die Endoskopie (als Ösophago- und Tracheoskopie) in Betracht, die den Defekt bzw. den Übertritt von Speiseröhreninhalt in die Luftröhre zeigen.

Die **Therapie** besteht bei großlumigen, sehr kurzen Fisteln im operativen Fistelverschluss, je nach Lokalisation durch kollaren (Fistel auf Höhe/oberhalb von BWK 2, 70 %) oder thorakalen Zugang, ggf. auch minimalinvasiv. Daei muss häufig eine neue Verbindung zwischen oberem und unterem Ösophagussegment geschaffen werden (➤ Abb. 9.4). Der Versuch der endoskopischen endoluminalen Fistelokklusion (Laser, Fibrinkleber) ist nur bei sehr engen, langen Fistelgängen erfolgreich.

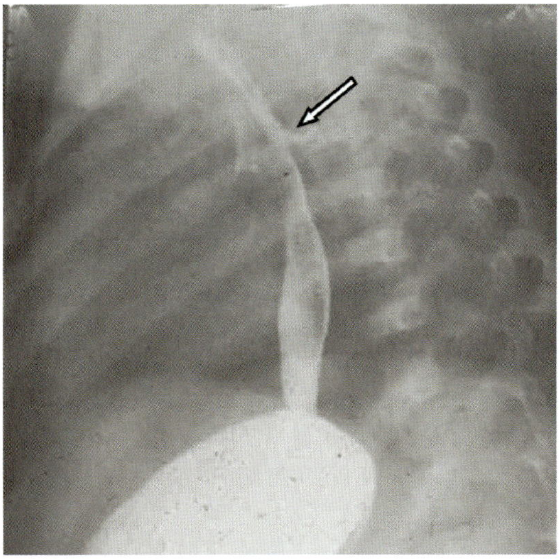

Abb. 9.3 Darstellung der ösophagotrachealen Fistel im Röntgen mit Kontrastmittel [R461]

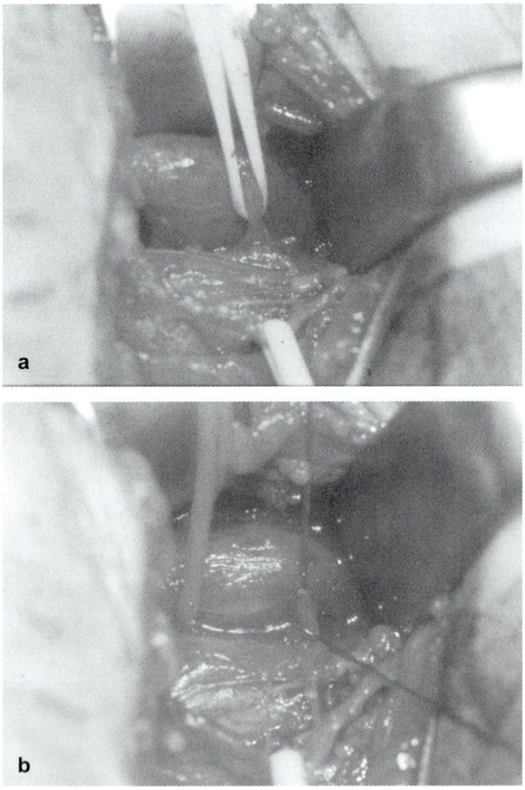

Abb. 9.4 Ösophagotracheale Fistel: a) intraoperativer Situs, b) unterbundene Fistel [R461]

LITERATUR

Edelman B, Selvaraj BJ, Joshi M et al. Anesthesia practice: review of perioperative management of H-type tracheoesophageal fistula. Anesthesiol Res Pract. 2019; 2019: 8621801.

Fallon SC, Langer JC, St Peter SD et al. Congenital H-type tracheoesophageal fistula: A multicenter review of outcomes in a rare disease. J Pediatr Surg. 2017; 52(11): 1711–1174.

9

KASUISTIK

Ein 23 Tage altes, männliches Neugeborenes leidet seit zwei Tagen unter schwallartigem Erbrechen direkt nach der Nahrungsaufnahme. Das sauer riechende Erbrochene enthält keine Gallenflüssigkeit, aber Schleim und geringe Blutbeimengungen. Trotzdem habe der Junge ständig Hunger, trinke hastig, um kurz danach wieder zu erbrechen. Die Peristaltik des Magens ist durch die Bauchdecke deutlich sichtbar. Das Kind hat innerhalb einer Woche 1 kg abgenommen und wirkt exsikkiert.
Die Sonografie des Oberbauchs zeigt den in ➤ Abb. 9.5 dargestellten Befund.

Welche Aussage ist bei diesem Kind nicht richtig?

a) Es besteht eine Passagebehinderung des Magenausgangs durch Hypertrophie der Pylorusmuskulatur.
b) Die Diagnose kann durch Sonografie gesichert werden.
c) Die operative Wiederherstellung der ungehinderten Pyloruspassage durch Längsspaltung der Pylorusmuskulatur bis auf die Schleimhaut (Weber-Ramstedt) muss sofort als Notfalleingriff erfolgen.
d) Die Pyloromyotomie (Weber-Ramstedt) erfolgt nach Legen einer Magenablaufsonde, einer entsprechenden Infusionstherapie zur Korrektur der Flüssigkeits- und Elektrolytdefizite sowie der Alkalose als geplanter Eingriff.

Die Aussage c ist nicht richtig.

Die **hypertrophe Pylorusstenose** ist gekennzeichnet durch eine Passagebehinderung des Magenausgangs durch Hypertrophie der Ring- und weniger auch der Längsmuskulatur des Pylorus. Die Inzidenz beträgt 2–3 auf 1.000 Lebendgeborene. Männliche Säuglinge erkranken viermal häufiger als weibliche. Das typische Erkrankungsalter ist die 2. bis 8. Lebenswoche.

Die Ätiologie für dieses Erkrankungsbild ist nicht geklärt. Durch die die Einengung des Lumens im Pylorusbereich kommt es zu den charakteristischen **Leitsymptomen:**

- Nicht-galliges, schwallartiges Erbrechen von Mageninhalt, trotzdem gutes und zum Teil gieriges Trinkverhalten
- Gewichtsverlust mit Dehydratation
- Hyperperistaltik des Magens häufig äußerlich sichtbar
- Hypertrophierte Pylorusmuskulatur teilweise als „Olive“ tastbar
- Hypochlorämische metabolische Alkalose

Zu beobachten ist teilweise auch eine Hyperbilirubinämie, die nicht zu den Leitsymptomen gehört.

Die **Diagnose** kann bei typischer Anamnese und typischen Beschwerden oft klinisch gestellt und fast immer sonografisch bestätigt werden. Für die Sonografie gibt es Grenzwerte für die Länge des Pyloruskanals (14 mm), für die Gesamtdicke des Pylorus (12 mm) sowie für die Dicke der Pyloruswand (3 mm), bei deren Überschreiten die Diagnose gesichert ist. Zudem kann

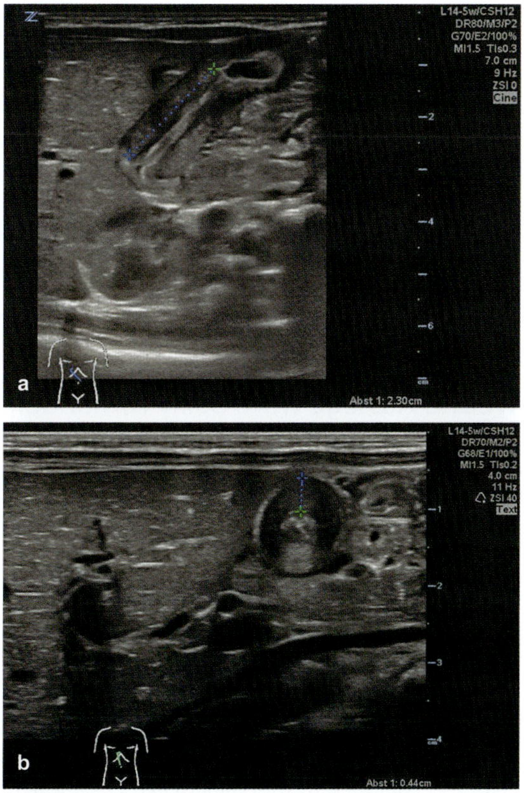

Abb. 9.5 Hypertrophe Pylorusstenose: Sonografie a) längs, b) quer [P1167]

die fehlende Relaxation der Pylorusmuskulatur unter Umständen im M-Mode beobachtet werden. Differenzialdiagnostisch kommen Magen-Darm-Infekte und intestinale Obstruktionen wie beispielsweise die Duodenalstenose oder der Volvulus in Frage.

Unmittelbar nach Diagnosestellung erhalten die Patienten eine Magensonde und bleiben nüchtern. Nach Ausgleich des Säure-Basen- und Elektrolythaushalts sowie nach Rehydrierung des Säuglings erfolgt zur Therapie die **Pyloromyotomie nach Weber-Ramstedt.** Dieser Eingriff wird meist laparoskopisch durchgeführt (➤ Abb. 9.6). Das Prinzip besteht in einer Längsinzision der hypertrophierten Pylorusmuskulatur und anschließendem stumpfem Spreizen sämtlicher Muskelfasern bis zur Mukosa. Durch Luftinsufflation über eine Magensonde und manuellen Verschluss des Darms distal des Pylorus kann die Unversehrtheit der Mukosa überprüft werden. Mit dem Kostaufbau kann direkt postoperativ begonnen und dieser bei guter Verträglichkeit zügig fortgeführt werden.

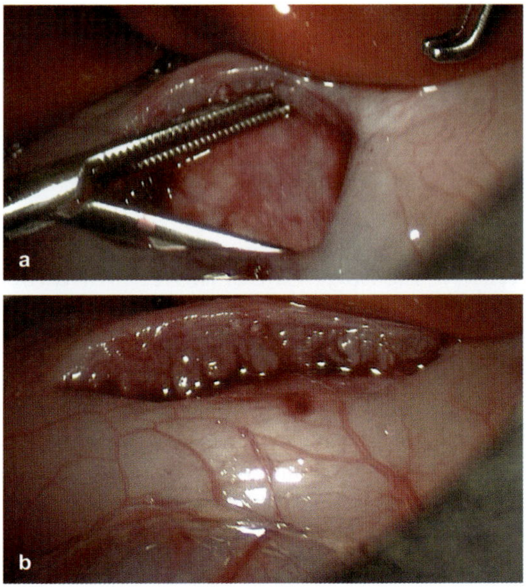

Abb. 9.6 Laparoskopische Pyloromyotomie nach Weber-Ramstedt: a) Vorgehen, b) Ergebnis [P1167]

LITERATUR

Deutsche Gesellschaft für Kinderchirurgie e.V. (DGKCH) S1-Leitlinie Hypertrophe Pylorusstenose (Stand: 4/2020). AWMF-Register-Nr. 006-056. www.awmf.org/leitlinien/detail/ll/006-056.html (letzter Zugriff: 27.9.2021)

Ismail I, Elsherbini R, Elsaied A et al. Laparoscopic vs. open pyloromyotomy in treatment of infantile hypertrophic pyloric stenosis. Front Pediatr. 2020; 8: 426.

Jobson M, Hall NJ. Contemporary management of pyloric stenosis. Semin Pediatr Surg. 2016; 25(4): 219–224.

KASUISTIK

Ein neunjähriges Mädchen wird mit relevantem Abgang von frischem Blut ex ano in die Klinik eingewiesen. Anamnestisch gibt die begleitende Mutter an, ihr Kind habe in den letzten Monaten wiederholt „schwarzen Stuhl" abgesetzt, aber dabei niemals über Bauchbeschwerden geklagt. Aus vollster Gesundheit sei heute diese Blutung aufgetreten. Differenzialdiagnostisch denken Sie an ein blutendes Meckel-Divertikel.

Welche Aussage wäre beim Vorhandensein eines Meckel-Divertikels nicht richtig?

9

a) Schmerzlose gastrointestinale Blutungen, mechanischer Ileus, Bauchschmerzen sind möglich.
b) Es handelt sich um Ausstülpungen im Dickdarmbereich.
c) Ektope Magenschleimhaut im Divertikel ist die häufigste Ursache für Komplikationen.
d) Ein bei einer Operation zufällig entdecktes Meckel-Divertikel sollte bei jüngeren Kindern entfernt werden.

Die Aussage b wäre nicht richtig.

Ein Meckel-Divertikel ist eine Ausstülpung im Bereich des Dünndarms, die meistens im mittleren bis distalen Ileum zu finden ist. Es handelt sich um ein echtes, antimesenterial lokalisiertes Divertikel, entstanden durch eine Rückbildungsstörung des Ductus omphaloentericus. Benannt ist es nach Johann Friedrich Meckel, der 1809 als Erster diesen embryologischen Zusammenhang beschrieb.

Das Meckel-Divertikel ist die häufigste Fehlbildung des Dünndarms. Es kann in jedem Lebensalter diagnostiziert werden, jedoch zeigen nur etwa 2–4 % der Betroffenen Symptome, davon wiederum die

Hälfte in den ersten zwei Lebensjahren. Bei Jungen wird häufiger ein Meckel-Divertikel nachgewiesen als bei Mädchen.

Ein charakteristisches Symptom stellt die **enterale Blutung** dar. Sie ist Ausdruck eines peptischen Ulkus, das durch säureproduzierende, ektope Magenschleimhaut im Divertikel entstehen kann (➤ Abb. 9.7). Dabei liegt das Ulkus in der Regel im Bereich der benachbarten Ileumschleimhaut oder wenig distal davon. Anamnestisch wird oft von rezidivierenden Teerstühlen und Absetzen von frischem Blut berichtet. Andere Beschwerden bestehen meist nicht.

Ernste Komplikationen sind die **Perforation** und die Ausbildung einer intestinalen Obstruktion (Invagination, Volvulus, Torsion) bis zum Vollbild eines **Ileus.**

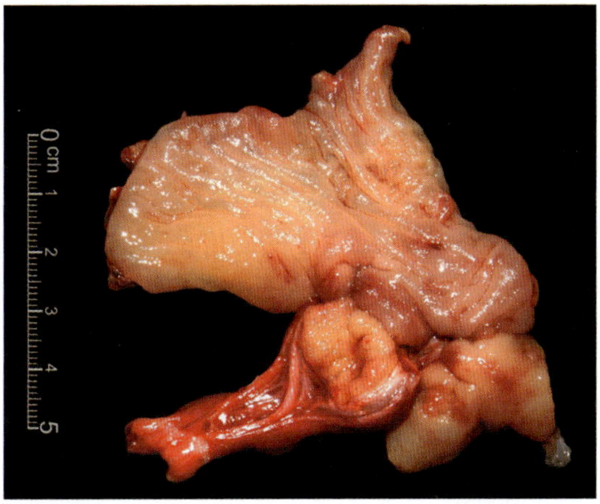

Abb. 9.7 Meckel-Divertikel mit ektoper Magenschleimhaut [P1167]

Gelegentlich tritt eine **Meckel-Divertikulitis** auf, mit der Gefahr einer Perforation. Ihr klinisches Erscheinungsbild ähnelt dem der Appendizitis mit periumbilikalen Bauchschmerzen, Peritonismus und erhöhten Entzündungswerten im Blut.

Die **präoperative Diagnose** eines Meckel-Divertikels ist schwierig. Teilweise lässt sich das Divertikel im MRT erkennen. Bei Vorhandensein ektoper Magenschleimhaut kann die Dokumentation und der Nachweis mittels ^{99m}Technetium-Pertechnetat-Szintigrafie gelingen (➤ Abb. 9.8). Ein weiteres, bisher aber noch wenig verwendetes diagnostisches Verfahren ist die Kapselendoskopie.

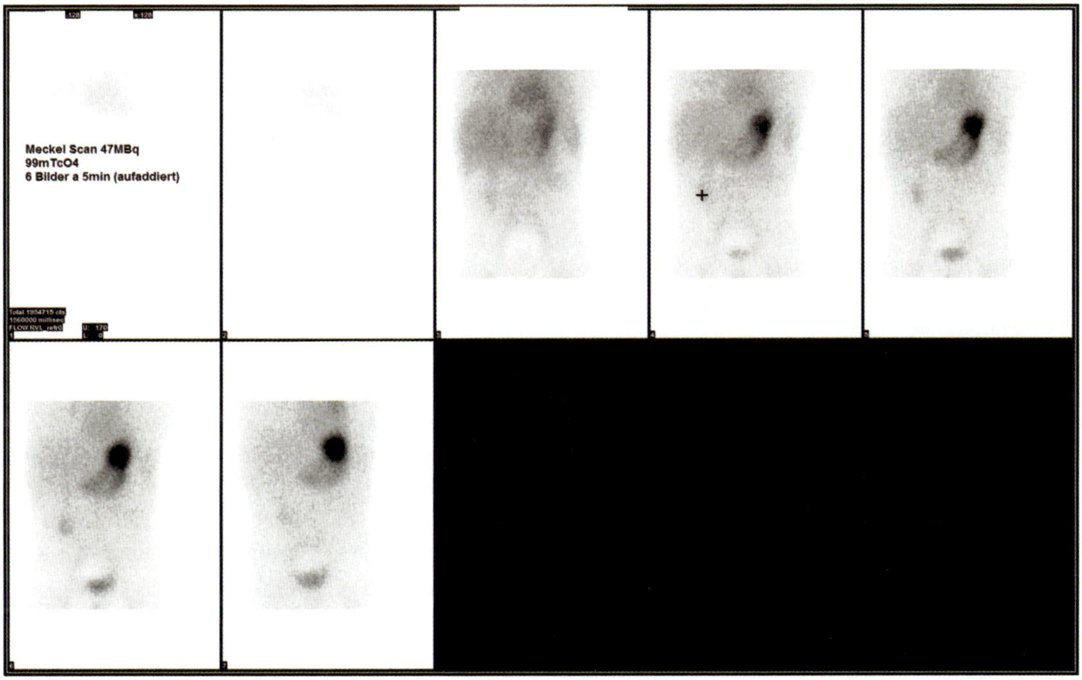

Abb. 9.8 Szintigrafie, Meckel-Divertikel (Kreuz) [P1167]

Die Therapie besteht in der **Entfernung des Divertikels.** Die Breite der Divertikelbasis und die Ausbreitung einer Entzündung eventuell mit Übergreifen auf das Ileum bedingen das operative Vorgehen – quer oder keilförmige Divertikelexzision oder Dünndarmsegmentresektion (➤ Abb. 9.9). Ziel ist es, alles ektope Gewebe zu entfernen. Der Eingriff erfolgt nach Möglichkeit laparoskopisch oder laparoskopisch-assistiert.

Das Vorgehen bei Nachweis eines Meckel-Divertikels als Zufallsbefund wird kontrovers diskutiert. Evidenzbasierte Behandlungsrichtlinien gibt es nicht. Die Empfehlung ist bei jüngeren Kindern, bei denen am häufigsten Komplikationen auftreten, das Divertikel zu entfernen.

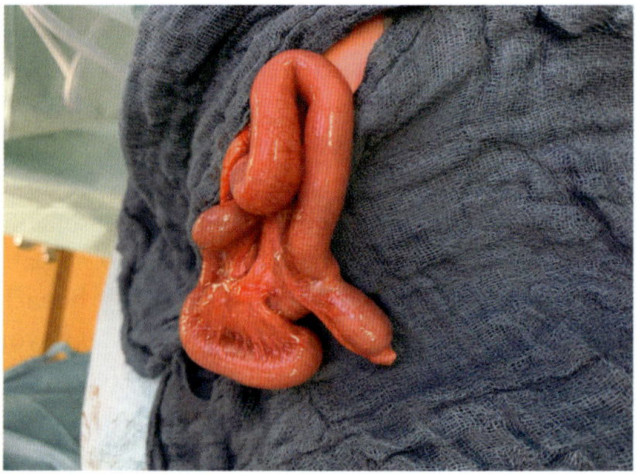

Abb. 9.9 Meckel-Divertikel, intraoperativer Befund [P1167]

LITERATUR

Chen Q, Gao Z, Zhang L et al. Multifaceted behavior of Meckel's diverticulum in children. J Pediatr Surg. 2018; 53(4): 676–681.

Ezekian B, Leraas HJ, Englum BR et al. Outcomes of laparoscopic resection of Meckel's diverticulum are equivalent to open laparotomy. J Pediatr Surg. 2019; 54(3): 507–510.

Wu J, Huang Z, Wang Y et al. Clinical features of capsule endoscopy in 825 children: a single-center, retrospective cohort study. Medicine (Baltimore) 2020;99(43):e22864.

KASUISTIK

Ein zweijähriges Mädchen wird Ihnen mit seit zwei Tagen rezidivierenden, krampfartigen Bauchschmerzen und heute mehrfach galligem Erbrechen ambulant vorgestellt. Solche Zustände seien früher schon öfters aufgetreten, hätten sich nach Nahrungskarenz aber immer wieder zurückgebildet. Bei der klinischen Untersuchung finden Sie einen weichen Bauch und eine in der Tiefe tastbare, verschiebliche, kugelförmige, prall-elastische Resistenz. Die Sonografie zeigt eine zystische Struktur dünndarmnah im rechten Unterbauch, welche eine deutliche Wandschichtung aufweist.

Worum kann es sich bei einer Raumforderung im Mesenterium des Ileums neben der Darmwand mit rezidivierender Subileussymptomatik handeln?

a) Zystische intestinale Duplikatur
b) Meckel-Divertikel
c) Mesenterialszyste
d) Ovarialzyste

9

Die richtigen Antworten sind a und c.

Darmduplikaturen sind seltene Fehlbildungen, die im gesamten Verdauungstrakt auftreten können. Am häufigsten sind sie im Dünndarm zu finden. Zu einem geringen Prozentsatz sind auch multiple Duplikaturen an unterschiedlichen Lokalisationen bei einem Patienten beschrieben. Die Mehrzahl der Darmduplikaturen wird bereits im Kleinkindalter diagnostiziert. Die Ätiologie ist nicht abschließend geklärt. In bis zu 50 % der Fälle besteht eine Assoziation mit anderen Fehlbildungen, zum Beispiel des Urogenitaltrakts, oder einer Malrotation des Darms.

Man unterscheidet zystische und tubuläre Darmduplikaturen. Dünndarmduplikaturen sind mesenterial gelegen und werden mit dem benachbarten Darmabschnitt von gemeinsamen Gefäßen versorgt.

- **Zystische Duplikaturen** sind häufiger und haben in der Regel keine Verbindung zum originären Darm.
- Die selteneren **tubulären Duplikaturen** können mehrere Verbindungen zum Darm haben und zum Teil über eine lange Strecke mit ihm verbunden sein.

Alle Duplikaturen sind mit Schleimhaut, die der des benachbarten Darms entspricht, ausgekleidet. In einem Drittel der Fälle findet sich ektope Schleimhaut, meistens Magenschleimhaut.

Ein häufiges Symptom bei Vorliegen einer Darmduplikatur ist Erbrechen. Weitere Beschwerden können durch Kompression benachbarter Organe, durch große Duplikaturen oder durch Blutung oder Entzündung vor allem bei Vorliegen ektoper Schleimhaut verursacht werden. Zudem können Dünn- und Dickdarmduplikaturen zu einer Invagination oder einem Volvulus führen.

Die **Diagnose** einer Darmduplikatur wird durch Sonografie (➤ Abb. 9.10a), MRT oder Kontrastmitteldarstellung des Darms gestellt.

Die **Resektion der Duplikatur** ist die Therapie der Wahl (➤ Abb. 9.10b). Der operative Eingriff richtet sich nach der Lokalisation der Duplikatur und nach ihrer Länge und kann je nach Befund auch minimalinvasiv durchgeführt werden. Bei kurzstreckigen Duplikaturen ist meist eine alleinige Resektion der Duplikatur oder eine Segmentresektion mit End-zu-End-Anastomose realisierbar. Bei langstreckigen Duplikaturen kann es notwendig sein nur eine Mukosektomie oder eine Verbindung zum benachbarten Darm im Sinne einer Seit-zu-Seit-Anastomose durchzuführen, um nicht zu viel Darm zu entfernen. Eine Besonderheit stellt die Lokalisation am Ösophagus und Duodenum dar, da hier eine Resektion häufig schwierig ist und besondere operative Verfahren erfordern kann.

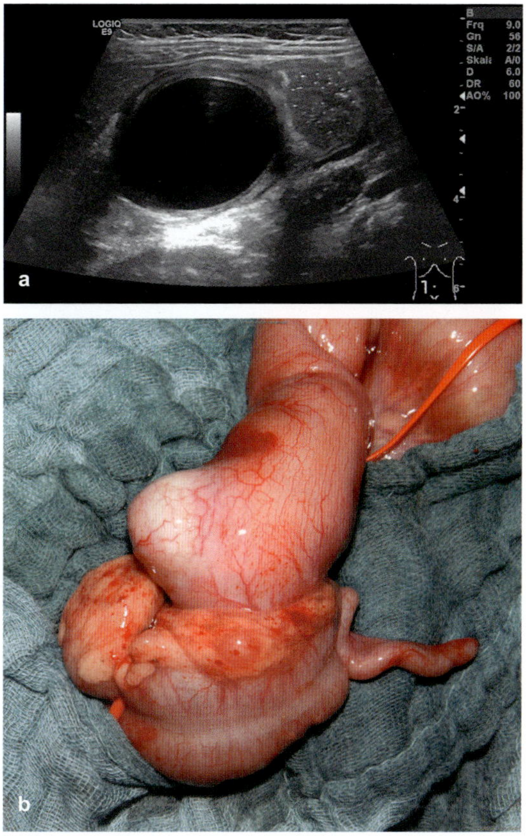

Abb. 9.10 Darmduplikatur terminales Ileum: a) Sonografie, b) intraoperativ [P1167]

LITERATUR

Gorecki W, Bogusz B, Zajac A, Soltysiak P. Laparoscopic and laparoscopy-assisted resection of enteric duplication cysts in children. J Laparoendosc Adv Surg Tech A. 2015; 25(10): 838–840.

Jeziorczak PM, Warner BW. Enteric duplication. Clin Colon Rectal Surg. 2018; 31(2): 127–131.

Kim SH, Cho YH, Kim HY. Alimentary tract duplication in pediatric patients: its distinct clinical features and managements. Pediatr Gastroenterol Hepatol Nutr. 2020; 23(5): 423–429.

KASUISTIK

Bei einem elf Monate altem Kind bestehen plötzlich aufgetretene, intermittierende krampfartige Bauchschmerzen und Erbrechen. Die Attacken hätten sich nach kurzen schmerzfreien Intervallen wiederholt. Bei der klinischen Untersuchung ist eine walzenförmige Resistenz im Mittelbauch tastbar. Nach der digitorektalen Untersuchung findet sich wenig Blut am Handschuh, und es kommt im Anschluss an die Untersuchung zum Abgang von blutig tingiertem Schleim (➤ Abb. 9.11a). Die Abdomensonografie zeigt den aus ➤ Abb. 9.11b und c ersichtlichen Befund.

Welche Diagnose stellen Sie?

a) Ileozökale Invagination
b) Volvulus
c) Hämorrhagische Enterokolitis
d) Blutendes Meckel-Divertikel
e) Megakolon

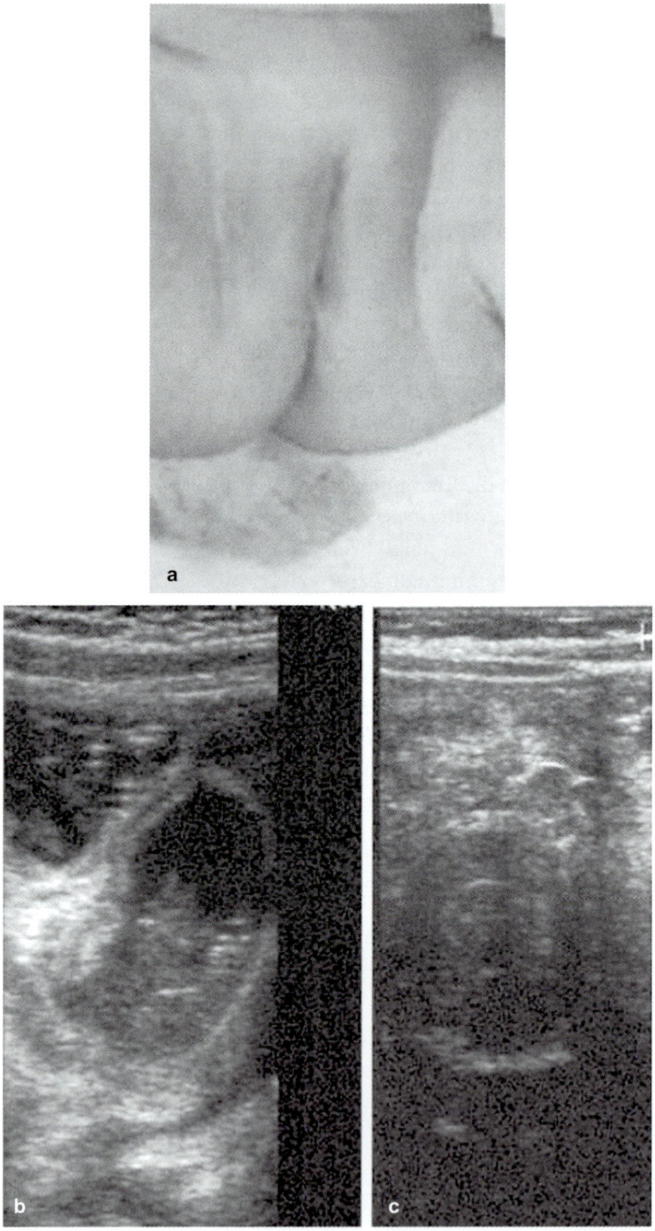

Abb. 9.11 Untersuchungsbefunde a) Abgang von blutigem Schleim nach digitorektaler Untersuchung b) und c) Abdomensonografie mit Pseudokidney-Zeichen im Längsscan (b) und Target-Zeichen im Querscan (c) [R461]

Die richtige Antwort ist a.

Das dargestellte Krankheitsbild ist charakteristisch für eine **ileozökale Invagination.** Die Diagnose kann aufgrund der typischen Anamnese und des Untersuchungsbefunds rein klinisch gestellt werden. Die Abdominalsonografie (im Längsscan Abbildung eines Pseudokidney-Zeichens, im Querscan eines Target-Zeichens, ➤ Abb. 9.11b und c) sowie der Nachweis freier Flüssigkeit und einer Pendelperistaltik kann die Diagnose mit hoher Sensitivität (98–100 %) und Spezifität (88–100 %) sichern. Die Röntgen-Leeraufnahme (Sensitivität von 45 %) ist obsolet.

Während der Attacken wird der Säugling blass, schwitzt und zieht die Beine an. Ein Anfall dauert in der Regel 1–2 Minuten, anschließend ist das Kind bis zur nächsten Attacke beschwerdefrei. Blutspuren bei der rektalen Untersuchung und die walzenförmige Resistenz im Mittelbauch sind charakteristisch für die ileozökale Invagination.

Der **ileozökale Invaginationsileus** ist eine typische Erkrankung bei Kindern in der Altersgruppe zwischen 3 und 18 Monaten. Bei älteren Kindern (> 3 Jahre) ist häufig eine Leitstruktur nachweisbar. Bei der Einstülpung des Ileums in das Zökum entsteht ein **Strangulationsileus.** Knaben sind im Verhältnis von 3:2 etwas häufiger betroffen als Mädchen. Der eingestülpte Darm mit dem dazugehörigen Mesenterium, der als Invaginat (Intussuszeptum) bezeichnet wird, wird vom Invaginans oder Intussuszipiens umhüllt. Infolge der Abschnürung der Gefäße kommt es zur Stauung und zu einem Ödem des Invaginats. Die Folge ist schon nach wenigen Stunden die hämorrhagische Infarzierung und schließlich die Totalnekrose des invaginierten Darms mit Perforation und Ausbildung einer Peritonitis. Neben den o. g. ileozökalen Invaginationen sind Einstülpungen an verschiedenen Stellen des Dünn- und Dickdarmes beschrieben (Invaginatio ileo-colica, ileo-ilealis, colica-colica, ileo-ileo-colica).

Der **Auslöser von Darminvaginationen** bleibt in 80–90 % der Fälle unbekannt. Wegen ihres häufig kombinierten Auftretens mit Infekten der oberen Luftwege wird die infektbedingte Hyperplasie des Lymphgewebes in den Peyer-Plaques in Kombination mit einer enteralen Hyperperistaltik vor allem bei viralen Gastroenteritiden (Adeno- und Rotavirusinfektionen) ursächlich diskutiert. Weitere auslösende anatomische Ursachen sind bei Kindern in 5–6 % Meckel-Divertikel, Darmduplikaturen, submuköse Blutungen bei Purpura Schönlein-Henoch oder andere Raumforderungen (Tumore, Darmpolypen, Lymphome)

Therapeutisch ist in Frühfällen (keine Peritonitis, kein massiver Blutabgang ex ano, kein V. a. Perforation) die **sonografisch kontrollierte, hydrostatische Desinvagination** mit physiologischer Kochsalzlösung (ca. 100 cm H_2O) angezeigt. Die pneumatische Insufflation ist vor allem im angloamerikanischen Raum gebräuchlicher; sie birgt eine etwas höhere Perforationsgefahr. Die Instillation von Kontrastmittel unter Durchleuchtung ist aus strahlenhygienischen Gründen nicht mehr zeitgemäß.

Bei Misserfolg einer konservativen Desinvagination bzw. Anzeichen einer Peritonitis, massivem Blutabgang oder mehrfachen Rezidiven ist die **operative manuelle Desinvagination** erforderlich. Nachdem historisch bei den offen-chirurgischen Verfahren mittels Hutchinson-Handgriff (manuelles Herausdrücken des Invaginatkopfs aus dem distalen Darmabschnitt) desinvaginiert wird, ist häufig auch ein minimalinvasives Vorgehen mittels vorsichtigem Zug am Invaginat im Rahmen einer Laparoskopie unproblematisch möglich (➤ Abb. 9.12).

Zur **Rezidivprophylaxe** kann zusätzlich eine Ileoaszendopexie durchgeführt werden. Intraoperativ erfolgt der Ausschluss einer Leitstruktur für die Invagination (pathologisch ergab sich in diesem Fall der Nachweis eines Lymphoms, ➤ Abb. 9.13). Je nach intraoperativem Befund kann eine Resektion des ischämisch geschädigten Darmanteils indiziert sein.

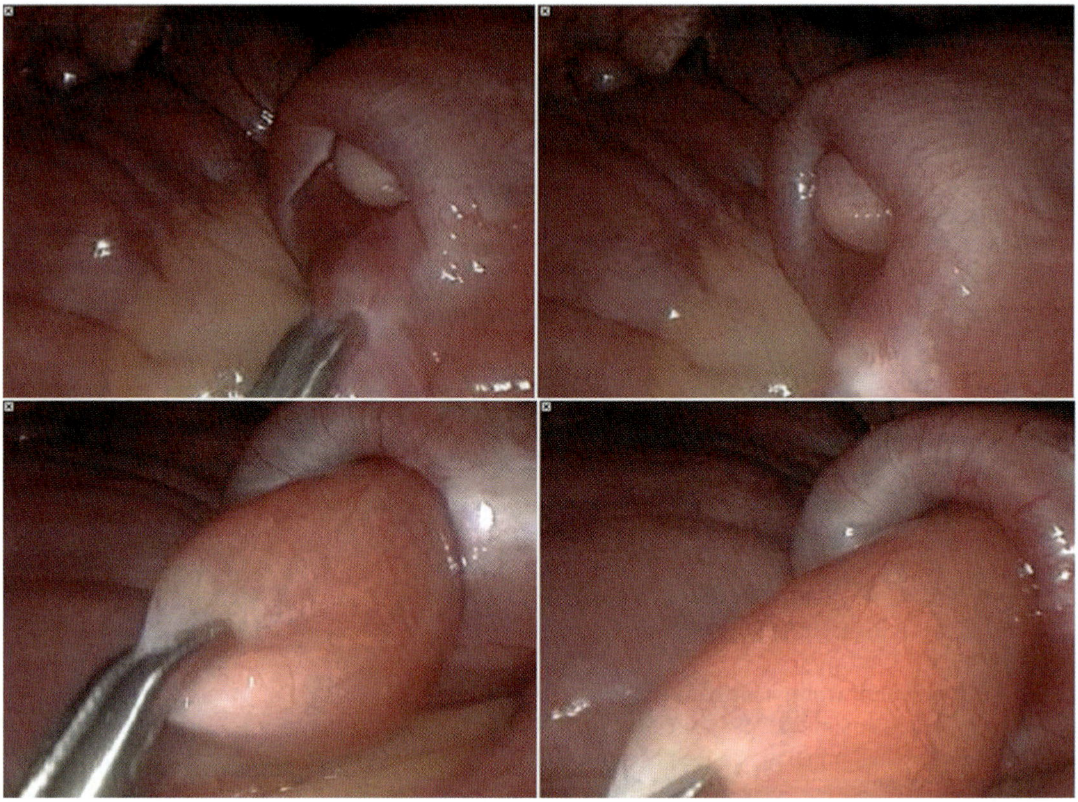

Abb. 9.12 Laparoskopische Desinvagination [P1168]

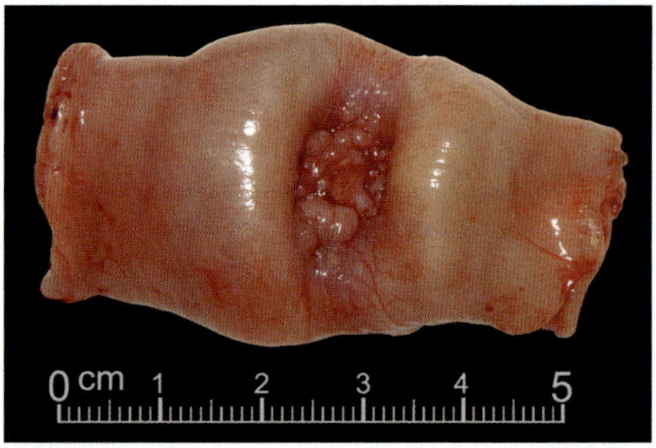

Abb. 9.13 Intraoperativer Befund eines ursächlichen Lymphoms [P1168]

LITERATUR

Ellerkamp V, Nagel C. S1-Leitlinie Invagination (Stand: 11/2021). AWMF-Register-Nr. 006-027. www.awmf.org/leitlinien/detail/ll/006-027.html (letzter Zugriff: 24.1.2022).

Kelley-Quon LI, Arthur LG, Williams RF, Goldin AB, St Peter SD, Beres AL, et al. Management of intussusception in children: A systematic review. J Pediatr Surg. 2021; 56(3): 587–596.

Lin-Martore M, Kornblith AE, Kohn MA, Gottlieb M. Diagnostic accuracy of point-of-care ultrasound for intussusception in children presenting to the emergency department: A systematic review and meta-analysis. West J Emerg Med. 2020; 21(4): 1008–1016.

KASUISTIK

Ein fünfjähriges Mädchen wird Ihnen in der Ambulanz vorgestellt. Schon beim Eintritt in das Sprechzimmer bemerken Sie, dass das an der Hand der Mutter geführte Kind nur gebückt laufen kann. Anamnestisch gibt die Mutter an, das Kind habe aus vollster Gesundheit vor ca. drei Stunden zunächst über Übelkeit und Oberbauchschmerzen geklagt und mehrfach erbrochen. Sie habe es zunächst ins Bett gelegt, aber gleich bemerkt, dass es nur mit angezogenem rechten Bein liegen konnte. Jetzt hätten sich die Schmerzen deutlich verstärkt und vorwiegend in den rechten Unterbauch verlagert.

Welche Diagnose ist am wahrscheinlichsten?

a) Akute Gastroenteritis
b) Coxitis fugax
c) Akute Appendizitis
d) Pyelonephritis
e) Ileus

Die richtige Antwort ist c.

Die **Appendizitis** ist die häufigste akute, chirurgisch zu behandelnde abdominale Erkrankung im Kindesalter. Typischerweise sind Schulkinder (zwischen dem 6. und 12. Lebensjahr) betroffen. Jedoch kann diese Erkrankung auch bei deutlich jüngeren Kindern auftreten.

Anamnese und Verlauf der Erkrankung sind besonders beim Kleinkind uncharakteristisch und progredient. In den ersten drei Lebensjahren ist die Appendix bei einem Großteil der Patienten bei Diagnosestellung bereits perforiert.

Unspezifische Frühsymptome der Appendizitis sind Übelkeit, Appetitlosigkeit, Erbrechen, Bauchschmerzen und subfebrile Temperaturen. Die Schmerzwanderung von periumbilikal in den rechten Unterbauch ist zwar typisch, aber nicht obligat. Hierbei liegt zunächst ein eher diffuser viszeraler Schmerz vor, bedingt durch eine Aufweitung der Appendix, der bei Ischämie der Appendixwand und Entzündung der Appendix sich in einen lokalen, peritonealen Schmerz verändert.

Klassische Appendizitiszeichen sind Druckschmerz und Abwehrspannung im rechten Unterbauch mit Punctum maximum am McBurney- und Lanz-Punkt, sowie bei Vorliegen einer retrozökal gelegenen Appendix ein positives Psoas-Zeichen. Bei Kleinkindern ist die klinische Untersuchung und deren Beurteilung aufgrund des Alters des Patienten und der damit meist einhergehenden mangelnden Kooperation erschwert. In dieser Altersgruppe geben Veränderungen des Gesichtsausdrucks und ein Ausweichen bei der Palpation des rechten Unterbauches sowie die Körperhaltung (gebücktes Gehen, Seitenlage, spontanes Anziehen der Beine) wichtige Hinweise auf Schmerzempfinden bzw. intraabdominale Entzündungsprozesse.

Differenzialdiagnostisch muss an folgende Erkrankungen gedacht werden:

- Akute Gastroenteritis
- Lymphadenitis mesenterialis
- Ileitis terminalis
- Erkrankungen der Niere
- Meckel-Divertikulitis
- Pathologien des Ovars
- Koprostase
- Bei Kleinkindern eine basale Pneumonie

Zur Eingrenzung der Differenzialdiagnosen sowie zur Diagnosesicherung einer Appendizitis dient die Abdomensonografie (➤ Abb. 9.14a und b). Diese hat

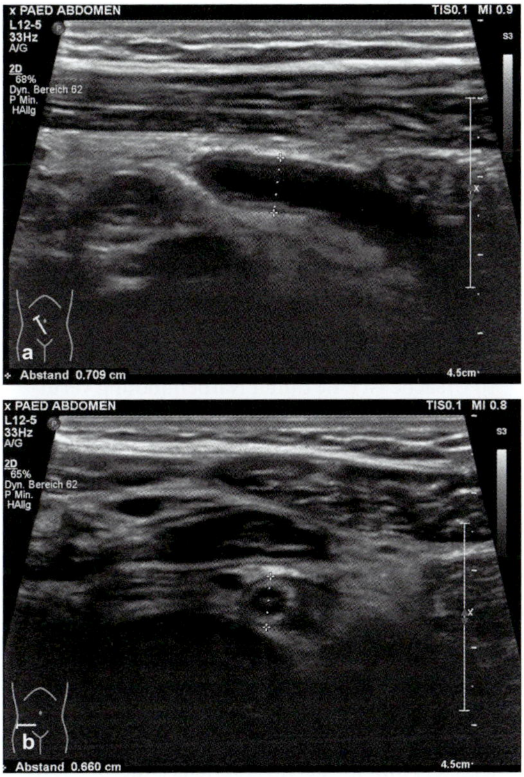

Abb. 9.14 Appendizitis in der Sonografie: a) Längsscan, b) Querscan [P1167]

eine hohe Sensitivität und Spezifität. Oft lässt sich die Appendix jedoch nicht darstellen, was aber nicht mit dem Ausschluss einer Appendizitis gleichzusetzen ist. Im Zweifelsfall sind eine stationäre Beobachtung und klinische, sonografische und laborchemische Verlaufskontrollen im kurzen Intervall indiziert.

Goldstandard der **Appendektomie** ist auch im Kindesalter das minimal-invasive Vorgehen. Die offene Operation ist besonderen Gegebenheiten, wie beispielsweise mehrere Voroperationen in der Anamnese, vorbehalten.

In der Literatur finden sich verschiedene Studien, die gezeigt haben, dass die **konservative Therapie** der akuten, nicht perforierten Appendizitis im Kindesalter mittels alleiniger i. v.-Antibiose sicher ist und zu einem großen Prozentsatz eine Appendektomie vermeiden kann. Es fehlen jedoch noch große, randomisierte Kontrollstudien, die die Effektivität dieser beiden Therapieoptionen miteinander vergleichen.

LITERATUR

Favot MJ, Ehrman RR. What elements of the history, examination, laboratory testing, or point-of-care ultrasonography are most useful in the diagnosis of acute appendicitis in children? Ann Emerg Med. 2017; 70(6): 797–798.

Lounis Y, Hugo J, Demarche M, Seghaye MC. Influence of age on clinical presentation, diagnosis delay and outcome in preschool children with acute appendicitis. BMC Pediatr. 2020; 20(1): 151.

Sanchez TR, Corwin MT, Davoodian A, Stein-Wexler R. Sonography of abdominal pain in children: appendicitis and its common mimics. J Ultrasound Med. 2016; 35(3): 627–635.

Scott A, Lee SL, DeUgarte DA et al. Nonoperative management of appendicitis. Clin Pediatr (Phila). 2018; 57(2): 200–204.

KASUISTIK

Ihnen wird ein 18 Monate alter Junge ambulant vorgestellt. Die Mutter berichtet, dass es bei ihm seit dem Abstillen zunehmend zur Stuhlverhaltung käme. Nach Einläufen sei ihr Junge nur kurzzeitig beschwerdefrei.
Bei der klinischen Untersuchung finden Sie rektal-digital eine hochgradige Sphinkterspastizität bei leerer Rektumampulle. Die Abdomenleeraufnahme zeigt ein stark geblähtes, stuhlgefülltes Sigma, die Kolonkontrastdarstellung (➤ Abb. 9.15) zeigt das stark erweiterte Sigma. Ihre Verdachtsdiagnose lautet Megacolon congenitum (Morbus Hirschsprung).

Welche Aussagen sind in diesem Zusammenhang nicht korrekt?

a) Bei seit dem Neugeborenenalter bestehenden rezidivierenden Verstopfungs- und Ileuszuständen muss immer auch an einen Morbus Hirschsprung gedacht werden.
b) Ursache ist eine durch Narbenbildung verursachte Stenose eines Dickdarmsegments (enges Segment).
c) Zur Sicherung der Diagnose ist eine enzymhistochemische Untersuchung angezeigt.
d) Die definitive Behandlung des Morbus Hirschsprung besteht in der Anlage eines Anus praeter.

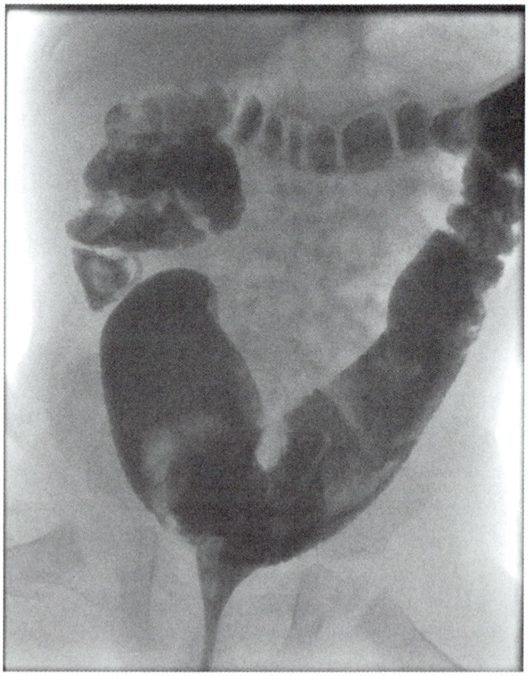

Abb. 9.15 Morbus Hirschsprung, Kolonkontrastdarstellung [P1167]

Die Aussagen b und d sind nicht korrekt.

Beim **Megacolon congenitum** (Morbus Hirschsprung) handelt es sich um eine angeborene Aganglionose des Darms. Die Ganglienzellen des Plexus submucosus (Meissner) und Plexus myentericus (Auerbach) fehlen in den betroffenen Darmabschnitten. In den meisten Fällen ist die Erkrankung auf das Rektosigmoid beschränkt. Sie kann aber auch weiter nach proximal ausgedehnt sein und in seltenen Fällen das gesamte Kolon mit kurzen Anteilen des terminalen Ileums mit einbeziehen. Die meisten Fälle treten sporadisch auf. Die Inzidenz beträgt 1:5.000. Jungen sind häufiger betroffen als Mädchen.

45 bis 90 % der Patienten mit Morbus Hirschsprung zeigen einen verzögerten Mekoniumabgang. Bei diesen Patienten kann es bei rektaler Manipulation zu explosionsartigem Abgang von Gas und Stuhl kommen. Neugeborene präsentieren oft das klinische Bild einer distalen, intestinalen Obstruktion. Vor allem bei kurzstreckiger Erkrankung kann das einzige Symptom aber auch nur eine ausgeprägte Obstipation sein.

MERKE

Durch Stase des Darminhalts in dem präaganglionären Darmabschnitt kann es durch eine bakterielle Fehlbesiedelung zu teilweise lebensbedrohlichen, toxischen Enterokolitiden (toxisches Megakolon) kommen.

In der **Abdomenleeraufnahme** ist oft der stark erweiterte und mit Stuhlmassen gefüllte Darm zu sehen. Die **Kolonkontrastdarstellung** zeigt das Megakolon mit trichterförmigem Übergang in das distale enge Segment (➤ Abb. 9.15). Beweisend sind Rektumbiopsien mit histologisch dokumentierter Aganglionose im submukösen und myenterischen Plexus sowie der immunhistochemische Nachweis einer vermehrten Acetylcholinesterase-Aktivität in der Lamina propria mucosae und Lamina muscularis mucosae.

Differenzialdiagnostisch kommen beim Neugeborenen letztlich alle angeborenen Obstruktionen des Intestinaltrakts in Betracht, bei älteren Kindern alle Erkrankungen, die eine chronische Obstipation verursachen können.

Die **Therapie** des Morbus Hirschsprung kann nur chirurgisch erfolgen. Das Prinzip besteht in einer Resektion des a- und hypoganglionären Darmsegments (➤ Abb. 9.16), Wiederherstellung der Darmkontinuität im ganglionären Bereich sowie Erhalt der Funktion des inneren Analsphinkters. Je nach Allgemeinzustand des Patienten und Länge des aganglionären Darmsegments kann die Operation ein- oder dreizeitig vorgenommen werden. Bei **Anlage eines Stomas (Kolo- oder Ileostoma)** können zusätzliche Darmwandbiopsien aus verschiedenen Regionen (Stufenbiopsien) entnommen werden, um die Ausdehnung der A- und Hypoganglionose festzustellen.

Für die **definitive Therapie** existieren verschiedene Operationsverfahren:

- Extraanale Resektion nach Swenson
- Tiefe anteriore Resektion nach Rehbein
- End-zu-Seit-Anastomose nach Duhamel
- Endorektaler Durchzug nach Soave
- Transanaler endorektaler Durchzug („Durchzugsoperation nach De La Torre").

Heutzutage werden überwiegend die transanalen und die laparoskopisch-assistierten Verfahren durchgeführt.

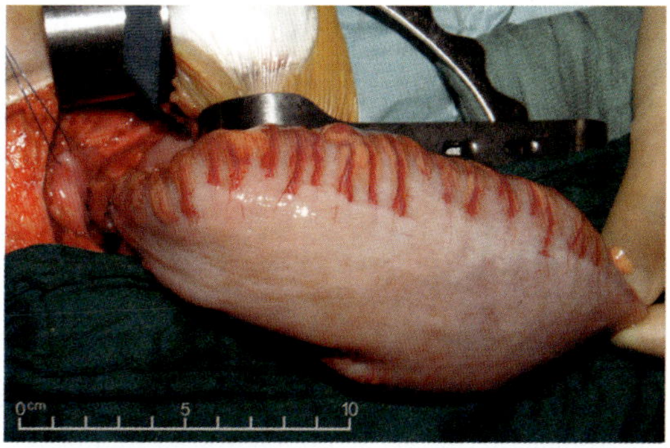

Abb. 9.16 Morbus Hirschsprung: Übergangssegment [P1167]

LITERATUR

Deutsche Gesellschaft für Kinderchirurgie e.V. (DGKCH). S1-Leitilinie Aganglionose (Morbus Hirschsprung) (Stand: 9/2019). AWMF-Register-Nr. 006-001. www.awmf.org/leitlinien/detail/ll/006-001.html (letzter Zugriff: 27.9.2021).

Kyrklund K, Sloots CEJ, de Blaauw I et al. ERNICA guidelines for the management of rectosigmoid Hirschsprung's disease. Orphanet J Rare Dis. 2020; 15(1): 164.

Yan BL, Bi LW, Yang QY, Wu XS, Cui HL. Transanal endorectal pull-through procedure versus transabdominal surgery for Hirschsprung disease: a systematic review and meta-analysis. Medicine (Baltimore). 2019; 98(32): e16777.

KASUISTIK

Ein 12-jähriger Junge wird Ihnen durch den behandelnden Kinderarzt wegen einer kongenitalen Sphärozytose mit einer stark vergrößerten Milz zur elektiven Splenektomie vorgestellt.

Welche prophylaktischen Maßnahmen müssen vor bzw. nach der geplanten elektiven Splenektomie durchgeführt werden?

a) Tbc-Impfung
b) Grippe-Impfung
c) Hepatitis-B-Impfung
d) Pneumokokken-Vakzination
e) Antibiotikaprophylaxe

Die richtigen Antworten sind b, d und e.
Die gefürchtetste und schwerwiegendste Komplikation nach Splenektomie ist eine **postoperative Sepsis (Overwhelming Postsplenectomy Infection, OPSI-Syndrom).** Die Milz spielt eine entscheidende Rolle bei der Immunabwehr, vor allem bei Infektionen durch bekapselte Bakterien und Parasiten. Deshalb haben Menschen ohne Milz oder mit funktionsgeminderter Milz ein deutlich erhöhtes Risiko für eine Infektion mit diesen Erregern. Der relevanteste Erreger ist *Streptococcus penumoniae.* Aber auch *Neisseria meningitidis* und *Haemophilus influenzae* können zu einem OPSI-Syndrom führen. Die Gefahr, dass sich ein OPSI-Syndrom entwickelt, besteht lebenslang. Jedoch finden sich zwei Drittel aller OPSI-Fälle in den ersten 2–3 Jahren nach Splenektomie. Niedriges (< 5 Jahre) und hohes (> 60 Jahre) Alter gehören zu den Risikofaktoren für gravierende Verläufe der Infektionen. Die Letalität liegt bei 35 bis > 50 %.

Patienten mit einem OPSI-Syndrom zeigen initial unspezifische Symptome wie plötzlich auftretendes Fieber, Übelkeit, Erbrechen und Schüttelfrost. Innerhalb kürzester Zeit kann es zur disseminierten intravasalen Gerinnung mit Waterhouse-Friedrichsen Syndrom, Koma und Tod kommen.

Um das Risiko eines OPSI-Syndroms zu vermindern, stehen verschiedene Maßnahmen zur Verfügung.

Vor einer geplanten Splenektomie sollten, mindestens 14 Tage vorher, **Impfungen** gegen Pneumokokken, Meningokokken und *Haemophilus influenzae* Typ B durchgeführt werden, falls diese im Rahmen der Grundimmunisierung noch nicht durchgeführt worden sind. Die Impfungen gegen die ersten beiden Erreger sollten gemäß den aktuellen Empfehlungen postoperativ fortgeführt werden. Zudem sollten saisonale Influenza-Impfungen erfolgen. Der Impfplan ist für jeden Patienten individuell anzupassen und ist abhängig von der bisher durchgeführten Grundimmunisierung sowie dem Patientenalter.

Einigkeit, wie lange eine **postoperative Antibiotikaprophylaxe** gegeben werden soll, besteht nicht. Die aktuellen Empfehlungen für Kinder sehen eine Prophylaxe für mindestens drei Jahre nach Splenektomie bzw. bis zum 5. Lebensjahr vor. Individuell kann und muss, beispielsweise bei nicht vollständiger Impfung, der Zeitraum verlängert werden. Zur Anwendung kommen Penicillin V und bei Penicillin-Allergie Erythromycin.

9

MERKE

Bei Fieber und Verdacht auf eine bakterielle Infektion sollte sofort eine antibiotische Therapie mit Amoxicillin/Clavulansäure oder bei Penicillin-Allergie mit Cefpodoxim, Azithromycin oder Clarithromycin begonnen werden.

Nach Möglichkeit sollte eine **subtotale Splenektomie** durchgeführt werden. Dies gilt für elektive, aber auch für Notfalleingriffe bei schweren Milzlazerationen. Für die hereditäre Sphärozytose und für die Thalassämie wurden mit diesem Eingriff gute Ergebnisse erzielt. Bei allen anderen hämatologischen Erkrankungen wird die organerhaltende Operation bisher nicht empfohlen.

LITERATUR

Englum BR, Rothman J, Leonard S et al. Hematologic outcomes after total splenectomy and partial splenectomy for congenital hemolytic anemia. J Pediatr Surg. 2016; 51(1): 122–127.

Laws HJ, Baumann U, Bogdan C et al. Impfen bei Immundefizienz: Anwendungshinweise zu den von der Ständigen Impfkommission empfohlenen Impfungen. (III) Impfen bei hämatologischen und onkologischen Erkrankungen (antineoplastische Therapie, Stammzelltransplantation), Organtransplantation und Asplenie. Bundesgesundheitsblatt Gesundheitsforschung Gesundheitsschutz. 2020; 63(5): 588–644.

Luoto TT, Pakarinen MP, Koivusalo A. Long-term outcomes after pediatric splenectomy. Surgery. 2016; 159(6): 1583–1590.

Yacobovich J, Barzilai-Birenboim S, Steinberg-Shemer O et al. Splenectomy in childhood for non-malignant haematologic disorders – long-term follow-up shows minimal adverse effects. Br J Haematol. 2020; 190(6): 909–915.

KASUISTIK

Eine Mutter stellt Ihnen ihren vier Monate alten Sohn vor, da sie bemerkt hat, dass sich der Nabel des Jungen beim Schreien bzw. beim Pressen deutlich vorwölbt. Sie stellen die Diagnose Nabelhernie. Bei der Untersuchung tasten Sie eine Lücke im Nabelgrund von ca. 0,5–1,0 cm Durchmesser. Die beim Schreien heraustretende Hernie lässt sich mühelos reponieren.

Was raten Sie der Mutter bezüglich der Notwendigkeit einer Operation?

a) Ein Nabelbruch sollte auch bei Säuglingen unmittelbar nach der Diagnosestellung operiert werden, da immer die Gefahr einer Inkarzeration besteht.
b) Nabelbrüche brauchen nie operiert zu werden, da sie nur ein kosmetisches Problem darstellen.
c) Symptomatische Nabelbrüche und sehr große Nabelbrüche sollten im Neugeborenen- und Säuglingsalter operiert werden.
d) Nabelbrüche bei Kindern, die älter als fünf Jahre sind, sollten operiert werden.

Die richtigen Antworten sind c und d.

Die **Nabelhernie** entspricht einer persistierenden Öffnung des Nabelrings mit peritonealer Ausstülpung beim Pressen und Schreien. Physiologischerweise verschließt sich diese Faszienlücke nach der Geburt durch das Wachstum der Rektusmuskeln und durch Vereinigung der peritonealen und muskulären Faszienschichten. Der überwiegende Anteil der Nabelhernien verschließt sich innerhalb der ersten fünf Lebensjahre von selbst. Je älter aber das Kind und je größer die Bruchpforte (> 1,5 cm) ist, desto unwahrscheinlicher wird ein spontaner Verschluss. Mädchen und Jungen sind gleichermaßen betroffen. Bei einem Geburtsgewicht von weniger als 1.500 g weisen 75 % der Frühgeborenen eine Nabelhernie auf.

Klinisch zeigt sich eine meist indolente Vorwölbung unterschiedlicher Größe im Bereich des Nabels. Diese entspricht dem prolabiertem Omentum majus oder Anteilen des Darms. In der Regel zeigt sich diese Vorwölbung nur bei erhöhtem intraabdominalem Druck (bei Bauchpresse oder im Stehen) und reponiert spontan bereits im Liegen.

Da die Bruchpforte im Verhältnis zum Bruchsack eine ausreichende Weite aufweist, ist die **Reposition** in fast allen Fällen leicht möglich. Inkarzerationen sind die Ausnahme und stellen neben dem Vorliegen von Beschwerden eine **Operationsindikation** dar. Auch sehr große Nabelhernien und solche, die keine Tendenz zum spontanen Verschluss zeigen, sollten operativ verschlossen werden. Strikte Kriterien, wann beim asymptomatischen Kind mit kleiner Bruchpforte operiert werden sollte, gibt es nicht. Ein gängiges Procedere ist das Zuwarten bis zum Schulalter von 6–7 Lebensjahren und dann die elektive Durchführung der Operation.

Die Operation besteht aus der Resektion des Bruchsacks und dem horizontalen Verschluss des offenen, fibrösen Nabelrings über eine infraumbilikale, semizirkuläre Hautinzision.

LITERATUR

Troullioud Lucas AG, Jaafar S, Mendez MD. Pediatric umbilical hernia. StatPearls. Treasure Island (FL): StatPearls Publishing, 2021.

Zens T, Nichol PF, Cartmill R, Kohler JE. Management of asymptomatic pediatric umbilical hernias: a systematic review. J Pediatr Surg. 2017; 52(11): 1723–1731.

KASUISTIK

Bei ihrem acht Wochen alten Sohn bemerkt die Mutter wiederholt eine Schwellung in der rechten Leiste, die das Kind bisher kaum beeinträchtigt, sich beim Schreien stärker vorwölbt und im Schlaf fast vollständig verschwindet.

Welche Aussagen sind zutreffend?

a) Es handelt sich um einen offenen Processus vaginalis peritonei.
b) Es handelt sich um eine erworbene Leistenhernie.
c) Eine hohe Ligatur eines indirekten Bruchsacks ohne formale Reparatur des Leistenkanalbodens ist ausreichend.
d) Die Operation sollte verzögert werden, bis die Kinder ein Jahr alt sind, da eine Spontanobliteration des Processus vaginalis auftreten kann.
e) Eine operative Exploration der kontralateralen Leistenregion ist immer indiziert, da das Auftreten einer beidseitigen Hernie eine hohe Inzidenz hat.

Die richtigen Antworten sind a und c.

Die anamnestischen Angaben der Mutter sind typisch für eine **angeborene (indirekte) Leistenhernie.** Ursache hierfür ist ein fehlender oder inkompletter Verschluss des Processus vaginalis peritonei. Prädisponierend für die Entstehung einer Leistenhernie sind unter anderem Frühgeburt und geringes Geburtsgewicht. Bis zu 11 % der Frühgeborenen und bis zu 5 % der Neugeborenen weisen eine Leistenhernie auf (➤ Abb. 9.17a). Jungen und die rechte Seite sind häufiger betroffen. In 10 % liegt eine beidseitige Leistenhernie vor. Eine erworbene (direkte) Leistenhernie kommt beim Kind praktisch nicht vor.

Wie in dem vorliegenden Fall sind Leistenhernien meist Zufallsbefunde. Beschwerden haben die Kinder bei einer reponiblen Leistenhernie in der Regel nicht. Bei irreponiblen, inkarzerierten Leistenhernien präsentieren Säuglinge initial oft unspezifische Symptome wie Irritabilität und Nahrungsverweigerung, die sich im Verlauf in das Vollbild eines Ileus mit distendiertem Abdomen, Erbrechen und Stuhlverhalt ändern können. Das **Inkarzerationsrisiko** liegt zwischen 10 und 30 %. Die meisten Inkarzerationen zeigen sich im ersten Lebensjahr (➤ Abb. 9.17b).

Als **Differenzialdiagnose** einer indirekten Leistenhernie müssen die Hydrozele und Funikulozele, vergrößerte inguinale Lymphknoten und eine Hodentorsion berücksichtigt werden.

Mit Diagnosestellung steht die **Indikation zur Operation,** bei Irreponibilität sofort als Notfalleingriff,

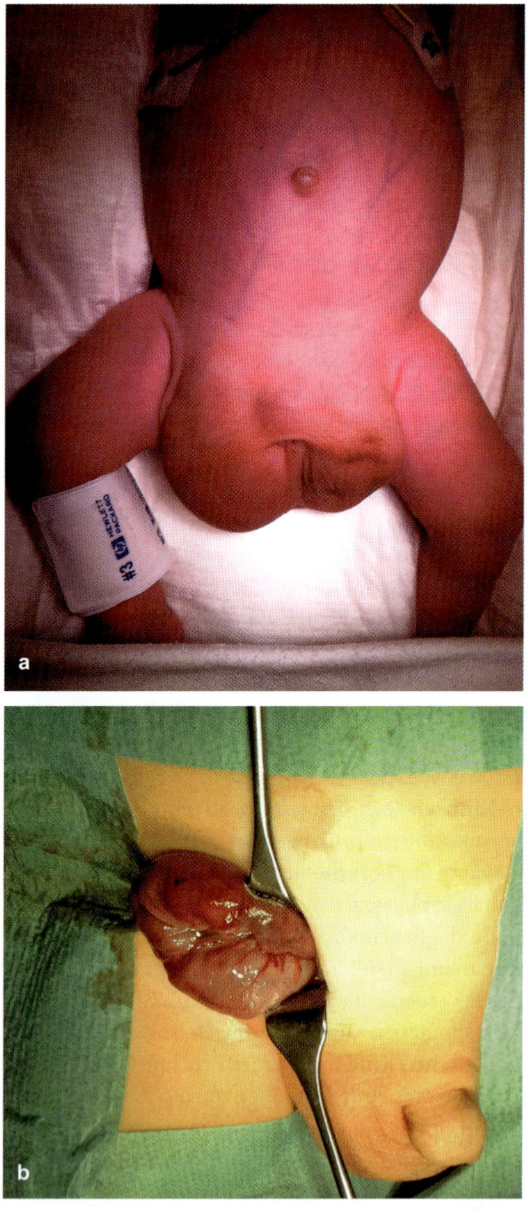

Abb. 9.17 Leistenhernie a) Klinisches Bild einer beidseitigen Leistenhernie bei einem Frühgeborenen b) Inkarzerierte Leistenhernie [P1167]

ansonsten früh elektiv. Im Gegensatz zum Erwachsenen erfolgt die Herniotomie standardmäßig offen und ohne Verwendung von Fremdmaterial. Nach Eröffnung des Leistenkanals, Darstellung des Bruchsacks und beim Jungen Separation der Samenstranggebilde erfolgt die hohe Ligatur und Durchtrennung des Bruchsacks auf Höhe des inneren Leistenrings. Der distale Bruchsackanteil kann belassen werden. Beim Mädchen erfolgt die Naht des Bruchsackstumpfs unter den M. obliquus abdominis internus, um das Ligamentum rotundum und damit die Gebärmutter wieder zu fixieren. Rekonstruktionen des Leistenbodens sind nicht notwendig.

Die Notwendigkeit einer simultanen, offenen Exploration der Gegenseite bei klinisch und anamnestisch unauffälligem Befund wird kontrovers diskutiert. Bei Kindern, die aufgrund einer anderen Erkrankung ein erhöhtes Narkoserisiko haben, ist dies in Erwägung zu ziehen.

Mittlerweile wird auch bei Kindern die Leistenherniotomie laparoskopisch durchgeführt. Vorteil ist die simultane Beurteilung und je nach Befund die Operation der kontralateralen Leiste. Eine klare Überlegenheit dieses Verfahrens gegenüber dem offenen Vorgehen wurde aber bisher nicht nachgewiesen, sodass in den meisten Kliniken nach wie vor offene Leistenherniotomien durchgeführt werden.

LITERATUR

Chong AJ, Fevrier HB, Herrinton LJ. Long-term follow-up of pediatric open and laparoscopic inguinal hernia repair. J Pediatr Surg. 2019; 54(10): 2138–2144.

Kim AG, Jarboe MD. Inguinal and other hernias. Adv Pediatr. 2020; 67: 131–143.

Maillet OP, Garnier S, Dadure C et al. Inguinal hernia in premature boys: should we systematically explore the contralateral side? J Pediatr Surg. 2014; 49(9): 1419–1423.

KASUISTIK

Ein neun Monate alter Junge wird Ihnen vom Kinderarzt unter der Diagnose Phimose zur Operation überwiesen. Die begleitende Mutter berichtet Ihnen, dass sich bei ihrem Jungen schon seit der Geburt die Vorhaut nicht über die Eichel hinaus zurückziehen lässt. Das Kind könne aber mühelos Wasser lassen. Eine Entzündung der Vorhaut bzw. der Eichel hätte sie zu keinem Zeitpunkt bemerkt. Bei der Untersuchung finden Sie ein reizloses Präputium. Das Zurückziehen der Vorhaut gelingt nur so weit, bis die Harnröhrenöffnung in der Tiefe sichtbar wird (➤ Abb. 9.18).

Welche Aussagen hinsichtlich der chirurgischen Behandlungsbedürftigkeit der Phimose treffen nicht zu?

a) Es besteht immer eine Operationsindikation, wenn sich die Vorhaut nicht vollständig zurückziehen lässt.
b) Bei Neugeborenen, Säuglingen und Kleinkindern ist eine Vorhautverengung „physiologisch". Es liegen meist nur epitheliale Verklebungen zwischen Eichel und Vorhaut vor. Eine Indikation zur Operation besteht aus diesem Grund nicht.
c) Spätestens im Rahmen der beginnenden Pubertät lösen sich Verklebungen ohne Therapie.
d) Wenn mehrfach entzündliche Komplikationen (Harnwegsinfekte, Balanoposthitiden) oder eine Paraphimose aufgetreten sind, sollte operiert werden.
e) Ein vorsichtiges Zurückziehen der Vorhaut über die Glans beim Kleinkind erleichtert die Reinigung und führt zu einer besseren Elastizität der Vorhaut.

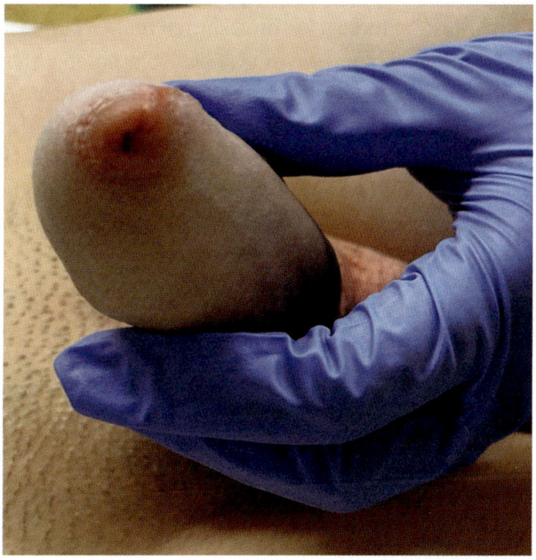

Abb. 9.18 Bei dem Patienten ist nur ein minimales Zurückziehen der Vorhaut möglich. [P1168]

Die Aussagen a und e treffen nicht zu.

Die **Phimose** ist eine Verengung (Stenose) am distalen Übergang der äußeren Vorhaut zum inneren Vorhautblatt.

Beim Neugeborenen und Säugling ist der Präputialring physiologisch eng, das innere Präputialblatt ist mit der Glans verwachsen. Diese **physiologische Phimose** und Synechie macht keine Miktionsbeschwerden. Durch ganz leichtes Zurückziehen des äußeren Präputialblatts kann im Neugeborenenalter die Harnröhrenöffnung eben sichtbar gemacht werden. Im Laufe des Kleinkindalters lösen sich diese Vorhautverklebungen weitestgehend aufgrund der Vergrößerung der Eichel und der Absonderung von Smegma. Bis zum Pubertätsende wird das Präputium so weit, dass es sich ohne Schwierigkeiten über die Glans zurückstreifen lässt. Bildet sich die physiologische kongenitale Präputialenge im Laufe der physiologischen Entwicklung nicht vollständig zurück, spricht man von einer **primären Phimose.**

Versucht man im Säuglings- oder Kleinkindalter die Vorhaut im Präputialbereich zu dehnen und gewaltsam zurückzuziehen, können Risse mit nachfolgenden narbigen Ausheilungen zu einer pathologischen **sekundären Phimose** führen. Im Verlauf lässt sich die Vorhaut dann zunehmend schlechter zurückziehen, und bei der Miktion kommt es zu einem Ballonieren der Vorhaut mit ungerichtetem Harnstrahl.

Wird die zu enge Vorhaut in den Sulcus coronarius zurückgestreift, kann es zu einer strangulierenden Abschnürung, der **Paraphimose** („spanischer Kragen“) durch eine ödematös anschwellende Vorhaut kommen. Aus dem zunehmenden Ödem resultiert eine Zirkulationsstörung, die zur Zyanose und evtl. Nekrose der Glans führen kann. Therapie ist die Reposition der Vorhaut in Analgosedierung, ggf. Eskalation mittels eine dorsaler Erweiterungsplastik in Narkose. In der Mehrzahl der Fälle ist im Verlauf eine Zirkumzision erforderlich.

Die Therapie der Wahl bei einer nicht physiologischen Phimose ist die komplette oder erhaltende **Zirkumzision** mit Vereinigung der Vorhautblätter durch Einzelnähte oder nach der Plastibell-Technik (Einbinden eines Plastikringes zwischen Eichel und Vorhaut mit anschließender Nekrose und Abstoßung des eingebundenen Vorhautrestes) in Narkose durchgeführt werden.

MERKE

Angeborene Fehlbildungen des Penis, wie z. B. Hypospadien, stellen eine Kontraindikation für eine Beschneidung dar.

Differenzialdiagnostisch sollte bei auffälligem Hautbefund mit schuppig weißlichen Hautveränderungen ein **Lichen sclerosus** (➤ Abb. 9.19) ausgeschlossen werden. Die Häufigkeit liegt bei etwa 0,3–0,6 %. Die Diagnose erfolgt histopathologisch im Rahmen der Zirkumzision oder präoperativ klinisch durch einen Dermatologen. Durch topische Therapie mit Clobetasolpropionat (Off-Label bei Kindern) kann bei rechtzeitiger Diagnose eine Zirkumzision sowie eine Meatusstenose vermieden werden.

Im Säuglingsalter besteht keine medizinische Indikation zur Therapie einer Vorhautenge. Bei nicht bestehender medizinischer Indikation ist nach § 1631d seit 2012 eine Beschneidung aus religiösen Gründen rechtlich zulässig.

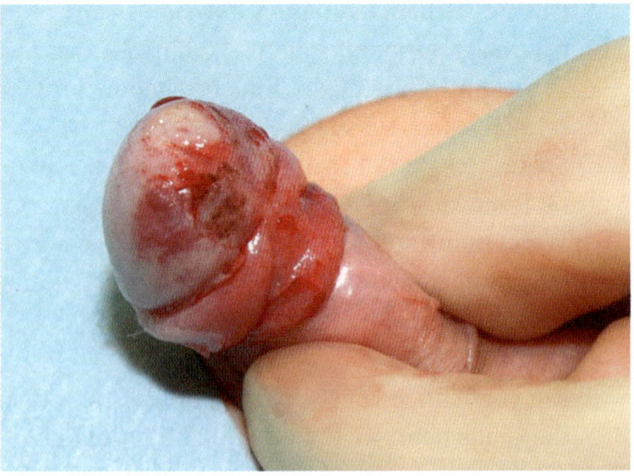

Abb. 9.19 Lichen Sclerosus [P1168]

LITERATUR

Clifford ID, Craig SS, Nataraja RM, Panabokke G. Paediatric paraphimosis. Emergency medicine Australasia: EMA. 2016; 28(1): 96–99.

McGregor TB, Pike JG, Leonard MP. Pathologic and physiologic phimosis: approach to the phimotic foreskin. Can Fam Physician. 2007; 53(3): 445–448.

Prabhakaran S, Ljuhar D, Coleman R, Nataraja RM. Circumcision in the paediatric patient: A review of indications, technique and complications. J Paediatr Child Health. 2018; 54(12): 1299–1307.

Stehr M, Schuster T, Dietz HG, Joppich I. Circumcision – criticism of the routine. Klin Padiatr. 2001; 213(2): 50–55.

KASUISTIK

Ein 14 Monate alter Junge wird unter dem Verdacht einer inkarzerierten Leistenhernie eingewiesen. Die Schwellung (➤ Abb. 9.20) war am Nachmittag vom Vater erstmals bemerkt worden. Beim Kinderarzt waren Repositionsversuche ohne Erfolg, weshalb die notfallmäßige Einweisung erfolgte. Das Kind ist weinerlich und hat einen fraglichen Druckschmerz im Bereich der prall-elastischen Schwellung skrotal. Der Diaphanoskopiebefund ist positiv.

Es handelt sich am ehesten um eine(n):

a) Hydrocele funiculi spermatici
b) Hydrocele testis
c) Eingeklemmte Leistenhernie
d) Varikozele
e) Hodentumor

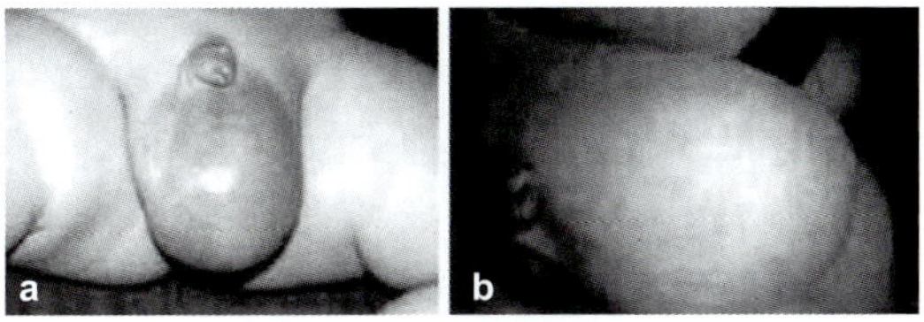

Abb. 9.20 Schwellung des Hodens a) Lokalbefund b) Diaphanoskopiebefund [R461]

Die Antwort b ist richtig.

Die Angaben des Vaters und der Diaphanoskopiebefund sind typisch für eine Hydrocele testis. Der fragliche Druckschmerz resultiert aus den Repositionsversuchen durch den Kinderarzt.

Bei der **Hydrocele testis** handelt es sich um eine Ansammlung von seröser Flüssigkeit im Bereich des Processus vaginalis peritonei aufgrund dessen unvollständiger Obliteration durch die Verbindung zwischen Bauchhöhle und Hydrozelensack. Hydrozelen bilden sich häufig ein- oder beidseitig bei Neugeborenen und zeigen in der Regel eine spontane Rückbildungstendenz in den ersten 3–4 Lebensmonaten. Spontanes Auftreten jenseits der Neugeborenenperiode ohne erkennbaren Grund wird jedoch ebenfalls beobachtet. Nach dem ersten Lebensjahr weisen weniger als 1 % der Knaben eine Hydrozele auf. Gleichgeartete flüssigkeitsgefüllte Zysten im Bereich des Lig. rotundum bei Mädchen werden als **Nuck-Zysten** bezeichnet.

Operationsindikation besteht bei Persistenz der Hydrozele über das erste Lebensjahr hinaus. In den ersten drei Lebensmonaten sollte nur bei extremer Größe, rascher Größenzunahme und abdominoskrotaler Hydrozele oder Funikulozele operiert werden. Das operative Vorgehen entspricht dem der Hernienversorgung. Ziel ist es, die Verbindung zwischen Hydrozelensack und Peritonealhöhle zu unterbrechen. Der Eingriff kann von inguinal oder laparoskopisch erfolgen. Obsolet sind das Vorgehen nach Winkelmann (Rezidiv, Hodenatrophie!), die Punktion und/oder die Instillation sklerosierender Substanzen. Bei der **Hydrocele funiculi spermatici** (Funikulozele) ist die Flüssigkeitsansammlung meist eine prall-elastische Zyste, die im Bereich des Samenstrangs lokalisiert und mit diesem verschieblich ist. Die Diaphanoskopie ist ebenfalls positiv.

Eine **inkarzerierte Leistenhernie** tritt bei bis etwa 12 % der Kinder mit angeborenen Leistenhernien vorwiegend (70 %) im ersten Lebensjahr auf und stellt sich als prall-elastische, druckdolente, wenig verschiebliche Schwellung inguinal oder inguinoskrotal dar. Sie muss immer in die differenzialdiagnostischen Überlegungen einbezogen werden (drohende Darmwandnekrose, Darmverschluss und/oder Peritonitis). Bei diaphanoskopischer Untersuchung ist in diesen Fällen meist ein größerer oder kleinerer Schatten, hervorgerufen durch die inkarzerierte Darmschlinge, sichtbar.

Bei der **Varikozele** handelt es sich um variköse Erweiterungen des Plexus pampiniformis, betroffen ist fast ausschließlich das linke Skrotalfach. Die Manifestation erfolgt in der Regel in der Präpubertät und Pubertät. Eine venöse Abflussbehinderung (symptomatische Varikozele), verursacht durch retroperitoneale Tumoren, ist im Kindesalter sehr selten und sollte differenzialdiagnostisch durch Sonografie ausgeschlossen werden.

Ein **Hodentumor** zeigt sich durch eine schmerzlose, meist derbe Hodenvergrößerung, die bei der Transillumination (Diaphanoskopie) im Gegensatz zur Hydrozele als nicht durchscheinbar imponiert.

Neben dem klinischen Bild und der Diaphanoskopie ist bei unklaren Fällen die Sonografie zielführend zur Unterscheidung der aufgezählten Differenzialdiagnosen und ermöglicht darüber hinaus auch die Beurteilung der Hodenperfusion.

9

LITERATUR

Hori S et al. Trends in treatment outcomes of hydrocele in Japanese children: A single-institute experience. Int J Urol. 2020; 27(11): 946–950.

Jobson M, Hall NJ. Current practice regarding timing of patent processus vaginalis ligation for idiopathic hydrocele in young boys: a survey of UK surgeons. Pediatr Surg Intern. 2017; 33(6): 677–681.

Swarnkar M, Tanveer Khan P. Abdominoscrotal hydrocele: an uncommon cause of abdominoscrotal cystic swelling. Case Rep Urol. 2021: 6655127.

KASUISTIK

Ein dreijähriger Junge klagt seit eineinhalb Stunden über heftigste linksseitige Schmerzen im Skrotalbereich. Sie finden eine gerötete linke Skrotalhälfte, palpatorisch eine sehr druckschmerzhafte Schwellung im linken Skrotalfach, links steht der Hoden höher als rechts (➤ Abb. 9.21). Nebenhoden und Hoden können wegen der Unruhe und Abwehrhaltung des Patienten kaum abgegrenzt werden. Urin und Blutbild sind unauffällig, kein Fieber, Prehn-Zeichen nicht prüfbar. Der Junge verweigert weitere Manipulationen im Genitalbereich.

Wie lautet Ihre Verdachtsdiagnose?

a) Orchitis
b) Epididymitis
c) Inkarzerierte Leistenhernie
d) Hodentorsion

Die richtige Antwort ist d.

Die einseitige und selten auch doppelseitige **Hodentorsion** kommt in jedem Alter vor, auch schon intrauterin. Altersgipfel sind das erste Lebensjahr und die Pubertät. Infolge einer anlagebedingten abnormen Beweglichkeit des Hodens innerhalb seiner Hüllen und seiner Aufhängung kommt es dabei zu einer Torsion des Funiculus spermaticus und damit Drehung des Hodens um seine Längsachse mit konsekutiver Drosselung der Hodendurchblutung. Die Folge sind hämorrhagische Infarzierung und Nekrose des Hodens.

Die Hodentorsion kann sich in zwei Formen ausprägen:

- **Intravaginale Hodentorsion:** Die Drehung des Samenstranges erfolgt innerhalb der Tunica vaginalis (➤ Abb. 9.22a).
- **Supravaginale Hodentorsion:** Der Samenstrang dreht sich oberhalb der Tunica vaginalis (➤ Abb. 9.22b).

Die **Symptomatik** kann akut oder protrahiert sein. Bei akutem Verlauf tritt plötzlich ein starker Schmerz in einer Skrotalhälfte mit starkem lokalem Druckschmerz auf. Die Schmerzen strahlen in den Leistenkanal und den Unterbauch aus. In der Folge entwickelt sich eine zunehmende Schwellung und eine mäßige Rötung des betreffenden Hodens, der höher steht als auf der kontralateralen gesunden Seite. Schmerzbedingte Schock-

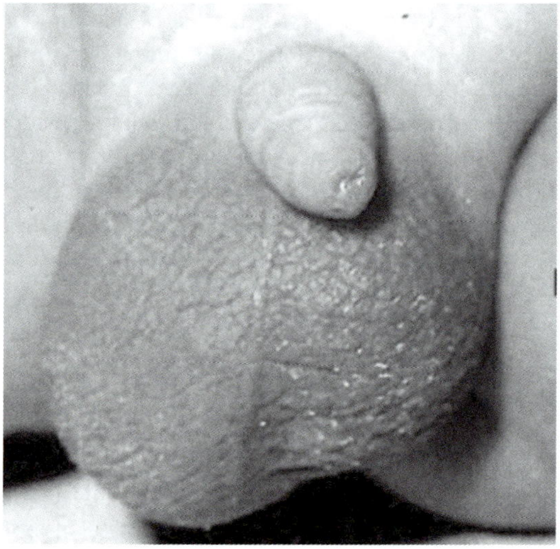

Abb. 9.21 Klinischer Befund bei Vorstellung des Patienten [R461]

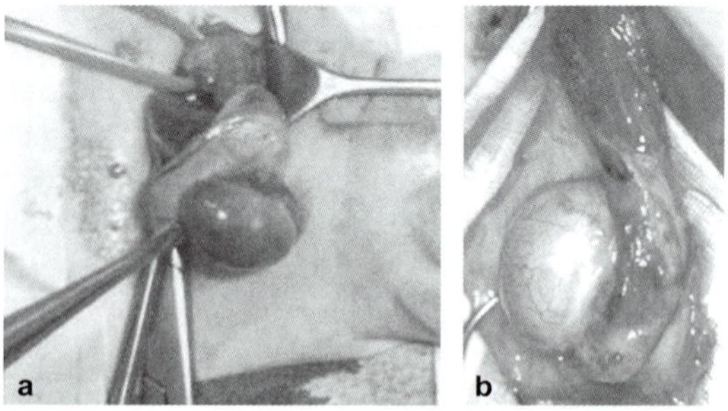

Abb. 9.22 Hodentorsion (intraoperative Befunde): a) intravaginal, b) supravaginal [R461]

9

symptome (Übelkeit, Erbrechen, Schweißausbruch und Tachykardie) können begleitend auftreten. Hingegen zeigt sich ein protrahierter Verlauf in etwa der Hälfte der Fälle. Durch die in diesen Fällen weniger starken Schmerzen und die weniger ausgeprägten übrigen Symptome sind hier Fehldiagnosen begünstigt.

Differenzialdiagnostisch sind die Orchitis, Epididymitis, Hydatidentorsion, inkarzerierte Leistenhernie, Hodeninkarzeration, Hodentumoren sowie das idiopathische Skrotalödem abzugrenzen.

Diagnostisch kann mittels **Dopplersonografie** in den meisten Fällen die Durchblutungssituation des Hodens abgeklärt und damit die Diagnose zweifelsfrei gestellt werden. In einigen kinderchirurgischen Zentren erfolgt vor einer eventuellen operativen Hodenfreilegung der Versuch einer sonografisch gestützten manuellen Detorsion.

Die **Therapie** besteht in der zeitnahen operativen Freilegung und Detorsion des Hodens. Die operative Freilegung muss darüber hinaus auch in allen Zweifelsfällen (akutes Skrotum!) notfallmäßig erfolgen. Nach Detorsion des Hodens wird die Erholung (evtl. unter Applikation von warmer NaCl-Lösung) für 20–30 min abgewartet. Nekrotische Hoden werden entfernt. In Zweifelsfällen wird der geschädigte Hoden unter der Vorstellung belassen, dass die weniger empfindlichen hormonproduzierenden Leydig-Zellen noch eine Teilfunktion des Hodens übernehmen. Die prophylaktische Pexie der Gegenseite ist immer angezeigt.

LITERATUR

Coles V. et al., The acute scrotum in infancy: A retrospective regional study. J Pediatr Urol. 2021 (in press). DOI 10.1016/j.jpurol.2021.08.008.

Hosokawa T. et al. Role of ultrasound in manual detorsion for testicular torsion. J Clin Ultrasound. 2021; 49(8): 860–869.

Moore SL et al. Orchidopexy for testicular torsion: a systematic review of surgical technique. Eur Urol Focus. 2021; 7(6): 1493–1593.

Sweet DE, Feldman MK, Remer EM. Imaging of the acute scrotum: keys to a rapid diagnosis of acute scrotal disorders. Abdom Radiol (NY). 2020; 45(7): 2063–2081.

Zvizdic Z et al. Duration of symptoms is the only predictor of testicular salvage following testicular torsion in children: A case-control study. Am J Emerg Med. 2021; 41197–41200.

KASUISTIK

Eine Mutter stellt Ihnen in der Ambulanz ihren neun Monate alten Jungen vor, da sich der rechte Hoden nicht im Hodensack befinde. Bei der Untersuchung ist das Skrotalfach rechts leer. In der rechten Leistenbeuge lässt sich eine gut verschiebliche, 1 × 1 × 1,4 cm große Resistenz palpatorisch abgrenzen. Die Sonografie der rechten Leistenregion zeigt die Resistenz als normal großen Hoden (➤ Abb. 9.23).

Was raten Sie der Mutter hinsichtlich einer evtl. notwendigen chirurgischen Therapie?

a) Der Junge sollte sofort operiert werden, um die Fehllage des Hoden zu korrigieren.
b) Ein spontaner Descensus des Hodens jenseits des sechsten Lebensmonats ist unwahrscheinlich. Der Hoden sollte kurz vor Vollenden des ersten Lebensjahres operativ in das Skrotum verlagert werden.
c) Eine Korrektur sollte kurz vor der Einschulung erfolgen, damit der Junge nicht von seinen Mitschülern gehänselt wird.
d) Wegen des erhöhten Risikos der malignen Entartung sollte ein Hoden entfernt werden, wenn er sich durch eine Operation nicht skrotal verlagern lässt.
e) Eine Orchipexie kann Infertilität vermeiden.

Die richtigen Antworten sind b, d und e.

Die Maldeszensusrate ist je nach Lebensalter unterschiedlich hoch. Bei 20–30 % aller Frühgeborenen befindet sich der Hoden außerhalb des Skrotums. Bei allen anderen Neugeborenen liegt in 1–4 % ein **Maldescensus testis** vor. 75 % der Hoden deszendieren spontan, am Ende des ersten Lebensjahres liegt nur noch bei ca. 1 % der Jungen eine Fehllage des Hodens vor. Während in beidseitig orthotop liegenden Hoden bis in die Pubertät eine kontinuierliche Entwicklung stattfindet, sistiert diese im retinierten Hoden. Im dritten Lebensjahr stagniert die Samenkanälchenentwicklung mit Reduzierung der Spermatogonien und kompensatorischer Verbreiterung des interstitiellen Bindegewebes. Gleiche Entwicklungsstörungen sind auch bei einseitiger Fehllage eines kontralateral deszendierten Hodens nachgewiesen worden.

Ein nicht deszendierter Hoden muss zunächst von einem **Pendelhoden** unterschieden werden. Dieser liegt physiologisch in skrotaler Position, wird aber bei Auslösung des Kremasterreflexes durch Reize, wie z. B. Kälte, kurzzeitig in den Leistenkanal verlagert. Er lässt sich aber immer bei sorgfältiger Untersuchung in das Skrotalfach bringen und benötigt keine chirurgische Therapie. Die Abgrenzung zum **Gleithoden,** der sich zwar unter Zug nach skrotal mobilisieren lässt, aber sofort wieder zurück in den Leistenkanal gleitet, kann schwierig sein und erfordert Geduld und eine möglichst entspannte Untersuchungssituation.

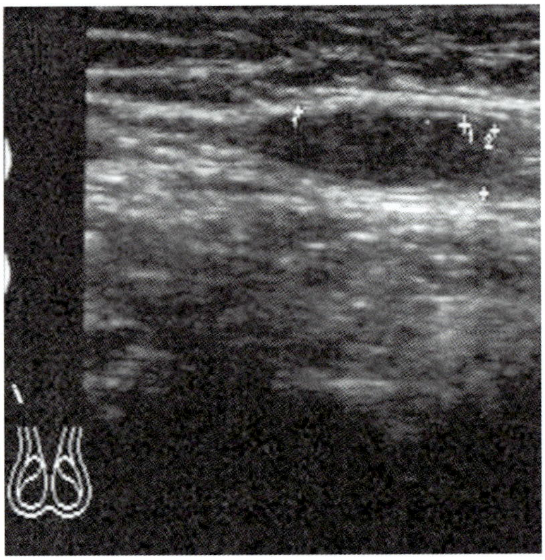

Abb. 9.23 Sonografischer Untersuchungsbefund – Hodennachweis im Leistenkanal [R461]

In Fällen von bilateral nicht tastbaren Hoden können Serum-, Gonadotropin- und Chromosomenuntersuchungen hilfreich sein, um auf die Anwesenheit von Hodengewebe Rückschlüsse ziehen zu können und um seltene Formen der sexuellen Differenzierungsstörungen auszuschließen. Klinisch werden je nach **Position des fehlliegenden Hodens** die in ➤ Abb. 9.24 dargestellten Formen unterschieden.

- Der **Gleithoden** (2) lässt sich unter Zug ins Skrotum verlagern, retrahiert sich aber sofort wieder.
- Bei der **Hodenektopie** (3, 6–8) ist der direkte Abstiegsweg in das Skrotum verlassen worden. Bei der häufigsten Form, der suprafaszialen Ektopie liegt der Hoden der untersuchenden Hand gut zugänglich oberhalb des äußeren Leistenrings auf der Leistenkanalvorderwand.
- Der eigentliche **Leistenhoden** (4) ist im Leistenkanal liegend in den meisten Fällen nicht zu palpieren. Er ist meist nur sonografisch nachweisbar. Vom Gleithoden unterschieden werden muss der **Pendelhoden,** der zwar in die Leiste pendeln kann, bei Entspannung jedoch spontan in das Skrotum zurückpendelt und nach manueller Verlagerung ins Skrotum auch dort verbleibt; der Pendelhoden stellt keine Operationsindikation dar.
- Der Ausdruck „Kryptorchismus“ ist ungenau, er trifft im engeren Sinne nur für den **Bauchhoden** (5) zu. Wenn Skrotum und Leistenkanal leer sind, kann aber ebenso eine Aplasie vorliegen.

Mittels Sonografie, aber besser noch durch Laparoskopie lassen sich Bauchhoden und Aplasie objektivieren. Zum Ausschluss einer Anorchie bei beidseitigem

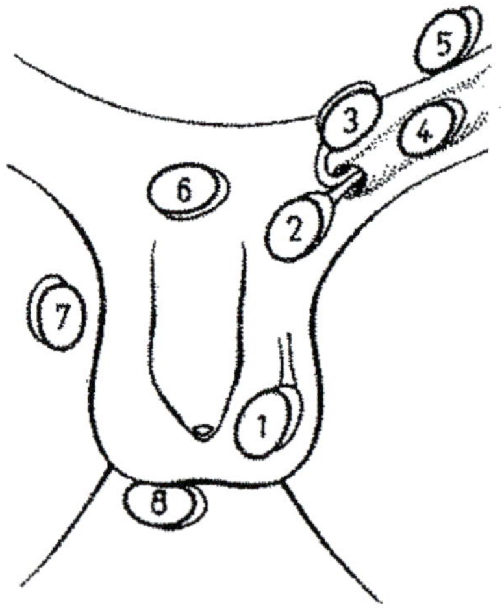

Abb. 9.24 Formen der Hodenfehllagen. 1 Normotope Lage, 2 Gleithoden (Synonyme: retraktiler Hoden, Inguinalposition, high scrotal position), 3 Ectopia testis superficialis (Synonyme: subkutane inguinale Ektopie, epifaszialer Hoden, Testis reflexus, inguinale Retention mit Ektopie), 4 Retentio testis inguinalis (Synonyme: kanalikulärer Hoden, obere inguinale Position), 5 Retentio testis abdominalis (Synonyme: Bauchhoden, Kryptorchismus), 6–8 penile, krurale, perineale Ektopie. [R461]

Kryptorchismus sollte die Stimulation mit humanem Choriongonadotropin (HCG) versucht werden. Sind Testikel vorhanden, kommt es nach 48 Stunden zu einem Testosteronanstieg.

Primäre Operationsindikation besteht beim Bauchhoden, bei Verdacht auf ektope Hodenlage bzw. bei gleichzeitigem Vorliegen einer Leistenhernie. Da es innerhalb des ersten Lebensjahres noch zu einem verspäteten physiologischen Descensus testis kommen kann, ist die Operation bei der eigentlichen Retentio testis inguinalis (4) erst zum Ende des ersten Lebensjahres indiziert. Vorher kann eine **Hormontherapie** mit humanem Choriongonadotropin durchgeführt werden. Nur bei einer solchen rechtzeitigen skrotalen Verlagerung des Hodens ist mit guten Fertilitätsspätergebnissen zu rechnen. Der operative Eingriff sollte wegen der Zartheit der Strukturen, wenn möglich, nur von ausgebildeten Kinderchirurgen oder Kinderurologen ausgeführt werden.

MERKE

Ein nicht skrotal zu verlagernder Hoden muss wegen des erhöhten Risikos der malignen Entartung entfernt werden.

LITERATUR

Batra NV, DeMarco RT, Bayne CE. A narrative review of the history and evidence-base for the timing of orchidopexy for cryptorchidism. J Pediatr Urol. 2021; 17(2): 239–245.

Ellerkamp V, Schmid A, Blumenstock G et al. Guideline implementation for the treatment of undescended testes: Still room for improvement. J Pediatr Surg. 2018; 53(11): 2219–2224.

Hrivatakis G, Astfalk W, Schmidt A et al. The timing of surgery for undescended testis – a retrospective multicenter analysis. Dtsch Arztebl Int. 2014; 111(39): 649–657.

Zundel S, Blumenstock G, Herrmann-Werner A et al. Undescended testis? How best to teach the physical examination. J Pediatr Urol. 2016; 12(6): 406.e1–e6.

KASUISTIK

Ein neugeborener Junge wird Ihnen mit einem Steißbeinteratom zur Frage der Operation vorgestellt (➤ Abb. 9.25).

Welche Aussagen zum operativen Vorgehen sind nicht korrekt?

a) Die Tumorentfernung sollte geplant erst im Alter von einem Monat erfolgen.
b) Der Tumor muss vollständig entfernt und das Steißbein bei dem Eingriff immer mit reseziert werden.
c) Steißbeinteratome sind immer primär benigne Tumoren.
d) Therapeutisch reicht die vollständige Tumorentfernung und plastische Hautdeckung aus.

Die Aussagen a, c und d sind nicht korrekt.

Das **Steißbeinteratom** ist der häufigste extragonadale Keimzelltumor im Kindesalter. Die Inzidenz beträgt etwa 1:27.000. Es besteht eine Mädchenwendigkeit von 3–4:1. Histologisch können Komponenten von allen drei Keimblättern enthalten sein. Im Gegensatz zu anderen Teratomen haben Steißbeinteratome aber häufig keine Kapsel oder Pseudokapsel. Prinzipiell können Keimzelltumoren aus reifem, unreifem und malignem Gewebe bestehen. Steißbeinteratome enthalten selten maligne Anteile; allerdings treten diese mit zunehmendem Alter häufiger auf. Als Tumormarker und zur Verlaufskontrolle dienen das Alphafetoprotein (AFP) und das beta-humane Choriongonadotropin (beta-HCG).

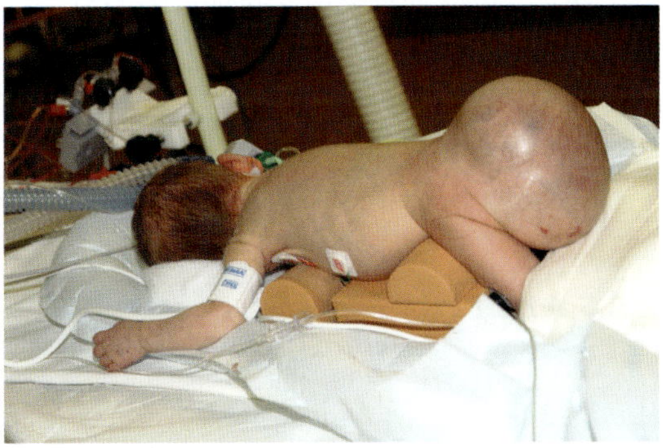

Abb. 9.25 Steißbeinteratom [P1167]

9

Viele der Tumoren werden bereits pränatal im Rahmen der Routine-Vorsorgeuntersuchungen durch Sonografie entdeckt. Die Tumoren können nach Altmann anhand des Verhältnisses von intrapelviner zu extrapelviner Ausdehnung klassifiziert werden:

- Typ I: Überwiegend extrapelvines Tumorwachstum (häufigste Form)
- Typ II: Extrapelviner Tumor mit erheblichem intrapelvinem Anteil
- Typ III: Äußerlich sichtbarer Tumor, jedoch überwiegend intrapelvin gelegen und bis in die Bauchhöhle reichend
- Typ IV: Vollständig intrapelvines Wachstum ohne erkennbare äußere Tumoranteile

Typ-IV-Tumoren verursachen meist nur unspezifische Beschwerden wie Bauchschmerzen, Obstipation oder Miktionsbeschwerden, und werden dementsprechend spät diagnostiziert.

Die Therapie der Steißbeinteratome besteht in der frühzeitigen vollständigen **Tumorresektion en bloc zusammen mit der Steißbeinspitze** (➤ Abb. 9.26). Zur Bestimmung der Tumorausdehnung und für die OP-Planung ist präoperativ eine MRT-Untersuchung notwendig. Der Resektion der Steißbeinspitze kommt eine große Bedeutung zu, da eine unterlassene Resektion ebenso wie eine inkomplette Tumorresektion und ein Tumorspillage das Rezidivrisiko erhöht. Harnblasen- und Mastdarmfunktionsstörungen sind postoperativ häufig, treten bei Patienten mit Typ-I-Tumoren jedoch deutlich seltener auf.

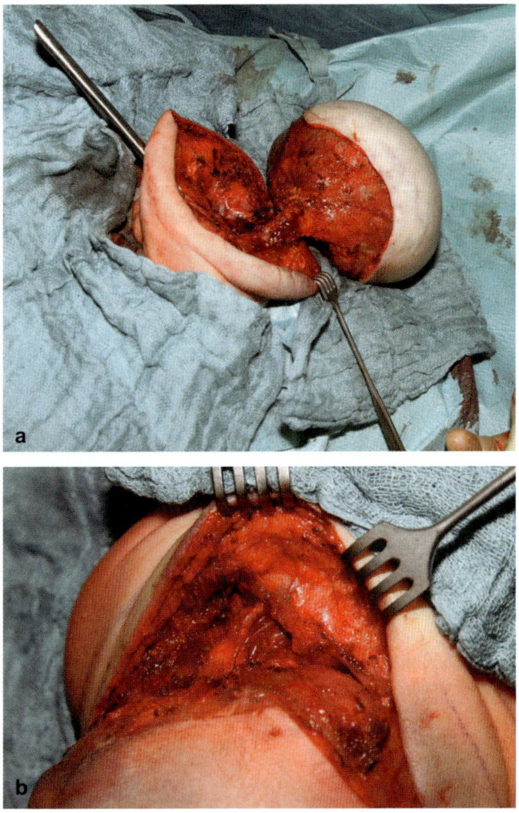

Abb. 9.26 Steißbeinteratom a) Darstellung des Steißbeins b) Situs nach Resektion [P1167]

Eine **neoadjuvante Chemotherapie** wird bei Nachweis von erhöhten Tumormarkern und Verdacht auf maligne Tumoranteile in der Schnittbildgebung sowie bei Diagnosestellung metastasierten Steißbeinteratomen durchgeführt. Eine adjuvante Chemotherapie wird nur bei Vorhandensein von malignen Tumoranteilen verabreicht.

Patienten mit lokalisierten, malignen Steißbeinteratomen haben eine bessere 5-Jahres-Überlebensrate im Vergleich zu metastasierten Steißbeinteratomen.

9

LITERATUR

Göbel U, Calaminus G, Schneider DT et al. The malignant potential of teratomas in infancy and childhood: the MAKEI experiences in non-testicular teratoma and implications for a new protocol. Klin Padiatr. 2006; 218(6): 309–314.

Hambraeus M, Hagander L, Stenstrom Pet al. Long-term outcome of sacrococcygeal teratoma: a controlled cohort study of urinary tract and bowel dysfunction and predictors of poor outcome. J Pediatr. 2018; 198: 131–136 e2.

KASUISTIK

Eine Mutter stellt Ihnen in der Sprechstunde ihren dreijährigen Sohn vor. Anamnestisch berichtet sie, sie habe in den letzten zwei Monaten eine deutliche Auftreibung des Bauchs bei ihrem Jungen bemerkt. Bei der klinischen Untersuchung tasten Sie eine Raumforderung, die den gesamten linken Oberbauch ausfüllt. Inspektorisch erscheint die linke Flanke deutlich ausladender als rechts. Differenzialdiagnostisch wollen Sie die unten aufgeführten kindlichen Tumoren voneinander abgrenzen.

Ordnen Sie bitte jedem von a bis e aufgeführten Charakteristikum den zugehörigen pädiatrischen Tumor zu.

1. Nephroblastom (Wilms-Tumor)
2. Neuroblastom

a) Metastasierung hauptsächlich in die Lunge
b) Kein Tumormarker im Blut vorhanden
c) Stauungszeichen im Ausscheidungsurogramm
d) Erhöhter Vanillinmandelsäurespiegel im Serum
e) In Zweifelsfällen durch MIBG-Szintigrafie abgrenzbar

Die richtigen Antworten sind a-1, b-1, c-1, d-2 und e-2.
Neuroblastome und Nephroblastome (Wilms-Tumoren) sind häufige solide, maligne Tumoren, die fast ausschließlich im Kindesalter vorkommen. Die klinische Manifestation der beiden Tumorentitäten ist bei abdominaler Beteiligung oft ähnlich.

Das **Neuroblastom** ist der häufigste primär maligne, extrakranielle, solide Tumor im Kindesalter. Bei Diagnosestellung beträgt das mediane Alter 14 Monate. Ursprung sind Zellen des sympathischen Nervensystems. Dementsprechend ist der Tumor in der Nebenniere oder entlang des sympathischen Grenzstrangs (hauptsächlich abdominal) lokalisiert. Ein Großteil der Patienten weist bereits bei Diagnosestellung eine Fernmetastasierung in das Knochenmark, in Knochen, Lymphknoten oder Leber auf. Krankheitssymptome sind meist unspezifisch, hängen stark von der Lokalisation des Tumors ab und sind oft durch das verdrängende Tumorwachstum bedingt.

Das **Nephroblastom** (Wilms-Tumor) repräsentiert den häufigsten Nierentumor und den zweithäufigsten primär malignen, extrakraniellen, soliden Tumor des Kindesalters. Die höchste Inzidenz zeigt sich zwischen dem zweiten und dritten Lebensjahr. Mädchen sind häufiger betroffen als Jungen. Der Tumor ist embryonalen Ursprungs und entwickelt sich aus nephrogenen Resten. Fernmetastasen zeigen sich hauptsächlich in der Lunge. Es können beide Nieren, synchron oder metachron, betroffen sein. Typisches Erscheinungsbild des Nephroblastoms ist eine indolente, abdominale Schwellung. Seltener kommt es zu Schmerzen oder einer Hämaturie.

Bei unklarer abdominaler Schwellung ist zur Differenzierung zwischen Neuroblastom und Nephroblastom in einem ersten Schritt die **Sonografie** (➤ Abb. 9.27) geeignet. Zur weiteren Diagnostik und auch zur Planung der Operation ist in beiden Fällen eine **MRT-Untersuchung** indiziert (➤ Abb. 9.28). Die meisten Neuroblastome zeigen eine Anreicherung von ^{123}Iod-Metaiodbenzylguanidin (^{123}I-MIBG), einem Noradrenalinanalogon. Erhöhte Wert für die Neuron-spezifische Enolase (NSE) im Blut sowie für die Katecholamin-Metabolite (Vanillinmandelsäure und Homovanillinsäure) im Blut und/oder Urin sind bei vielen

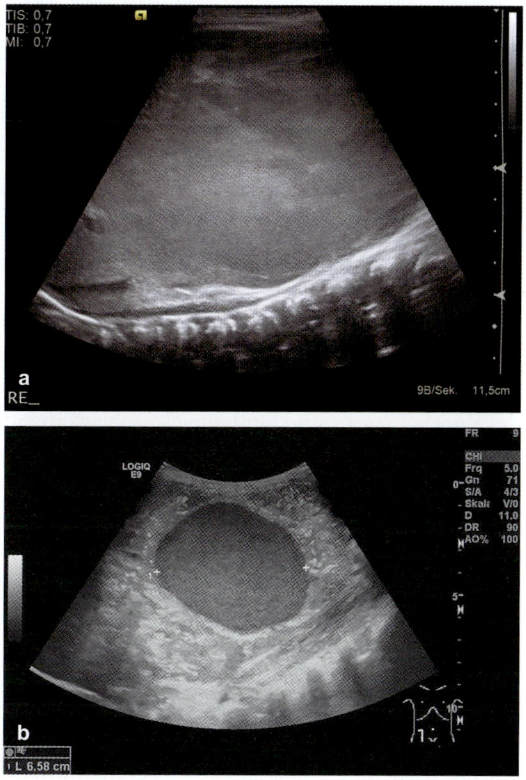

Abb. 9.27 Sonografie: a) Nephroblastom, b) Neuroblastom, Sonografie [P1167]

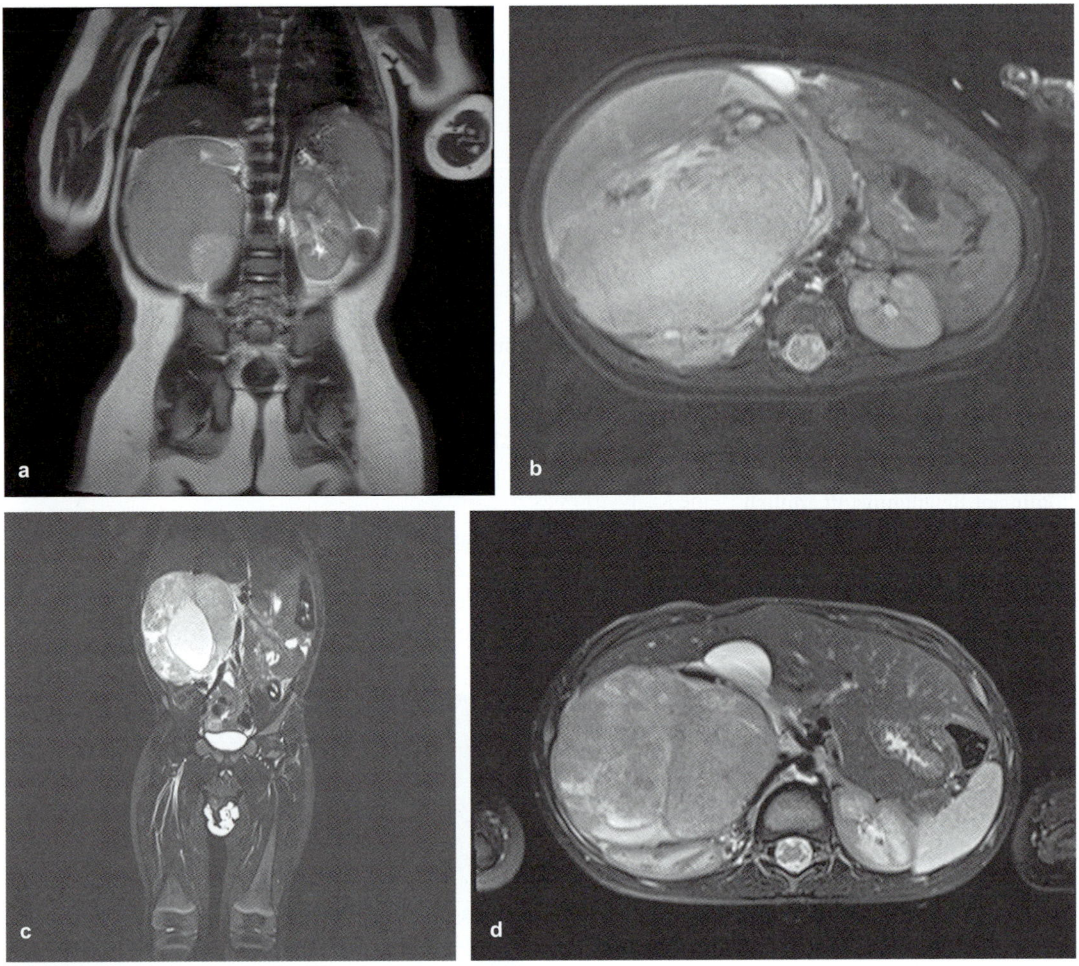

Abb. 9.28 MRT a) und b) Nephroblastom koronar und axial c) und d) Neuroblastom koronar und axial [P1167]

9

Neuroblastom-Patienten zu finden. Eine **Tumor- oder Metastasenbiopsie** und eine zytologische Untersuchung des Knochenmarks sind nur beim Neuroblastom indiziert, nicht beim Nephroblastom.

Die **Therapie** beider Tumorentitäten erfolgt im Rahmen von multizentrischen Therapieoptimierungsstudien der Gesellschaft für Pädiatrische Onkologie und Hämatologie (GPOH) und besteht aus einer Kombination von Chemotherapie, Chirurgie (➤ Abb. 9.29) und Bestrahlung. Das individuelle Therapiekonzept ist abhängig von der Risikostratifizierung und beim Neuroblastom von den klinischen Beschwerden.

Eine Besonderheit des Neuroblastoms ist die Eigenschaft zur Spontanregression. Dies bedingt, dass ein Teil der Patienten mit Neuroblastom der niedrigen Risikogruppe nur beobachtet werden und primär keine Therapie erhalten.

Bei manchen Neuroblastomen der niedrigen und mittleren Risikogruppe kann bei Erfüllung bestimmter Kriterien eine primäre Tumorresektion durchgeführt werden. Die Therapie von Patienten mit Hochrisiko-Neuroblastom beinhaltet eine präoperative Induktionschemotherapie, eine postoperative konsolidierende Hochdosischemotherapie mit autologer Stammzelltransplantation und eine Post-Konsolidierungs-Therapie. Zudem kommen in diesen Fällen eine Strahlentherapie oder MIBG-Therapie bei MIBG-positiven Tumoren zur Anwendung.

Kinder jünger als 7 Monate mit einem Nephroblastom können primär reseziert werden. In allen anderen Fällen wird, abhängig vom Tumorstadium, eine 4- bis 12-wöchige präoperative Chemotherapie verabreicht. Die adjuvante Therapie richtet sich nach histologischem Subtyp und lokalem (postoperativem) Tumorstadium. Soweit möglich sollte die Tumorresektion nierenerhaltend erfolgen. Ist dies nicht möglich, muss die Entscheidung getroffen werden, ob der Tumor minimal-invasiv operiert werden kann oder offen operiert werden muss.

Die Prognose für das Neuroblastom und auch für das Nephroblastom ist stadienabhängig. Ein wichtiger prognostischer und auch therapeutisch relevanter Marker für das Neuroblastom ist das Vorliegen einer N-MYC Amplifikation. Dieses geht mit einer schlechten Prognose und der Einstufung in die hohe Risikogruppe einher. Insgesamt ist das Überleben beim Nephroblastom besser als beim Neuroblastom.

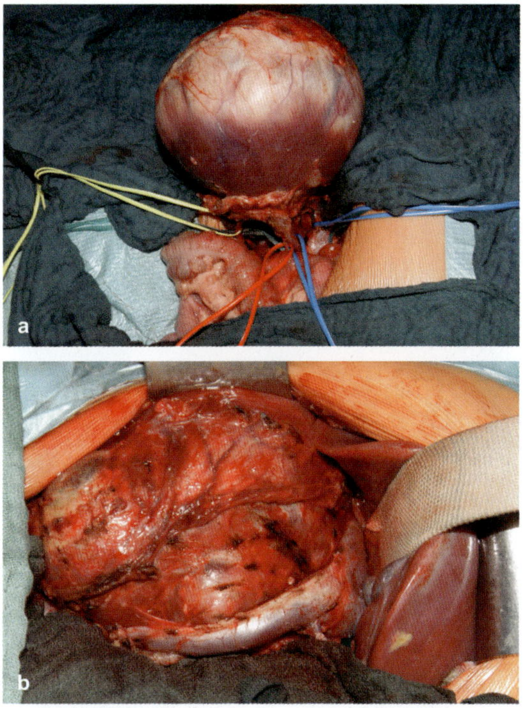

Abb. 9.29 Intraoperative Befunde: a) Nephroblastom, b) Neuroblastom [P1167]

LITERATUR

Schmidt A, Warmann SW, Urla C et al. Patient selection and technical aspects for laparoscopic nephrectomy in Wilms tumor. Surg Oncol. 2019; 29: 14–19.

Simon T, Hero B, Schulte JH et al. 2017 GPOH guidelines for diagnosis and treatment of patients with neuroblastic tumors. Klin Padiatr. 2017; 229(3): 147–167.

van den Heuvel-Eibrink MM, Hol JA, Pritchard-Jones K. Position paper: Rationale for the treatment of Wilms tumour in the UMBRELLA SIOP-RTSG 2016 protocol. Nat Rev Urol. 2017; 14(12): 743–752.

Warmann SW, Fuchs J. Technical aspects of Nephron-Sparing Surgery (NSS) in children with bilateral centrally located renal tumors. Semin Pediatr Surg. 2019; 28(6): 150865.

KASUISTIK

Ein 13-jähriges adipöses Mädchen wird Ihnen in der Ambulanz wegen uncharakteristischer, ziehender Bauchschmerzen vorgestellt. Auffällig ist eine Striaebildung im Bereich der Bauchdecken. Bei der Palpation des Bauchs tasten Sie eine prall-elastische, indolente Resistenz, welche den gesamten Unterbauch ausfüllt und sich bis in den gesamten Oberbauch ausbreitet. Sonografisch lässt sich eine den gesamten Bauchraum ausfüllende multizystische Raumforderung nachweisen. Im abdominalen MRT (➤ Abb. 9.30) wird dieser Befund bestätigt.

Welche ist die wahrscheinlichste Diagnose?

a) Zystisches Lymphangiom des Bauchraumes
b) Hydronephrose der linken Niere
c) Dermoidzyste (reifes Teratom) des linken Ovars

Die richtige Antwort ist c.

Reife, benigne **Teratome (Dermoid)** sind die häufigsten Keimzelltumoren des Ovars. Typisches Erkrankungsalter bei Kindern ist zwischen 6 und 15 Jahren. Man unterscheidet zwei Erscheinungsformen:

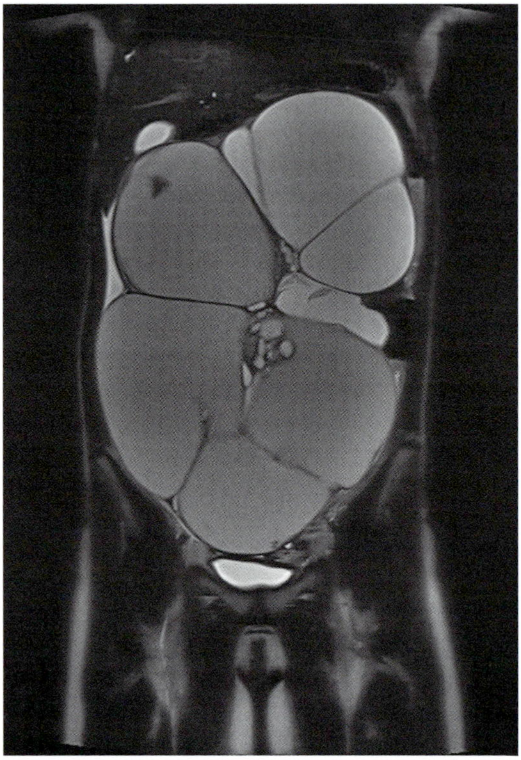

Abb. 9.30 Monströse multizystische Raumforderung im MRT [P1167]

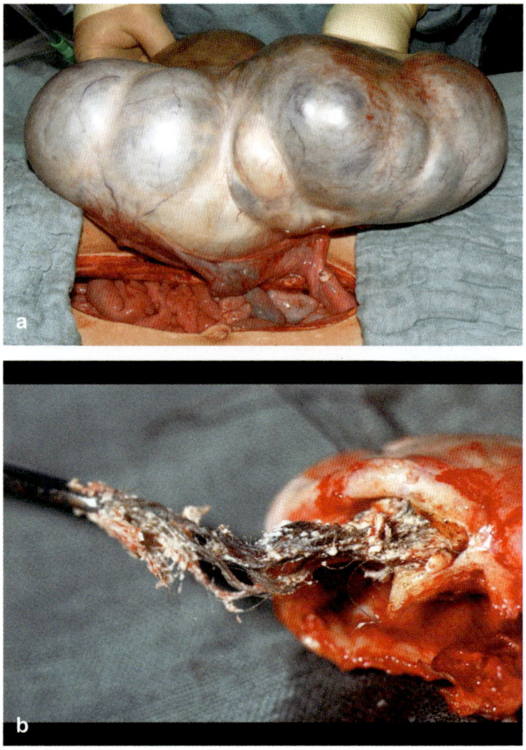

Abb. 9.31 Dermoidzyste a) Intraoperativer Befund einer monströsen Dermoidzyste b) Dermoidzyste mit Haaren [P1167]

- Die zystische Variante, auch als **Dermoidzyste** bekannt. Diese Tumoren können reifes Gewebe ektodermalen, mesodermalen und endodermalen Ursprungs enthalten. Makroskopisch präsentiert sich meist ein multizystischer Tumor, der mitunter monströse Ausmaße annehmen und Haare und/oder Zähne (➤ Abb. 9.31) enthalten kann. In 10 bis 17 % tritt der Tumor beidseits auf.
- Die **solide Variante,** die ebenfalls Anteile aus allen drei Keimblättern enthalten kann und meist einseitig auftritt. Sie ist deutlich seltener, als die zystische Variante.

Dermoidzysten mit maligner Transformation und unreife, maligne Ovarialteratome sind selten.

Meist bestehen keine klinischen Symptome. Es kann zu unspezifischen Beschwerden wie Unterbauchschmerzen und langsamer Zunahme des Bauchumfanges kommen. Nicht ungewöhnlich ist eine Ovarialtorsion mit der entsprechenden Klinik. Seltener tritt eine Ruptur auf, die zum Schock und einer Peritonitis führen kann.

Die Diagnose wird entweder zufällig im Rahmen gynäkologischer Vorsorgeuntersuchungen oder bei bestehenden Beschwerden sonografisch gestellt.

Die Therapie reifer, benigner Ovarialteratome besteht in der alleinigen offenen oder minimal-invasiven Resektion des Tumors. Der Eingriff kann, wenn möglich (gute Abgrenzung zum gesunden Ovargewebe) und wenn nötig (beidseitiger Befall), auch organerhaltend durchgeführt werden. Zur Nachsorge sind weitere Kontrollen zur Diagnose eines etwaigen Rezidivs notwendig.

LITERATUR

Lawrence AE, Minneci PC, Deans KJ. Ovary-sparing surgery for benign pediatric ovarian masses. Curr Opin Pediatr. 2019; 31(3): 386–390.

Ye G, Xu T, Liu J, Xu W, Lv Z. The role of preoperative imaging and tumor markers in predicting malignant ovarian masses in children. Pediatr Surg Int. 2020; 36(3): 333–339.

KASUISTIK

Ein 15-jähriger Junge wird Ihnen mit seit vier Tagen anhaltenden Knieschmerzen, nach einem Tritt gegen dieses Knie vor 10 Tagen, ambulant vorgestellt. Der Oberschenkel kurz oberhalb des Knies sei diskret angeschwollen und erscheine wärmer als die Gegenseite. Die klinische Untersuchung bestätigt diese Angaben. Die angefertigte Röntgenaufnahme des distalen Oberschenkels und Knies zeigt den in ➤ Abb. 9.32 dargestellten Befund. Blut- und laborchemisch finden sich folgende Werte: BSG 30/70 mm, Leukozyten 10.000 Gpt/l, C-reaktives Protein 12 mg/l, alkalische Phosphatase 444 IE.

Welche Antwort ist zutreffend?

Es handelt sich am ehesten um
- a) eine veraltete Fraktur des Femurs.
- b) eine akute Osteomyelitis.
- c) ein Ewing-Sarkom.
- d) ein osteogenes Sarkom.

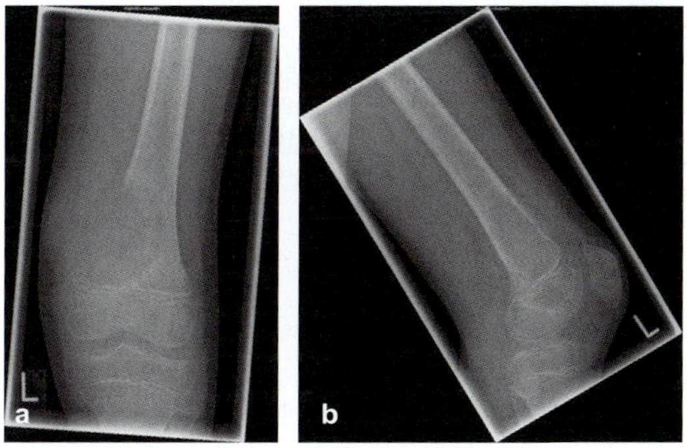

Abb. 9.32 Osteosarkom des distalen Femurs, Röntgenbefund: a) frontal, b) sagittal [P1167]

Die richtige Antwort ist d.

Das **Osteosarkom** ist der häufigste, primär maligne Knochentumor im Kindes- und jungen Erwachsenenalter. Die genaue Ätiologie der Osteosarkome ist nicht geklärt. Jungen sind häufiger betroffen als Mädchen. Typische Lokalisation des Osteosarkoms sind die Metaphysen langer Knochen und hier vor allem der distale Femur und die proximale Tibia. Zum Zeitpunkt der Diagnosestellung haben bereits bis zu 20 % der Patienten detektierbare Metastasen – typischerweise in der Lunge. Man geht aber davon aus, dass ein deutlicher größerer Prozentsatz der Patienten zu diesem Zeitpunkt okkulte Metastasen aufweist.

Langanhaltende Schmerzen an typischer Lokalisation ohne, aber auch nach erfolgtem Trauma sollte Anlass zur weiteren Diagnostik sein. Teilweise lässt sich der Tumor auch palpieren oder bereits sogar sehen. Er kann Ursache für eine pathologische Fraktur sein.

Die frontale und sagittale Röntgenaufnahme (➤ Abb. 9.32) zeigt osteolytische Veränderungen mit unregelmäßiger Knochengrenze und osteoblastische Veränderungen mit Neubildung von Knochen und oft charakteristischer Periostabhebung im Metaphysenbereich. Das umgebende Weichgewebe kann radial oder als so genanntes „Sunburst-Phänomen" konfigurierte Ossifikationen aufweisen. Zum Staging und zur Operationsplanung erhalten die Patienten ein MRT des betroffenen Knochens und ein CT-Thorax. Die Diagnose wird letztlich histologisch über eine Biopsie gesichert.

Als **Differenzialdiagnosen** sind andere maligne Knochentumore wie das Ewing-Sarkom (Prädilektionsalter 10.–20. Lebensjahr, Lokalisation am Becken und in den Diaphysen langer Röhrenknochen [vor allem Femur sowie Tibia und Fibula]), benigne Knochentumore und die Osteomyelitis zu berücksichtigen.

Die **Therapie des Osteosarkoms** besteht aus einer Kombination von Chemotherapie und Chirurgie. Die meisten Patienten erhalten eine neoadjuvante und fast alle Patienten erhalten eine adjuvante Chemotherapie. Hierdurch ließ sich nachweislich die Anzahl der Patienten, die trotz adäquater Lokaltherapie Metastasen entwickelt haben, deutlich reduzieren. Die Operation beinhaltet die Resektion des Primärtumors mit einem ausreichend weiten Sicherheitsabstand und Mitnahme des Biopsiekanals sowie die Rekonstruktion des entstandenen Defekts (Metallimplantate, wachsende Endoprothesen, Umkehrplastik). In manchen Fällen ist die Amputation der betroffenen Extremität notwendig. In ausgewählten Fällen – nur marginal oder inoperable Tumoren – kommt auch die Strahlentherapie zum Einsatz.

Metastasen müssen ebenfalls reseziert werden. Bei der Operation von Lungenmetastasen lassen sich oft mehr Metastasen tasten, als in der Bildgebung beschrieben worden sind.

LITERATUR
Heaton TE, Hammond WJ, Farber BA et al. A 20-year retrospective analysis of CT-based pre-operative identification of pulmonary metastases in patients with osteosarcoma: A single-center review. J Pediatr Surg. 2017; 52(1): 115–119.
Smeland S, Bielack SS, Whelan J et al. Survival and prognosis with osteosarcoma: outcomes in more than 2000 patients in the EURAMOS-1 (European and American Osteosarcoma Study) cohort. Eur J Cancer. 2019; 109: 36–50.

KASUISTIK

Ein 7-jähriger, zart gebauter Junge wird Ihnen in der Notfallambulanz vorgestellt. Die begleitende Mutter berichtet, dass das Kind vor ca. zwei Stunden beim Klettern auf einem Klettergerüst plötzlich einen starken Schmerz im linken Oberarm verspürt habe. Seit dieser Zeit schone es den Arm und klage über Schmerzen bei Bewegung im linken Schultergelenk. Bei der klinischen Untersuchung finden Sie im Bereich der linken Schulter und des Oberarmes äußerlich keinen pathologischen Befund. Die passive Bewegung im linken Schultergelenk ist schmerzhaft, das Gelenk ist aber frei beweglich. Laborbefunde: Alkalische Phosphatase ist mit 348 IE im Normbereich. Die angefertigten Röntgenaufnahmen des linken Schultergelenkes mit Oberarm zeigen den in ➤ Abb. 9.33 dargestellten Befund.

Welche Diagnose ist am wahrscheinlichsten?

a) Es handelt sich um eine Spontanfraktur bei einem Ewing-Sarkom des Humerus.
b) Es handelt sich um eine Spontanfraktur bei einer juvenilen Knochenzyste des Humerus.
c) Es handelt sich um ein nicht ossifizierendes Fibrom des Humerus mit Kortikalisdefekt.
d) Es handelt sich um eine Osteomyelitis des Humerus.

Die richtige Antwort ist b.
Spontanfrakturen entstehen an Orten krankhafter Veränderungen der Knochen. Diese Alterationen können lokalisiert oder generalisiert vorkommen. Unterschieden werden:

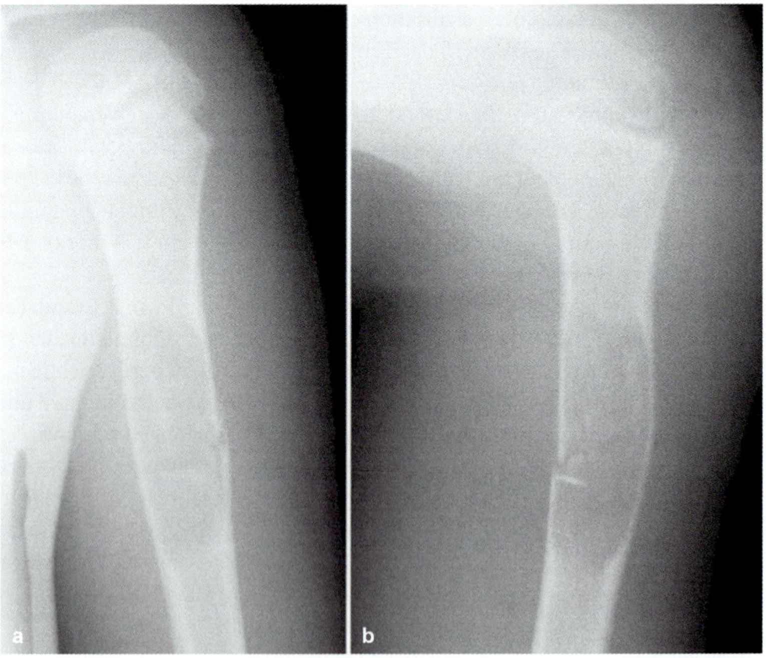

Abb. 9.33 Röntgenbefund linkes Schultergelenk und Oberarm [R461]

9

- Veränderungen des Knochenbaus (z. B. juvenile Knochenzysten)
- Veränderungen der Knochenstruktur (z. B. Osteogenesis imperfecta)
- Verminderung der Knochenstruktur (z. B. Osteoporose)

Knochenzysten sind benigne tumorartige Läsionen und gehören zu den häufigsten Knochenerkrankungen des wachsenden Skeletts. Ätiologie und Genese der juvenilen Knochenzysten sind unbekannt. Traumatische Osteolysen mit Blutungen sowie lokale Stoffwechselstörungen durch die Beanspruchung während des Längenwachstums werden ursächlich für wahrscheinlich gehalten. Bei aneurysmatischen Knochenzysten konnten aktuelle Studien eine Translokation des Locus TRE17/USP6 zeigen, welche die Reifung von Osteoblasten behindert.

Es handelt sich meist um **ausgedehnte Osteolysen der epiphysennahen Metaphysenregion,** die sich klinisch durch leichte Schwellung und Belastungsschmerzen bemerkbar machen können. In etwa 20 % der Fälle werden sie durch eine pathologische Fraktur klinisch relevant. Typisch sind kurze Anamnesen. Sitz der Knochenzysten sind die Metadiaphysenregionen langer Röhrenknochen, seltener findet man sie aber auch in Metakarpalia, Metatarsalia und Fingern. Im Röntgenbild sind zystische Auftreibungen mit Kortikalisverschmälerungen, Septierungen, Randsklerosen und fehlende Periostreaktionen kennzeichnend.

Juvenile Knochenzysten sind primär einkammerige, osteolytische Knochenläsionen, die histologisch von einer gefäßreichen Membran ohne Epithelauskleidung umgeben sind. Röntgenologisch kann klassisch das „Fallen-Fragment-Sign" gesehen werden. **Aneurysmatische Knochenzysten** bestehen aus unterschiedlichen großen, glatt begrenzten Hohlräumen, welche mit einem zell- und kapillarreichen Granulationsgewebe ausgekleidet sind. Im MRT wird typischerweise eine Spiegelbildung des Zysteninhalts beschrieben.

Differenzialdiagnostisch müssen immer die fibröse Knochendysplasie und das teleangiektatische osteogene Sarkom ausgeschlossen werden.

Die **Therapie** ist operativ. Bei Spontanfrakturen, aber auch prophylaktisch, kommt die intramedulläre Schienung (elastisch-stabile intramedulläre Nagelung, ESIN) zum Einsatz (➤ Abb. 9.34). Eine Dekompression mittels Hohlschraube ist selten erfolgreich. Bei Größenzunahme oder Rezidiv sowie zur differenzialdiagnostischen Abgrenzung zwischen aneurysmatischer Knochenzyste und Riesenzelltumor bzw. teleangiektatischem Osteosarkom sollte die Biopsie, die vollständige Ausräumung der Zyste mit Spongiosaplastik und/oder Knochenersatz (Endobon®, humane demineralisierte Knochenmatrix [DBM], Actifuse® ABX, osteostimulatives, silikatsubstituiertes Kalziumphosphat u. a.) erfolgen (➤ Abb. 9.35).

In Abhängigkeit von Lokalisation und Größe wird in der Literatur sowohl bei der juvenilen als auch bei der aneurysmatischen Knochenzyste eine Rezidivrate von 20–50 % bzw. 20–60 % angegeben. Eine Injektionsbehandlung mit Methylprednisolon in die Zyste ist unsicher.

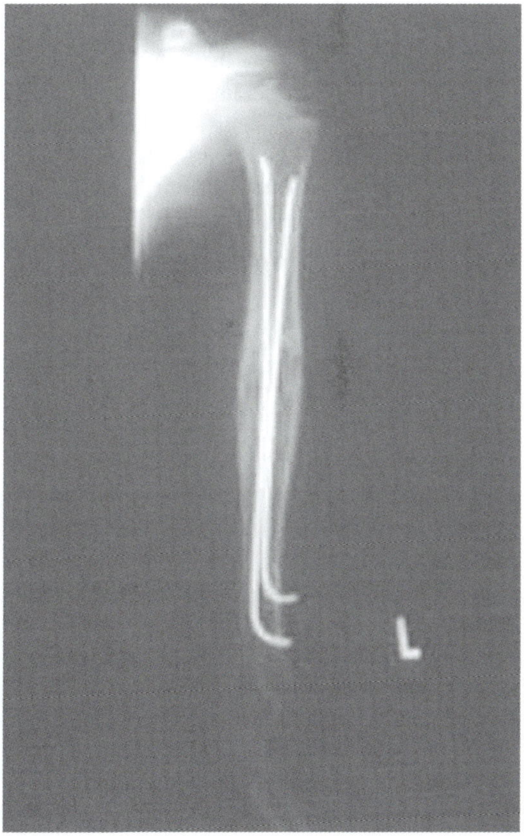

Abb. 9.34 Ausheilungsergebnis nach Nancy-Nagelung einer Spontanfraktur des Humerus bei juveniler Knochenzyste [R461]

LITERATUR

Deventer N et al. Current strategies for the treatment of solitary and aneurysmal bone cysts: A review of the literature. J Bone Oncol. 2021; 30: 100384.

9

Deventer N et al. Primary aneurysmal bone cyst and its recent treatment options: a comparative review of 74 cases. Cancers (Basel). 2021; 13(10): 2362.
Mascard E, Gomez-Brouchet A, Lambot K. Bone cysts: unicameral and aneurysmal bone cyst. Orthop Traumatol Surg Res. 2015; 101(Suppl 1): S119–S127.

9.2 Kindertraumatologie

Verena Ellerkamp, Jörg Fuchs, Andreas Schmidt

KASUISTIK

Ein achtjähriger Junge stürzte beim Skilaufen und zog sich dabei eine linksseitige dislozierte suprakondyläre Extensionsfraktur des Humerus zu (➤ Abb. 9.36).

Welche Aussage trifft bei dieser Verletzung nicht zu?

a) Jede dislozierte suprakondyläre Humerusfraktur ist als Notfall zu behandeln.
b) Eine primäre Prüfung und Dokumentation der Durchblutungssituation (Pulsstatus, evtl. Dopplersonografie) sowie der Intaktheit des N. radialis, N. medianus und N. ulnaris sollte immer erfolgen.
c) Die Frakturlinie liegt intraartikulär.
d) Die schwerwiegendste Frühkomplikation der suprakondylären Humerusfraktur ist die Volkmann-Ischämie mit der Spätfolge der Volkmann-Kontraktur.

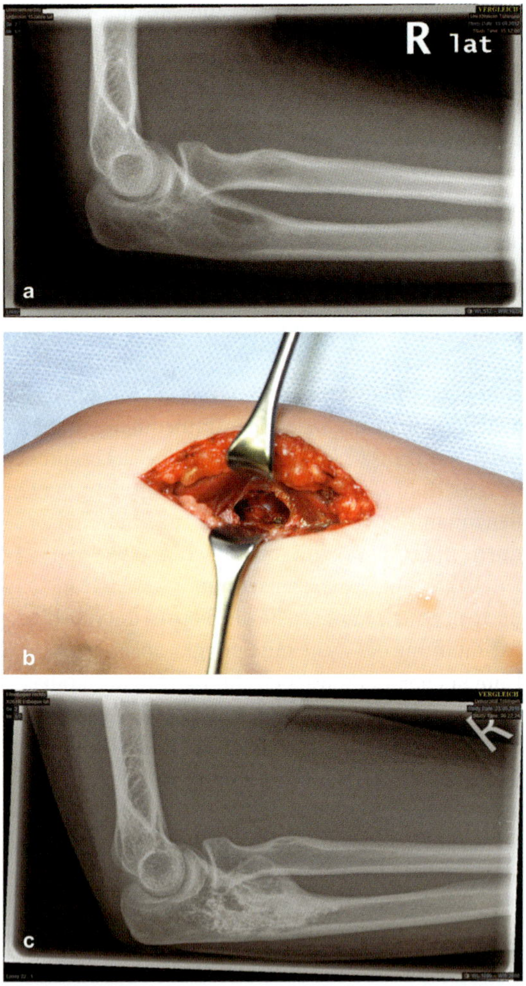

Abb. 9.35 Aneurysmatische Knochenzyste des Olecranons a) Präoperativer Befund b) Intraoperativer Situs bei Kürettage und Auffüllen mit Knochenersatzmaterial (Actifuse®) c) Postoperatives Ergebnis mit Ausheilung [P1168]

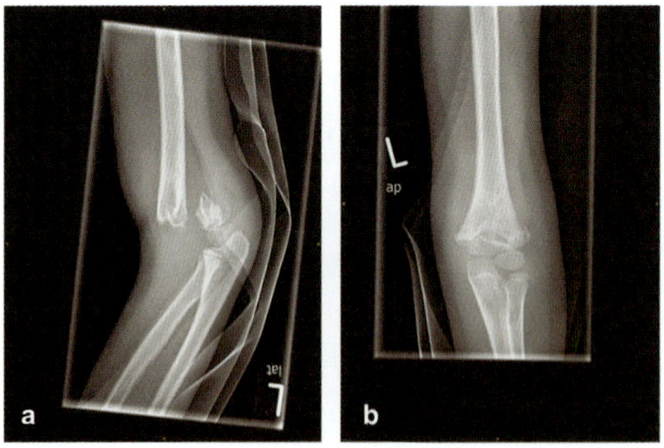

Abb. 9.36 Suprakondyläre Humerusfraktur mit kompletter Dislokation Typ IV nach v. Laer a) Seitlicher Strahlengang b) a.p. Projektion [P1168]

9

Die Aussage c trifft nicht zu.

Suprakondyläre Humerusfrakturen sind die häufigsten Ellenbogenverletzungen im Wachstumsalter. Zum einen kommt es zu diesem Bruch durch Sturz auf den Arm beim Laufen, zum anderen bei Absturz aus unterschiedlichen Höhen. Nach ihrem Entstehungsmodus wird zwischen Extensionsfrakturen (ca. 98 %) und Flexionsfrakturen unterschieden.

Die **Diagnose** insbesondere dislozierter suprakondylärer Frakturen ist leicht, Klinik und Röntgenbild ermöglichen sie rasch. Schwerer sind Begleitverletzungen zu erkennen. Bei der suprakondylären Extensionsfraktur des Humerus verläuft die Frakturlinie extraartikulär. Das distale Fragment gleitet durch Zug des M. triceps nach kranial.

Verschiedene Klassifizierungsvorschläge nach dem Schweregrad wurden aufgestellt, sehr gebräuchlich ist die **Klassifikation nach von Laer.** Unterschieden werden danach:

- Typ-I-Frakturen, unverschoben
- Typ-II-Frakturen, in einer Ebene verschoben
- Typ-III-Frakturen mit Verschiebung in zwei Ebenen
- Typ-IV-Frakturen mit Dislokation in allen drei Ebenen

Primär ist durch Kompression des Frakturhämatoms bzw. direkte Verletzung oder Reiten auf einem Bruchstück eine Gefäßverletzung der A. cubitalis möglich. In gleicher Weise kann es zu einer Schädigung des N. medianus, selten des N. radialis und ulnaris kommen.

Durch eine anatomisch korrekte geschlossene **Reposition der Fraktur** ist in den allermeisten Fällen eine zuvor bestandene Einklemmung der o. g. Strukturen behoben. Eine offene Reposition ist dann erforderlich, wenn die Reposition durch Interposition von Weichteilen nicht stabil zu stellen ist oder zuvor nicht vorhandene Radialispulse sich nach der Reposition nicht erholen. Darüber hinaus kann eine offene Reposition erforderlich sein, wenn eine anatomisch korrekte Stellung der Frakturfragmente in geschlossener Technik nicht erreicht werden kann. Maßgeblich ist eine adäquate Relaxierung des Patienten, um den nicht unerheblichen Zug der Trizepsmuskulatur auf das distale Fragment aufzuheben.

Sekundär müssen **kritische Situationen** in der unmittelbaren Phase nach Reposition erkannt werden, diese liegen in der Interposition von Weichteilen in den Bruchspalt, wie z. B. der A. cubitalis oder des N. medianus, in der sekundären Durchblutungsstörung durch Schwellung mit der Ausbildung der früher und auch heute noch so gefürchteten, bei regelrechter Therapie aber sehr seltenen so genannten Volkmann-Kontraktur. Infolge der Frakturheilung kann es zu Achsenfehlstellungen kommen, diese können in Abkippung des distalen Fragmentes mit Änderung der Streckung und Beugung bestehen oder in Rotation desselben mit der Ausbildung einer Varus- oder Valgusdeformität. Die letztgenannte Fehlstellung kann auch durch unikondyläres Pluswachstum posttraumatisch entstehen.

Es gibt unterschiedliche Auffassungen über die optimale Therapie der dislozierten suprakondylären Frakturen. Untersuchungen zeigen, dass der Rotationsfehler sowie in einigen wenigen Fällen auch seitliche Abkippungen und Einstauchungen für die resultierenden Fehlstellungen verantwortlich sind.

Daher ist eine **konservative Therapie** im Oberarmgips/-cast nur bei nicht dislozierten suprakondylären Humerusfrakturen angezeigt. Die Typ-II-Frakturen nach von Laer mit mäßig ausgeprägter dorsaler Dislokation können in Hyperflexion in einer Blount-Schlinge, (synonym Collar-und-Cuff-Verband) reponiert und ruhiggestellt werden.

Ab einer Dislokation in zwei Ebenen oder bei nicht reponierbarer Fehlstellung in einer Ebene muss die Reposition zum frühestmöglichen Zeitpunkt notfallmäßig erfolgen und das exakte Repositionsergebnis rotationsstabil fixiert werden, entweder durch gekreuzte, oder laterale divergierende Kirschner-Draht-Spickung (➢ Abb. 9.37) oder durch deszendierende ESIN-Nagelung. Dadurch sind die drohenden Achsenfehlstellungen am ehesten zu vermeiden. Mehrfache Repositions- und perkutane Fixationsversuche sollten unterlassen werden.

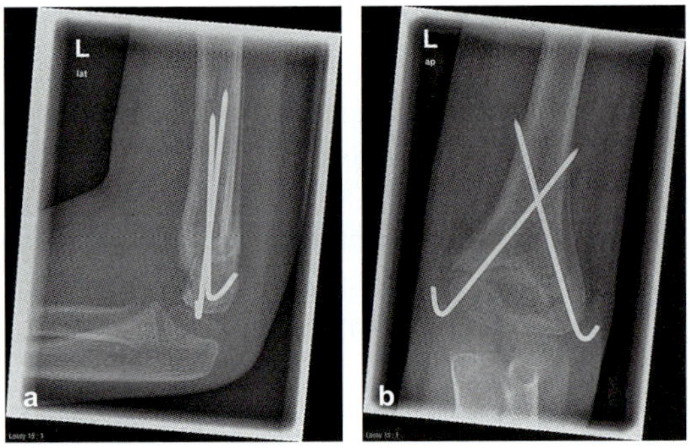

Abb. 9.37 Postoperative Ansicht nach geschlossener Osteoynthese einer suprakondylären Humerusfraktur mit 2 gekreuzten Kirschner-Drähten a) Seitlicher Strahlengang b) a.p. Position [P1168]

LITERATUR

Shenoy PM, Islam A, Puri R. Current management of paediatric supracondylar fractures of the humerus. Cureus. 2020; 12(5): e8137.

von Laer L. Frakturen und Luxationen im Wachstumsalter. 7. Aufl. Stuttgart–New York: Thieme, 2020.

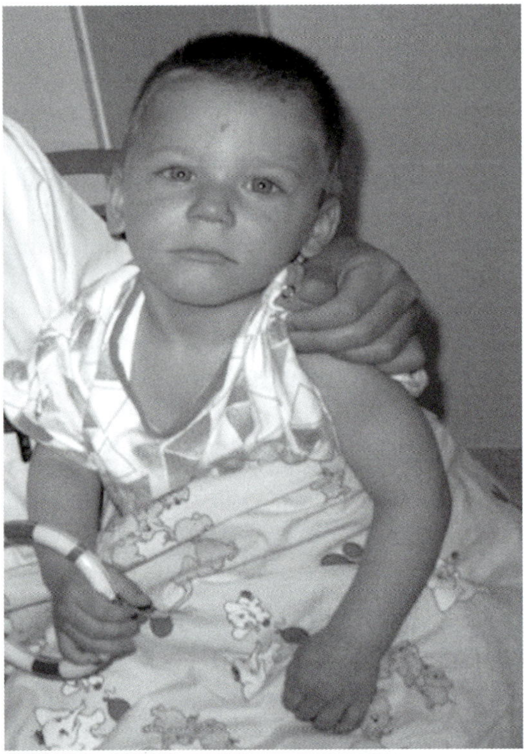

Abb. 9.38 Schonhaltung des linken Arms in leichter Pronationsstellung [R461]

KASUISTIK

Ein zweieinhalbjähriger Junge wird von der Mutter in der Sprechstunde vorgestellt. Sein linker Arm wird im Ellenbogengelenk leicht gebeugt gehalten und nicht bewegt (➤ Abb. 9.38). Die Mutter gibt an, sie habe das Kind an der Hand geführt. Als es stolperte, habe sie es, um einen Sturz zu vermeiden, an der Hand nach oben gezogen.

9

Welche Diagnose stellen Sie?

a) Monteggia-Läsion
b) Epiphysenlösung des Radiusköpfchens
c) Subluxation des Radiusköpfchens (Chassaignac)
d) Distorsion im Humeroulnargelenk mit Gelenkhämatom
e) Olekranonfraktur

Die richtige Antwort ist c.

Die **perianuläre Subluxation des Radiusköpfchens (Chassaignac)** ist eine häufige Verletzung zwischen dem zweiten und sechsten Lebensjahr. Der typische Unfallmechanismus ist rasches Hochziehen am Arm bei gestrecktem Ellenbogengelenk und proniertem Unterarm. Die Diagnose wird klinisch und anamnestisch gestellt. Das Kind hält den Arm stets leicht proniert in einer Schonhaltung. Das Ellenbogengelenk ist praktisch in Pronation fixiert mit Sperre der Supination. Auf Röntgenaufnahmen ist die Subluxation nicht zu erkennen.

Die Reposition geschieht durch Längszug und Supination. Nach erfolgreicher Reposition wird der Arm anschließend gleich wieder bewegt (➤ Abb. 9.39). Eine Weiterbehandlung ist in der Regel nicht nötig. Wichtig

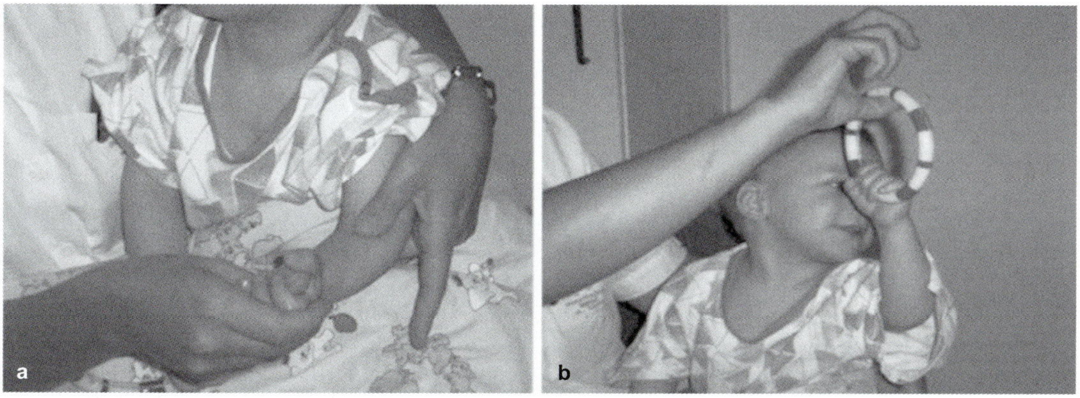

Abb. 9.39 Repositionsmanöver bei Subluxation des Radiusköpfchens a) Reposition durch Längszug und Supination b) Bewegung des Arms nach erfolgter Reposition [R461]

ist eine ausführliche Information der Eltern über den Unfallmechanismus und die Pathophysiologie der Subluxation, um erneute Subluxationen zu vermeiden. In seltenen Fällen, v. a. bei protrahierter Vorstellung des Kindes, kann bei ausbleibender Besserung nach Reposition eine kurzzeitige Ruhigstellung in einer Oberarm-Castschiene für 2–3 Tage Abhilfe schaffen.

Bei der **Monteggia-Läsion** handelt es sich um die Kombination einer Ulnaschaftfraktur mit Luxation des Radiusköpfchens. Sie entsteht meist durch Sturz auf den gebeugten Unterarm oder bei Abwehr von Schlägen auf den zum Schutz des Kopfs erhobenen Arm (Parierverletzung).

Frakturen des Radiusköpfchens entstehen meist durch Sturz auf die Hand bei gestrecktem Ellbogengelenk und proniertem Unterarm. Beim Kind kommen jedoch praktisch nur Radiushalsfrakturen vor. Es besteht eine erheblich schmerzhaft eingeschränkte Pronation und Supination.

Eine **Distorsion des Humeroulnargelenks** ist ebenfalls Folge einer indirekten Gewalteinwirkung. Sie ist charakterisiert durch einen diffusen Druckschmerz mit Weichteilschwellung. Die Bewegung ist schmerzhaft eingeschränkt. **Olekranonfrakturen** entstehen gewöhnlich durch direkte Gewalteinwirkung oder durch Sturz und direkten Aufschlag auf den leicht gebeugten Ellenbogen. Sie sind im Kindesalter selten und machen nur 2 % aller Vorderarmfrakturen aus.

LITERATUR

Edwards S, Roland D. Fifteen-minute consultation: Assessing the child with an elbow injury. Arch Dis Child Educ Pract Ed. 2021; 10(2): 78–87.

Johnson MK. Nursemaid's elbow reduction. Adv Emerg Nurs J. 2019; 41(4): 330–335.

KASUISTIK

Ein elfjähriger Junge zog sich beim Sturz auf den linken Arm die in ➤ Abb. 9.40 röntgenologisch dargestellte Fraktur zu.

Welche Aussagen treffen für diese Fraktur zu?

a) Es handelt sich um eine Bowing Fracture.
b) Es handelt sich um eine Grünholzfraktur.
c) Es handelt sich um eine subperiostale Fraktur mit Achsenknickung im Bereich des Übergangs von Dia- zur Metaphyse, bei der die Kortikalis nur an der Frakturkonvexität frakturiert ist.
d) Die Fraktur sollte reponiert und das Repositionsergebnis mittels Nancy-Nagel fixiert werden.

Die richtigen Antworten sind b und c.

Die **Grünholzfraktur** ist eine spezielle Frakturform bei Kindern oder jungen Erwachsenen. Die Kortikalis ist ganz oder teilweise gebrochen, der Periostschlauch jedoch unversehrt. Der Name „Grünholzfraktur" resultiert aus dem typischen Aussehen der Fraktur. Der Knochen wirkt wie ein „gebrochener grüner Ast". Am häufigsten findet man Grünholzfrakturen am distalen Unterarm. Andere unvollständige Frakturen im Kindesalter sind:

- die metaphysäre Wulstfraktur, bei der die spongiösen Knochenfragmente ohne Dislokation ineinandergeschoben sind. Das Periost ist intakt.
- die Bowing Fracture, bei der der Knochen verbogen, jedoch nicht die gesamte Kortikalis durchtrennt ist. Es existiert keine klare Frakturlinie, stattdessen finden sich nur kleine kortikale Einrisse, die radiologisch nur selten sichtbar sind.

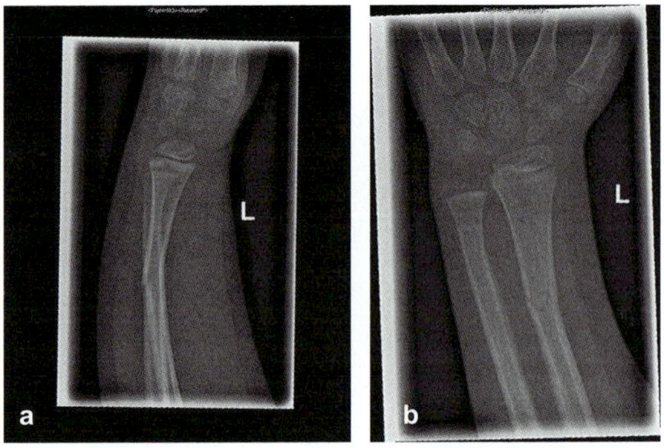

Abb. 9.40 a) und b) Unterarmfraktur im Röntgenbild [P1168]

Die Bedeutung der **stehenden Kortikalis** bei der Grünholzfraktur im distalen Unterarmbereich wird in der Literatur kontrovers diskutiert. Hier besteht infolge der hohen Wachstumspotenz der distalen Radiusepiphyse die Möglichkeit zur „Spontankorrektur" der Fehlstellung. So reichen hier die Empfehlungen vom Belassen der Fehlstellung, über ein Durchbrechen der Kortikalis mit eventueller Überkorrektur bis zum Anlegen eines Oberarmgipses in Supination, um so die Wirkung des M. brachioradialis auszuschalten und eine sekundäre Dislokation zu verhindern. Gleiches gilt auch für das Belassen einer primären oder sekundären Fehlstellung. Je nach Alter (< 10 Jahre), Grad der Dislokation (< 20°) und Frakturtyp werden Fehlstellungen von 5–30° toleriert.

Bei Grünholzbrüchen mit Achsenabknickung von über 20° älterer Kinder ist die gegenüberliegende Kortikalis zu durchbrechen, da diese sonst eine deformierende Zugwirkung ausübt und zu sekundären Fehlstellungen führt. Bei dann meist resultierender Instabilität der Fraktur sollte noch in derselben Narkose eine osteosynthetische Versorgung erfolgen (➤ Abb. 9.41)

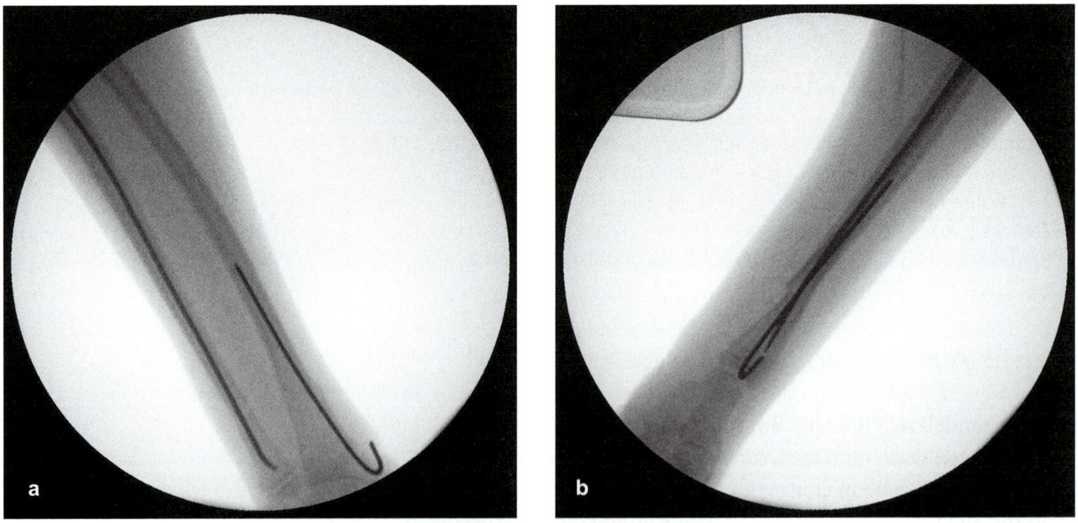

Abb. 9.41 a) und b) Osteosynthetische Versorgung der Grünholzfraktur [P1168]

LITERATUR

Caruso G, Caldari E, Sturla FD et al. Management of pediatric forearm fractures: what is the best therapeutic choice? A narrative review of the literature. Musculoskelet Surg. 2021; 105(3): 225–234.

Selvakumaran G, Williams N. Buckled, bent or broken? A guide to paediatric forearm fractures. Aust J Gen Pract. 2020; 49(11): 740–744.

von Laer L. Frakturen und Luxationen im Wachstumsalter. 7. Aufl. Stuttgart–New York: Thieme, 2020.

KASUISTIK

Ein zwölfjähriger Junge zog sich bei einem Sturz vom Pferd eine Schenkelhalsfraktur rechts vom Typ II nach Delbet zu.

Welche Maßnahmen sind bei dieser kindlichen Schenkelhalsfraktur notfallmäßig indiziert, um die Gefahr einer avaskulären Hüftkopfnekrose zu verringern?

a) Sonografisch gestützte Punktion bzw. Fensterung der Gelenkkapsel
b) Anlage einer suprakondylären Drahtextension
c) Reposition und Stabilisierung mit Kirschner-Drähten oder Zugschrauben
d) Anlage eines Beckenbeingipsverbandes

Die richtigen Antworten sind a und c.

Frakturen des Schenkelhalses bei gesunden Kindern sind extrem selten und machen weniger als 1 % aller kindlichen Frakturen aus. Ursächlich ist in der Regel ein Hochrasanztrauma oder ein Sturz aus größer Höhe. Die Klassifikation geht auf Delbet zurück und wurde 1928 veröffentlicht. Danach werden vier Typen unterschieden:

- Typ I: die akute traumatische Epiphysiolyse
- Typ II: die transzervikale Fraktur
- Typ III: die zervikotrochantäre Fraktur
- Typ IV: die intertrochantäre Fraktur

Folgendes **Behandlungskonzept** kindlicher Schenkelhalsfrakturen ist heute allgemein akzeptiert:

- Eine **konservative Behandlung** mittels Becken-Bein-Gips für vier bis maximal acht Wochen ist nach Punktion eines sonografisch gesicherten Frakturhämatoms lediglich bei stabilen, primär nicht dislozierten Frakturen zulässig. Eine Ausnahme bildet die geburtstraumatische Schenkelhalsfraktur, welche mit einer Spreizwicklung ausreichend behandelt sein kann.
- Primär dislozierte und instabile Frakturen der Typen I bis III bedürfen einer **offenen Reposition** mit Eröffnung der Kapsel von einem anterolateralen Zugang zum frühestmöglichen Zeitpunkt (notfallmäßig!). Die Stabilisierung ist bei jüngeren Kindern mit Kirschner-Drähten ausreichend, fugenkreuzende Kanäle können sich hierbei positiv auf die Hüftkopfperfusion auswirken. Etwa ab dem 12. Lebensjahr sollte mit Zugschrauben stabilisiert werden (➤ Abb. 9.42).
- Dislozierte Frakturen vom Typ IV (intertrochantäre Frakturen) können **geplant operiert** werden. Obwohl hier eine Beeinträchtigung der Gefäßversorgung und damit der Durchblutung des Oberschenkelkopfs nicht befürchtet werden muss, werden die funktionell besten Repositionsergebnisse bei einer definitiven Behandlung während der ersten 24 Stunden erreicht.

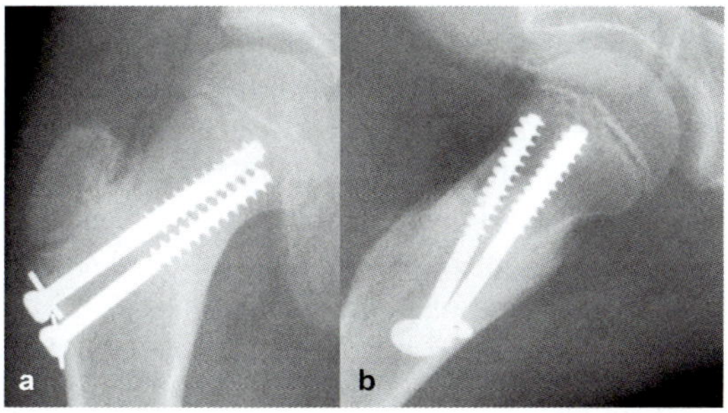

Abb. 9.42 a) und b) Schraubenosteosynthese einer kindlichen Schenkelhalsfraktur vom Typ II nach Delbet zwölf Wochen nach der Operation. [R461]

In der Literatur finden sich bei ungefähr 60 % der Schenkelhalsfrakturen Komplikationen. Häufigste

Komplikation ist die **avaskuläre Hüftkopfnekrose,** gefolgt von Wachstumsstörungen und Pseudarthrose. Die Durchblutungsverhältnisse des Hüftkopfs im zeitlichen Verlauf des Wachstums zeigen, dass in der Periode zwischen dem vierten und siebten Lebensjahr die Hüftkopfperfusion fast ausschließlich von den intrakapsulär im Schenkelhalsperiost verlaufenden Retinakulumgefäßen ausgeht. Dieses Gefäßsystem wird im Verletzungsfall durch die Periostzerreißung geschädigt. Durch die infolge des Kapselhämatoms zusätzlich von außen entstehende Druckerhöhung wird die Durchblutung in den intakt gebliebenen Gefäßen reduziert.

LITERATUR

Palocaren T. Femoral neck fractures in children: a review. Indian J Orthop. 2018; 52(5): 501–506.
von Laer L. Frakturen und Luxationen im Wachstumsalter. 7. Aufl. Stuttgart–New York: Thieme, 2020.

KASUISTIK

Ein 18 Monate altes Mädchen wird nach einem Sturz vom Sofa mit einer geschlossenen Fraktur des rechten Oberschenkels von den Eltern in die Notfallambulanz gebracht. Die Röntgenaufnahme zeigt eine Oberschenkelspiralfraktur in Schaftmitte (➤ Abb. 9.43).

Welche Behandlungsform ist indiziert?

a) Drahtextension
b) Plattenosteosynthese mit KFI-Instrumentarium
c) Heftpflasterextensionsverband (Overhead-Extension)
d) Elastisch-stabile Markraumschienung (Nancy-Nagelung)
e) Oberschenkelliegegips

Die richtigen Antworten sind c und d.

Oberschenkelschaftfrakturen entstehen durch direkte Gewalteinwirkung. Wie auch bei anderen Frakturen der langen Röhrenknochen ist bei Kindern < 1 Jahr mit Femurschaftfrakturen der Ausschluss einer intendierten Fremdeinwirkung Bestandteil der Anamnese zum Ausschluss eines *Battered-Child-Syndroms.* Je nach Datenlage der Literatur sind Femurschaftfrakturen bei 16–35 % in dieser Altersgruppe durch Misshandlungen verursacht.

Die Wahl des Behandlungsverfahrens der Oberschenkelfraktur im Wachstumsalter ist alters- und frakturtypabhängig:

- Bis zum vollendeten zweiten Lebensjahr oder bis 15 kg Körpergewicht ist die Behandlung der kindlichen Oberschenkelfraktur auch weiterhin vorrangig eine konservative. Empfohlen ist eine **Overhead-Vertikalextension** mit Heftpflasterverbänden (ein Viertel des Körpergewichtes an jedem Bein), welche auch pflegerisch wesentlich unproblematischer ist, von den Kindern bis zum dritten und vierten Lebensjahr meist erstaunlich gut toleriert (➤ Abb. 9.44) und erzielt gute Ergebnisse (➤ Abb. 9.45).
- In Abhängigkeit von Körpergröße und Gewicht kann auch bei einem 18 Monate alten Kind eine **Versorgung mit ESIN** schon möglich sein.

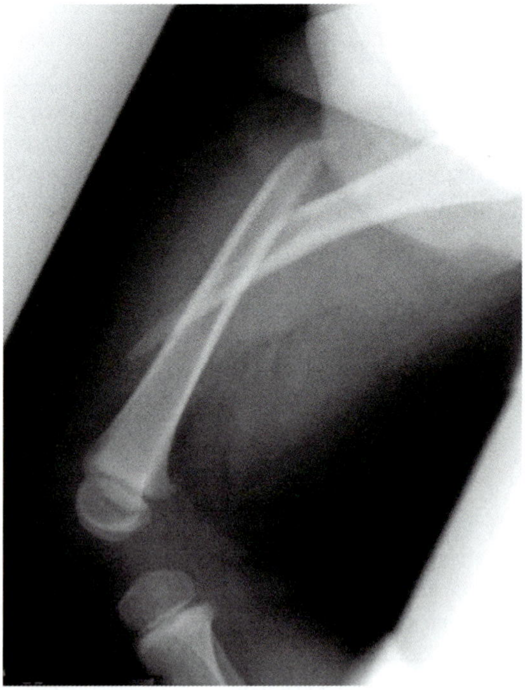

Abb. 9.43 Oberschenkelschaftfraktur im Röntgenbild [R461]

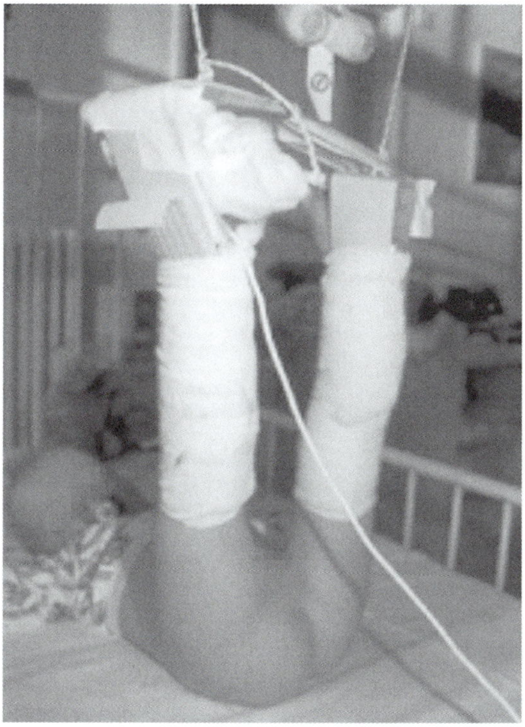

Abb. 9.44 Overhead-Vertikalextension [R461]

- Die Anlage eines **Becken-Bein-Gipses** (➤ Abb. 9.46) ist aufgrund der erheblichen hygienisch-pflegerischen Probleme während der langen Immobilisation, insbesondere auch bei älteren Kindern, nicht mehr zu empfehlen
- Oberschenkelfrakturen nach dritten Lebensjahr sollten primär definitiv osteosynthetisch versorgt werden. Hierzu steht mit der **elastisch-stabilen Markraumschienung nach Metaizeau (ESMS)** ein wenig traumatisierendes Verfahren zur Verfügung, welches bei Quer- und einfachen Schrägfrakturen eine rasche funktionsstabile Belastung zulässt (➤ Abb. 9.47). Je nach Körpergröße und Gewicht ist dieses Verfahren auch schon bei unter Dreijährigen möglich. Spiral- und Mehrfragmentfrakturen können mittels Verriegelungsschraubkappen oder alternativ durch Einbringen eines dritten Nagels stabil verklemmt werden.
- Die **primäre Fixateure-externe-Anlage,** die in der Regel sofort Belastungsstabilität ermöglicht, kommt aufgrund der nicht seltenen Pin-Irritationen im Kindesalter eher selten zur Anwendung.

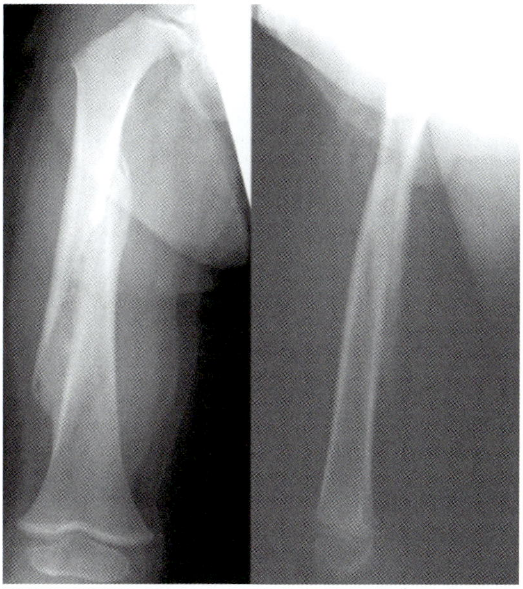

Abb. 9.45 Ausheilungsergebnis einer rechtsseitigen Oberschenkelspiralfraktur nach Behandlung mittels Overhead-Heftpflaster-Extension [R461]

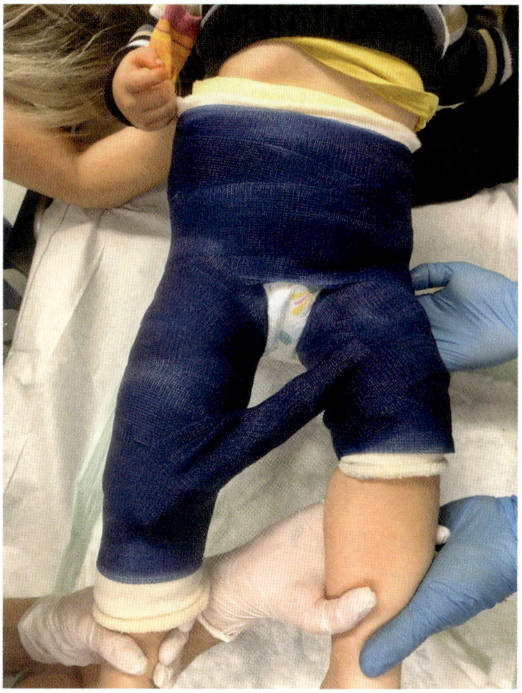

Abb. 9.46 Becken-Bein-Gips [P1168]

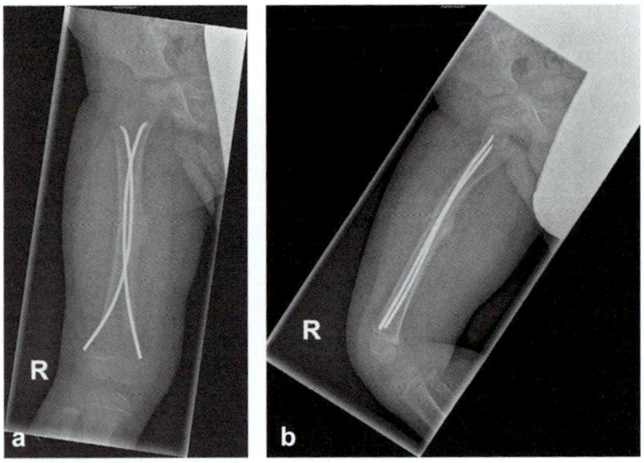

Abb. 9.47 a) und b) Markraumschienung nach Metaizeau [P1168]

Insgesamt ist ein deutlicher Trend zur operativen Therapie im Schulkindalter zu verzeichnen.

- Die **Stabilisierung durch Plattenosteosynthese** hat ihre Indikation in Ausnahmefällen und sollte wenn möglich erst frühestens ab dem 14. Lebensjahr zur Anwendung gelangen.

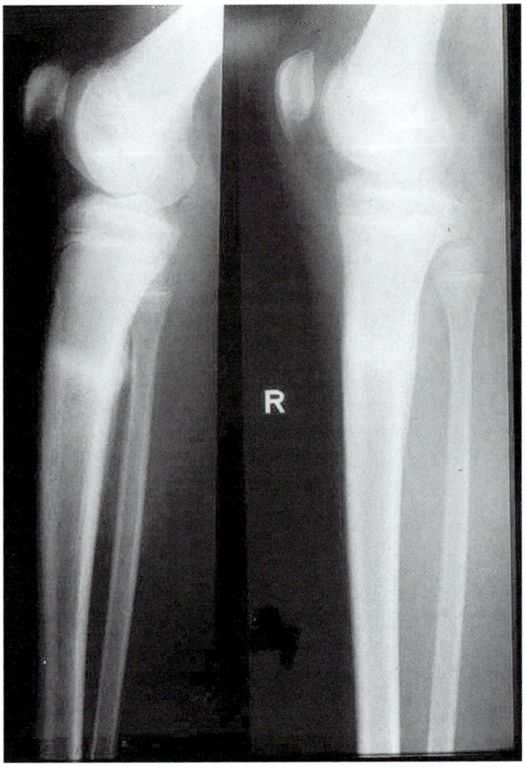

Abb. 9.48 a) und b) Röntgenbilder des Unterschenkels [R461]

LITERATUR

Loos MHJ, Allema WM, Bakx R et al. Paediatric femur fractures – the value of contextual information on judgement in possible child abuse cases: are we bias? Eur J Pediatr. 2021; 180: 81–90.

Strohm PC, Schmittenbecher PP. [Femoral shaft fractures in children under 3 years old. Current treatment standard]. Unfallchirurg. 2015; 118(1): 48–52.

KASUISTIK

Ein zwölfjähriges Mädchen klagt nach einem dreiwöchigen Sommerferienlager mit intensiver Sportmöglichkeit und Wandern über Schmerzen im rechten Unterschenkel entlang des Innenrands der Tibia. Die Schmerzen werden als dumpf beschrieben, treten bei Belastung (Gehen) auf und halten auch in Ruhe weiter an. Bei der klinischen Untersuchung sind eine diskrete Weichteilschwellung sowie eine lokale Druck- und Klopfschmerzhaftigkeit über dem betroffenen Bereich nachweisbar. Im a. p. und seitlichen Röntgenbild zeigt sich im Bereich der proximalen Metaphyse der Tibia ein Verdichtungsbezirk ohne Konturunterbrechung (➤ Abb. 9.48).

Wie lautet Ihre Verdachtsdiagnose?

a) Beginnende Osteitis/Osteomyelitis
b) Juvenile rheumatoide Arthritis
c) Morbus Osgood-Schlatter bzw. Morbus Sinding-Larsen
d) Stressfraktur (Ermüdungsbruch) der proximalen Tibia
e) Tumor (Ewing-Sarkom)

Die richtige Antwort ist d.

Stressfrakturen sind Überlastungsschäden des Knochens. Sie sind Ausdruck des Knochenumbaus nach wiederholter, stereotyper, submaximaler und inadäquater Belastung.

Histologische Untersuchungen des Frakturgebietes zeigten eine vermehrte Osteoklastenaktivität, welche gegenüber der Knochenneubildung durch die Osteoblasten überwiegt. Der Körper reagiert mit einer enostalen und periostalen Knochenneubildung in der betroffenen Region. Bei anhaltender Überlastung des Knochens führt die Verstärkung der Dysbalance zwischen den gestörten Reparaturmechanismen und den Mikroschäden zur Entstehung einer Stressfraktur. In retrospektiven Studien bei Patienten im Kindes- und Jugendalter (offene Wachstumsfugen des Knochens) fand sich die Mehrzahl der Läsionen mit 37–47 % an der proximalen Tibia posteriomedial. Andere Knochen sind deutlich weniger betroffen. Dies sind die Fibula mit 21–27 %, die Metatarsalia mit 9–17 % und des Weiteren die Patella (vor allem bei infantiler Zerebralparese), der Femurschaft, die erste Rippe, das Becken, der distale Radius, das Olekranon, der Schenkelhals, der Kalkaneus und die Grundphalanx der Großzehe.

Die Diagnostik der kindlichen Stressfrakturen umfasst neben der primären genauen Anamneseerhebung die sorgfältige klinische und radiologische Untersuchung. Bewährt hat sich das Abarbeiten des von Kasten und Mitarbeitern angegebenen **diagnostischen Algorithmus:**

1. Anamnese (Belastungsschmerzen, plötzliche Belastungsänderung, Sportart, Essstörungen, Amenorrhö)
2. Klinische Untersuchung (Druckschmerz, Knochenverdickung palpabel, anatomische Auffälligkeiten wie z. B. Achsfehlstellungen, Hohlfüße, vermehrte subtalare Pronation)
3. Nativröntgen (in der Frühphase unauffällig, im Verlauf ggf. Knochendichteminderung oder Periostreaktion)
4. Bei unauffälligem Nativröntgen: MRT, ggf. Szintigrafie; bei Differenzialdiagnose Neoplasma/Osteoidosteom/Infekt: MRT (CT)
5. Wiederholte, engmaschige Röntgen- oder MRT-Verlaufskontrollen
6. Bei Zweifel nach wiederholter bildgebender Diagnostik: Biopsie

Die **Therapie der Stressfrakturen** richtet sich nach folgenden Faktoren:

- Stabilität der Stressfraktur
- Mögliche Dislokation im Sinne einer Achsabweichung
- Lokalisation der Fraktur
- Risiko der Pseudarthroseausbildung

In der Mehrzahl der Fälle führt bei Kindern und Jugendlichen das konservative Vorgehen (temporäre Ruhigstellung z. B. im Gips oder eine Entlastung an Unterarmgehstützen) zur Ausheilung der Fraktur. Bei Verbleiben nicht tolerierbarer Fehlstellungen oder einer Gelenkbeteiligung besteht Indikation zur Osteosynthese.

LITERATUR

Ditmars FS, Ruess L, Young CM et al. MRI of tibial stress fractures: relationship between Fredericson classification and time to recovery in pediatric athletes. Pediatr Radiol. 2020; 50(12): 1735–1741.

Martínez-Silván D, Wik EH, Alonso JM et al. Injury characteristics in male youth athletics: a five-season prospective study in a full-time sports academy. Br J Sports Med. 2021; 75(17): 954–960.

9

KASUISTIK

Ein zehnjähriges Mädchen zog sich beim Rollschuhlaufen die in ➤ Abb. 9.49 röntgenologisch dargestellte Epiphysenfraktur der linken Tibia zu.

Welche Aussagen, die Epiphysenverletzungen betreffend, sind richtig?

Bei Epiphysenfugenfrakturen sind in der Regel die operative Reposition und Fixation indiziert,

a) wenn eine vollständige Epiphysenlösung vorliegt.
b) bei Epiphysenfraktur mit disloziertem epiphysärem Fragment.
c) nach Stauchung der Epiphysenfuge in axialer Richtung.
d) wenn ein ausgedehntes Hämatom im Verletzungsbereich vorliegt.

e) wenn zusätzlich eine Fissur in der Metaphyse besteht.

Die richtige Antwort ist a.

Bei **Epiphysenverletzungen** ist entscheidend, ob die eigentliche Wachstumszone (Stratum germinativum) betroffen ist oder nicht und ob die Fraktur in die Gelenkfläche einstrahlt.

Liegt der Verletzung ausschließlich ein Schermechanismus zugrunde, kommt es zur Epiphysiolyse (Aitken 0, Salter-Harris I). Bei dieser Verletzung ist die Wachstumszone intakt. Bei Wirksamwerden zusätzlicher Dreh- oder Biegekräfte wird außerdem ein metaphysäres Fragment herausgebrochen (Aitken I). In beiden Fällen bleibt das Stratum germinativum erhalten, sodass bei exakter Reposition (Frakturspaltsdehiszenz < 2 mm) Spätschäden in der Regel ausbleiben und eine konservative Behandlung erfolgen kann.

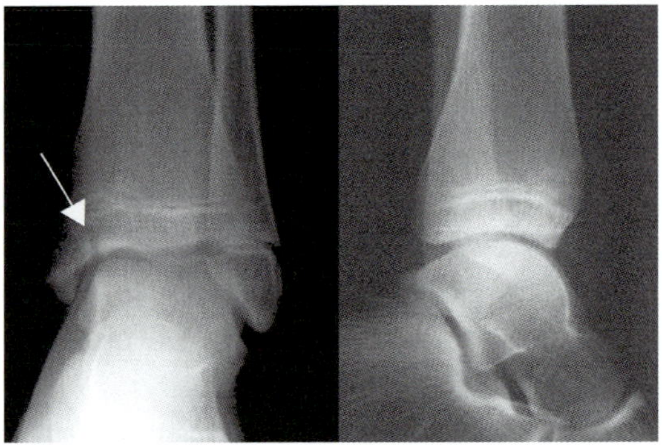

Abb. 9.49 Aitken-II-Fraktur der distalen Tibiaepiphyse [R461]

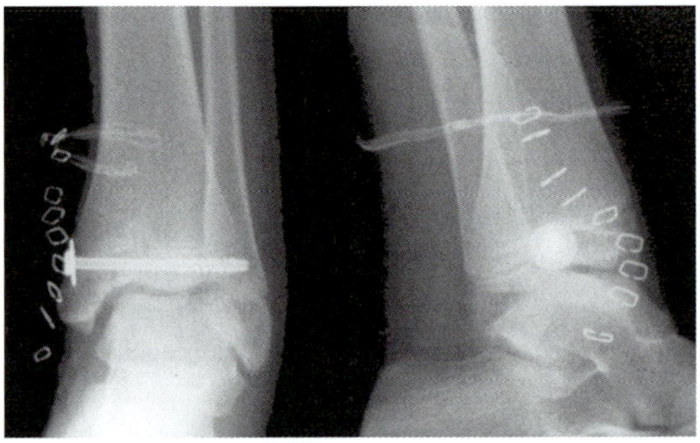

Abb. 9.50 Schrauben-Kompressionsosteosynthese [R461]

Kreuzt die Fraktur die Wachstumszone (Epiphysenfrakturen mit epiphysärem oder epimetaphysärem Fragment, Aitken II und III, Salter-Harris III und IV), besteht immer die Gefahr von Wachstumsstörungen infolge eines partiellen vorzeitigen Fugenverschlusses. Dislozierte Frakturen dieser Schweregrade (Frakturdehiszenz ≥ 2 mm) werden primär offen, anatomisch exakt reponiert, um Irregularitäten der Gelenkfläche mit resultierenden späteren Gelenkproblemen vorzubeugen. Ein Beispiel hierfür ist die Aitken-III-Fraktur des tibialen Innenknöchels mit Osteosynthese mittels epiphysärer AO-Zugschraube (➤ Abb. 9.50).

LITERATUR

Levine RH, Foris LA, Nezwek TA, Waseem M. Salter Harris Fractures. StatPearls. Treasure Island (FL): StatPearls Publishing 2021.

von Laer L. Frakturen und Luxationen im Wachstumsalter. 7. Aufl. Stuttgart–New York: Thieme, 2020.

9

KASUISTIK

Ein 15-jähriges Mädchen zog sich beim Inlineskating infolge eines Umknicktraumas eine linksseitige Sprunggelenksfraktur zu. Die Röntgenuntersuchung (➤ Abb. 9.51) zeigt eine Fraktur im Bereich der distalen Tibiaepiphyse.

Welche Aussagen sind, diese Fraktur betreffend, richtig?

a) Es handelt sich um eine Two-Plane-Fraktur.
b) Diese Fraktur kommt zustande, weil die Epiphysenfuge in ihrem medialen Anteil schon teilweise geschlossen ist.
c) Diese Fraktur kommt zustande, weil die Epiphysenfuge in ihrem lateralen Anteil schon teilweise geschlossen ist.
d) Eine Abklärung mittels CT ist immer erforderlich.
e) Diese Frakturen müssen immer operativ versorgt werden.

Die richtige Antwort ist b.

Bei der dargestellten Fraktur handelt es sich um eine so genannte **Übergangsfraktur** (hier: Tri-Plane-I-Fraktur links). Im Übergangsalter vom Jugendlichen zum Erwachsenen beginnt der physiologische Verschluss der distalen Tibiaepiphysenfuge. Gegen den physiologischen Wachstumsabschluss hin wird das Gleichgewicht zwischen Proliferation und Ossifikation innerhalb der Fuge zunehmend in Richtung zur Ossifikation hin verlagert. Mit beginnendem Stillstand der Proliferation setzt sich die Ossifikation, vom metaphysären Teil der Fuge ausgehend, langsam auf den epiphysären Teil fort. Es kommt in der Folge zur vollständigen Verknöcherung der Wachstumszone durch Verschmelzung von Metaphyse und Epiphysenkern. Im Bereich der distalen Tibiaepiphyse beginnt dieser Vorgang exzentrisch im ventrolateralen Anteil des medialen Malleolus. Von diesem Gebiet aus breitet sich die Mineralisation der Wachstumsfuge zunächst nach dorsal und dann nach lateral aus, sodass der laterale vordere Quadrant der Fuge zuletzt verknöchert. Röntgenologisch lässt sich dieser Vorgang nicht abbilden.

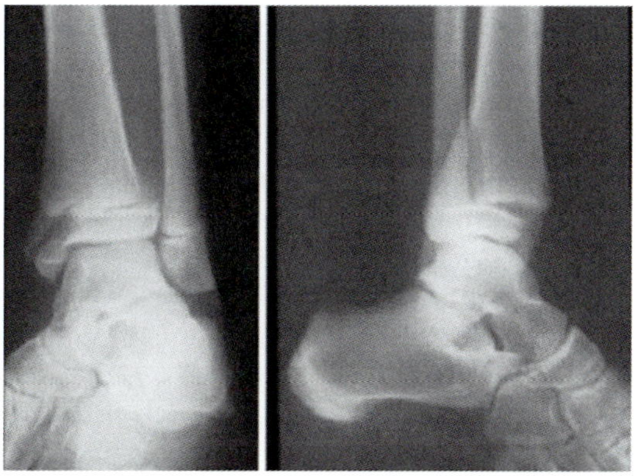

Abb. 9.51 Fraktur im Bereich der distalen Tibiaepiphyse [R461]

Die mechanisch schwächste Stelle einer weit offenen Epiphysenfuge ist die Schicht des Blasenknorpels. Durch Schertraumata kommt es bei jungen Kindern an dieser physiologisch bedingten Prädilektionsstelle zur Ablösung der Epiphyse und je nach gleichzeitig vorhandenem Biegemoment zur zusätzlichen Aussprengung eines mehr oder weniger großen metaphysären Keils. Ist aber im Übergangsalter infolge der teilweisen Verknöcherung der Fuge die Blasenknorpelschicht bereits mineralisiert, so ist dieser Teil gegenüber dem Rest der noch nicht mineralisierten Fuge mechanisch fester. Bei einem gleichen Trauma, das bei jüngeren Kindern zur Epiphysenlösung führen würde, wird aus diesem Grund hier nur noch der nicht verknöcherte Anteil der Wachstumszone gelöst, der Frakturverlauf bricht sich dann aber am Pfeiler des schon mineralisierten Blasenknorpelanteils und wird aus der noch offenen Fuge schräg in das Gelenk abgeleitet. Drei grundsätzlich verschiedene **Gruppen von Übergangsfrakturen** sind zu unterscheiden (➤ Abb. 9.52):

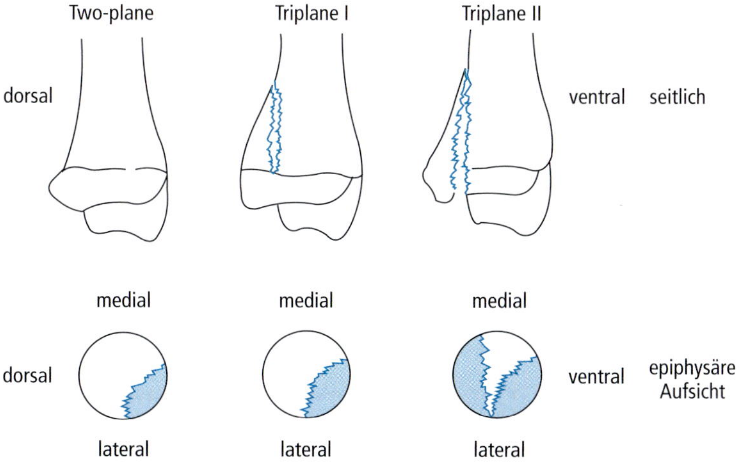

Abb. 9.52 Differenzierung der Übergangsfrakturen nach von Laer. [R461]

- **Two-plane-Frakturen:** Ausbruch eines lateralen Ausbruchsquadranten, der auch als knöcherner Ausriss der vorderen Syndesmose interpretiert werden kann. Bei den intramalleolären Frakturen der Two-plane-Frakturen besteht dieser Quadrant aus der gesamten gelenktragenden Fläche.
- **Tri-plane-I-Frakturen:** Gleiche Verlaufsvarianten mit metaphysärem Keil am gelösten lateralen Fragment anhängend. Der Frakturspalt liegt hier fast ausnahmslos im medialen und zentralen Gelenkbereich.
- **Tri-plane-II-Frakturen:** Die metaphysäre Fraktur bricht vergleichbar einem hinteren Volkmann-Dreieck in das Gelenk durch. Zusätzlich aber ist ein mehr oder weniger großer, lateraler Quadrant gelöst.

Die **Diagnostik** muss vor allem die epiphysäre Läsion erfassen, da sie die eigentliche Gelenkläsion darstellt. Grundsätzlich genügen dazu das a. p.- und seitliche Röntgenbild. Die Indikation zur CT- und MRT-Diagnostik ist aus klinischer Sicht nicht gegeben.

Das Ziel der Therapie besteht in der **Rekonstruktion der Gelenkfläche.** Undislozierte Frakturen aller Formen mit Frakturspaltdehiszenzen unter 2 mm können konservativ mittels Unterschenkelgips behandelt werden. Dislozierte bzw. nach einmaligem Repositionsversuch nicht exakt stehende Frakturen mit Frakturdehiszenzen von mehr als 2 mm in der Epiphyse müssen offen anatomisch korrekt reponiert und mit Schrauben fixiert werden.

LITERATUR

Blackburn EW, Aronsson DD, Rubright JH, Lisle JW. Ankle fractures in children. J Bone Joint Surg Am. 2012; 94(13): 1234–1244.

Shamrock AG, Varacallo M. Triplane ankle fracture. StatPearls. Treasure Island (FL): StatPearls Publishing 2021.

von Laer L et al. Frakturen und Luxationen im Wachstumsalter. 7. Aufl. Stuttgart–New York: Thieme, 2020.

KAPITEL

10 Urologie

10.1 Urologische Notfälle

Roland Seiler, Pavel Lyatoshinsky, Jennifer Blarer

KASUISTIK

Ein 19-jähriger Mann stellt sich früh am Morgen auf der Notaufnahme mit starken rechtsseitigen Hodenschmerzen vor. Er sei von den Schmerzen aufgewacht, habe aber noch drei Stunden zugewartet bis zur Vorstellung. Die Schmerzen haben mit der Zeit etwas nachgelassen. Klinisch zeigt sich ein nicht gerötetes und nicht geschwollenes Skrotum. Allerdings zeigt sich der rechte Hoden hochstehend, der rechte Nebenhoden ist deutlich vergrößert und das gesamte rechte Hemiskrotum druckdolent. Ein Ultraschallgerät steht Ihnen nicht zur Verfügung.

Was ist Ihr nächster Schritt?

a) Ich melde eine Hodensonografie bei den Kollegen der Radiologie an.
b) Ich verschreibe eine antibiotische Therapie und entlasse den Patienten.
c) Ich melde den Patienten für eine sofortige Hodenfreilegung an.
d) Ich entlasse den Patienten mit Analgesie, ohne antibiotische Therapie.
e) Ich nehme den Patienten zur Analgesie stationär auf.

Die richtige Antwort ist c.
Der Patient hat höchstwahrscheinlich eine **Hodentorsion** rechts. Sowohl das Alter als auch die plötzlich eingetretenen starken Schmerzen und das klinische Bild mit Hodenhochstand sprechen für eine Hodentorsion. Dies ist ein urologischer Notfall, bei dem es nicht zu einer Therapieverzögerung kommen sollte. Bei unklarem Befund sollte die Indikation zur skrotalen Freilegung großzügig gestellt werden.

Zur **Basisdiagnostik** eines akuten Skrotums zählen eine ausführliche Anamnese sowie eine klinische Untersuchung. Anamnestisch lässt sich zumeist ein plötzlich auftretender massiver Hodenschmerz erheben. Klinisch zeigt sich ein Hodenhochstand mit einer abnormalen Rotation des Hodens im Vergleich zur Gegenseite. Ein fehlender Cremasterreflex ist ein weiterer zuverlässiger Indikator, wohingegen man sich auf ein positives Prehn-Zeichen nicht verlassen sollte. Sollte diese sofort verfügbar sein, wird eine Hodensonografie zur Beurteilung der Perfusion sowie der Echogenität des Hodenparenchyms empfohlen.

Obwohl die **Hodensonografie** eine nützliche und schnelle Diagnostik bei der Beurteilung von Fragestellung der Hoden darstellt, kann damit ein klinischer Verdacht auf eine (partielle) Hodentorsion nicht ausgeschlossen werden. Die sofortige Hodenfreilegung bleibt somit die Therapie der Wahl.

MERKE

Keinesfalls sollte es aufgrund einer Nichtverfügbarkeit einer Hodensonografie zu einer Therapieverzögerung kommen. Ein irreversibler Schaden des Hodenparenchyms entsteht spätestens nach acht Stunden ab Beginn der Symptomatik.

Differenzialdiagnostisch wäre an eine Epididymitis zu denken. Dabei sind die Schmerzen aber zumeist über längere Zeit progredient. Oft liegt gleichzeitig eine Rötung und Schwellung des Hemiskrotums vor. Der Cremasterreflex ist erhalten.

Als weitere Differenzialdiagnose eines akuten Skrotums ist an eine Hydatidentorsion zu denken. Eine Morgagni-Hydatide, auch Appendix testis genannt, ist ein Rest des Müller-Gangs. Diese Hydatiden sind zumeist gestielt und können ebendort torquieren. Dabei sind die Schmerzen ähnlich einer Hodentorsion, oft in Begleitung eines Ödems.

Letztlich ist eine **skrotale Hodenfreilegung** im Zweifelsfall die Therapie der Wahl zum Ausschluss oder zur Bestätigung einer Hodentorsion. Im Falle einer Hodentorsion wird der Hoden retorquiert und anschließend pexiert. Eine gleichzeitige Orchidopexie der Gegenseite ist zu empfehlen.

LITERATUR

Radmayr C, Bogaert G, Dogan HS et al. Pediatric urology. EAU Guidelines. Edn. presented at the EAU Annual Congress Milan 2021. Arnhem (NL): EAU Guidelines Office, 2021. https://uroweb.org/guideline/paediatric-urology (letzter Zugriff: 29.9.2021)

KASUISTIK

Eine 80-jährige Patientin wird am späten Abend mit dem Rettungsdienst auf die Notfallstation eingeliefert. Die Patientin ist somnolent und febril mit 39 °C Körpertemperatur, außerdem tachykard, hypoton und tachypnoeisch. Aktenanamnestisch ist eine seit zwei Wochen eingeleitete konservative Steintherapie wegen einer Ureterolithiasis rechts vorbekannt. Das Abdomen ist grundsätzlich weich, mit einem leichten Druckschmerz im rechten Unterbauch bei einer nicht klopfdolenten rechten Nierenloge.

Welche Differenzialdiagnose müssen Sie als Erstes ausschließen?

a) Appendizitis
b) Zystitis
c) Pneumonie
d) Obstruktive Pyelonephritis
e) Harnverhalt

Die richtige Antwort ist d.

In Anbetracht der bekannten Ureterolithiasis rechts und der septischen Patientin muss zuallererst eine **obstruktive Pyelonephritis** ausgeschlossen werden. Neben Abnahme von Labor und Urinstatus, sowie Urin- und Blutkulturen sollte in erster Linie eine Sonografie der Nieren erfolgen. Bei Nachweis einer Harnabflussstörung und bereits bekannter Ureterolithiasis muss kein weiteres Stein-CT erfolgen, da das Prozedere bereits klar ist.

Die obstruktive Pyelonephritis ist ein urologischer Notfall. Eine sofortige **Ableitung des Infekturins,** entweder über einen Doppel- oder Single-J-Katheter oder eine Nephrostomie ist obligatorisch. Eine nicht erkannte oder nicht abgeleitete „Infektniere“ kann rasch lebensbedrohlich werden (Sepsis!). Begleitend sollte die Einleitung einer **intravenösen antibiotischen Therapie** zum frühestmöglichen Zeitpunkt, nach vorangegangener Anlage von Urin- und Blutkulturen erfolgen.

MERKE

Eine alleinige antibiotische Therapie reicht zur Behandlung einer obstruktiven Pyelonephritis nicht aus! Primär besteht die Therapie aus der Drainage des Infekturins.

Die obstruktive Pyelonephritis klassifiziert zur Gruppe der **komplizierten Harnwegsinfektionen.** Bei komplizierten Harnwegsinfektionen gehört die Behebung einer Anomalie des Harntraktes zur Therapie der Infektion. Außerdem bedürfen komplizierte Harnwegsinfektionen mit systemischen Infektparameter einer erweiterten antibiotischen Therapie. Die aktuellen Leitlinien der Europäischen Gesellschaft für Urologie (EAU) empfehlen als Erstlinien-Therapie (jeweils intravenös):

- Amoxicillin in Kombination mit einem Aminoglykosid oder
- Cephalosporin der zweiten Generation in Kombination mit einem Aminoglykosid oder
- Cephalosporin der dritten Generation

Die Ätiologie der **Harnabflussstörung** bei einer obstruktiven Pyelonephritis ist vielfältig. Ein Steinleiden ist einer der häufigsten Gründe. Aber auch Tumore des oberen oder unteren Harntrakts wie auch eine pyeloureterale Abgangsstenose können eine Obstruktion verursachen. Allerdings sollte im Akutfall die Priorität nicht auf die Abklärung der Ätiologie der Harnabflussstörung gesetzt werden, sondern diese primär behoben werden.

LITERATUR
Bonkat G, Bartoletti R, Bruyère F et al. Urological Infections. EAU Guidelines. Edn. presented at the EAU Annual Congress Milan 2021. Arnhem (NL): EAU Guidelines Office, 2021. https://uroweb.org/guideline/urological-infections/ (letzter Zugriff: 29.9.2021).

KASUISTIK

Ein 78-jähriger Patient berichtet über zunehmende Schmerzen am Penis und eine ringförmige progrediente Schwellung hinter der Glans. Er liegt postoperativ nach transurethraler Prostataresektion mit liegendem transurethralem Dauerkatheter auf einer nichturologischen Bettenstation. Sie diagnostizieren eine Paraphimose.

Welche Aussage zur Paraphimose ist korrekt?

a) Eine Paraphimose kann nur bei Patienten nach einer Zirkumzision auftreten.
b) Ein suprapubischer Dauerkatheter hat ein geringeres Risiko für eine Paraphimose und ist besser, weil suprapubische Dauerkatheter weniger Infektionen verursachen als transurethrale Dauerkatheter.
c) Es muss immer eine dorsale Inzision der Vorhaut durchgeführt werden.
d) Durch das Reponieren der Vorhaut nach Dauerkatheter-Einlage kann die Paraphimose nicht verhindert werden.
e) Die primäre Therapie ist Kühlen, Komprimieren und anschließend Reponieren der Vorhaut.

Die richtige Antwort ist e.

Eine Paraphimose kann bei Patienten nach kompletter Zirkumzision nicht auftreten.

Da die Vorhaut bei der Anlage eines suprapubischen Dauerkatheters nicht reponiert wird, besteht auch kein Risiko für eine Paraphimose. Die Daten bezüglich eines Benefits einer suprapubischen Harnableitung versus einer transurethralen Harnableitung in Bezug auf die Infektionsrate sind nicht konklusiv. Beide Katheter führen zu einer bakteriellen Besiedlung bei längerer Katheterverweildauer (Erhöhung der Inzidenz einer katheterassoziierten Bakteriurie um ca. 3–8 % pro Tag Liegedauer).

Wird die Vorhaut nach Anlage eines transurethralen Dauerkatheters korrekt reponiert, kommt es fast nie zu einer Paraphimose.

Liegt eine Paraphimose vor, sollte primär versucht werden, nach Kühlung und Kompression die Vorhaut zu reponieren. Eine dorsale Inzision der Vorhaut ist nur notwendig, wenn die primäre Therapie nicht zum Erfolg führt. Die dorsale Inzision wird meist unter Regionalanästhesie („Penis-Block“) durchgeführt. Ein lokaler Block kann bei erschwerter Reposition erwägt werden. Eine Entfernung des Dauerkatheters postoperativ zur einfacheren Reposition muss mit dem Operateur besprochen werden.

LITERATUR
Bonkat G, Bartoletti R, Bruyère F et al. Urological infections. EAU Guidelines. Edn. presented at the EAU Annual Congress Milan 2021. Arnhem (NL): EAU Guidelines Office, 2021. https://uroweb.org/guideline/urological-infections/ (letzter Zugriff: 29.9.2021).

KASUISTIK

Ein 55-jähriger Patient stellt sich an einem heißen Sommertag mit akut einschießenden Flankenschmerzen links auf der Notfallstation vor. Er ist unruhig, kaltschweißig und hat zu Hause zweimal erbrochen. Die klinische Untersuchung zeigt eine Klopfdolenz des linken Nierenlagers, ansonsten ist das Abdomen weich und ohne Druckdolenzen. Der Patient ist afebril und kreislaufstabil.

Welche Untersuchungen würden Sie nicht veranlassen?

a) Sonografie
b) CT-Abdomen (nativ)
c) Röntgen-Abdomen leer
d) Urinstatus
e) Kleines Labor

Die unter c genannte Untersuchung ist nicht indiziert.
Am ehesten hat der Patient eine **Ureterolithiasis** links. Dafür sprechen das Alter, das Geschlecht, die plötzlich aufgetretenen Schmerzen und die Jahreszeit.

Zur **Basisuntersuchung** auf der Notfallstation gehören ein Urinstatus mit der Suche nach einer Hämaturie, ein chirurgisches Labor (Na, K, Kreatinin, CRP und kleines Blutbild) sowie eine Sonografie der Nieren und Blase. Erhärtet sich der Verdacht auf eine Flankenkolik mit Mikrohämaturie und/oder Dilatation der oberen Harnwege, wird ein Low-Dose-Stein-CT veranlasst, um die Ätiologie zu klären. Bei einer Ureterolithiasis ergeben sich aus der Lage und dem Ausmaß der Steinlast im CT die weiteren Therapieschritte.

Sollte sich keine Ureterolithiasis zeigen, wäre anschließend eine Abflussphase durchzuführen, um die Ursache der Abflussbehinderung zu evaluieren.

MERKE
Eine fehlende Nierenbeckenkelchsystemektasie in der Sonografie schließt eine Ureterolithiasis nicht aus!

Zur **Therapie der akuten Flankenkolik** wird eine Analgesie mit NSAR, Metamizol und Opiaten verabreicht.

Die **Therapie zur Entfernung des Konkrements** hängt von dessen Lage, Größe und Zusammensetzung ab:
- Konkremente von 5 mm Durchmesser oder kleiner sind spontan abgangsfähig. Der Abgang kann mit einer „*medical expulsive therapy*" (MET) beschleunigt werden. Diese Therapie beinhaltet neben der analgetischen Therapie (NSAR!) für die Flankenkolik einen alpha-Blocker (Tamsulosin, Alfuzosin), welcher v. a. bei distalen Harnleitersteinen die Abgangsrate erhöhen kann. Wichtig ist, dem Patienten Urinsiebe mit nach Hause zu geben, damit das Konkrement asserviert und anschließend zur Steinanalyse gesandt werden kann.
- Bei größeren Konkrementen kann ein Spontansteinabgang oder MET versucht werden, sofern der Patient schmerzbedingt kompensiert ist. Eine genaue Obergrenze existiert nicht, allerdings sinkt mit steigender Größe die spontane Steinabgangsrate. Sollte nach 3–4 Wochen kein Steinabgang mittels Urinsieben dokumentiert werden können, sollte eine aktive operative Steintherapie durch einen Urologen geplant werden.
- Wenn die Flankenkoliken mit analgetischen Maßnahmen nicht kontrollierbar sind, wird eine aktive Steintherapie geplant.
- Bei Vorliegen eines Infekts und eines Konkrements ist ein Urologe umgehend zu kontaktieren (Cave: obstruktive Pyelonephritis).
- Bei Urin-pH ≤ 6 und < 400 Houndsfield Units im Stein-CT besteht der Verdacht für eine Harnsäure-Urolithiasis. Diese Konkremente sind nicht röntgendicht und können daher in der Röntgen-Abdomen-Leeraufnahme nicht erkannt werden. Harnsäurekonkremente können medikamentös mittels Alkalisierung des Urins mit Alkalizitrat (Kaliumzitrat, Kaliumnatriumzitrat) oder Natriumbikarbonat aufgelöst werden. Hierfür soll der Patient beschwerdefrei sein und muss durch einen Urologen zur Selbstmessung des Urin-pH-Werts und zur entsprechenden Einstellung der Alkalisierung instruiert werden.

LITERATUR
Deutsche Gesellschaft für Urologie e.V. (DGU). S2k-Leitlinie Diagnostik, Therapie und Metaphylaxe der Urolithiasis (Stand: 5/2019). AWMF-Register-Nr. 043-025. www.awmf.org/leitlinien/detail/ll/043-025.html (letzter Zugriff: 29.9.2021).
Türk C, Neisius A, Petric C et al. Urolithiasis. EAU Guidelines. Edn. presented at the EAU Annual Congress Milan 2021. Arnhem (NL): EAU Guidelines Office, 2021. https://uroweb.org/guideline/urolithiasis/ (letzter Zugriff: 29.9.2021).

10.2 Uro-Onkologie

Roland Seiler, Pavel Lyatoshinsky, Jennifer Blarer

KASUISTIK

Ein 80-jähriger Patient in gutem AZ, welcher noch dem Sohn auf dem Bauernhof hilft, stellt sich mit einer prall-elastischen Raumforderung und Schmerzen im Unterbauch vor. Er berichtet, dass er trotz Harndrang Mühe hat, Wasser zu lassen. Auf Nachfragen berichtet er, dass er seit längerer Zeit an Rückenschmerzen leide.
Klinisch zeigt der Patient folgende Pathologien: Abdomen: prall-elastische, druckdolente Raumforderung im Unterbauch, Nierenlogen beidseits indolent. Klopfdolenz über der LWS. Digital-rektal: indolente, aber deutlich verhärtete und indurierte Prostata.
Sonografie: Blasenvolumen > 1,5 Liter, Nierenbecken beidseits mit einer Ektasie Grad III

Welche Aussage ist richtig?

a) Eine einseitige Ektasie der Nieren spricht meistens für ein subvesikales Problem.
b) Eine langsam entstehende Abflussbehinderung der Niere fällt klinisch meistens durch Schmerzen auf.
c) Die transurethrale Dauerkathetereinlage muss bei einer Prostatahyperplasie oder einem Prostatakarzinom immer durch den Facharzt für Urologie erfolgen.
d) Bei einem Patienten mit einer möglichen Lebenserwartung < 10–15 Jahre sollte nie ein PSA-Wert bestimmt werden.
e) Nach Harnableitung mittels Dauerkatheter oder Zystofix sollte beim Patienten der PSA-Wert bestimmt werden und notfallmäßig eine Bildgebung durchgeführt werden.

Die richtige Antwort ist e.
Eine **beidseitige Ektasie der Nieren** spricht für ein subvesikales Problem (z. B. Prostatahyperplasie mit Harnverhalt). Eine **einseitige Ektasie** spricht für eine Pathologie im Harnleiter oder in der Blase im Ostiumbereich (Ureterolithiasis, Tumor, pyeloureterale Abgangsstenose, Kompression von außen auf den Harnleiter).

Langsam entstehende Abflussbehinderungen fallen klinisch *nicht* auf. Es muss aktiv daran gedacht werden und eine Sonografie der Nieren durchgeführt werden. Eine verpasste Abflussbehinderung kann zum Funktionsverlust der Niere führen.

Eine **akute Abflussbehinderung** der Niere führt zu Schmerzen. Nach einer Fornixruptur können die Schmerzen nachlassen. Sonografisch ist eventuell keine Ektasie des Nierenbeckenkelchsystems sichtbar, dafür aber ein pararenales Extravasat. Der Schmerz wird nicht durch das obstruierende Geschehen (z. B. Konkrement) ausgelöst, sondern durch die Überdehnung des Nierenbeckenkelchsystems aufgrund des nicht ablaufenden Urins.

Eine **kurative Therapie eines Prostatakarzinoms** sollte nicht angestrebt werden wegen der Therapie-Morbidität, wenn die Lebenserwartung < 10–15 Jahren liegt. Eine Therapie zur Senkung der Morbidität kann aber durchaus sinnvoll bzw. dringend notwendig sein, so zum Beispiel bei ossären Metastasen mit dem Risiko von Frakturen bis hin zu Querschnittslähmungen.

Sowohl die Diagnose einer Prostatahyperplasie als auch eines Prostatakarzinoms macht eine **transurethrale Dauerkatheteranlage** nicht zwingend schwierig. Aufgrund der subakuten Harnretention mit Dilatation der oberen Harnwege sollte eine Harnableitung mittels Dauerkatheter oder Zystofix erfolgen. Zudem besteht die Möglichkeit, dass der Patient die Rückenschmerzen aufgrund einer **ossären Metastasierung** hat. Das Risiko ist umso größer, je höher der Wert des **prostataspezifischen Antigens (PSA)** ist. Eine Bildgebung ist in diesem Fall zum Ausschluss einer Frakturgefahr oder sogar einer möglicherweise drohenden Querschnittssymptomatik dringend empfohlen. Als Basisdiagnostik ist ein CT Thorax-Abdomen-Becken mit Kontrastmittel durchzuführen. Zudem ist im Verlauf eine Skelettszintigrafie indiziert.

LITERATUR

Mottet N, Cornford P, van den Bergh RCN et al. Prostate cancer. EAU Guidelines. Edn. presented at the EAU Annual Congress Milan 2021. Arnhem (NL): EAU Guidelines Office, 2021. https://uroweb.org/guideline/prostate-cancer/ (letzter Zugriff: 29.9.2021).

KASUISTIK

Ein 67-jähriger Mann stellt sich spontan in der Sprechstunde vor. Seit wenigen Tagen hat er Blut im Urin bemerkt ohne dysurische Beschwerden. Es bestehe ein ordentlicher Harnstrahl ohne Nykturie oder imperativen Harndrang. In der weiteren Anamnese erfahren Sie, dass der Patient ein schwerer Raucher ist (ca. 60 Pack-Years).
Die klinische Untersuchung zeigt ein weiches Abdomen ohne Druckdolenzen, ein unauffälliges äußeres Genitale sowie eine adenomkonsistente und indolente Prostata. Im Urinsediment finden sich vor allem Erythrozyten, wenige Leukozyten, und das Nitrit ist negativ.

Wie und mit welcher zeitlichen Priorität gehen Sie vor?

a) Analgetische Therapie und Verlaufskontrolle in 2–3 Wochen
b) Bei V. a. Harnwegsinfektion Beginn einer antibiotischen Therapie und veranlassen einer Verlaufskontrolle durch den Hausarzt
c) Umgehende Zuweisung zum Urologen zur Zystoskopie, Spülzytologie und Abklärung des oberen Harntraktes
d) Bei beschwerdefreiem Patienten abwartendes Vorgehen mit Verlaufskontrolle in vier Wochen
e) Veranlassen eines Low-Dose-Stein-CT und Suche nach Urolithiasis

Die richtige Antwort ist c.
Die erste und wichtigste Differenzialdiagnose beim Vorliegen einer schmerzlosen Makrohämaturie ist eine **Neoplasie des Urogenitaltrakts.** Die weiterführende Diagnostik erfolgt durch den Urologen mittels Zystoskopie, Spülzytologie und CT Abdomen-Becken mit urografischer Phase.

Daten von der Mayo-Klinik zeigten, dass eine verzögerte Diagnostik und Therapie die Prognose ungünstig beeinflussen. Eine Therapie sollte innerhalb von 50–60 Tagen nach Symptombeginn eingeleitet werden.

93 % der Urothelkarzinome finden sich in der Harnblase, ca. 7 % finden sich im oberen Harntrakt. Daher gehört bei der Primärdiagnostik die Abklärung des Harntrakts dazu. Der wichtigste Risikofaktor für ein Urothelkarzinom ist das Tabakrauchen.

Urothelkarzinome werden grob in drei Gruppen eingeteilt:

1. **Nicht-invasive Urothelkarzinome** können meistens blasenerhaltend mittels transurethraler Resektion der Blase (TURB) behandelt werden. Das Tumorgrading (Low- vs. High-Grade) definiert, ob eine adjuvante Instillationstherapie erwogen werden soll.
2. **Invasive, aber nicht-muskelinvasive Urothelkarzinome** werden mittels TURB und einer Nachresektion nach 3–4 Wochen behandelt. Sofern die Nachresektion kein Karzinomgewebe mehr aufweist, wird eine Instillationstherapie empfohlen. Es kann ein blasenerhaltendes Vorgehen angestrebt werden. Bei Nachweis von Karzinomgewebe in der Nachresektion ist eine radikale Zystektomie mit Harnableitung zu empfehlen.
3. Beim **muskelinvasiven Urothelkarzinom** der Harnblase ist ein blasenerhaltendes Vorgehen meist keine Therapieoption. Je nach Nierenfunktion, Alter und Allgemeinzustand des Patienten wird vor der radikalen Zystektomie mit Harnableitung eine präoperative cisplatinhaltige Chemotherapie verabreicht.

LITERATUR

Babjuk N, Burger M, Compérat E et al. Non-muscle-invasive bladder cancer. EAU Guidelines. Edn. presented at the EAU Annual Congress Milan 2021. Arnhem (NL): EAU Guidelines Office, 2021. https://uroweb.org/guideline/non-muscle-invasive-bladder-cancer/ (letzter Zugriff: 29.9.2021).

Deutsche Gesellschaft für Urologie e.V. (DGU), Deutsche Krebsgesellschaft e.V. (DKG). S3-Leitlinie Früherkennung, Diagnose, Therapie und Nachsorge des Harnblasenkarzinoms (Stand: 03/2020). AWMF-Register-Nr. 032-038OL. www.awmf.org/leitlinien/detail/ll/032-038OL.html (letzter Zugriff: 29.9.2021).

Rouprêt M, Babjuk M, Burger M et al. Upper urinary tract urothelial cell carcinoma. EAU Guidelines. Edn. presented at the EAU Annual Congress Milan 2021. Arnhem (NL): EAU Guidelines Office, 2021. https://uroweb.org/guideline/upper-urinary-tract-urothelial-cell-carcinoma/ (letzter Zugriff: 29.9.2021).

Witjes JA, Bruins HM, Cathomas R et al. Muscle-invasive and metastatic bladder cancer. EAU Guidelines. Edn. presented at the EAU Annual Congress Milan 2021. Arnhem (NL): EAU Guidelines Office, 2021. https://uroweb.org/guideline/bladder-cancer-muscle-invasive-and-metastatic/ (letzter Zugriff: 29.9.2021).

KAPITEL

11

Jan A. Plock, Christian Tschumi, Holger J. Klein

Plastische Chirurgie

KASUISTIK

Ein Patient stellt sich mit dem Wunsch einer Narbenkorrektur im Bauchdeckenbereich vor. Der Eingriff liegt ca. sechs Monate zurück.

Welche der Aussagen trifft zu?

a) Bei einer reizlosen Narbe kann eine operative Korrektur sofort vorgenommen werden.
b) Bei Kindern heilen Narben früher aus als bei Erwachsenen.
c) Frühestens nach einem Jahr sollte eine Narbenkorrektur durchgeführt werden.
d) Eine Pigmentationsstörung der Narbe indiziert die Korrekturoperation.
e) Um eine Fibrosierung zu vermeiden, hätte der Eingriff bereits drei Monate früher erfolgen sollen.

Die richtige Antwort ist c.

Die Narbe verändert ihre Form, Struktur, Elastizität und Pigmentation im Laufe ihrer Reifung. Dieser Prozess dauert oft über viele Jahre an. Nach einem Jahr hat die Narbe fast 90 % ihrer endgültigen Beschaffenheit erreicht, daher sollte eine chirurgische Intervention frühestens 12–18 Monate nach einer Operation oder Wundversorgung erfolgen.

Der Prozess der Narbenreifung verläuft bei Kindern langsamer als bei Erwachsenen.

Eine Pigmentstörung sollte niemals Anlass für einen korrigierenden Eingriff sein, da eine Verbesserung nicht immer oder nur geringfügig möglich ist.

LITERATUR

Lippert H. (Hrsg): Wundatlas. Kompendium der komplexen Wundbehandlung, 3. Aufl. Stuttgart: Thieme 2012

KASUISTIK

Zwei Monate nach Versorgung einer Rissquetschwunde im Gesicht erscheint diese 2 mm erhaben, gerötet und juckend. Die Narbe ist auf 3 mm verbreitert.

Welches Vorgehen ist nicht indiziert?

a) Versorgung mit Silikonpflaster
b) Infiltration dermal mit Triamcinolon
c) Lasertherapie
d) Chirurgische Narbenkorrektur
e) Konservatives Vorgehen

Die richtige Antwort d.

Alle anderen Maßnahmen wären leitliniengerecht zur Behandlung einer pathologischen Narbe geeignet.

Silikonpflaster werden topisch eingesetzt, um sowohl einen chronischen Druck auf die Narbe auszuüben als auch Elastizität und Feuchtigkeit des Narbengewebes zu verbessern.

Die **lokale Steroidinfiltration** ist eine minimalinvasive Methode, um die sich selbst unterhaltenden Entzündungsmechanismen der Narbenbildung zu unterbrechen. Repetitive Infiltrationen erhöhen die Wirksamkeit und verhindern Rezidive. Triamcinolon ist ein Glukokortikoid, das hierbei am häufigsten eingesetzt wird.

Die **Lasertherapie** ist eine häufig eingesetzte Behandlungsoption bei geröteten und hypertrophen Narben. Am häufigsten und besten geeignet ist die Behandlung mit einem Fractional CO_2-Laser.

Die **chirurgische Narbenkorrektur** sollte erst nach Ausreifung der Narbe, also nach frühestens zwölf Monaten eingesetzt werden. Einzige Ausnahme stellen Narben mit funktionellen Einschränkungen dar, die zu bleibenden Schäden führen. Beispiele dafür finden sich vor allem in der Verbrennungschirurgie bei sternomentalen Kontrakturen, Narbenkontrakturen an den Händen und über großen Gelenken.

LITERATUR

Deutsche Dermatologische Gesellschaft e.V. (DDG). S2k-Leitlinie Therapie pathologischer Narben (hypertrophe Narben und Keloide) – Update 2020. AWMF-Register-Nr. 013-030. www.awmf.org/leitlinien/detail/ll/013-030.html (letzter Zugriff: 29.9.2021).

Gupta A, Kaur M, Patra S et al. Evidence-based surgical management of post-acne scarring in skin of color. J Cutan Aesthet Surg. 2020; 13(2): 124–141.

KASUISTIK

Eine 18-jährige Frau stellt sich mit einem großen Keloid (3 cm Durchmesser) am Ohr nach Piercing der Helix vor.

Welches Vorgehen ist indiziert?

a) Exzision, Deckung mit einem Vollhauttransplantat und Nachbestrahlung
b) Injektion mit Triamcinolon
c) Teilresektion
d) Lasertherapie
e) Radikale Tumorexzision

Die richtige Antwort lautet a.
Keloide sind über die eigentliche Grenze der Narbe hinausgehende Wucherungen von Narbengewebe. Das Rezidivrisiko ist bei einfacher Exzision oder Entfernung sehr hoch. Bei flächigen Keloiden kommt auch die intraläsionale Exzision oder Kryochirurgie zur Reduktion in Frage. Bei Keloiden am Ohr ist die Exzision der breiten Basis, Deckung mit einem Vollhauttransplantat und Nachbestrahlung am erfolgreichsten. Der multimodale Therapieansatz aus Exzision und Bestrahlung zeigt ein deutlich reduziertes Rezidivauftreten. Die reine Infiltration mit Triamcinolon wird in den Leitlinien nicht empfohlen. Die Injektionsbehandlung mit 5-Fluorouracil kann erwogen werden.

LITERATUR

Gold MH, McGuire M, Mustoe TA et al. Updated international clinical recommendations on scar management: part 2 – algorithms for scar prevention and treatment. Dermatol Surg. 2014; 40(8): 825–831.

Hoang D, Reznik R, Orgel M et al. Surgical excision and adjuvant brachytherapy vs external beam radiation for the effective treatment of keloids: 10-year institutional retrospective analysis. Aesthet Surg J. 2017; 37(2): 212–225.

KASUISTIK

Eine 30-jährige Patientin stellt sich mit einer Narbenkontraktur am Hals 20 Jahre nach einer Verbrühung als Kind vor. Die Kontraktur stellt sich als isolierter Strang dar und führt zu einer Funktionseinschränkung der Halsbeweglichkeit.

Was ist die beste Behandlungsoption für die Funktionseinschränkung?

a) Chirurgischer Narbenrelease und Wundverschluss quer zur Kontraktur
b) Z-Plastiken
c) Chirurgische Exzision und Spalthauttransplantation

d) Radikale Exzision und Rotationslappenplastik
e) Radikale Exzision und mikrochirurgische Lappenplastik

Die richtige Antwort ist b.
Bei der Z-Plastik oder seriellen Z-Plastiken führt die Wahl der Winkelöffnung zu einer Verlängerung der Längsachse der Kontraktur. Der Narbenstrang selbst wird dabei häufig exzidiert. Die einfache Deckung mit Spalthaut führt zu häufigen und frühen Rezidiven. Rotationslappenplastiken werden nicht zur Therapie von Narbenkontrakturen eingesetzt. Mikrochirurgische Lappenplastiken können zur großflächigen Rekonstruktion von Narbenflächen eingesetzt werden.

LITERATUR

Cartotto R, Cicuto BJ, Kiwanuka HN et al. Common postburn deformities and their management. Surg Clin North Am. 2014; 94(4): 817–837.

KASUISTIK

Ein 65-jähriger Paraplegiker wird mit einem sakralen, übelriechenden Dekubitus Grad IV von 8 cm Durchmesser in die Sprechstunde zugewiesen.

Welches Vorgehen ist am ehesten indiziert?

a) Débridement, sekundäre Wundheilung
b) Ausschluss Osteomyelitis mittels MRI, Débridement, Wundkonditionierung, Deckung mittels Verschiebe-/Rotationslappenplastik
c) Koloskopie zum Fistelausschluss, Débridement, Deckung mit Spalthaut
d) Wundabstrich, antibiotische Therapie
e) Antibiotische Therapie, Vakuumtherapie (*vacuum assisted closure,* VAC)

Die richtige Antwort ist b.
Die Behandlung eines Dekubitus orientiert sich am Schweregrad. Konservative Behandlungen sind nur bei erst- und zweitgradigem Dekubitus indiziert. Bei einem viertgradigen Dekubitus sollte eine Osteomyelitis ausgeschlossen werden, da sonst das Débridement auch den Knochen einschließt. Die anschließende Antibiotika-Therapie muss entsprechend lange über die Weichteildeckung hinaus erfolgen, im Durchschnitt 8–12 Wochen. Häufig ist ein mehrzeitiges Vorgehen notwendig. Entsprechende Lappenplastiken verteilen die Druckbelastung und sorgen für eine suffiziente Deckung des darunter liegenden Gewebes.

LITERATUR

European Pressure Ulcer Advisorey Panel et al. Prävention und Behandlung von Dekubitus: Kurzfassung der Leitlinie (2. Aufl.). Osborne Park, Australia: Cambridge Media, 2014. www.epuap.org/wp-content/uploads/2016/10/german_quick-reference-guide.pdf (letzter Zugriff: 30.9.2021).
Levine SM, Sinno S, Levine JP, Saadeh, PB. An evidence-based approach to the surgical management of pressure ulcers. Ann Plast Surg. 2012; 69(4): 482–484.

KASUISTIK

Eine 85-jährige Frau wird aus einem Alters- und Pflegeheim mit einem Dekubitus über dem linken Trochanter major zugewiesen. Die Patientin ist noch am Rollator mobil. Seit einer Becken-Operation vor 15 Jahren hat sie im linken Oberschenkel eine Hyposensibilität. Der Dekubitus zeigt sich als trockener, bräunlich-schwarzer Schorf von 5 cm Durchmesser, die Umgebung ist nur wenig gerötet. Eine Wundsekretion können Sie nicht feststellen.

Welches Vorgehen schlagen Sie vor?

a) Immobilisation und Bettruhe
b) Chirurgisches Débridement und Deckung mittels Transpositions-Lappenplastik
c) Abtragung des Schorfs und Spalthauttransplantation
d) Wundbiopsie und MRT
e) Verordnung eines Sitzrings zur Entlastung am Trochanter

Die richtige Antwort lautet b.
Ein trockener Schorf weist auf einen dritt- oder viertgradigen Dekubitus hin, der erst nach Entfernung des nekrotischen Gewebes offenbar wird. Häufig sieht man nur die „Spitze des Eisbergs", und die zugrundeliegende Gewebeschädigung ist deutlich ausgedehnter. Wundbiopsie und MRT würden zur Abklärung einer Infektion, allenfalls auch einer Osteomyelitis, beitragen. Dafür gibt es in den Angaben hier keine Hinweise.

Ein Sitzring kann postoperativ bei sakralen oder perinealen Wunden zur Entlastung der Hautnaht beitragen. Immobilisation und Bettruhe sind bei geriatrischen Patienten nach Möglichkeit zu vermeiden.

Die Behandlung bei dritt- und viertgradigem Dekubitus besteht in der Regel aus einem Débridement und Deckung mit vaskularisiertem Gewebe. Spalthaut sollte nur bei konditionierten Wunden verwendet werden. Sie ist weniger widerstandsfähig als Lappenplastiken und spielt in der Dekubituschirurgie nur eine untergeordnete Rolle.

LITERATUR

European Pressure Ulcer Advisorey Panel et al. Prävention und Behandlung von Dekubitus: Kurzfassung der Leitlinie (2. Aufl.). Osborne Park, Australia: Cambridge Media, 2014. www.epuap.org/wp-content/uploads/2016/10/german_quick-reference-guide.pdf (letzter Zugriff: 30.9.2021).
Levine SM, Sinno S, Levine JP, Saadeh, PB. An evidence-based approach to the surgical management of pressure ulcers. Ann Plast Surg. 2012; 69(4): 482–484.

KASUISTIK

Eine 60-jährige Patientin mit linkseitiger Schenkelhalsfraktur, welche eine Versorgung mittels pertrochantärem Femurnagel erhalten hat, weist bei der Visite beidseits gerötete Fersen – auf der linken Seite mit Blasenbildung – auf.

Welches ist die wahrscheinlichste Diagnose?

a) Thrombose der V. iliaca communis
b) Nekrotisierende Fasziitis im Frühstadium
c) Kontaktekzem mit pustulöser Ausprägung
d) Dekubitus, Frühstadium
e) Polyneuropathie

Was ist die beste Behandlung für diese Diagnose?

1. Orale Antikoagulation
2. Verlegung auf die Intensivstation
3. Chirurgisches Debridement, Spalthautdeckung
4. Cortisonbehandlung
5. Fersenentlastung, regelmäßige Lagerungswechsel

Die richtige Antwort lautet d für die Diagnose und 5 für die Behandlung.
Dekubitalulzera werden in vier Stadien eingeteilt:

- **Stadium 1** ist von einer Rötung in einem umschriebenen Areal, meistens über knöchernen Prominenzen wie Ferse, Malleolus, Trochanter major, Sakrum, Skapula oder Hinterkopf, gekennzeichnet.
- Im **Stadium 2** kommt häufig eine Blasenbildung bzw. ein Verlust dermaler Schichten hinzu.
- Im **Stadium 3** geht der Defekt bereits bis in die Subkutis, es sind aber keine tieferen Strukturen freiliegend.
- Im **Stadium 4** geht der Defekt dann bis auf Muskulatur, Knochen oder Sehnen, welche häufig auch infiziert oder bakteriell besiedelt sind.

Im Stadium 1 und 2 ist die Behandlung in der Regel konservativ. Druckentlastung und regelmässige Lagerungswechsel, sowie Hautpflege tragen zur Wundheilung bei. Im Stadium 3 und 4 ist eine chirurgische Behandlung mit Débridement und Defektdeckung indiziert. Häufig gehen der plastischen Deckung eine antibiotische Behandlung und Wundkonditionierung mittels Vakuumtherapie oder anderen lokalen Maßnahmen voraus.

LITERATUR

European Pressure Ulcer Advisorey Panel et al. Prävention und Behandlung von Dekubitus: Kurzfassung der Leitlinie (2. Aufl.). Osborne Park, Australia: Cambridge Media, 2014. www.epuap.org/wp-content/uploads/2016/10/german_quick-reference-guide.pdf (letzter Zugriff: 30.9.2021).

Levine SM, Sinno S, Levine JP, Saadeh, PB. An evidence-based approach to the surgical management of pressure ulcers. Ann Plast Surg. 2012; 69(4): 482–484.

KASUISTIK

Ein 35-jähriger Patient stellt sich notfallmäßig mit einem Befund in der Rima ani vor. Sichtbar sind ein Porus am proximalen Ende der Rima ani und eine ausgedehnte Rötung perifokal, lokal bestehen eine Sekretion über den Porus und eine deutliche Druckdolenz.

Was ist die wahrscheinlichste Diagnose und wie wird sie behandelt?

a) Meningomyelozele; Resektion
b) Dekubitus; Débridement
c) Rektumfistel; chirurgischer Verschluss
d) Sakralabszess; chirurgische Entlastung
e) Infizierter Pilonidalsinus; Antibiose, Resektion und lokale Lappenplastik

Die richtige Antwort ist e.
Am wahrscheinlichsten liegt ein **Pilonidalsinus** mit Infektion vor. Die adäquate Behandlung ist die vollständige Exzision mit anschließender Heilung per secundam oder Deckung mittels Transpositionslappenplastik (z. B. Limberg-Lappen). Bei einer ausgedehnten, begleitenden Weichteilinfektion kann eine antibiotische Vorbehandlung sinnvoll sein mit Resektion im infektfreien Intervall.

LITERATUR

Iesalnieks I, Ommer A, Herold A, Doll D. German National Guideline on the management of pilonidal disease: update 2020. Langenbecks Arch Surg. 2021. doi: 10.1007/s00423-020-02060-1 (online ahead of print).

KASUISTIK

Eine 70-jährige Patientin, welche an Diabetes mellitus leidet, wird vom Hausarzt zur Beurteilung eines chronischen Ulkus am rechten medialen Unterschenkel zugewiesen.

Welche Abklärung leiten Sie als Erstes ein?

a) Bestimmung HbA1c, angiologische Beurteilung
b) Dermatologische Beurteilung, Bestimmung Schilddrüsenwerte
c) Nephrologische Beurteilung, Bestimmung Nüchtern-Glukosewert
d) Urinkultur, Wundabstrich
e) Endokrinologische Beurteilung, Wundbiopsie

Die richtige Antwort lautet a.
Alle anderen Maßnahmen können grundsätzlich zur erweiterten Abklärung unklarer Ulzera sinnvoll sein. Hier sind vordringlich die Abklärung einer guten Diabetes-Einstellung und der Ausschluss einer chronisch venösen Insuffizienz sowie einer peripheren arteriellen Verschlusskrankheit. Den besten Überblick gewinnt man also mit einer **HbA1c-Bestimmung** und entsprechenden **angiologischen Untersuchungen.**

Wundabstriche sind in der Regel wenig hilfreich, da nur die Wundkolonisation oder ein vorhandener Biofilm untersucht wird. Mit **Wundbiopsien** vom Wundrand können vaskulitisassoziierte Ulzera ausgeschlossen werden, gleichzeitig können Wundbiopsien invasive Infektionen als Ursache einer ausbleibenden Wundheilung nachweisen, welche entsprechend dem Antibiogramm behandelt werden können. Eine Bildgebung mit Biopsie des darunter liegender Knochens sollte ebenfalls bei chronischen Wunden evaluiert werden.

LITERATUR

Andrews KL, Houdek MT, Kiemele LJ. Wound management of chronic diabetic foot ulcers: from the basics to regenerative medicine. Prosthet Orthot Int. 2015; 39(1):29–39.
Makrantonaki E, Wlaschek M, Scharffetter-Kochanek K. Pathogenese von Wundheilungsstörungen bei älteren Patienten. J Dtsch Dermatol Ges. 2017; 15(3): 255–278.
Wild T, Auböck J. Manual der Wundheilung: Chirurgisch-dermatologischer Leitfaden der modernen Wundbehandlung. Wien: Springer, 2007.

KASUISTIK

Bei einem 27-jährigen Patienten besteht nach einem Unfall ein großer sauberer, jedoch tiefer Weichteildefekt mit freiliegender Sehne am distalen Unterschenkel.

Welcher Wundverschluss ist hier optimal?

a) Dicke Spalthaut
b) Vollhauttransplantat
c) Schwenklappenplastik
d) Freier fasziokutaner Lappen
e) Heterotransplantat

Die richtige Antwort ist d.
Die Methode der Wahl zum definitiven Verschluss eines großen Weichteildefekts an den Extremitäten sind **freie myokutane oder fasziokutane Lappenplastiken.** Durch sie können großflächige und tiefe Wunden auch mit freiliegendem Knochen sicher versorgt werden. Zusätzlich gelingt es, inflammatorische Prozesse zu beherrschen.

Die Entscheidung über das optimale Verfahren zum Verschließen eines Weichteildefekts ist abhängig von der Defektfläche, der Wundtiefe und den Begleitumständen wie Infektionsgrad und Komorbidität. Beispielsweise kann freiliegender Knochen nur mit einem gut durchbluteten Gewebe erfolgreich gedeckt werden. Bei einer Ostitis müssen abgestorbene Knochenareale abgetragen werden. Schwere Wundinfekte sind eine Kontraindikation für eine Defektdeckung.

Spalt- und Vollhauttransplantate sind nur zur Deckung oberflächlicher Weichteildefekte indiziert, nach Abheilung ist nur eine mäßige mechanische Belastbarkeit gegeben. Heterotransplantate sind nur als temporärer Wundverschluss geeignet.

LITERATUR

Pederson WC, Grome L. Microsurgical reconstruction of the lower extremity. Semin Plast Surg. 2019; 33(1): 54–58.

KASUISTIK

Eine 55-jährige Patientin weist nach Resektion eines ausgedehnten Basalzellkarzinoms im Gesicht temporal einen 5 cm durchmessenden Defekt auf. Die Resektion ist im Gesunden erfolgt.

Was ist die beste Deckungsoption?

a) Myokutaner mikrovaskulärer Lappen (Latissimus dorsi)
b) Vollhauttransplantation vom Hals
c) Spalthauttransplantation vom Oberschenkel
d) Gewebeexpansion und sekundärer Verschiebelappen
e) Vollhauttransplantation vom Bauch

Die richtige Antwort lautet b.
Mikrovaskuläre Lappenplastiken kommen bei sehr ausgedehnten Defekten mit freiliegendem Knochen, Knorpel oder Fremdmaterial zum Einsatz. **Spalthauttransplantate** zeigen insbesondere im Gesicht eine starke Schrumpfungstendenz. Bei einem akuten Defekt ist die Deckung zu priorisieren, sodass eine Gewebeexpansion nicht indiziert ist. **Vollhauttransplantate** haben einen Dermisanteil, der nach vollständigem Einheilen eine dem Spalthauttransplantat überlegene Gewebeelastizität aufweist. Das Matching der Hautqualität und Farbe ist am besten, wenn das Transplantat aus der benachbarten Region entnommen wird. Die Haut am Hals ist somit am besten geeignet für einen Defekt am Kopf.

LITERATUR

Meaike, Jesse D, Dickey RM et al. Facial skin cancer reconstruction. Semin Plast Surg. 2016; 30(3): 108–121.

Welche Hautschichten und Hautanhangsgebilde enthält ein Spalthauttransplantat?

a) Epidermis, papilläre Dermis
b) Epidermis, Haarfollikel
c) Dermis, Schweißdrüsen
d) Dermis, Talgdrüsen
e) Dermis, Haarfollikel

Die richtige Antwort lautet a.
Bei der Entnahme eines Spalthauttransplantats wird in einer horizontalen Ebene **Epidermis mit Anteilen der papillären Dermis entnommen.** Dünn entnommene Spalthaut enthält keine Hautanhangsgebilde. Dick entnommene Spalthaut kann Anteile von Talgdrüsen enthalten. Haarfollikel und Schweißdrüsen sitzen tiefer (subdermal), so dass sie nur in Vollhauttransplantaten enthalten sind.

LITERATUR

Braza ME, Fahrenkopf MP. Split-thickness skin grafts. StatPearls [Internet]. Treasure Islands: Stat Pearls Publishing, 2021.

KASUISTIK

Ein 80-jähriger Patient weist nach einem Stolpersturz vor acht Wochen eine Defektverletzung über dem Schienbein von 6 × 8 cm auf. Die Wunde ist sauber und weist Granulationsgewebe auf. Die Wundränder sind mazeriert und leicht gerötet. Gemäß Aussage des Patienten zeigt sich in den letzten drei Wochen kaum eine Veränderung.

Welche Behandlung schlagen Sie vor?

a) Konservative Behandlung, wöchentliches ambulantes Débridement
b) Trockene Verbände mit Fettgaze und Kompressen
c) Okklusiv-Verbände für 7 Tage
d) Feuchte Verbände mit hypertoner Kochsalzlösung, täglicher Verbandswechsel
e) Chirurgisches Débridement, Spalthauttransplantation

Die korrekte Antwort lautet e.
Grundsätzlich wäre auch Antwort a vorstellbar. Der Patient beschreibt aber eine ausbleibende Dynamik ohne Fortschritt bei der Wundheilung. Aus diesem Grund scheint ein sanftes Débridement dieser sauberen und granulierenden Wunde mit nachfolgender Spalthauttransplantation am besten geeignet für einen raschen Wundverschluss. Feuchte Verbände mit isotoner Kochsalz- oder Ringerlösung werden insbesondere bei infizierten Wundsituationen verwendet. Trockene Verbände bei chronischen Defektwunden sind heute weitgehend obsolet. In der konservativen Wundbehandlung greift man auf Hydrokolloide und Alginate zurück, welche ein Feuchtigkeitsmanagement der Wunde erlauben. Häufig wird dies mit semiokklusiven oder okklusiven Verbänden kombiniert. Okklusiv-Verbände sollten regelmäßig gewechselt werden mit gleichzeitiger Wundreinigung.

LITERATUR

Caldwell MD. Wound surgery. Surg Clin North Am. 2010; 90(6): 1125–1132.
Powers JG et al. Wound healing and treating wounds: Chronic wound care and management. J Am Acad Dermatol. 2016; 74(4): 607–625.

KASUISTIK

Bei einer 44-jährigen Patientin hat die Hautbiopsie einer pigmentierten Läsion am Arm folgenden histologischen Befund erbracht: Malignes Melanom, Breslow 1,2 mm, Clark III, nicht ulzeriert, Exzision in sano erfolgt.

Welches Vorgehen ist korrekt?

a) Computertomografie Thorax/Abdomen, Nachexzision mit 4 cm Sicherheitsabstand, Lymphadenektomie Axilla
b) Röntgen Thorax, Sonografie Lymphknoten, Nachexzision mit 1 cm Sicherheitsabstand, Sentinellymphknotenbiopsie
c) Sonografie Axilla, Nachsorge alle 3 Monate
d) Röntgen Thorax, Sonografie Lymphknoten, Nachexzision mit 2 cm Sicherheitsabstand, Lymphadenektomie Axilla
e) Onkologische Nachsorge

Die richtige Antwort ist b.
Das Basis-Staging sollte aus einer Sonografie der regionären Lymphabflussbahn, in diesem Fall der Axilla, bestehen. Zum Ausschluss systemischer Metastasierung wäre ein Basis-Röntgen Thorax in zwei Ebenen leitliniengerecht. Das erweiterte Staging sieht eine Sentinellymphknotenbiopsie vor. Die lokale Behandlung sollte in einer Vergrößerung des Sicherheitsabstands bestehen.

LITERATUR

Leitlinienprogramm Onkologie (Deutsche Krebsgesellschaft, Deutsche Krebshilfe, AWMF). S3-Leitlinie zur Diagnostik, Therapie und Nachsorge des Melanoms, Langversion 3.3 (Stand: 7/2020). AWMF Register-Nr. 032/024OL. www.awmf.org/leitlinien/detail/ll/032-024OL.html (letzter Zugriff: 30.9.2021).

KASUISTIK

(Fortsetzung) Die Sentinellymphknotenbiopsie bei oben genannten Patienten erbringt in zwei Lymphknoten bis 3 mm große Metastasen in der Axilla.

Welche Therapieoptionen bieten Sie dem Patienten an?

a) Palliative Radiotherapie
b) Kurative Radiotherapie
c) Lymphadenektomie der Axilla
d) Palliative Chemotherapie
e) Kurative Chemotherapie

Die korrekte Antwort ist c.

Der Patient sollte einem interdisziplinären Hauttumorboard zugeführt werden. Der Stellenwert der **Lymphadenektomie** hat in den letzten 10 Jahren abgenommen. Bei fehlender systemischer Metastasierung ist die Lymphadenektomie dennoch der nächste Schritte der Behandlung, um lokoregionäre Tumorkontrolle zu erlangen.

Alternativ kann bei positiven Sentinellymphknoten auch eine **Immuntherapie** angeboten werden. Immuntherapien und Targeted-Therapien haben in den letzten Jahren eine deutliche Verbesserung der Prognose beim Melanom in metastasierten Stadien erbracht. Radiotherapie und klassische Chemotherapie spielen in der Melanombehandlung nur im metastasierten Palliativsetting eine Rolle.

LITERATUR

Leitlinienprogramm Onkologie (Deutsche Krebsgesellschaft, Deutsche Krebshilfe, AWMF). S3-Leitlinie zur Diagnostik, Therapie und Nachsorge des Melanoms, Langversion 3.3 (Stand: 7/2020). AWMF Register-Nr. 032/024OL. www.awmf.org/leitlinien/detail/ll/032-024OL.html (letzter Zugriff: 30.9.2021).

KAPITEL

12 Gynäkologie

Stefan Kommoss

KASUISTIK

Eine 67-jährige Patientin wird vom Hausarzt aufgrund einer neu aufgetretenen Bauchumfangszunahme und unspezifischer gastrointestinaler Beschwerdesymptomatik in der allgemeinchirurgischen Ambulanz vorgestellt. Die Patientin berichtet über einen guten Allgemeinzustand. Im Rahmen der Anamneseerhebung berichtet sie über eine jeweils regelmäßige und unauffällige Miktion/Defäkation. Die Familienanamnese der Patientin ist blande. Bei unauffälliger Gastro- und Koloskopie sowie normwertigen Leberwerten hatten Sie sich zur Durchführung einer diagnostischen Laparoskopie entschieden. Der intraoperative Befund zeigt eine ausgeprägte Peritonealkarzinose im Bereich beider Zwerchfelllogen, das Omentum majus ist in einen *„omental cake"* umgewandelt. Das kleine Becken ist durch ein Tumorkonglomerat, bestehend aus Uterus, Adnexen und Sigma, komplett ausgefüllt und nicht dezidiert zu beurteilen. Serosa und Mesenterium des Dünndarm kommen weitestgehend ohne Peritonealkarzinose zur Darstellung. Sie drainieren insgesamt 3.000 ml Aszites.

Welche Aussage zum weiteren Procedere ist falsch?

a) Im Zuge der diagnostischen Laparoskopie sollte in jedem Falle eine Tumorbiopsie entnommen werden.
b) Aufgrund der ausgeprägten Peritonealkarzinose sollte mit der Patientin ein palliatives Therapiekonzept besprochen werden.
c) Differenzialdiagnostisch müssen neben einem Malignom des inneren weiblichen Genitale gastrointestinale Primärtumoren, insbesondere Magen-, Kolon- und Pankreaskarzinom in Erwägung gezogen werden.
d) In Ergänzung der oben aufgeführten Diagnostik sollte im weiteren Verlauf eine Computertomografie Thorax/Abdomen/Becken durchgeführt werden.
e) Die Patientin sollte nach Erhalt des histologischen Befundes in einer interdisziplinären Tumorkonferenz vorgestellt werden.

Aussage b ist falsch.
Das klinische Bild und der intraoperative Befund legen den dringenden Verdacht auf ein fortgeschrittenes Ovarialkarzinom nahe.

Das **Therapiekonzept des Ovarialkarzinoms** beinhaltet neben einer operativen Zytoreduktion die Durchführung einer Chemotherapie mit 6 Zyklen Carboplatin und Taxol, ggf. mit anschließender Erhaltungstherapie (Bevacizumab und/oder PARP-Inhibition).

Im Idealfall kann bereits in der Primärsituation eine **makroskopische Tumorfreiheit** herbeigeführt werden. Die postoperative Tumorfreiheit ist hierbei als wichtigster prognostischer Parameter anzusehen. Zur Operation sollte die Patientin in einem Zentrum bzw. Schwerpunktkrankenhaus für gynäkologische Onkologie vorgestellt werden. In vielen Fällen wird die Operation dann durch ein interdisziplinäres Operationsteam durchgeführt (Gynäkologie, Allgemein- und Viszeralchirurgie, Urologie).

Die im Fallbeispiel beschriebene **Peritonealkarzinose** entspricht einem Tumorstadium FIGO IIIc und darf keinesfalls als palliative Situation eingeschätzt werden. Nach optimaler Zytoreduktion und adjuvanter Chemotherapie beträgt die 5-Jahres-Überlebensrate durchaus 60–70 %, ein Langzeitüberleben (mind. 8 Jahre) wird trotz initial fortgeschrittenem Tumorstadium in bis zu 25 % aller Patientinnen beobachtet. Der Therapieansatz einer ggf. multiviszeralen Zytoreduktion und nachfolgender Chemotherapie muss deshalb zunächst als kurativ eingeschätzt werden.

Im Rahmen der **diagnostischen Laparoskopie** ist neben der histologischen Sicherung deshalb auf eine möglichst genaue Beschreibung des Situs zu achten. Der Operationsbericht kann im weiteren Verlauf (z. B. präoperative Tumorkonferenz) entscheidende Hinweise zur Einschätzung der Operabilität liefern. Wichtigstes Kriterium ist hierbei die Beschreibung des Dünndarms (miliare Karzinose Serosa? Befall Mesenterium?).

LITERATUR

Deutsche Gesellschaft für Gynäkologie und Geburtshilfe e. V. (DGGG). S3-Leitlinie Diagnostik, Therapie und Nachsorge maligner Ovarialtumoren (Stand: 9/2021). AWMF-Register-Nr. 032-035OL. www.awmf.org/leitlinien/detail/ll/032-035OL.html (letzter Zugriff: 30.10.2021).

KASUISTIK

In Ihrem Nachtdienst stellt sich eine junge Frau mit akut aufgetretenen rechtsseitigen Unterbauchschmerzen vor. Eine klinische Untersuchung gestaltet sich aufgrund der Schonhaltung und äußerst druckdolenter Bauchdecke schwierig. Sie erheben folgende Vitalparameter: RR 90/60, Puls 110 bpm, Temp. 38,5 °C. Klinisch ergibt sich für Sie das Bild eines akuten Abdomens. Zur Frage einer möglichen Schwangerschaft verweist die Patientin auf ein liegendes Intrauterinpessar.

Welche der folgenden Maßnahmen leiten Sie unmittelbar ein?

a) Großlumiger Zugang
b) Schwangerschaftstest
c) Abdominalsonografie
d) PAP-Abstrich
e) Blutabnahme

Alle Antworten außer d sind richtig.

Das **akute Abdomen** der jungen Frau umfasst aus Sicht der Frauenheilkunde zunächst drei wichtige **Differenzialdiagnosen:**

- Extrauteringravidität
- Adnextorsion
- Tuboovarialabszess

Unabhängig von der Anamnese ist in der Akutsituation bei der prämenopausalen Frau zuvörderst die Frage einer möglichen **Schwangerschaft** zu überprüfen. In diesem Kontext muss u. a. auch an die Konstellation einer möglicherweise bereits erfolgten Hysterektomie gedacht werden, in einem solchen Falle kann eine schwangerschaftsbedingte Ursache sicher ausgeschlossen werden. Ansonsten sollte die Patientin noch vor jeder weiteren Maßnahme zur Abgabe einer Urinprobe aufgefordert werden. Im Zweifelsfall ist hierzu auch die Option eines Einmalkatheterismus in Erwägung zu ziehen.

Nicht selten erfolgt die Feststellung einer Schwangerschaft im Zusammenhang mit einer Akutsituation, auch wenn dies aus Sicht der Patientin wegen durchgeführter Verhütungsmaßnahmen so nicht erwartet wurde.

Im Fortgang der oben aufgeführten Fallgeschichte hätten ein positiver Schwangerschaftstest und der sonografische Nachweis reichlich freier abdominaler Flüssigkeit schnell zur dringenden Verdachtsdiagnose einer **rupturierten Extrauteringravidität** geführt. In einem solchen Fall ist die Indikation zur unverzüglichen **Laparoskopie** zu stellen. Intraoperativ zeigt sich in vielen Fällen dann bereits ein nicht unerheblicher Blutverlust von deutlich > 1000 ml.

Zu Beginn der Operation sollte zunächst für eine optimale Sicht auf das innere Genitale gesorgt werden, hierzu ist es erforderlich, das Hämatoperitoneum nach Möglichkeit komplett abzusaugen. Je nach intraoperativem Befund ist dann die **Salpingotomie** oder **Salpingektomie** durchzuführen, die Patientin muss präoperativ in jedem Falle über beide Optionen aufgeklärt werden. Die Indikation zur Salpingektomie ist bei definitiv abgeschlossener Familienplanung und erforderlicher künstlicher Befruchtung ebenso wie bei ausgedehntem Trauma großzügig zu stellen.

Postoperativ muss an eine ggf. notwendige **Rhesusprophylaxe** und an eine wöchentliche **Verlaufskontrolle des hCG-Werts** (Serum) bis unter die Nachweisgrenze gedacht werden. Insbesondere nach Salpingotomie besteht in bis zu 15 % aller Fälle ein Risiko für verbliebenes Schwangerschaftsgewebe. Kommt es zur hCG-Plateaubildung, kann neben einer erneuten Operation ggf. auch eine medikamentöse Therapie mit Methotrexat in Erwägung gezogen werden.

LITERATUR

Taran FA et al. Diagnostik und Therapiestrategien bei Extrauteringravidität. Dtsch Aerztebl Int. 2015; 112: 693–704

KASUISTIK

In Ihrer Sprechstunde stellt sich eine 50-jährige Patientin vor, die vor ein paar Tagen beim Duschen eine Verhärtung der rechten Brust bemerkt hat. Die Anamnese der Patientin ist unauffällig, insbesondere ergibt sich kein Anhalt für eine familiäre Hochrisikosituation in Bezug auf Mamma-/Ovarialkarzinome. Im Rahmen der klinischen Untersuchung erheben Sie im Bereich der rechten Brust einen schlecht verschieblichen, nicht schmerzhaften, ca. 2 cm großen Tastbefund, die Mamille imponiert eingezogen, nach Provokation entleert sich ein blutiges Sekret. Sie informieren die Patientin über Ihre Verdachtsdiagnose „Mammakarzinom".

Welche der folgenden Aussagen ist richtig?

a) Ein ablatives Therapieverfahren stellt nach wie vor den Goldstandard in der operativen Therapie des Mammakarzinoms dar.
b) Der Tastbefund sollte in jedem Fall einer offenen Biopsie (Exzision in toto) zugeführt werden.
c) Zur Festlegung des weiteren Procederes sollte zunächst eine stanzbioptische Sicherung der Verdachtsdiagnose durchgeführt werden.
d) Auf eine Diagnostik der kontralateralen Brust kann bei eindeutigem klinischen Befund verzichtet werden.
e) Neoadjuvante Therapieverfahren kommen nur beim primär metastasierten Mammakarzinom zum Einsatz.

Nur Antwort c ist richtig.

Das **Mammakarzinom** stellt die mit Abstand häufigste Krebserkrankung der Frau dar. So erkrankt derzeit etwa eine von acht Frauen im Laufe ihres Lebens an Brustkrebs. Die moderne Therapie des Mammakarzinoms gestaltet sich äußerst komplex, erlaubt oftmals jedoch ein individuelles, auf die jeweilige Patientin maßgeschneidertes Therapiekonzept.

In der oben geschilderten Situation ist deshalb auch bei klinisch vermeintlich eindeutiger Situation zunächst eine sorgfältige weitere Abklärung indiziert. Neben der klinischen Untersuchung stützt sich die Diagnosekette des Mammakarzinoms insbesondere auf die **digitale Mammografie** und **interventionelle Mammasonografie.** Herdbefunde werden gemäß BI-RADS Klassifikation eingeteilt, entsprechend den Kategorien (BI-RADS 1–6) ist dann mit einer Karzinomwahrscheinlichkeit von 0–100 % zu rechnen.

Ziel der senologischen Diagnostik ist nicht nur die Abklärung des initialen Tastbefunds, sondern insbesondere auch die Erhebung bzw. der Ausschluss weiterer intramammärer Befunde (z. B. Mikrokalk, klinisch okkulte Läsionen, Lymphknoten).

In der geschilderten Situation scheint die Verdachtsdiagnose „Mammakarzinom" in der Tat auf der Hand zu liegen, differenzialdiagnostisch müssen jedoch auch das duktale Carcinoma in situ (DCIS), entzündliche Befunde (granulomatöse Mastitis), Phylloidestumoren oder metastatische Absiedelungen anderer Primärtumoren in Betracht gezogen werden. Letztendlich muss vor jeder weiteren operativen Intervention eine **histologische Sicherung der Diagnose** angestrebt werden. Hierzu wird die Patientin üblicherweise entweder einer stereotaktischen oder einer sonografisch gesteuerten Biopsie zugeführt.

Nach Bestätigung einer Karzinomdiagnose muss in der Primärsituation dann zunächst eine Einteilung in primär fortgeschrittene (metastasierte) und sog. „frühe" Mammakarzinome vorgenommen werden. Die hierzu erforderlichen **Staginguntersuchungen** umfassen eine Abklärung hepatischer, ossärer und pulmonaler Metastasen (z. B. Ganzkörper-Skelettszintigrafie, CT Hals/Thorax/Abdomen).

Unter spezieller Berücksichtigung der Tumorbiologie (Hormonrezeptoren, Her2-Status, ggf. BRCA-Mutationsstatus) werden im Rahmen einer interdisziplinären senologischen Tumorkonferenz dann die weiteren therapeutischen Schritte festgelegt.

- Für das **frühe Mammamkarzinom** stellt hier die brusterhaltende Tumorchirurgie inkl. stadiengerechtem axillärem Staging gefolgt, von einer adjuvanten Radiatio und endokrinen Therapie, ein übliches Vorgehen dar.

- Im Falle **prognostisch ungünstiger Befundkonstellationen** (z. B. positiver Nodalstatus, negative Hormonrezeptoren, positiver Her2-neu Status, „triple-negatives“ Mammakarzinom) wird in vielen Fällen ein neoadjuvantes Therapiekonzept bevorzugt.
- Für die Patientin mit **primär metastasiertem Mammakarzinom** steht die Auswahl einer personalisierten, krankheitsadaptierten systemischen Behandlung im Vordergrund. Bei positivem Hormonrezeptorstatus ist eine endokrin basierte Therapie als Therapie der ersten Wahl anzusehen.

LITERATUR

Deutsche Krebsgesellschaft e.V. (DKG), Deutsche Gesellschaft für Gynäkologie und Geburtshilfe e.V. (DGGG). Interdisziplinäre S3-Leitlinie Früherkennung, Diagnostik, Therapie und Nachsorge des Mammakarzinoms (Stand: 12/2017). AWMF-Register-Nr. 032-045OL. www.awmf.org/leitlinien/detail/ll/032-045OL.html (letzter Zugriff: 30.10.2021).

KASUISTIK

Eine 32-jährige Frau stellt sich in der Poliklinik aufgrund einer neu aufgetretenen Erhöhung der Leberwerte mit Einweisung vom Hausarzt vor (GOT 192 U/l, GPT 243 U/l). Die Patientin selbst berichtet über körperliches Wohlbefinden und bringt angesichts der geplanten Unternehmung am Wochenende ihren Unmut über den „übervorsichtigen Hausarzt" zum Ausdruck. Auf Nachfrage legt die auf den ersten Blick klar erkennbar schwangere Frau ihren Mutterpass vor. Die bisherigen Vorsorgeuntersuchungen waren demnach alle unauffällig. Die Patientin befindet sich in der 29. Schwangerschaftswoche und erwartet ihr erstes Kind. Im Kontext der erhöhten Leberwerte denken Sie an ein mögliches HELLP-Syndrom.

Welche weiteren Untersuchungen schlagen Sie der entnervten Patientin vor?

a) Sonografische Bestimmung der Zervixlänge
b) Blutbild (Thrombozyten, Hämolyseparameter)
c) Blutdruckmessung
d) Urindiagnostik
e) Erhebung Reflexstatus

Alle Antworten außer a sind richtig.
Das **HELLP-Sydrom** (Hemolysis [H], Elevated Liver Enzymes [EL], Low Platelets [LP]) zählt zu den schwangerschaftsbedingten Erkrankungen (Gestosen) und stellt eine spezielle Ausprägung der hypertensiven Schwangerschaftserkrankungen dar.

Die Diagnose einer **schwangerschaftsinduzierten Hypertonie** wird nach erstmaligem Auftreten einer arteriellen Hypertonie in Ruhe mit Blutdruckwerten von > 140 mmHg systolisch oder > 90 mmHg diastolisch gestellt. Hiervon abzugrenzen sind bereits vorbestehende oder im ersten Trimester diagnostizierte Hypertonien.

Kommt es neben der schwangerschaftsinduzierten Hypertonie zu einer begleitenden Proteinurie, die keiner anderen Ursache zugeordnet werden kann, ist die Diagnose einer **Präeklampsie** zu stellen. Das HELLP-Syndrom darf gemeinsam mit der „Eklampsie“ (Auftreten neurologischer Symptome mit Krampfanfällen) als schwere Verlaufsform der Präeklampsie verstanden werden. Die Inzidenz eklamptischer Anfälle ist dank exzellenter Diagnostik und Prophylaxe in den letzten Jahrzehnten stark zurückgegangen und tritt weltweit bei lediglich 0,1 % aller Schwangerschaften auf. Im Vergleich dazu muss bei Schwangeren mit Präeklampsie in bis zu 15 % aller Fälle mit der Manifestation eines HELLP-Syndroms gerechnet werden.

Bei folgenden Symptomen muss differenzialdiagnostisch in jedem Falle eine schwere Verlaufsform der Präeklampsie in Erwägung gezogen werden:
- Arterielle Hypertonie > 160/110 mmHg
- Thrombozytopenie
- Hämolyse
- Leber-/Nierenfunktionsstörungen

- Hyperreflexie (z. B. Patellarsehnenreflex, Bizepssehnenreflex)
- Lungenödem

Während für die Diagnose eines HELLP-Syndroms laborchemische Veränderungen als obligat anzusehen sind, lassen sich Schwere und Verlauf einer Präeklampsie allein durch die Erhebung klinischer Symptome nur bedingt einschätzen.

Neben der Abfrage typischer Beschwerdebilder (Oberbauchschmerzen, Kopfscherzen, Flimmerskotome, Ödeme) kommt der sorgfältigen Diagnostik deshalb ein besonderer Stellenwert zu. Folgende Parameter sollten im Rahmen der weiteren Abklärung erhoben werden:

- Blutdruck
- Proteinurie (zunächst Urin-Streifentest, falls ≥ 1+ Quantifizierung im 24-h-Sammelurin oder mittel Protein-Kreatinin-Quotient)
- Labor: Blutbild, Hämolyseparameter, Nierenfunktion, Leberenzyme

Sollte sich in der oben aufgeführten Fallgeschichte der Verdacht auf eine gestotisch bedingte Erhöhung der Leberwerte erhärten oder gar weitere Werte pathologisch verändert sein, muss die Patientin umgehend in einem Perinatalzentrum vorgestellt werden. Die symptomatische Schwangere bedarf einer **engmaschigen gynäkologischen und fetalen Überwachung,** oftmals ist hierzu auch bei initial eher blander Klinik eine stationäre Aufnahme erforderlich.

Als kausale Behandlung steht letztendlich nur eine **Beendigung der Schwangerschaft** zur Verfügung, in der Phase der relevanten Frühgeburtlichkeit ist an die Einleitung einer Lungenreifeinduktion und Verfügbarkeit neonatologischer Intensivmedizin zu denken (ggf. frühzeitige Verlegung in ein Haus der Maximalversorgung).

LITERATUR

Deutsche Gesellschaft für Gynäkologie und Geburtshilfe e.V. (DGGG). S2k-Leitlinie Hypertensive Schwangerschaftserkrankungen: Diagnostik und Therapie (Stand: 5/2019). AWMF-Register-Nr. 015-018. www.awmf.org/leitlinien/detail/ll/015-018.html (letzter Zugriff: 30.10.2021).

KASUISTIK

In Ihrer onkologischen Sprechstunde stellt sich eine 69-jährige Patientin vor, die fünf Jahre nach erfolgreicher Therapie eines Schilddrüsenkarzinoms jetzt einen prominenten Lymphknoten in der rechten Axilla ertastet hat (bislang unauffällige Nachsorge). Auf Ihre sorgfältige Nachfrage berichtet die Patientin über eine regelmäßige Teilnahme am Mammografie-Screening (zuletzt vor ca. 18 Monaten), hierbei wäre „immer alles in Ordnung gewesen". Ihre orientierende sonografische Beurteilung zeigt einen 2 cm messenden rundlich konfigurierten Lymphknoten mit verschobener Mark-Rinden-Korrelation.

Wie gehen Sie weiter vor – welche Aussagen sind korrekt?

a) Bei vorbekanntem Schilddrüsenkarzinom sollte der auffällige Lymphknoten schnellstmöglich exzidiert und einer histopathologischen Diagnostik zugeführt werden.
b) Im Kontext der bislang immer unauffälligen Teilnahme am Mammografiescreening kann auf eine senologische Diagnostik zunächst verzichtet werden.
c) Die operative Versorgung des nodal positiven Mammakarzinoms sollte stets eine Ablatio mammae inkl. axillärer Lymphknotendissektion beinhalten (mind. Level I–II).
d) Im Rahmen der weiteren Abklärung des Tastbefunds sollte auch eine senologische Diagnostik einschließlich erneuter Mammografie und Mammasonografie erfolgen.
e) Eine stanzbioptische Abklärung suspekter axillärer Lymphknoten ist aufgrund prominenter axillärer Gefäß- und Nervenverläufe nur in wenigen Fällen möglich.

Nur Antwort d ist richtig.

Mammakarzinome werden nicht selten erst im Rahmen der Abklärung axillärer Lymphome diagnostiziert. Auch kleinste intrammamäre Herdbefunde können bereits mit einem positiven Nodalstatus einhergehen und sind zunächst nicht als „metastasiertes Mammakarzinom" anzusehen.

Dank intensiver klinischer Forschung ist in den letzten Jahren eine spürbare Deeskalation in der operativen **Axillaintervention** zu verzeichnen. Moderne Therapiekonzepte verzichten unter bestimmten Voraussetzungen selbst bei histologisch bestätigten positiven Sentinellymphknoten auf die über viele Jahre als obligat angesehene axilläre Lymphknotendissektion. Im Kontext **neoadjuvanter Therapiekonzepte** wird auch bei primär nodal positiven Patientinnen in vielen Fällen eine pathologische Komplettremission erzielt, sodass nach abgeschlossener Chemotherapie auf eine systematische axilläre Lymphknotendissektion verzichtet werden kann. Die **Sentinellymphknotenbiopsie** nach neoadjuvanter Chemotherapie wird heutzutage als sicheres Therapieverfahren angesehen.

Bezugnehmend auf die oben aufgeführte Fallgeschichte sollte bei der Patientin mit suspektem axillären Befund in jedem Falle auch an eine **senologische Genese** (nodal positives Mammakarzinom) gedacht werden. Die weitere Abklärung des Tastbefundes sollte deshalb auch eine aktuelle **Mammografie** und **Mammasonografie** beinhalten.

Suspekte Befunde sollten vor offenen chirurgischen Interventionen, wenn irgend möglich, mittels minimalinvasiver Techniken abgeklärt werden. Zur **Abklärung axillärer Herdbefunde** empfiehlt sich insbesondere die sonografisch gesteuerte **Hochgeschwindigkeits-Stanzbiopsie.** Zur Biopsie axillärer Lymphome kommen hierbei 16-G- oder 14-G-Nadeln zum Einsatz. Gemäß den aktuellen Empfehlungen der Arbeitsgemeinschaft Gynäkologische Onkologie (AGO) sind biopsierte Lymphknoten mittels Clipeinlage zu markieren, nach neoadjuvanter Chemotherapie kann der Befund dann selbst in der prognostisch günstigen Situation einer bildgebenden Komplettremission (cN0) als sogenannter „Target-Lymphknoten" mitentfernt werden (*targeted axillary dissection,* TAD).

Im ungünstigsten Falle kommt es nach offener/diagnostischer axillärer Lymphknotenexstirpation zu postoperativen Wundheilungsstörungen oder langwierigen Serombildungen. Für die Patientin könnte sich hieraus eine prognostisch ungünstige Verzögerung in der weiteren senologischen Abklärung und ggf. die Einleitung einer neoadjuvanten Chemotherapie ergeben.

LITERATUR

Deutsche Krebsgesellschaft e.V. (DKG), Deutsche Gesellschaft für Gynäkologie und Geburtshilfe e.V. (DGGG). Interdisziplinäre S3-Leitlinie Früherkennung, Diagnostik, Therapie und Nachsorge des Mammakarzinoms. (Stand: 12/2017). AWMF-Register-Nr. 032-045OL. www.awmf.org/leitlinien/detail/ll/032-045OL.html (letzter Zugriff: 30.10.2021).

KASUISTIK

Sie haben vertretungsweise eine hausärztliche Praxis übernommen. Eine 67-jährige, seit vielen Jahren durch den Praxisinhaber betreute Diabetikerin (Typ II) berichtet beiläufig, dass sie „ganz unerwartet ihre Tage wieder bekommen hätte". Auf weitere Nachfrage berichtet die rüstige Rentnerin über eine seit ca. sechs Monaten erneut auftretende vaginale Blutung. Blutungsstärke und Intervall wären „in etwa so wie früher". Ansonsten fühle sie sich jedoch pudelwohl und bräuchte jetzt eigentlich nur das übliche Metformin-Rezept.

Welche der folgenden Aussagen zur Postmenopausenblutung ist richtig?

a) Postmenopausale Blutungen sind zunächst nichts Ungewöhnliches und können im Rahmen der üblichen gynäkologischen Vorsorge kontrolliert werden (alle 12 Monate).

b) Metformin hat eine partiell agonistische Wirkung am Östrogenrezeptor. Dementsprechend stellt die Postmenopausenblutung bei der Diabetikerin eine übliche Nebenwirkung dar.

c) Die Wahrscheinlichkeit, dass eine vaginale Blutung in der Postmenopause durch ein Karzinom verursacht wird, liegt bei > 10 %.

KASUISTIK

Bei einem erwachsenen Patienten wurde unmittelbar nach der Geburt eine Laparoschisis ohne Darmresektion und ohne Fremdmaterial versorgt. Der Patient klagt über linksseitige Abdominalbeschwerden, in der Sonografie zeigt sich eine tubuläre Struktur, welche an eine Appendizitis erinnert.

Welcher der folgenden Aussagen ist/sind in diesem Zusammenhang nicht korrekt?

a) Da es sich um einen erwachsenen Patienten handelt, sind hinsichtlich der Anamnese keine besonderen Überlegungen anzustellen.
b) Bei der Korrektur einer Laparoschisis resultiert eine Drehungsanomalie des Darmes.
c) Eine linksseitige Appendixlage ist möglich.
d) Eine Abklärung mittels Laparoskopie ist nicht möglich.
e) Eine sichere Aussage zur Zökumlage allein aus der Anamnese ist nicht möglich.

Die Aussagen a und d sind nicht korrekt.
Alle Kinder mit einer Laparoschisis/Gastroschisis haben eine **Darmdrehungsanomalie.** Im Regelfall existiert eine Nonrotation des Darms, d. h., das terminale Ileum mündet von rechts in das Zökum, welches auf der linken Seite liegt (➤ Abb. 13.1). Aus diesem Grunde würden Patienten mit einer **Appendizitis** nicht die typischen Schmerzpunkte (McBurney etc.) ausbilden. Im Laufe des Wachstums ist daher die Lage des Wurmfortsatzes nicht bestimmbar und somit die Schmerzlokalisation variabel.

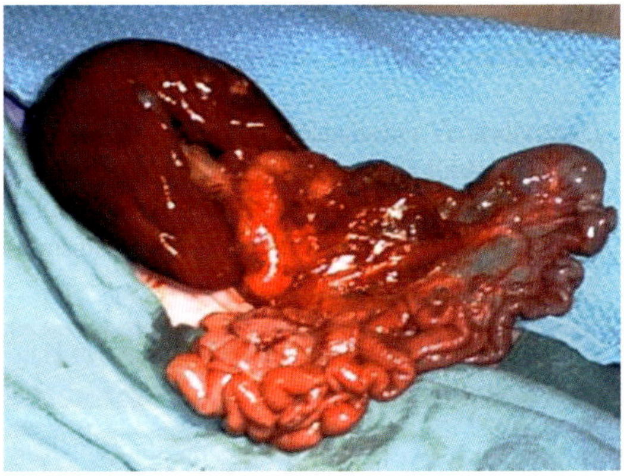

Abb. 13.1 Malrotation [T1218]

LITERATUR

Krause H, Rissmann A, Hass HJ, Kroker S, Meyer F. [What must the (abdominal) surgeon know about paediatric surgery – paediatric surgical aspects in general (abdominal) surgery]. Zentralbl Chir. 2011; 136(5): 458–470.

KASUISTIK

Ein 72-jähriger, kachektischer Patient (Karnovsky-Index: 70 %) wird wegen Ikterus (Bilirubin 500 µmol/l) und Oberbauchbeschwerden in die Klinik eingewiesen. Im Ultraschall erkennt man multiple echoarme Metastasen in beiden Leberlappen, zudem zeigt sich ein großer Pankreaskopftumor mit Retention des Pankreasganges und Retentionsmagen. Die endoskopische retrograde Cholangiopankreatikografie (ERCP) zur Entlastung der Gallenwege verläuft bei maligner Duodenalstenose frustran.

Welche Aussagen sind richtig?

Bei malignem Verschlussikterus mit hepatischer Metastasierung und frustraner ERCP im palliativen Setting …
a) … sollte eine perkutane transhepatische Cholangiodrainage (PTCD) durchgeführt werden.
b) … kann eine endosonografiegeführte biliäre Drainage (EUS-BD) vor PTCD erfolgen.
c) … sollte eine biliodigestive Anastomose angelegt werden.
d) … sollte eine Chemotherapie durchgeführt werden.
e) … sollte keine weitere Behandlung erfolgen.

Die Aussage a und b sind korrekt.
Bei Patienten mit metastasierendem Pankreaskarzinom und Ikterus sollte aufgrund der schlechten Gesamtprognose in palliativer Situation eine **minimalinvasive Drainage der Gallenwege** erfolgen. Eine Operation ist in diesen Fällen eine Übertherapie und kann durch das Trauma und den Eingriff die Prognose verschlechtern. Eine **EUS-geführte interne Drainage** hat den Vorteil, dass

- es nicht zum Galleverlustsyndrom kommt,
- keine störende und komplikative externe Drainage anliegt (und)
- die Komplikationen im Vergleich zur PTCD geringer sind.

Eine **PTCD** kann in 5–10 % der Fälle lediglich als externe Drainage erfolgen, was zum Galleverlustsyndrom führt. Zudem ist das Risiko einer Galleleckage oder einer Affektion der Haut erhöht, was die Lebensqualität einschränken kann. Bei entsprechender Expertise würde man immer eine EUS-BD einer PTCD vorziehen, die PTCD ist aber derzeit flächendeckend jederzeit verfügbar.

Eine **Chemotherapie** sollte man bei gestauten Gallenwegen und eingeschränkter Leberfunktion nicht durchführen – hier sollte die funktionelle Erholung nach Drainage abgewartet werden. Der Verzicht auf eine **palliative Drainage** aufgrund des infausten Grundleidens verschlechtert die Gesamtprognose und die Lebensqualität des Patienten und sollte nur auf dessen ausdrücklichen Wunsch erfolgen.

LITERATUR

Will U, Meyer F. [Endoscopic ultrasonography (EUS)-guided transluminal cholangiodrainage (EUCD) – a novel option of interventional endoscopy in the interdiciplinary management of obstructive jaundice]. Zentralbl Chir. 2012; 137(1): 20–31.

KASUISTIK

Bei einer 54-jährigen Patientin wurde vor einem Jahr ein Pankreaskopfkarzinom pT2 N0 G2 L0 V0 R0 mit einer pyloruserhaltenden Kopfresektion behandelt. Seit acht Wochen klagt die Patientin über remittierende v. a. postprandiale Oberbauchschmerzen. Sonografisch fand sich ein auf 6 mm erweiterter Pankreasgang im Korpus- und Schwanzbereich ohne erkennbaren Tumor an der Anastomose (Lokalrezidiv) oder Metastasen in der Leber im Ultraschall und in der CT. Die Lipasewerte waren mehrzeitlich um das Drei- bis Fünffache erhöht. Die Entzündungsparameter und Tumormarker lagen im Normbereich.

Welche Aussagen sind richtig?

Bei Z. n. pyloruserhaltender Pankreaskopfresektion wegen Karzinoms und im weiteren Verlauf auftretender Beschwerden i. S. einer Retentionspankreatitis mit erweitertem Gang …

a) … muss sofort eine Reoperation erfolgen.
b) … ist die endoskopische retrograde Pankreatikografie (ERP) immer erfolgreich.
c) … sollte ein Tumorrezidiv ausgeschlossen werden.
d) … ist auch an eine narbige Anastomosenstenose zu denken.
e) … kann nach Tumorausschluss eine EUS-geführte transgastrische Intervention mit Ballondehnung der Anastomose und Ringdrainage durchgeführt werden.

Die Aussagen c, d und e sind richtig.
Patienten mit Z. n. Pankreaskopfresektion bei Karzinom haben ein hohes Risiko eines Lokalrezidivs bzw. von Lebermetastasen. Treten erneut Beschwerden nach der Operation auf, sollte immer ein **Tumorrezidiv** bedacht und ausgeschlossen werden. Eine Retention des Pankreasgangs mit klinischer Symptomatik und erhöhten Lipasewerten deutet auf eine **Retentionspankreatitis bei narbiger Anastomosenstenose** hin. In diesen Fällen kann versucht werden, auf langem Weg mit einem Enteroskop die Anastomose zu erreichen, zu inspizieren und ggf. den Pankreasgang zu sondieren. Die Wahrscheinlichkeit, dass dies gelingt, wird mit 20–50 % angegeben, der lange Weg und die Vernarbung verhindern meist eine erfolgreiche ERP und Drainage.

Mit der **EUS-geführten transgastrischen Pankreasgangintervention** steht eine Methode zur Verfügung, die minimalinvasiv eine Drainage des Gangs erreichen kann. Entweder gelingt es, nach transgastrischer Punktion des Gangs einen Draht über die Anastomose ins Jejunum auszuleiten, um nachfolgend die Anastomose zu dehnen und zu schienen (Ringdrainage). Wenn dies nicht gelingt, kann eine retrograde Ableitung des Gangs durch Einlage eines Plastikstents erreicht werden. Eine primäre Operation ist in diesen Fällen aufgrund des erheblicheren Traumas und erhöhter Komplikationen nicht angezeigt.

LITERATUR

Will U, Füldner F, Reichel A, Meyer F. [EUS-guided drainage of the pancreatic duct (EUPD) – promising therapeutic alternative to surgical intervention in case of symptomatic retention of the pancreatic duct and unsuccessful ERP]. Zentralbl Chir. 2014; 139(3): 318–325.

KASUISTIK

Es wird ein Patient mit zwei amputierten Fingern nach Kreissägenverletzung in die Notaufnahme gebracht. Die Finger wurden direkt auf Eis gelagert und sind hart gefroren. Eine Replantation ist deshalb nicht mehr möglich.

Wie wird ein Amputat korrekt gelagert, sodass eine Replantation ggf. möglich ist?

a) Warm und trocken
b) Im Mund, z. B. unter der Zunge
c) Steril eingepackt, auf Trockeneis lagern
d) In einem mit kühlem Wasser gefüllten Behälter (z. B. in einem Glas oder Becher)
e) Trocken und kühl lagern, kein direkter Kontakt mit Eis (Zweikammer-Beutel, Wasser mit Eis, ca. 6–8 °C)

Die richtige Antwort ist e.

Amputate sollten möglichst in einem **Zwei-Kammer-Behälter trocken und kühl (ca. 6–8 °C)** gelagert werden. Ein direkter Kontakt mit Eis oder die Lagerung im Wasser führen zu Gewebeschäden und machen eine Replantation unmöglich, auch wenn der Stumpf und das Amputat ansonsten geeignet wären für eine Replantation.

LITERATUR

Damert HG, Altmann S, Stübs P, Infanger M, Meyer F. [What do general, abdominal and vascular surgeons need to know on plastic surgery – aspects of plastic surgery in the field of general, abdominal and vascular surgery]. Zentralbl Chir. 2015; 140(1): 67–73.
Damert HG, Kraus A, Croner RS, Meyer F. Interdisziplinäre Aspekte zwischen Viszeralchirurgie und plastischer Chirurgie. CHAZ kompakt. 2020; 21: 375–381.

Wie ist die richtige Reihenfolge der Wiederherstellung der Strukturen nach einer Amputationsverletzung?

a) Sehnen – Nerven – Gefäße – Knochen.
b) Knochen – Muskeln/Sehnen – Nerven/Gefäße (Venen, Arterien).
c) Die Reihenfolge ist egal.
d) Gefäße – Nerven – Sehnen – Knochen.
e) Zunächst nur Knochen und Gefäße; Muskeln, Sehnen und Nerven in einer zweiten Operation.

Antwort b ist korrekt.

Zunächst werden die Knochen stabilisiert. Danach, je nach Amputationshöhe, die Muskeln, Sehnen, Nerven und Gefäße (Venen, Arterien). Als Merksatz kann gelten: Zunächst die gröberen Arbeiten (Knochen, Muskeln/Sehnen), dann die die feineren (Nerven, Venen, Arterien).

LITERATUR

Damert HG, Altmann S, Stübs P, Infanger M, Meyer F. [What do general, abdominal and vascular surgeons need to know on plastic surgery – aspects of plastic surgery in the field of general, abdominal and vascular surgery]. Zentralbl Chir. 2015; 140(1): 67–73.
Damert HG, Kraus A, Croner RS, Meyer F. Interdisziplinäre Aspekte zwischen Viszeralchirurgie und plastischer Chirurgie. CHAZ kompakt. 2020; 21: 375–381.

THEMA

Hinsichtlich der Tracerdiagnose „Magenkarzinom" werden im Rahmen der chirurgischen Qualitätssicherung praxisrelevante und aussagekräftige Qualitätskriterien ermittelt.

Welche der aufgezeigten Kriterien kämen dafür in Frage?

a) Fallzahl der Klinik/Jahr
b) Hospitalletalität
c) Operationszeit
d) 5-Jahres-Überlebensraten
e) Anästhesiezeit

Antwort b und d sind richtig.
Die Fallzahl/Jahr sowie die Operations- und Anästhesiezeiten sind keine Qualitätskriterien. Maßgeblich sind die Hospitalletalität und die 5-Jahres-Überlebensraten.

LITERATUR

Gastinger I, Meyer F, Ridwelski K, Ptok H, Lippert H. Chirurgische Qualitätssicherung im Rahmen der klinischen Versorgungsforschung. Brandenburgisches Ärzteblatt. 2013; 23(1): 18–19.
Ridwelski K, Gastinger I, Ptok H, Meyer F, Dralle H, Lippert H. Chirurgische Therapie des Magenkarzinoms – Multizentrische Beobachtungsstudien. Chirurg. 2013; 84: 46–52.
Ptok H, Gastinger I, Steinert R, Ilsemann A, Meyer F, Lippert H, Bruns C. Hospital-Volume-Effekt in der operativen Behandlung des Magenkarzinoms – Ergebnisse einer prospektiven multizentrischen Beobachtungsstudie. Chirurg. 2017; 88(4): 328–338.

KASUISTIK

Ein 59-jähriger Patient wird mit einem Magenkarzinom an der großen Kurvatur diagnostiziert. Die Endosonografie erbrachte den dringenden V. a. einen Tumor uT3N1 mit der Indikation zur neoadjuvanten Chemotherapie, die bildgebend eine partielle Remission ergab. Der intraoperative Situs zeigte eine explorierend sich lösende Magenwandadhärenz im Tumorbereich an der großen Kurvatur vom Milzhilus ohne sicher erhebbare bzw. nicht sicher auszuschließende Tumorinfiltration bei eruierbar betonten, d. h. vergrößerten Lymphknoten an Milzgefäßen und Milzhilus.

Wann besteht in der Therapie des Magenkarzinoms eine Indikation zur Splenektomie?

a) Regelhaft bei der D2-Lymphadenektomie
b) Bei allen proximalen Magenkarzinomen
c) Bei Tumorinfiltration
d) Bei nicht sicher zu versorgenden iatrogenen Milzrupturen
e) Obligatorisch bei der Gastrektomie

Die Antworten c und d sind richtig.
Nach den flächendeckenden Qualitätssicherungsdaten liegt die aktuelle Splenektomierate bei dieser restriktiven Indikationsstellung bei 11 %.

MERKE

Ein wichtiger operationstechnischer und taktischer Einzelaspekt in der chirurgischen Therapie des Magenkarzinoms ist die Mitentfernung der Milz. Aus den Daten der chirurgischen Qualitätssicherung ist bekannt, dass die Splenektomie ein signifikanter Risikofaktor für ein schlechteres frühpostoperatives Ergebnis und auch für das onkologische Langzeit-Outcome ist.

Im vorliegenden Fall wäre die **Gastrektomie mit Splenektomie** aus Gründen der Radikalität zu favorisieren, um sicher einen R0-Resektionsstatus zu erreichen. Dies deutet sich schon durch das präoperativ erhobene Tumorstadium (uT3) an und ist erst recht bei einem uT4-Stadium (organüberschreitendes Wachstum) als erforderlich anzusehen. Selbst wenn nach heutigem Erkenntnisstand und etabliertem Standard eine **neoadjuvante Chemotherapie** in dieser Stadienkonstellation indiziert ist, ist deren Wirksamkeit jedoch hinsichtlich einer effektiven Remission lokal bzw. an den Lymphknoten (noch) nicht mit ausreichender Sicherheit vorhersagbar bzw. zweifelsfrei bildgebend (nach Ende der neoadjuvanten Chemotherapie und vor der Operation) darstellbar.

Der präoperativ diagnostizierte **Lymphknotenstatus** uN1 (insbesondere perigastral an der großen Kurvatur) weist ebenso auf eine Tumormanifestation nahe des Milzhilus hin, was den Anspruch einer Wahrung des intraoperativ zu erreichenden zweifelsfreien R0-Status erhöht. Darüber hinaus wäre insbesondere bei uN2 (Lymphknoten entlang der Milzgefäße/im Milzhilus) das milzassoziierte Tumorwachstum gegeben, was dann die operative Milzentfernung ebenso klar rechtfertigen würde.

In Zusammenfassung:

- Allgemein ist die D2-Lymphadenektomie Standard, jedoch ohne Splenektomie/Pankreaslinksresektion wegen erhöhter Morbidität/Mortalität.
- Im vorliegenden Fall ist die Spelenktomie aber aus onkologischer Sicht (Radikalität) indiziert wegen möglicher Infiltration und notwendiger Lymphadenektomie im Milzhilus.
- Die neoadjuvante Therapie i. S. einer perioperativen Chemotherapie ist ab uT3 oder bei Verdacht auf N+ indiziert. Die Remissionsraten sind durchaus ansprechend („complete remission" bis 30 %) unter FLOT (5-Fluorouracil/Leukovorin/Oxaliplatin/Taxotere), aber natürlich nicht vorhersehbar.

LITERATUR

Gastinger I, Heine K, Otto R, Meyer F, Wolff S, Croner RS. Bedeutung der Splenektomie im Rahmen der operativen Behandlung des Magenkarzinoms. Chirurg. 2020; 91(6): 502–510.

Steinert R, Gastinger I, Ridwelski K, Ptok H, Wolff S, Meyer F, Lippert H. Multizentrische Ergebnisse der chirurgischen Therapie der Karzinome des ösophagogastralen Übergangs. Zentralbl Chir. 2013; 138(4): 403–409.

KASUISTIK

Ein 73-jähriger Patient wird mit einem neoadjuvant radiochemotherapeutisch vorbehandelten, unmittelbar supraanal gelegenen Rektumkarzinom diagnostiziert. Es ist die abdominoperineale Rektumexstirpation nach Holm geplant.

Welche der folgenden Aussagen ist/sind korrekt?

Für die Beckenbodenrekonstruktion nach abdominoperinealer Rektumexstirpation gilt:

a) Die gestielte Gracilis-Lappenplastik eignet sich zur Deckung kleinerer Defekte.

b) Die gestielte ALT-Lappenplastik eignet sich eher für Defektdeckungen im Bereich des Beckenbodens als im Bereich der unteren Bauchwand.

c) Durch die vertikale Rectus-abdominis-Myokutanlappenplastik (VRAM) kann eine zuverlässige perineale Defektdeckung erzielt werden.

d) Fasziokutane Lappenplastiken sind aufgrund ihrer geringeren Dicke besser zur perinealen Defektdeckung geeignet als Muskellappenplastiken.

e) Zur perinealen Defektdeckung sind freie Lappenplastiken den gestielten aufgrund der breiteren Auswahl und der damit verbundenen besseren Anpassung an Defektgröße und -dicke vorzuziehen.

Die richtigen Antworten sind a und c.

Die **gestielte Gracilis-Lappenplastik** eignet sich zur Deckung kleinerer Defekte, da die Hebemorbidität gering und die Vaskularisation sehr verlässlich ist.

Die **VRAM-Lappenplastik** erzielt eine zuverlässige perineale Defektdeckung, da sie über die A. epigastrica inferior gut vaskularisiert ist und eine ausreichende Dicke aufweist.

LITERATUR

Damert HG, Kraus A, Croner RS, Meyer F. Interdisziplinäre Aspekte zwischen Viszeralchirurgie und plastischer Chirurgie. CHAZ kompakt. 2020; 21: 375–381.

KASUISTIK

Ein 69-jähriger Patient (Nebenerkrankungen: arterielle Hypertonie, Diabetes mellitus) wird mit plötzlich ziehenden Schmerzen in der rechten Leiste und am Skrotalansatz auffällig. Ein Trauma oder eine Verletzung sind dem Patienten nicht erinnerlich. Der Patient zeigt ein beginnendes septisches Zustandsbild mit Fieber, Tachykardie und Hypotonie.
Aufgrund der zunehmenden Beschwerden und der sich ausbreitenden Rötung und Schwellung wird die Verdachtsdiagnose „nekrotisierende Fasziitis" gestellt.

Welche der folgenden Aussagen ist/sind korrekt?

Bei der Behandlung der nekrotisierenden Fasziitis gilt:

a) Die antibiotische Therapie ist zunächst dem chirurgischen Débridement vorzuziehen.
b) Wenn möglich, sollte das Débridement einzeitig erfolgen, und der sofortige Wundverschluss sollte angestrebt werden, um eine Wundkontamination von außen zu vermeiden.
c) Die stammnahe nekrotisierende Fasziitis hat eine bessere Prognose als die periphere.
d) Falls ein direkter Wundverschluss im Intervall nicht möglich ist, ist die Defektdeckung durch „gemeshte" Spalthaut eine gute Alternative.
e) Vor dem radikalen Débridement ist eine Biopsie der Faszie vorzunehmen und die histopathologische Diagnose der nekrotisierenden Fasziitis abzuwarten

Die richtige Antwort ist d.

Die **nekrotisierende Fasziitis** ist ein lebensbedrohliches Krankheitsbild, das einer sofortigen chirurgischen Intervention bedarf und vom chirurgischen Facharzt unbedingt erkannt werden sollte. Es tritt häufig bei abwehrgeschwächten Personen nach Bagatellverletzungen, manchmal auch ohne erinnerliche Verletzung auf.

Die Kasuistik beschreibt die erforderlichen Zusatzinformationen und sollte das Bewusstsein der Prüfungskandidaten für dieses wichtige Krankheitsbild schärfen.

Durch **„gemeshte" Spalthaut** können auch größere Wundflächen mit geringer operativer Morbidität abgedeckt werden. Durch die Maschen des Mesh ist ein Abfluss von Wundsekret noch möglich.

LITERATUR

Altmann S, Meyer F, Infanger M, Damert HG. [Plastic-surgical treatment options in necrotising fasciitis]. Zentralbl Chir. 2015; 140(2): 205–209.

Damert HG, Kraus A, Croner RS, Meyer F. Interdisziplinäre Aspekte zwischen Viszeralchirurgie und plastischer Chirurgie. CHAZ kompakt. 2020; 21: 375–381.

THEMA

Fremdkörper im oberen Aerodigestivtrakt können zu lebensbedrohlichen Situationen führen.

Welche der folgenden Aussagen ist/sind im Zusammenhang mit der Behandlung von Fremdkörpern im oberen Aerodigestivtrakt richtig?

a) Fremdkörper im Larynx bedürfen immer der Mitarbeit eines Chirurgen.
b) Bronchopulmonale Fremdkörper werden ausschließlich durch den HNO-Arzt behandelt.
c) Ösophageale Fremdkörper werden immer über einen äußeren Zugang geborgen.
d) Entsprechend der anatomischen Lage des Fremdkörpers muss die Entfernung des Fremdkörpers interdisziplinär erfolgen.
e) Die Zuständigkeit des HNO-Arztes endet am Ösophaguseingang.

Antwort d ist richtig.
Fremdkörper im oberen Aerodigestivtrakt müssen abhängig von ihrer Lage interdisziplinär behandelt/entfernt werden. Insbesondere gilt dies für ösophageale Fremdkörper (Pädiatrie/Gastroenterologie/Thoraxchirurgie/Viszeralchirurgie) bzw. bronchopulmonale Fremdkörper (Pädiatrie/Pneumologie/Thoraxchirurgie). Das Vorgehen kann dabei endoskopisch erfolgen oder auch über äußere chirurgische Zugänge.

LITERATUR

Vorwerk U, Vorwerk T, Vorwerk W. [What should the (abdominal) surgeon know about ORL/ENT aspects in general (abdominal) surgery]. Zentralbl Chir. 2015; 140(1): 52–62.

THEMA

In der Hämotherapie kommen Vollbluttransfusionen heutzutage kaum noch zum Einsatz. Transfundiert werden meist nur die jeweils speziell benötigten Blutbestandteile. Unterschieden werden zelluläre Blutprodukte wie Erythrozyten- und Thrombozytenkonzentrate sowie nichtzelluläre Blutprodukte wie gefrorenes Frischplasma und Gerinnungsfaktoren.

Welche der folgenden Aussagen ist korrekt?

Bei Notfalltransfusionen mit Erythrozytenkonzentraten (EK) und gefrorenen Frischplasmen (GFP) an Patienten mit noch unbekannter Blutgruppe sollten zunächst folgende Blutprodukte mit diesen Blutgruppen verabreicht werden:

a) EK 0 (Rh-D-negativ) und AB-GFP
b) EK 0 (Rh-D-positiv) und AB-GFP
c) EK AB (Rh-D-negativ) und AB-GFP
d) EK AB (Rh-D-positiv) und AB-GFP
e) EK 0 (Rh-D-negativ) und 0-GFP

Aussage b ist korrekt.
Nach den Richtlinien zur Hämotherapie der Bundesärztekammer von 2010 wäre noch die Antwort a richtig gewesen. Der zunehmende Rückgang an Blutspenden jedoch führte zur **Knappheit an Rhesus-D-negativen Blutkonserven,** insbesondere da viele Krankenhäuser auch noch drei bis vier 0-Rh-negative Erythrozytenkonzentrate (EK) in den Notaufnahmen (teils gar bis zum Verfall) vorrätig hielten. Da diverse Untersuchungen statistisch kaum schwerwiegende Zwischenfälle zeigten, empfehlen die aktualisierten Richtlinien der Bundesärztekammer von 2017 nunmehr im Notfall auch die **Gabe von 0-Rh-positiven EK.**

Da auch **AB-GFP** meist sehr rar (und teuer) ist, ist in den USA bei der Notfalltransfusionen auch die Gabe von GFP mit der Blutgruppe A zulässig.

LITERATUR

Bundesärztekammer. Richtlinien zur Gewinnung von Blut und Blutbestandteilen und zur Anwendung von Blutprodukten (Hämotherapie) gemäß §§ 12 und 18 des Transfusionsgesetzes (TFG). Gesamtnovelle 2017. www.bundesaerztekammer.de/aerzte/medizin-ethik/wissenschaftlicher-beirat/veroeffentlichungen/haemotherapietransfusionsmedizin/richtlinie/ (letzter Zugriff: 18.1.2022).

Heim MU, Meyer F. [How much blood and what components does the patient need intra- and perioperatively?]. Zentralbl Chir. 2016; 141(1): 22–30.

Welche der folgenden Aussagen ist/sind korrekt?

Bei gefrorenen Frischplasmen gilt:

a) Alle erhältlichen Präparate weisen die gleichen ausgewogenen Inhaltsstoffe auf.
b) Alle erhältlichen Präparate haben die gleichen Volumina.
c) Für einige der erhältlichen Präparate ist eine Kreuzprobe notwendig.
d) Für keins der erhältlichen Präparate ist ein Bedside-Test vorgeschrieben.
e) Plasma der Blutgruppe 0 kann an alle Patienten verabreicht werden.

Aussage d ist richtig.

Insbesondere durch die Art/Methode der Plasma-Gewinnung (aus der Vollblutspende oder Plasmapherese) und durch die unterschiedlichen Verfahren der Virusinaktivierung haben die Gerinnungsfaktoren und die Inhibitoren wie auch die Immunglobuline unterschiedlich hohe Aktivitäten/Konzentrationen. Da bei der Plasmagabe nur eine Minor-Inkompatibilität (Isoagglutinine gegen die Blutgruppen des Empfängers) bestehen kann, kann auch auf den Bedside-Test verzichtet werden. Die Gefahr einer schweren, klinisch relevanten Hämolyse ist bei inkompatiblen Plasmatransfusionen eher gering.

LITERATUR

Heim MU, Meyer F. [How much blood and what components does the patient need intra- and perioperatively?]. Zentralbl Chir. 2016; 141(1): 22–30.

Was ist bei der Gabe von Prothrombinkomplex-Konzentraten (PPSB) zu beachten?

a) PPSB kann vor allem bei Patienten mit oraler Antikoagulation zur präoperativen Vorbereitung sehr effektiv eingesetzt werden.
b) Beim Einsatz dieses Präparats ist wegen seines Langzeiteffekts keine parallele Gabe von Vitamin K notwendig.
c) Der Quick-Wert wird immer um mehr als zwei Prozentpunkte angehoben, wenn pro kg KG 1 IE PPSB verabreicht wird.
d) Wie bei den in den angelsächsischen Ländern üblichen Kryopräzipitaten enthält PPSB auch Fibrinogen in therapeutischen Konzentrationen.
e) Alle erhältlichen PPSB-Präparate enthalten die vier Vitamin K-abhängigen Faktoren in gleich hohen Konzentrationen.

Richtig ist Antwort a.

PPSB enthält die Faktoren II, VII, IX und X, wobei nur der Gehalt an Faktor IX definiert (und angegeben) ist. Die anderen Faktoren sowie die enthaltenen Inhibitoren (Protein C, S und Z) sind von Firma zu Firma unterschiedlich hoch; das gilt auch für den Gehalt an Heparin.

PPSB beinhaltet kein Fibrinogen. Obwohl auch kein Antithrombin enthalten ist, muss dieses vor der PPSB-Gabe beim Patienten nicht zwingend normalisiert werden, da seit einigen Jahren keine aktivierten Faktoren mehr vorhanden sein dürfen.

LITERATUR

Heim MU, Meyer F. [How much blood and what components does the patient need intra- and perioperatively?]. Zentralbl Chir. 2016; 141(1): 22–30.

KASUISTIK

Ein Patient berichtet in der Notaufnahme über vor vier Stunden einsetzende stärkste abdominale Schmerzen mit Ausstrahlung in den Rücken. Diese seien aktuell wieder etwas rückläufig. Die klinische Untersuchung des sehr schlanken Patienten ergibt keine Abwehrspannung, keinen Druckschmerz und spärliche Darmgeräusche. Blutdruck und Pulsfrequenz sind normwertig, Letztere etwas arrhythmisch zu palpieren. Auffällig sind in der initialen Laboruntersuchung erhöhte Leukozyten im Blutbild, ein nur gering erhöhtes CRP und ein erhöhtes Laktat mit 6 mmol/l, während das Troponin, die Nierenwerte und der Urinstatus unauffällig sind.

Welche Schlussfolgerungen können Sie am ehesten aus dieser Befundkonstellation ziehen?

a) Die Schilderung passt nicht zu einem Ileus. Der Patient sollte durch geschickte Fragen der Simulation überführt werden.
b) Da auch ein akutes Aortensyndrom oder eine akute mesenteriale Ischämie in Betracht kommen, sollte eine CT-Angiografie mit Kontrastmittel erfolgen.
c) Die häufigste Differenzialdiagnose ist bei Ausstrahlung in den Rücken immer noch der Bandscheibenvorfall, sodass Ruhigstellung und Ibuprofen die besten Maßnahmen sind.
d) In erster Linie sollte an eine Nierenkolik gedacht werden.
e) Die Symptomatik ist pathognomonisch für ein Pankreaskarzinom im Frühstadium. Der Patient sollte darüber aufgeklärt werden, dass alle Bemühungen zu spät kommen werden.

Die richtige Antwort ist b.
Stärkste abdominelle Schmerzen (mit Ausstrahlung in den Rücken) in Kombination mit erhöhtem Laktat von 6 mmol/l (Letzteres eher nicht obligatorisch) lassen es dringend angezeigt erscheinen, ein **Aortensyndrom** oder eine **akute mesenteriale Ischämie** notfallmäßig abzuklären. Bei allen anderen Aspekten hätte man im Zuge einer auch zu erwägenden differenzialdiagnostischen Abklärung weit mehr Zeit.

LITERATUR

Scholtz V, Meyer F, Schulz HU, Albrecht R, Halloul Z. [Vascular surgical aspects in abdominal surgery : Results from a tertiary care center over a 10-year time period]. Chirurg. 2019; 90(4): 307–317.

Register

B

C

P

T